临床心血管麻醉实践

第2版

于钦军 王伟鹏 主编

清华大学出版社
北京

内 容 简 介

　　《临床心血管麻醉实践（第 2 版）》一书由中国医学科学院阜外医院麻醉中心于钦军主任医师组织数十位专家共同编写。全书共 35 章，100 余万字，本书继承了第 1 版精炼、实用的特点，涉及心血管麻醉的各方面内容，包括术前准备和评估、术中监测和管理、心血管麻醉药理、不同病种心脏外科的麻醉处理、循环支持和重要器官（心、肺、肾和脑）保护、术后镇痛和管理等，同时本书对麻醉期间的安全性、手术室外的麻醉和心脏病人非心脏手术的麻醉等也有较为详尽的介绍。全书内容丰富，紧密结合临床，非常适合麻醉科、心脏外科、ICU 医师及其他相关科室的医护人员临床工作时翻阅和参考。同时，本书在纸质图书的基础上还配套了关键章节的数字资源，读者在扫描封底刮刮卡激活后即可扫描前言中二维码观看学习。

图书在版编目（CIP）数据

　　临床心血管麻醉实践：第 2 版 / 于钦军，王伟鹏主编 . — 北京：清华大学出版社，2022.7（2022.9 重印）
　　ISBN 978-7-302-61066-3

　　Ⅰ.①临… Ⅱ.①于… ②王… Ⅲ.①心脏外科手术—麻醉学 Ⅳ.① R654.205

　　中国版本图书馆 CIP 数据核字（2022）第 099722 号

责任编辑：孙　宇
封面设计：钟　达
责任校对：李建庄
责任印制：丛怀宇

出版发行：清华大学出版社
　　　　网　　　址：http://www.tup.com.cn，http://www.wqbook.com
　　　　地　　　址：北京清华大学学研大厦 A 座　　　邮　　编：100084
　　　　社 总 机：010-83470000　　　　　　　邮　　购：010-62786544
　　　　投稿与读者服务：010-62776969，c-service@tup.tsinghua.edu.cn
　　　　质量反馈：010-62772015，zhiliang@tup.tsinghua.edu.cn
印 刷 者：小森印刷（北京）有限公司
经　　销：全国新华书店
开　　本：210mm×285mm　　　印　　张：47.75　　　字　　数：1156 千字
版　　次：2022 年 7 月第 1 版　　　　　　　印　　次：2022 年 9 月第 2 次印刷
定　　价：488.00 元

产品编号：095292-01

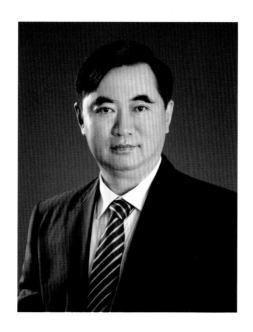

于钦军 1963 年出生，医学硕士，主任医师。1992 年中国医科大学硕士研究生毕业，师从盛卓人教授，毕业后进入中国医学科学院阜外医院工作至今。曾在美国路易斯维尔大学医学院做访问学者两年，从事心血管外科脑保护和脑监测方面的临床研究。曾担任阜外医院第二住院部外科 ICU 副主任、阜外医院麻醉中心副主任等职务。从事心血管麻醉的临床、教学和科研工作 30 多年，承担各类心血管外科的麻醉和围手术期处理，独立完成各类麻醉超万例，擅长缺血性心脏病外科的麻醉处理，尤其在梗阻性肥厚型心肌病外科的麻醉和围手术期处理方面积累了丰富的临床经验。曾主持或参加院所青年基金、北京市科技计划首都临床特色应用研究基金、首都卫生发展科研专项基金和国家自然科学基金多项。获北京市科学技术奖三等奖一项、华夏医学科技奖三等奖一项、国家发明专利一项。国内外发表论文 40 余篇，作为主编编写麻醉学专著一部、副主编两部，参编、参译著作十余部。兼任中国心胸血管麻醉学会围术期器官保护分会三届常委。

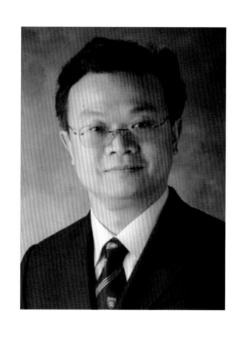

王伟鹏 1963年出生,主任医师,教授,医学博士、硕士研究生导师。1986年毕业于西安医科大学医学系,毕业后进入中国医学科学院阜外医院工作,期间赴美国犹他大学进修两年并受聘维波州立大学访问教授,曾担任阜外医院麻醉中心副主任等职务。2016年进入上海德达医院工作,现任医院教育发展总监、麻醉及重症医学科主任。从事心血管麻醉的临床、教学和科研30多年,具有坚实的心血管疾病治疗基础理论和丰富的麻醉经验,参与和指导诸如复杂型先天性心脏病、缺血性心脏病、终末期心脏病、大血管疾病等心血管麻醉两万余例。国内外发表论文50余篇,主译麻醉学专著两部,专著副主编一部、参编十八部。现担任中国非公立医疗机构协会麻醉专业委员会副主任委员,亚洲心胸麻醉学会常委,中国心胸麻醉学会心血管麻醉分会常委;同时兼任 *Journal of Cardiothoracic and Vascular Anesthesia*、*Seminar of Cardiovascular and Thoracic Anesthesia*、*Anesthesia and Pain Medicine* 杂志编委、《中国微创外科杂志》常务编委、《中华麻醉学杂志》特聘编委和《中国循环杂志》编委。

据世界卫生组织最新统计，心血管疾病与癌症、糖尿病及慢性呼吸系统疾病仍是影响人类健康与寿命的主要疾病。外科手术是治疗心血管疾病的主要手段，而心血管手术麻醉和围手术期管理则是手术成败的关键环节。心血管麻醉是麻醉医学领域最重要的分支，被誉为麻醉医学皇冠上的明珠。在中国心血管麻醉的发展历程中，诸多麻醉学前辈通过不断探索、钻研、创新和总结，走出了一条有中国特色的心血管麻醉发展之路。特别是改革开放以后，随着国内外学术交流机会的增加，我国心血管麻醉水平得以迅速提升，缩小了与国际先进水平的差距。中国医学科学院阜外医院作为我国心血管医学领域的国家队，为我国的心血管医学事业的发展做出了巨大贡献。阜外医院麻醉学科在我国心血管麻醉事业的发展中也占有引擎之位，培养了一批又一批优秀的心血管麻醉人才。一代又一代的阜外麻醉学人通过著书立说，为我国广大基层心血管麻醉医生提供了高水平的麻醉学教程，也为我国心血管麻醉整体水平的提高奠定了基础。据最新统计，我国（不含港澳台地区）共有 1.2 万个麻醉科，9 万余名麻醉科医师，其中超过一半来自于基层医院。所以，提高基层医院的麻醉水平是我国从麻醉大国走向麻醉强国的关键。据体外循环学会统计，2020 年度共有 714 家医院开展了心血管外科手术，总手术量超 22 万例次，其中基层心血管外科手术量明显增加。因此，基层医院麻醉科医师对心血管麻醉专业领域知识的需求也大幅增加。

《临床心血管麻醉实践》出版后深受广大中、青年心血管麻醉医师的好评，特别是基层心血管麻醉专业的医师从中受益匪浅。以中国医学科学院阜外医院麻醉科医师为主要编者的《临床心血管麻醉实践（第 2 版）》在上一版的基础上进行了较大更新和补充，从基础理论到临床实践，全面总结了心血管麻醉的新进展和新理念，为初入心血管麻醉领域的中青年和基层麻醉科医师提供了从理论到实践的实用参考。我们相信本书定会成为中青年麻醉科医师的喜爱之作，也相信本书的出版一定会为促进我国心血管麻醉事业发展做出新的贡献。

中国人民解放军总医院第一医学中心麻醉科

四川大学华西医院麻醉科

2021 年 11 月

现代心血管外科技术日新月异，心血管麻醉技术也取得长足进步。随着心血管外科手术在我国越来越多医院开展，从事心血管麻醉的专业人员日益增多，国内优秀的参考书层出不穷，极大地促进了我国心血管麻醉事业的蓬勃发展。本书的前身是 2005 年由人民卫生出版社出版的同名专著，自出版以来深受刚步入心血管麻醉专业的年轻医师们的喜爱，在当时国内同类参考书不多的情况下确实起到了抛砖引玉的作用。但每次重读此书，都发现错误和遗憾不少，有些观点已十分落后。在大量青年医师的要求和鼓励之下，我们下定决心，依靠大家的力量对初版进行修改和完善。2020 年年初，新冠肺炎疫情肆虐，被疫情困在家里，使我们有时间沉下心来撰写书稿，国内疫情消退，书稿终于完成。

记得当年我们在美国做访问学者期间，首次读到 Hensley FA 和 Martin DE 教授主编的 *A Practical Approach to Cardiac Anesthesia* 一书，被它丰富的内容深深吸引，阅后爱不释手。归国后就想把此书先进的理念介绍给国内同行，得到了当时阜外医院麻醉科两届主任刘进教授和李立环教授的大力支持和帮助，依靠阜外医院中青年力量，结合阜外医院的临床实践编写了《临床心血管麻醉实践》，在此向两位领导深表敬意！也向参加第 1 版编写工作的各位编者付出的辛勤劳动表示感谢！谨将《临床心血管麻醉实践（第 2 版）》献给培养和帮助过我们的老师、同事和朋友们，向参与第 2 版图书编写的各位专家表示感谢！特别说明，本书使用的大部分图片由王海凌医师绘制和修改，有关超声心动图图片由段福建医师提供，在此表示衷心感谢！本书特别荣幸地邀请到我国著名麻醉学专家米卫东和刘进两位教授对本书进行审阅并作序，在此表示衷心感谢！同时也感谢清华大学出版社在本书出版过程中给予的大力支持。

《临床心血管麻醉实践（第 2 版）》保留了初版的大部分内容，继承了上一版实用、简练的特点，力求紧密结合临床。本书还配套了关键章节的数字化资源，读者在扫描封底刮刮卡激活后即可扫描右侧二维码进行观看学习。受编写经验和知识水平的局限，书中难免有谬误和欠缺，殷切希望国内前辈和同道不吝赐教，同时也希望得到各位同仁的谅解和支持。

扫描二维码
观看数字资源

中国医学科学院阜外医院麻醉科

上海德达医院麻醉及重症医学科

2021 年 10 月于北京

    心脏外科自 20 世纪 50 年代问世以来，得到迅猛发展。在促进心脏外科发展的诸多因素中，心血管麻醉占有极其重要的地位。评价心血管外科水平的高低以及治疗水平的好坏，不仅取决于外科医师的水平，更重要的是包括麻醉在内的所有参加心脏外科治疗工作的综合实力和整体水平。因此，所有参与心脏外科工作的人员，都必须对心血管麻醉有所了解，而专职从事心血管麻醉的人员，不仅要精通心血管麻醉，也要孜孜不倦地努力扩展知识面，尤其与心血管麻醉相关的知识，只有这样，才能保证患者的生命安全，维持循环呼吸和内环境的稳定，确保患者的顺利康复。

    我国心血管麻醉已普遍开展，但发展尚不平衡，中国医学科学院、中国协和医科大学阜外心血管病医院麻醉科的全体医师，在繁忙的临床工作中，凝集集体智慧编写了以临床实践操作为指南的《临床心血管麻醉实践》一书，相信该书的问世将为推动我国心血管麻醉的发展做出积极贡献。

中国医学科学院、中国协和医科大学
心血管病研究所、阜外心血管病医院院所长

2005 年 8 月于北京

临床心血管麻醉是麻醉学的尖端前沿性学科，近年来，国内随着心血管外科的迅猛发展，从事心血管麻醉的专业人员日益增多。北京阜外心血管病医院心血管外科的年手术量，在 2004 年已近 6000 例。手术病种也由常见的心血管疾病，发展到各种复杂、复合、危重、疑难和中晚期心血管疾病。新生儿（如大动脉转位）和心脏移植手术（年近 20 例）的常规化对麻醉技术的要求也越来越高。每年来阜外心血管病医院参观、进修和其他短期学习的麻醉医师也越来越多。目前可以供大家阅读的参考书，国际上以美国 Louisville 大学医学院院长 Kaplan JA 教授编著的 *Cardiac Anesthesia* 为经典，国内以阜外心血管病医院麻醉科前辈胡小琴教授编写的《心血管麻醉和体外循环》为主，一直是同行也是我科经常阅读的教科书。前者内容丰富前沿，理论性很强；后者偏重临床，具有较好的指导意义。但两书都属大型参考书，适合业余时间系统详细地阅读参考。故大家普遍感到国内确实需要一本临床实践性较强，并且可以随手翻阅的小型参考书。另外，在胡小琴教授的《心血管麻醉和体外循环》一书再版前，本书作为过渡性书籍，也能起到拾遗补缺的作用。这就是我们几年前产生编写《临床心血管麻醉实践》的背景和初衷。

为使我国的心血管麻醉能与世界水平同步，力求对我国的心血管麻醉工作有所促进，以适应心血管外科的飞速发展，编者在总结临床工作经验的基础上，参考了国内外同类著作，尤其是 Kaplan JA 教授主编的 *Cardiac Anesthesia*，以及 Hensley FA 和 Martin DE 教授主编的 *A Practical Approach to Cardiac Anesthesia* 等著作，编写了这本《临床心血管麻醉实践》。本书与一般参考书的内容和编写形式略有不同，内容不包罗万象，尤其是鲜有前沿理论指导，更多的是结合实践经验，力求偏重于临床实用。十几位编者，全部是工作在阜外心血管病医院麻醉科临床第一线的中青年麻醉学者，具有多年的心血管麻醉实践经验，有一定的理论水平。他们热爱麻醉事业，对工作兢兢业业，尽管临床工作十分繁忙，但都尽心尽力，不计较个人得失，利用业余时间，废寝忘食，经过共同的努力，终于完成书稿的编撰工作。但限于编者的编写和知识水平，各章节的编写质量和水平难免参差不齐，尽管力求内容新颖统一，但仍难免存在内容重复、观念陈旧和深浅不一等缺点。因此，我们殷切地希望国内前辈和同仁不吝赐教，以励再版时改进，同时也希望得到各位同人的关心、爱护、谅解和支持。

编　者

2005 年 8 月于北京

目 录

第1篇　术前评估、准备和监测 ··· 1

第1章　心脏的解剖和生理 ·· 2

第1节　心脏应用解剖 ·· 2

第2节　心脏应用生理 ·· 8

参考文献 ·· 20

第2章　麻醉前评估和准备 ··· 21

第1节　麻醉前访视 ·· 21

第2节　麻醉前评估 ·· 25

第3节　麻醉前用药 ·· 32

第4节　麻醉前准备 ·· 34

第5节　麻醉记录 ·· 39

参考文献 ·· 41

第3章　麻醉监测 ··· 43

第1节　麻醉安全与监测 ·· 43

第2节　血流动力学监测 ·· 47

第3节　心电图监测 ·· 64

第4节　体温监测 ·· 68

第5节　抗凝监测 ·· 71

参考文献 ·· 77

第4章　经食管超声心动图 ··· 79

第1节　经食管超声心动图技术 ·· 79

第2节　术中 TEE 监测功能 ··· 84

第3节　TEE 的具体应用 ·· 87

参考文献 ·· 90

第2篇　心血管麻醉药物 ·· 93

　第5章　麻醉药理 ··· 94

　　第1节　吸入麻醉药 ··· 94

　　第2节　静脉麻醉药 ··· 101

　　第3节　肌松药 ··· 117

　　参考文献 ··· 128

　第6章　常用心血管药物 ··· 129

　　第1节　正性肌力药 ··· 129

　　第2节　血管扩张药 ··· 144

　　第3节　β受体阻滞药 ·· 152

　　第4节　钙通道阻滞药 ·· 158

　　第5节　抗心律失常药物 ·· 162

　　参考文献 ··· 169

　第7章　抗凝血药和促凝血药 ·· 170

　　第1节　抗凝血药 ·· 170

　　第2节　抗血小板药 ··· 177

　　第3节　促凝血药 ·· 180

　　参考文献 ··· 186

第3篇　临床麻醉处理 ·· 189

　第8章　先天性心脏病外科的麻醉处理 ·· 190

　　第1节　小儿心血管生理 ·· 190

　　第2节　先心病的病理生理 ··· 193

　　第3节　先心病的一般麻醉处理 ·· 201

　　第4节　不同病种先心病的麻醉 ·· 218

　　第5节　成人先天性心脏病 ··· 249

　　参考文献 ··· 252

　第9章　心脏瓣膜病外科的麻醉处理 ··· 254

　　第1节　心脏瓣膜病的病因和病变特性 ·· 254

　　第2节　二尖瓣狭窄 ··· 257

　　第3节　二尖瓣关闭不全 ·· 262

第 4 节　主动脉瓣狭窄 ··· 265

第 5 节　主动脉瓣关闭不全 ··· 270

第 6 节　三尖瓣关闭不全 ·· 273

第 7 节　联合瓣膜病变 ··· 276

参考文献 ·· 279

第 10 章　冠心病外科的麻醉处理 ··· 281

第 1 节　冠心病基础和冠心病外科 ··· 281

第 2 节　冠心病外科的麻醉 ··· 288

参考文献 ·· 306

第 11 章　血管外科的麻醉处理 ··· 308

第 1 节　主动脉外科的麻醉 ··· 308

第 2 节　其他血管手术的麻醉 ·· 325

参考文献 ·· 331

第 12 章　原位心肺移植术的麻醉处理 ··· 333

第 1 节　心脏移植的麻醉 ·· 333

第 2 节　肺移植的麻醉 ··· 342

第 3 节　心肺联合移植的麻醉 ·· 351

参考文献 ·· 353

第 13 章　梗阻性肥厚型心肌病外科的麻醉处理 ································· 355

第 1 节　肥厚型心肌病的病理生理 ··· 355

第 2 节　梗阻性肥厚型心肌病的治疗 ·· 359

第 3 节　梗阻性肥厚型心肌病的麻醉 ·· 363

参考文献 ·· 367

第 14 章　心包疾病外科的麻醉处理 ·· 369

第 1 节　心包疾病的病理生理 ·· 369

第 2 节　心包疾病的外科处理 ·· 373

第 3 节　心包疾病手术的麻醉 ·· 374

参考文献 ·· 376

第 15 章　慢性肺动脉栓塞外科的麻醉处理 ······································· 377

第 1 节　慢性肺动脉栓塞的病理生理 ·· 377

第 2 节　慢性肺动脉栓塞的外科治疗 ·· 379

第 3 节　慢性肺动脉栓塞手术的麻醉 ……………………………………………………… 381

参考文献 ……………………………………………………………………………………… 385

第 16 章　原发性心脏肿瘤外科的麻醉处理 ……………………………………………… 387

第 1 节　原发性心脏肿瘤的病理生理 …………………………………………………… 387

第 2 节　原发性心脏肿瘤手术的麻醉 …………………………………………………… 389

参考文献 ……………………………………………………………………………………… 391

第 17 章　微创和其他心脏外科的麻醉处理 ……………………………………………… 392

第 1 节　微创（腔镜）心脏外科的麻醉 ………………………………………………… 392

第 2 节　经导管主动脉瓣置入术的麻醉 ………………………………………………… 399

第 3 节　经导管置入 MitraClip 装置术的麻醉 ………………………………………… 403

第 4 节　再次心脏手术的麻醉 …………………………………………………………… 408

第 5 节　合并糖尿病心脏外科的麻醉 …………………………………………………… 410

参考文献 ……………………………………………………………………………………… 415

第 18 章　体外循环手术的麻醉管理 ……………………………………………………… 417

第 1 节　麻醉诱导期间管理 ……………………………………………………………… 417

第 2 节　体外循环前期管理 ……………………………………………………………… 424

第 3 节　体外循环期间管理 ……………………………………………………………… 426

第 4 节　脱离体外循环过程 ……………………………………………………………… 432

第 5 节　体外循环后期管理 ……………………………………………………………… 439

参考文献 ……………………………………………………………………………………… 443

第 19 章　手术室外麻醉处理 ……………………………………………………………… 444

第 1 节　手术室外麻醉的特性 …………………………………………………………… 444

第 2 节　诊断性检查和介入治疗的麻醉 ………………………………………………… 446

参考文献 ……………………………………………………………………………………… 453

第 20 章　心脏病患者非心脏手术的麻醉处理 …………………………………………… 455

第 1 节　非心脏手术的一般麻醉处理 …………………………………………………… 455

第 2 节　不同类型心脏病患者的麻醉 …………………………………………………… 461

参考文献 ……………………………………………………………………………………… 471

第 4 篇 循环支持和器官保护 ······ 473

第 21 章 体外循环 ······ 474
第 1 节 体外循环装置 ······ 474
第 2 节 常用的体外循环技术 ······ 482
第 3 节 体外循环中的管理 ······ 485
参考文献 ······ 492

第 22 章 心肌保护 ······ 493
第 1 节 心肌保护的基础知识 ······ 493
第 2 节 围体外循环期的心肌保护 ······ 498
参考文献 ······ 505

第 23 章 脑保护 ······ 506
第 1 节 脑生理 ······ 506
第 2 节 脑损伤 ······ 509
第 3 节 脑监测 ······ 513
第 4 节 脑保护 ······ 517
参考文献 ······ 521

第 24 章 肺保护 ······ 523
第 1 节 肺生理 ······ 523
第 2 节 肺功能监测 ······ 526
第 3 节 肺损伤 ······ 532
第 4 节 肺保护 ······ 534
参考文献 ······ 541

第 25 章 肾保护 ······ 543
第 1 节 肾生理 ······ 543
第 2 节 麻醉手术的肾影响 ······ 544
第 3 节 肾保护 ······ 548
第 4 节 脱水药和利尿药 ······ 552
参考文献 ······ 556

第 26 章 患者血液管理和输血 ······ 558
第 1 节 生理止血机制 ······ 558

第2节 患者血液管理 ···································· 561

第3节 输血治疗 ···································· 568

参考文献 ···································· 573

第27章 围手术期心律失常 ···································· 575

第1节 心律失常的病因和发生机制 ···································· 575

第2节 常见的心律失常及其处理 ···································· 579

第3节 心脏外科的心脏复苏 ···································· 587

参考文献 ···································· 592

第28章 心脏起搏和电复律 ···································· 594

第1节 心脏起搏器的基本特性 ···································· 594

第2节 起搏器患者的围手术期管理 ···································· 600

第3节 心脏除颤或电复律 ···································· 607

参考文献 ···································· 613

第29章 辅助循环装置和体外膜肺氧合 ···································· 614

第1节 辅助循环装置 ···································· 614

第2节 体外膜肺氧合 ···································· 622

参考文献 ···································· 635

第5篇 术后处理 ···································· 637

第30章 循环系统的管理 ···································· 638

第1节 到达 ICU 的即刻处理 ···································· 638

第2节 循环系统并发症及其管理 ···································· 640

参考文献 ···································· 645

第31章 呼吸系统的管理 ···································· 646

第1节 呼吸的支持 ···································· 646

第2节 呼吸并发症的管理 ···································· 652

参考文献 ···································· 657

第32章 神经系统的管理 ···································· 658

第1节 神经系统的并发症 ···································· 658

第2节 神经系统的术后管理 ···································· 661

参考文献 ···································· 669

第 33 章 泌尿系统的管理 ··· 671

第 1 节 尿量的维持与管理 ····································· 671

第 2 节 术后急性肾损伤 ······································· 674

参考文献 ··· 679

第 34 章 营养与代谢 ··· 681

第 1 节 电解质和酸碱平衡 ····································· 681

第 2 节 血糖及血乳酸 ·· 691

第 3 节 肠道和静脉营养 ······································· 694

参考文献 ··· 697

第 35 章 镇静与镇痛 ··· 698

第 1 节 术后镇静 ··· 698

第 2 节 术后镇痛 ··· 701

参考文献 ··· 707

附录 A 常用实验室检查正常值 ·································· 708

附录 B 常用心脏超声检查正常值 ······························ 712

英中文名词对照 ··· 717

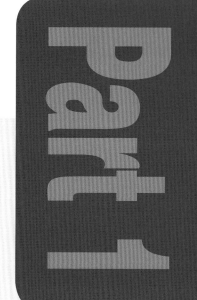

第 1 篇

术前评估、准备和监测

第1章

心脏的解剖和生理

第1节 心脏应用解剖

一、心脏临床解剖

（一）心脏的位置和形态

1. 心脏裸区 心脏位于两肺之间的纵隔，2/3 位于正中线左侧，1/3 位于右侧。两侧大部分被肺和胸膜覆盖，下部前面邻近胸骨和第 3～6 肋软骨部分无肺和胸膜，临床称心脏裸区。因此，心内注射常选择胸骨左缘第 4 肋间进针。

2. 心脏的形态 尽管心脏的形态解剖复杂，但可以简单归纳成一尖一底、二面、三缘、四沟。

（1）一尖一底：心尖部由左心室构成，在胸壁左侧第 5 肋间锁骨中线内侧可触及搏动；心底部在右后上方，由心房和相连的大血管组成并借此固定。

（2）二面：心脏的前面为胸肋面，下面位于膈肌上部称膈面。

（3）三缘：右缘是垂直向下的右心房外侧缘；左缘斜向左前下行，上部为左心耳，下部是左心室；下缘由右心室和心尖部构成。

（4）四沟：近心底部的冠状沟是心房和心室的心表分界。胸肋面上的纵行沟是前室间沟，膈面上的纵行沟是后室间沟，两者构成左、右心室的心表分界。在右缘外侧腔静脉与右肺静脉之间有房间沟，是左、右心房的心表分界。房间沟、后室间沟和冠状沟的交叉部位称房室交点，是心房和心室在膈面的临界区域，为临床上常用的解剖标志。

3. 体表投影 胸骨柄后为大血管区，右侧是上腔静脉，左侧为主动脉和肺动脉。胸骨角与肋下角水平之间为心脏投影：①心尖区在左锁骨中线内；②肺动脉瓣区在第 3 肋间近胸骨左缘；③主动脉瓣区在第 3 肋间，肺动脉瓣区右下方；④二尖瓣区在第 4 肋间偏左；⑤三尖瓣区在第 5 肋间偏右。由于血流的影响，听诊区与瓣膜投影区并不一致，肺动脉瓣在左第 2 肋间，主动脉瓣在右侧第 2 肋间或左第 3 肋间，二尖瓣在心尖部，三尖瓣在胸骨右缘第 4 肋间。

（二）心脏各腔的结构特点

1. *右心房* 呈椭圆形，腔大壁薄，分为窦、体两部。窦部–右心耳部位于前上方，体部的左后侧为房间隔。房间隔下 1/3 偏后有卵圆窝，其上缘若有间隙与左房相通，称为卵圆孔未闭。通常卵圆孔在出生后 1 年左右完全闭合，但成年人有 20%～25% 存在卵圆孔未闭，患者存在脑卒中等栓塞风险。冠状静脉窦后上方近三尖瓣环处有房室结，发出希氏束（His bundle）沿房间隔右侧下行，通过三尖瓣环进入室间隔。三尖瓣瓣膜置换应避免损伤希氏束，防止出现完全性房室传导阻滞等并发症。

2. *右心室* 呈锥体状，前面与胸骨相邻，下方为膈肌，内侧是室间隔，基底是三尖瓣和肺动脉瓣。在右房室口与肺动脉口间的右心室壁上，有室上嵴将右心室分为流入道和流出道，流出道向上呈漏斗形，称为肺动脉圆锥。右心室壁较薄，只有左心室的 1/3，因其扩张性能可以较好地耐受容量负荷。

3. *左心房* 左心房内有左、右肺静脉四个入口。左心房分为左心耳和体部。因左心耳形态不规则，边缘有较深的切迹，血流缓慢时易形成血栓。

4. *左心室* 呈圆锥状，由室间隔壁（隔面）、后壁和侧壁（游离壁）构成，横断面为椭圆形，壁厚，为右心室的 3 倍。左心室以二尖瓣前叶为界分成左室流入道和左室流出道。左心室内有前、后乳头肌，其通过腱索与二尖瓣相连。左室室壁和乳头肌强健，因其收缩性能可以较好地耐受压力负荷。

5. *心包腔* 心包脏、壁层间的潜在腔隙，内含 20～30 mL 淡黄色心包液。当心包液急增至 50～100 mL 时可压迫心脏，出现心脏压塞，称为急性心包积液。慢性心包积液可达1000～2000 mL。

二、心脏传导系统

（一）组成

1. *窦房结* 位于上腔静脉口与右心房连接处前外侧的心外膜下脂肪间，呈月牙形区域，约 15 mm×5 mm×1.5 mm。游离上腔静脉或切开右房壁应避免损伤该处。正常心律的生物电脉冲从窦房结起搏心肌细胞开始。

2. *结间束* 连接窦房结和房室结的传导束，共三束（图 1-1-1）。电脉冲经结间束传导到达房室结，结间束异常或损伤则出现结性心律等心律失常。

（1）前结间束：窦房结前缘发出，沿上腔静脉口前缘左行，在房间隔前侧分成两支。一支继续前行入左心房壁；另一支沿房间隔向后下方斜行至房室结的上缘。

（2）中结间束：窦房结后缘发出，沿上腔静脉口后缘达房间隔，少量纤维入左房，大部分纤维在房间隔内沿卵圆窝前缘下降至房室结顶部。

（3）后结间束：窦房结后缘发出，沿右房终嵴向后下方斜行达下腔静脉口，再沿冠状静脉窦口前缘至房室结后缘上方。

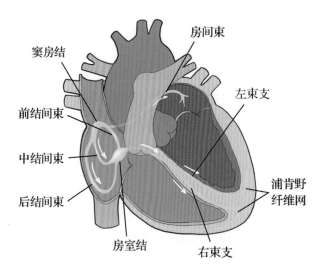

图 1-1-1 心脏传导系统

3. **房室结** 接受结间束纤维，向下与房室束相连，居心内膜下，长 5 ~ 7 mm、宽 2 ~ 5 mm。位于房间隔右后下部，冠状静脉窦口与三尖瓣隔瓣后 1/2 之间，即冠状静脉窦口、三尖瓣隔瓣环与三尖瓣前瓣和隔瓣交界处构成的柯氏三角（Koch triangle）顶点。电脉冲经此处专门的慢传导起搏心肌细胞延迟，以确保在心室收缩之前心房优先收缩。

4. **房室束** 房室束（atrioventricular bundle）又称希氏束，由房室结前下部发出，向上到右纤维三角，并在三尖瓣隔瓣附着部穿过瓣环而达膜部室间隔的后下缘和肌部室间隔嵴顶偏左侧。希氏束很短，并有一层致密的纤维带把希氏束和肌部室间隔心肌分开。膜部室间隔缺损（ventricular septal defect，VSD）时，希氏束即紧贴于此纤维带上，手术时应避免损伤。主动脉根部无冠状动脉窦紧靠膜部室间隔后上方而与希氏束邻近，主动脉瓣炎症病变时可能波及。现在的希氏束起搏治疗的兴奋传导与正常的生理性兴奋传导接近一致，可以最大限度地保持心室收缩的同步性，符合心脏的生理学需求，从而改善患者的血流动力学。

5. **左、右束支及浦肯野纤维** 希氏束穿过三尖瓣环到达主动脉前瓣和右后瓣间的下方，分出左、右束支。左束支纤维走行于室间隔左侧的心内膜，呈扇形分成左前半支和左后半支，左束支分布散，较少发生完全阻滞。右束支为单束，直接进入肌部室间隔的深处，术中不仅易伤及右束支本身，也可因局部渗血而沿此纤维带逆行以致影响希氏束主干而产生传导阻滞，在右室肥厚扩张时也易损害而发生传导阻滞。左、右束支再经反复分支最后形成相互交织的网状末梢–浦肯野纤维，与心肌细胞相吻合。

（二）血液供应

1. **窦房结动脉** 约 60% 起源于右冠状动脉，其余起源于左冠状动脉，少数同时来自左、右冠状动脉。供应窦房结的血运减少如窦房结缺血，则可出现严重心律失常。

2. **房室结动脉** 起自心脏膈面冠状动脉 U 形弯曲顶端的纤维中隔动脉，约 93% 来自右冠状动脉，少数来自左冠状动脉。缺血时可以出现房室传导阻滞。

3. **希氏束** 血运较为丰富，不仅接受由房室结动脉分支的供血，同时还接受左冠状动脉的前降支血供。而且供应希氏束的侧支循环也较多。

4. 右束支　约一半的人群右束支的血运与希氏束相同，另一半只由左冠状动脉前降支隔支供血。

5. 左束支　左前半支由左冠状动脉前降支分支供应，左后半支由后降支分支供应。

三、心脏冠状循环

（一）冠状动脉

1. 起源　心脏的血液供应来自冠状动脉及其分支（图 1-1-2）。左、右冠状动脉是主动脉第一分支，分别起源于前、后瓦氏窦（anterior and posterior sinuses of Valsalva），即左、右冠状动脉窦口。

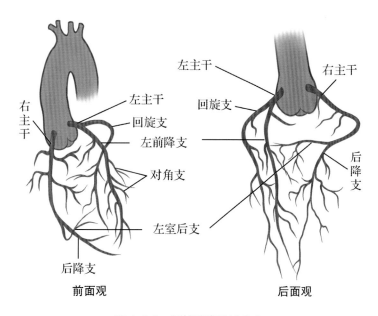

图 1-1-2　冠状动脉及其分支

2. 左冠状动脉　左主干起自左冠状动脉窦，长 0.15 ~ 2.0 cm，自肺动脉和左心耳间前行至左房室沟分成左前降支和左回旋支。

（1）左前降支：左冠状动脉的直接延续，沿前室间沟下行到心尖部，经心尖切迹转向心脏膈面，终止于后室间沟的下 1/3 部。供应左心室前壁、部分右心室和前间壁。沿途分支包括间隔支（septal perforator），行走在前中隔的右室侧；对角支（diagonal branch），斜向横跨左心室，以及右心室前支（right ventricular free wall branch）。其中还有一些分支直接与右冠状动脉漏斗状分支吻合，形成维氏环（circle of Vieussens）。因此，前降支狭窄或堵塞，则可造成左心室前壁、右心室前壁、右室漏斗部、心尖部以及心脏膈面的大面积缺血或坏死。

（2）左回旋支：起源于左主干并与其成90°，沿左冠状沟左行，终止于近心脏左缘的左室后壁。沿途发出分支分布到左心房称左房支，分布到左室前壁的心底部称左室前支，分布到左室侧缘称左边缘支（钝缘支），分布到左室后壁近侧缘部称左室后支。回旋支狭窄或堵塞，则可造成上述区域的缺血或坏死。

（3）对角支：从左前降支和左回旋支的分叉处发出，分布到左室前壁上部。对角支狭窄或堵塞，心肌缺血面积比较局限。

3. 右冠状动脉　起自右冠状动脉窦，走行于冠状沟内的一段称右旋支，后室间沟内的一段称后降支。沿途发出右房支到右心房，左房后支到左心房的后部，右室前支、右边缘支（锐缘支）、右室后支和左室后支分布到相应的心室各部，后室间隔支分布到室间隔，并有分支至窦房结、房室结和左心室后上部。右冠状动脉堵塞，可造成上述区域缺血，并可出现窦房结功能障碍。

4. 右室漏斗部血供　供血多数来自前降支和右冠状动脉的第一分支（圆锥支），有时两者互相吻合成环状，即前面所述维氏环，给右室流出道疏通术或右室切口带来困难。

5. 冠状动脉的分型和走向　根据冠状动脉后降支来源，冠状动脉可分为 3 种类型：中国人群中右优势型约占 65.7%；左优势型约占 5.6%；而中间型约占 28.7%。冠状动脉的走向可有各种变异，人群中约 55% 的窦房结血液供应来自右冠状动脉，约 45% 来自左冠状动脉的左旋支。左、右冠状动脉之间有许多吻合支，经过心外膜时分出许多小分支，呈直角穿透心肌，最后形成丰富的小动脉和毛细血管网。

（二）冠状静脉

1. 心大静脉　起自心尖部，沿前室间沟上升，再沿左冠状沟到心脏膈面进入冠状静脉窦。其属支来自左心房、左右心室前壁及左室侧缘。左心室大部分静脉汇集至心大静脉，再经冠状静脉窦流入右心房，其容量为 65% ~ 75%。

2. 心中静脉　起源于心尖部，沿后室间沟与心小静脉汇合入冠状静脉窦的末端。引流左、右心室膈面、室间隔后部和心尖部的血液。

3. 心小静脉　走行于右心房和右心室后面的冠状沟内，常与心中静脉汇合进入冠状静脉窦的末端，接受来自右心房及右心室后面的血液。

4. 心最小静脉　心室壁内的小静脉。有 3% ~ 5% 的心脏静脉血直接流入左、右心室。

5. 心前静脉　心室肌间有小静脉，静脉血经此汇集至较大的静脉，在心脏表面平行于冠状动脉。左心室小部分静脉和右心室大部分静脉都汇集至心前静脉，进入右心房，其血容量占全部心脏静脉血的 15% ~ 20%。

6. 冠状静脉窦（coronary sinus）　其他较大的静脉分支如左室后静脉走行于左室膈面，常汇入冠状静脉窦，但也有汇入心中或心大静脉；左房斜静脉是位于左房后壁的小静脉，沿左房后面斜行下降汇入冠状静脉窦。最后大部分的冠状静脉都汇聚到开口于下腔静脉和三尖瓣交界处的冠状静脉窦。

四、心脏神经支配

1. 心交感神经　节前纤维起自脊髓胸 1 ~ 5 节段的侧角，至交感干颈上、中、下节和上胸节交换神经元，节后纤维发出颈上、中、下心支及胸心支，到主动脉弓后方和下方，与来自迷走神经的副交感纤维一起构成心丛，再分支分布于心脏，有心后、心前、肺门、右冠状和左冠状神经丛等。刺激心交感神经，引起去甲肾上腺素释放，与心肌细胞膜 β_1 受体结合，表现为细胞膜对 Ca^{2+} 的通透性增加。右侧心交感神经以增加心率为主，左侧心交感神经主要增强心肌收缩力。

2. 心副交感神经　节前纤维由迷走神经背核和疑核发出，沿迷走神经心支走行，在心神经节交换神经元后，分布于心脏，刺激心迷走神经（副交感纤维），引起乙酰胆碱释放，乙酰胆碱和心肌细胞膜胆碱能 M 型受体结合，增高细胞膜对 K^+ 的通透性。表现为心率减慢，冠状动脉收缩。

3. 喉返神经　是迷走神经的另一分支。右侧绕过右锁骨下动脉，左侧绕过主动脉弓自后上方升至喉部，左侧者正处于动脉导管韧带下缘，在动脉导管未闭手术时若伤及此神经，将引起声带麻痹。

4. 感觉神经　传导心脏的痛觉纤维，沿交感神经走行（颈心上神经除外）至脊髓胸 1～4、5 节段，与上肢和胸前区的感觉神经通路混合。故心绞痛常在胸前区和左上臂内侧皮肤出现牵涉痛。与心脏反射有关的感觉纤维，沿迷走神经走行，进入脑干（图 1-1-3）。

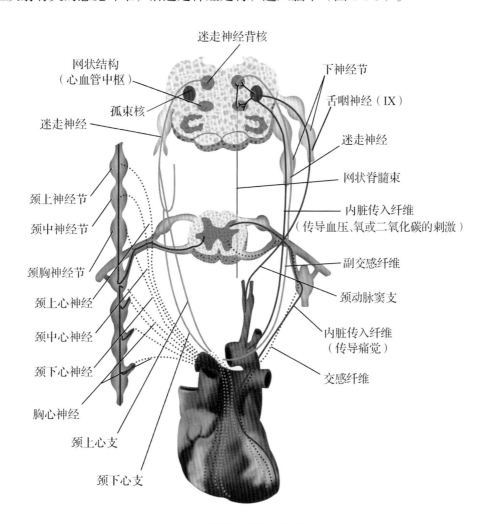

图 1-1-3　支配心脏的神经系统

第 2 节　心脏应用生理

一、心肌细胞膜电位

（一）心肌细胞膜电位

1. 静息膜电位　心肌细胞静息时的膜电位，是心肌细胞除极化（除极）前的跨膜电位，膜内负于膜外 –90 ~ –80 mV，处于极化状态，是由于离子在细胞膜两侧分布不同的结果，其形成主要是由于细胞内高钾和静息时膜对 K^+ 有通透性。

2. 动作电位　心肌细胞兴奋，发生细胞电位的除极和复极化（复极）过程。心肌细胞的整个动作电位可分为 5 个时相，其中 0 ~ 3 相的时程合称为动作电位时程（action potential duration，APD）。

（1）0 相：快速除极期。当心肌细胞兴奋时，细胞膜上的快通道通过闸门机制瞬间开放（约 1 ms），Na^+ 快速内流，此时带正电荷的离子从细胞外流向细胞内，致使细胞内原来的负电位迅速减小直至呈约 30 mV 的正电位。相当于心电图（electrocardiography，ECG）的 QRS 波群。

（2）1 相：快速复极初期。快通道关闭，Na^+ 内流减慢，K^+ 短暂外流，细胞内正电位开始下降，止于 0 电位附近，复极过程开始。

（3）2 相：缓慢复极期，又称平台期。慢钙和慢钠通道开放，Ca^{2+} 和 Na^+ 缓慢内流，同时伴有 K^+ 外流，细胞内电位在零电位，细胞仍处于除极状态。相当于 ECG 的 ST 段。

（4）3 相：快速复极末期。由于 K^+ 快速外流，细胞内电位再次达到负值，并持续直至最大复极电位，细胞内电位接近于静息膜电位，但膜内外离子的分布与除极前不同，细胞内 Na^+ 浓度较高，而 K^+ 浓度较低。相当于 ECG 的 T 波。

（5）4 相：静息期。心室肌细胞等非自律性细胞稳定在静息期，而自律细胞则舒张期自动除极。静息电位取决于跨细胞膜的 K^+ 梯度，由于 Na^+/K^+–ATP 酶的泵作用，使 Na^+ 从细胞内流出，并将 K^+ 带入细胞内。除极开始时的静息膜电位（4 相）水平，是决定电激动传导的重要因素。4 相电位负度越小，则 0 相升高的速度越慢（图 1-1-4）。

3. 起搏细胞动作电位的特点

（1）起搏细胞具有自律性，与心肌工作细胞明显不同，自律细胞为自发舒张期除极，其动作电位的重要特点是 4 相不稳定，当除极达到阈电位时重新激发动作电位。4 相时，少量的 Ca^{2+} 和 Na^+ 进入细胞，K^+ 外流减少，静息膜电位负度即减小。

（2）4 相的坡度是影响激动频率的重要因素。坡度越陡，则起搏细胞的激动频率越快。交感神经系统兴奋，儿茶酚胺释放增加使 4 相坡度变陡，自律性增强；副交感神经系统兴奋则结果相反。常用的抗心律失常药，如利多卡因、普鲁卡因胺、奎尼丁和苯妥英钠等均能使 4 相坡度减小，即舒张期自动除极频率降低。

（3）各部位起搏细胞的自动除极频率不同。窦房结（60 ~ 100 次 /min）＞房室交界（40 ~ 60 次 /min）＞心室（< 40 ~ 50 次 /min），频率的递减具有重要的生理意义。

（4）自律细胞释放冲动的快慢取决于最大复极电位水平、阈电位水平和 4 相自动除极速度。窦房结的 4 相舒张期除极速度最大，因此是心脏最主要的起搏点。

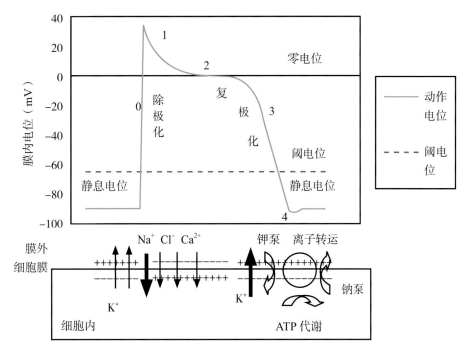

图 1-1-4　心肌细胞动作电位和离子转运

引自孙红，董榕 . 血液循环 . 见：孙红，彭聿平主编 . 人体生理学 . 3 版 . 北京：高等教育出版社，2016，93.

4. 影响动作电位的因素

（1）低温明显影响动作电位的除极化，体温从 37℃下降至 27℃，4 相坡度减小，除极减慢，心率明显减慢。

（2）副交感神经兴奋使心率减慢，甚至心搏停止，是乙酰胆碱作用于细胞膜的结果。除 4 相坡度减小外，由于 K^+ 流动加速，形成超极化（hyperpolarization）以及阈电位升高和动作电位时限缩短。

（3）部分麻醉药物对心肌细胞的动作电位可能产生影响，影响程度依据不同药物的作用机制而有很大不同。另外，二氧化碳分压、电解质、高血压等异常变化均影响动作电位，容易产生心律失常。

（二）膜反应性和兴奋性

1. 膜反应性　指膜电位水平和所激发的 0 相上升最大速率之间的关系。膜电位越大，0 相上升越快，振幅越大，传导速度就快。心肌工作细胞和传导细胞的膜电位较大（负值大），则除极速率快，传导速度也快，呈快反应电活动，除极由 Na^+ 内流所致。窦房结和房室结细胞膜电位较小（负值小），故除极慢，传导也慢，呈慢反应电活动，除极由 Ca^{2+} 内流主导。各种原因引起的心肌缺血、缺氧时，细胞膜电位减小，快反应细胞也可表现出慢反应电活动。

2. 膜兴奋性 指产生动作电位的能力，在动作电位的不同时期，膜的兴奋性也不同。通常将动作电位不同时期的膜兴奋性分为 5 个时期。

（1）绝对不应期（absolute refractory period，ARP）：复极过程中膜电位恢复到 –55 mV 以前的一段时间即为 ARP，钠通道完全处于失活状态，对强刺激无反应。相当于 ECG 从 Q（或 R）波起点到 T 波顶端稍前的一段时间。

（2）有效不应期（effective refractory period，ERP）：复极过程中膜电位恢复到 –60 ~ –55 mV 时，此时细胞对刺激能产生局部的电位，但不能扩布到邻近的心肌细胞。从除极开始到此以前的一段时间即为 ERP，相当于 ECG 从 Q（或 R）波起点到 T 波顶峰（包括 ST 段和 T 波的前支）的时间，反映快钠通道恢复到有效开放所需的最短时间。其时间长短一般与 APD 的长短变化相对应，但程度可有不同。在 APD 中的 ERP 数值大，就意味着心肌不起反应的时间延长，不易发生快速型心律失常。相当于起搏细胞的 0 ~ 3 相前半段。

（3）相对不应期（relative refractory period，RRP）：在 ERP 之后，当膜电位恢复到 –80 ~ –60 mV 时，强刺激可引起扩布性的动作电位，但传导慢，不应期短，因此称为 RRP。相当于 ECG 从 T 波顶端至 T 波终止的时间。相当于 3 相后半段至 4 相电位时期。

（4）超常期（superanormal period，SP）：在动作电位复极末期前后，相当于膜电位恢复到 –80 mV 前后的阶段，心肌通常可被阈下刺激所激动。相当于 ECG 上 T 波后支和 U 波的部位。

（5）易损期（vulnerable period，VP）：在 ARP 的终末和 RRP 的起点，在此较短的时间内，由于心肌细胞复极不均匀，此时给予强刺激（> 10 倍阈值）可以引起动作电位，但易于引起折返激动和导致心室纤颤（室颤）。相当于 ECG 的 T 波上升支和顶端。临床上室性期前收缩若落在此期（即 R-on-T 现象），常易诱发阵发性室性心动过速和（或）室颤。心房 VP 位于 ECG 的 R 波降支或 S 波上，此期出现房性期前收缩同样可以引起心房颤动（房颤）或室上性心动过速。

（三）特异性离子通道

1. 离子通道 细胞膜上存在 Na^+、K^+ 和 Ca^{2+} 特异性通道。Na^+ 迅速内流是通过快通道，而 Ca^{2+} 通过慢通道。Na^+ 和 Ca^{2+} 形成动作电位的不同作用取决于心肌细胞的种类和动作电位的特殊时相。

2. Ca^{2+} 通道 在窦房结、房室结（传导速度慢）引起缓慢除极形成 0 相。在心室收缩细胞形成 2 相（延长不应期），并影响 4 相的自发复极。儿茶酚胺可以促进其作用。

3. Na^+ 通道 导致希氏束 – 浦肯野纤维系统、心房肌细胞、心室肌（传导速度快）细胞动作电位 0 相的形成。

4. K^+ 通道 心肌细胞存在多种钾通道，延迟整流钾通道（IK）主要参与心肌复极过程。快速激活延迟整流钾通道（IKr）的激活和失活快，是复极 3 相（快速复极期）最重要的 K^+ 电流，而缓慢激活延迟整流钾通道（IKs）的激活和失活都慢，但电流强度大，主要在复极的 2、3 相末期开放。K^+ 外流是心肌细胞复极的主要离子流，所有心肌细胞都存在 IKs，在细胞膜复极到平台（–10 mV）后缓慢开放，产生选择性 K^+ 外向电流，而 IKr 在心房细胞，其复极速度比心室肌细胞要快，从而保证正常的心肌细胞膜电位传导的变化。

二、心肌收缩及其影响因素

（一）心肌细胞的超微结构

1. 质膜　由单位膜构成的心肌细胞胞质与细胞外间隙的分界面，质膜厚约 9 nm。质膜与肌原纤维的 Z 盘相连，使心肌细胞表面内陷而形成横沟，而其他部位的质膜含有不规则的内陷，形成小泡和横管，以增加心肌细胞的表面积。质膜外被覆以厚约 50 nm 的基膜，内含 IV 型胶原等生物粘连蛋白。基膜有控制钙的通透作用，无钙灌流可致基膜与质膜分离，质膜和基膜均能与 Ca^{2+} 结合，因此心肌兴奋时，质膜上的钙成为 Ca^{2+} 源。

2. 细胞核　主要控制和调节细胞的生长和修复。

3. 肌质网　心肌细胞内与质膜不相连接的膜性管状网，有贮存和调节心肌细胞内 Ca^{2+} 浓度的功能。肌质网围绕肌原纤维呈网状分布，按形态分为两种。①耦联肌质网：同质膜密切耦合形成周围耦联或与横管耦合形成内耦联；②游离肌质网：肌质网的非耦联部分，包绕肌原纤维，直径为 20 ~ 35 nm。

4. 闰盘（intercalated disk）　心肌细胞间的连接结构，是心肌细胞间端端相接心肌细胞质膜的特化结构，有 3 种基本形态类型。

（1）联络膜（间隙性联接）：占闰盘面积的 10%，该部无肌丝附着，相邻心肌细胞质膜间相隔仅约 2 nm，上有中心直径约为 9 nm 的孔道，对相邻两细胞间起信息交换作用，是心肌细胞间的电偶联低阻通道区。联络膜的通透性可以被改变，损伤或其他因素可使细胞间失去偶联。

（2）桥粒（黏附斑）：是相邻心肌细胞间另一质膜特化结构，直径 30 ~ 300 nm，由两平行板状的高电子密度物构成，板厚 10 ~ 15 nm，板间有 20 ~ 30 nm 的间隙，有中间丝附着，但无肌丝附着。

（3）黏附膜（中间联接）：占闰盘结构的大部分，体积远比桥粒大，亦由相对应的心肌细胞质膜构成，质膜间的距离为 20 nm。黏附膜上有肌丝附着，故黏附膜为相邻心肌细胞间肌原纤维所产生力的机械耦合点。

5. 肌原纤维　由收缩蛋白构成，完成心肌的收缩功能，占心肌细胞总体积的 50% ~ 68%，由成束的肌丝集聚而成，沿心肌长轴方向排列。肌原纤维由肌节（sarcomere）连结而构成，肌节长 2 ~ 2.5 μm，是心肌收缩的基本功能单位，由粗肌丝和细肌丝组成。肌节与肌节间以 Z 盘为界，两端比较透明，故称明带（即 I 带），中央部分较暗故称暗带（即 A 带）。A 带中部的横行暗线称为 M 线，I 带中部的横行暗线称为 Z 线或称 Z 盘，相邻两 Z 盘间的肌原纤维组成肌节。粗肌丝位于 A 带区，在 M 线处借 M 桥将粗肌丝连接成束，横断面上粗肌丝呈三角形等距离分布。细肌丝一端连接在 Z 盘上，另一端插入粗肌丝之间。肌节的长度随心肌的舒缩而异，但粗、细肌丝本身在正常舒缩活动时的长度不变。心肌收缩时细肌丝向 M 线方向滑动，故肌节长度缩短。

（1）粗肌丝：由肌球蛋白（myosin）分子组成。肌球蛋白分子有长的柱状尾部和两个球形头部，分子的尾部构成微丝的中心，头部在微丝表面形成横桥，是粗肌丝中肌球蛋白与细肌丝中肌动蛋白（actin）相接触的部位。因肌球蛋白的头部有 ATP 酶的活性，故心肌兴奋时，头部发生位移，致使细肌丝向 M 线方向滑行。

（2）细肌丝：蛋白质分子由三个亚单位组成，主要为肌动蛋白，少量原肌球蛋白（tropomyosin）和肌钙蛋白（troponin）。细肌丝的一端固定在 Z 线上，另一端插入 A 带，而相邻的细肌丝构成 I 带，粗、细两肌丝相互穿插，排列规则。原肌球蛋白由多肽链相接而成，位于肌球蛋白分子沟内。肌钙蛋白是由三个不同的亚单位构成的复合体，即肌钙蛋白 C、肌钙蛋白 T 和肌钙蛋白 I，依附于原肌球蛋白的七个单体链上。在肌钙蛋白的三个亚单位中，肌钙蛋白 C 是与 Ca^{2+} 结合的部位，肌钙蛋白 I 抑制肌球蛋白形成横桥，而使肌钙蛋白 T 与原肌球蛋白相结合，三种亚基成分之间存在着钙依赖性的相互作用，三者结合通过 Ca^{2+} 控制心肌的收缩。

（3）Z 盘：是高电子密度物组成的纤维网状结构，宽 80～160 nm。正常心肌细胞偶有 Z 盘增宽者，但肥大心肌细胞和传导细胞常有 Z 盘增宽，老年人亦可见 Z 盘的结构异常。

（4）横管：由质膜内陷而成，开口于对应肌原纤维 Z 盘的 Z 沟内。横管的直径随细胞外间隙内的离子组成而改变，横管的功能为心肌兴奋 – 收缩耦联增加离子的交换面。横管组成横管系统（transverse tubular system），主要调节心肌细胞内的离子，特别是 Ca^{2+} 的流动。横管系统不仅沿肌原纤维纵向走行，并且还贯穿或绕行于相邻的肌节之间，在 Z 线区域形成细胞膜，并穿过肌原纤维，为某些物质（如 Ca^{2+}）从细胞外间隙进入肌原纤维提供通道。

6. 线粒体　约占心肌细胞总体积的 37%，其容积仅次于肌原纤维，分布在肌原纤维间、质膜下区和细胞核周围。线粒体长径 2～8 μm，短径 1～3 μm，有内外两层单位膜，内层形成嵴，嵴间充满基质，嵴是供心肌活动的三磷酸腺苷（adenosine triphosphate，ATP）的生成部位。线粒体还有贮存 Ca^{2+} 的功能，对心肌细胞内钙的缓冲起重要作用。线粒体对缺氧十分敏感。

7. 溶酶体　脂褐素颗粒是心肌细胞内的残余溶酶体，形状不规则，直径 0.05～20 μm。脂褐素的量随年龄增长而增多，位于细胞核的两极。

（二）心肌收缩及其影响因素

1. 当心肌细胞膜除极时，电活动经过横管系统进入细胞内，引起贮存于肌质网内的 Ca^{2+} 释放。当 Ca^{2+} 浓度升高达 10^{-5} mol/L，Ca^{2+} 与肌钙蛋白 C 结合，解除肌钙蛋白 I 的抑制作用，激活原肌球蛋白，使肌球蛋白头部的横桥移向肌动蛋白并与之结合，致使肌动蛋白向 A 带中央滑行，造成肌节长度缩短，使心肌产生收缩。

2. 心肌细胞膜复极时，Ca^{2+} 离开肌钙蛋白 C 进入肌质网，细胞内 Ca^{2+} 浓度 $< 10^{-7}$ mol/L，致使原肌球蛋白又覆盖肌动蛋白的结合处，肌动蛋白离开 A 带中央，故肌节长度延伸，使心肌处于舒张状态。

3. 肌动蛋白和肌球蛋白结合的能量来源于 Ca^{2+} 激活肌球蛋白 ATP 酶，使 ATP 水解为二磷酸腺苷（adenosine diphosphate，ADP）和无机磷而产生能量。心肌收缩性取决于肌质网 Ca^{2+} 的转运、线粒体产生 ATP 和肌球蛋白 ATP 酶活性的程度。

4. 心肌收缩过程中肌动蛋白和肌球蛋白相互重叠的程度极为重要。根据 Starling 心脏定律，静息时肌原纤维的长度与心肌收缩性或张力有关。因此，静息时肌动蛋白和肌球蛋白重叠越多，即肌原纤维长度越短，则肌原纤维产生的力越小；反之，肌动蛋白和肌球蛋白分离过度，两者之间相互交叉不合适，就会影响心肌的收缩性。因此，静息时粗、细肌丝应有合适的长度，两者之间应达到最有效的相互交叉，使心肌收缩性处于最满意的状态。

5. ATP 水解的速度是决定心肌收缩的重要因素。心肌缩短的最大速率与肌球蛋白 ATP 酶活性有非常明显的相关性，故凡影响酶活性的因素均可影响心肌功能。心肌缺血、肥厚或其他心肌病变使肌质网对 Ca^{2+} 的摄取和释出减少，肌球蛋白 ATP 酶活性降低，心肌细胞内线粒体减少，则能量的提供减少，故心肌收缩性减弱。

（三）心肌收缩的能量

1. 心肌收缩的能量消耗　正常心肌耗氧量约为每克心肌质量 0.8 ~ 0.15 mL，冠状动脉血流量平均 0.6 ~ 0.9 mL/（g·min）。决定心肌耗氧量的主要因素有心肌收缩力、心率和室壁张力。心脏做功耗能分为内能（internal energy）和外能（external energy），前者耗能远高于后者，前者指心肌细胞等长收缩时的耗能，又称压力功（pressure work）；后者指心动周期收缩期泵血时的耗能，又称每搏功（stroke work）。心脏的氧供主要靠冠状动脉循环供血，冠状动脉血流量与耗氧量明显相关。静息状态心肌组织从冠状动脉血液摄取只有 65% ~ 75% 的氧，运动或应激时可达 90% 以上。冠状动脉通过自身调节血流可以扩增 3 ~ 6 倍以供应激增加的氧耗，同时调节冠状动脉血压在 60 ~ 130 mmHg，以保证有足够的血流灌注。

2. 心肌能量来源　高能磷酸盐、ATP 和磷酸肌酸等。ATP 释放的能量受贮存在肌球蛋白分子头部的 ATP 酶调节。ATP 酶对 Ca^{2+} 很敏感，当 Ca^{2+} 浓度升高时，ATP 经水解后释放能量，磷酸肌酸通过磷酸肌酸酶的催化作用迅速转化为 ATP。此外，心肌内含有心肌激酶（myokinase），可以使 ADP 直接产生 ATP。

3. ATP 来源　心肌能量的产生主要依靠氧化磷酸化（oxidative phosphorylation），静息时心肌能量 70% 来自非酯化脂肪酸，特别是棕榈酸盐，其他有酮体、β- 羟基丁酸盐和乙酰乙酸盐等。脂肪酸经过 β 氧化，1 mol 棕榈酸盐能产生 8 mol 乙酰辅酶 A 和 35 mol ATP，而 8 mol 乙酰辅酶 A 又经三羧酸循环再产生 96 mol ATP。30% 的能量来源于葡萄糖，葡萄糖 1 mol 经过酵解和三羧酸循环能产生 38 mol ATP。虽然无氧酵解也产生 ATP，但 1 mol 葡萄糖分解为乳酸却只产生 2 mol ATP。

4. 胰岛素的作用　葡萄糖进入心肌细胞需要胰岛素，糖原形成也需要胰岛素，胰岛素还抑制三酰甘油的脂肪分解，故胰岛素有利于三酰甘油的贮存。

5. 影响心肌能量利用的因素

（1）缺血、缺氧：氧分压下降，增加糖原酵解，而抑制脂肪分解，心肌利用葡萄糖和糖原明显增加。心肌缺血时氧分压可以正常，但能量代谢底物来源减少，组织细胞灌注减少，使营养物质的利用受到抑制。

（2）麻醉药物：吸入麻醉药直接抑制心肌细胞的收缩功能。吸入麻醉药可以抑制线粒体对 Ca^{2+} 的摄取，抑制葡萄糖透过肌质网、葡萄糖磷酸盐异构酶的活性和糖酵解，还可以抑制脂肪酸的氧化，从而抑制 ATP 的合成和转化。因此，氟类吸入麻醉药既抑制无氧代谢的糖酵解，又干扰其他物质的氧化代谢，最终抑制 Ca^{2+} 激活收缩蛋白，从而抑制心肌收缩功能。

三、心动周期

（一）心动周期的组成

1. 心房和心室每次收缩和舒张的过程就构成一个心动周期。在心动周期中心室收缩和舒张的时间比例非常重要，假设成人心率为 75 次 /min，则每个心动周期平均为 0.8 s，其中心房收缩期约为 0.1 s，心房舒张期约为 0.7 s，而心室收缩期约为 0.27 s，心室舒张期约为 0.53 s。

2. 心率对心动周期有明显影响，心率增快则心动周期缩短，且舒张期缩短更为显著。若心率增快达 180 次 /min，则心动周期明显缩短为 0.33 s，舒张期缩短更多，致使心室充盈显著减少，导致心排血量（cardiac output，CO）明显下降。

（二）心房周期

1. **心房压力曲线**　每个心房周期的压力曲线呈三个正向波（A 波、C 波、V 波）和两个下降波（X 波和 Y 波）。心房舒张期几乎贯穿整个心室收缩期和舒张期过程。

2. **心房收缩波**　心房收缩，心房压升高，压力曲线呈正向波，称 A 波。心房收缩发生在心室舒张期末，心房内血液射入心室，其容量约为心室总充盈量的 30%。因此，在房颤或心房收缩无力时，心室充盈量减少，虽通过代偿作用不致发生严重心功能抑制，但在运动、应激状态或某些病理状态（如梗阻性肥厚型心肌病）时，若心房收缩消失，则可出现明显心功能不全。

3. **心室收缩波**　心室收缩开始，房室瓣关闭并突向心房，使心房压力升高，压力曲线呈正向的 C 波。

4. **心房充盈波**　心室收缩期后半阶段，房室瓣仍关闭，周围静脉血液回流入心房，使心房压力升高，压力曲线呈正向的 V 波。

5. **X 降波和 Y 降波**　随着心室射血期体积的缩小，心房的容积趋于扩大，房内压下降，形成 X 波；随着心房收缩房室瓣开放，血流迅速从心房进入心室，房内压下降，形成 Y 波。

（三）心室周期

1. **等容收缩期**　在相当于 ECG 的 R 波顶峰心室开始收缩时，心室内压力升高，当超过心房内压时，心室内血液推动左、右房室瓣关闭，但未超过主动脉和肺动脉压。此时尽管房室瓣关闭，但心室肌纤维的长度和容积均未发生改变，仅有压力或张力的变化。因心室容积不变，故称等容收缩期。此期约 0.05 s。

2. **快速射血期**　心室继续收缩，室内压力不断升高，当室内压超过主动脉和肺动脉压时，主动脉瓣和肺动脉瓣开放，心室内约 2/3 容量迅速射入主动脉和肺动脉，室内容积迅速下降。此期约 0.11 s。

3. **减慢射血期**　当主、肺动脉压力曲线达最高峰时，心室开始舒张，血流继续从心室流向主、肺动脉，但流速减慢，心室容积继续下降达最低值。此期历时 0.14 s。

4. **舒张前期**　心室舒张开始，心室内压力急剧下降。当主、肺动脉压超过心室内压时，两侧半月瓣关闭,产生第三心音。此期历时 0.03 s。

5. 等容舒张期　主动脉瓣关闭,动脉弹性回缩,主动脉压下降后又回升,使动脉压力曲线呈现切迹,称重搏切迹(dicrotic notch)。心室内压力继续下降,低于心房内压时房室瓣开放。从半月瓣关闭到房室瓣开放,心室内压力迅速下降,而心室内容量变化很小。此期历时 0.06 s。在心室射血期,心室射出的血量相当于舒张期容积的 50% ~ 60%,因而在等容舒张期心室内仍有部分血液。

6. 快速充盈期　在心室舒张期初 1/3 阶段,房室瓣开启,心室内容积迅速增加。由于心室内压力低于心房内压,致使心房和大静脉的血液快速大量流入心室,约占整个心室充盈量的 2/3。此期历时 0.11 s。

7. 减慢充盈期(舒张后期)　静脉回心血液经心房回流入心室的速度逐渐减慢,心室内充盈不断增加,接着心房又开始收缩。此期历时 0.2 s。

四、CO

(一)CO 及其影响因素

1. CO　心室每分钟输出到周围循环的血量,是每搏量(stroke volume,SV)与心率的乘积。正常体重为 75 kg 的成人,当心率为 80 次 /min 时,SV 为 60 ~ 90 mL,则 CO 为 5 ~ 6 L。

2. 心脏指数(cardiac index,CI)　单位体表面积的 CO,即 CI=CO/ 体表面积(BSA)。比较不同患者的 CO 常使用 CI。正常体重为 70 kg 的成人 CI 为 2.5 ~ 3.5 L/(min·m^2)。

3. SV　即心脏收缩一次射出的血量。影响 SV 的因素有前负荷、后负荷、心肌收缩性和心室壁运动异常。SV 和心率增加,CO 增加,反之,CO 则下降。

4. 影响 CO 的因素

(1)CO 增加:在一定范围内心率增快;左心室容量增加(前负荷增加);回心血量增多;周围血管扩张导致后负荷降低;动、静脉瘘;内源性或外源性儿茶酚胺增加。

(2)CO 减少:心率变慢如副交感神经兴奋;β 受体阻滞药过量;前负荷降低;后负荷增加;心肌收缩性减退等。

(二)CO 的调控

1. 心率的调节　心率快慢主要取决于窦房结的自律性,受神经和体液因素的控制。通常静息状态由副交感神经(迷走神经)主导,成人心率为 60 ~ 80 次 /min,去神经心脏(心脏移植)心率为 90 ~ 100 次 /min。在短暂调节 CO 方面,心率的变化比 SV 的变化更重要。心率增加同时心肌收缩力相应增加,虽可缩短心室充盈时间,但心室充盈主要发生在快速充盈期,适度的心率增加只影响减慢充盈期,因此 CO 增加。过快的心率影响快速充盈期,使 CO 下降。尽管严重心动过缓(< 40 次 /min)时 SV 增加,但不足以补偿心率下降导致的 CO 下降,因而发生低血压。

(1)交感神经:交感神经兴奋,则窦房结起搏细胞 4 相除极坡度增加,心率增快。通过颈交感神经节和心胸加速神经（胸 1 ~ 4 节）影响窦房结、房室结和心室肌等传导系统而影响心率。

（2）副交感神经：副交感神经兴奋使 4 相除极坡度降低，心率减慢。通过迷走神经传到窦房结、房室结，迷走神经兴奋使心率变慢、心房收缩力减弱。

（3）心肌病变：风湿性心脏病、缺血性心脏病和其他影响心脏自律性和传导性的病理改变，心肌贮存儿茶酚胺减少，压力感受器反射机制异常，均可影响心率的调节。

（4）心率变化：Hoffman 等提出心内膜存活率（endocardiac viability ratio，EVR）的概念，即 EVR=DPTI/TTI=（DBP–LAP）× Dt/（MAP × St）。其中 Dt 为舒张时间、St 为收缩时间、DPTI 为舒张压时间指数、TTI 为张力时间指数，DBP 为舒张压，LAP 为左房压，MAP 为平均动脉压。EVR 正常值＞1，即 DPTI ≥ TTI。当 EVR ＜ 0.7 时，提示心内膜下缺血。式中可知，当心率加速、LAP 升高或 DBP 下降，均可导致心内膜下缺血。

2. SV 的调节　正常成人静息状态下，如果心率为 70 次 /min，SV 约为 80 mL，平均心室舒张末期容积（end-diastolic volume，EDV）为 110 ~ 130 mL。按照射血分数（ejection fraction，EF）计算公式：EF = SV/EDV × 100%，则 SV 取决于 EDV 和心室收缩末期容积（end-systolic volume，ESV），反映心肌纤维缩短的程度。

（1）前负荷：根据 Starling 心脏定律，心室收缩力取决于心肌纤维的初长度，而心脏前负荷就是心肌收缩开始前心肌的伸展程度，同左心室舒张末期容积（left ventricular end-diastolic volume，LVEDV）成比例。临床反映 LVEDV 的方法有以下几种。①超声心动图、心室腔造影和放射性核素检查：通过测量左室舒张末期横断面或纵断面来反映。②左房压（left atrial pressure，LAP）：经左心房插管，通过测量 LAP 来反映左室舒张末期压（left ventricular end-diastolic pressure，LVEDP），从而估计前负荷。③中心静脉压（central venous pressure，CVP）：当左、右心室功能良好时，反映左心室前负荷。当左、右心室功能有明显差异时，CVP 数值不能准确反映左心室充盈压。左、右心室的前负荷和左、右心室功能曲线常不相等，其变化也并非平行。④肺毛细血管楔压（pulmonary capillary wedge pressure，PCWP）：间接反映 LVEDP 的变化。因心室容积相对固定，前负荷增加，心肌纤维的初长度增加，心肌纤维对钙的敏感度增加，同时也增加肌质网 Ca^{2+} 的释放，使心肌收缩力加强，SV 也相应增加。

Starling 定律确保了左、右心室在排血量略有不同时的协调匹配。增加心肌纤维初长度的因素：①增加血容量；②增加静脉回心血量（如头低位、抬高下肢），增加静脉张力；③降低心率，增加心室充盈时间；④增加心室的顺应性；⑤主动脉瓣狭窄、肺动脉高压（后负荷增加）；⑥心肌收缩功能不良。

（2）后负荷：心室射血时心室壁所面临的应力，同心室的大小、形态、动脉压和室壁厚度有关。主动脉瓣正常时，左心室后负荷就是射血时的阻抗，取决于大动脉的弹性、体循环血管阻力（systemic vascular resistance，SVR）等因素。临床上常用平均动脉压（mean arterial pressure，MAP）和 SVR 作为反映左室后负荷的指标，肺循环血管阻力（pulmonary vascular resistance，PVR）作为反映右心室后负荷的指标。增加后负荷的因素：①流出道梗阻，如主动脉瓣狭窄；②动脉压增加；③增加 SVR、PVR；④心室扩张。增加后负荷，降低心肌纤维缩短的速率，限制心室射血的时间，最初 SV 可以下降，同时心肌做功和氧需增加。但 SV 的降低导致 LVEDP 增加，ESV 和静脉回流增加，EDV 增加，归功于 Starling 机制，可以很快维持 SV 和

CO 不变。由于右室壁薄，因此右室对后负荷的变化比较敏感，常不能很好地耐受。降低 SVR 可以改善心力衰竭（心衰）患者的 SV，即通过降低动脉压和后负荷来增加 SV 和 CO，同时降低心室做功和耗氧量。

（3）心肌收缩力：反映心肌收缩强度的能力，与心肌纤维的初长度和伸展性无关，即和 Starling 机制无关。若前、后负荷不变，则 SV 可反映心肌的收缩性。①增强心肌收缩性的因素：兴奋交感神经、抑制副交感神经，直接增强心肌收缩性，并加快心率。使用正性肌力药等也可增强心肌收缩性。②抑制心肌收缩性的因素：兴奋副交感神经、抑制交感神经、肾上腺素受体阻滞或解除儿茶酚胺作用，使心肌收缩性减弱、心率减慢。心肌缺血或梗死、心肌病变（如心肌病）、低氧血症和酸中毒等，心肌收缩性减弱。正性肌力药增加心肌收缩力，使 ESV 下降，SV 增加，心室和主动脉的收缩压升高。

（4）局部室壁运动异常（regional wall motion abnormalities）：影响前负荷、后负荷、收缩性和 SV。常见于冠心病和二尖瓣狭窄患者。超声心动图检查呈现以下结果。①收缩减低（hypokinesis）：局部心室壁运动相对其他部位减弱；②收缩消失（akinesis）：局部心室壁运动完全消失；③反常收缩（dyskinesis）：局部心室壁在收缩时向相反方向运动。

3. SVR 的调节　调节组织器官血流的主要方式是依靠 SVR 的变化。根据泊肃叶定律（Poiseuille law），组织器官的血流量与血管两端的压力差成正比，与血管半径的四次方成反比，提示血管内径的轻微变化就可以引起血管阻力的很大变化。影响 SVR 的因素：①自主神经系统调控，兴奋肾上腺素 α_1 受体血管收缩，兴奋 β_2 受体则血管扩张；②神经体液因素调控，如血管紧张素 II；③血管内皮细胞调节，如一氧化氮（nitric oxide，NO）、内皮素（endothelin）的分泌。

五、心室功能

（一）心功能曲线（ventricular function curve）

1. 通过 CO 计算的参数和心室充盈压所构成的曲线。左心室功能曲线的横轴为 PCWP 数值，而纵轴为左心搏出功等参数；右心室功能曲线的横轴为 CVP，纵轴为右室搏出功等。

2. 运用心功能曲线可以指导麻醉管理，调整围手术期心血管功能异常，指导心功能不全患者的药物治疗和机械辅助装置的使用，例如，主动脉内球囊反搏（intra-aortic balloon pump，IABP）的临床应用。心肌收缩性增强，则曲线向上、向左移动；心功能抑制，则曲线向下、向右移动。

（二）心肌收缩性测定

1. 射血分数（ejection fraction，EF）　临床最常用的评估心室功能的指标，通过超声心动图、放射性核素显像技术和心室造影均可测定。通常用 EDV 和 ESV 之差与 EDV 的比值来表示，即 EF=（EDV−ESV）/EDV。健康人群 EF 值为 55% ~ 70%。

2. 心室内压力升高速率（dp/dt）　通过左心室插管测压来计算，正常值为 800 ~ 1700 mmHg/s。心肌收缩性增强，则 dp/dt 升高；也受心脏前、后负荷和心率的影响，若三者均增加，dp/dt 也升高。

3. 其他　用 Walton-Brodie 弹簧压力弓测量心肌收缩性，将压力弹簧缝于心脏表面直接测量。导管尖端血流测定（catheter tip-flow meter）是通过测量主动脉血流最大加速度（maximum acceleration）来反映心肌收缩性，受心脏前、后负荷的干扰很小。心阻抗血流图测定左室收缩时间间期（systolic time interval，STI），也可以评估心肌的收缩功能。

六、冠状循环生理

（一）冠状循环与心肌灌注

1. 静息时体重 70 kg 的成人的冠状循环血流量为 225 mL/min，占 CO 的 4% ~ 5%，心肌对氧的摄取（65%）也高于其他组织（35%）。运动时冠状循环血流量则随着 CO 的增加而呈比例地增加。右心室壁薄，右室内压和张力均低，主动脉根部收缩压大于右室的收缩压，无论在收缩期或舒张期，冠状动脉血流都可进入右室冠状循环，但肺高压或右心室肥厚病变，右心室压力升高，也影响右心室的冠状循环。尽管收缩期右冠状动脉血流速率远大于舒张期，但静息状态舒张期时间占整个心动周期的 2/3，故右冠状动脉血供 70% 发生在舒张期。左心室壁厚，室内压高，小动脉呈垂直方向穿过室壁，由于收缩期左心室压力升高，小动脉壁又受到心室壁收缩的压迫，以致左心室收缩期冠状动脉血流量急剧减少，只有其舒张期血流的 20% ~ 30%，甚至可见收缩期逆向血流，舒张期左心室内压力下降，冠状动脉血流 70% ~ 90% 进入心肌。因此，舒张期对冠状循环十分重要，心率减慢，舒张期延长，冠状循环血流量增加。整个冠状循环 80% 的血流量发生在舒张期，而冠状动脉的灌注压和舒张期时间是冠状动脉血流量的两个决定因素。

2. 冠状动脉走行于心外膜表面，氧合血流经心肌外层再进入内层，心肌外层的动脉血氧分压高于内层动脉。收缩期左心室心肌血供减少，尤其是心内膜下心肌，但舒张期通过冠状动脉扩张代偿，使此部分心肌可获得更多的血流。冠状动脉狭窄时，收缩期逆向血流增加，舒张期前向血流也减少，内层的心内膜下心肌最容易缺血和梗死。

（二）冠状循环的调节

1. 内在调节机制　冠状血流调节主要根据心脏做功、代谢的需要，故冠状血流与心肌氧需呈平行关系。由于心肌摄氧率高，当氧耗增加时冠状血流则需要增加。此外，心肌做功和心肌氧耗增加，可引起代谢性冠状动脉扩张，血流量可比静息时增加 3 ~ 5 倍。心肌的氧化代谢与心肌的血流密切相关，当心肌做功增加或心肌缺血，产生和累积扩张血管性代谢产物，使小动脉扩张，心肌血流增多，而在静息状态时冠状动脉张力的代谢调节并不明显。

2. 冠状动脉灌注压（coronary perfusion pressure，CPP）　驱动冠状动脉血流到达心肌组织的动力，取决于流入端与流出端之间的压力差。CPP=DBP–LVEDP，其中 DBP 为主动脉舒张压（diastolic blood pressure，DBP）。冠状循环具有自动调节的功能，CPP 在 60 ~ 150 mmHg 这一范围，冠状动脉血流量保持相对恒定，在此范围之外则冠状动脉血流量直接依赖 CPP。冠状动脉血流量自动调节的机制主要由内径 150 μm 以下的小动脉介导。

（1）DBP：当主动脉瓣关闭时，DBP 则有效地使冠状动脉充盈。DBP 的变化影响冠状动脉血流，舒张期解除心肌对血管的压迫，DBP 升高，促使冠状动脉大部分血流进入心肌，冠状血流量增多。

（2）LVEDP：舒张期 LVEDP 升高，心内膜下心肌的冠状动脉血流减少，DBP 下降则冠状动脉血流也减少。因此，任何情况引起 LVEDP 升高或 DBP 下降，导致 CPP 下降。当冠心病患者 DBP 下降，心功能减退时 LVEDP 升高，可以引起心内膜下心肌缺血，而缺血又可以导致心律失常、LVEDP 升高，易产生恶性循环。

3. 冠状血管阻力

（1）血管口径：冠状血管阻力主要决定于阻力血管的口径，通常来源于内径 150～170 μm 以下的小动脉。根据泊肃叶定律，冠状动脉血流量与阻力血管半径的四次方成反比。因此，冠状动脉血管的口径是冠状动脉血流量的决定性因素。冠状动脉血管的口径经冠状动脉血管平滑肌舒缩来调节，心肌的收缩挤压对冠状动脉血流阻力的影响也很大。血管肌源性、代谢性和血管内皮因素对调节冠状血管阻力同样发挥重要作用。血管肌源性调节（myogenic control）是血管平滑肌固有的特性，其自动调节机制尚未被完全阐明，可能与血管内压力的变化有关；心肌的代谢主要是释放多种舒张血管的代谢产物，降低冠状血管阻力；NO 是血管内皮调节冠状动脉张力的最重要物质，无论是静息或运动，NO 的释放都可以引起较大口径冠状动脉的血管扩张作用；在运动或应激状态下血管内皮还可以产生前列环素（prostaclin，PGI_2）、缓激肽等其他扩血管物质；内皮损伤则以内皮素、血管紧张素 II 等血管收缩物质为主导。高血压、动脉粥样硬化、糖尿病患者的血管内皮功能失调，NO 水平下降，提高了自动调节的低限，使心肌在低血压时更容易受到损伤。

（2）代谢调节：心肌的代谢水平与冠状动脉血流量之间密切相关，心肌的氧化代谢可释放多种舒张血管的代谢产物，如腺苷、乳酸、H^+ 和 K^+ 等，其中腺苷是最重要的舒张血管的产物。当心肌代谢增强、细胞缺氧时，心肌细胞内 ATP 分解为 ADP 和磷酸腺苷（adenosine monophosphate，AMP），由 AMP 分解产生的腺苷易于透过细胞膜弥散到细胞间隙，作用于阻力血管平滑肌，开放 ATP 敏感性 K^+ 通道，从而产生很强烈的扩血管作用，增加局部心肌血流，以保证心肌代谢活动的需要。缺氧、贫血可以使动脉血氧分压（partial pressure of oxyen，PaO_2）下降，促使冠状动脉扩张，增加心肌血流量；而冠状动脉 PaO_2 过高，则引起冠状血管收缩，使血管阻力增加，冠状血流量相应减少。过度通气使动脉血二氧化碳分压（partial pressure of carbon dioxide，$PaCO_2$）下降，可以引起冠状血管收缩，甚至诱发冠心病患者的冠状动脉痉挛，对缺血心肌也有直接抑制作用；而通气不足使 $PaCO_2$ 升高，引起肺血管收缩，增加右室后负荷，使右室做功增加。

（3）神经调节：冠状动脉血管阻力的神经调节居于代谢和血管肌源性调节的次要地位。冠状动脉主要受交感神经支配，副交感神经（迷走神经）纤维在冠状动脉分布较少，对冠状动脉血流影响不大。当心交感神经兴奋，引起短暂的肾上腺素 α_1 受体作用，使冠状血管收缩，兴奋 β_1 受体使心率增快、心肌收缩力加强，血压升高，总效应使冠状动脉血流量增多，同时心肌做功和耗氧量增加，继而产生扩血管代谢物，引起冠状动脉血管扩张，但代谢性血管扩张作用被 α 受体的血管收缩所限制，因 β_2 受体数量很少，对冠状血管的作用不大。因此，交感神经的缩血管作用被心肌代谢增强产生的舒血管作用所掩盖。

（4）体液调节：冠状动脉血流量重要的局部调节因素主要是心肌局部代谢产物。此外，肾上腺素和去甲肾上腺素通过增加心肌代谢活动和耗氧量，使冠状动脉血流量增加。抗利尿激素可使冠状动脉血管收缩，冠状动脉血流量减少。冠状动脉内皮细胞合成分泌的物质，如 PGI_2 具有扩张冠状动脉作用，并且在心肌缺血时 PGI_2 的合成和释放增加，而血栓素 A_2（thromboxane A_2，TXA_2）则引起冠状血管收缩。

（周　珊　王伟鹏）

参考文献

［1］ GAYESKI T E J. Cardiovascular Physiology: A Primer[M]//GRAVLEE G P, SHAW A D, BARTELS K. Hensley's Practical Approach to Cardiothoracic Anesthesia. 6th edition. Philadelphia: Wolters Kluwer, 2019: 3-25.

［2］ MORI S, TRERTTER J T, SPICER D E, et al. What is the real cardiac anatomy?[J]. Clin Anat, 2019, 32(3): 288-309.

［3］ 王伟鹏. 老年人生理变化 [M]// 韩雅玲. 王士雯老年心脏病学. 4 版. 北京：人民卫生出版社, 2018: 1692-1700.

［4］ BARASH P G, CULLEN B F, STOELTING B K. 临床麻醉学 [M]// 王伟鹏，李立环，主译. 4 版. 北京：人民卫生出版社, 2006: 755-782.

［5］ VAN-WEERD J H, CHRISTOFFELS V M. The formation and function of the cardiac conduction system[J]. Development, 2016, 143(2): 197-210.

［6］ MILANICK M A. Close, squeeze, open: Introducing the cardiac cycle and pressure-volume loop[J]. Adv Physiol Educ, 2018, 42(2): 390-392.

［7］ HOFFMAN J I E, BUCKBERG G D. The myocardial oxygen supply demand index revisited[J]. J Am Heart Assoc, 2014, 3(1): 285.

［8］ BUCKBERG G D, NANDA N C, NGUYEN C, et al. What is the heart? anatomy, function, pathophysiology, and misconceptions[J]. J Cardiovasc Dev Dis, 2018, 5(2): 33-62.

［9］ BARNETT V A. Cellular Myocytes[M]//LAIZZO P A. Handbook of Cardiac Anatomy, Physiology, and Devices. 2nd edition. New York: Humana Press, 2009, 147-149.

［10］ MALOUF J F, MALESZEWSKI J J, TAJIK A J, et al. Functional Anatomy of the Heart[M]//Fuster V, Walsh R, Harrington R. Hurst's the Heart.14th edition. New York: The McGraw-Hill Medical, 2017, 67-100.

［11］ HUANG W A, BOYLE N G, VASEGHI M. Cardiac innervation and the autonomic nervous system in sudden cardiac death[J]. Card Electrophysiol Clin, 2017, 9(4): 665-679.

［12］ NAMANI R, LANIR Y, LEE L C, et al. Overview of mathematical modeling of myocardial blood flow regulation[J]. Am J Physiol Heart Circ Physiol, 2020, 318(4): 966-975.

［13］ KAMPINE J P, STOWE D F, PAGEL P S. Cardiovascular Anatomy and Physiology[M]//BARASH P G, CULLEN B F, STOELTING R K, et al. Clinical Anesthesia. 6th edition. Philadelphia: Wolters Kluwer/ Lippincott Williams & Wilkins, 2009: 209-232.

第 2 章

麻醉前评估和准备

第 1 节　麻醉前访视

一、目的和程序

1. 目的　麻醉前访视和评估是麻醉程序必不可少的重要组成部分。熟悉和了解病情，评估麻醉和手术的危险因素；制订围手术期麻醉处理方案，确定麻醉前用药；同患者及其亲属沟通，解释相关问题，解除其焦虑心理；同外科医师沟通、协商围手术期相关问题；签署麻醉知情协议等有关医疗文书。

2. 程序　麻醉前访视时间通常择期手术在术前 1 天、急诊手术在接到通知后的最快时间。在向患者及其亲属交代病情或麻醉并发症时，仅限于麻醉相关问题，避免吓到患者。注意医疗保密的原则，术前外科的相关问题建议咨询外科医师。

（1）阅读病历和各项重要检查（超声心动图、CT 报告、冠状动脉造影和相关生化检查），全面了解病情和疾病诊断。

（2）了解手术方案和对麻醉、体外循环的特殊要求。

（3）探视患者：首先向患者作自我介绍，以利于建立和谐的医患关系；仔细询问病史和必要的体检；交代术前禁饮食、术前用药、口腔卫生和排便等注意事项；以通俗易懂的语言，同患者及其家属就麻醉相关问题相互交流，进行亲切和蔼地安慰，消除患者的紧张焦虑情绪；介绍和解释麻醉科术后镇痛事项。

（4）同外科医师沟通、商讨相关疑问，必要时记录在案并向上级医师汇报。

（5）预测和评估麻醉手术风险及其耐受程度，制订应对方案和处理措施。

（6）制订麻醉计划、确定麻醉前用药。

（7）仔细填写麻醉前访视会诊记录、签署麻醉知情协议等相关医疗文书。

二、麻醉前访视内容

（一）询问病史

1. **主诉和现病史** 了解患者的发病、治疗过程和治疗效果。复习病历仅仅得到的是相关病史资料，但探视和仔细询问患者，可以增强互信、减轻患者焦虑和发现意料之外的重要信息。根据诊断进行重点询问，如可耐受的最大活动量、心前区疼痛、晕厥、活动后发绀等，以评估患者对麻醉手术的耐受性。

2. **既往史** 了解患者并存的疾病、近期变化及重要脏器的功能。并存疾病使麻醉过程复杂化，增加外科风险，如合并慢性阻塞性肺病（chronic obstructive pulmonary disease，COPD）、肾疾病和糖尿病等。术中拟行经食管超声心动图检查（transesophageal echocardiography，TEE）的患者，询问上消化道等相关病史。

3. **手术麻醉史** 过去手术麻醉史及其不良反应、意外和并发症。

4. **个人史** 吸烟史、滥用药物和饮酒史。术前禁烟可以减少围手术期肺部并发症，滥用药物和嗜酒患者可能增加麻醉药物用量。女性患者了解月经史。

5. **家族史** 家族成员的麻醉史中有无恶性高热等反应，有无相同的基因遗传病史，晕厥或猝死情况。

6. **药物和过敏史** 明确过去和现在重要用药的剂量和效果，尤其是抗高血压、治疗心绞痛、抗心律失常、抗凝和内分泌治疗用药。围手术期用药对麻醉的影响较大，注意药物的不良反应。患者对药物是否过敏，特别注意是否为过敏体质。

（二）体格检查

1. **一般检查** 观察全身状态、发育营养情况，有无贫血、发绀、水肿、肥胖［体重指数（body mass index，BMI）$\geq 28 \ kg/m^2$］和发热等。皮肤黏膜有无出血点及瘀斑。观察患者在休息状态时的体位，是否需半卧位。注意末梢循环。

2. **生命体征** 身高和体重是计算用药量、输液量、尿量和确定潮气量等重要参数的指标。测量记录四肢血压，警惕有无左锁骨下动脉狭窄或大血管病变，这对选择动脉压测量的部位很重要。观察休息时的心率、脉搏和呼吸频率，必要时测量指或趾的脉搏血氧饱和度（pulse oxygen saturation，SpO_2）。

3. **头颈部** 检查瞳孔大小、对称性和对光反应，以便在术毕时作比较。查看鼻腔是否通畅，有无鼻出血。注意颈部穿刺部位有无感染。听诊双侧颈动脉是否有杂音。围手术期患者牙齿评估非常重要，注意牙齿有无松动、缺齿、假牙和残齿，必须记录在案并交班（图 1-2-1），尤其是进行气管插管、放置食管超声探头和吸痰等操作时，特别容易引起牙齿损伤和脱落，脱落的牙齿很容易进入呼吸道或胃肠道。检查颈部有无解剖变异、张口困难、小口畸形、颈前瘢痕、咽部扁桃体肥大等。评估气管插管困难程度的最简单方法是改良马氏气道分级（modified Mallampati score），让患者最大限度地张口伸舌发"啊"音，观察口咽部：①I 级可见软腭、咽腭弓和腭垂；②Ⅱ级可见软腭、咽腭弓，但腭垂部分被舌根挡住；③Ⅲ级仅可见软腭；④Ⅳ级难见软腭。马氏气道分级越高，气管插管越困难，同时注意患者的张口度、颈部后仰度和甲颌间距等。

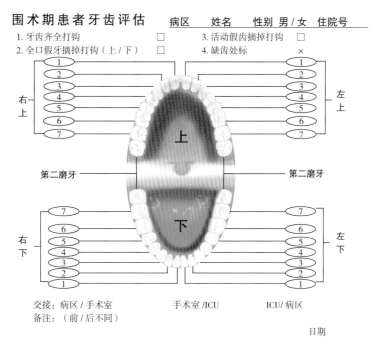

图 1-2-1　围手术期患者牙齿评估表

4. 心脏　心脏有无扩大，听诊有无杂音，注意心率和心律。

5. 胸廓和肺　有无胸廓畸形；双侧呼吸音是否对称，有无干湿性啰音和哮鸣音；呼吸道是否通畅，气管有无受压，判断呼吸困难程度。

6. 腹部　检查肝是否肿大，记录小儿肝肋下厘米数。注意有无腹水、腹部静脉是否有曲张，腹部肥胖是否影响呼吸。

7. 躯干和四肢　注意有无四肢畸形、杵状指（趾）。血管穿刺部位有无瘢痕和感染。记录右利手或左利手，必要时做阿伦试验（Allen test）。

8. 神经系统　记录、确定患者的意识状态，检查运动和感觉功能。注意患者的精神和心理状态。

（三）实验室检查

1. 血常规、血生化等检查　择期手术近期血细胞比容（hematocrit, Hct）需 > 24%。注意肝功能、肾功能、凝血功能、电解质（尤其是血钾）检查结果。糖尿病患者注意血糖和糖化血红蛋白（HbA1c）水平。查看乙肝表面抗原、丙肝抗体、艾滋病病毒（HIV）和梅毒等检查结果。

2. 其他重要检查　注意心肌酶谱的检查，如肌酸激酶同工酶（CK-MB）、血清肌钙蛋白（cardiac troponin, cTn）或高敏肌钙蛋白（high sensitivity cardiac troponin, hs-cTn）数值。B 型脑利钠肽（B-type brain natriuretic peptide, BNP）或氨基末端脑钠肽前体（N-terminal pro-B-type natriuretic

peptide，NT-proBNP）的检查结果。同时注意 D- 二聚体水平。

（四）辅助检查

1. ECG　依次检查心率、心律、QRS 复合波和 ST 段变化，注意有无恶性心律失常。冠心病患者注意心肌缺血、陈旧性心肌梗死的 ECG 改变。缺血性心脏病患者争取术前 24 ~ 48 h 的 ECG 检查，以便与术中对照，部分病例 ECG 可以正常，但运动试验可有缺血的阳性表现。心律失常往往存在心肌缺血等，术前患者有频发的室性期前收缩或阵发性室性心动过速，麻醉不当则易发生室颤，术前有房性期前收缩的患者术后易发房颤，术前房颤的患者心房收缩功能的丧失易发生低血压。

2. 超声心动图（echocardiography）　评估心脏的结构与功能，如心脏解剖、血流、瓣膜功能和心室功能。先心病注意病理解剖和分流；心脏瓣膜病注意瓣膜狭窄或反流的程度、心室壁厚度和心腔扩大程度；冠心病注意评估心肌缺血或梗死出现的节段性心室壁运动异常（segmental wall motion abnormality，SWMA）、心室舒张和收缩变化、EF 值和附壁血栓，负荷超声心动图可反映冠状动脉的储备能力。注意肺动脉压的评估。术前超声心动图相关资料，尤其是对心脏收缩功能和 EF 的评估，同预后密切相关，可以指导围手术期的管理。

3. 心导管检查　可以提供无创性检查无法取得的解剖和功能资料。通过周围血管将心导管送到心脏和大血管的一定部位，根据走行途径、压力变化和血氧含量等进行诊断。心导管可以提供的血流动力学资料包括血流方向、心脏各室腔压力、心室功能和瓣膜功能等。通过左、右心导管检查，可以提供 LVEDP、肺动脉压、CO、EF、PVR 和 SVR 等血流动力学指标。

4. 胸部 X 线或 CT 检查　提供心脏、肺的影像学资料，如心脏的大小形态、心胸比例（C/T）、肺血流和肺血管的改变。CT 血管成像（CTA）可以提供全身主要血管的 CT 影像检查，包括冠状动脉、颈部动脉、颅脑动脉、胸腹部大血管等，可以进行大动脉血管的三维重建，也作为冠状动脉造影前的筛选。

5. 冠状动脉造影　确诊冠心病的金标准。可显示冠状动脉解剖、狭窄的部位、程度、侧支循环和优势供血血管，用于确定冠状动脉旁路移植术（coronary artery bypass graft，CABG）的具体方案；可以同时进行冠状动脉的介入治疗；同时做左心室、颈动脉和肾动脉的造影检查，可以了解左室大小、室壁运动和重要动脉的病变。通过血管内径或横截面积减少的百分比来评估血管狭窄的程度，血管内径减少 50% 以上或横截面积减少 70% 以上具有临床意义。血管内超声技术（IVUS）为进一步确定是否需要血管重建提供了重要辅助手段。

6. 放射性核素显像（nuclear imaging）　可以显示心腔容积、评估心室功能、评价心肌发生缺血的区域和范围等。可以检测冠状动脉狭窄的程度，鉴别缺血但存活的心肌和瘢痕（不再存活）组织，从而选择能得益于冠状动脉血运重建的患者。运动试验心肌灌注单光子发射计算机断层显像（SPECT）诊断冠心病的灵敏度可达 90%，特异度为 80%。心肌灌注正电子发射断层显像（PET）的灵敏度、特异度和准确度略高于 SPECT。临床资料和心肌灌注显像参数相结合，可以比临床资料和冠状动脉造影参数相结合能提供更重要的预后资料。近年来，门控心肌 SPECT 的应用，可以同时评估心肌灌注、心室局部室壁运动和测定左心室 EF，明显提高对心肌活力评估的准确性。鉴别心肌细胞死亡与缺血的最好方法为 ^{18}F- 脱氧葡萄糖（^{18}F-FDG）与 ^{13}N

联合心肌显像，^{18}F-FDG 主要反映心肌组织的糖代谢，而 ^{13}N 主要显示心肌的灌注。心肌组织严重缺血并未死亡时，^{13}N 心肌血流灌注显像不正常，而 ^{18}F-FDG 心肌显像则显示原灌注缺血区有放射性充填，表明心肌细胞通过无氧代谢可摄取葡萄糖。反之，如心肌细胞已死亡，^{13}N 心肌显像与 ^{18}F-FDG 显像均为放射性缺损。

7. 磁共振（MRI）检查　心脏和血管磁共振成像技术，具有良好的组织对比分辨率，可获得心脏和大血管结构各个方位和不同角度的图像，尤其对心肌组织的结构、灌注、功能、纤维化程度均有定性和定量的评估和诊断，已成为评估和诊断心脏和大血管结构和功能的重要手段。

（五）术前麻醉知情协议

1. 术前麻醉知情协议有书面或电子书面两种形式。麻醉医师应告知患者亲属术中可能出现的麻醉风险，有助于患者及其家属作出决定和做好充分的心理准备。但要考虑到心脏病患者的特殊性，掌握沟通技巧，注意对患者的医疗保护，麻醉和手术风险告知患者亲属即可。

2. 进行临床以外的科研和实验，患者有知情权。术前应咨询患者的意见，告知患者该项研究的有益性和潜在风险，征得患者同意并签署知情同意书。

3. 告知麻醉操作可能带来的风险是义务也是责任。动脉插管可引起栓塞导致缺血；中心静脉置管容易引起血肿、气胸；置入肺动脉导管可引起心律失常、血栓形成和肺梗死等；TEE 超声探头可引起食管损伤、咽喉疼痛；气管插管可能导致牙齿损伤、咽喉部疼痛不适、声音嘶哑等。

4. 所有的心脏外科患者术前都应该提到输血、心肌梗死和脑卒中的危险，尽管通常由外科医师来告知。

5. 征求谅解并签字。告知患者术中某些情况客观不能解释或无法避免，麻醉处理可以在没有取得同意的情况下进行，例如，发生紧急情况，经耐心解释或说明后请患者及其家属签字，然后由谈话医师签字或电子签字。

第 2 节　麻醉前评估

一、一般问题

1. 年龄　年龄 > 70 岁，心肺并发症明显增多。年龄增加则年龄相关性疾病增加，相关并发症和死亡率增加。

2. 性别　据统计表明冠心病外科手术的并发症，女性是男性的两倍。

3. 病变和外科手术的复杂性　同一个患者可以存在数种心血管病变，例如冠心病合并瓣膜病，则手术危险性增加；复杂的外科手术本身也增加并发症和死亡率；瓣膜病和其他开心手术存在体循环和冠状动脉气栓的可能性；体外循环时间 2 h 以上，则手术并发症和死亡率增加；再次心脏手术的手术危险性明显增加。

4. 体格状态评估　根据美国麻醉医师协会（American Society of Anesthesiologists，ASA）

在2020年修订的术前分级标准，对患者的手术风险可以作出初步判断。通常Ⅰ、Ⅱ级患者麻醉和手术耐受良好；Ⅲ级麻醉有一定风险，麻醉前要准备充分，积极预防可能发生的并发症；Ⅳ级麻醉危险性极大，围手术期死亡率很高；Ⅴ级为濒死患者，麻醉和手术都异常危险，不宜进行择期手术。

（1）Ⅰ级：正常健康患者。例如，健康、不吸烟、不饮酒或少量饮酒。

（2）Ⅱ级：合并轻微系统性疾病，但没有实质性器官功能限制。例如，现时吸烟、社交饮酒、孕妇、肥胖（$30\ kg/m^2 < BMI < 40\ kg/m^2$）、控制良好的糖尿病或高血压患者。

（3）Ⅲ级：合并严重系统性疾病，有实质性器官功能限制，伴有一种或多种中度至重度的疾病。例如，控制不良的糖尿病或高血压患者、COPD、肥胖症（$BMI \geqslant 40\ kg/m^2$）、活动性肝炎、酗酒、置入心脏起搏器、心脏EF中度下降、定期透析的终末期肾疾病，既往心肌梗死、脑卒中、短暂性脑缺血发作（transient ischemic attack，TIA）和冠状动脉支架置入病史超过3个月。

（4）Ⅳ级：合并严重系统性疾病，对生命造成持续威胁。例如，近3个月内有心肌梗死、脑卒中、TIA和冠状动脉支架置入病史、心肌缺血反复发作、严重瓣膜功能异常、心脏EF严重下降、休克、脓毒症、弥散性血管内凝血（disseminated intravascular coagulation，DIC）、急性肾衰竭或无规律透析的终末期肾衰竭。

（5）Ⅴ级：生命垂危的患者，如不进行手术预期不能生存。例如，胸腹主动脉瘤破裂、严重创伤、大面积颅内出血、肠道缺血并明显心脏病理改变或多器官功能衰竭。

（6）Ⅵ级：宣布脑死亡患者，只能作为器官移植的供体。

（7）E：急诊手术，此项可与任何一项同时选择（前缀或后缀）。

5. 虚弱评估　老年患者虚弱随老化而不断增加，包含以下3种或3种以上情况：无意体重减轻（1年内体重减轻5 kg）、自我感觉疲劳、虚弱无力（握力）、步行速度慢和体能下降。老年患者虚弱与术后并发症和转归有一定的相关性。增加虚弱评估可以提高ASA分级评估、手术死亡率和发病率（并发症）评估（POSSUM评估）、手术级别评分以及手术应激（E-PASS）评分对转归影响的准确性。评分方法可以用虚弱测试（疲劳、抵抗力、行走、疾病和体重减轻量表）结合临床虚弱量表（握力、步态速度、提重物实验等）进行评估。

二、心脏疾病的临床评估

（一）心绞痛及其分级

1. 心绞痛CCS分级　心绞痛的典型表现主要为突然发生的绞痛，呈紧闷或压榨性疼痛，伴有压迫和窒息感，以胸骨后常见，其次为心前区，可放射至左肩、右肩、后背、颈部和上腹等部位。由于发生心绞痛的部位、类型、甚至严重程度并不能预示心肌缺血的危险程度，因此临床需要结合其他体征来评估其危险性。据此加拿大心血管病学会（Canadian Cardiovascular Society，CCS）用心绞痛分级来预示缺血的损害程度和手术死亡的危险性，普遍认为心绞痛Ⅳ级的死亡率可达Ⅰ级的2倍。

（1）Ⅰ级：患有心脏疾病，无活动受限，日常活动不至于引起心绞痛。

（2）Ⅱ级：体力活动轻度受限，日常活动可引起心悸或心绞痛。

（3）Ⅲ级：明显的体力活动受限，但休息时无不适感。

（4）Ⅳ级：休息时即可出现心绞痛，任何活动均可使症状加重。

2. **不同类型的心绞痛**　稳定劳力型心绞痛由于心肌氧供固定而心肌氧需增加，发作诱因多与体力活动有关，休息后可缓解，患者活动诱发心绞痛发作时的心率和血压水平（阈值），对围手术期血流动力学的管理具有指导意义；变异型心绞痛是由于较大的冠状动脉分支有粥样斑块堵塞，在冠状动脉或狭窄部位的冠状动脉发生痉挛，可在休息时发生；不稳定型心绞痛又称进行性或梗死前心绞痛，心绞痛发作频率和严重程度呈进行性加重，冠状动脉的进行性狭窄较侧支循环的建立更快，原因有粥样斑块的扩大、频发性冠状动脉痉挛、血栓或斑块出血和局部炎性介质的释放，此类患者的心肌梗死发生率较高，容易猝死，较易发生左主干阻塞，CABG死亡率是平均死亡率的 3 ~ 4 倍；无症状性心肌缺血是患者在休息或活动时 ECG 出现缺血表现而无其他症状，半数以上的稳定型心绞痛患者可以每天发生无症状性心肌缺血，多见于高龄和糖尿病患者，围手术期心肌梗死一半以上的患者可能为无症状性。心肌缺血可突然发生或表现为疲劳、肺水肿和心律失常等，缺血发生时几乎都出现心肌功能不良。

（二）心肌梗死

1. **梗死的面积和部位**　前壁梗死较易影响左心功能，而下壁梗死较易引起心动过缓和传导阻滞。梗死后早期有心衰和心律失常并发症者，预示围手术期危险性增加。梗死面积较大，容易形成室壁瘤，而出现反常运动。

2. **Killip 分级标准**　急性心肌梗死、心源性休克的患者风险增高。急性心肌梗死患者的心衰程度可用 Killip 四级分级标准来评估，分级越高风险越大。

（1）Ⅰ级：无心衰症状，PCWP 可以升高。

（2）Ⅱ级：轻到中度心衰，肺部出现啰音，范围小于两肺野的 50%，有心动过速或者其他心律失常，静脉压升高，有肺淤血的 X 线表现。

（3）Ⅲ级：重度心衰，出现急性肺水肿，肺部出现大范围的湿啰音。

（4）Ⅳ级：心源性休克，收缩压 < 90 mmHg，尿量 < 20 mL/h，全身皮肤湿冷，发绀，呼吸加快，心率增快（> 100 次 /min）。

3. **围手术期心肌梗死**　CABG 的死亡风险相对非心脏手术要低，前者死亡率在 25% 以下，而后者可高达 50% ~ 70%，这与 CABG 本身改变了疾病进程有关。高龄、左心室功能差和急诊手术，死亡率增高。既往有心肌梗死病史者行 CABG，不明显增高死亡率。但急性心肌梗死若可能至少 1 周以后、状态稳定再做 CABG，可以降低死亡风险，1 个月以后再做则死亡风险和 3 个月以上无明显区别。

4. **生化标志物**　血清肌钙蛋白 T 或 I（cTn T 或 cTn I）是确定心肌损伤的特异性生化标志物。急性心肌梗死发病后 cTn T 在 3 ~ 6 h 开始升高，10 ~ 24 h 达峰值，10 ~ 15 日恢复正常；cTn I 于急性心肌梗死发病后 3 ~ 6 h 开始升高，14 ~ 20 h 达高峰，5 ~ 7 日恢复正常。检测血清 cTn T 或 cTn I 的含量是诊断急性心肌梗死的重要指标，尤其是对非 ST 段抬高型心肌梗死（NSTEMI）的早期诊断。hs-cTn 检测技术的出现提高了 cTn 检测方法的灵敏度和特异度，使心肌梗死的早期诊断提前到 1~3 h 内，已成为临床常规监测。由于检测 cTn 的方法、人群、设备和试剂标准不同，各医疗单位正常参考值的范围各不相同，国际通用超过参考值上限第 99 百分位值来表示。当出现心肌损伤时，cTn 或 hs-cTn 值超过参考值上限第 99 百分位值并有动态变化则为急性心肌损伤，若无变化则为慢性心肌损伤；急性心肌损伤并有心肌缺血证据的下面任意一项即可诊断为急性心肌梗死：①缺血症状；②新发缺血性 ECG 改变；③出现病理性 Q 波；④新发存活心肌丢失或局部室壁运动异常的影像证据与缺血性病因；⑤血管造影或尸检证实冠状动脉内血栓。

（三）心脏功能和心衰

1. **心功能分级**　美国纽约心脏协会（New York Heart Association，NYHA）的心功能分级标准仍然是目前评估心功能的金标准。美国心脏病学院（American College of Cardiology，ACC）和美国心脏协会（American Heart Association，AHA）根据患者的心衰症状对心衰的程度也进行了分级。心脏功能不良是增加手术死亡率的最大危险因素，术前访视患者应对心室功能作出正确的临床评估。

（1）NYHA 分级标准：根据患者的临床表现和活动耐力，依次分为四级。①Ⅰ级：患有心脏疾病，无活动受限，日常活动不引起过度疲劳、心悸、呼吸困难或心绞痛；②Ⅱ级：患有心脏疾病，活动轻度受限，休息时无不适感，日常活动可引起疲劳、心悸、呼吸困难或心绞痛；③Ⅲ级：患有心脏疾病，活动明显受限，休息时无不适感，轻微活动即引起疲劳、心悸、呼吸困难或心绞痛；④Ⅳ级：患有心脏疾病，休息时即可出现心功能不全或心绞痛，任何活动均使症状加重。

（2）ACC/AHA 心衰分级：根据慢性心衰的高危因素、易患人群，发展到难治性心衰，依次分为 4 个阶段。①A 阶段：有心衰的高危因素，但无结构性心脏病或心衰的临床表现；②B 阶段：结构性心脏病，但无心衰的临床表现；③C 阶段：结构性心脏病，既往有或现在有心衰的临床表现；④D 阶段：难治性心衰，可能需要心脏移植等特殊治疗或临终关怀。

2. **EF 值**　超声心动图估算的左室 EF 值通常比放射性核素检查估计的要高，放射性核素检查的 EF 值 < 40%，则年内死亡率可达 30%。通常认为患者左室 EF > 50% 为较低风险；EF 在 30%~50% 为中等风险；EF < 30% 为高风险。

3. **生化标志物**　BNP 或 NT-proBNP 可以作为评估和诊断心衰严重程度以及判断预后的客观依据。血浆 BNP < 100 ng/L 或 NT-proBNP < 400 ng/L 基本可以排除心衰，随着心衰程度的加重，BNP 或 NT-proBNP 的数值逐渐升高，数值越高则预后越差。

（四）心律失常

1. **房性心律失常**　房颤和房扑最常见。通常不至于使血流动力学恶化，但对心室功能不良、肥厚型心肌病、主动脉瓣狭窄和冠心病患者，由于失去心房对心室的充盈作用，可以导致 CO 严重下降。房颤可以干扰主动脉内球囊反搏（intra-aortic balloon pump，IABP）、形成血栓和导致脑卒中。室上性心动过速通常可引起血流动力学的变化，严重者可诱发室颤，需要药物或电生理治疗。

2. 室性心律失常　室性心律失常可导致心搏骤停，尤其急性或近期心肌梗死发生的室性心律失常最为危险。低钾血症、洋地黄中毒或进行性心衰患者易于发生室性心律失常。大部分室性心律失常都需要处理。

3. 传导阻滞　麻醉药物可直接或间接地影响窦房结效应，但很少发生心脏阻滞。单纯 P-R 间期延长无症状者，很少需要心脏起搏。临床最常见的病态窦房结综合征（sick sinus syndrome）和严重传导阻滞，需要安置起搏器。完全性左束支传导阻滞的患者在放置 Swan-Ganz 导管时，可发生右束支传导阻滞，导致房室传导完全阻滞，尤其在右冠状动脉病变合并左束支传导阻滞的患者更为危险。

（五）发绀

1. 血液的携氧能力取决于血液中正常的血红蛋白（hemoglobin, Hb）含量，发绀是由于血液中还原血红蛋白和异常血红蛋白增多而引起的皮肤和黏膜颜色的变化，最易出现在血流少和皮肤薄的指（趾）端甲床和口唇。发绀的程度取决于还原血红蛋白的绝对量。还原血红蛋白 > 50 g/L 即可产生可见的发绀。贫血时血红蛋白减少则还原血红蛋白的绝对值达不到 50 g/L，即使组织缺氧也可不出现发绀。

2. 发绀是先心病常见的症状，当心内存在右向左分流时常出现发绀。发绀也可见于心肺功能失调、低 CO、肺炎、成人呼吸窘迫综合征（adult respiratory distress syndrome，ARDS）等。

（六）围手术期多因素的风险评估

1. 风险评估模式　围手术期多因素的量化模式可用于对心脏手术的危险分层和评估，如 Higgins 评分、Tu 评分、心脏麻醉风险评估（cardiac anesthesia risk evaluation，CARE）等，最常用的是欧洲心脏手术危险评分（Europran System for Cardiac Operative Risk Evaluation，EuroSCORE），并且结合心脏外科的技术进步和基于现代的临床数据，修订产生了 EuroSCORE II。这些评分系统主要是通过术前的变量（危险因素）来预测术后并发症或死亡风险，主要缺点是由于不同医疗机构、国家或地区、患者构成等因素不同，可能得出错误的结论。因此，并不能确定完全适用于中国人群，阜外医院外科团队根据国人的特点，建立了适合中国人群 CABG 风险评估系统（见第 10 章），即 SinoSCORE（Sino System for Coronary Operative Risk Evaluation，SinoSCORE），现已经修订产生 SinoSCORE II。

2. CARE 评估　CARE 评分简单直观，类似于 ASA 的术前分级标准，评估预测心脏手术后住院时间、发病率和死亡率，根据临床判断和 3 个危险因素（心脏疾病、伴随疾病和手术复杂性）建立（表 1-2-1）。

3. 其他评估　北美胸外科医师协会（Society of Thoracic Surgeons，STS）建立的超过 150 万 CABG 患者的数据库，通过单因素或多因素分析，在 20 世纪 90 年代中期建立了 STS 评估模式，主要对 CABG 患者的手术死亡风险进行预测和评估。冠状动脉病变 SYNTAX（the synergy between PCI with TAXUS and cardiac surgery）评分系统，根据冠状动脉病变位置、严重程度等解剖特点定量评价病变的复杂程度，主要用于冠状动脉左主干病变和（或）三支血管病变患者（见第 10 章）。

表 1-2-1 CARE 评估

评 分	相关风险因素
1	心脏疾病稳定，没有其他合并症，外科手术不复杂
2	心脏疾病稳定，一个或几个可以控制的合并症，外科手术不复杂
3	任何难以控制的医疗问题或外科手术复杂
4	任何难以控制的医疗问题和外科手术复杂
5	慢性或进行性恶化的心脏疾病，进行心脏手术是挽救或改善生命的最后希望
E	急诊手术：诊断明确，需马上手术

复杂手术指再次手术、联合手术或血管条件复杂的冠状动脉旁路移植术等

三、对各系统疾病的评估

1. 动脉粥样硬化　主动脉、颈动脉和外周血管疾病常伴随冠状动脉疾病。

（1）颈动脉疾病：询问患者有无短暂性脑缺血发作。听诊颈动脉区域有无杂音，所有冠心病患者都需要进行颈部多普勒超声检查，必要时进行颈动脉造影检查。即使患者无自觉症状，年龄 > 70 岁的患者也要考虑存在脑血管疾病的可能。

（2）肾血管疾病：近期有进行性高血压、腹部听诊有血管杂音应注意有无肾血管病变。术前应详细进行肾功能检查，必要时进行肾血管造影。体外循环中注意肾的灌注，围手术期合理应用甘露醇或利尿药。

（3）外周血管疾病：检查外周血管的灌注，确定合适的外周动、静脉的穿刺部位。

2. 高血压　高血压是缺血性心脏病和脑卒中的危险因素。单独存在的高血压并不明显增加围手术期心肌梗死的危险。围手术期并发症取决于其病因、严重程度、合并症和抗高血压治疗的效果。许多抗高血压药物应持续给药，以防反跳。应注意抗高血压治疗容易引起低血容量和低钾血症。

3. 肺部疾病　心脏外科多需纵断胸骨，打开胸腔。术后机械通气，肺部并发症的危险增加。术前应估计术后肺功能的影响和呼吸支持时间。

（1）吸烟：吸烟可引起严重肺部问题。有吸烟史但无任何呼吸系统体征和症状者，并不会增加麻醉的危险。但长期吸烟几乎均会发生与吸烟有关的支气管炎和阻塞性肺部疾病的症状及体征。术前 1 ~ 3 日禁烟，尽管可降低血中一氧化碳水平，通过氧离曲线右移，促进组织氧的输送，但收效甚微。术前至少需要禁烟 8 周，肺支气管系统功能才会有明显改善，肺部并发症明显减少。

（2）年龄：静息时动脉氧分压与年龄几乎呈线性相关。无肺部危险因素的患者只有当年龄 > 70 岁时，肺部并发症的危险才明显增加。

（3）肥胖（obesity）：体重超过标准体重的 20%，肺膨胀不全明显增多，随着肥胖的进一步发展可以发生严重肺膨胀不全。匹克威克综合征（Pickwickian syndrome）引起的肺膨胀不全可以导致肺动脉高压和右心衰竭。

（4）急、慢性肺部疾病：具有呼吸困难、咳痰和喘息等症状和体征，肺部并发症的发生率

为正常人的 2 ~ 6 倍。近期呼吸系统感染，由于支气管分泌物增多，易于导致术后发生肺不张和肺部感染。小儿分泌物很容易形成痰栓，阻塞细小支气管，气管拔管后易发生小气道梗阻而被迫再次进行气管插管，因此对小儿择期手术，如有呼吸系统感染，尽量争取治愈再做手术。肺部感染患者的急诊手术，术后早期需要加强呼吸道管理，积极清除呼吸道分泌物，必要时使用纤维支气管镜处理。COPD 术后肺部并发症明显增多，容易发生低氧血症。

（5）心脏疾病：心脏瓣膜病，尤其是二尖瓣病变，术后呼吸衰竭与慢性充血性心衰有关，此类患者往往需要延长机械通气时间。心脏疾病引起的肺动脉高压，可以直接引起术后呼吸功能不全。

（6）肺功能检查：术后早期呼吸功能不全与术前肺部危险因素有关。术前肺功能检查可测定肺机械力学和功能性储备，提供客观的肺功能指标。但术前肺功能检查预测术后肺部严重并发症的重要性尚待确定。

4. 肝疾病　肝功能受损患者围手术期并发症的发生率和死亡率取决于肝功能受损的严重程度和手术的类型。围手术期的危险性可以用改良 Child 标准（Child-Pugh 分级）来评估，即手术风险 C 级＞ B 级＞ A 级（表 1-2-2）。

表 1-2-2　Child-Pugh 肝功能分级标准

项 目	A 级	B 级	C 级
血清胆红素（μmol/L）	＜ 340	340 ~ 510	＞ 510
白蛋白（g/L）	＞ 35	30 ~ 35	＜ 30
腹水	无	容易控制	很难控制
中枢神经功能紊乱	无	轻度	严重
营养	良好	中等	不良
凝血酶原时间延长（s）	＜ 2	2 ~ 3	＞ 3

（1）急性肝炎：急性病毒性、乙醇性和中毒性肝炎发病后 1 个月内，围手术期死亡率很高，不宜进行择期手术。必须进行的急诊手术，要充分考虑到较高的发病率和死亡率。根据术前肝疾病的严重程度周密设计麻醉方案。

（2）慢性肝疾病：严重肝功能损害影响心脏手术的预后。肝功能实验室检查，如血清胆红素和白蛋白水平 Child-Pugh 分级 C 级，则术后易发生肝功能衰竭且年内死亡过半。另外，需要考虑到肝功能不良的患者，药物代谢减慢，作用时间延长，使用经肝代谢的药物需慎重或减量。

（3）凝血功能异常：严重肝功能不良患者，经肝合成的凝血因子 II、VII、IX 和 X 不足，凝血酶原时间延长。围手术期需考虑补充维生素 K 制剂和新鲜冷冻血浆（fresh frozen plasma，FFP），但注意静脉快速推注维生素 K 制剂可引起血压严重下降。尽管肝功能正常但部分 HBsAg 阳性患者，体外循环后渗血增多，原因并不明确。

（4）电解质异常：肝功能不全患者易出现高醛固酮血症（hyperaldosteronism），加上术前利尿药物的使用，患者常继发低钠血症（hyponatremia）、低钾血症（hypokalemia）和代谢性酸中毒。

5. 肾疾病

（1）肾功能不良和体外循环：肾疾病损害维持体液、电解质和酸碱平衡的能力，对手术应激、废物排泄和药物代谢都可产生不同的影响。体外循环中由于大量晶体液的预充、心肌保护液中的高钾离子和潜在的肾缺血，都可加重肾的损害。体外循环后少尿在补液和补钾时易发生危险。

（2）代谢性酸中毒：肾衰竭时常有不同程度的酸中毒。术前严重的酸中毒，将明显影响体外循环中的内环境，并对心肌功能产生不良影响。

（3）贫血：慢性肾衰竭常有贫血。体外循环血液稀释进一步降低血红蛋白水平，血液携氧能力明显下降。

（4）心包炎（pericarditis）：慢性肾衰竭常并发心包炎而发生心包粘连，增加手术难度和延长手术时间，术中出血增多。

6. 糖尿病（diabetes mellitus）

（1）血糖的管理：围手术期血糖应维持在 6.8 ~ 10 mmol/L。注意低血糖症（hypoglycemia）的发生和危害。通过了解糖尿病病史、平时血糖水平、胰岛素的使用，可判断糖尿病的危险性。如果术前不需胰岛素治疗，围手术期可不降低葡萄糖的负荷。口服降糖药可在术前 24 h 停用。长效口服降糖药，如氯磺丙脲（chlorpropamide），则应在术前 2 日停用。对胰岛素依赖性糖尿病，围手术期依据血糖水平来决定胰岛素用量。

（2）并发症：糖尿病患者易罹患心血管病变，如缺血性心脏病。同时由于自主神经系统的变化，年龄较轻即可出现无症状性心肌缺血，也易发生心肌梗死和心源性猝死。平时易于发生体位性低血压。感染和伤口不愈是术后常见并发症。

7. 凝血系统

（1）重视病史：所有心血管外科患者都应仔细询问出血病史，如外科手术或拔牙时是否有出血过多。家族出血病史、用药（抗凝药、抗血小板药等）史、月经史等。是否有肝疾病、尿毒症及其他影响凝血系统的重要合并症。患者如有异常出血病史，提示可能有凝血功能缺陷。血小板功能缺陷常常出现淤斑、鼻出血和胃肠道出血。

（2）筛查试验：体外循环前应做血小板计数、凝血酶原时间（prothrombin time，PT）和部分凝血活酶时间（partial thromboplastin time，PTT）检查。此类检查有助于辨明体外循环后出血的原因。上述检查如果出现一项或几项异常，则需要进一步详细检查。

（3）抗凝药物：询问术前口服的抗凝药（华法林、利伐沙班等）、抗血小板药物（阿司匹林、氯吡格雷）和抗炎药物，是否停药或停药时间，是否有使用桥接药物等，值得注意的是有些患者术前使用中药（活血化瘀）治疗可使术中渗血增加。药物因素是引起围手术期出血和增加并发症的重要原因。

第 3 节　麻醉前用药

一、术前心脏用药

1. 钙通道阻滞药　用于治疗缺血性心脏病、室上性心律失常和原发性高血压等。对于冠心病患者，可通过降低冠状血管阻力，解除冠状动脉痉挛而改善心肌血供；通过抑制心肌收缩力，扩张外周血管而降低心肌氧需，故可改善心肌氧供需平衡，但注意其对心脏的负性肌力作用，尤以维拉帕米（verapamil）为甚，同麻醉药合用可增强心脏的抑制作用。治疗剂量对血流动力学无明显影响，可持续用至术日晨。突然停药可出现类似的撤药综合征，不主张术前停药，但必要时可以适当调整剂量。

2. β受体阻滞药　用于治疗劳力性心绞痛、室性和室上性心动过速、原发性高血压等。该药可抑制心肌收缩力、减慢心率，长期用药后体内β受体密度增加，突然停药使增多的受体对内源性或外源性激动剂的敏感性增加，易引起反跳现象。表现为心动过速、高血压，甚至导致心肌梗死、室性心律失常或猝死等。围手术期使用可降低心肌缺血和室性心律失常的发生率，因此要持续用至术日晨。

3. 洋地黄类药　用于慢性充血性心衰和控制房颤患者的心室率。控制心率对二尖瓣狭窄的患者至关重要，术前通过观察洋地黄化对心率的稳定性来估计药效，可持续用至术日晨，必要时麻醉前通过静脉补充。因固有的毒性和较长半衰期，心率过慢者术前 12 ~ 24 h 可以停用。

4. 血管扩张药　用于冠心病患者的硝酸酯类药，突然撤药可能引起心肌缺血，不宜停药。高血压患者术前需将血压控制在合适水平，术前停用抗高血压药物易引起高血压反跳，需用至术日晨。二尖瓣或主动脉瓣关闭不全有严重心功不全患者，常使用扩张小动脉药物，以降低外周血管阻力，改善心功能，可持续使用至术前 6 h 或麻醉前，但麻醉诱导时注意与麻醉药物的协同扩血管作用。血管紧张素转换酶抑制剂（angiotensin converting enzyme inhibitor，ACEI）容易引起围手术期低血压，甚至顽固性低血压，需要术前 24 h 停用。

5. 抗心律失常药　注意 I 类抗心律失常药（如奎尼丁、普鲁卡因胺）的负性变力和变时性作用。胺碘酮的消除半衰期很长（长达 30 日），术前停药对血药水平影响不大。用于治疗室性心律失常的药物不宜停药，可用至术前。

二、麻醉前用药

1. 目的　耐心细致的术前访视，同时结合适当的术前用药，可以使患者平稳而安全地转运至手术室。大部分心脏外科患者都需要镇痛、镇静药物，以便为麻醉诱导前的各项操作提供良好的抗焦虑、遗忘、催眠和镇痛作用。

2. 根据病情需要来确定术前用药

（1）术前晚使用镇静、催眠药物。择期成人心脏手术患者通常在术前晚口服镇静催眠药物，常用药物有艾司唑仑（estazolam）1 ~ 2 mg 或丙烯巴比妥钠（secobarbital sodium）0.1 ~ 0.2 睡前口服。

（2）大部分精神放松和心肺功能良好的患者术日可以不用给药，也可以在术前 1 h 口服地西泮（diazepam）5 ~ 10 mg 或咪达唑仑（midazolam）7.5 ~ 15 mg 镇静。

（3）精神过度紧张、焦虑，尤其是严重二尖瓣狭窄、主动脉瓣狭窄、梗阻性肥厚型心肌病、冠心病左主干病变和主动脉夹层等特殊患者，可以使用吗啡（morphine）0.1 mg/kg 术前 0.5 h 肌内注射（肌注），有时需要加用地西泮（diazepam）5 ~ 10 mg 或咪达唑仑（midazolam）7.5 ~ 15 mg 术前 1 h 口服。

（4）危重或急症患者可以不给术前药，入手术室后酌情静脉注射（静注）小剂量（1 ~ 2 mg）咪达唑仑镇静。

（5）抗胆碱药物不常规使用。选择性抗胆碱药盐酸戊乙奎醚（长托宁）对心率几乎无影响，成人可以在麻醉诱导前 1 mg 静注，以减少气道分泌物。

第 4 节　麻醉前准备

一、患者的准备

1. 明确诊断　心血管外科患者术前明确和完整的诊断对手术的成功起决定性作用。麻醉须注意疾病的性质和程度，了解病变的病理生理和解剖，以决定麻醉方法和选择药物。

2. 手术时机　手术时机直接关系到手术的效果，手术时机取决于患者的全身状况和心血管本身的病变程度。对于择期手术，应做好充分准备。限期手术，应尽可能做到充分准备。急症手术，应根据病情轻重缓急，重点地做必要的准备，争分夺秒地抢救患者生命。

3. 心理准备和术前指导　运用恰当合适的语言，对患者进行安慰、鼓励和解释。指导患者进行适应性训练，例如床上大小便，锻炼深呼吸等。

4. 术前必要的全身治疗　患者应卧床休息，减少活动，发绀和重症者应吸氧。积极地控制感染。预防性应用抗生素虽有争议，但通常在术前（至少切皮前半小时）使用。努力加强营养，改善全身状况，补充必要的蛋白质、氨基酸和维生素。贫血患者可少量输血，维持血红蛋白浓度在 80 g/L 以上。纠正酸碱平衡与电解质紊乱，注意避免低钾血症。

5. 加强术前呼吸道管理　预防和治疗呼吸道疾病，对小儿来说尤为重要。术前禁烟、积极进行呼吸道物理治疗。控制肺部感染，改善肺部功能，可明显地降低术后肺部并发症和死亡率。

6. 积极进行心脏内科治疗　应根据不同的病情采取不同的措施。尽量纠正心脏功能不全，治疗心律失常，尤其是室性心律失常。

7. 皮肤准备及清洁　术前应做好皮肤准备。术前 1 日应洗澡，病情不允许者可用温水在病床上擦澡。患者洗澡时，一定要有人陪同，以防发生意外。

8. 胃肠道准备　择期心血管手术，不论采用何种麻醉，均需要胃排空。胃排空时间通常为 4 ~ 6 h，在情绪激动、焦虑或疼痛不适时胃排空明显减慢。因此，成人在麻醉前 6 ~ 8 h 禁饮食。术前口服药物允许用少许清水送服，健康成人患者麻醉前 > 2 h 饮用清饮料和水（≤ 5mL/kg）是安全的。成人清洁灌肠可用甘油 50 ~ 100 mL，3 岁以上的小儿用开塞露（甘油和山梨醇制剂）10 ~ 20 mL。

9. 口腔准备　患者入院后应早晚刷牙，饭后漱口。有牙周或龋齿感染者，应请口腔科诊治。对婴幼儿应进行口腔护理。进手术室前应摘掉假牙，以防脱落而误入食管或气管。

10. 膀胱准备　患者入手术室前应排空膀胱。通常在全身麻醉（全麻）诱导后放置导尿管。局部麻醉等短时间非体外循环手术可以不放导尿管。

11. 输血准备　做好血型鉴定和交叉配血，备好足够的血浆和浓缩红细胞。再次心脏手术、大血管外科或存在凝血功能障碍等出血高风险患者，如术前服用抗血小板药物而停药时间不足或未停药，则应准备血液制品（凝血酶原复合物、纤维蛋白原或冷沉淀）和备好血小板制剂。

12. 核对复查　麻醉前应对上述工作进行全面复查，如准备不足须进行补充。如患者临时发热、妇女月经来潮等，除急诊手术外原则上需推迟进行。

二、麻醉器械和物品准备

（一）物品的准备

1. 急救复苏设备　进入手术室的心血管外科患者随时可能发生紧急事件，需要快速进行急救复苏。因此，患者入手术室前，全套的麻醉器械和物品、急救复苏设备等，必须准备充分，随时可用。

2. 手术间应具备的基本设备　必须完好无损，功能可靠。

（1）手术室：可以调节的手术床；电凝、电刀设备；劈开胸骨的设备（电锯或气动锯）；除颤器（持续充电）；外科光源、头灯及其冷光源；供氧设备（中心供氧和备用氧气桶）；负压吸引设备；液体加温设备；备用应急电源及插座。

（2）麻醉：全能麻醉机；具有 ECG、SpO_2、无创和多道有创血压、温度监测等功能齐全的监测仪；简易人工呼吸器（备用）等。

（3）体外循环：体外循环机；变温器；其他体外循环用品。

3. 气管插管物品　麻醉前 1 日备好，术日晨患者入室前已放置在手术间。

（1）麻醉可视咽喉镜 1 套（喉镜柄和喉镜片），气管导管芯 1 根，牙垫 1 只，胃管 1 根（婴幼儿可用吸痰管代替），吸痰管数根。拟行鼻插管应准备好石蜡油，棉签，特殊固定胶布和气管插管钳等。困难气道管理还需准备纤维支气管镜、表面麻醉物品（如喷雾管等）、喉罩、逆行插管物品、气管插管导引管、硬导引管式光导纤维咽喉镜等。

（2）气管导管的选择：根据插管途径、年龄、性别、身高和发育状况，至少准备 3 根（估算号数和上、下各 1 号数的气管导管）。目前气管导管通常以导管内径（ID）标号，每号相差 0.5 mm，连同导管的外壁长度（cm），标记在导管的外壁。成人一般用 7.0 ~ 8.5 号，男性较同龄女性大 1 ~ 2 个号数。经鼻导管号数比经口导管号数小 1 ~ 2 个数，留置导管长度长 2 ~ 4 cm。对小儿可以用公式推算出所需导管的口径和深度：导管口径（ID）=1/4 年龄 +4；留置导管深度（cm）= 1/2 年龄 +12。

4. 监测物品　动静脉穿刺包、三腔深静脉导管（成人 7 ~ 8.5 F，小儿 5 ~ 5.5 F）、动脉留置穿刺针（成人 20 G，小儿 22 或 24 G）、压力传感器、各种不同型号的注射和输液器具，必要时准备漂浮导管。

（二）常用基本药品的准备

1. 液体准备　①晶体溶液：0.9%氯化钠溶液（normal saline）、醋酸或乳酸林格液（acetated/lactated Ringer solution）、葡萄糖溶液（dextrose）和复方氯化钠电解质溶液；②胶体溶液：白蛋白溶液、羟乙基淀粉溶液（hydroxyethyl starch）和琥珀酰明胶溶液。

2. 麻醉药物　①麻醉性镇痛药：芬太尼（fentanyl）、舒芬太尼（sufentanyl）和瑞芬太尼；②吸入麻醉药：七氟烷（sevoflurane）、异氟烷（isoflurane）；③静脉麻醉药或镇静药：咪达唑仑（midazolam）、地西泮（diazepam）、丙泊酚（propofol）、右美托咪定（dexmedetomidine）、氯胺酮（ketamine）和依托咪酯（etomidate）；④肌松药：顺式阿曲库铵（cisatracurium）、罗库溴铵（rocuronium）、维库溴铵（vecuronium）和哌库溴铵（pipecuronium）。

3. 心血管药物　①正性肌力药：多巴胺（dopamine）、多巴酚丁胺（dobutamine）、异丙肾上腺素（isoproterenol）、肾上腺素（epinephrine）、去甲肾上腺素（norepinephrine）；麻黄碱（ephedrine）、去氧肾上腺素（phenylephrine）、甲氧明（methoxamine）、米力农（milrinone）、左西孟旦（levosimendan）、氯化钙（calcium chloride）和葡萄糖酸钙（calcinate）；②血管扩张药：硝酸甘油（nitroglycerin）、硝普钠（sodium nitroprusside）、尼卡地平（nicardipine）、前列腺素 E_1（prostaglandin E_1）和酚妥拉明（phentolamine）；③抗心律失常药：利多卡因（lidocaine）、去乙酰毛花苷（deslanoside）、胺碘酮（amiodarone）、伊布利特、普鲁卡因胺（procainamide）、普罗帕酮、艾司洛尔（esmolol）、美托洛尔（metoprolol）、阿替洛尔（atenolol）、阿托品（atropine）和山莨菪碱（anisodamine）。

4. 其他　肝素（heparin）、硫酸鱼精蛋白（protamine）；碳酸氢钠（sodium bicarbonate）；甲泼尼龙（meprednisone）、地塞米松（dexamethasone）；氨基己酸（aminocaproic acid）、氨甲环酸（tranexamic acid）、人凝血酶原复合物、人纤维蛋白原；苯海拉明（diphenhydramine）；呋塞米（haloperidol）、甘露醇（mannitol）；硫酸镁（magnesium sulfate）、氯化钾、抗生素等。

5. 分类、标记和分区摆放　以上药品均为手术间内准备并做到随取随用，按特定标准分类和分组放置（按麻醉药物、急救药物、治疗用药和输用液体分为四区），并贴上标志明显的标签，避免紧急给药时出错。

三、麻醉实施前的检查和准备

（一）环境准备

1. 进入手术室，检查和打开总电源、总气源开关，扫视环境，检查手术床。
2. 检查连接仪器的地线，打开各电源。准备好监测设备和电击除颤设备。
3. 检查麻醉、体外循环、外科医师和护士等人员及其工作是否到位。

（二）检查和准备麻醉机

1. 根据不同的麻醉机机型确定麻醉机的检查程序。坚持从上到下、从左到右的顺序逐项检查。

2. 检查吸入麻醉药挥发罐的药量；检查钠石灰罐，如钠石灰失效应随时更换；检查麻醉机蓄电池电源。

3. 连接螺旋管和呼吸囊。

4. 打开麻醉机电源，应有低氧压报警。打开中心氧气，低氧压报警消失。

5. 将氧流量计旋钮开至最大，检查流量计浮标的运动是否平稳和准确，管道是否破损和漏气。将氧流量旋钮关至最小，检查流量变化，是否报警。

6. 检查快速充氧是否工作。

7. 启动麻醉机自动检测系统，通过自检过程，若不能通过自检，须寻找原因并解决问题，直至通过。

8. 手堵螺纹管出口，将氧流量关至最小，快速充氧将呼吸道压力升至 40 cmH$_2$O，此时应有连续高压报警，15 s 内压力应 > 30 cmH$_2$O。同时检查手控通气，确定麻醉机是否漏气。

9. 开放螺纹管出口，启动呼吸机，风箱上下运动，麻醉机脱机报警。连接模拟肺后，呼吸机工作正常。

10. 设定潮气量（6 ~ 8 mL/kg）、呼吸频率和吸呼比。放置与患者面部相匹配的面罩。检查麻醉气体排污部分是否正常。

（三）气管插管物品和急救药品

1. 检查、备好吸引器。

2. 检查气管插管物品（可视喉镜、气管导管、牙垫、胃管、吸痰管）是否齐全、合适，气管插管套囊是否漏气。拟行鼻插管时，石蜡油、棉签、特殊固定胶布和插管钳是否齐全。困难气道的特殊准备和复习困难气道处理流程。

3. 检查急救药品和注射器是否齐全。麻醉前必须配好拟用的急救药品并作明显标记（红色标签），同麻醉药品（蓝色标签）分开，单独放置在麻醉台，随手可用（表 1-2-3）和用后归位。

4. 动、静脉穿刺用品是否齐全。

5. 检查急救通气装置：简易呼吸器、备用氧气筒的准备。

表 1-2-3　麻醉诱导前急救药品准备

药　品	配制浓度（配制）	用量（单次）
去氧肾上腺素	40 μg/mL（10 mg/NS 250 mL）	1 ~ 5 μg/kg
去甲肾上腺素	2 μg/mL（1 mg/NS 500 mL）	2 ~ 10 μg
甲氧明	1 mg/mL（20 mg/NS 20 mL）	1 ~ 5 mg
麻黄碱	1.5 mg/mL（30 mg/NS 20 mL）	3 ~ 5 mg
葡萄糖酸钙	100 mg/mL（1000 mg/10 mL）	10 ~ 2 0 mg/kg
异丙肾上腺素	2 μg/mL（1 mg/NS 500 mL）	2 ~ 4 μg
利多卡因	10 mg/mL（100 mg/NS 10 mL）	1 ~ 2 mg/kg
硝酸甘油	20 μg/mL（5 mg/NS 250 mL）	20 ~ 80 μg

续表

药　品	配制浓度（配制）	用量（单次）
尼卡地平	0.1 mg/mL（2 mg/NS 20 mL）	0.2 ~ 0.5 mg
阿托品	0.1 mg/mL（1 mg/NS 10 mL）	0.1 ~ 1 mg
山莨菪碱	2 mg/mL（10 mg/NS 5 mL）	2 ~ 10 mg
肝素	1000 ~ 2000 U/mL（400 U/kg）	400 U/kg（肝素化）
肾上腺素	10 μg/mL（1 mg/NS 100 mL）	2 ~ 10 μg（低量） 50 ~ 100 μg（中量） 0.25 ~ 1 mg（高量）

NS：生理盐水

（四）患者入室

1. 患者入室后核对患者的姓名、性别、年龄、诊断和住院号。

2. 仔细询问患者是否有不适的感觉，并认真观察和记录，必要时适当处理或寻求帮助。

3. 依次建立各项监测，如 SpO_2、ECG、有创或无创血压。

4. 详细记录患者入室后的生命体征，如血压、心率、SpO_2 和呼吸参数等。

5. 提交麻醉计划，由护士准备好常规的药品并标记。建立能快速输血或补液的右上肢静脉通路。

6. 上述麻醉诱导前的准备工作完成，并经上级医师同意，开始麻醉诱导。

7. 完成术前核对（time out）程序。术前核对是手术安全检查程序的重要部分，手术团队共同确认患者的基本信息、手术部位、手术方式等，以杜绝不良事件、减少并发症和降低死亡率。通常由外科医师主导，在手术切皮前由巡回护士、麻醉医师和外科医师现场核对，包括患者的姓名、性别、年龄、过敏史、手术名称、手术部位和使用抗生素等情况。

四、麻醉准备室（holding room）

1. 意义　麻醉准备室的设立可以缩短手术时间、提高工作效率。

2. 工作范围　一般负责各手术间接台患者的动、静脉通路的建立。重症、不合作的小儿原则上不进麻醉准备室。

3. 人员设置　至少配备 1 名医师和 2 名护士。

4. 工作职责

（1）医生职责：负责准备间的仪器和各种麻醉用品，检查或准备抢救药品。建立动脉通路。

（2）护士职责：负责准备间患者的接送，准备各种液体、药品、注射器、输液器、穿刺用品、手套及其他物品。建立静脉通路并配合医师动脉穿刺。

5. 仪器设备　麻醉机、ECG、脉搏血氧仪、袖带血压、除颤器、氧气及负压吸引装置、喉镜及全套气管导管、各种抢救药品。

6. 工作顺序

（1）穿刺前准备：同手术间内麻醉前准备相同。

（2）患者入室后准备：核对患者的姓名、性别、年龄、住院号和术前诊断。连接 ECG、脉搏血氧饱和度仪，袖带血压监测、面罩吸氧。

（3）药品准备：由护士准备肝素盐水 1 袋，林格液 2 袋，注射器备好镇静（咪达唑仑等）药物。

（4）建立动静脉通路：由护士根据患者情况置入相应的套管针建立浅静脉通路。准备间麻醉医师负责建立动脉监测通路。如果在局部麻醉（局麻）下建立深静脉通路，必须监测 ECG、血压及 SpO_2，并需要主管医师的同意和指导。在进行中心静脉穿刺且面部盖有孔巾时，尤其应密切监测患者的生命体征，确保患者绝对安全。

（5）准备入室：通路建立后应恢复自然平卧体位，注意保暖，婴幼儿要严防入睡后坠床，须有医护人员监管。患者在麻醉准备间期间，住院医师应定期记录患者心律、心率、血压、呼吸和 SpO_2。

第 5 节 麻醉记录

一、麻醉前访视记录

1. 麻醉前访视记录是麻醉医师麻醉前对手术患者访视和评估的全面记录，同时也是制订麻醉计划的依据。

2. 由参加该患者的麻醉医师认真填写，在对病情全面了解的基础上作出麻醉前评估，确定术前用药和制订麻醉计划，并及时向上级医师汇报。上级医师应于术前全面了解患者情况后作出评价意见，修改术前麻醉计划。

3. 麻醉访视记录应在询问病史和体格检查的基础上填写，不应简单抄写病历。重点评估手术和麻醉的危险因素。实验室检查应根据术前化验单准确填写。辅助检查应填写诊断和最重要的病变情况。

4. 麻醉访视记录应于麻醉前 1 日填写完成，放入病历或保存于电子病历。

5. 麻醉术前会诊记录是永久性病历文件，具有医学法律效力。需详细记录在病历上，包括日期和时间、重要病史和体检阳性结果、对病情的总体评估、对术前处理的补充和建议、麻醉处理方案和特殊情况，要有会诊签名。

二、麻醉手术记录

1. 麻醉记录是病历的重要组成部分，是麻醉过程中对患者情况客观而全面的实时记录，同时也是病例回顾、科研统计乃至医疗纠纷调查的重要材料。麻醉医师应认真、全面、准确、如实地填写，不得随意涂改和伪造。要求简明扼要，具有科学性、真实性和客观性。

2. 麻醉记录单通常由一般项目、生命体征等监测指标（如呼吸、循环和体温等）、药物使用（麻醉、治疗）、重要步骤及其事件等几部分组成。

3. 根据电子病历资料或麻醉访视记录准确填写一般项目。体重以术日晨测得值为准，血型、过敏史和特殊情况等有醒目的标记。

4. 患者入手术室后即时记录呼吸频率、心率、心律、收缩压和舒张压。麻醉电子记录在患者入室时即可开始自动采集数据和记录，如果发现术中自动采集的血流动力学等监测数据出现错误（如干扰），要及时按实际数值修正。

5. 麻醉和手术过程中的重要操作、所有单次或持续给药均应在附记格内实时记录或填写。全麻诱导气管插管行机械通气后应记录诱导插管情况和所有呼吸指标，并在其出现变化或进行改动时及时记录。静脉输注（微量泵）给药应记录给药速度和持续时间。术中的特殊情况、重要资料和意外事件等，都应在麻醉记录中实时记录。

6. 生命体征如血压、心率、体温等变化实时记录，数值间隔不应长于 5 min，遇有特殊情况随时记录。心律改变实时记录。及时记录 CVP 初次测量值及变化值，间隔不超过 15 min。检查体温的电子记录，实时修正干扰数值，手写记录至少要记录首次测温、体外循环开始、开始降温、停止降温、温度降至最低、开始复温、停止复温、温度升至最高、体外循环结束以及手术结束时的温度数值。

7. 液体入量和尿量需每小时分段记录并记录累加量。统计体外循环前、中、后的尿量。手术结束时总结总的尿量和液体入量。记录输血量、失血量和回收量。

8. 通常重要的事件需要记录在麻醉记录单里，诸如体外循环的开始和结束时间，低流量、停循环的开始和结束时间，体外循环前、中、后的重要血气分析和电解质数值，体外循环前、后的激活全血凝固时间（activated clothing time of whole blood，ACT）数值，以及发生意外的事件和处理等。

9. 麻醉和手术的开始或结束、各项生命体征包括 Swan-Ganz 导管等参数指标的记录符号都有约定俗成的规定，通常在麻醉记录里都有标记和说明。

10. 麻醉记录应填写完整，直到患者安全送回 ICU，记录患者在 ICU 交接时的重要生命体征，同 ICU 医护交班并签字。麻醉记录需打印留存在病历或校对完善后提交上传保存于电子病历。

三、麻醉后随访记录

1. 坚持麻醉术后随访制度，通常随访 1～3 日，必要时需要延长随访时间。记录麻醉后苏醒时间、气管拔管时间和麻醉相关并发症。遇到严重并发症及时向上级医师汇报，特殊问题需同外科医师协商处理。

2. 麻醉总结须记录麻醉手术经过，针对围手术期遇到的特殊情况进行分析、总结并得出结论。特殊病例要整理完善后提交科室学习、讨论，吸取经验和教训。

（于钦军　王伟鹏）

参考文献

［1］DESAI R G, SOLINA A, MARTIN D E. et al. The Cardiac Surgical Patient[M]//GRAVLEE G P, SHAW A D, BARTELS K. Hensley's Practical Approach to Cardiothoracic Anesthesia. 6th ed. Philadelphia: Wolters Kluwer, 2019: 84-107.

［2］ASA House of Delegates. ASA physical status classification system(2014)[EB/OL]. Available online at: http://www.asahq.org/resources/clinical-information/asa-physical-status-classification-system.

［3］PORTIER K, IDA K K. The ASA physical status classification: what is the evidence for recommending its use in veterinary anesthesia? A systematic review[J]. Front Vet Sci, 2018, 5: 204.

［4］THYGESEN K, ALPERT J S, JAFFE A S, et al. Fourth universal definition of myocardial infarction(2018) [J]. J Am Coll Cardiol, 2018, 72(18): 2231-2264.

［5］ZHENG Z, ZHANG L, LI X, et al. SinoSCORE: A logistically derived additive prediction model for post-coronary artery bypass grafting in-hospital mortality in a Chinese population[J]. Front Med, 2013, 7(4): 477-485.

［6］雷迁, 于钦军, 陈雷. 心脏手术围手术期危险因素的术前评估 [J]. 临床麻醉学杂志, 2007, 23(11): 953-955.

［7］NASHEF S A, ROQUES F, SHARPLES L D, et al. EuroSCORE II[J]. Eur J Cardiothorac Surg, 2012, 41(4): 734-745.

［8］WU A H B, CHRISTENSON R H, GREENE D N, et al. Clinical laboratory practice recommendations for the use of cardiac troponin in acute coronary syndrome: expert opinion from the Academy of the American Association for Clinical Chemistry and the task force on clinical applications of cardiac bio-markers of the International Federation of Clinical Chemistry and Laboratory Medicine[J]. Clin Chem, 2018, 64(4): 645-655.

［9］FLEISHER L A, FLEISCHMANN K E, AUERBACH A D, et al. 2014 ACC/AHA guideline on perioperative cardiovascular evaluation and management of patients undergoing noncardiac surgery: A report of the American College of Cardiology (ACC) /American Heart Association (AHA) Task Force on practice guidelines[J]. J Am Coll Cardiol, 2014, 64(22): 77-137.

［10］SULLIVAN P G, WALLACH J D, IOANNIDIS J P. Meta-analysis comparing established risk prediction models (EuroSCORE II, STS Score, and ACEF Score) for perioperative mortality during cardiac surgery[J]. Am J Cardiol, 2016, 118(10): 1574-1582.

［11］American Society of Anesthesiologists Committee. Practice guidelines for preoperative fasting and the use of pharmacologic agents to reduce the risk of pulmonary aspiration: application to healthy patients undergoing elective procedures: an updated report by the American Society of Anesthesiologists task force on preoperative fasting and the use of pharmacologic agents to reduce the risk of pulmonary aspiration [J]. Anesthesiology,2017,126(3): 376-393.

［12］SAMEED M, CHOI H, AURON M, et al. Preoperative pulmonary risk assessment[J]. Respir Care, 2021, 66(7): 1150-1166.

［13］FUJII M, NISHINA D, BESSHO R. Preoperative assessment of pulmonary function tests and outcomes after cardiac surgery[J]. Heart Surg Forum, 2020,23(2): 245-249.

［14］STORESUND A, HAUGEN A S, FLAATTEN H, et al. Clinical efficacy of combined surgical patient safety system and the World Health Organization's checklists in surgery: a nonrandomized clinical trial [J]. JAMA Surg, 2020, 155(7): 562-570.

［15］HAN B, LI Q, CHEN X. Frailty and postoperative complications in older Chinese adults undergoing major thoracic and abdominal surgery[J]. Clin Interv Aging, 2019, 14: 947-957.

［16］HOSLER Q P, MALTAGLIATI A J, SHI S M, et al. A practical two-stage frailty assessment for older adults undergoing aortic valve replacement[J]. J Am Geriatr Soc, 2019, 67(10): 2031-2037.

第 3 章

麻醉监测

第 1 节　麻醉安全与监测

一、麻醉风险和麻醉管理规范化

（一）麻醉风险

1. 麻醉风险指麻醉过程使患者的生理功能受到干扰而发生危及生命的可能性。麻醉风险性缺少精确的估计资料，据发达国家（美国、英国和日本等）的调查估计，直接与麻醉相关的病死率为 1/30 万～ 1/20 万。国内尚无大样本的全国性统计，据各省（市）的统计，与欧美等发达国家比较尚有很大差距，在少数大医院（如华西医院等）已达国际先进水平，但全国的发展水平很不平衡。高危患者进行复杂手术而导致的麻醉相关并发症或因麻醉引起的永久性损害(致残、神经损伤等）并不罕见。

2. 在麻醉风险的诸多原因中，患者本身因素和外科因素占 80% 以上，与麻醉相关因素以麻醉前准备不足、麻醉期间观察不细和意外处置不当为主。值得注意的是麻醉事故超过 70% 是由于人为因素和机械故障所致，至少 50% 的麻醉事故可以预防。

3. 要提高麻醉安全性，充分准备、高度警惕和仔细观察极为重要。严重不良事件往往与缺少必要的监测和急救设备、或因疏忽而不能及时发现险情、遇紧急情况判断错误未能及时处理或处理不当相关。

（二）麻醉管理的规范化

1. 麻醉管理规范化　保证患者围手术期安全的基础。首先应遵循国家、行业（专业学会）和医疗单位的医疗质量管理制度，在此基础上制订适合本科室的日常麻醉管理规范，包括手术安全核查制度、麻醉操作技术规范和流程（如中心静脉置管、Swan-Ganz 导管操作、急救药物的配置、血管活性药物的配置等规范流程）、危机事件的处理流程或预案（如困难气道、心脏复苏和严重过敏反应）等。许多危机事件的发生与缺乏程序化、规范化和系统化管理有关，甚至配置麻醉机、监护仪的统一品牌和型号都是减少医疗事故的必要措施。

2. 充分做好术前准备　术前准备充分，如仔细的术前探视和评估，充分的麻醉前准备和工作环境准备，尽量调整患者疾病的异常生理指标到可控范围，可以显著降低死亡率和并发症。手术室内备有常见危机事件的应急手册，时刻做好应急准备，防患于未然。牢记尽早寻求别人的帮助是必须学会的应对措施。

3. 营造良好工作环境　保持手术室内物品、设备和人员秩序井然。急救设备和药品摆放有序，位置合理，随时随手可取可用。心脏外科讲究团队精神，外科、麻醉、灌注医生和手术室护士要团结合作，彼此互相尊重，互相理解和谅解。严守各项规章制度，严格操作规程。遇异常情况应从患者安全出发，互相协商，分工协作和共同处理，以确保手术的顺利和患者安全。

4. 装备必要的仪器设备　仅靠麻醉医生的高度警惕、五官的仔细观察和简陋的设备远远不够。为保障麻醉质量和患者安全，必须提供必要的仪器设备并定期检修。心血管麻醉的基本装备：优良的现代麻醉机（具备常用通气模式、气体监测等）、多功能生理监测仪（至少三道压力、两道温度、多导联 ECG、SpO_2 监测等）、血气分析仪（基本血气、重要离子、血乳酸和血糖等测定）、困难气道管理设备、吸氧与吸引装置、起搏与除颤器等。所有电气设备均应连接地线。

5. 培养高素质麻醉医师　每台手术至少有一名具有资质的主治医师负责。在麻醉全程中应始终坚守岗位，必须离开时应由同级医师接替且详细交班。麻醉医生应具备的职业素质包括反应快，判断精准，术中应严密监测病情变化，并始终保持旺盛精力和头脑清晰，根据患者生命体征的变化和手术需要，随时调整麻醉处理。

6. 精准的个体化治疗　以加速康复外科（enhanced recovery after surgery，ERAS）为目标导向，处理要着眼于整个围手术期，在规范化、标准化和遵循指南的基础上，强调精准和个体化治疗，理解每个病例的特殊性，甚至在某些情况下治疗的原则或大为改变，使用的药物选择也明显不同。因此，临床问题的处理要以提高预后和转归为目的，采取整体的个性化麻醉策略。

7. 注重人文关怀和身心健康　科室应合理安排麻醉医生的工作和休息时间，关心他们的身心健康。我国麻醉医师严重短缺，工作时间长，尤其是心血管麻醉专业，精神难免高度紧张。过度疲劳不仅导致麻醉医生认知功能失调和精神运动障碍，还会产生职业倦怠。医疗意外和失误有时不可避免，要加强人文关怀，需要充分理解，及时解决和疏通当事人的心理压力，帮助分析原因并吸取教训，才能更好地保障医疗安全。

8. 善于总结经验和吸取教训　出现少见病种、新进展、新技术和其他特殊情况，要及时组织学习和讨论；发生严重或可能引起严重后果的事件，及时总结经验并吸取教训，有必要在科室内讨论，创造共同学习和改进的机会。科室要制定相关的标准和指南，经常强调防止意外事件的规定，新入科工作的住院和进修医师应进行安全培训。

（三）麻醉监测的安全性

1. 麻醉监测是麻醉医师随时间变化认识和评估潜在生理变化的过程，是麻醉管理的重要组成部分，为麻醉、体外循环和外科医师提供了维持和控制生命体征必不可少的帮助和支持。现代监测设备的提供，提高了医师的临床反应能力，在麻醉学史上还从来没有哪个时期的医师像现在的医师一样，可以对如此众多的生理变量进行监测。

2. 使用恰当的监测，正确的临床判断，可以确保患者的安全。在导致更为严重和不可逆性损伤以前，尽早处理麻醉后发生的异常，以减少不良事件的发生。正确使用这些生理监测，可以加深对麻醉的生理效应及其潜在危险性的理解。

3. 监测仪器的价值并不体现在技术先进但价格昂贵的监测设备，而取决于使用者的临床经验、监测设置、麻醉技术和设备性能等，但仅以昂贵为由而完全否定监测仪器的价值也不可取。根据基本的监测标准和病情的需要，麻醉医生有责任决定应该使用哪些监测设备和监测指标，选择原则为不明显增加费用和减少监测风险，目的是提高麻醉质量，确保患者安全。

4. 虽然先进的监测设备可以提高临床判断的准确性，但鲜有证据证实监测设备本身可以降低发病率和死亡率。不论监测设备多么先进和有效，都不能低估视、触、听等临床技能的重要性，强调生命体征和监测设备融为一体。监测分为有创、无创和微创三种，使用有创监测要充分考虑其必要性和风险性（并发症），选用时要权衡利弊。

5. 麻醉监测设备的报警项目繁多，引起的干扰甚至降低了医生听觉的敏感性和警觉性，麻醉医师有时很难精确地辨别报警的来源，监测设备的抗干扰性能参差不齐，手术室环境的高频电磁干扰经常会干扰报警，需要结合临床来综合分析报警信号，强调动态观察和判断，防止发生灾难性事件。

（四）世界卫生组织的外科安全策略

1. 世界卫生组织（World Health Organization，WHO）早在外科安全指南 2009 报告中就指出，世界发展中国家全麻手术死亡和并发症发生率（5% ~ 10%）居高不下，至少有一半的不良事件可以预防，提出"safe surgery saves lives"（手术安全就是挽救生命）的理念。据 WHO 多国、多中心的研究表明，实施严格手术安全核对程序，可明显降低外科手术死亡率（从实施前的 1.5% 下降到实施后的 0.8%）和主要并发症（从实施前的 11.0% 下降到实施后的 7%）的发生率。

2. WHO 外科安全指南重点强调手术安全的检查程序（The WHO surgical safety checklist），其精髓是：确保手术患者、部位和过程正确；完善的麻醉前准备；强调呼吸管理；出血、输血的管理；避免已知的过敏因素；减少手术部位的感染风险；杜绝纱布、器械滞留在体内；确认标本并正确标记；保持外科团队相互之间有效的交流；使外科转归检查常规化（图 1-3-1）。

二、麻醉监测标准

（一）美国麻醉医师协会（ASA）标准

1. **标准的建立**　ASA 建立了麻醉的基本监测标准，即标准 I 和标准 II。现行的标准强调：测量的规律和频率；临床判断和经验的结合；影响监测系统有效性和准确性的因素。

2. **基本监测标准**

（1）标准 I：要求手术室中必须有专职人员；麻醉过程中持续监测；根据临床观察和患者的反应变化，随时调整麻醉处理。

（2）标准 II：注重持续评估患者的氧合、通气、循环和温度的变化。特别强调以下几点：①全麻时须监测吸入氧浓度并具有氧浓度下限报警；②任何麻醉管理中都要对血氧进行定量评估；③确保所有麻醉在整个管理过程都有足够的通气，促进整个全麻过程中使用潮气量和呼气末二氧化碳分压（$P_{ET}CO_2$）监测；④连续ECG监测，至少每间隔5 min确定动脉血压，以确保循环足够稳定。在全麻中通过电子、触摸和听诊手段检查脉搏质量，以连续评估循环功能；⑤气管插管全麻要求对呼出气CO_2进行定性和定量监测，提倡显示$P_{ET}CO_2$波形和数值；⑥所有麻醉都应监测患者体温，在实施降温、复温或患者体温发生变化时应连续监测并记录。

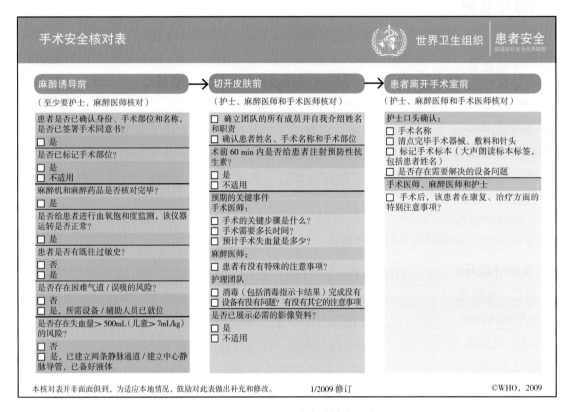

图1-3-1　WHO手术安全检查程序

（二）心血管麻醉的基本监测

1. 麻醉医师　建议每例临床麻醉必须由有资质的主管医师（主治医师及以上职称）负责，同时至少有1名住院医师辅助，该主管医师需经严格的住院医师培训（包括至少1年的心血管麻醉专科培训）并取得主治医师资格。实施麻醉者要自始至终密切观察和监测患者的生命体征以及整个手术的操作过程，根据患者生命体征的变化和手术需要，随时调整麻醉处理。整个麻醉过程中在患者的头部至少保持有一名麻醉医师。

2. 基本和必要的监测　持续监测和评估患者的氧合（SpO_2、动脉血气）、通气［呼吸道压力、潮气量、呼吸频率、吸入氧浓度（FiO_2）和$P_{ET}CO_2$］、循环（ECG、动脉压、CVP）、温度（鼻咽温、直肠温或膀胱温）、尿量的变化。间断监测代谢（血钾、钠、钙、镁离子浓度，血糖、血乳酸和酸碱平衡）状态。必要的监测TEE、脑氧饱和度（$rScO_2$）、肺动脉导管（Swan-Ganz导管）等。

3. 其他选择性监测　脑电图（electroencephalogram，EEG）或双谱指数（bispectral index，BIS）、经颅超声多普勒、肌松监测等。

第 2 节　血流动力学监测

一、动脉压监测

（一）临床意义

1. 动脉血压　动脉血压（blood pressure，BP）间接反映组织器官的灌注和心血管功能状态，其数值由心脏泵血能力（CO）和外周血管阻力（SVR）来决定，即 BP ≈ CO×SVR。平均动脉压（MAP）是估计器官灌注（心脏除外）的最有用参数，而舒张压（DBP）是决定冠状动脉灌注的重要因素。通常在心动周期中收缩期占 1/3，舒张期占 2/3，反映在 MAP 计算公式：MAP=（SBP+2DBP）/3 或 MAP=DBP+1/3（SBP–DBP），SBP 为收缩压，"SBP–DBP"为脉压。测量 BP 有无创间接测压和有创直接动脉内测压两种。

2. 无创性血压　简单方便，通常比较准确。测量周期需要 1 ~ 2 min，并且需要有波动性血流，不能用于体外循环时的血压监测。在血压过高或过低、心律失常和外周动脉硬化时测量的准确性差。因此，不能完全适用重症患者的血压监测，达不到大部分心血管患者围手术期监测的要求。

3. 有创性血压（直接动脉内测压）　通过外周动脉（必要时大血管内）置入导管，连接压力换能器，直接监测动脉内压力的变化，可以满足心血管手术的需要，不受体外循环期间无波动性灌注的影响。

（1）血压以波形和数值显示，准确、即时、连续和直观。通过压力波形可以间接估计血容量状态、心肌收缩力和每搏量等。动脉波形的收缩压波峰始于主动脉瓣开放，反映左室收缩期压力的变化，组成动脉波形的上升支，与 dP/dt 的相关性良好；主动脉瓣关闭的表现是波峰下的重搏切迹，标志着收缩期结束，舒张期开始；大血管的弹性回缩和外周动脉的收缩，组成波形的下降支。脉压可以反映血容量状态和主动脉瓣的关闭情况，紧急心脏压塞时脉压很小，主动脉关闭不全时脉压增大。

（2）动脉压波形曲线下面积受心肌收缩力、外周阻力和每搏量的影响。动脉压波形的形态在不同病理状态下有不同的表现，分析波形在心动周期中的变化，可以提示循环状态改变的原因。在 ECG 受到干扰时，动脉波形可以辅助判断心率和（或）心律的变化。通过对比 ECG 和动脉压波形的变化，可以了解心律失常的影响。在血流动力学变化较大或不稳定者，血压瞬时的变化可能产生严重不良结果，直接动脉内测压更是不可或缺。

（3）长时间机械通气、酸碱或水电解质失衡、呼吸系统疾病、需要大量血管活性药物的重症患者、持续血药浓度监测等需要反复动脉采样者，直接动脉内测压提供了可靠保障。

4. 动脉压特征性波形　充血性心衰表现为交替波（pulsus alternans），动脉波强弱（波幅高低）交替出现；主动脉瓣关闭不全出现双峰波（pulsus bisferiens），动脉压力波形上升支迅速，舒张期血液反流舒张压低，导致重搏切迹下移，脉压增大，收缩期双峰是左心室射血波和外周动脉的弹性回缩波；主动脉瓣狭窄出现细迟波（pulsus parvus and tardus），收缩期上升支缓慢和峰值延迟，重搏切迹不明显，动脉压力波振幅小（细）；心脏压塞时出现奇脉波（pulsus paradoxus），吸气相脉压和每搏量都明显下降，是由于出现心率增快、心肌顺应性差和 CO 下降所致；梗阻性肥厚型心肌病出现尖峰–圆顶形波（spike and dome），收缩早期左室快速射血出现迅速上升的升支，收缩中期左室流出道梗阻加重导致动脉血压快速下降出现尖峰波，收缩晚期外周动脉的弹性回缩出现圆顶波，即收缩期迅速上升的升支出现下降后再度向上成圆顶波再下降。尽管出现此类波形并不能明确诊断，但对于判断和分析病因有帮助。

5. 评估前负荷（循环血容量）　由于呼吸和循环之间的相互影响，机械通气时胸内压和肺容量的变化，可以导致动脉收缩压随呼吸周期而发生变化。收缩压变异值或收缩压变异度（systolic pressure variation，SPV）是估计低血容量和容量治疗反应的敏感指标，当 SPV ≥ 10 mmHg（或 ≥ 10%）时提示血容量不足。在机械正压通气时记录呼吸周期，以呼气末收缩压作为基础值，测量吸气开始收缩压的升高值（ΔUp），然后再测量后续吸气期收缩压的最大下降值（ΔDown），两者相加数值即是收缩压变异值（ΔUp+ΔDown）；在呼吸周期时间段内，收缩压的最大值减去收缩压的最小值，再除以两者的平均值，即为收缩压变异度（%）。低血容量早期，血压和心率尚在正常范围内，但 SPV 已经出现明显变化。

（二）无创性血压监测

1. 测量　袖带法测量动脉压是无创测压的标准方法。原理：首先使袖带充气，通过阻塞压迫使动脉搏动消失，再缓慢放气恢复血流搏动，从而达到测量血压的目的。最常用部位为左上肢肱动脉。临床有很多种（汞柱、弹簧表和电子测压）测压装置。

（1）触诊法：袖带充气后缓慢放气，通过触摸脉搏来获得收缩压。用多普勒探头或脉搏血氧仪可以辅助提示。年龄 < 1 岁的幼儿，袖带压小于收缩压时，出现肢体变红。在低血压、休克或其他方法测量困难时选用。

（2）听诊法：听诊柯氏（Korotkoff）音测量血压。袖带缓慢放气，听诊器听到首个柯氏音，即为收缩压，柯氏音音调明显变低时为舒张压。动脉粥样硬化患者的动脉壁僵硬，可能不能完全阻塞动脉，收缩压估计过高；低血压、低血容量性休克和血管收缩药物导致肢体低灌注，血压估计过低。

（3）自动测压装置：通过袖带周期性自动充气和放气来完成测量血压。充气后袖带从高于收缩压开始放气，测量至少两个心动周期的搏动和多个袖带容量的压力，由计算机分析不同袖带压力下的搏动特性，搏动迅速升高时点为收缩压，搏动迅速减低时点为舒张压，最大搏动时点为 MAP。现代装置大都采用微处理器控制的振荡测量技术。严重低血容量和血管过度收缩可能导致测量失败，运动和袖带的位置变化也影响准确性。

2. 袖带　要确保测量血压的准确性，袖带的最小宽度必须大于被测肢体直径的 20%。小儿袖带的适合宽度是 4 ~ 8 cm，成人是 10 ~ 14 cm。袖带的长度至少要包裹肢端的 60%，松紧合适。袖带太窄或太松、水平低于右房、或被测量动脉受到不均衡压迫，测得的血压值偏高；袖带太宽、高于心脏水平、或放气过快，则估计值偏低。血压表必须定时校对和准确定标，误差不大于 ±3%。

3. 并发症　罕见。袖带充气时间过长或频率太快（仪器故障），可导致肢体组织缺血或神经损伤。

（三）直接动脉内测压

1. 压力监测装置　通过压力传感器将机械能转变为电信号，由血管内导管、动脉延长管、压力传感器、分析和显示装置等部分组成。血管内压力的转换由传感器的动态反应和压力波形的频率所决定。由心脏产生的压力波不是简单的正弦波，而是由很多不同幅度和频率的简单正弦波组合产生的综合波。

（1）自然频率（natural frequency）：固有频率，描述测量系统的共振特性。指监测系统在无阻尼状态下的共振频率，即系统本身信号的共振和放大频率。临床上大部分测量系统的自然频率范围在 10 ~ 20 Hz。要得到较高的自然频率和减低误差，则导管长度要短，内径要适当，导管内液体密度要小，管道的顺应性要低，不能残留气泡。

（2）阻尼系数（damping coefficient）：反映压力波形能量的逸散率。需要合适的阻尼以避免影响到系统的自然频率。动脉套管粗细、连接管路内径和内含液体容量要恰当，开关等连接接头不大，才能使系统的? 信度满意。阻尼使传导系统的有效带宽降低，可能增加共振。临床中低阻尼传导系统会过高估计收缩压并放大伪差。同样，阻尼系数过大会降低系统的信度，低估收缩压。

（3）传感器的电特性：电平衡或电零点指调节传感器惠斯登电桥（Wheatstone bridge）的零电流在零电压。理想的压力监测系统要准确地反映压力信号和数值。传感器在测量过程的周期性和电平衡可以因为零点的漂移而发生变化，如室温变化的影响。漂移是膜 – 额耦联现象，即压力幅度的漂移，如果压力传感系统存在基线漂移，尽管压力波形看不出任何改变，但提供的却是错误数值。所有的压力传感系统都可能存在衰减，衰减过度导致低估收缩压和高估舒张压，衰减不足导致高估收缩压和低估舒张压。因此，传感器要定时校零和定标，例如，患者和传感器相对位置的改变（定标）、通过校零位点反复抽取血样（建议从靠近动脉套管针的三通抽取血样）和长时间未校对零点（＞8 h）等。压力监测系统的动态反应性可以通过计算振幅比率和衰减系数来确定，当临床上需要对压力波形的准确性进行快速评估时，方波测试（square wave testing）是床旁评估频率反应的最简单而实用的办法（图 1-3-2），快速牵拉冲洗装置，观察方波后震荡波的变化反应，由此来判断传感器的测量误差。

（4）传感器位置：用传感器测压设大气压为对照，带孔帽可以直通大气校零以消除大气压和静水压的干扰，无孔帽必须卸下校零，卸下无孔帽时注意无菌操作，校零成功后先关闭通大气再盖帽。血流动力学监测的参考零位点相当于心脏的右房水平，位于腋中线第 4 肋间位置（水平卧位的耳垂水平）。零水平一旦建立，相对于患者的心脏位置而言，传感器应保持在同一水平，任何位置的改变压力数值就会产生相应改变，平面低于右房水平测量数值偏高，反之则数值偏低。通常传感器零位点每上下偏离心脏零水平 1 cm 则压力数值误差 ±0.8 mmHg。在测量 CVP、PCWP 等数值较小的压力时，位置的改变可能导致较大的误差。因此，参考零位点水平要随患者的体位改变而及时调整。警惕：突然的动脉压变化在采取治疗措施以前，须瞬时排除零位点水平的改变（显示数值须与临床实际相符），以避免潜在的医源性事故。

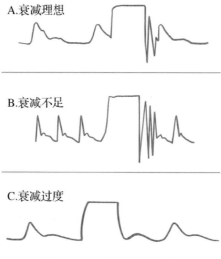

图 1-3-2　方波测试示意图

A. 衰减理想：回复到基线前 1.5 ~ 2 次震荡波，测量数值较准确；B. 衰减不足：震荡波＞ 2 次，收缩压测量值偏高而舒张压测量值可能偏低；C. 衰减过度：震荡波＜ 1.5 次，收缩压测量值偏低而对舒张压测量值影响较小。

（5）冲洗装置：使用恒定加压数值（300 mmHg）的加压袋用肝素生理盐水连续冲洗，液体输注速率为 2 ~ 4 mL/h 缓慢通过导管，保证了测量的头端导管通畅，快速冲洗可达 1 ~ 2 mL/s。注意从加压袋、开关和管道中排除气泡，以保证测量的准确性和降低气栓发生率。

（6）机械误差：冲洗装置内气泡、导管内血栓形成等；导管打结或扭曲，可以产生明确的压力漂移；三通、延长管、动脉穿刺针的问题，均可以影响压力测量的数值。

2. 测压部位　最常用部位是弱利手桡动脉，穿刺方便容易，并发症少，数值准确。其他依次有肱动脉、足背动脉和股动脉等。部位的选择掌握先外周后中心的原则，同时注意外科手术的需要或患者的病理解剖。

（1）涉及右锁骨下动脉或无名动脉，选用左侧桡动脉。涉及左锁骨下动脉或需要用左桡动脉为移植血管，选用右桡动脉，如胸主动脉瘤、主动脉缩窄等。

（2）需要分别建立上、下肢压力监测，如胸（腹）主动脉瘤、主动脉缩窄等，按具体要求确定选择左侧或右侧。

（3）动脉导管未闭缝扎最好选择下肢动脉和（或）右侧桡动脉，避免手术涉及左锁骨下动脉或遭遇误诊、误扎等。

（4）术前需要测量四肢血压，如果两侧血压测量不一致，选择血压高的一侧，避免在锁骨下动脉狭窄侧监测动脉压。

3. 桡动脉穿刺术　桡动脉穿刺主要靠手指的正确感觉，建议超声定位或在超声导引下穿刺。穿刺步骤：垫高穿刺部位并固定手腕，用胶带固定四指；皮肤消毒；操作者消毒液洗手，戴无菌手套，铺无菌洞巾；用 2% 的利多卡因 1 mL 局部浸润麻醉，防止动脉痉挛；成人选择 20 G、小儿选择 22 G、婴幼儿选择 24 G 号动脉留置针；右手持针与皮肤呈 10° ~ 30° 穿刺，速度稍快，每次进针 1 ~ 2 mm 至针尾回血，此时再进针 1 mm 仍然回血，旋转送入外套管，即为直入法；如果不再回血则说明已穿透，再进针少许，退出针心，接注射器缓慢回吸后退，当回血通畅，旋转送入外套管，即为穿透法；成功后去掉导管气泡，连接延长管至传感器。

4. 并发症

（1）缺血：罕见。由于手部侧支循环丰富，大部分穿刺血管可以保持通畅，不会影响远端的血运。阿伦试验（Allen test）：让患者抬起手臂，连续握拳数次以驱除手部血液，压住尺动脉和桡动脉，先放开尺动脉，观察手部毛细血管重新恢复血液的时间，正常 ≤ 5 s，> 15 s 为阳性，提示尺动脉供血不足。但近几年阿伦试验的有效性受到普遍质疑，已经不需要常规检查，仅针对少数高危患者（如严重糖尿病、外周动脉疾病）且需要用脉搏血氧仪或脉搏容积图来辅助判断以增加其准确性。

（2）血栓形成：留置导管时间越长，血栓形成的概率越高。因此，导管需要持续用恒定压力（300 mmHg）的肝素生理盐水冲洗，配制的肝素生理盐水的浓度为含肝素 0.5 ~ 1 U/mL。

（3）感染：保留导管时间较长者，感染发生率增高。股动脉穿刺部位的感染发生率比桡动脉高。强调无菌操作，导管留置尽量不要超过 1 周，每天消毒更换敷料，局部出现感染征象时及时拔除。

（4）出血和血肿：肝素化或存在出血性疾病时可能有出血风险。因此，拔管后注意压迫止血。股动脉穿刺过深可以造成后腹膜血肿。

（5）神经损伤：罕见。当神经和血管共处一鞘或局限在同一肌间隙内，例如，腋动脉和臂神经丛、前臂肱动脉和正中神经，反复多次穿刺或形成血肿，可以造成神经损伤。

5. 注意事项

（1）不同部位的压差：不同部位的压力不同，从主动脉、大动脉及其分支到外周动脉，收缩压逐渐升高而舒张压逐渐降低，脉压增宽，MAP 呈逐渐降低趋势。但部分患者（> 10%）在体外循环后可以发生桡动脉收缩压与主动脉收缩压的反转，即桡动脉收缩压比主动脉收缩压低 10 ~ 40 mmHg，MAP 低 10 ~ 20 mmHg，原因尚不清楚，容易发生于转机时间较长的危重患者。在小儿患者中多与主动脉插管相对主动脉腔内有较多占位而造成远端血流减少有关。因此，脱离体外循环困难或有疑惑的危重患者，须比较主动脉根部压（可通过根部灌注管）和外周动脉压的差别，且在根部压力指导下脱离体外循环和调整循环指标。在婴幼儿体外循环脱机时监测主动脉根部压要常规化。根据 TEE、ECG、$rScO_2$、SpO_2 等监测手段综合判断，同时排除中心或外周动脉狭窄、传感系统错误等因素。

（2）直接与间接测压的不同：测压数值有一定的差异，通常直接动脉测压数值比间接测压稍高。当出现间接测压比直接测压高，需排除直接测压误差（测压系统问题、气泡和血栓），同时观察压力波形的形态，优先相信直接监测的数值。

（3）IABP：桡动脉测得的压力与 IABP 测得的压力有差别，前者舒张压估计过低。高危或拟 IABP 辅助患者需在体外循环前经股动脉穿刺预置动脉套管，以保证脱机时 IABP 的快速实施。

（4）外科考虑：需要上、下肢分别测压，如主动脉缩窄、胸腹主动脉瘤手术。前者需要比较手术前后上、下肢压力差，以判断手术效果；后者阻断后上肢监测上半身血压，而下肢监测下半身血压，以保证重要脏器的血供。

二、中心静脉压（CVP）

（一）临床意义

1. **CVP 数值**　通常测量右房或靠近右房的上、下腔静脉的压力，正常值为 6 ~ 12 cmH$_2$O，体外循环手术的常规监测。主要决定因素有循环血容量、静脉血管张力和右室功能。最新研究显示，心脏外科术后高 CVP 数值是增加住院并发症和死亡率的独立危险因素。

2. **评估容量负荷和右室功能**　反映右室功能和回心血量之间的平衡，测量右室充盈压，反映右室容量负荷，指导调节液体输入量和速度。用 CVP 估计血容量强调连续观察，当血容量增加，静脉回流增加，CVP 升高；当静脉压不高或偏低而 CO 不足时，需要补充液体负荷；当右心功能不全时，CVP 增高，表明右心排血功能下降。临床上影响 CVP 的因素很多，需要结合病情、心脏功能、血容量、尿量、血管张力和其他血流动力学指标（如动脉压）等，CVP 的数值可能并不完全可靠，需要连续动态观测和综合作出判断，不能片面地强调数值的高低，以免引起输液超负荷。

3. **左室充盈压**　在无肺动脉高压或二尖瓣病变而左室功能良好（EF > 40%、无室壁运动异常）的患者，可以间接反映左室充盈情况。在心肺疾病时，正常压力和容积的关系发生改变，是否准确地反映左室充盈压，需要结合临床作出正确的解读。

4. **体外循环监测**　通过监测上腔静脉压反映上腔静脉插管引流的通畅程度，间接反映颅内静水压，指导纠正外科误操作。体外循环时因重力引流作用，CVP 数值为零或负值，如果阻断上腔静脉后出现上腔静脉压持续性升高，提示静脉回路梗阻，此时患者颜面部变暗，静脉血管充盈，同时灌注医师发现回流室血液减少，需及时处理，防止发生脑水肿。

5. **输液和给药通路**　提倡使用多腔中心静脉导管，通过不同管腔完成测压、输液和给药；输注血管活性药物、刺激外周静脉的药物和胃肠外静脉高营养；不能建立外周静脉通路而进行中心静脉置管，也是安置心脏起搏器和频繁抽取静脉血样的途径。

6. **CVP 波形**　通过压力传感器可以监测 CVP 波形。正常波形（图 1-3-3）包括三个升支波（A、C 和 V 波）和两个降支波（X、Y 波）。通过 CVP 波形可以了解右室功能和三尖瓣关闭情况。房颤时 A 波消失；结性心律、房室分离和室性心律失常时，AC 波分离；三尖瓣关闭不全时收缩期血液通过三尖瓣反流，产生右房压升高，出现异常 V 波；右室衰竭时 V 波增大，接近于右室波形，出现"方形波"；肺动脉压突然升高，出现三尖瓣反流，波形同肺动脉压波形类似。

（二）中心静脉通路的建立

1. 中心静脉导管和静脉入路的选择

（1）中心静脉导管的型号和管腔数量：中心静脉导管有不同的型号（5.5 Fr、7.5 Fr 和 8.5 Fr）和不同的管腔数量（单腔、双腔、三腔和四腔）。通常普通成人选择 7.5 Fr 的三腔导管，大血管或存在出血风险的患者选择 8.5 Fr 的三腔导管或加用 8.5 Fr 的单腔导管。使用三腔导管的

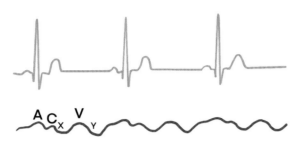

图 1-3-3　中心静脉压波形

　　图中反映 CVP 与 ECG 之间的关系。A 波相对应 ECG 的 P 波，代表心房的收缩；C 波相对应 QRS 波，代表右室收缩使三尖瓣凸向右房；X 降波表示在心室收缩末期，三尖瓣被拉脱下移；V 波发生在 T 波之后，代表在三尖瓣打开之前右房的充盈；Y 降波代表三尖瓣打开，右房血液进入右室。

管腔分别为：①棕色中间管腔：测量 CVP、单次注射给药和抽取血样；②蓝色近端管腔：持续输注麻醉药物和其他药物；③白色或黄色远端管腔：持续输注血管活性药物。注意将输注升压药物和降压药物的通路分开。

　　（2）静脉入路：根据临床情况选择穿刺部位，优选上半身入路，以右侧颈内或锁骨下静脉入路最为常用。①颈内静脉：首选右侧，定位和穿刺容易，导管到位率（接近 100%）最高；左侧穿刺易损伤胸导管，作为次选，但在腔镜微创体外循环手术需要保留右侧颈内静脉备上腔静脉插管，须选择左侧。相对禁忌：上腔静脉阻塞、颈部血管疾病、局部感染和瘢痕等。②右锁骨下静脉：因多腔静脉导管的使用，此入路逐渐减少。优点为穿刺位置固定，操作相对容易；缺点为并发症（损伤锁骨下动脉、血气胸）发生率高，使用胸廓牵开器可能影响数值甚至不通。另外，静脉置管到位率低。据阜外医院麻醉科调查，成人右锁骨下静脉穿刺置管到位率仅为84%，小儿到位率只有 40%，其中大部分进入颈内静脉（61%）。③股静脉：成人很少使用。因穿刺容易、成功率高，小儿常用或紧急情况下选用。④颈外静脉：穿刺容易但因有静脉瓣导管置入成功率为 75% ～ 90%，仅在高危出血风险、不能开放颈内静脉或不能建立外周静脉通路时偶尔使用。

　　2. 静脉穿刺技术

　　（1）操作步骤：首先建立 ECG 和 SpO_2 监测，以便在穿刺时及时发现缺氧或心律失常。去枕平卧，头转向对侧，在小儿需穿刺侧颈肩部垫高。建议常规超声引导下结合体表解剖标记定位和穿刺置管。取头低位 20° ～ 30°（Trendelenburg 体位）使静脉充盈利于穿刺成功，但有充血性心力衰竭时，注意可能加重病情。常规外科洗手、穿无菌衣和戴无菌手套，消毒、铺无菌巾。清醒患者需镇静和局部麻醉。可以先用细针头试穿或无菌超声探头引导，记住穿刺方向，边进针边回抽，见静脉回血后停止进针，送入导丝，再通过导丝引导送入静脉导管，再回吸静脉血或超声图像确认。固定静脉导管，贴无菌敷膜。

　　（2）颈内静脉穿刺定位：①前路。在胸锁乳突肌的内侧缘中点，平环状软骨水平，先触摸到颈总动脉搏动，靠其外侧穿刺，方向朝向同侧乳头外侧和腋窝方向，进针一般不超过 2 cm。②中路。在胸锁乳突肌的锁骨头、胸骨头和锁骨形成的三角区内的顶部，触摸无动脉搏动或动脉搏动的外侧 1 cm 处，穿刺进针方向朝向同侧乳头或偏内方向，成扇形从外向内扫描，进针深度在 1 ～ 2 cm。③后路。在胸锁乳突肌的外缘，下颌角下 2 ～ 3 cm，穿刺方向顺胸锁乳突肌外缘方向向内，角度较直，进针不超过 2 cm，在前路和中路很难接近时选择，成功率低，临床很少使用。④低位。在锁骨上切迹上方 1 ~ 2 cm，胸锁乳突肌锁骨头、胸骨头和锁骨形成的三角内，穿刺方向向内指向剑突或垂直于锁骨，进针不超过 2 cm，引起血气胸的危险较大，仅限于小儿穿刺困难时备选。

（3）锁骨下静脉定位：锁骨下静脉位于第 1 肋骨下面，位置固定，管腔较大。患者取头低位，使静脉充盈。小儿需肩部垫高，双臂下垂紧贴躯体。在锁骨中 1/3 下方 1 cm 处。穿刺针朝胸骨角方向，在第 1 肋骨和锁骨之间，呈 30° ~ 40° 角进针。边进针边回抽，见静脉回血后停止进针，再回吸确认静脉内。送入导丝，再通过导丝引导送入静脉导管。

3. 置管深度　在建立中心静脉时，无论是成人还是小儿，无论是颈内静脉还是锁骨下静脉，无论是右侧还是左侧，静脉导管的置入长度，均为从穿刺点到右侧胸锁关节，再到胸骨右缘胸骨角水平的距离之和，该位置相当于在上腔静脉右房入口上方。可以根据术式、性别、身高、体外循环腔静脉引流插管的位置或上腔静脉外科操作等因素而适当调整（加深或减浅），但通常成人置入 10 ~ 13 cm，小儿置入 6 ~ 8 cm，导管头端位于上腔静脉右房入口以上 2 cm 即可。

（三）并发症

1. 误穿动脉　最常见，需要压迫止血至少 5 min。发绀型先心病有时较难鉴别，需要通过测压和血气鉴别。

2. 血气胸　锁骨下静脉穿刺或低位颈内静脉穿刺多见。单纯刺破壁层胸膜可能不会产生严重后果，同时刺破肺尖可形成活瓣，气体逐渐增多而产生气胸；误穿动脉的同时刺破胸膜，肝素化后可以形成血气胸；置管误入胸腔输入大量液体形成液胸，罕见。若穿刺不顺利，出现血压下降、SpO_2 和 Hct 等变化，或体外循环中 Hct 不明原因下降，转后同侧肺呈飘浮状，停机时血容量又不足，要及时打开胸腔检查，缝合胸膜顶部破口止血。

3. 乳糜胸　见于左侧颈内静脉和左侧锁骨下静脉穿刺，尽管少见但比较严重，常需要外科治疗，尽量避免选择左侧。

4. 气栓、血栓　清醒患者尤其半卧位穿刺，注意吸气期静脉可能进气，静脉插管或拔管时，可以让患者暂时屏气。在吸气性呼吸道阻塞时，由于胸内负压增大，气栓危险性增加。在右向左分流的先天性心脏病，气栓或血栓可以经过分流，进入动脉系统。静脉导管保存时间较长，皮下可以形成窦道，拔除导管时要注意进气。血栓多由于抽血后不及时冲洗，或置入导管后不及时拔除导丝所致，血栓可以进入肺循环系统。股静脉穿刺的血栓形成风险相对较高。

5. 感染和其他　据阜外医院心脏外科连续 14 808 例患者置入中心静脉导管的统计资料，术后 ICU 期间中心静脉导管相关血流感染发生率为 0.37/1000 导管留置天（1 名患者留置 1 日导管为 1 个导管留置日，导管感染率为每 1000 导管留置天的感染例数），发生导管感染的死亡率（12.5%）明显高于未发生导管感染的死亡率（0.47%）。其他：周围组织包括神经损伤等；心脏穿孔或心脏压塞罕见，多因插入过深（避免导管尖端或导丝进入右心房）和导丝质量不佳；偶见引起霍纳综合征（Horner syndrome）。

（四）注意事项

1. 测压装置　选择换能器测压简单准确，偶尔条件不许可时可以用水柱测量装置。测量前需要确定零点水平，仰卧时位于腋中线第 4 肋间或耳垂水平，相当于右房水平，侧卧时则以脊柱为参照的右房（第 4 肋间）水平。确定零点后要固定，体位改变后要随时调整零点。测压装置要经常冲洗，保持通畅，防止血液回流形成血凝块。

2. 导管位置　导管头端须位于靠近右心房的上、下腔静脉，以确保数值的准确性，非体外循环不需要阻断上腔静脉，置入的导管可达适当深度，但避免进入右心房。通过颈内静脉置管，基本上保证导管准确到位。术后 X 线摄片可以检查导管头端的位置。

3. 胸膜腔内压　胸膜腔内压明显影响 CVP 的数值，临床上可以见到测压曲线随呼吸的变化而搏动。正压机械通气时，胸膜腔内压升高，影响右心充盈，从而引起 CVP 变化。当开胸时胸内负压消失，右心充盈减少，周围静脉张力升高，CVP 升高。当患者咳嗽、屏气、呼吸道梗阻等均可影响胸膜腔内压，使 CVP 数值发生改变。

三、左房压

（一）临床意义

1. 左房压测量　通常指直接通过左心房置管测量的左心房内压力，较通过肺动脉导管监测间接得到的 PCWP 更准确，正常值为 6 ~ 12 mmHg。如果患者无二尖瓣病变，LAP 可以反映 LVEDP。

2. 左室前负荷　左室前负荷指左室的容量负荷，但 LAP 基本可以正确反映左室容量的变化，灵敏地反映 LVEDP，从而准确评估左室前负荷和左心功能。LAP 过高往往提示左心功能不全，使肺水增多可导致肺水肿；低血压时 LAP 低提示回左心血容量不足，需要补充容量。

（二）适应证

1. 左室功能严重损害如巨大左室的心脏瓣膜置换患者，脱离体外循环困难者，严重肺动脉高压合并右心衰，需要通过左房置管使用收缩血管药物者。

2. 复杂型先心病左心室发育不良或合并左室功能不全矫治手术，如重症法洛四联症、完全性大动脉转位、完全型房室间隔缺损、完全性肺静脉畸形引流、右心室双出口等。

（三）操作技术

1. 体外循环心脏手术通过左房插管可以直接估测 LAP，但只能保留到鱼精蛋白中和以前。必要时在关胸前经右上肺静脉用内径 1 mm（20 G）导管插入左房，用内荷包缝合固定，经胸壁引出皮肤，连接直接测压装置。

2. 术前通过右颈内静脉或右锁骨下静脉预先置入足够长（20 cm）的静脉导管（18 G 或 20 G）至右房，体外循环结束缝合右房前，通过房间隔放入左房。

（四）并发症及其预防

1. 气栓　管道内要持续保持充满液体且无气泡。

2. 血栓　严防形成血凝块，导管保留时间要短。通过静脉置入的左房管在肝素盐水（3 ~ 10 mL/h）持续冲洗的情况下可以保留 3 ~ 5 日。

3. 出血　经左心耳或肺静脉置管者，要在拔除胸腔引流以前拔除导管。

四、肺动脉导管（pulmonary artery catheter，PAC）

（一）PAC 的类型

1. 历史回顾　早在 1844 年 Claude Bernard 就用细玻璃管在动物（马）身上进行心脏导管的检查。著名的心脏病学先驱者 Werner Forsmann 医生在 1929 年通过 X 线透视指引将心脏导管从自己的上肢静脉插入右房，完成了世界上第一例在人的右心导管检查。自 20 世纪 40 年代开始，Andre F. Cournand 和 Dickinson W. Richards 等医学家将心脏导管逐渐发展推进到 PAC，他们在心导管实验室研究心脏病患者的血流动力学变化，不仅测量右心房、右心室的压力，也获得了真正的混合静脉血氧饱和度，并且首先用 Fick 法完成了 CO 的测量。由于 Werner Forssmann、Andre F. Cournand 和 Dickinson W. Richards 在心脏导管方面开创性的卓越贡献，三人共同分享了 1956 年的诺贝尔生理学或医学奖。与此同时，Lewis Dexter 医生于 1949 年通过测量 PCWP 来准确地估计左房压。在此基础上，Jeremy Swan 和 William Ganz 在 1970 年发明不用 X 线透视而通过加在导管头端的气囊进入肺动脉的真正意义上的漂浮导管，最初由双腔组成（主腔开口在头端供测压和抽取血样，侧腔与气囊相通供注气漂浮导向），经过改进，增加了热稀释法测量 CO 的功能，标准的热稀释肺动脉导管（Swan-Ganz 导管）在 1972 年正式问世。

2. 现代标准的 Swan-Ganz 导管　标准成人 Swan-Ganz 导管（7 或 7.5 Fr）长 110 cm。导管主腔开口在导管头端，监测 PCWP 和肺动脉压。在离管口 3 ~ 4 cm 处安置热敏电阻探头用来测定 CO，另一腔在距离管口 30 cm 处侧开口，当导管头端位于肺动脉内时，侧孔正好在右房部位，用于监测 CVP 和注射盐水测量 CO。头端气囊连接注射器供注气漂浮和测 PCWP 用。

3. 其他类型

（1）静脉输液管腔导管：多加管腔，常开孔于右房 CVP 孔远心端 1 cm 处，用来输液和用药。

（2）起搏导管：肺动脉导管附加心内起搏导管，装有心房和心室的双极起搏电极，可以迅速建立心房或心室起搏，或进行心房、心室和房室结等电生理方面的研究和治疗。在离头端 19 cm 处带有管腔开口，位于右室，必要时通过此腔放入消毒好的专用起搏导线，通过右室心内膜进行右室起搏。

（3）混合静脉血氧饱和度导管：依据光的吸收和反射原理，肺动脉导管附带光导纤维，连续测量混合静脉血氧饱和度（mixed venous oxygen saturation，SvO_2）。正常值为 75%，升高或下降超过 5% 才有意义。明显减低的原因有低 CO、贫血、动脉血氧饱和度下降、全身氧耗量增加等。

（4）射血分数导管：带有快反应热敏电阻，对热稀释快速反应。可以计算右室的每搏量、舒张末期容量和收缩末期容量，从而计算右室 EF。

（5）经胸导管：由两部分组成，在穿刺困难或紧急情况来不及穿刺时，由外科医生直接从右室流出道放入，没有套囊不能监测 PCWP，另一部分放到右房内。

（6）连续心排血量（continuous cardiac output，CCO）监测导管：导管在相当于右心室处装置热释放器，在安全范围内连续释放热能，使血液升温，右心室血液将热能稀释后，流到导管头端，由温度感受器感受此处血温变化，通过温度稀释曲线，持续监测 CO。

（二）临床意义

1. 通过 Swan-Ganz 导管测量　心腔内或肺动脉内压力（右心导管）、CO、混合静脉血氧饱和度，并通过计算衍生（如 PVR、SVR 等）参数，可以提供整个循环系统的血流动力学资料，评估血流动力学损害的进展，诊断肺动脉高压，区别心源性和非心源性肺水肿；通过迅速测量 CO，评估心脏做功，测量结果对前负荷、后负荷和心肌收缩性的处理具有预见性；尽管 Swan-Ganz 导管对预后和转归的影响尚有争论，但漂浮导管技术已成为血流动力学监测的必要和有时不可替代的重要手段；通过 PAC 监测，调整血管活性药物的使用，改善血流动力学、减少心脏做功和促进组织灌注，优化高危患者围手术期目标导向（容量、心脏做功、组织器官灌注和微循环）治疗，达到快速恢复（ERAS）的目标，从而改善患者的预后。

2. 估计心脏前负荷　根据 Frank-Starling 定律，心肌的收缩力和心肌纤维的初长度有关，要保证足够的每搏量需要足够的充盈量（前负荷）来优化最佳的心肌纤维的初长度。由于临床很难测量心室的舒张末期容量（前负荷），通常测量心室的充盈压来间接反映心室的舒张末期容量。通过 CVP 来反映右室前负荷，再通过肺动脉导管的气囊将左、右心分开来测量 PCWP 数值，为减少胸膜腔内压对前负荷的影响，测量呼气末（此时的胸膜腔内压接近零）的 PCWP 数值来反映左房压，而 PCWP、LAP 和左室舒张末期压的相关性良好，从而用 PCWP 来间接估计左室前负荷。当患者左心室功能不全时，CVP 就不能准确反映左室功能，PCWP 就可以起到良好作用。通过监测 PCWP 和 CVP 来判断容量是否超负荷或不足。

3. 估计右心功能　右心室壁薄、顺应性高。由于肺血管病变、心脏原发性疾病、心肌保护不良或外科手术等原因，可以导致右心衰竭，表现为 CVP 增高，低 CO，平均肺动脉压与 CVP 差距下降。改良的热稀释法可以监测右室射血分数，并可以计算出右室舒张末期容积，从而对右室前负荷和右室收缩性作出进一步的评估。

4. 估计左室功能　排除缺血、二尖瓣病变等其他原因，通过肺动脉压和 PCWP 可以估计左心功能。在无肺血管病变时，肺动脉舒张压、PCWP、LAP 和 LVEDP 的相关性良好。当左心功能不全时，左心室顺应性降低，LVEDP 显著升高，临床表现为体循环低血压、低 CO，同时肺动脉压和 PCWP 升高，严重时 LVEDP 可以超过肺动脉舒张压和 PCWP。

5. 估计心脏后负荷　通过 PVR 评估右室后负荷，SVR 评估左室后负荷。

6. 估计瓣膜病变　依靠 PAC 测量跨瓣膜压差，可以诊断三尖瓣和肺动脉瓣狭窄。三尖瓣跨瓣膜压差是 CVP 与右室舒张末期压之差，肺动脉跨瓣膜压差为右室收缩压和肺动脉收缩压力差。二尖瓣病变可以通过 PCWP 波形的变化反映出来。二尖瓣关闭不全时表现为异常 V 波，代表反流的血液进入到左房，肺静脉压升高。心肌缺血、心室起搏和室间隔缺损，V 波可以出现变化。异常 V 波及其程度依靠左房顺应性。慢性二尖瓣关闭不全患者，左房顺应性较高，尽管反流量大，可不表现出很高的 V 波。

7. 诊断心肌缺血　急性心肌缺血导致心肌顺应性下降，LVEDP 明显增高，心肌缺血与 LVEDP 或 PCWP 升高有明显相关性。通过观察 PCWP 波形和压力的变化，结合临床表现可以辅助判断心肌缺血。通常认为 PCWP 波形中出现异常 AC 波> 15 mmHg 或 V 波> 20 mmHg 时，提示有明显心内膜下缺血，当出现明显透壁心肌缺血时，肺动脉压和 PCWP 升高更明显。病理性 V 波也可以继发于心肌乳头肌缺血。事实上 PCWP 受许多非心脏因素所影响，如麻醉、外科刺激和容量等，尽管有时结合临床情况来判断急性心肌缺血比 ECG 敏感，但同 ECG 和 TEE 监测比较则特异性不高。

8. 评估组织器官微循环　评估来自肺动脉的混合静脉血，计算 SvO_2 和血氧含量，对于计算肺内和心内分流非常有用，计算全身氧耗（VO_2）、氧供（DO_2）和氧摄取率（O_2ER）等来间接评估氧供和氧耗的平衡，结合血乳酸等代谢状态，提供组织器官微循环信息，也可作为目标导向治疗的参考指标。

（三）插管技术

1. 插管前准备　首先连接好换能器并测试、校正和调零；备好急救药品和急救设备；建立必要的监测，如血压、ECG、SpO_2，监测和发现缺血、缺氧和心律失常；尽量在麻醉气管插管后操作，清醒患者需吸氧、镇静和使用局麻；严格无菌操作，常规消毒洗手和穿无菌手术衣。

2. 检查 PAC　取出 PAC，穿好外保护套，注意套鞘可能损伤套囊。套囊充气，仔细检查套囊是否漏气。将远端递与助手，连接传感器、调零点和肝素盐水冲洗导管排气。检查传感器：抬高或摇动导管头端，压力监测出现波形，调整监测压力波形的合适尺度。

3. 进行中心静脉穿刺　选择最优途径（右侧颈内静脉通路）。消毒铺巾，中心静脉穿刺，置入鞘管（7.5 Fr 导管用 8.5 Fr 鞘管）并缝合固定。

4. 插入 PAC　根据压力、波形和插管的深度，判断导管所到达的位置（图 1-3-4）。

（1）尽量缩短 Swan-Ganz 导管置入肺动脉的过程，操作时间过长会使导管变软，增加置入的难度。通常随心脏的搏动每次进 1 ~ 2 cm，当 PAC 进入至 20 cm 处，相当于右房水平，气囊充气（1 ~ 1.5 mL）。然后，随血流的漂浮慢慢插入导管，结合导管进入的深度，按每间隔 10 cm 长度推算，依次观察上腔静脉压、右房压、右室压、肺动脉压、PCWP 的压力数值和波形的变化并判断导管的位置。

（2）当到达右室时，尽量缩短在右室的停留时间，以避免引起心律失常。当出现跨瓣压力变化再加送 2 ~ 3 cm，以免导管尖端返回。当较难进入右室或肺动脉时，让患者深呼吸（清醒患者）增加肺血流，取头低位利于导管通过三尖瓣进入右室，用冷盐水冲洗管道使其变硬、抬高头部和取右侧卧位，有助于漂浮导管通过肺动脉瓣进入肺动脉。特别困难者可暂时放于右房，术中由心脏外科医师协助置入肺动脉。使用 TEE 指导放置可使成功和到位率提高。

（3）导管进入肺动脉后缓慢进入，出现嵌顿波形后放气，再观察波形变化确证进入肺动脉。然后慢慢后退 1 ~ 2 cm，避免导管在右室打弯和卷曲刺激心室壁，通常退到 50 cm 以下，以降

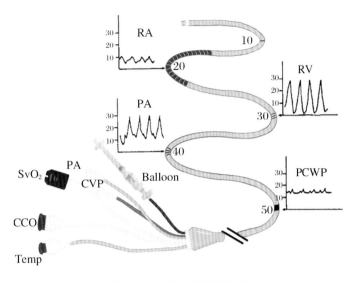

图 1-3-4　肺动脉导管监测

随着肺动脉导管的插入深度，其压力及波形发生相应的变化。RA：右房；RV：右室；PA：肺动脉；PCWP：肺毛细血管楔压。

低肺动脉破裂和内膜损伤的风险。在气囊未放气时，禁止后退，以免引起肺动脉损伤、三尖瓣撕裂和套囊破裂。

（4）为预防术者在心脏操作过程中移动导管损伤肺动脉，通常在体外循环建立后再后退 1 ~ 2 cm，在心脏复跳脱离体外循环过程中再适当后退和调整导管位置，此时注意波形变化，气囊充气要缓慢，避免过度充气造成肺动脉损伤。

5. 固定导管　记录导管留于体内的长度并扭紧固定导管于鞘管，持续观察肺动脉压力波形，按需要进退调节导管。

（四）PAC 监测参数

1. 肺动脉压（PAP）　反映右室功能、右室后负荷和左房充盈压。正常生理状态下，右室收缩压高于肺动脉收缩压，右室舒张末期压低于肺动脉舒张压。正常肺动脉收缩压为 18 ~ 30 mmHg，舒张压为 6 ~ 12 mmHg，平均压（MPAP）为 10 ~ 20 mmHg，肺动脉舒张压间接反映左房的充盈压。

2. PCWP 和 CVP　前者由气囊充气后测得 PAC 远端肺动脉分支的嵌楔压，根据左房和肺动脉远端之间存在无瓣的流体静力学原理，间接反映左房充盈压，接近左室的充盈压，从而反映左室前负荷；后者通过 PAC 右房位置的侧孔测量压力，相当于右房压，接近右室舒张末期压，反映右室前负荷。

3. CO 和心脏指数　用温度稀释法可以测量 CO，反映整个循环系统的功能状态，正常值为 4 ~ 8 L/min。单位体表面积（BSA）的 CO，即 CI，正常值 2.5 ~ 4.2 L/（min·m^2）。通过改良的热稀释法可以连续测量 CO，即 CCO。

4. 肺血管阻力（PVR）和外周血管阻力（SVR）　前者反映肺循环血管阻力，反映右室后负荷，正常值 50 ~ 150 dyn/（s·cm^5）；后者反映体循环血管阻力，反映左室后负荷，正常值

$700 \sim 1600 \, \text{dyn/} \left(\text{s} \cdot \text{cm}^5 \right)$。

5. 每搏量（SV）、每搏量指数（stroke volume index，SVI）和每搏量变异度（stroke volume variation，SVV） 反映容量、容量变化和心室收缩力。SV=CO/ 心率（HR），正常值 $60 \sim 100 \, \text{mL}$；SVI=CI/HR，正常值 $0.04 \sim 0.06 \, \text{L/m}^2$；机械通气时随呼吸周期 SV 发生的变异度（SVV）是评估低血容量和容量治疗反应的敏感和特异性指标，SVV=（最大 SV 值 − 最小 SV 值）/平均 SV 值，当 SVV $\geqslant$ 10% 时常提示血容量不足。

6. 左室每搏功指数（left ventricular stroke work index，LVSWI） 可估计左室做功，反映收缩状态。LVSWI=（MAP−PCWP）× SVI × 0.013 6。正常值为 $45 \sim 60 \, \text{g} \cdot \text{m/m}^2$。

7. 右室每搏功指数（right ventricular stroke work index，RVSWI） 可估计右室做功，反映收缩状态。RVSWI=（MPAP−CVP）× SVI × 0.013 6。正常值为 $5 \sim 10 \, \text{g} \cdot \text{m/m}^2$。

PAC 监测参数见表 1-3-1。

表 1-3-1 PAC 监测参数

名 称	计算公式	正常值
外周动脉压	收缩压 / 舒张压	$\leqslant 140/90 \, \text{mmHg}$
主动脉压	平均	$\leqslant 105 \, \text{mmHg}$
右房压	平均	$\leqslant 6 \, \text{mmHg}$
中心静脉压（CVP）	平均	$6 \sim 12 \, \text{cmH}_2\text{O}$
右室压	收缩压 / 舒张末期压	$15 \sim 30/0 \sim 6 \, \text{mmHg}$
左房压	平均	$6 \sim 10 \, \text{mmHg}$
左室压	收缩压 / 舒张末期压	$90 \sim 140/4 \sim 8 \, \text{mmHg}$
肺动脉压	收缩压 / 舒张压	$15 \sim 30/6 \sim 12 \, \text{mmHg}$
肺动脉嵌楔压（PCWP）	平均	$8 \sim 12 \, \text{mmHg}$
心排血量（CO）	SV × HR	$4 \sim 8 \, \text{L/min}$
心脏指数（CI）	CO/BSA	$2.5 \sim 4.2 \, \text{L/} \left(\text{min} \cdot \text{m}^2 \right)$
体循环血管阻力（SVR）	（MAP-CVP）/CO × 80	$700 \sim 1600 \, \text{dyn/} \left(\text{s} \cdot \text{cm}^5 \right)$
肺循环血管阻力（PVR）	（MPAP-PCWP）/CO × 80	$50 \sim 150 \, \text{dyn/} \left(\text{s} \cdot \text{cm}^5 \right)$
每搏量（SV）	CO/HR	$60 \sim 100 \, \text{mL}$
每搏量指数（SVI）	CI/HR	$0.04 \sim 0.06 \, \text{L/m}^2$
左室每搏功指数（LVSWI）	SVI ×（MAP-PCWP）× 0.013 6	$45 \sim 60 \, \text{g} \cdot \text{m/m}^2$
右室每搏功指数（RVSWI）	SVI ×（MPAP-CVP）× 0.013 6	$5 \sim 10 \, \text{g} \cdot \text{m/m}^2$
右室舒张末容积（RVEDV）	SV/EF	$100 \sim 160 \, \text{mL}$
右室收缩末容积（RVESV）	EDV-SV	$50 \sim 100 \, \text{mL}$
右室射血分数（RVEF）	SV/EDV	$0.4 \sim 0.6$

MPAP：平均肺动脉压；MAP：平均动脉压；BSA：体表面积；EDV：舒张末期容量；HR：心率。鉴于 $1 \, \text{mmHg}=1333 \, \text{dyn/cm}^2$，而 $1 \, \text{L/min}=1000 \, \text{cm}^3/60 \, \text{s}$，故 $1 \, \text{mmHg/} \left(\text{L} \cdot \text{min} \right) =80 \, \text{dyn/} \left(\text{s} \cdot \text{cm}^5 \right)$，因此将上述单位乘以 80，即可换算成单位 $\text{kPa/} \left(\text{s} \cdot \text{L} \right)$，或进一步换算为 $\text{dyn/} \left(\text{s} \cdot \text{cm}^5 \right)$。例如，正常值 $70 \sim 160 \, \text{kPa/} \left(\text{s} \cdot \text{L} \right)$ $=700 \sim 1600 \, \text{dyn/} \left(\text{s} \cdot \text{cm}^5 \right)$。

8. 右室射血分数和右室舒张末期容积　估计右室功能、右室充盈状态和右室前负荷，从而分析评估右室的收缩性。正常右室收缩末期容积为 50 ~ 100 mL，舒张末期容积为 100 ~ 160 mL，测得的右室射血分数为 40% ~ 60%。通过监测右室容量指标，调整前负荷（容量）状态，优化右室做功效率。

（五）适应证和禁忌证

1. 适应证　使用 PAC 不能使普通患者获益，在高危或特定（如肺动脉栓塞）患者可以改善预后，但高危心脏或非心脏病患者并不是常规使用 Swan-Ganz 导管的绝对适应证，选择时需权衡利弊。

（1）严重肺动脉高压、肺动脉内膜剥脱和右心衰竭等高风险患者。

（2）严重慢性心衰，血流动力学不稳定，需要血管活性药物支持；心源性休克支持治疗期间；血管麻痹综合征（高排、低阻、CVP 和 PCWP 升高）；复杂心脏病变或合并重要脏器病变；围手术期发生左心功能不全的其他高危患者。

（3）CABG：左心功能不全（NYHA Ⅲ ~ Ⅳ 级、EF ≤ 45%）；合并室壁瘤；近期心肌梗死或有心肌梗死并发症；严重不稳定性心绞痛；IABP 辅助；左主干严重狭窄（> 90%）合并三支病变；同时进行瓣膜病等其他手术。

（4）血流动力学变化较大（肾水平以上部位阻断）的大血管手术。

（5）左心辅助装置或心脏移植患者。

（6）肺动脉高压的诊断、评估和治疗。

2. 禁忌证

（1）三尖瓣或肺动脉瓣狭窄，导管不容易通过瓣膜口，造成对血流的阻塞加重；三尖瓣或肺动脉瓣置换者。

（2）右房或右室肿物：导管可以造成肿块脱落，引起栓塞。

（3）法洛四联症：因右室流出道阻塞，存在室间隔缺损，PAC 不能到位；刺激右室流出道可能痉挛，引起急性缺氧发作。

（4）严重心律失常或存在恶性心律失常（如合并左束支传导阻滞可引起完全性传导阻滞）风险。

（5）新近置入起搏导线：置入或拔出导管对起搏导线造成危害。

（六）并发症

1. 心律失常　大部分为良性，以室性期前收缩最多见，发生率为 10% ~ 50%，致命性心律失常罕见。当导管插入右心室后，若出现持续的心律失常，立即将导管退回至右心房或上腔静脉，心律失常多可消失。室性期前收缩频发时，可静注利多卡因 1 ~ 2 mg/kg。采用头部稍抬高和右侧倾斜体位，置入导管的成功率高，能降低恶性心律失常（室速、室颤等）的发生率。由于 PAC 对右束支的刺激和压迫，发生暂时性右束支传导阻滞可高达 3%，因此，合并左束支传导阻滞的患者存在发生暂时性完全性房室传导阻滞的风险，应视为禁忌或预置临时起搏器。美国 ASA 早期报告恶性心律失常的发生率为 0.3% ~ 3%，相关死亡率为 0.02% ~ 1.5%。著者不完全统计阜外医院连续 7 年 9594 例 Swan-Ganz 导管操作，恶性心律失常的发生率为 0.15%，相关死亡率为 0.02%。

2. 肺动脉破裂　发生率为 0.064% ~ 0.2%，但死亡率较高，多发生于抗凝治疗者。临床表现为突然咳嗽、咯血、气管内出血。危险因素有高龄、女性、肺动脉高压、二尖瓣狭窄、凝血功能障碍、导管插入过深和气囊充气过度等。一旦发生，同侧卧位，气管插管行单肺通气或 PEEP，肺动脉导管气囊充气暂时止血，或通过纤维支气管镜暂时堵塞，需紧急介入进行破裂小动脉栓塞封堵。

3. 肺梗死　原因有气栓、血栓和肺动脉导管阻塞。通常较小而无明显症状。由于心脏收缩和血流的推动，导管头端向前推移，造成肺动脉栓塞。保留肺动脉导管期间，如果自动出现了 PCWP，表示导管头端已嵌顿，应及时后退，以避免发生肺梗死。

4. 医源性监测并发症　由于导管位置、传感器或监测仪器等错误原因，提供了不正确的信息，致使判断失误，导致临床处理错误。

5. 其他　静脉穿刺并发症、心内血栓形成、导管缠圈和打结、损伤肺动脉瓣或三尖瓣、心内膜炎和败血症、心脏穿孔、套囊破裂、出血等。

（七）影响因素

1. 通气　通气可以影响肺动脉的压力数值。由于气道和跨胸压通过肺血管传递，对右侧循环的影响较大。患者自主呼吸，吸气时胸腔负压，肺动脉舒张压、PCWP 和 CVP 均可受到影响。正压通气时，压力对血管床的传递，肺动脉压力升高。因此，呼气末数值较准确。

2. 导管头端位置　肺动脉压的测量依靠导管头端所处的肺血管分支位置，如果位于通气良好而灌注较差的区域，如 West I 带，其数值容易受呼吸道压力变化的影响。即使位于合适的中下肺段，在呼气末正压（positive end-expiratory pressure，PEEP）较大时（> 10 mmHg），肺动脉压力数值也会受到影响。

3. 置管时间　除非需要术前血流动力学资料或当前病情治疗的需要（如器官移植），通常都在麻醉诱导气管插管机械通气后置入。

4. 原发疾病　对于慢性阻塞性肺病、二尖瓣病变、先心病存在心内分流、主动脉瓣病变、肺栓塞和肺切除等患者，用 PCWP 数值来评估左心室前负荷或患者的容量状态，可能并不可靠。因此，临床上应仔细判断。

五、CO

（一）临床意义

1. CO 定义　心脏每分钟输出到体循环或肺循环的血量，是每搏量与心率的乘积。反映整个心脏的泵血功能和循环系统的功能状态。因此，监测 CO 特别对危重患者的围手术期指导治疗很有参考价值。

2. 决定 CO 的因素　心脏前负荷、后负荷、心率和心肌收缩力。通过监测 CO 结合其他压力指标，可以估算出 PVR、SVR、LVSWI 和 RVSWI 等非常有用的血流动力学参数。

（二）测量方法

1. Fick 法　根据 Fick 原理，机体的氧供等于氧耗，用氧作为指示剂，通过测定机体氧耗量和动静脉氧含量差来测定 CO，前提是机体处于氧代谢的供需平衡状态，机体氧摄取等于肺的氧摄取量。因为重复性和准确性较高，Fick 法常被看作测量 CO 的金标准。由于通过呼吸气体测量氧耗量非常困难，临床上不用。

2. 染料稀释法　用无毒染料如吲哚花青绿（indocyanine green）或亚甲蓝（methylene blue），经中心静脉注入体内，染料经肺循环混合进入动脉系统。连续动脉采样，通过分光光度计的光密度分析来测定染料浓度，从而作出时间 - 浓度曲线。用微积分法求出曲线下面积，即得出 CO。如果患者存在心内分流，此法在时间 - 浓度曲线上可以反映出来。存在左向右分流，则曲线峰浓度降低，消失时间延长，再循环峰消失。存在右向左分流，则曲线峰浓度前移。此法不需要 PAC。

3. 温度稀释法　需要插入 PAC，用生理盐水作为指示剂，临床上最常用。将冷盐水（低于血液温度）快速注入右房，冷盐水随血液流动而稀释，血液温度也随之变化。PAC 头端的温度感受器，探测到流经肺动脉的盐水温度的变化，即温度稀释的过程，得到温度 - 时间稀释曲线，通过 Steward-Hamilton 方程计算出 CO。基于同样原理，现在临床上使用 CCO 测定装置，通过 PAC 在右心房连续向血液内发放小的脉冲能量，而在末端的温度感受器记录血温的变化，发放的能量曲线与血温的变化之间存在相关性，从而得到温度 - 时间稀释曲线，通过 Steward-Hamilton 方程计算连续测定 CO，优点为快速连续、容易操作、不需要注射盐水。传统的冷盐水法受许多因素的影响。

（1）注射盐水量：微机对 CO 的计算与注射盐水的量有关，注射容量必须准确，注射容量不够则测量数值可能偏高。临床上有 3 mL、5 mL、10 mL 多种注入量，以 10 mL 注入量的可重复性最好。

（2）注射液温度：过去认为注射冰盐水准确性高，但研究证明室温盐水（15 ~ 25℃）较冰盐水有更高的准确性，关键在于注射盐水的温度必须保持准确和恒定。

（3）分流：心内存在分流导致 CO 值测量不准确，右向左分流（如法洛四联症）测得 CO 值偏低，左向右分流无明显影响。当测量的 CO 值与临床不符时，应考虑是否存在心内分流。肺循环和体循环存在交通则不能使用。

（4）准确性和可重复性：准确性指测量值反映真实 CO 的能力，可重复性指测量值的稳定性。即使严格控制体外因素，准确度也只有 90% 左右，趋势是测量值比实际值高 5% ~ 10%。按普遍接受原则，温度稀释法的技术误差不应超过 10%。为增加可重复性，用 3 次注入法则取曲线相关良好的 3 次数值的平均值，用 5 次注入法则取去掉最大值和最小值的平均值。

（5）其他：呼吸的影响导致 10% 以下的误差，与肺血流的变化有关；其他如导管位置、静脉输入液体、计算方法、体位和注射速度等均影响准确性。

（6）CCO：反映快速、连续，容易操作，不需要注射盐水，可以连续监测 CO、SvO$_2$、CI、SV、EDV、EF、PVR、SVR 等多项参数，临床已取代注射盐水法。

4. **超声多普勒法**　利用超声波的多普勒效应，无创性测量主动脉血管的血流速度，同时测量主动脉的横截面积，从而计算出CO，即CO=平均血流速度×横截面积。通过测量心脏瓣膜的血流量及瓣膜面积也可以计算CO，因为经瓣膜测量得到的CO包括冠状动脉血流量，理论上更接近于实际值。超声多普勒法测定CO以TEE测量最准确，而经气管多普勒变异最大，原因是测量探头不容易固定，血管内径的测量数值易变，可重复性差。

（1）经气管多普勒（TTD）：可以连续监测CO，输入MAP和CVP等数值，可以计算外周血管阻力等血流动力学指标。因探头安置在气管导管，需要气管插管。通过监听多普勒声音和观察多普勒信号，将TTD导管固定在气管隆突上方，靠近主动脉弓下方位置，即升主动脉血流速度最大部位，以获得最佳多普勒信号。套囊充气使探头和气管壁接触，最佳信号导管位置的平均深度，男性为21～24 cm，女性为20～23 cm。缺点为患者必须气管插管；清醒和烦躁者影响准确性；需要反复调整导管位置，费时；可靠性和敏感性较热稀释法差；胸骨切开或心脏手术操作牵涉到主动脉而影响准确性；主动脉瘤等大血管手术不能使用。

（2）PAC多普勒：PAC带有超声传感器。超声探测器与肺动脉壁直接接触，用多普勒技术测定肺动脉内血流速度，并计算出CO。该法与热稀释法比较，相关性良好（相关系数为0.76），准确性较高。

（3）TEE或TTE（经胸超声）：TTE经胸骨上窝可探测到升主动脉，TEE更接近降主动脉。通过测量主动脉截面积及血流速度，计算出CO、EF等参数。TEE测量值与温度稀释法的相关性最佳。

第3节　心电图监测

一、临床意义

1. 心脏的生物电活动传到体表，在身体的不同部位产生电位差，通过在体表的适当部位放置电极，用心电图（ECG）监测设备，选择不同的导联，拾取和记录心脏的电活动，即形成ECG监测。ECG监测是术中必需的常规监测。

2. 通过ECG可以发现心肌缺血、心律失常和传导异常；可以监测心率、辅助判断电解质紊乱和监测起搏器信号；观察体外循环心肌灌注期间心脏电活动信号等。切记：有ECG信号并不保证有心肌收缩或血液流动，ECG不能反映心脏的泵血功能。

二、国际通用的标准导联

1. **标准导联**　理论上将探测电极安置在体表具有一定距离的任意两点，均可测出心脏生物电的电位差变化，此两点即可构成一个导联。临床基本采用根据荷兰生理学家Willem Einthoven教授创立的"埃因索文三角理论（Einthoven triangle rule）"设立的国际通用标准12导联：即3

个标准肢体导联、3 个单极加压肢体导联和 6 个胸前导联。

2. 标准肢体导联　双极导联，测量一对电极之间的电位差。①导联 I：左上肢接正极，右上肢接负极；②导联 II：左下肢接正极，右上肢接负极，麻醉监测最常选用的导联，容易监测 P 波，便于发现心律失常，也可发现下壁缺血；③导联 III：左下肢接正极，左上肢接负极。由于心脏手术切口或某些体位的需要，肢体导联电极的安放位置经常要做出改变。

3. 单极加压肢体导联　通过增强 ECG 的电压幅度，三个肢体电极接入等值电阻再连接，使两个电极之间构成中间零电位并被设定为导联负极（共同地线），同代表实际电位的探查电极（正电极）之间，形成单极加压肢体导联。① aVR：右上肢接正极，左上肢和左下肢共同接负极；② aVL：左上肢接正极，右上肢和左上肢共同接负极；③ aVF：左下肢接正极，左上肢和右上肢共同接负极。

4. 胸前导联　标准肢体导联构成无干电极设定为导联负极，正电极则放在心前区胸壁的固定部位，形成心前区单极导联。① V_1：胸骨右缘第 4 肋间；② V_2：胸骨左缘第 4 肋间；③ V_3：V_2 和 V_4 之中点；④ V_4：胸骨左缘第 5 肋间锁骨中线；⑤ V_5：和 V_4 同一水平左腋前线，大部分左心室心肌对应该导联，故可以监测心肌缺血；⑥ V_6：和 V_4、V_5 同一水平左腋中线；⑦探测电极放在与胸前导联 V_3、V_4、V_5 相对称的右侧胸壁则构成 V_{3R}、V_{4R}、V_{5R}。

三、监测电极的安置

1. 三个电极及其改良　分别置于右上肢、左上肢和左下肢，两个感知电极和一个参考电极（地线），通过在监测电极之间的选择，监测 I、II 和 III 导联。电极位置不变，通过转换，监测 aVR、aVL 和 aVF 导联。导联 I 和 aVL 监测侧壁缺血，而导联 II、III 和 aVF 监测下壁缺血。对标准双极肢体导联进行改良（表 1-3-2），产生改良三电极导联 MCL_1、CS_5、CB_5、CM_5 和 CC_5 导联，可以增大 P 波高度，利于诊断房性心律失常，增加监测前壁和侧壁心肌缺血的敏感性。

表 1-3-2　改良三电极导联

导联标识	右上肢电极	左上肢电极	左下肢电极	选择导联	监测优势
MCL_1	地线	左锁骨下	V_1 位置	III	心律失常、增大 P 波和 QRS 波高度
CS_5	右锁骨下	V_5 位置	地线	I	前壁缺血
CM_5	胸骨柄	V_5 位置	地线	I	前壁缺血
CB_5	右肩胛骨中心	V_5 位置	地线	I	前壁缺血、心律失常和 P 波
CC_5	右腋前线	V_5 位置	地线	I	心肌缺血

2. 五个电极　四个肢体电极和一个心前区电极，至少记录七个导联（I、II、III、aVR、aVL、aVF 和 V_5）。用所有肢体导联作为心前区单极导联的共同地线，心前区电极通常放在 V_5 位置，有助于监测心肌缺血和房室传导阻滞，尤其是后壁心肌缺血，利于鉴别诊断房性或室性心律失常。同时监测标准 II 和 V_5 导联可以使监测心肌缺血的灵敏度提高到 90% 以上。五个电极的放置位置基本不妨碍开心手术操作，建议心脏外科常规使用。

3. 侵入性 ECG　心脏电信号通过靠近心脏的体腔和心脏本身获得，不常用。

（1）食管 ECG：食管电极相对易放和安全，常由食管听诊器附带。双极食管 ECG 可以将另一电极放在左或右上肢，选择导联 I。食管 ECG 对诊断房性心律失常的准确性可达 100%，而标准导联 II 为 54%，V₅ 导联为 42%。食管 ECG 对监测后壁心肌缺血也非常敏感。

（2）气管内 ECG：气管导管带有两个 ECG 电极。在体表或食管 ECG 不能进行监测时使用。在小儿心脏外科诊断房性心律失常非常敏感。

（3）起搏功能肺动脉导管：具有标准肺动脉导管特征，另外带有三个心房和两个心室电极，可获得心内膜导联。该起搏导管不但可以记录心腔内 ECG，而且可以进行心房、心室和房室连续起搏。选择不同导联可以诊断房性、室性或房室结性心律失常和传导阻滞。

（4）心外膜电极：通过心脏外科医师用起搏导线放在心房或心室的外膜，主要用于体外循环后期房室起搏，也可以记录心房或心室外膜的 ECG，对诊断术后复杂性传导异常和心律失常非常敏感。

四、正常 ECG 的基本特征

1. P 波　心房除极波。P 波形态呈钝圆形，有时有轻度切迹。时间 < 0.11 s。振幅在肢体导联 < 0.25 mV，胸导联 < 0.21 mV。方向在 I、II、aVF 导联直立，aVR 导联倒置，III、aVL 导联可以直立、倒置或双向，V₃ ~ V₆ 导联直立，V₁、V₂ 导联双向、倒置或低平。

2. P-R 间期　P 波起点到 QRS 波群起点的时间。正常成人 P-R 间期为 0.12 ~ 0.20 s，小儿相应缩短。

3. QRS 波群　心室除极波。时间为 0.06 ~ 0.10 s。振幅在各导联中不同，肢体导联每个 QRS 波幅低于 0.5 mV 或胸导联低于 0.8 mV，即为低电压。I、II、V₁ ~ V₆ 导联 R 波直立，aVR 导联 R 波倒置。V₁、V₂ 导联无 Q 波，但可能有 QS 波，其他导联 Q 波宽度不应超过 0.04 s，深度不应超过 R 波的 1/4。

4. ST 段　QRS 波群终点至 T 波的起点。正常 ST 段为等电位线，可以轻度向上或向下偏移，但任何导联 ST 段下移不超过 0.05 mV，抬高在 V₁、V₂ 导联不超过 0.3 mV，V₃ 导联不超过 0.5 mV，其他导联不应超过 0.1 mV。

5. J 点　QRS 波群的终末与 ST 段起始之交接点，又称"结合点"。大多在等电位线上，通常随 ST 段的偏移而发生移位。

6. T 波　心室复极波。通常在 ST 段后出现的钝圆且占时较长的波。方向与 QRS 波群的主波方向相同，在 I、II、V₄ ~ V₆ 导联直立，aVR 导联倒置，III、aVL、aVF、V₁ ~ V₃ 导联可以直立、倒置或双向。正常情况下，除 III、aVL、aVF、V₁ ~ V₃ 导联外，振幅不低于 R 波振幅的 1/10。

7. Q-T 间期　为心室除极和复极过程所需时间。正常应在 0.32 ~ 0.44 s，其长短与心率的快慢密切相关。

8. U 波　在 T 波后 0.02 ~ 0.04 s 出现的振幅很小的波。方向与 T 波一致，在肢体导联上不易辨认，在胸导联较清楚，可达 0.2 ~ 0.3 mV，时间为 0.07 ~ 0.3 s。

9. 起搏 ECG　起搏器脉冲电流刺激心房和心室的 ECG 表现。ECG 基线出现一个陡直的钉样垂直线。心房起搏在刺激信号后有 P 波，并跟有 QRS 波群；心室起搏则由刺激信号和其后的 QRS 波群组成。

五、心肌缺血的 ECG 表现

1. ECG 表现　到现在为止还没有理想的术中监测心肌缺血的技术，主要以 ECG 监测为主，而术中快速发现、识别和治疗新的心肌缺血非常重要。当心肌缺血时，将影响心室复极的进行，与缺血区相关导联出现 ST-T 的异常表现，其 ECG 改变的类型取决于缺血的程度、持续时间和部位等。心肌缺血的诊断标准，美国 AHA 建议在 "J" 点后 60～80 ms 处 ST 水平段或降支段下降 0.1 mV 为准。现有的 ECG 监测设备大都有 ST 段自动分析监测系统，可追踪 ST 段的变化趋势，通常以异常电位和 J 点之间的变化为测量模式，将 ST 段的变化值（测量 J 点之后 60～80 ms）与 QRS 波群前 40 ms 的等电位线相比较，评估三个导联（导联 I、II 和一个 V 导联）并综合、比较和显示出来。

（1）T 波的变化：若心内膜下心肌缺血，可以出现高大 T 波。例如，下壁心内膜下心肌缺血，则 II、III、aVF 导联出现高大直立的 T 波；前壁心内膜下心肌缺血，则胸导联出现高大的 T 波。若心外膜下心肌缺血，面向缺血区的导联出现 T 波倒置，例如，下壁心外膜下缺血，则 II、III、aVF 导联出现 T 波倒置；前壁心内膜下心肌缺血，则胸导联出现 T 波倒置。

（2）ST 段改变：心肌损伤 ST 段偏移，表现为下移和抬高。若心内膜下心肌损伤，使位于心外膜面的导联出现 ST 段下移，V_4 或 V_5 导联更敏感，氧需型心肌缺血；若心外膜下心肌损伤，引起 ST 段抬高。发生透壁性心肌缺血时，可以出现心外膜下缺血（T 波倒置）和损伤（ST 段抬高）的表现，氧供型心肌缺血。

（3）异常 Q 波：当出现心肌梗死，可以出现异常 Q 波或 QS 波，发生的部位与冠状动脉的供血区域有关，ECG 的定位与病理基本一致（表 1-3-3）。前间壁梗死出现 V_1～V_3 导联异常 Q 波或 QS 波；下壁心肌梗死出现 II、III、aVF 导联异常 Q 波；侧壁心肌梗死出现 I、aVL、V_5、V_6 导联异常 Q 波；前壁心肌梗死出现 V_3、V_4、V_5 导联异常 Q 波；后壁心肌梗死则 V_7～V_9（改良胸导）导联记录到异常 Q 波，与其相对的 V_1、V_2 导联出现 R 波和 T 波增高；如果大部分或全部胸导联（V_1～V_6）出现异常 Q 波或 QS 波，则发生广泛前壁心肌梗死。

表 1-3-3　心肌缺血或梗死部位的 ECG 定位

部　位	表现导联	支配血管
前壁	V_1～V_5	前降支
前间壁	V_1～V_3	前降支
前侧壁	I、aVL、V_1～V_6	前降支
侧壁	I、aVL、V_5、V_6	回旋支
下壁	II、III、aVF	右冠状动脉
后壁	V_7～V_9，V_1～V_2 R 波、T 波增高	右冠状动脉

2. 小儿心肌缺血　心肌缺血在小儿患者相对少见，尚缺乏 ST 段监测的标准。ST 段升高或下降至少 1 mm 提示发生心肌缺血。某些先心病患儿在心脏外科手术中可以发生严重的心肌缺血，以 ST 段下降和 T 波倒置为标志的心肌缺血，大部分与低血压、心肌肥厚或劳损有关，而 ST 段抬高则在急性心肌缺血和损伤时出现，常见于体外循环冠状动脉进气，病理性 Q 波很少见，但可以出现在冠状动脉起源异常（起源于肺动脉）。新生儿后期当 PVR 下降时，可以出现心肌梗死，表现为 I 和 aVL 导联产生病理性 Q 波。

六、注意事项

1. 患者的干扰　心脏传到体表的电信号只有 0.5 ～ 2 mV，而皮肤电阻可达 1000 kΩ。因此，电极接触部位的皮肤要清洁去屑，以减小电阻，保证电极和皮肤的良好接触。

2. 电极、导联和导线　氯化银电极片要符合标准，保持湿润和有效。排除电极松动、导联断裂、导联和导线不固定、导线接触不良等。

3. 电的干扰　手术室内的许多设备如灯光电源线、外科设备（电刀、电锯）、体外循环机、除颤仪等都可能对 ECG 造成干扰。

4. 诊断与监测模式　ECG 监测设备带有滤波器，对信号过滤放大。监测模式频率为 0.5 ～ 40 Hz，排除徘徊在基线的高频和低频干扰波，使心律监测更为稳定，但可能影响 QRS 波形高度和 ST 段变化；诊断模式频率为 0.05 ～ 100 Hz，滤过的干扰少，不能排除较高频率的干扰波，但对评估 ST 段的变化比较准确。

5. 其他　建议同时显示监测标准 II 导联和 V_5 导联，可以观察不同区域的心肌缺血性改变，提高监测心肌缺血的敏感性，也更容易发现心律失常。

第 4 节　体温监测

一、围手术期体温监测

1. 体温监测是心脏外科的常规监测，使用温度监测设备通过监测某些部位（常用鼻咽温、膀胱或直肠温度）温度的变化来反映体内温度的平衡状态。大部分心血管手术需要低温体外循环，部分大血管和复杂先心病手术还需要深低温低流量或停循环，监测和控制体温是重要器官保护的必要措施。低温可以通过抑制蛋白质的合成，减少兴奋性氨基酸（谷氨酸、甘氨酸等）的释放，减少氧自由基的释放，减少能量消耗，抑制细胞凋亡和炎性反应等发挥重要脏器的保护作用，头部局部低温也是目前脑保护的主要措施，但同时也有抑制免疫功能增加感染、抑制凝血功能、增加出血事件和增加心律失常等不良反应。

2. 全身各部位温度有差别，即使体表温度在不同部位的差别也很大。因此，需要依据体温监测目的和手术类型正确选择监测部位。通常身体内部的温度称中心温度或核心温度（core

temperature），皮肤的温度称外周温度或躯体温度，前者有食管、鼻咽部、鼓膜、血液和膀胱温度；后者有皮肤温度、直肠温度（反映肌内温度，传统上被认为是中心温度）。由于机体温度的不均匀分布给核心温度的定义和测量造成了困难，经典的核心温度指升主动脉血温，测量时将食管温度探头置于食管的中下 1/3 处最接近，但当心表冰屑降温时，食管温度会低于实际温度。脑温用鼻咽温和鼓膜温度来估计相对准确，特别在深低温停循环时鼻咽温或鼓膜温度对降温及复温起指导作用，但当降、复温速度过快时更接近于血温。躯体温度可以了解血流灌注相对较低组织的温度变化，阜外医院过去成人和现在小儿使用直肠温度，直肠温度在降温及复温时温度变化比鼻咽温度慢。现在成人心脏外科基本使用膀胱温度来代替直肠温度，可以避免温度电极的污染和直肠黏膜的损伤。

3. 温度对循环、凝血和代谢等系统均有较大影响。低温是诱发心律失常的重要因素，低温降低冠状动脉血流量，如果血压不变，温度在 30℃时冠状动脉血流量降低 50%；低温使心脏收缩和等容舒张时间延长，窦房结和传导功能都受抑制，心室较易出现异位节律，发生心动过缓、房室传导阻滞、房颤等都很常见；低温可以引起外周血管收缩，增加心肌的耗氧量，使心肌细胞对缺血、缺氧的敏感性增加，室颤阈值降低，成人发生室颤的临界温度为 26℃，而小儿不敏感可以在 20℃以下。低温影响凝血功能，影响凝血酶的活性，使渗血增多。常温心脏手术或非体外循环手术，同样需要监测温度，以保证患者保持合适的体温，温度监测可以及时发现体温升高和下降，避免恶性高热和低体温等并发症。低温对温度调节中枢可以产生强烈刺激，包括交感神经兴奋、血管收缩、寒战等，加深麻醉能减弱这些不良反应。

4. 体外循环心脏直视手术时，降温可以通过体表及血液降温来实现。通过体外循环血液降温，降温速度较快。由于全身各部位血运供应的情况不同，降温和复温（变温）的速度和程度不同，某些组织（骨骼肌、皮肤和脂肪等）降温很慢，复温也慢。因此，体外循环时要求选择不同部位进行温度监测，如鼻咽温、直肠温度或膀胱温度。降温速度变化以食管和鼻咽温较快，而膀胱或直肠温度变化较慢。体外循环复温过程是危险时期，要保证各部位在降温和复温过程中保持合适的温差（< 6℃），以避免组织氧供需失衡，复温引起的外周血管收缩可以加剧温度的不均匀变化，使用扩血管药可以加快温度平衡。通常膀胱温度比直肠温度恢复快，而且与肺动脉血液温度的相关性良好。食管温度和鼻咽温度可反映心、脑重要器官的温度，复温时主要以这些部位的温度为依据。体外循环降温或复温后，温度都会下降，通常称为续降。续降指停降温或复温时的鼻咽温度与后续最低鼻咽温的差值，续降是机体温度趋于平衡的结果。

二、体温监测设备

1. 热敏电阻温度计（thermistors）　利用半导体热敏感电阻随温度的改变而变化的原理设计而成。镍、钴和铂等合金制成的半导体热敏感电阻对温度的变化非常敏感，温度升高，电阻值明显下降，经过校对和换算得出热敏感电阻探头检测到的物体温度。

2. 热电偶温度计（thermocouples）　利用温差电偶现象来测定温度。温差电偶为两种不同金属的电路，一头接固定温度，另一头接待测温度，在一定温度范围内，温差电偶内产生的电动势和两接头之间的温度差成正比，经过校准通过电子表直接显示数字。

3. 其他　液晶温度计、乙醇和汞柱温度计等。深部温度计（deep body thermometer）是将皮肤加热，使皮肤和皮下组织产生热流零区，从而推算出深部体温。红外线温度计是利用红外线原理设计的专门用于间断测量皮肤、耳鼓膜温度的仪器。

三、体温监测部位

1. 鼻咽温度　将温度探头放在软腭后侧咽后壁处监测体内温度，对降温的变化反应迅速，间接反映脑的温度。正确定位为外鼻孔到同侧耳垂的距离，容易受呼吸气流如气管内插管周围漏气的影响。操作要轻柔，不要损伤鼻腔黏膜，要在肝素化以前放入，以免引起鼻腔大量出血。

2. 食管温度　温度探头放在食管的中下 1/3 处，成人放在甲状软骨下 15 ～ 20 cm 或放于食管听诊心音最强处，更接近血温。在鼻咽温监测困难或气管内插管周围漏气对鼻咽温度准确性影响较大等情况下使用，但此部位不能用于清醒患者。

3. 直肠温度　测定中心温度的常用部位，温度探头置入肛门 5 cm 以上，较中心温度偏高 0.5 ～ 1℃。直肠温度在体温变化较快时反应较慢，容易受粪便的影响。

4. 鼓膜温度　用鼓膜温度探头监测鼓膜和外耳道的温度，能较快地反映下丘脑的温度，比较准确，与食管温度的相关性良好，测定中心温度的常用部位之一。为防止鼓膜损伤，用红外线鼓膜温度计间断监测耳鼓膜温度似乎较为理想。

5. 膀胱温度　将温度探头置于留置导尿管中，测量中心温度较直肠温度更为准确。但成本较高，当尿量少于 270 mL/h 时，反应速度变慢。

6. 血液温度　体外循环时需要监测动脉端或静脉端血液温度，体外循环机带有监测血温的装置，可以通过静脉引流管道监测血温，但可能受环境温度的影响。Swan-Ganz 导管尖端带有测量血温的装置，可持续监测肺动脉血温的变化，在没有心肌表面降温及心肌保护液影响时，判断中心温度最佳。

7. 腋窝温度　手术室外最常用的传统测温部位，温度计放于腋窝，测量的是体表温度，较口腔温度低 0.3 ～ 0.5℃。偶尔需要时可以临时使用。

8. 周围皮肤温度　将皮温探头放置于足趾或足背部皮肤，通常被认为可以反映外周组织的灌注情况，因为该部位的温度与局部血流密切相关，与 CO 也有一定的相关性。通过观察与中心温度的差异，可间接反映复温的均匀程度。

四、温度监测的并发症

1. 鼻咽部黏膜损伤　常见，导致出血。轻微的出血经局部压迫或使用麻黄碱溶液点鼻可以止血；出血较多者，出血停止以前不要轻易拔出气管导管，以免造成误吸、窒息；严重者需要耳鼻咽喉科会诊处理。

2. 外耳道出血或鼓膜穿孔　鼓膜温度电极操作不当可以引起外耳道出血及鼓膜穿孔。

3. 电灼伤　罕见。某些电流通过的温度电极，当绝缘层破裂时可能引起电灼伤。

4. 直肠或膀胱黏膜损伤　很少见，多与粗暴操作有关。使用石蜡油、碘伏等润滑探头，注意操作轻柔，可以避免此类损伤。

第 5 节　抗凝监测

一、临床意义

1. 体外循环抗凝　血液必须在抗凝状态下才可以与体外循环设备及其管道等人工材料直接接触，否则会触发凝血过程，这是体外循环抗凝的主要原因。迄今为止，围体外循环期使用肝素抗凝并用鱼精蛋白拮抗，仍是临床上几乎唯一的办法。由于肝素的抗凝效果受效价、个体差异、温度和给药方法等因素的影响，为确保肝素血管内给药和达到足够的抗凝效果，避免发生致命性危害事件，必须常规进行抗凝监测。

2. 非体外循环心血管手术抗凝　非体外循环冠状动脉旁路移植（off-pump CABG）术，防止血栓形成和利于自体血液回收；外周血管手术防止血栓形成；先天性心脏病缺损［动脉导管未闭（PDA）、室间隔缺损（VSD）等］封堵、主动脉腔内覆膜支架隔绝术和经导管主动脉瓣置入术（transcatheter aortic valve implantation，TAVI）等介入手术的抗凝；非体外循环大血管手术的抗凝等。

3. 抗凝和抗血小板药物治疗　内科冠状动脉介入治疗（PCI）后双联抗血小板治疗防止血栓形成；心脏瓣膜置换术后抗凝治疗；房颤的药物抗凝治疗；血液透析和体外膜肺支持（ECMO）抗凝等。

4. 凝血功能异常　由于各种因素对凝血功能的影响，围手术期可以出现各种不同原因的凝血功能异常，此类高危出血患者需进行凝血功能的监测。肝素抗凝效应、拮抗效果和其他凝血功能监测，都是实施心血管外科不可缺少的手段。

二、肝素抗凝的监测

（一）激活全血凝固时间（ACT）

1. 基本原理　ACT 最早在 1966 年由 Paul G. Hattersley 首先提出，随后在心脏外科被广泛使用，到目前为止 ACT 仍然是监测肝素抗凝效果的金标准，该监测能快速准确地反映肝素的抗凝效果，简便易行。测定 ACT 的基本原理是在全血中加入硅藻土或白陶土作为酶的激活剂，通过激活内源性凝血途径，计算完成凝血过程的时间，即 ACT 值，正常值为 70 ~ 120 s。除肝素外，ACT 还受血小板和纤维蛋白功能的影响。

2. 基本方法　常用 ACT 自动监测仪来测量 ACT，目前临床常用的主要有 3 种，根据仪器生产厂家的不同，测量方法也不同。

（1）试管法（硅藻土）：国内典型代表是北京科仪诚科技开发中心科仪®ACT 监测仪。用内带磁棒的硅藻土（12 mg）试管，取2 mL全血加入混匀，放于磁力探测井内旋转，自动加热使样本保持在37℃，血凝出现即报警计时。该检测属实时检测，ACT数值检测的时间就是ACT结果出来的时间。

（2）微管法（白陶土）：典型代表是美国Hemtec®ACT监测仪。将0.4 mL血液加入两个装有激活剂的微管中，中间的活塞上下活动，自动加热使样本保持在37℃，血凝块形成时使活塞活动速度减慢直至停止，通过图像光学处理系统，显示出现血凝块的时间并报警计时。该检测也属实时检测，ACT数值检测的时间就是ACT结果出来的时间。

（3）玻片法（硅藻土或白陶土）：美国Hemochron全血微凝检测仪（Hemochron Signature whole blood microcoagulation system）已在国内普遍使用。使用专用的ACT测试玻片，只需要一滴（50 μl）新鲜全血，自动定量吸样，血样和试剂自动混合，系统通过若干LED光电管来探测混合样本的运动，当微凝块开始形成时，样本运动阻力加大，速度减慢，当样本运动速度降低到预定值（凝固终点）时，系统将全部凝固所需时间自动转化，从测试启动到结果转换一步完成，显示为硅藻土法ACT对应值，而测试时间只有传统方法的一半（图1-3-5）。该仪器针对不同的肝素浓度使用不同的测试玻片：① ACT-LR用于监测低浓度的肝素（0 ~ 2.5 U/mL）的ACT；② ACT+用于监测高浓度的肝素（1 ~ 6 U/mL）的ACT，并且不受抑肽酶、低温、血液稀释的影响；③该仪器也可以使用添加其他试剂的测试玻片，更方便地检测PT、激活部分凝血活酶时间（aPTT）和国际标准化比值（INR）等。

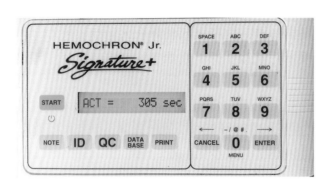

图1-3-5　美国Hemochron全血微凝检测仪

3. 肝素量效曲线　美国罗马琳达大学医学中心（Loma Linda University Medical Center）的Brian S. Bull等，通过监测肝素的体内抗凝效果，发现肝素与ACT之间存在直线相关性，即经典的Bull肝素量效曲线（图1-3-6）。进一步的研究发现，当ACT < 400 s时血液内有凝血前体形成和血小板激活，当ACT < 300 s时体内可能有微栓形成，最终确定体外循环期间安全的ACT以> 480 s为宜。肝素的量效曲线有助于指导肝素的抗凝和拮抗，但由于体外循环中肝素和ACT之间并不完全呈线性相关，在肝素化后达到足够抗凝ACT时，也并不意味着能完全抑制凝血酶的形成。体外循环结束用鱼精蛋白拮抗后，体内残余肝素也不是ACT延长的唯一原因。体外循环后ACT延长，可以见于残余肝素效应、血小板数量和功能损伤、凝血因子减少和低纤维蛋白血症等。通过ACT无法判断导致凝血功能障碍的原因，如凝血因子的缺乏、血小板功能和纤维蛋白溶解过程等。因为硅藻土只能激活内源性凝血系统，当凝血因子Ⅲ缺乏和血小板减少时，ACT 可能正常。体外循环后渗血增多，尤其是出现凝血功能障碍，为判断是否为肝素的作用，通过肝素浓度测定、血栓弹力图检查和其他凝血功能的监测手段，可以为辅助判断出血原因提供更好的参考指标。

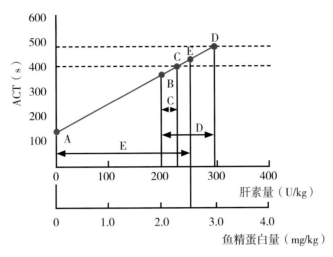

图 1-3-6　肝素量效关系及其拮抗

　　图中 A 点为肝素抗凝前 ACT 对照值，给予初始量肝素 200 U/kg，得到肝素量效曲线，要达到 C、D 两点相对应的 ACT，理论上需要追加 C、D 双箭头间肝素量。假设拮抗前 ACT 为 E 点对应值，则理论上需要鱼精蛋白拮抗的肝素量为 E 双箭头间肝素量 [修改自 Bull BS, Huse WM, Brauer FS, et al. Heparin therapy during extracorporeal circulation.II. The use of a dose-response carve to individualize heparin and prota unia doaese[J]. Thorac Cardiovasc Surg, 1975, 69(5): 685-689.]。

　　4. 指导拮抗　体外循环后常用 ACT 来监测和指导鱼精蛋白拮抗肝素的效果，但准确性不佳。因为体外循环后影响 ACT 的因素很多，降低了 ACT 与肝素浓度之间相关性的灵敏度，尤其是当血浆肝素浓度处于低水平时。因此，要正确理解 ACT 监测的临床意义，以便更精确地估算鱼精蛋白拮抗肝素的剂量，从而减少失血。

（二）肝素浓度测定

　　1. 意义　对判断体外循环后凝血功能紊乱的原因和指导肝素拮抗具有一定参考价值。由于肝素效价、肝素与抗凝血酶（antithrombin，AT）相互作用的个体差异、温度等因素的影响，肝素浓度监测肝素化的临床意义不大。通过监测肝素浓度可以了解体内肝素水平，辅助判断拮抗肝素后出血的原因、鱼精蛋白中和效果，确定肝素反跳程度和更精确地估计鱼精蛋白用量。测定方法有鱼精蛋白滴定法、荧光底物分析法等。鱼精蛋白滴定法的基本原理是一定量的鱼精蛋白可以中和一定量的肝素，即 1 mg 鱼精蛋白中和 100 U 肝素，含不同浓度鱼精蛋白的试管加入肝素血样本，通过观察出现血凝块来判定肝素浓度，准确性较差；荧光底物分析法是将血样本加入含 AT 的正常血浆中，再加入凝血酶原标准液，形成 AT- 肝素 – 凝血酶原复合物和剩余凝血酶原，则剩余凝血酶原的量与样本肝素含量成反比，再加入纤维蛋白原样物质，剩余凝血酶原会将其裂解形成荧光样物质，分析其荧光强度，与标准曲线比较即得肝素浓度，结果比较准确，不受其他抗凝剂、纤维蛋白原、AT 和温度的影响。正常情况下肝素浓度 4 U/mL 足以抗凝，肝素浓度超过 2 U/mL，一般 ACT > 300 s。需要强调的是肝素浓度不能反映肝素的抗凝效果，特别是对 AT 缺乏者来说。

2. 体外循环期间监测肝素浓度　目的是维持稳定的肝素浓度而不是稳定的 ACT。因此，通常需要更高浓度的肝素，同使用 ACT 监测相比肝素用量更大，不适合临床需要。理论上讲，体外循环预充液中的肝素浓度要和启动体外循环时体内的肝素浓度相同，即肝素浓度 > 2 U/mL，所以 1500 mL 预充液中含肝素 5000 U，成人体外循环预充液通常需加 5000 ~ 10 000 U 肝素。

（三）肝素化期间 ACT 的监测程序

1. 测定 ACT 基础值　肝素化前抽取中心静脉血测定 ACT 基础值。如果 ACT > 300 s，重复测 ACT，根据肝素量效曲线来确定肝素的用量。

2. 肝素化（全量）　通常在主动脉插管前经征询外科医师意见后，经中心静脉通路注射肝素 400 U/kg，体外循环预充 2000 ~ 5000 U（0.5 ~ 1 mg/kg）。体内给肝素 5 min 后抽全血测定 ACT。除紧急状态外，必须常规 ACT 监测，在不能证明体内得到足够的肝素化（试管法或微管法 ACT > 480 s；玻片法 ACT > 410 s）前，不能开始体外循环。

3. 补充肝素　如果体外循环前 ACT 值未达到 480 s 以上（玻片法 ACT > 410 s），需及时追加补充剂量的肝素，同时需要检查和确定肝素是否有效注入患者血液循环中、血浆 AT 水平以及是否需要补充 FFP。通常将肝素用量 > 5.5 mg/kg 而 ACT 值仍然达不到转机要求，称为肝素耐药，此时至少需快速输注 2 U FFP 后再追加肝素和测量 ACT。

4. 体外循环期间　体外循环开始后 3 min 检查 ACT，以后每隔 20 ~ 30 min 重复检查，复温后适当缩短监测时间。如果 350 s < ACT < 400 s，追加肝素 0.5 mg/kg；如果 ACT < 300 s，至少追加肝素 1 ~ 2 mg/kg。

5. 鱼精蛋白拮抗　体外循环结束后暂时保留主动脉插管，需要同外科医师沟通使用鱼精蛋白拮抗的时机。首次量鱼精蛋白拮抗 10 min 后再检查 ACT 值，估计追加鱼精蛋白的剂量。后续根据渗血情况，必要时复查 ACT 值。

6. 非体外循环抗凝（如血管手术）　通常经中心静脉通路体内给肝素 100 ~ 200 U/kg，维持 ACT 值在 200 ~ 300 s 以上，每隔 40 ~ 50 min 重复检查 ACT，根据 ACT 值和手术时间追加肝素，追加量通常是首次量的半量。

三、围手术期凝血功能监测

（一）血栓弹力图（thromboelastography，TEG）

1. 基本原理　麻醉医师最早将 TEG 用于肝移植手术凝血功能的监测，现在已被普遍用于体外循环后凝血异常的检查。TEG 可以提供血栓形成全过程的相关信息，包括血栓形成的速度、强度和稳定性。具体检测方法如下：抽取预定量的全血放入预热至 37℃的试验杯；杯子以恒定的速度和弧度不停地轻轻旋动，这种缓流模仿血管内的血液流动并激活凝血过程；连结在悬垂丝上的静止探针伸入样品杯中，随着纤维蛋白的形成，悬垂丝和杯壁之间形成的纤维蛋白 – 血小板复合体将两者连在一起；血块形成的速度和强度通过机械 – 电转换器转换成电信号，由计算机进行分析、量化成数值并生成图像。

2. TEG 测量参数（图 1-3-7） R 为反应时间，表示激活开始到最初产生纤维蛋白的时间，正常值为 10 ~ 15 min；K 为凝血时间，测量纤维蛋白和纤维连接形成的速度，正常值为 6 ~ 12 min；α° 角测量血凝速度，正常应 > 45°；MA 表示凝血形成的最大幅度，正常值 50 ~ 60 mm，主要依赖于血小板数量、功能以及纤维蛋白原浓度；A60 显示 MA 后 60 min 时的幅度；A60/MA 比值为血栓溶解指数，正常值应 > 85%；F 为从 MA 回到零点的时间，测量血栓溶解的指标，正常应 > 300 min。可通过高岭土或组织因子等激活凝血系统，通过对比来判断纤维蛋白原作用、肝素效应、PTT 和血小板功能等。

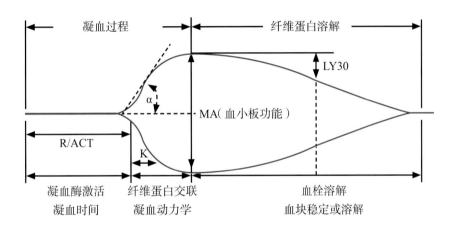

图 1-3-7 血栓弹力图（TEG）示意图

R：反应时间；K：凝血时间；α角：血凝速度；MA：最大凝血幅度；ACT：激活全血凝固时间；LY30：纤维蛋白溶解速率。

3. 临床意义 TEG 主要检查血小板与血浆凝血系统的相互作用，记录最初凝血形成到血凝块发展、回缩和溶解的整个过程。通过 TEG 分析可以发现诸多凝血异常的原因，例如肝素残留、血小板功能紊乱和纤维蛋白溶解。TEG 主要用于判断体外循环后凝血功能异常的原因，对指导肝素中和也有重要意义。TEG 结合血小板计数和纤维蛋白原浓度测定，能解释大部分凝血功能障碍的病因。如果术后出血患者的 TEG 正常，常提示外科出血，应重新手术止血。

（二）旋转血栓弹力描记图

1. 基本原理 旋转血栓弹力描记图（rotational thromboelastometry，ROTEM）原理和 TEG 基本相同，在 TEG 原理的基础上进行了改良。同 TEG 的不同之处在于试验杯静止不动，而探针以恒定的速度和弧度轻柔转动，随着纤维蛋白的形成，悬垂丝和杯壁之间形成的纤维蛋白 – 血小板复合体将两者连在一起，血块形成的速度和强度通过电荷耦合图像传感器转化为可视图像，反映血浆的凝血功能、血小板功能和纤维蛋白溶解过程（图 1-3-8）。

2. ROTEM 测量参数 虽然和 TEG 使用的专业术语不同，但部分指标可在 TEG 中找到对应的项目：CT（ROTEM）对应 R（TEG），CFT（ROTEM）对应 K（TEG），MCF（ROTEM）对应 MA（TEG）。ROTEM 特有的检测，如 INTEM，利用磷脂和鞣花酸激活凝血，结果类似

aPTT；EXTEM 则利用组织因子激活凝血系统，结果类似 PT；HEPTEM 与 INTEM 的比较可以分析肝素的作用；APTEM 与 EXTEM 的比较可以评估纤溶状态，FIBTEM 与 EXTEM 评价纤维蛋白原作用等。

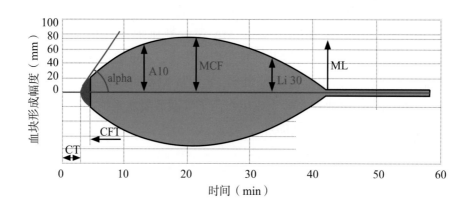

图 1-3-8　旋转血栓弹力描记图（ROTEM）示意图

CT：凝血开始时间；CFT：血块形成时间；A10：凝血 10 min 幅度；MCF：最大凝血强度；LI 30：纤溶指数；alpha：α 角；ML：最大溶解。

（三）声凝分析

1. 基本原理　声凝分析（sonoclot analysis）和 TEG 原理相似，可评估全血凝血功能，但比 TEG 简单轻便。基本方法是用一个垂直振荡的活塞悬吊在全血中，振荡电极可以发出振幅 < 1 μm、频率 < 200 Hz 的次声波，测量时血标本保温在 37℃，当血凝发生时血液黏滞度产生变化，仪器通过探头尖部感受到血凝对振荡电极低频振荡波的机械阻抗变化，转化为图表形式输出，产生有特征的图形。血栓开始形成的时间（T_1）相当于 TEG 的 R，通常为 80 ～ 130 s。凝血斜率为 15 ～ 30 U/min，相当于 TEG 的 α 斜率。

2. 临床意义　声凝分析对血小板活性相当敏感，分析图形的上升支有一个切迹，由血凝块回缩造成，由于血栓回缩为血小板诱发的纤维蛋白收缩所致，可以定性监测血小板功能。当血小板减少或功能异常，凝血开始时间延长，升支切迹消失，收缩峰下降，升支斜率降低等。声凝分析同 TEG 参数有很好的相关性，对许多凝血功能紊乱可以提供足够的筛选，但不能提供具体凝血因子的异常，对纤维蛋白的溶解诊断较 TEG 困难。

（四）其他六项凝血功能检测

1. 凝血酶原时间（PT）　监测外源性和共同通路的凝血功能。抗凝分离血浆，加入组织因子，测量血凝形成的时间。用 Quick 法测定其参考值为 12 ～ 14 s，凝血酶原活动度为 80% ～ 100%，PT 超过正常对照 3 s 以上者具有临床意义。当凝血因子 Ⅶ、Ⅴ 和 Ⅹ 少于正常的 50% 时，PT 明显延长；凝血酶水平是正常 30% 或纤维蛋白原浓度 < 1 g/L 时，PT 轻微延长。可用于华法林抗凝期间的监测。

2. 部分凝血活酶时间（PTT）　监测内源性和共同通路的凝血功能。枸橼酸盐抗凝血液离心，将血浆加入含有钙、部分凝血酶原活酶的试管温浴，观察血凝时间。PTT 正常值为 73 ～ 84 s。

当凝血因子 VIII、IX、XII 和 XI 缺乏时，PTT 延长。用白陶土或硅藻土可以加速凝血，称为激活部分凝血活酶时间（aPTT）。抗凝血浆暴露于白陶土或硅藻土表面激活，加入稀释的磷脂悬浮液，测量血凝形成时间。aPTT 正常值为 35 ~ 45 s，较对照值延长 10 s 以上才具有意义。凝血因子 XII、XI、IX、VIII、V、X 和纤维蛋白原不足时，aPTT 延长，可以作为肝素抗凝的监测（如 ECMO 抗凝期间）。

3. 国际标准化比值（international normalized ratio，INR）　由于凝血活酶试剂不同，PTT 的检测结果差异很大，为使不同的凝血活酶试剂测得的结果具有可比性，因此都要与国际认可的标准用凝血活酶所测得的结果对比，得出国际敏感指数（ISI），与国际标准相同，则 ISI 是 1。确定 ISI，以 INR 为结果报告。INR 可有效监测使用抗凝药物（如华法林）的效果，以防止血栓形成。INR 的值越高，血液凝固所需的时间越长，但如果 INR 值过高，则出血风险增加。正常健康成年人 INR 值约为 1.0，机械瓣置换术后患者的 INR 值一般应保持在 2.0 ~ 2.5，房颤抗凝患者的 INR 值一般应保持在 2.0 ~ 3.0。理想的 INR 值要个体化，因人因病而异。

4. 血小板计数　直接计数全血中血小板的数量，正常值为（100 ~ 300）× 10^9/L。血液血小板数 < 100×10^9/L 为血小板减少，< 50×10^9/L 则有出血危险。血小板发挥正常的促凝血和止血作用，既需要一定数量也需要良好的质量，血小板数量不能代表血小板的功能。血小板功能的检测包括黏附、聚集和释放等，不同的血小板功能需要相应的检测手段。

5. 出血时间　刺破皮肤毛细血管出血到停止出血的时间，反映毛细血管壁血小板的数量及功能。用 Duke 法测量值为 1 ~ 4 min。当血小板数量 < 50×10^9/L 时，出血时间延长。使用抗血小板药物（如阿司匹林）即使血小板计数正常，出血时间也可延长。

6. 凝血时间　监测内源性通路的凝血功能。血液离体后接触带阴电荷（玻璃）的表面，因子 XII 被激活，其他凝血因子也相继激活，使纤维蛋白原转变为纤维蛋白，观察整个过程所需时间。正常值试管法为 4 ~ 12 min，玻片法为 2 ~ 5 min。凝血时间延长见于凝血因子 XII、XI、IX、VIII 和纤维蛋白原不足时。

（于钦军　王伟鹏）

参考文献

［1］GERHARDT M A, SPRINGER A N. Monitoring the Cardiac Surgical Patient[M]//GRAVLEE G P, SHAW A D, BARTELS K. Hensley's Practical Approach to Cardiothoracic Anesthesia. 6th edition. Philadelphia: Wolters Kluwer, 2019, 109-155.

［2］WHO guidelines for safe surgery 2009: Safe surgery saves lives[EB/OL]. Available at: www.who.int/patientsafety/safesurgery/en.

［3］HAYNES A B, WEISER T G, BERRY W R, et al. Safe surgery saves lives study group. A surgical safety checklist to reduce morbidity and mortality in a global population[J]. N Engl J Med, 2009, 360(5): 491-499.

［4］黄巧文，朱斌，林志坚，等 . 麻醉规范化管理的机遇和挑战 [J]. 麻醉安全与质控，2020, 4(4): 196-201.

［5］BERTRAND O F, CAREY P C, GILCHRIST I C. Allen or no Allen: That is the question[J]. JACC, 2014, 63(18): 1842-1844.

［6］American Society of Anesthesiologists. Practice guidelines for pulmonary artery catheterization: An updated report by the American Society of Anesthesiologists task force on pulmonary artery catheterization[J]. Anesthesiology, 2003, 99: 988-1014.

［7］王伟鹏，张东亚，吴学仁，等 . 不同部位放置中心静脉管到位率的观察 [J]. 中国循环杂志，1995, 10: 113-114.

［8］American Society of Anesthesiologists. Practice guidelines for central venous access 2020: An updated report by the American Society of Anesthesiologists task force on central venous access[J]. Anesthesiology, 2020, 132: 8-43.

［9］SCHIEFENHÖVEL F, TRAUZEDDEL R F, SANDER M, et al. High central venous pressure after cardiac surgery might depict hemodynamic deterioration associated with increased morbidity and mortality[J]. J Clin Med, 2021, 10(17): 3945.

［10］RUDZINSKI P N, HENZEL J, DZIELINSKA Z, et al. Pulmonary artery rupture as a complication of Swan-Ganz catheter application, diagnosis and endovascular treatment: a single centre's experience[J]. Adv Interv Cardiol, 2016, 2(44): 135-139.

［11］GIDWANI U K, GOEL S. The pulmonary artery catheter in 2015: The swan and the phoenix[J]. Cardiol Rev, 2016, 24: 1-13.

［12］JUDGE O, JI F, FLEMING N, et al. Current use of the pulmonary artery catheter in cardiac surgery: a survey study[J]. J Cardiothorac Vasc Anesth, 2015, 29(1): 69-75.

［13］MARIK P E. Obituary: Pulmonary artery catheter 1970 to 2013[J]. Ann Intens Care, 2013, 3: 38-43.

［14］HATTERSLEY P G. Activated coagulation time of whole blood[J]. JAMA, 1966, 196(5): 436-440.

［15］BULL B S, HUSE W M, BRAUER F S, et al. Heparin therapy during extracorporeal circulation.II. The use of a dose-response curve to individualize heparin and protamine dosage[J]. J Thorac Cardiovasc Surg, 1975, 69(5): 685-689.

［16］MEESTERS M I, HEYMANN C V. Optimizing perioperative blood and coagulation management during cardiac surgery[J]. Anesthesiol Clin, 2019, 37: 713-728.

［17］ZAKY A. Thromboelastometry versus rotational thromboelastography in cardiac surgery[J]. Semin Cardiothorac Vasc Anesth, 2017, 21(3): 206-211.

第 4 章

经食管超声心动图

第 1 节　经食管超声心动图技术

一、超声心动图（echocardiography）显像技术

1. *M 型超声*　沿单一扫描线获得的时间 – 运动图像。X 轴表示时间，Y 轴表示距离和程度，由 X 轴和 Y 轴共同组成心脏结构运动的一维图像，由于超声束方向固定，扫描线集中，连续记录时可显示多个心动周期的变化。结合心电图、心音图、心内压力曲线和多普勒信号等同步记录，可以进行波形分析、血流动力学研究、观察心脏舒张与收缩和瓣膜打开与关闭的变化、测量计算心腔缩短分数和射血分数等。而对心脏切面轮廓、结构空间方位及其周邻关系的认识和判断存在困难，有一定的局限性。

2. *二维超声*　对心脏的断面扫描，展示出心内结构及大血管的二维图像。克服了 M 型探头的一维限制，探头沿着一个平面进行快速连续地重复扫查，声束所扫过的组织结构平面被显示为二维图像。主要有机械扇形超声扫描和相控阵超声扫描两种，后一种由极小的压电晶体片组成，可以用很小的传感器进行食管超声心动图检查。二维超声探头包括双平面和多平面，目前多使用多平面探头。

3. *三维超声*　展示心脏的立体三维图像（three-dimensional ultrasonic imaging）。三维超声成像技术有三维重建和实时三维两种技术，三维重建是静态成像，实时三维是三维动态成像。三维超声成像使心脏结构的显示更加清晰和立体化。

4. *多普勒超声心动图*　通过血细胞对超声波的反射，利用多普勒效应和多普勒频移可以计算血流速度。多普勒超声心动图可以与二维、三维和 M 型超声心动图结合。

（1）脉冲多普勒（PW）：PW 是按一定规律间歇发射和接收超声波，发射与接收之间有时间延迟，探查物质的运动速度值受脉冲重复频率的限制。高频 PW 经超声换能器换成超声脉冲，通过接收血细胞对超声脉冲的散射回波，反映不同深度的血流随时间变化的特性。主要测定血流速度和方向。特点是只测量感兴趣部位血流速度，不能测量高流速血流。

（2）连续波多普勒（CW）：CW 模式下探头具有两个传感器，一个连续发射超声波，另一个连续接收反射波，发射和接收之间无时间延迟，故不能定位诊断，但对高速血流测量准确。CW

可以测定 CO 等血流动力学指标。这种技术在 TEE 中应用，可以准确地测量主动脉血流速度和每搏量。特点：测定包括了该超声束路径上所有速度的血流，可测量高流速血流，但不能定位。

（3）彩色血流多普勒：用二维和 PW 结合，可以在真实时间内彩色显示和测量心脏组织结构和血流。彩色血流多普勒主要有三种基本颜色，即红色、蓝色和绿色。对着探头方向的血流为红色，背离方向血流为蓝色。这种技术可以进行血流定位，测量血流方向、速度和加速度。

（4）组织多普勒成像（TDI）：显示心肌组织运动速度、方向和时相。了解心肌的收缩与舒张功能。

5. 超声心动图声学造影　利用超声对比剂增强显像效果，显示心内膜边界和评估心内结构，用于了解心功能和诊断解剖结构异常。心肌对照超声心动图（MCE）是对比剂进入左室或主动脉根部，出现在冠状动脉及其微循环，心肌灌注良好的区域与灌注不良区域形成对比。MCE 对诊断心肌缺血性改变具有较好的特异性和敏感性。

二、经食管超声心动图

（一）经食管超声心动图（TEE）的优势

1. 在心血管外科术中使用经食管超声心动图（transesophageal echocardiography，TEE）已经不可或缺甚至成为部分手术的金标准。对循环系统而言，TEE 可以从形态和功能两个方面来评估，具有定位、定量、定性和定时的基本功能，为围手术期诊疗决策提供有力依据，也有利于提高麻醉和手术的安全性和有效性。对麻醉医师而言，TEE 不仅是诊断技术，同时也是监测技术。围手术期 TEE 的使用，使患者得到了更优良的监护和诊断，从而更有效地指导临床治疗和改善预后，同时也拓展了麻醉医师自身作为围手术期治疗医师的作用，使自己能更大程度地进行介入治疗方案的选择。

2. 近年来，TEE 技术发展迅速，从双平面探头发展到多平面相控阵和全景探头，直到出现经食管的实时三维探头和小儿专用探头。换能器最多包含 2500 个压电晶片，图像扫描速度、旋转角度和功能更好。因此，放置一个食管探头可以解决几乎全部问题。TEE 与经胸超声心动图比较具有诸多优势。

（1）由于探头紧靠左房后壁，直接通过食管和心包探测心脏，功能更加拓展，图像更加清晰和准确。探头与食管腔紧密接触，换能器位置固定，敏感性和特异性增加，监测指标准确可靠。

（2）同手术野分开，可以连续使用在整个心脏外科的围手术期。不仅能进行诊断或补充诊断、监测心脏功能、发现心肌缺血和心肌梗死，还能即时对手术进行指导和评价，甚至改变手术方案，已有证据证明可以明显改善结局。

3. 围手术期 TEE 可用于外科术前诊断或术中即刻诊断，明确和纠正术前诊断；补充提供实时的心脏结构和血流信息，帮助制订详细手术计划；术中监测血容量、心室功能、心肌缺血和心肌梗死，预测心肌存活率，指导麻醉管理和治疗；监测指导瓣膜修补、替换和成形，监测指导缺损修补、畸形矫治，评价术后即刻效果；术后 ICU 监护期间及时发现和处理心肌缺血、左心功能不全、低血容量及心脏压塞等并发症；各种心血管疾病在经胸超声心动图检查图像不清晰、深部结构难以观察而诊断不明者；监测血流动力学的变化，诊断血流动力学不稳定的原因；发现和判断循环系统不良事件的原因（低血压、低氧血症、冠状动脉栓塞等）；其他包括有创监测的放置和定位、指导介入治疗技术（如缺损封堵）、开心手术完成后协助诊断和指导排出心内残余气体等。

（二）TEE 标准平面

1. 美国超声心动图协会（American Society of Echocardiography，ASE）和美国心血管麻醉医师协会（Society of Cardiovascular Anesthesiologists，SCA）制定的术中 TEE（2014 年）指南描述了全面完成术中 TEE 检测的 20 个推荐平面（图 1-4-1）。可以使 4 个心腔、4 个心脏瓣膜、2 个心耳、主动脉、肺动脉、上腔静脉、下腔静脉、冠状静脉窦以及心包得到全面了解。

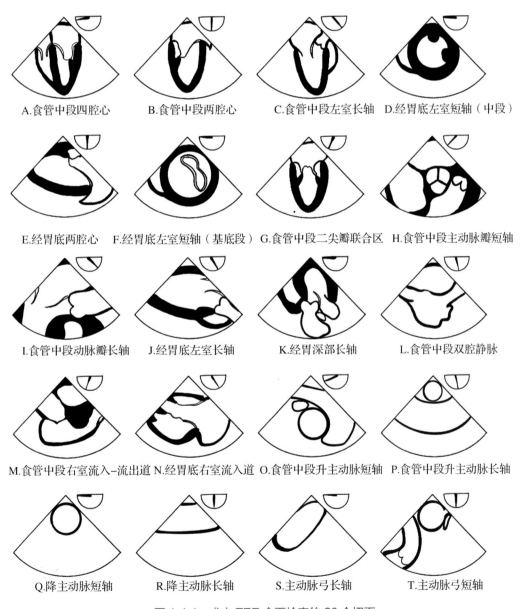

A. 食管中段四腔心　　B. 食管中段两腔心　　C. 食管中段左室长轴　D. 经胃底左室短轴（中段）

E. 经胃底两腔心　　F. 经胃底左室短轴（基底段）　G. 食管中段二尖瓣联合区　H. 食管中段主动脉瓣短轴

I. 食管中段动脉瓣长轴　　J. 经胃底左室长轴　　K. 经胃深部长轴　　L. 食管中段双腔静脉

M. 食管中段右室流入-流出道 N. 经胃底右室流入道 O. 食管中段升主动脉短轴 P. 食管中段升主动脉长轴

Q. 降主动脉短轴　　R. 降主动脉长轴　　S. 主动脉弓长轴　　T. 主动脉弓短轴

图 1-4-1　术中 TEE 全面检查的 20 个切面

引自：2014 年 ASE/SCA 围手术期 TEE 指南。

2. 探头放置　超声探头的远端是 7 ~ 8 cm 可弯曲的引导部分，末端带有超声晶片。TEE 检查时建立 ECG 全程监护。清醒患者（仅限成人）为顺利插管，以 2% 利多卡因在口咽部进行表面麻醉。探头首先用超声耦合剂润滑，盲探或在咽喉镜帮助下放入食管大约 30 cm 处，通过二维超声心动图调节图像方位。由于心脏手术均需要气管插管全麻，放置探头一般无太大困难，但注意勿让牙齿损伤探头或让探头损伤牙齿。小儿探头容易放置，成人探头尽量在摆体位（垫胸肩垫以前）和肝素化前放置，且需要恰当地提起下颌。

3. 常用基本切面　通常要对心腔、瓣膜、大血管和血流在短时间内提供最有价值的资料，需要了解 TEE 最常用的几个基本切面（图 1-4-2）。

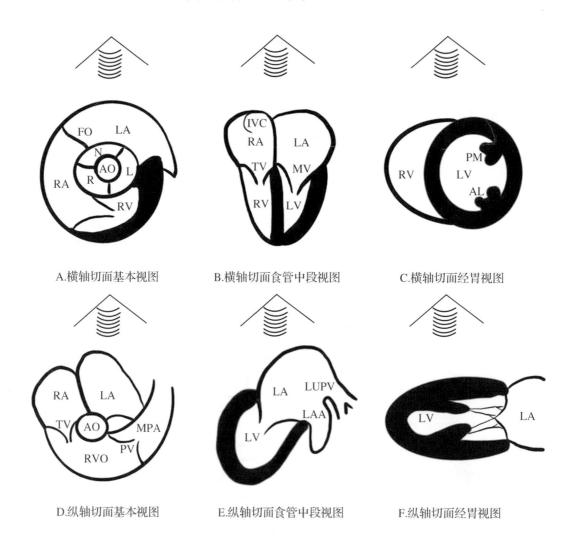

A.横轴切面基本视图　　　B.横轴切面食管中段视图　　　C.横轴切面经胃视图

D.纵轴切面基本视图　　　E.纵轴切面食管中段视图　　　F.纵轴切面经胃视图

图 1-4-2　TEE 监测常用基本切面

LA：左心房；RA：右心房；LV：左心室；RV：右心室；MV：二尖瓣；TV：三尖瓣；L：左冠瓣；R：右冠瓣；N：无冠瓣；AO：主动脉；FO：卵圆孔；IVC：上腔静脉；PM：后乳头肌；AL：前乳头肌；RVO：右室流出道；MPA：主肺动脉；LUPV：左上肺静脉；LAA：左心耳；PV：肺动脉瓣。

（1）横轴切面：即经食管多平面扫描定在 0°，由换能器横向扫描获得。①基本视图：检查心脏的基本结构，圆环形的主动脉根部回声位于正中，能显示冠状动脉和房间隔。此视图检查主动脉瓣特别有用，可以估计瓣叶的运动和钙化程度，观察主动脉口处结构与血流情况。②食管中段视图（四腔心切面）：显示左房、左室、右房和右室结构。可以探测房室腔形状、室壁活动和心内气泡。用多普勒可以估计二尖瓣功能。房间隔显示清晰，可以判断缺损和分流。③经胃视图（左室短轴切面）：探头位于胃部，主要显示左室及其附近结构。该切面可显示前降支、回旋支和右冠状动脉三支冠状动脉的血供心肌，易于监测整个左室功能和心肌缺血引起的室壁运动异常。

（2）纵轴切面：经食管多平面扫描定在 90°，由换能器纵向扫描获得。①基本视图：主要显示三尖瓣、右室流出道、肺动脉瓣、主肺动脉结构和血流。此切面可以帮助置入肺动脉导管。②食管中段视图：显示二尖瓣的解剖，包括乳头肌结构。观察左房情况，有助于诊断左房血栓。结合脉冲多普勒可以观察左上肺静脉和评估二尖瓣关闭不全的程度。③纵轴经胃视图：显示左房、二尖瓣和左室结构和血流。估计左室前壁和下壁的室壁运动情况。

（3）胸主动脉切面：在横轴和纵轴切面均可以探查胸主动脉。探头从胃底部逐渐撤退至主动脉弓位，旋转晶片扫描 0°～90°。可依次显示主动脉根部短轴、升主动脉、主动脉弓和降主动脉切面。有助于诊断主动脉病变和测量主动脉血流。

（三）TEE 的适应证

1. 美国 AHA/ACC 指南将适应证分为 3 类。①Ⅰ类：证据和（或）观点表明 TEE 对诊断和指导治疗有用和有效；②Ⅱ类：有关 TEE 有用或有效的结果存在矛盾和（或）观点分歧，Ⅱa 指证据或观点倾向其有用或有效，而Ⅱb 很少有证据或观点支持其有用或有效；③Ⅲ类：结果和（或）观点表明无用或无效，甚至对个别患者有害。

2. 鉴于 TEE 的并发症大部分是置入探头和操作过程而造成，对患者的风险大都可以预测，故在心脏外科的大部分患者术中使用都具有合理性，除非证明不需要或对患者有害。美国 AHA、ACC 和欧洲心脏病学会（European Society of Cardiology，ESC）指南都表明在所有瓣膜病外科使用 TEE 都合理，在先心病矫治中同样如此。以下是 TEE 的Ⅰ类适应证。

（1）评估急性、持续性威胁生命的血流动力学扰乱而心室功能不明确且治疗无效。

（2）瓣膜损害或梗阻性肥厚型心肌病的外科矫治。

（3）评估复合同种血管瓣膜替换和冠状动脉再植手术（如 Ross 手术）。

（4）大多数需要体外循环的先心病的外科矫治。

（5）心内膜炎术前检查不足或怀疑感染累及瓣周组织的外科治疗。

（6）微创心脏外科和其他心脏手术期间，心内装置的放置和位置监测。

（7）评估后部或分隔成腔的心包积液的开窗引流。

（8）需要评估主动脉瓣的主动脉夹层的外科治疗。

（四）禁忌证和并发症

1. 禁忌证　严格地讲，TEE 属半无创性监测，术前应排查口咽和食管疾病。相对禁忌证包括：对检查不合作者；存在活动性上消化道出血、近期胃食管外科、吞咽困难、纵隔放疗病史；食管炎、食管狭窄、食管肿瘤、食管憩室、食管静脉曲张、食管瘘和食管硬皮病等食管疾病；

巨大胸主动脉瘤；出血性疾病等。

2. 并发症　TEE的并发症并不罕见，有时还很严重。最常见的是咽喉部或食管损伤出血；其他如牙齿损伤、腮腺肿胀、暂时性喉返神经麻痹、食管穿孔、严重心律失常、误吸、支气管痉挛、高血压或大血管受压等；小儿可以引起气道梗阻，造成通气障碍。

第2节　术中TEE监测功能

一、估计前负荷

1. TEE通过实时观察各心腔大小，测定左室舒张末面积（LVEDA）来估计左室舒张末期容量，从而估计左室前负荷。即使是存在心室壁运动异常的患者，经胃短轴平面测定LVEDA仍是估测前负荷的良好指标。

2. 用多平面TEE和声学定量技术，通过对心室腔的直接观察，可以提供左室舒张末期容量、收缩末期容量和EF。研究表明，TEE提供的LVEDA、左室舒张末期容量同CO的相关性比PCWP同CO的相关性好。通过测定LVEDA可以帮助判断患者的容量治疗反应（每搏量和CO的变化），早期研究将PCWP与LVEDA对前负荷的评估进行比较，发现CVP和PCWP很难预测CO对容量治疗的反应。

二、评估心脏整体收缩功能

1. 整体收缩功能可以通过超声扫描迅速估测　如果心肌收缩受到抑制，则心肌纤维呈最大限度伸展，舒张末期容量增加。观察收缩期室壁运动的类型也可以估计左室功能。心脏正常收缩，左室内膜表面向中心移动，室壁厚度增加。如果存在收缩功能下降、心肌梗死或心肌病，则左室室壁会出现一个或多个区域运动异常、室壁厚度不增加或甚至变薄。测量左室腔、室壁和血流的变化可以量化心脏收缩功能。

2. 评估心脏整体收缩功能的常用参数　通过实时肉眼目测能准确评估心室收缩功能，快速地评估左室射血分数（LVEF）。通过公式 EF（%）=（EDV-ESV）/EDV×100% 可以计算EF，其中EDV指舒张末容积，ESV指收缩末容积。但术中实际测定心室容积很困难且耗时，通常用左室面积改变分数（FAC）来代替EF，研究显示在左室乳头肌短轴平面测定舒张末和收缩末的面积或直径并计算FAC，得到的FAC值与核素显像血管造影及闪烁显像的EF密切相关。

（1）左室缩短分数（FS）：用M型超声测量左室舒张末期内径（LVIDd）和左室收缩末期内径（LVIDs），通过计算得出FS。FS（%）=（LVIDd-LVIDs）/LVIDd×100%。正常值平均为30%，下限为25%。FS反映心肌收缩力，临床意义相当于左室EF。心室收缩的明显协调性影响测定值的准确性。

（2）平均左室周径缩短速率（mVCF）：收缩期左室短轴圆周变化速度，反映左室收缩状态。用舒张末期与收缩末期圆周之差（Dd – Ds）除以左室射血时间（LVET）来计算 mVCF，即 mVCF=（Dd – Ds）/Dd × LVET。正常值平均为 1.3 周 /s，下限为 1 周 /s。

（3）面积改变分数（FAC）：通过测量左室收缩末期切面面积（LVESA）和舒张末期切面面积（LVEDA）来计算 FAC。FAC（%）=（LVEDA–LVESA）/LVEDA × 100%。在无局部室壁运动异常时，FAC 值可以代替 FS，相当于左室 EF，反映左室整体收缩功能较 CO 更敏感。LVEDA 可以反映左室前负荷，通过监测 FAC 和 LVEDA 的变化，可以指导正确的麻醉处理。例如，LVEDA 减少而 FAC 增大，则低血压的原因可能为低血容量。相反，LVEDA 增大而 FAC 减少，表明心肌收缩力下降，应使用正性肌力药物和减少左室前负荷。用 LVEDA 和 FAC 来指导临床决策优于 PCWP。如果存在缺损、室壁运动异常、解剖异常（如主动脉瘤）会产生估计偏差。另外，通过面积可以计算容量，再计算得出容量 EF。

（4）主动脉血流加速度（ACVm）：用多普勒超声测定，从血流起始点至最大峰值之时间除收缩期血流最大速度（Vmax）。评估左室心肌收缩力的敏感指标。正常值为 7.4 ～ 13.2 m/s。

（5）二尖瓣 – 室间隔夹角：快速估测左室收缩功能的半定量指标。通过测量舒张期二尖瓣前叶与室间隔夹角来评价左室收缩功能。左室收缩功能减退，由于左室舒张末期容量增大，二尖瓣血流量减低，二尖瓣 – 室间隔夹角增大。在 TEE 四腔心切面，如夹角 > 30°，左室 EF 往往 < 50%。

（6）其他：每搏量（SV）、CO 等其他指标都可以评估心室的整体功能。SV=CSA × VTI，CO=SV × HR。其中 CSA 指横断面积，VTI 指用超声多普勒测定的血流速度时间积分。

三、评估心室舒张功能

1. 评估指标　心脏舒张功能减低往往是心功能减低的早期表现，目前临床上只有通过超声来评估，TEE 诊断心脏舒张功能损害的可靠性和重复性良好。通常将舒张功能分为正常、舒张功能损害（减弱）、假性正常和限制性舒张功能障碍 4 种。下面几个测量指标是评价心脏舒张功能的重要依据。

（1）舒张期二尖瓣血流速度：通过测量舒张期跨二尖瓣血流速度，估计心脏舒张功能。在心脏舒张期 PW 多普勒束直接对二尖瓣口探测。在正常充盈舒张早期，产生特征性血流（E 波），随后的跨瓣血流为零直到舒张末期；当心房收缩产生第二个血流（A 波），E 波和 A 波血流速度及面积峰值比值（E/A 比值），可以反映心室的舒张功能（心室顺应性）、二尖瓣病变的程度和心律对心室充盈特性的影响等。在扩张型心肌病、缩窄型心包炎、限制性心肌病和左室收缩功能衰竭时，出现 E 波高尖，E 波减速时间缩短，A 波减小或消失，E/A > 2：1，反映舒张早期左房充盈压和舒张晚期左室充盈压明显升高，左室僵硬度增加。在肥厚型心肌病、高血压性心脏病、主动脉瓣狭窄、冠心病等，表现为 E 波减小，E 波减速时间延长，A 波增高，E/A < 1，反映了舒张早期左室充盈压升高，左室松弛性减低。缺点是 E 波和 A 波受前负荷的影响。

（2）左室心肌松弛时间常数：测定左室心肌主动松弛功能的指标。通过多普勒技术测量二尖瓣反流频谱，在反流频谱的减速支中将各点反流速度按简化的贝努利方程转化为反流压差，计算反流压差的最大下降速率（–dPG/dt max），将最大下降速率时间点的反流压差（ΔPG）加上估测的 LAP，再计算左室心肌松弛时间常数 T=（ΔPG+LAP）/（–dPG/dt max）。超声多普勒测得的 T 值与心导管测量的 T 值比较，两者高度相关（r=0.94）。正常 T 为 40 ms，大于此值表明左室心肌松弛性减退。常见于心肌肥厚和心肌缺血，如高血压心脏病、肥厚型心肌病和冠心病等。

（3）肺静脉血流的 D 波、S 波和 A 波可用于舒张功能的评估。组织多普勒（TDI）分析反映二尖瓣环流速的 E' 波和 A' 波，了解心脏舒张功能，优点是不受前负荷的影响，也无假性正常图出现。用彩色 M-Mode 跨二尖瓣传播流速（Vp）来评价左室舒张功能时 3 种形式的舒张功能损害，均表现为 Vp 减小，同 TDI 一样不受前负荷的影响。

2. 使用 TEE 测量计算左心压力　①左室舒张末压力（LVEDP）= DBP–4（V_{AI}end）^{2}；其中 DBP 是舒张压、V_{AI}end 代表主动脉反流末期血流流速。② LV 充盈压 =E/E'+ 4 。③左房压（LAP）= 收缩压 –4（VMR）^{2}；其中 VMR 代表二尖瓣反流血流流速。

四、评估局部心肌功能

1. 局部室壁运动异常（regional wall motion abnormality，RWMA）　TEE 对检查 RWMA 非常敏感。美国 ASE 和 SCA 建议用 16 个段面划分法将左室基底和中部各分为 6 个段面，心尖分为 4 个段面。按 1 ~ 5 分的标准对 RWMA 进行评分。① 1 分：运动正常，收缩期心内膜朝向心腔中心运动的半径改变（半径缩短）> 30%，室壁明显增厚；② 2 分：运动轻度减弱，收缩期心内膜向内运动的半径变化（半径缩短）> 10%，但 < 30%，室壁增厚降低；③ 3 分：严重运动减弱，收缩期心内膜向内运动的半径缩短 < 10%；④ 4 分：不运动，心内膜不运动或不增厚，即无半径缩短，无室壁增厚；⑤ 5 分：反向运动，收缩期心内膜作背离心腔的运动，室壁膨出变薄。

2. 左室局部心功能评估　室壁运动的急性变化与血供密切相关，通过 RWMA 的评估来监测心肌缺血和心肌梗死比 ECG 更敏感。通过 RWMA 可以辅助判断病因。

（1）心肌缺血：心肌缺血时，RWMA 出现比 ECG 及 PCWP 异常更早和更敏感。当评分 ≥ 2 分，持续 ≥ 1 min，即提示发生心肌缺血。心肌缺血可造成血流动力学不稳定，通过 TEE 观察 RWMA 来诊断心肌缺血，同时根据 RWMA 的部位可以判断相对应的病变冠状动脉。

（2）其他：结合 ECG、血流动力学指标，辅助判断休眠心肌、顿抑心肌或心肌梗死。用多巴酚丁胺激发实验，可以观察超声心动图前、后的 RWMA 变化，从而鉴别存活心肌（休眠心肌和顿抑心肌）和梗死心肌。使用 TEE 可以监测心室起搏、束支传导阻滞出现的局部室壁运动障碍或运动不协调。

五、了解后负荷

1. ESWS　用超声心动图单独不能确定后负荷，但通过测量收缩末期室壁厚度（WT）、舒张末期心腔内径（LVEDD）和收缩期动脉压（P）等参数，可以计算收缩末期室壁应力（end-systolic wall stress，ESWS），ESWS 是提示后负荷的指标。根据 Laplace 定律，单位心肌断面积所承受的力与心腔半径成正比,与室壁厚度成反比。计算公式 $ESWS=(1.33 \times P \times LVEDD)/4WT(1+WT/LVEDD)$,经改良 $ESWS=(P \times LVEDD)/WT$。正常值为 $(179 \pm 11) \times 10^3\ dyn/cm^2$。ESWS 增加可见于体循环高血压、主动脉瓣狭窄、主动脉瓣反流等。在存在二尖瓣反流或室间隔缺损时,每搏量不等于心室射血总量,ESWS 比外周血管阻力更能代表后负荷。

2. 其他指标　$SVR=(MAP-CVP)/CO \times 80$; $PASP=4(V_{TR})^2+CVP$; $PADP=4(V\ latePI)^2+CVP$; $MPAP=4(V\ earlyPI)^2+CVP$。其中:SVR 是外周血管阻力;PASP 是肺动脉收缩压;PADP 是肺动脉舒张压;V_{TR} 是三尖瓣反流血流流速;V latePI 指肺动脉反流晚期血流流速;MPAP 指肺动脉平均压;V earlyPI 指肺动脉反流早期血流流速。

六、测量 CO

1. TEE 测量 CO 需要使用多普勒超声心动图的体积血流测量技术,原理是流量等于流速与管腔截面积的乘积。测量部位通常选择主动脉瓣下 2 mm 的左室流出道。用二维超声测量左室流出道面积($LVOT_{AREA}$),多普勒测量心动周期流经左室流出道的流速积分(VTI_{LVOT}),相乘即得每搏量,再乘以心率(HR)即得出 CO,即:$CO=\pi(DIA_{LVOT}/2)^2 \times VTI_{LVOT} \times HR$。

2. 测量左室流出道直径(DIA_{LVOT})最准确的切面是放大的食管中段左心室长轴切面,测量左室流出道血流 VTI 的最好切面是经胃底五腔心切面。术中用 TEE 测量 CO 也是体外循环前、后评估心功能的有效方法。

第 3 节　TEE 的具体应用

一、冠状动脉旁路移植术(CABG)

1. 检查了解心室收缩功能(整体和局部)、舒张功能、前负荷和后负荷;诊断心肌缺血、预测心肌存活;评估手术效果,确定再血管化后心肌缺血的改善情况;完善急诊 CABG 的术前诊断和评估,了解心功能和诊断心脏其他病变;非体外循环 CABG 辅助判断心脏冠状动脉固定器对血流动力学的影响,评估手术早期效果及外科并发症;诊断心肌梗死并发症,如室壁破裂导致室间隔缺损;二尖瓣反流;左室血栓;室壁瘤;诊断心包积液和心脏压塞。

2. 评估升主动脉粥样硬化斑块及其严重程度,为选择动脉插管和阻断部位提供指导和抉择,以避免和减少危及生命的血管和神经系统并发症。主动脉粥样硬化斑块 TEE 检查评分标准如下。①1分:正常;②2分:轻度增厚;③3分:斑块向主动脉腔内突出<5 mm;④4分:斑块向腔内突出>5 mm;⑤5分:活动斑块。

二、微创手术

1. 经导管（介入）瓣膜手术　①经导管主动脉瓣置换（transcatheter aortic valve replacement，TAVR）已经是一种成熟的治疗方法，适用于中、高风险的严重主动脉瓣狭窄患者，并且适应证有逐渐向低风险患者扩大的未来趋势。经胸超声心动图（transthoracic echocardiography，TTE）和 X 线影像是 TAVR 期间的主要成像工具，而 TEE 可以替代不适合 TTE 检查的全麻患者，甚至提供更佳的诊断和评估。评估主动脉瓣狭窄程度和辅助瓣膜定位，评价 TAVR 手术效果，快速发现血管损伤、心肌缺血（如冠状动脉开口堵塞）、瓣周漏和瓣膜反流等并发症，评价心室容量和心功能，特别用 3D TEE 可以准确地确定瓣环大小、定义相关邻近解剖结构和标记并发症等。②经导管二尖瓣置换或缘对缘修复（MitraClip）手术是近年来不断进展的对不适合外科手术治疗的二尖瓣关闭不全高危患者的有效治疗方式。TEE 术前可对二尖瓣病变的程度准确评估，对具体病变的部位做准确定位，3D 彩色多普勒对确定反流部位很有帮助；术中可对导丝引导、确定人工瓣膜的最佳定位和释放、引导 MitraClip® 钳夹装置的定位和放置等进行指导，并实时监测左心室壁运动和左心功能；术后可对手术并发症和疗效进行准确的评价。近年来，随着临床介入治疗的开展和新的介入装置的发明和改进，TEE 在二尖瓣结构病变的介入治疗过程中具有重要的作用。

2. 其他微创手术　其他微创手术，如简单缺损封堵，TEE 可以单独作为诊断、指导和评估的唯一影像学手段。指导微创 CABG、腔镜二尖瓣成形或其他微创体外循环手术，放置或定位冠状静脉窦逆行灌注管、肺静脉引流管、腔静脉引流管和主动脉内球囊阻断管等，术中随时监测其可能的位置改变；指导和即时诊断、评估手术效果；指导排出心室内残余气体；评估左、右心室功能，指导手术操作、发现异常损害的病因，尤其是主动脉的损害等。

三、瓣膜修复或置换术

1. 术前进一步了解和补充病变瓣膜情况（脱垂、狭窄、关闭不全或两者兼有）以及鉴别病变原因（风湿性、退行性或感染性），同时检查其他瓣膜情况，心腔是否有附壁血栓和其他伴发病理改变。人工机械瓣膜置换是目前比较成熟的治疗病变瓣膜的手术方案，但需要长期抗凝，生物瓣虽然不需要长期抗凝，但术后 10 年损毁率可达 50%。现有指南提示：有经验的中心经术前仔细评估的二尖瓣成形术，其手术成功率可达 95% 以上。TEE 在二尖瓣成形术前需要基于 Carpentier 分型方法对二尖瓣病变进行仔细观察和描述，针对不同的病变而指导使用不同的外科成形技术，为手术方案的制订和麻醉管理提供了坚实的依据。手术完成后对判断手术效果、寻找手术失败的原因、发现并发症和再次确定手术方案发挥着不可替代的作用。

2. 瓣膜修复成形的重点是发现残余反流，理想效果应该没有或仅有少量残余反流，轻度反流可以接受，但过度环缩可以引起瓣膜狭窄，前向血流速度加快，甚至导致血液破坏。瓣膜置换的重点是发现瓣周漏，对于瓣周漏的处理方案需要术者考虑多方面因素来决定，瓣周反流束宽度 > 2 mm 且可以观察到人工瓣架不稳定，是再次转机修补瓣周漏的影像学证据，如果瓣周反流束宽度＜ 2 mm，术者可以依据患者的当时状况、手术方式、再次修补的难度和可能的并发症来权衡利弊，决定是否再转机修补或接受少量瓣周漏。

四、左室流出道梗阻

1. 梗阻性肥厚型心肌病使用 TEE 是指导外科的金标准，TEE 是术中对左室流出道梗阻（left ventricular outflow tract obstruction，LVOTO）作出诊断和评估的唯一标准，对正确处理此类患者起决定性作用。梗阻性肥厚型心肌病和高血压引起的左室肥厚、室间隔增厚，可以导致 LVOTO 和出现收缩期二尖瓣前叶前向运动（systolic anterior motion，SAM），SAM 征会使 LVOTO 加重并导致二尖瓣反流。

2. 术前 TEE 通过食管中段左心室长轴切面、四腔心切面以及经胃左心室长轴切面，观察异常肥厚的室间隔形态，测量肥厚的心肌厚度，以及距离主动脉瓣环的距离，帮助术者制订精确的手术方案。术后通过观察是否有残余的 SAM 征，测量左室流出道残余压差，检查残余二尖瓣反流的程度，评估术后效果。同时可以发现手术并发症，如室间隔穿孔。

五、主动脉夹层

1. TEE 床旁检查的诊断灵敏度 98%，特异度达 77% ~ 98%。TEE 检查的范围可达升主动脉、主动脉弓降部、降主动脉和胸腹主动脉。近年来在胸主动脉疾病的诊断和监测中的价值得到提升，尤其对于不能活动的急诊手术患者，术中 TEE 能在术前确定术前诊断及病变范围和程度，了解伴发的其他病理改变（如主动脉受累情况）和心功能等。

2. 在其他阻断或涉及升主动脉的心脏外科手术，术中如果怀疑形成主动脉夹层，使用 TEE 可以准确地作出诊断并指导手术。胸主动脉瘤特别是累及主动脉弓的患者进行 TEE 检查须慎重，因为食管可以发生偏移，使损伤风险增加，存在胸主动脉瘤破裂的危险。

六、先天性心脏病和其他

1. 先天性心脏病　术前明确诊断，以免漏诊和误诊。除了解手术的病变外，还必须了解共存的其他病理改变、血流动力学状况、心脏的形态结构和心脏功能。术后即时用 TEE 评估畸形矫正效果（如心室流出道疏通的程度），以及是否存在手术并发症（如 VSD 修补导致主动脉瓣损害）等。

2. 心腔内肿瘤　术前了解心腔内肿瘤的结构、位置、附着部位以及与重要结构的关系，为手术提供全面信息并指导手术定位。术中监测肿瘤对血流动力学的影响，术后检查手术效果和有无并发症。

七、围手术期血流动力学不稳定的原因

1. 术后 ICU 主要用于查找血流动力学不稳定的原因（表 1-4-1）。当遇低血压容量治疗无效时，也可以用 TEE 来评估容量状态和心肌功能，从而指导治疗。

2. 由于呼吸机、胸骨心包切开和引流管的影响，胸前超声诊断受限。TEE 除了解前负荷、心功能和后负荷外，还可帮助诊断是否伴有肺动脉栓塞、新的瓣膜功能异常（如二尖瓣关闭不全）、人工瓣膜功能障碍、瓣周漏、心内膜炎、心脏压塞（尤其是局部心脏压塞）、心肌缺血和心肌梗死、左室流出道梗阻和心脏结构的改变等。

表 1-4-1　血流动力学不稳定与超声心动图指标

血流动力学指标	LVEDA	LVESA	FAC	CO
前负荷减少	↓	↓	↔	↓
后负荷减少	↔	↓↓	↑↑	↑
后负荷增加	↑	↑	↓	↓
左室功能减弱	↑	↑↑	↓↓	↓
右室功能减弱	↓	↓	↓/↔	↓
急性二尖瓣反流	↑/↔	↑	↓	↓
左室扩张	↑↑	↔/↑	↓	↓

LVEDA：左室舒张末面积；LVESA：左室收缩末面积；FAC：面积改变分数；CO：心排血量；↑：增加；↓：降低；↔：保持或不变；↑↑：显著增加；↓↓：显著降低。

（赵晓琴　段福建）

参考文献

［1］NAGUEH S F, SMISETH O A, APPLETON C P, et al. ASE/EACVI Guidelines and standards: Recommendations for the evaluation of left ventricular diastolic function by echocardiography: An update from the American Society of Echocardiography (ASE) and the European Association of Cardiovascular Imaging (EACVI)[J]. J Am Soc Echocardiogr, 2016, 29: 277-314.

［2］MAISANO F. Prevent, identify, and manage complications to keep percutaneous mitral repair procedures safe[J]. JACC Case Rep, 2021, 3(3): 377-379.

［3］王伟鹏, 李立环, 李靖. 组织多普勒成像监测冠状动脉旁路移植术患者左心功能的可行性 [J]. 中华麻醉学杂志, 2007, 27: 43-46.

［4］WUNDERLICH N C, HONOLD J, SWAANS M J, et al. How to image and manage prosthesis-related complications after transcatheter aortic valve replacement[J]. Curr Cardiol Rep, 2021, 23(8): 94.

［5］BLEAKLEY C, MONAGHAN M. 3D transesophageal echocardiography in TAVR[J]. Echocardiography,

2020, 37(10): 1654-1664.

［6］围手术期经食管超声心动图监测专家共识工作组.围手术期经食道超声心动图监测专家共识(2020版)[J].中华麻醉学杂志, 2020, 40(12): 1409-1417.

［7］MITCHELL C, RAHKO P S, BLAUWET L A, et al. Guidelines for performing a comprehensive transthoracic echocardiographic examination in adults: Recommendations from the American Society of Echocardiography[J]. J Am Soc Echocardiogr, 2019, 32(1): 1-64.

［8］HAHN R T, ABRAHAM T, ADAMS M S, et al. 2014 ASE/SCA Guidelines for performing a comprehensive transesophageal echocardiographic examination[J]. Anesth Analg, 2014, 118(1): 21-68.

［9］RUDSKI L G, LAI W W, AFILALO J, et al. Guidelines for the echocardiographic assessment of the right heart in adults: a report from the American Society of Echocardiography endorsed by the European Association of Echocardiography, a registered branch of the European Society of Cardiology, and the Canadian Society of Echocardiography[J]. J Am Soc Echocardiogr, 2010, 23(7): 685-713.

［10］CANTY D J, KIM M, GUHA R, et al. Comparison of cardiac output of both 2-dimensional and 3-dimensional transesophageal echocardiography with transpulmonary thermodilution during cardiac surgery[J]. J Cardiothorac Vasc Anesth, 2020, 34(1): 77-86.

［11］REEVES S T, FINLEY A C, SKUBAS N J, et al. Basic perioperative transesophageal echocardiography examination: a consensus statement of the American Society of Echocardiography and the Society of Cardiovascular Anesthesiologists[J]. J Am Soc Echocardiogr, 2013, 26(5): 443-456.

［12］FABIO G, RUBIA B, BALDASSARE F, et al. Transesophageal echocardiography during MitraClip procedure[J]. Anesth Analg, 2014, 118(6): 1188-1196.

第 2 篇

心血管麻醉药物

第 5 章

麻醉药理

第 1 节　吸入麻醉药

一、吸入麻醉药的特性

（一）药代动力学

1. 摄取和分布　吸入麻醉药主要通过呼吸迅速摄取或从体内排出，由此来调节血液内麻醉药的浓度（或分压）。测定吸入麻醉药的呼气末浓度可以估计吸入麻醉药在脑内的浓度（分压），进而估计麻醉深度。吸入麻醉药的作用取决于其在组织中的分压，而组织中的分压又与血液和肺泡分压相关，凡是增加肺泡和血液内吸入麻醉药分压的因素均可增加药物的脑内分压，从而影响其摄取和分布。

（1）吸入气分压：吸入气分压越高，平衡时肺泡气内药物分压越高。肺泡内麻醉药浓度（F_A）与吸入麻醉药浓度（F_I）比值（F_A/F_I）的升高速度，决定了吸入麻醉药的诱导速度。麻醉药进入肺泡和血液从肺泡摄取麻醉药的两个过程，决定某一时间 F_A/F_I 的比值。最终通过增加吸入麻醉药浓度，导致肺泡浓度上升速度加快。吸入麻醉药浓度受麻醉机挥发罐浓度、呼吸环路、气体流速和麻醉药在环路的溶解度所影响。

（2）肺泡通气量：肺泡通气量越大，肺泡气分压上升速率越快。如果保持其他条件不变，增加通气量即增加 F_A/F_I 比值，则吸入麻醉诱导加快。

（3）血 / 气分配系数（溶解度）：分配系数是麻醉药分压在两相中达到平衡时麻醉药的浓度比，在体内取决于在不同组织的溶解度。血 / 气分配系数是决定吸入麻醉药摄取、分布和排出的重要因素，血 / 气分配系数越小，吸入麻醉的加深和减浅速度越快，血 / 气分配系数（溶解度）越高，肺泡气内分压升高速度越慢。新生儿吸入麻醉药的血 / 气分配系数只有成人的 81% ~ 86%，这是新生儿吸入麻醉加深和减浅比成人快的重要原因。吸入麻醉药的血 / 气分配系数：地氟烷＞七氟烷＞异氟烷＞恩氟烷＞氟烷。吸入麻醉药的麻醉效能（强度）与油 / 气分配系数成正比，油 / 气分配系数是评价吸入麻醉药性能的另一指标。

（4）心排血量（CO）：CO 和肺血流增加，则吸入麻醉药的摄取增加，而肺泡气浓度上升速度减慢。

（5）第二气体效应：当同时使用两种吸入麻醉气体，第一种气体（如氧化亚氮）大量被血液摄取后，使第二种气体（如异氟烷）的肺泡浓度和吸入量增加，从而加快吸入麻醉药的诱导速度。

（6）肺泡气与混合静脉血分压差：分压差越大，麻醉药摄取越多，即增加了 F_A/F_I 的比值。

（7）组织内分布：吸入麻醉药在组织内的分布主要取决于组织的血流、组织内的溶解度和动脉血与组织间的浓度梯度等。

2. 消除和代谢

（1）消除：通过呼吸道排出是主要的消除方式。通气量越大，麻醉药清除的速率越快，过程正好与摄取过程相反；麻醉药的分压差是清除吸入麻醉药的驱动力，停止麻醉药吸入时，吸入气麻醉药浓度降低，使血液内麻醉药分压下降，组织与血液间形成分压差，组织内麻醉药向血液内弥散，再通过肺泡排出；吸入麻醉给药的时间长短对清除的快慢也有一定的影响。

（2）代谢：吸入麻醉药在体内都有不同程度的代谢。经肝代谢氟烷 15%、恩氟烷 2% ~ 5%、异氟烷 < 1%、地氟烷 < 0.2%、七氟烷 1.5%；少量可以通过皮肤、内脏黏膜、手术创面和体外循环机损失。

3. 环境污染的影响　麻醉气体泄漏而污染工作环境会对人体产生一定影响。吸入麻醉药是高度惰性分子，在环境中极少或很难分解转化，独特的化学性质可以产生较强的温室气体效应。建议避免使用氧化亚氮（N_2O）和地氟醚等对人体和环境易造成危害的麻醉气体，同时也尽量减少其他挥发性麻醉药的使用。

（二）药效学

1. 作用机制　吸入麻醉药通过肺泡摄取向血液内转运，由血液送达中枢神经系统的细胞膜而产生全麻效应，其作用机制经历了从最早的脂溶性学说、临界容积学说，到现在的特异性受体蛋白质理论。但确切机制至今不清。目前普遍认为吸入麻醉药作用于神经细胞表面特定的分子靶点和部位，通过增强抑制性突触传递和抑制兴奋性突触传递而产生效用，前者如兴奋抑制性离子通道受体 γ- 氨基丁酸 A 型受体（$GABA_A$ receptor）和抑制性甘氨酸受体（inhibitory glycine receptor）；后者如抑制兴奋性离子通道受体 N- 甲基 -D- 天冬氨酸受体（NMDA receptor）和神经元烟碱 ACh 受体（neuronal nicotinic acetylcholine receptor），反映出作用在神经系统不同部位所产生的效应，如作用于脊髓减少骨骼肌的运动、抑制伤害性反射；作用于大脑抑制丘脑和中脑网状结构引起遗忘和催眠等。

2. 吸入麻醉药的强度　通常以最小肺泡有效浓度（MAC）表示。MAC 是指在 1 个大气压下 50% 的患者对切皮无运动性反应时的最低肺泡麻醉气体浓度。MAC 愈小，麻醉效能愈强。吸入麻醉药在吸入纯氧中的 MAC 值依次为地氟烷 > 七氟烷 > 异氟烷 > 恩氟烷 > 氟烷。为满足临床需要而产生许多 MAC 的扩展概念，如清醒 MAC（$MACawake_{50}$）：使 50% 的患者呼叫睁眼的肺泡气吸入麻醉药浓度，约为 MAC 的 1/3；MAC_{95}：MAC 相当于半数有效量，MAC_{95} 指使 95% 的患者切皮时不发生体动反应的肺泡气吸入麻醉药浓度，相当于 1.3 MAC；MAC_{bar}：指交感神经系统对切皮无反应（肾上腺素能反应）的肺泡气吸入麻醉药浓度，相当于 1.7 MAC；亚

MAC（subMAC）：通常是指吸入麻醉药与其他麻醉药物（N_2O、阿片类药）合用时的常用浓度，相当于 0.65 MAC。

3. 中枢神经系统

（1）中枢神经抑制：呈剂量依赖性，较低浓度（25%MAC）即可产生意识消失、镇静和遗忘。对脑电的抑制作用随浓度的加大而加深，直至产生暴发抑制（burst suppression）和等电位，恩氟烷和七氟烷易诱发大脑产生癫痫样脑电活动，而地氟烷和异氟烷则无影响。使体感诱发电位幅度减低，潜伏期延长，临床上可根据 EEG 波形的变化来评估麻醉深度（如 BIS 值）。

（2）其他：降低脑血管阻力，增加脑血流（氟烷＞恩氟烷＞异氟烷、七氟烷、地氟烷）；降低脑代谢率（异氟烷、地氟烷＞恩氟烷＞氟烷）；促使脑血管扩张，增加颅内压（氟烷＞恩氟烷＞氧化亚氮＞地氟烷＞异氟烷）。

4. 心血管系统

（1）心肌收缩力：对心肌收缩力的抑制作用呈剂量依赖性，顺序大致为氟烷＞恩氟烷＞异氟烷＞七氟烷＞地氟烷＞氧化亚氮，病理心肌对吸入麻醉药更敏感。对心肌的抑制作用可以用心脏麻醉指数（心脏衰竭浓度 / 麻醉所需浓度）来表示，心脏麻醉指数越大，对循环功能的抑制越小。常温下恩氟烷、氟烷和异氟烷的心脏麻醉指数分别为 3.3、3.0 和 5.7；深低温（23℃）时恩氟烷、氟烷、七氟烷和异氟烷的心脏麻醉指数分别为 3.2、4.4、4.6 和 6.3。

（2）体循环阻力：引起体循环血管扩张，外周阻力下降。此作用被认为是对血管的直接作用，作用强度依次为地氟烷＞七氟烷＞异氟烷＞恩氟烷＞氟烷＞氧化亚氮。

（3）心率：通常低浓度对心率无明显影响，加深麻醉使心率加快，但氟烷减慢窦房结的传导而降低心率，七氟烷对心率几无影响。如果维持充盈压不变，则对心率的作用依次为地氟烷＞七氟烷＞异氟烷＞恩氟烷＞氟烷。

（4）动脉血压：降低动脉血压的程度与吸入麻醉的浓度有关，临床常根据血压的变化来判断吸入麻醉的深浅，影响血压的程度取决于吸入麻醉药对心肌收缩力、心率和外周血管阻力的综合影响。作用机制：扩张血管使外周阻力下降，抑制心肌收缩力使每搏量下降。氟烷和恩氟烷主要通过抑制心肌收缩力，而异氟烷和七氟烷主要是降低外周血管阻力，故选用异氟烷和七氟烷控制性降压更为合理。

（5）心律：不同的吸入麻醉药使心肌对儿茶酚胺的敏感性不同。氟烷可以使心肌对儿茶酚胺的敏感性增加，更易导致心律失常。增加心肌对儿茶酚胺敏感性的顺序为氟烷＞恩氟烷＞异氟烷、地氟烷＞七氟烷。就维持心律稳定性而言，异氟烷和七氟烷是深低温麻醉的最佳选择，但七氟烷延长 Q-T 间期，对于先天性或获得性 Q-T 间期延长的患者慎用。

（6）冠状动脉循环：氟烷、恩氟烷、七氟烷和地氟烷均未发现冠状动脉窃血现象，不明显增高心肌缺血的发生率。快速增加地氟烷吸入浓度，因一过性心率增快，可能增加心肌缺血的机会。异氟烷扩张冠状动脉的强度大于恩氟烷和氟烷，并随麻醉加深而增强。只有很少数患者存在导致冠状动脉窃血现象的解剖学基础，而且并非所有的冠状动脉血流异常分布都会导致心肌缺血。异氟烷使心肌耗氧量下降，侧支循环支配区不易出现心肌缺血，只有当异氟烷用量超过 1 MAC 时，并且出现血流动力学异常如低血压、心动过速等，才会发生冠状动脉血流分布异常，此时异氟烷比其他药物可能更易引起心肌缺血，但临床研究表明，冠心病患者使用异氟烷对预后并无影响。

（7）心肌保护效应：对心肌缺血或再灌注损伤，异氟烷、七氟烷均表现出具有缺血预处理和缺血后处理的心肌保护特性，减少心肌缺血和细胞凋亡，可能具有改善缺血心肌功能的效应。

5. 呼吸系统

（1）抑制呼吸：呈剂量依赖性，抑制延髓呼吸中枢和肋间肌功能，降低中枢神经系统对缺氧和高二氧化碳血症的通气反应。使潮气量减少，呼吸频率增加，通气量下降。

（2）气道刺激性：浅麻醉时吸入麻醉药可以引起咳嗽、喉痉挛或支气管痉挛，加深麻醉对支气管有扩张作用。刺激气道的作用依次为地氟烷＞异氟烷＞恩氟烷＞氟烷、七氟烷，七氟烷和氟烷最轻，地氟烷最明显，故七氟烷是吸入麻醉诱导的首选。

6. 肝和肾

（1）肝：吸入麻醉药对心血管系统的抑制作用使血压下降，从而不同程度地减少肝的灌注，影响肝血流的程度依次为氟烷＞恩氟烷＞异氟烷、地氟烷、七氟烷。不同药物肝内代谢率不同，氟烷 20%、七氟烷 5%、恩氟烷 2.4%、异氟烷 0.2%、地氟烷 0.02%。氟烷肝内代谢率最高，对肝有损害作用，可以引起氟烷相关性肝炎。

（2）肾：因降低动脉压使肾血流量、肾小球滤过率和尿量减少。氟离子有肾毒性，恩氟烷和七氟烷在肝代谢产生的无机氟离子水平较低无临床意义，但对已有肾功能损害的患者可能产生一定的影响。

7. 体外循环

（1）低温：低温使吸入麻醉药的 MAC 值降低。据阜外医院麻醉科首次在人类证实，在 37℃异氟烷的 MAC 值为 1.69%、34℃为 1.47%、31℃为 1.22%，鼻温平均每下降 1℃，MAC 值下降约 5.1%。低温使所有吸入麻醉药的血/气分配系数增大。低温可以减少吸入麻醉药的用量。

（2）氧合器：体外循环切断了吸入麻醉药的经肺途径，临床改为经体外循环氧合器吹入，以此来维持全身麻醉和调节外周血管阻力。随着膜式氧合器和排污系统的改进，经体外循环机专用挥发罐给予吸入麻醉药被普遍使用。由于多数吸入麻醉药对心肌收缩力都有不同程度的抑制，所以在体外循环终止前应停止给药，体内的吸入麻醉药大部分通过氧合器排出。体外循环结束时潴留在体内的吸入麻醉药将逐渐从肌内和脂肪中释放，故体外循环后经肺吸入麻醉药的呼气末浓度可以从较高起点开始上升。

（3）血液稀释：对吸入麻醉药血/气分配系数的影响取决于血液稀释的液体。吸入麻醉药在血浆和全血的溶解度相同，用血浆稀释血液则吸入麻醉药的血/气分配系数不变。用生理盐水稀释血液，Hct 的下降对不同吸入麻醉药的血/气分配系数影响不同。体外循环期间低温和血液稀释同时存在，低温升高所有挥发性麻醉药的血/气分配系数，用晶体液稀释血液降低所有吸入麻醉药的血/气分配系数。由于体外循环期间血温和 Hct 的变化并不平行，故吸入麻醉药的血/气分配系数在不断变化，这些因素影响吸入麻醉药自氧合器排出的速度和吸入麻醉深度的调控。尽管如此，吸入麻醉药的血/气分配系数的变化仍有规律可循。体外循环期间血温和 Hct 都下降，两者对吸入麻醉药血/气分配系数的影响相互对抗，吸入麻醉药血/气分配系数无明显变化，此时氧合器内吸入麻醉药在血液相和气相间的转移速度同体外循环前相似。体外循环结束时血温已复至 37℃，而 Hct 通常在 21%～24%，吸入麻醉药的血/气分配系数只有体外循环前的 3/4

或 1/2，吸入麻醉很容易加深。随着排尿增加或输血，Hct 逐渐升高，体温略微回降，吸入麻醉药的血 / 气分配系数略低于正常，关胸后停止吸入麻醉，麻醉减浅的速度可略快于体外循环前。

二、常用的吸入麻醉药

（一）氧化亚氮（nitrous oxide）

【理化特性】无色、透明、无味的气体。分子量为 44，化学结构为 N_2O。

【药理作用】

1. 中枢神经　通过作用于中枢神经系统细胞膜而产生全身麻醉作用，确切机制不清。镇痛作用强，催眠作用弱，吸入浓度 > 60% 可以产生遗忘作用。MAC 值（104%）很高，通常需要伍用其他麻醉药物才能满足外科麻醉的要求。

2. 心血管　对心肌收缩力的抑制作用轻微。轻度刺激交感神经系统，心率和血压不变。可增加成人 PVR，但对新生儿无影响。

3. 呼吸　轻度呼吸抑制。高浓度时限制吸入气中的氧浓度。

【药代动力学】血 / 气分配系数很低，37℃时为 0.47。摄取和消除速度很快，所以麻醉起效和恢复迅速。在体内无明显生物转化。

【临床应用】

1. 麻醉诱导　因起效快，过去用于小儿麻醉诱导，现已被吸入麻醉药七氟烷所替代。

2. 平衡麻醉　吸入 50% ~ 70% N_2O，同时静脉给予阿片类药物和肌肉松弛药。50% 浓度即可产生镇痛作用。麻醉时必须维持吸入氧浓度（FiO_2）> 0.3。

3. 麻醉维持　N_2O 不能单独维持足够的麻醉深度，需要伍用其他吸入麻醉药或静脉麻醉药，并辅以肌肉松弛药。因恢复迅速，适合需手术室内拔管或早期拔管的快通道麻醉。

【注意事项】

1. 因为比氮气溶解度高 35 倍，如果血管内有气泡，可使气泡增大，增加气体栓塞风险；增强阿片类药物的躯干强直作用；刺激交感神经可能造成术中心肌缺血，对心功能不良的患者有心肌抑制作用。因此，不适合体外循环心脏手术使用。

2. 关胸后最好不再使用 N_2O。使用 N_2O 时要十分谨慎，严密观察气道压力的变化，关胸后若再吸入高浓度 N_2O，将导致张力性气胸。当停止吸入 N_2O 后，N_2O 迅速从血液排除进入肺泡，从而导致肺泡内氧分压降低，如果此时不增加吸入氧浓度，将会导致缺氧和低氧血症（弥散性缺氧），给予 100% 的纯氧可以避免。

3. 吸入 50% 或 70% 的 N_2O 可使空气充盈的 Swan-Ganz 导管套囊的容量迅速增加 65% 或 96%，从而增加肺动脉撕裂的风险。因此，吸入 N_2O 麻醉应避免长时间充气套囊。

4. 抑制钴胺素作为蛋氨酸合成酶的辅酶，长时间使用可以对人体产生神经毒性（脊髓变性、精神改变）。

（二）恩氟烷（enflurane）

【理化特性】无色透明的挥发性液体。分子量 184.5，化学结构为 $CHFCl-CF_2-O-CHF_2$。血 / 气分配系数为 1.91，MAC 值是 1.68%。

【药理作用】

1. 中枢神经　随吸入恩氟烷浓度的升高，对中枢神经系统的抑制加深。扩张脑血管，使脑血流量增加和颅内压增高。麻醉过深可以诱发癫痫样脑电活动。

2. 心血管　抑制心肌收缩力，呈剂量依赖性，降低心肌氧耗。心脏麻醉指数为 3.3，对心血管的抑制作用大于氟烷（3.0）。心律稳定，对心率影响小。降低血压和 CO。

3. 呼吸　抑制呼吸比其他吸入麻醉药要强，对呼吸道无刺激性，降低肺顺应性。

【注意事项】无肝毒性；经肝代谢产生的无机氟离子，对肾功能有抑制或损害作用。

（三）异氟烷（isoflurane）

【理化特性】无色透明的挥发性液体，有异味。分子量为 184.5，化学结构为 $CHF_2-O-CHCl-CF_3$，是恩氟烷的异构体。化学性能稳定。

【药理作用】

1. 中枢神经　抑制作用呈剂量依赖性。1.5 MAC（MAC 值为 1.15%）脑电呈暴发抑制，2 MAC 出现等电位。用量小于 1 MAC 时脑血流不明显增加，对颅内压影响较小。

2. 心血管　心功能正常时可维持较好的 CO，随吸入浓度增加（2 MAC 以上）CO 明显下降。心脏麻醉指数为 5.7，比氟烷和恩氟烷对心肌抑制轻。降低 SVR，降低血压。心肌对循环中儿茶酚胺的敏感性介于恩氟烷与氟烷之间，使心率增快，但心律稳定。

3. 呼吸　抑制呼吸与剂量有关，抑制作用小于氟烷，明显抑制通气量。抑制缺氧性肺血管收缩（hypoxic pulmonary vasoconstriction，HPV）的作用比氟烷、恩氟烷都强。

【药代动力学】脂溶性较低，肺泡浓度很快与吸入浓度发生平衡，吸入 4 ~ 8 min FA/FI 即达 0.5。血 / 气分配系数为 1.40，比其他吸入麻醉药小，苏醒快。生物降解很少，代谢率仅约 0.17%，对组织器官毒性低。

【临床应用】

1. 麻醉诱导　因有刺激气味，面罩吸入诱导易发生呛咳和屏气，已被七氟烷取代。

2. 麻醉维持　容易保持循环功能的稳定，患者停药后苏醒较快，苏醒时间为 10 ~ 15 min。

3. 控制性降压　因对心肌收缩力抑制轻微，而对外周血管扩张明显，可用于控制性降压。

【注意事项】

1. 由于血管扩张作用可反射性地引起心动过速，使用 β 受体阻滞药或阿片类药物可以对抗。由于降低 SVR，可增加先心病患者的右向左分流。

2. 冠状动脉灌注压不足时有引起冠状动脉窃血的风险。异氟烷的扩冠作用比恩氟烷和氟烷更强，且与麻醉深度相关，可能引起冠状动脉血流重新分布，导致缺血区供血减少，而异氟烷降低心肌耗氧作用将部分抵消这种作用，如果患者有冠状动脉窃血的解剖学基础，又使用高浓度的异氟烷，在血流动力学不稳定时，心肌缺血的危险性增加。但近年研究发现，异氟烷具有缺血预处理的作用，且作用强于其他吸入麻醉药。

（四）七氟烷（sevoflurane）

【理化特性】无色透明、有香味和无刺激性的挥发性液体。化学结构为 $FCH_2OCH(CF_3)_2$，分子量为 182。化学性能不够稳定，与钠石灰接触可以产生氟甲基二氟乙烯醚等代谢产物，对机体毒性尚不明确。

【药理作用】

1. 中枢神经　抑制作用呈剂量依赖性，抑制中脑网状结构的多种神经元活动。过深麻醉可以引起全身痉挛，但较恩氟烷弱，无临床顾虑。增加颅内压，降低脑灌注压，但较氟烷轻。

2. 心血管　对循环的抑制与吸入浓度有关，抑制程度与异氟烷相似，但较氟烷为轻。随吸入浓度增加使 CO 下降。血压下降与抑制心肌收缩力、扩张外周血管有关。对心率无明显影响。不增加心肌对循环中儿茶酚胺的敏感性。对冠状动脉的扩张作用与异氟烷相似。

3. 呼吸　抑制呼吸呈剂量依赖性，与氟烷相似，明显抑制通气量。不明显抑制 HPV。松弛支气管平滑肌，可用于哮喘患者。

4. 肝和肾　麻醉后肝血流量有所下降，但恢复迅速，对肝损害较异氟烷小；临床用量对肾功能影响轻微，但在肾功能受损的患者可能增加损伤。

【药代动力学】血 / 气分配系数为 0.68。MAC 值是 1.71%。吸入时肺泡浓度上升快，FA/FI 达 0.5 所需时间仅 32 s。大部分经肺排泄，少量经肝细胞色素 P450 酶系统水解代谢。

【临床应用】

1. 麻醉诱导　因有水果香味，对呼吸道无刺激作用，易被小儿接受，且诱导平稳迅速，呛咳和屏气的发生率低，是小儿吸入麻醉诱导的普遍首选。

2. 麻醉维持　麻醉深度易于调节，维持浓度为 1.5% ~ 2.5% 时循环稳定。七氟烷对心率无明显影响，适合用于缺血性心脏病或肥厚型心肌病的麻醉。停药后清醒快，清醒时间成人平均为 10 min，小儿为 8.6 min。苏醒过程平稳，恶心和呕吐的发生率低。

【注意事项】

1. 七氟烷与钠石灰接触可以产生氟甲基二氟乙烯醚等毒性代谢产物，使用七氟烷不宜用低流量麻醉（全紧闭），机械通气的新鲜气流量为 1 ~ 2 L/min，不宜长时间和高浓度吸入（< 2 MAC·H）。

2. 麻醉后肝血流量有所下降，但停药后迅速恢复，对肝损害较异氟烷小。

（五）地氟烷（desflurane）

【理化特性】无色透明、略有异味的挥发性液体。分子量是 168，化学结构为 $CHF_2\text{-O-CFH-}CF_3$。在钠石灰中化学性能稳定。血 / 气分配系数为 0.42，比氧化亚氮还低，故诱导和苏醒快。MAC 值是 5.7%。体内生物转化最少的吸入麻醉药。

【药理作用】

1. 中枢神经　对中枢神经的抑制作用与异氟烷相似，浓度增加对脑电的抑制增加，引起暴发抑制，很少引起异常的脑电活动。扩张脑血管，减弱脑血管的自动调节作用。

2. 心血管　对心功能的抑制作用和剂量有关。浅麻醉可以维持良好的心室射血分数，CO 和心率不变。深麻醉抑制心肌收缩力，增快心率。地氟烷对心率的影响有其特点，缓慢将地氟烷吸入增加至 1.0 MAC，心率无变化，随后增加地氟烷浓度，心率增快，但在任何浓度只要快速增加地氟烷吸入浓度心率都会加快，如果维持地氟烷吸入浓度不变，3 ~ 5 min 后心率将逐渐回降到基础值。地氟烷可降低血管阻力，降低血压，升高静脉压，对循环功能的影响较其他吸入麻醉药小，可用于成人心血管麻醉。

3. 呼吸　抑制呼吸呈剂量依赖性，明显抑制通气量。对呼吸道有刺激作用，不适合麻醉诱导。

【注意事项】需要使用特殊的挥发器，带有电子控制温度装置。地氟烷有刺激性气味，可以引起屏气、气道痉挛等，不适合用于小儿麻醉。

第 2 节　静脉麻醉药

一、阿片类镇痛药

（一）阿片类药的特性

1. 药理作用　阿片类药有吗啡、芬太尼、舒芬太尼和瑞芬太尼等。临床作为全麻诱导和维持时的辅助用药，也是心血管麻醉中的主要用药。阿片类药通过与脑和脊髓中的特异性受体（阿片受体）相结合而发挥作用，阿片受体主要有 μ、κ、δ 和 σ 四型，每型又有不同的亚型，分布在痛觉传导区以及与情绪有关的区域，集中在大脑中央导水管周围灰质、丘脑内侧、杏仁核和脊髓罗氏胶质区，可产生镇痛、呼吸抑制、欣快、摄食、激素释放、抑制胃肠道蠕动等多种作用。① μ 受体：可分为 $μ_1$、$μ_2$ 和 $μ_3$ 三个亚型，其中 $μ_1$ 可产生镇痛作用，$μ_2$ 与呼吸抑制、欣快感和成瘾等不良反应有关。高度分布在大脑皮质额颞部、丘脑内侧、脑室和中央导水管周围灰质等区域，与痛觉整合和感受有关；分布在边缘系统和蓝斑核，涉及情绪和精神活动；中脑艾 – 魏（Edinger-Westphal）核与缩瞳有关；延脑孤束核与咳嗽反射、呼吸调整和交感活动相关。② κ 受体：可分为 $κ_1$、$κ_2$ 和 $κ_3$ 三个亚型。主要分布在大脑屏状核、前庭神经核、嗅球、梨状核、顶部皮质、下丘脑和丘脑室旁核，在脊髓也有一定分布，分布较少区域为中央导水管周围灰质和蓝斑。κ 受体参与镇痛、呼吸抑制、神经内分泌和免疫调节。③ δ 受体：分布于大脑皮质、嗅球、海马、杏仁核、基底节和脊髓等部位。δ 受体与脊髓镇痛（外周镇痛）、镇静、缩瞳、心血管兴奋作用有关。④ σ 受体：分布在大脑皮质、杏仁核、边缘系统海马区、蓝斑和脊髓灰质等。σ 受体有烦躁不安、瞳孔散大、致幻等作用。

（1）中枢神经系统：镇痛、镇静作用，呈剂量依赖性，可产生欣快感。大剂量时产生遗忘和意识消失。降低吸入麻醉药的 MAC 值。降低脑血流和脑代谢率。由于直接刺激中枢催吐化学感受区，可以引起恶心、呕吐。通过刺激动眼神经艾 – 魏核使瞳孔直径缩小。

（2）心血管系统：降低脊髓交感神经张力，使全身血管阻力中度下降。对心肌收缩力影响很小，但可能增强其他药物的心肌抑制作用。通过降低中枢交感神经兴奋性，增加迷走神经张力，产生剂量依赖性心动过缓。吗啡可以引起组胺释放，全身血管阻力下降，增加静脉容量。哌替啶可导致心率增快，可能是其结构类似阿托品的结果。由于能提供相对稳定的血流动力学，用于心血管麻醉具有优越性。

（3）呼吸系统：呼吸抑制呈剂量依赖性，开始时呼吸频率减低，增大剂量则使潮气量明显减少，当合用其他抑制呼吸的药物或原有肺部疾患，呼吸抑制作用加强。降低通气对 $PaCO_2$ 的反应性。由于呼吸抑制或胸壁、腹壁肌僵直，可以引起呼吸暂停。阿片类药抑制咳嗽反射。吗啡可以引起组胺释放，可能引起支气管平滑肌收缩。

（4）其他：阿片类药可以引起肌僵直，特别是在胸肌、腹壁肌，影响肺通气；增加胃肠平滑肌和括约肌张力，降低胃肠蠕动，可能导致胆管平滑肌痉挛；由于刺激膀胱括约肌和降低排尿意识，可能发生尿潴留。

2. 药代动力学　静注阿片类药数分钟内起效，脂溶性越高，起效越快。阿片类药依据其脂溶性、蛋白结合率、代谢率以及阿片受体的亲和力决定不同的临床特点。大部分阿片类药主要在肝代谢，非活性代谢物经尿排出。瑞芬太尼在血中和骨骼肌中代谢。

3. 拮抗药　阿片受体拮抗药主要拮抗 μ 受体，对 κ 和 σ 受体也有一定作用。用于拮抗阿片类药物的不良反应及或其他不需要的作用，如中枢或呼吸抑制。纳洛酮是阿片受体拮抗药的代表。激动－拮抗药又称部分激动药，主要激动 κ 受体，对 δ 受体也有激动作用，而对 μ 受体则有不同程度的拮抗作用，由于对受体作用不同，这类药物通过 κ 受体产生镇痛和呼吸抑制作用，有封顶效应，很少产生依赖性，根据激动－拮抗程度不同，部分激动－拮抗药（纳布啡和布托啡诺）作为镇痛药，另有部分（烯丙吗啡）作为拮抗药。

（二）常用的阿片类药及拮抗药

1. 吗啡（morphine）

【药理作用】

（1）镇痛、镇静：选择性激活脊髓胶质区、丘脑内侧、脑室及中央导水管周围灰质的阿片受体，产生镇痛作用；同时作用于边缘系统影响情绪区域的阿片受体，消除焦虑和紧张，甚至产生欣快感，具有良好的镇静作用。

（2）呼吸：通过激动呼吸中枢的 μ_2 受体产生呼吸抑制作用，呈剂量依赖性。抑制咳嗽中枢，使咳嗽反射减轻或消失。

（3）心血管：临床剂量的吗啡对心肌无明显抑制作用，由于组胺释放和对血管平滑肌的直接作用，引起外周血管扩张。有时可使心率减慢，可能与兴奋延髓迷走神经核受体有关。

（4）其他：兴奋支配瞳孔的副交感神经引起瞳孔缩小；增加输尿管和膀胱括约肌的张力，可以引起尿潴留；直接兴奋延髓呕吐中枢导致恶心、呕吐。

【药代动力学】

（1）吗啡脂溶性低，起效相对较慢，肌注 15 ~ 30 min 起效，静注 5 ~ 10 min 起效。静注峰效应时间为 20 ~ 30 min，作用时间为 3 ~ 4 h。血液中的吗啡约有 1/3 与血浆蛋白结合，静注仅有 1% 能够透过血－脑脊液屏障，分布容积为 3.3 L/kg，血浆清除率为 19 mL/（kg·min），消除半衰期为 114 min。

（2）主要在肝经去甲基化与葡萄糖醛酸结合代谢，生成吗啡 -3- 葡萄糖醛酸和吗啡 -6- 葡萄糖醛酸，后者的镇痛效能是吗啡的 3 ~ 5 倍。代谢产物大部分经肾排出，肾功能不全患者作用时间延长，少量经胆管排泄。

【临床应用】

（1）术前用药：由于吗啡的药理特点和明显不良反应，目前已不用于术中麻醉。吗啡 0.1 ~ 0.2 mg/kg 肌注作为术前用药，镇静效果很理想，但依赖前负荷的主动脉瓣狭窄患者需酌情减量。

（2）镇痛、镇静：术后 ICU 常用 1 ~ 5 mg 静注，可以提供镇静、镇痛和降低血压的作用；可用于心源性哮喘的辅助治疗。

（3）硬膜外镇痛用药：吗啡 3 ~ 5 mg 硬膜外注射用于术后镇痛，但容易发生尿潴留。

（4）缓解癌痛：患者自控镇痛（PCA）或植入式电子微量注射泵鞘内给药。

【注意事项】

（1）组胺释放：组胺释放量与注射速度有关，个体差异很大；可以引起静脉扩张、低血压，静脉扩容作用往往需要增加输液量；对支气管平滑肌的直接作用导致支气管痉挛，哮喘患者慎用；组胺受体阻断药（西咪替丁），可以减少不良反应。

（2）封顶效应（ceiling effect）：任何阿片类药物尤其是吗啡，很难达到完全消除手术刺激的水平，一旦出现心动过速及高血压反应，难以用增加剂量的方法加以纠正。

（3）术中知晓：催眠作用较弱，单独使用术中知晓的发生率较高，现很少用于麻醉。

（4）耐受性和成瘾性。

2. 芬太尼（fentanyl）

【药理作用】

（1）镇痛、镇静：通过激活阿片 μ_1 受体、部分 μ_2 受体和 δ 受体。镇痛作用强，镇痛效价是吗啡的 100 倍，但仅有舒芬太尼的 1/10，同时具有镇静作用。

（2）心血管：无组胺释放。无心肌抑制，即使在大剂量使用时对心肌的抑制也不明显，因减慢心率从而降低心肌的耗氧量，降低心肌的兴奋性，增加心律的稳定性。大剂量可以引起血管扩张，对血压影响不大，但当与苯二氮䓬类药物（如咪达唑仑）合用可引起明显血压下降，尤其是在血容量不足时。

（3）呼吸和胃肠道：呼吸抑制作用呈剂量依赖性，注射过快可以引起咳嗽、胸壁僵硬等；可以引起恶心和呕吐。

【药代动力学】

（1）脂溶性高，分子量小，易于透过血 – 脑脊液屏障。静注峰效应时间为 3 ~ 5 min，作用时间为 0.5 ~ 1 h。芬太尼的血浆蛋白结合率高（79% ~ 87%），主要和酸性糖蛋白、白蛋白结合。分布容积为 4.5 L/kg，血浆清除率为 17 mL/（kg·min），半衰期为 180 ~ 219 min。体外循环转流前给予的芬太尼可以在体外循环时储存或旷置在胃肠壁和肺组织，循环恢复后再释放和吸收入血引起二次峰值。

（2）通过肝脱甲基、羟基化和酰胺基水解代谢，代谢物经肾和胆管排泄，仅有 8% 以原形从尿中排出。大剂量芬太尼可产生蓄积作用，使作用持续时间延长。

【临床应用】

（1）镇静：麻醉诱导前用小剂量（0.5 ~ 2 μg/kg）芬太尼静注，可以提供有效的镇静，使患者易于耐受动、静脉穿刺等操作。

（2）麻醉诱导：常用量为 5 ~ 20 μg/kg 静注，结合其他镇静药物使患者意识消失，具有镇痛作用，可减弱应激反应，达到较满意的麻醉状态，完成气管内插管。

（3）麻醉维持：单独应用高量（50 ~ 100 μg/kg）芬太尼可以成功地完成麻醉，EEG 证实芬太尼麻醉可以产生深麻醉脑波（高幅、低频），但高量芬太尼产生的"麻醉"，有较高的术中知晓发生率，必须辅助其他麻醉药物来完成麻醉过程，相互补充，并且明显降低芬太尼的用量，减少其不良反应，芬太尼可明显降低吸入麻醉药的 MAC 值。芬太尼同样具有封顶效应，心脏麻醉的常用维持剂量为 30 ~ 50 μg/kg。

（4）肺动脉高压：用芬太尼 5 ~ 10 μg/kg 静注，可明显降低婴幼儿的肺动脉高压反应。对肺动脉高压患者，宜采用高量芬太尼麻醉，可以明显降低应激反应，降低心肌的兴奋性，增加心律的稳定性。

【注意事项】

（1）大剂量芬太尼可引起长时间呼吸抑制，导致术后苏醒延迟，不利于加速康复心脏外科（enhanced recovery after cardiac surgery，ERACS）的实施；注射过快可以引起胸壁僵硬、剧烈咳嗽等。

（2）协同作用：增加其他麻醉药物的心血管不良反应，如心动过缓、心肌抑制和低血压。

3. 舒芬太尼（sufentanyl）

【药理作用】镇痛作用最强，与阿片 μ 受体特异性结合最强（90%），镇痛效价是芬太尼的 10 倍。对 δ 受体的亲和力仅为 μ 受体的 1‰ ~ 1%。不抑制心肌收缩力，血流动力学稳定，可以引起心率减慢，几乎没有突发性高血压的报道。无组胺释放。由于舒芬太尼的镇痛作用更强而心血管状态同样稳定，消除较芬太尼快，临床上已取代芬太尼作为心血管麻醉的主要用药。

【药代动力学】脂溶性是芬太尼的 2 倍，更易透过血 - 脑脊液屏障，作用起效快。静注峰效应时间为 3 ~ 5 min，作用时间为 0.5 ~ 1 h。血浆蛋白结合率约为 92.5%，分布容积为 2.9 L/kg，血浆清除率为 13 mL/（kg·min），消除半衰期为 148 ~ 164 min，较芬太尼短。在肝内经生物转化形成 N- 去烃基和 O- 去甲基的代谢物，经肾和胆管排出。

【临床应用】

（1）镇静：镇静用量 0.05 ~ 0.1 μg/kg 静注。麻醉前用 1.5 ~ 3 μg/kg 滴鼻可用于不合作的小儿，使其易于耐受面罩及静脉穿刺，应注意此药可引起胸壁僵硬。

（2）全麻：麻醉诱导剂量 1 ~ 3 μg/kg 静注，可有效抑制气管插管的血流动力学反应。麻醉维持剂量 2 ~ 8 μg/kg 用于心血管麻醉。舒芬太尼 10 ~ 30 μg/kg 单独用于麻醉，可以降低吸入麻醉药 80% 的 MAC 值。

（3）镇痛：使用 PCA 用于术后镇痛；辅助椎管内麻醉、局麻等，提供镇静、镇痛效应。

【注意事项】

（1）可以引起心动过缓、SVR 降低和胸壁僵硬。

（2）大剂量用药使作用持续时间延长。

4. 阿芬太尼（alfentanil）

【药理作用】镇痛强度不如芬太尼，效价是吗啡的 50 倍。短效镇痛药，可保持血流动力学稳定，但心动过缓的发生率高，大剂量使外周血管阻力减低引起血压下降。抑制呼吸，作用持续时间短，自主呼吸恢复快，易于早期气管拔管。

【药代动力学】作用时间短，苏醒快，比芬太尼脂溶性低，起效时间稍长，部分患者对阿芬太尼的代谢低，作用时间长。静注峰效应时间为 1.5 ~ 2 min，作用时间为 0.2 ~ 0.3 h。体内分布过程属于三室模型，分布容积为 0.8 L/kg，血浆清除率为 7 mL/（kg·min），消除半衰期为 70 ~ 98 min。在肝内迅速转化为无药理活性的代谢物，主要通过肾经尿排出。

【临床应用】

（1）全麻诱导和维持：阿芬太尼的诱导剂量 100 ~ 200 μg/kg 静注，维持剂量 25 ~ 75 μg/kg 间断追加静注。由于消除半衰期短，建议持续输注并随时调整输注速率，但有蓄积，使苏醒延迟。

（2）短小手术选用阿芬太尼作为全麻辅助药物按需间断静注（10 ~ 20 μg/kg），如开胸探查、开胸止血或撤除 IABP 等，有利于早期气管拔管。

【注意事项】

（1）胸壁僵硬的发生率可以高达 50%。

（2）术中心动过缓发生率高。术后恶心呕吐发生率也高。

5. 瑞芬太尼（remifentanil）

【药理作用】瑞芬太尼与 μ 受体结合力强，与 κ、δ 受体结合力弱，镇痛效价是芬太尼的一半，是阿芬太尼的 20 倍。抑制呼吸呈剂量依赖性，可以引起肌僵直。对心血管的效应与芬太尼相似，心率、动脉压和 CO 下降呈剂量依赖性，当静注剂量在 2 ~ 30 μg/kg 范围内逐渐增加时，血压下降 25% ~ 40%。无组胺释放。即使高量和长时间输注，停药后其血浆浓度也很快下降，输注 2 μg/（kg·min）达 3 h，停止输注后 4 ~ 10 min 即可恢复自主呼吸。同样，停止输注 20 min 即需要术后镇痛，故最好在手术结束前 20 ~ 30 min 使用小剂量长效阿片类药如芬太尼或舒芬太尼镇痛。持续输注 3 h 的时 – 量相关半衰期（context-sensitive half-time）只有（3.2 ± 0.9）min（时 – 量相关半衰期：输注一定时间药物后中央室的血药浓度减少 50% 的时间），而等效剂量的阿芬太尼为（47.3 ± 12）min。对外科刺激有反应的半数有效量为 0.52 μg/（kg·min）。快速消除意味着如果术中药物中断输注（静脉通路阻塞或更换输液泵），镇痛效果很快下降，会产生高血压反应，可以引起心动过速、高血压、心律失常和心肌缺血。

【药代动力学】目前唯一通过酯链连接的苯哌啶类超短效阿片类药。由于其酯链结构很容易被血液和组织中的非特异性酯酶快速水解，消除迅速。快速起效（1 min），比阿芬太尼还快，峰效应时间为 2 min，持续时间为 5 ~ 10 min。静注后血浆蛋白结合率为 70%，主要与血浆中 α 酸性糖蛋白结合，代谢清除率为 3 ~ 5 L/min，消除半衰期为 10 ~ 20 min。主要通过血浆和组织中非特异性酯酶水解代谢，经肾清除，清除不受血浆胆碱酯酶的影响。长时间输注给药代谢速度无明显变化，体内不易蓄积，即使严重肝肾疾病其药代动力学和药效学也无明显改变。

【临床应用】

（1）全麻诱导和维持：持续输注 0.5 ~ 1 μg/（kg·min），结合镇静催眠药物用于麻醉诱导插管。不能单独用于麻醉维持，在66%氧化亚氮、异氟烷（0.4～1.5 MAC）或丙泊酚［100～200 μg/（kg·min）］麻醉时，持续输注0.1～2 μg/（kg·min），同时根据需要补充1 μg/kg静注。瑞芬太尼可显著降低麻醉诱导和维持期间的高血压，下调机体血浆皮质醇激素水平，明显减少苏醒延迟，更好地满足ERACS要求，但由于停止给药后可诱发痛觉过敏，需要及时和完善的术后镇痛作保证。

（2）术后早期镇痛：根据呼吸和镇痛效果调节，输注0.025～0.2 μg/（kg·min），每次增减0.025 μg/（kg·min）。

（3）辅助局部麻醉：辅助局麻镇痛。首次量为0.5～1 μg/kg静注，维持用0.025～0.2 μg/（kg·min）输注。

【注意事项】

（1）临床使用的水溶性冻干粉剂溶媒中含有游离碱基和氨基乙酸成分，有潜在的神经毒性，禁止硬膜外或鞘内注射给药。

（2）单独使用不能避免全麻时的高动力学反应、呼吸恢复过快、肌僵硬、术中知晓等，需结合辅助其他麻醉药物使用。过早停用因疼痛可出现颤抖、兴奋、高血压和心动过速等，需及时给予其他镇痛药物。

（3）可以通过胎盘屏障，分娩时可以引起新生儿呼吸抑制。

6. 地佐辛（dezocine）

【药理作用】阿片受体混合性激动－拮抗药。通过部分激动阿片κ受体产生镇痛作用，镇痛起效快；对μ受体具有拮抗、激动双重作用，呼吸抑制轻；对δ受体活性弱，不产生焦虑、烦躁感觉；激动σ受体可提高血浆肾上腺素水平，对心血管系统有轻微兴奋作用。地佐辛的镇痛作用和吗啡相当，术后使用本品恰当无明显呼吸抑制作用。

【药代动力学】地佐辛的镇痛强度、起效时间和作用持续时间与吗啡相当。肌内注射后吸收迅速，30 min内生效，峰效应时间为10～90 min，作用时间为2～3 h。静注3～5 min起效，单剂量10 mg静注的血浆消除半衰期为2.2～2.8 h，平均分布容积为10 L/kg（4.7～20.1 L/kg）。在肝代谢，用药后8 h内80%以上的代谢产物由尿液中排出。

【临床应用】

（1）急性疼痛：用于术后中、重度疼痛。肌内注射每次5～10 mg，可重复使用；静注每次2.5～5 mg，每隔2～4 h可重复给药；复合其他阿片类药用于术后协同镇痛、患者自控镇痛，以减轻呼吸抑制等不良反应。

（2）麻醉前：成人麻醉诱导前3～5 min给予地佐辛5 mg静注，可以防止和减弱依托咪酯、芬太尼或舒芬太尼等引起的肌颤、肌僵直、咳嗽等不良反应，对减弱丙泊酚、罗库溴铵的注射痛也有很好的效果，但注意其呼吸抑制。

（3）术后寒战：静注0.1 mg/kg可以有效抑制术后寒战或躁动。

【注意事项】

（1）不良反应可见嗜睡、恶心和呕吐等。单次静注可以引起急性呼吸抑制，呈剂量相关性，剂量不宜过大（＜10 mg）。纳洛酮可逆转或抑制本品所致的呼吸抑制作用。可同时使用托烷司琼等止吐药物，以减轻其恶心和呕吐的不良反应。

（2）由于地佐辛主要是以葡萄糖苷酸的共轭物由尿排泄，肾功能不全者慎用。麻醉药品有生理依赖性的患者不宜使用。妊娠及哺乳妇女禁用。

7. 纳洛酮（naloxone）

【药理作用】

（1）特异性阿片类药物拮抗药，通过对大脑和脊髓阿片受体的竞争性拮抗，逆转阿片类药的药物效应，如中枢和呼吸的抑制。同时伴有激动作用即激动 – 拮抗结合。纳洛酮拮抗阿片类药物的强度是烯丙吗啡的 30 倍，还可拮抗喷他佐辛等阿片受体激动 – 拮抗药的作用，但对丁丙诺啡的拮抗作用弱。

（2）由于阿片类药物的镇痛作用被逆转可导致突然疼痛，使交感神经张力增强，可伴有血流动力学的急骤变化，出现血压升高、心率增快，增加心肌氧耗，甚至引起室性心律失常和急性肺水肿。因此，在心血管麻醉中慎用或使用小剂量叠加的方法。

【药代动力学】亲脂性强，约为吗啡的 30 倍，易于透过血 – 脑脊液屏障。峰效应出现在静注 2 ～ 3 min 内，持续时间为 30 ～ 45 min。血浆蛋白结合率为 46%，消除半衰期为 30 ～ 78 min。在肝内与葡萄糖醛酸结合代谢，随尿排出。

【临床应用】

（1）阿片类药过量的拮抗：每 2 min 静注纳洛酮 0.08 mg/ 次直至达到所需的效应。注意持续时间短，单次剂量拮抗作用消失后可出现呼吸再抑制。

（2）拮抗阿片类药物的不良反应：阿片类药物急性中毒引发的呼吸抑制；全麻术后阿片类药物的残余作用；娩出的新生儿体内阿片类药物蓄积而致呼吸抑制；激发阿片类药物成瘾者的戒断症状，具有诊断价值。

（3）解救急性乙醇中毒：静注 0.4 ～ 0.6 mg 后几分钟即可使意识恢复。

【注意事项】

（1）使用前备好单次静注的硝酸甘油、艾司洛尔等，以对抗因阿片类药镇痛作用被逆转而出现的血压升高、心动过速等。

（2）偶尔有引起急性肺水肿和心搏骤停的报道。

（3）由于作用时间短，注意拮抗后的呼吸再抑制，有时需要重复使用。

二、丙泊酚（propofol）

【药理作用】通常制备成 1% ～ 2% 的脂溶性等张乳剂，溶剂中含有卵磷脂、甘油、豆油和乙二胺四乙酸等脂溶性物质。通过直接或间接作用于 $GABA_A$ 受体，增强抑制性 GABA 突触的活性而发挥作用，对 Ca^{2+} 通道有轻微阻滞效应。

1. 中枢神经　镇静、催眠和遗忘作用。诱导剂量产生意识消失，而小剂量产生镇静，无镇痛作用。大剂量可以引起 EEG 呈暴发抑制（burst suppression），降低颅内压，降低脑的耗氧量和代谢率。

2. 心血管　对心血管的抑制呈剂量依赖性，引起血压下降和 CO 降低，原因是外周血管阻力下降。因自主压力反射被减弱，无反射性心动过速，临床上常见到心率减慢。轻微抑制心肌收缩力，抑制程度与硫喷妥钠相似。

3. 呼吸　诱导剂量引起呼吸频率和潮气量减少，呈剂量相关性。减弱高二氧化碳血症引起的呼吸兴奋作用。抑制呼吸的时间较短，随即有代偿性增加。对支气管平滑肌的张力无明显影响，但对喉部肌肉有松弛作用，可用于小儿无肌松药气管插管。

4. 其他　镇吐，亚催眠剂量有明显止吐作用；降低眼压。

【药代动力学】高脂溶性，静注起效迅速（30 s ~ 1 min），作用时间短（10 ~ 15 min），分布容积较大，应用后快速再分布，苏醒很快。丙泊酚的消除半衰期为30 min，持续输注2 h的时 – 量相关半衰期为15 min。通过肝代谢及肝外代谢成为无活性代谢物。肝肾功能受损患者对清除的影响不大。

【临床应用】

1. 机械通气镇静　术后机械通气时可以持续输注25 ~ 75 μg/（kg·min）镇静，镇静效果良好，患者易于耐受气管插管，停药后恢复迅速。

2. 麻醉　不适合心血管外科的麻醉诱导，但在诱导过程中出现血压升高可以用1 ~ 2 mg/kg静注短暂降压。在老年、血流动力学受损者或与其他麻醉药合用时减量，对心功能较差者尤其在心率慢的情况下单次注射应慎重。麻醉维持中持续输注50 ~ 200 μg/（kg·min）镇静，或靶控输注丙泊酚（血浆靶浓度设定为3 ~ 6 μg/mL），根据镇静深度监测（BIS）、复合用药和血流动力学反应调整输注速率。短小手术或操作（如清创、电复律等）可用1 ~ 2 mg/kg静注，根据情况10 ~ 20 min可重复静注以维持镇静；或持续输注维持一定的镇静深度，吸氧并保留呼吸道通畅。

3. 短暂降压　劈胸骨、气管插管引起的血压升高，或在非体外循环CABG部分阻断升主动脉时，快速注射丙泊酚30 ~ 50 mg短暂降压，效果优良而恢复快速。

【注意事项】

1. 静脉刺激　经外周静注丙泊酚时50% ~ 75%的患者可产生注射疼痛，预先应用阿片类药或注射少量利多卡因能减少疼痛，尽量通过大静脉内或中心静脉导管给药。

2. 丙泊酚输注综合征　大剂量［＞4 mg/（kg·h）］、长时间（＞48 h）输注而引起，罕见但死亡率（30%）高。表现有顽固性心动过缓、代谢性酸中毒、横纹肌溶解、高脂血症和高钾血症等，有时血脂升高可能是首先表现。具体机制不清，可能与线粒体代谢障碍相关。处理措施包括血透或血滤和对症处理。

3. 脂质代谢等　丙泊酚乳剂中含有卵磷脂、豆油和甘油等脂溶性物质，因此脂质代谢紊乱（如高脂血症）患者慎用；丙泊酚溶液助长细菌生长，开启6 h后未使用的部分应丢弃。

三、硫喷妥钠（thiopentone）

【理化特性】巴比妥类药物是巴比妥酸的一系列衍生物，包括硫喷妥钠、硫戊比妥钠、美索比妥等，为超短效药物。药效与C_5位置上的取代基密切相关，当取代基为芳香基或烷基时具有镇静催眠作用，当取代基为苯基时具有抗惊厥作用，而当C_5上烷基的侧链长度增加时催眠效能增强。临床上巴比妥类药物主要用于麻醉前给药或辅助用药，麻醉诱导使用的主要是硫喷妥钠，国内现已较少使用。硫喷妥钠碱性很强（pH 10.5），通常用生理盐水稀释为 1.25% ~ 2.5% 溶液供静注使用。

【药理作用】

1. 中枢神经　通过作用于中枢神经系统 GABA$_A$ 受体，增强氯离子的内流，使突触后神经元细胞膜超极化，阈值升高，兴奋性降低，从而增强 GABA 的抑制活性。低浓度时使 GABA 与受体解离减少，延长作用时间；高浓度时直接激活氯离子通道，同时作用于突触离子通道而抑制兴奋性神经递质如谷氨酸、ACh 的突触传递。静注后很快抑制大脑皮质，产生意识消失，无镇痛作用，甚至能导致痛觉过敏（亚催眠剂量）。降低脑血流量、颅内压，脑代谢率和脑氧耗，大剂量时 EEG 产生等电位。因为即使短时间输注，时 – 量相关半衰期也很长，故多次或持续输注导致长时间镇静或嗜睡。

2. 心血管　通过中枢和外周起作用。对血流动力学的影响与给药速度和剂量有关，呈剂量依赖性。抑制心肌收缩力，与钙内流减少和肌质网内钙下降有关，因中枢抑制引起交感张力下降导致外周血管扩张，降低心室充盈压和减少静脉回流，使血压下降和 CO 减少。通过压力感受器反射性增加心率。

3. 呼吸　抑制呼吸主要是通过中枢起作用，呈剂量依赖性，使呼吸频率和潮气量减少，睡眠剂量即可能产生 30 ~ 90 s 的呼吸暂停。

【药代动力学】起效快，静注后脑内药物浓度在 1 min 内达高峰，单次臂脑循环时间（约 30 s）就可以产生意识消失，作用时间短，5 ~ 10 min 意识就可恢复。高脂溶性，快速再分布至肌内和高血流灌往的器官。在肝的代谢较慢，消除半衰期为 5 ~ 10 h。有蓄积作用。

【临床应用】

1. 麻醉诱导　硫喷妥钠为超短效巴比妥类药物，适宜于心功能良好患者的麻醉诱导，用 2.5% 硫喷妥钠 3 ~ 5 mg/kg 缓慢静注。用于颅内压升高、有脑血管疾患的患者有优越性。

2. 脑保护　用于体外循环中脑缺血高危、深低温停循环患者脑保护。通常在深低温停循环前给予 2.5% 硫喷妥钠 3 ~ 5 mg/kg，使 EEG 呈直线或暴发抑制。由于硫喷妥钠对循环的抑制，临床已经很少使用。

【注意事项】

1. 心肌抑制　与注射浓度和速度有关，心肌抑制使 CO 降低，对低血容量、缩窄性心包炎和心脏压塞患者可明显降低 CO。因可以引起反射性心动过速，对冠心病患者不利。

2. 苏醒延迟　高剂量使用，作用时间延长，导致术后麻醉苏醒延迟，体外循环术后可能表现为外周阻力过低。

3. 静脉刺激和组织损伤　高碱性，刺激静脉可导致注射局部疼痛。注入血管外或误入动脉可引起严重疼痛、组织损伤和坏死。

4. 卟啉症　减少卟啉症合成的限速酶（δ– 氨基酮戊酸合成酶）的含量，引起急性发作，属绝对禁用。

四、苯二氮䓬类药

（一）苯二氮䓬类药的特性

1. 药理作用　临床上常用的苯二氮䓬类药有咪达唑仑、地西泮、劳拉西泮、瑞马唑仑（remimazolam）等。该类药物通过与中枢神经系统的苯二氮䓬受体结合，增强 $GABA_A$ 受体效应，促使 Cl^- 通道开放，大量氯离子内流导致细胞超极化，抑制突触后电位，从而增强抑制性神经递质 GABA 的中枢抑制作用。同时提高脑内 5- 羟色胺（5-hydroxytryptamine，5-HT）水平，增强其他抑制性神经递质能神经元的作用。

（1）中枢神经系统：作用于大脑皮质的额叶和枕叶、脑干网状结构和大脑边缘系统的杏仁核和海马回等，产生剂量依赖性遗忘、抗焦虑、催眠、中枢性肌松和镇静作用。无明显镇痛作用。可以减少脑血流和脑代谢率。

（2）心血管系统：轻度扩张血管，降低全身血管阻力，不明显影响 CO，对心肌收缩力无明显影响，心率无明显变化或略有增加。在低血容量或心血管储备较差的患者，当注射速度过快、剂量较大或与阿片类药物合用时，可发生血流动力学的明显改变，使动脉压下降。

（3）呼吸系统及其他：对呼吸中枢的抑制作用呈剂量依赖性，引起呼吸频率和潮气量轻度减少，静脉注射速度过快可引起一过性呼吸暂停；对肝肾功能无明显影响。

2. 药代动力学　不同苯二氮䓬类药物的起效及作用时间不同。经肝代谢，肾排泄。重复注射可导致药物蓄积而使作用时间延长。老年人和肝疾病患者的代谢时间明显延长。

3. 拮抗药 – 氟马西尼（flumazenil）

（1）药理作用：中枢神经系统特异性苯二氮䓬受体竞争性拮抗药。可在 2 min 内逆转由苯二氮䓬类药引起的意识消失、呼吸抑制、镇静等效用。峰效应发生在给药 10 min 左右，消除半衰期约为 1 h，显著短于常用的苯二氮䓬类药物，有时需要反复注射。在肝代谢。

（2）临床应用：用于苯二氮䓬类药物中毒和过量，拮抗麻醉和 ICU 镇静患者使用此类药物的残余效用。常用剂量为 0.3 mg 静注，间隔 30 ~ 60 s 重复，直到患者清醒，最大剂量为 5 mg。使用三环抗抑郁药过量、用苯二氮䓬类药抗癫痫或颅内高压患者禁用。

（二）常用苯二氮䓬类药物

1. 咪达唑仑（midazolam）

【药理作用】具有苯二氮䓬类药共有的镇静、催眠、抗惊厥、顺行性遗忘和抗焦虑作用。对苯二氮䓬受体的亲和力较地西泮强。无镇痛作用，但增强其他麻醉药物的镇痛作用。对呼吸有一定的抑制作用。对心血管的影响表现为外周血管阻力和血压下降，与地西泮相比，血压的下降幅度略大，对容量血管的扩张比地西泮强，体外循环回流室内表现为液面的下降，使心率增快，对心肌收缩力无明显影响。

【药代动力学】水溶性，刺激性小，注射疼痛比地西泮轻。可快速透过血 – 脑脊液屏障，起效快，作用时间比地西泮短。消除半衰期为 2 h。主要经肝代谢，代谢产物与葡萄糖醛酸结合从尿排泄。

【临床应用】

（1）术前用药：可以采用口服、肌注和静注方式。肌内注射 0.05 ~ 0.075 mg/kg；口服给药剂量需加倍，小儿可通过直肠给药（0.3 mg/kg）；静注 0.02 ~ 0.03 mg/kg。

（2）镇静、催眠：0.01 ~ 0.05 mg/kg 静注，用于动、脉静穿刺置管时镇静和 ICU 镇静。

（3）辅助麻醉：麻醉诱导剂量 0.02 ~ 0.05 mg/kg 静注；麻醉维持剂量 0.05 ~ 0.1 mg/kg 静注。咪达唑仑同丙泊酚、阿片类药联合用药具有协同作用，可以使其他药物的诱导剂量明显降低。由于咪达唑仑镇静和顺行性遗忘作用，可以降低术中知晓的发生率。

【注意事项】

（1）大剂量或与阿片类药物合用时可降低 SVR，发生低血压。反射性心动过速，引起心律失常。

（2）无镇痛作用，如果镇静程度不足，外界刺激可以引起躁动。

2. 地西泮（diazepam）

【药理作用】具有镇静、抗焦虑、抗惊厥和遗忘作用。抗焦虑作用是选择性抑制边缘系统的海马和杏仁核，肌松作用为抑制脑干网状结构内和脊髓内的多突触传递。小剂量不影响意识，大剂量可以产生意识消失，降低脑耗氧量。可以增加其他全麻药的效应，降低吸入麻醉药和阿片类药物的用量。对呼吸的影响比较小。临床剂量引起血压、心率轻微下降，CO 无明显改变，扩张冠状动脉，血流动力学稳定。

【药代动力学】口服吸收完全，30 ~ 60 min 达峰效。肌注吸收缓慢而不完全。静注后 4 ~ 8 min 出现峰效应。消除半衰期达 20 h，较长。代谢产物有活性，有蓄积作用。肝素明显增加血浆中游离地西泮的浓度，可能在体外循环中具有重要意义。

【临床应用】

（1）术前用药：5 ~ 10 mg 术前 1 h 口服，尤其在高度紧张、严重二尖瓣狭窄、CABG 和大血管等手术。

（2）镇静：0.05 ~ 0.1 mg/kg 静注，用于动、静脉穿刺置管时镇静。

（3）麻醉辅助用药：麻醉诱导用 0.1 ~ 0.5 mg/kg 静注，血流动力学稳定，但现在被咪达唑仑所代替。地西泮静注（0.1 ~ 0.5 mg/kg）作为阿片类药麻醉的辅助用药，催眠、遗忘作用强，可以用于体外循环期间加深麻醉。

【注意事项】

（1）存在个体差异，缺乏镇痛作用，可以引起静脉扩张，降低回心血量，尤其与阿片类药合用时，明显降低 SVR，存在低血容量或心脏压塞慎用。

（2）肌内或静注时疼痛，肌内注射吸收不完全可引起外周血栓性静脉炎。

3. 瑞马唑仑（remimazolam）

【药理作用】新型超短效水溶性苯二氮䓬类药物。通过结合中枢苯二氮䓬受体，作用于中枢 $GABA_A$ 受体，促使氯离子通道开放，增加氯离子内流，引起神经细胞膜超极化从而抑制神经元活动，产生催眠、镇静和遗忘等作用。对心血管的影响和咪达唑仑相似，无明显血流动力学变化，心率轻微增快，呼吸轻微抑制，苏醒快。

【药代动力学】水溶性制剂，静注起效快速，给药 1 min 药物浓度达峰值，持续时间为 10 ~ 15 min，持续输注 2 h 的时 – 量相关半衰期仅 7 ~ 8 min，和丙泊酚相似。血浆蛋白结合率约为 90%，主要与白蛋白可逆结合，分布容积为（34.8 ± 9.4）L/kg。药物代谢动力学呈线性二室模型，消除半衰期约为 1 h，不受输注时间的影响，在体内无蓄积。经组织血液羧酸酯酶代谢分解为无活性代谢产物，经肾排泄。

【临床应用】

（1）用法用量：静注 0.075 ~ 0.3 mg/kg；维持 0.5 ~ 1 mg/（kg·h）。

（2）镇静：麻醉诱导和术中镇静；诊断性检查操作镇静；ICU 镇静。

【注意事项】低血压，同咪达唑仑；轻度呼吸抑制，短时间可自行恢复；长时间使用有躯体和精神依赖性。

五、氯胺酮（ketamine）和右旋氯胺酮（esketamine）

【药理作用】苯环正乙胺，属苯环己哌啶的衍生物。确切作用机制尚未完全清楚，现有研究表明，氯胺酮作用于 N- 甲基 -D- 天门冬氨酸（NMDA）受体、阿片 μ 受体和 GABA 受体等多个受体，主要机制是作为 NMDA 受体的非特异性拮抗剂，阻断 NMDA 受体的兴奋性传导而产生麻醉和镇痛作用。临床应用的氯胺酮是右旋氯胺酮和左旋氯胺酮两种光学异构体 1 ∶ 1 组成的消旋混合物。右旋氯胺酮又名艾氯胺酮，国内已生产和用于临床。由于右旋氯胺酮生物利用度高，清除率高，代谢快，不良反应小，具有明显的临床优势。

1. 中枢神经　氯胺酮可以产生意识消失、镇痛、催眠作用，伴遗忘。痛觉消失和意识状态似呈分离状态，过去曾被称为分离麻醉。右旋氯胺酮对 NMDA 受体的亲和力是消旋氯胺酮的 2 倍，是左旋氯胺酮的 4 倍，同时右旋氯胺酮对阿片 μ 受体的亲和力也是左旋氯胺酮的 2 ~ 4 倍，达到相同的麻醉效果，右旋氯胺酮所需的剂量要小、不良反应也小。麻醉剂量的氯胺酮具有神经毒性作用，而亚麻醉剂量的氯胺酮具有明确的神经保护作用，机制可能与降低兴奋性氨基酸浓度和抑制炎性因子的释放有关。两者均增加脑血流、脑代谢和颅内压，增加脑耗氧量。另外，亚麻醉剂量的氯胺酮通过抑制 NMDA 受体通道活性，参与突触传递及突触可塑性（synaptic plasticity）信号通路的调控，进而恢复慢性压力导致的皮质与海马区域的突触损伤，具有抗抑郁症的作用。

2. 心血管　通过直接兴奋中枢交感神经系统，释放内源性儿茶酚胺，使血压升高，心率增快，心排血量增加。对心肌收缩力的直接作用是抑制，但可被增强的交感活动所补偿，交感神经阻滞后大剂量氯胺酮有明显的心肌抑制表现。氯胺酮可增加肺动脉压，但对新生儿和合并肺动脉高压的小儿没有直接证据，可能与新生儿交感神经发育未成熟有关。用于血流动力学受损的患者麻醉诱导有可取之处，起效快，可维持 SVR。对不合作的患儿肌内注射易于分离。因增加心肌氧耗，不宜用于缺血性心脏病患者。

3. 呼吸和其他　对呼吸的影响轻，但对新生儿可产生呼吸抑制，呼吸道反射存在，呼吸频率和潮气量轻度抑制，偶尔出现短暂的呼吸暂停。直接对支气管平滑肌产生松弛作用，扩张支气管，缓解支气管痉挛，使肺顺应性增加，呼吸道阻力降低。对高 CO_2 血症兴奋呼吸作用的影响很小，喉保护性反射较其他静脉麻醉药维持时间长。由于氯胺酮和艾氯胺酮可以阻滞 M 胆碱能受体，使唾液腺和支气管黏膜腺体分泌增加，尤其在小儿更明显，分泌物增加可刺激咽喉部，引起喉痉挛和呼吸道阻塞，需要合并使用抗胆碱药物（如阿托品）。艾氯胺酮比氯胺酮的呼吸抑制轻、分泌物相对少，在小儿麻醉中使用安全性提高。

【药代动力学】氯胺酮肌注的生物利用度为 93%，口服有明显首过效应，其生物利用度仅有 30%。脂溶性高，迅速透过血 – 脑脊液屏障，故静注氯胺酮起效很快，30 ~ 60 s 即意识消失，1 min 血药浓度达峰值，持续时间 15 ~ 20 min。肌注延迟 5 min 出现效应，15 min 达峰值，持续 20 ~ 30 min，重复给药可导致蓄积。氯胺酮静注后分布半衰期为 10 ~ 15 min，血浆清除率为 12 ~ 17 mL/(kg·min)，消除半衰期为 2.5 ~ 2.8 h。艾氯胺酮口服的生物利用度低（10% ~ 24%），肌注生物利用度为 93%，血浆清除率为（26.3 ± 3.5）mL/（kg·min），在体内代谢快，消除半衰期短，艾氯胺酮可肌内、静脉、口服和直肠给药，也可以经鼻腔喷雾或吸入给药。主要在肝代谢为多种代谢物，代谢产物具有一定药理活性。

【临床应用】

1. 麻醉诱导　通过肌注、口服用于不合作的小儿，使之容易与父母分离、面罩给氧和完成动静脉穿刺，非常适合小儿患者，至今尚未有其他药物可以完全代替。因可维持交感神经张力，增加心率和体循环张力，用于低血容量休克、心脏压塞、缩窄性心包炎和发绀型先心病的麻醉诱导有其优越性。因个体剂量差异很大，氯胺酮肌内注射剂量为 5 ~ 10 mg/kg，静脉诱导剂量为 1 ~ 2 mg/kg。艾氯胺酮的剂量是氯胺酮的一半。

2. 麻醉维持　用于手术室外的小儿麻醉（如心导管检查等），可保留自主呼吸，维持剂量为 1 ~ 2 mg/kg 静注。由于引起交感神经兴奋，增快心率、增加外周血管阻力和升高血压，增加心肌氧耗量，对法洛四联症漏斗部痉挛、缺血性心脏病和左室流出道梗阻患者不利。

3. 镇静　作为局部麻醉、神经阻滞麻醉以及椎管内麻醉的辅助用药，用 0.1 ~ 0.5 mg/kg 静注，产生镇静、镇痛和遗忘作用，很少出现呼吸抑制，并保持气道反射，辅助使用小剂量苯二氮䓬类药物（咪达唑仑或地西泮）效果更佳。

4. 其他　用于抑郁症的治疗，因艾氯胺酮不良反应小，用于难治性或伴自杀倾向的抑郁症患者具有优势；艾氯胺酮也可用于缓解癫痫持续状态。

【注意事项】

1. 氯胺酮可以引起苏醒期躁动，术后可能发生幻觉、噩梦等情绪紊乱，在高龄和女性易发，小儿幻觉的发生率较成人低。与苯二氮䓬类药（如咪达唑仑）或丙泊酚合用，此类不愉快的后遗效应明显减少。精神紊乱的患者禁用或慎用。

2. 单独使用或麻醉较浅时，特别是当有刺激存在时，肌张力增加，可能产生随意的肌阵挛运动，使用苯二氮䓬类药物可以拮抗或减弱这些症状。

3. 氯胺酮可增加颅内压。可引起眼球运动增加，导致眼球震颤、复视、睑痉挛和增加眼内压，偶见一过性失明。

六、依托咪酯（etomidate）

【药理作用】

1. 中枢神经　咪唑类衍生物，通过选择性作用或调节中枢 $GABA_A$ 受体，从而产生镇静、催眠和遗忘作用，无镇痛效用。脑血流和脑代谢下降，呈剂量依赖性。

2. 心血管　对心肌收缩力、心率和 CO 均无明显影响，外周血管阻力和 MAP 轻微下降，对冠状血管有轻微扩张作用。因此，依托咪酯适用于血流动力学严重受损患者的全麻诱导，可维持稳定的血流动力学。

3. 呼吸和其他　剂量依赖性呼吸抑制，使呼吸频率和潮气量降低，甚至导致一过性呼吸暂停，但抑制作用比硫喷妥钠和丙泊酚弱。降低眼内压，不促进组胺释放。对肾上腺皮质功能有抑制作用。

【药代动力学】通常制成溶于丙二醇的制剂，脂溶性高，现多制备成乳剂。静注后 30～60 s 起效，作用时间短（快速再分布），血浆蛋白结合率为 77%，消除半衰期为 2.9～5.3 h，给予睡眠剂量的依托咪酯后意识消失和苏醒时间与丙泊酚相似。在肝代谢，经肾和胆汁排泄。

【临床应用】

1. 麻醉诱导　主要用于全麻时静脉诱导，尤其适合心室功能不良者。静注剂量 0.2～0.3 mg/kg。

2. 镇静催眠　使用小剂量 0.05～0.1 mg/kg 静注，可保留自主呼吸。

3. 短时间麻醉　因不具备镇痛作用，需与镇痛药合用。用于血流动力学不稳定患者的心脏电复律、门诊小手术和检查等。

【注意事项】

1. 由于对肾上腺皮质功能有抑制作用，不推荐用于肾上腺皮质功能不全、免疫功能低下、紫质症和器官移植术后的患者。

2. 快速注药 30%～60% 的患者可产生肌颤动，甚至肌阵挛，特别是有外界刺激存在时；刺激静脉血管，经外周静脉给药可引起疼痛和血栓性静脉炎。预先使用地佐辛、利多卡因或苯二氮䓬类药可以减轻。

3. 在严重心室功能不良和低血容量者容易发生低血压，宜减量。术后恶心和呕吐发生率高达 30%～40%。

七、右美托咪定（dexmedetomidine）

【药理作用】新型高选择性 α_2 肾上腺素能受体激动药，对 α_2 受体和 α_1 受体的亲和力之比为（1300～1620）：1，是可乐定（clonidine）的 8 倍。可以产生剂量依赖性镇静、镇痛、抗焦虑和抗交感作用。

1. 中枢神经

（1）镇静作用：大脑蓝斑核（locus ceruleus）是中枢神经系统内主要的去甲肾上腺素能神

经支配部位，与觉醒、睡眠、焦虑以及药物戒断反应等关键性脑功能密切相关。右美托咪定通过兴奋蓝斑核内的 α_2 肾上腺素能受体，降低交感活性，抑制去甲肾上腺素释放，产生剂量依赖性镇静、催眠和抗焦虑作用。镇静作用的机制不同于丙泊酚和苯二氮䓬类药等传统镇静药，作用主要部位不在脑皮质，也不需要激活 GABA 系统。患者被镇静的同时又容易被唤醒，唤醒刺激一旦撤除，患者又回到镇静状态，类似于正常睡眠状态的"唤醒镇静（arousable sedation）"或称"合作镇静（cooperative sedation）"。

（2）镇痛作用：具有镇痛效应，同阿片类药物具有协同作用。肾上腺素能 α_2 受体又分为 α_{2A}、α_{2B} 和 α_{2C} 三个亚型，其中 α_{2A} 和 α_{2C} 广泛分布于中枢神经系统内，呈不均匀分布，与镇痛、镇静和抗交感效应密切相关。右美托咪定也可激活脊髓 α_{2C} 受体，减弱疼痛信号向中枢的传递，同样加强其镇痛作用。

（3）脑血流和颅内压：直接激活颅内血管 α_2 肾上腺素能受体或间接通过中枢性作用而收缩血管，使脑血流减少，并呈剂量依赖性。尽管如此，在正常血压下对脑循环无不良影响。对颅内静脉的收缩作用强于对颅内动脉的收缩作用，因此可以降低颅内压而不显著增加颅内血管阻力。

（4）遗忘作用：有一定的遗忘作用，但停药后迅速消失。

（5）中枢神经保护作用：可能与减少脑组织释放去甲肾上腺素、调节凋亡前蛋白和抗凋亡蛋白的平衡、减少兴奋性神经递质（例如谷氨酸）的释放和抑制钙离子内流有关。用于术后镇静，可以降低术后谵妄的发生率。

2. 心血管

（1）中枢：通过激活突触前膜 α_{2A} 受体，反馈性抑制去甲肾上腺素的释放，增加脑干蓝斑核副交感神经的输出，减少交感神经输出，降低去甲肾上腺素的代谢，激动延髓血管运动中枢，从而降低血压和心率。持续输注右美托咪定使血压和心率下降，但仍保持在可接受的范围或仅用一般的干预措施即可纠正，停药后血压和心率即可逐渐恢复正常，一般认为与低血容量、迷走神经张力增高和给予负荷量有关。右美托咪定不反射性增加心率和心肌收缩力，降低冠状动脉交感张力，减弱应激时的高动力学反应，对缺血性心脏病有益。

（2）外周：激活血管平滑肌的 α_{2B} 肾上腺素受体的直接作用是收缩血管，故快速输注时可导致一过性高血压。但激活中枢神经 α_2 受体则降低交感神经的传出冲动和外周交感神经末端去甲肾上腺素的释放。而右美托咪定对外周血管的直接作用常被中枢作用所掩盖，因此对 α_2 肾上腺素能受体的净作用是显著降低循环中儿茶酚胺水平、适度降低血压和心率。

（3）心肌保护作用：降低血浆儿茶酚胺水平，降低血压和心率，降低心肌收缩性，减少心肌耗氧量，通过延长舒张期而增加左室冠状动脉血流。保证心内膜灌注，使心肌氧供和氧需趋于平衡，有显著的抗心肌缺血作用。降低围手术期心肌梗死的发生率，使围手术期心血管意外高危者，尤其是缺血性心脏病患者获益。

3. 呼吸　对通气的影响很小，不明显影响呼吸，增大剂量有时增加呼吸频率。即使接受推荐镇静剂量的 10 倍量，SpO_2、$PaCO_2$ 和呼吸频率都没有明显变化。因此，可以安全用于拔除气管插管患者的持续输注镇静。

4. 肾　通过减少肾神经的交感传出作用，抑制抗利尿激素的分泌和促进心房利钠肽的释放，产生利尿和肾保护作用。右美托咪定可以减少利尿药的用量，增加尿量和尿钠的排出。

5. 内分泌和其他　理论上 α_2 受体激动药可以减弱神经内分泌的应激反应，但临床上短期（< 24 h）使用没有显著降低血浆皮质醇水平，也无明显抑制下丘脑 – 垂体 – 肾上腺轴的功能。右美托咪定可明显降低术后谵妄、寒战的发生率。

【药代动力学】给予负荷剂量的起效时间为 10 ~ 15 min，如果持续输注给药则起效时间和峰值时间延长。静脉输注右美托咪定的快速分布半衰期约为 6 min，消除半衰期约为 2 h，时 – 量相关半衰期随输注时间增加而显著延长。稳态分布容积（Vss）大约为 118 L，血浆清除率为 0.32 ~ 0.64 mL/（kg·h）。在体内几乎完全被肝生物转化，包括直接 N– 葡萄苷酸化、脂肪羟基化作用和细胞色素 P450 介导的代谢，极少以原形从尿和粪便中排出。

【临床应用】

1. 机械通气时镇静　负荷剂量为 0.5 ~ 1 μg/kg 静注（10 ~ 15 min），以 0.1 ~ 0.8 μg/（kg·h）输注维持。使患者处于安静、睡眠和可唤醒状态，容易耐受气管导管，并且较易脱离机械通气和气管拔管。由于减慢心率，降低心肌耗氧量，对冠心病患者有益，但注意可以引起心动过缓和低血压。通常用于术后镇静不宜超过 72 h。

2. 区域神经阻滞、内镜检查和内科介入治疗时镇静　静脉输注右美托咪定 0.5 ~ 1.0 μg/kg 持续 10 ~ 15 min，继之持续输注 0.2 ~ 0.8 μg/（kg·h）维持，使患者安静、进入睡眠状态，减轻焦虑，增加患者的舒适度，且对呼吸无明显抑制。

3. 麻醉辅助用药　全麻时联合使用右美托咪定 0.2 ~ 1 μg/（kg·h）持续输注，可减少静脉麻醉药和麻醉性镇痛药的用量，而且可以保持血流动力学平稳，宜于快通道麻醉的实施。术后持续输注右美托咪定 0.1 ~ 0.3 μg/（kg·h），可减轻呼吸机治疗期间的血流动力学波动，降低谵妄及躁动的发生率，利于保持麻醉恢复期和气管拔管时血压和心率的平稳。

4. 术后辅助镇痛（PCA）　联合阿片类药物用于术后镇痛，背景剂量为 0.03 ~ 0.05 μg/（kg·h），PCA 为 0.06 ~ 0.1 μg/kg，可减少镇痛药用量，降低术后恶心呕吐、谵妄躁动的发生率。

【注意事项】

1. 低血压、心动过缓和窦性停搏　在有心脏传导阻滞和（或）严重心室功能不全的患者，给予本品须谨慎。抗胆碱能药物（阿托品、山莨菪碱）可以治疗。

2. 一过性高血压　给予负荷剂量或短时间较大剂量时，由于外围血管收缩作用所致。为避免出现这一现象，可以通过减少负荷量（0.25 μg/kg）或延长输注时间（> 10 min），甚至不使用负荷量。

3. 急性停药　持续给药超过 24 h 突然停药，可能导致反跳性血压升高、紧张、头疼等，短期（< 6 h）输注本品停药可无症状。

4. 肝、肾功能不良　由于本品经肝代谢和通过肾排泄，肝、肾损伤患者发生不良反应的危险增大，在高龄和此类患者应减少剂量。

第 3 节　肌松药

一、肌松药的特性

（一）神经肌接头的传递生理

1. **神经肌接头**　周围运动神经元通过轴突与多条肌纤维相连，而轴突与肌纤维之间的连接称为神经肌接头（neuromuscular junction，NMJ），运动神经通过 NMJ 支配相应的骨骼肌。轴突在到达 NMJ 处脱去髓鞘，其末端含有储存内源性神经递质乙酰胆碱（acetylcholine，ACh）的囊泡。NMJ 为化学突触，由神经末梢的突触前膜、接头间隙和肌性突触后膜构成。前者释放 ACh，后者分布有可结合 ACh 的烟碱样胆碱受体（nicotinic cholinergic receptors，NChRs）即 N 受体，属离子通道型受体，由 α、α、β、δ 和 ε 五个糖蛋白亚单位构成。每个 NMJ 的突触后膜上分布约有 500 万个 NChRs。ACh 在突触前神经末梢由胆碱 -O- 乙酰转移酶以胆碱和乙酰基为原料合成，并储存于胞质内，其中一部分被转运进入囊泡，以囊泡形式移至释放部位。每个囊泡内约含有 5×10^3 个 ACh 分子，囊泡呈三角形，其顶点结合于突触前膜的增厚部位，称为活化区。囊泡的释放位点处在这些活化区的两个边缘，并恰好与接头后肌膜上 NChRs 集中的突触肩部相对应。

2. **NMJ 的化学传递**

（1）ACh 的量子释放：当运动神经的动作电位到达突触前膜时，引起电压调控性钙离子通道开放，钙离子（Ca^{2+}）迅速进入神经末梢与钙调素结合，形成钙调素 –Ca^{2+} 复合物，使囊泡与突触前膜融合，导致囊泡 ACh 的量子释放，大量 ACh 进入突触间隙，引起肌膜终板电位（end-plate potential）40 ~ 50 mV 的除极。ACh 的释放量取决于细胞内钙离子浓度，钙离子浓度越高则 ACh 量子释放的概率就越大。ACh 也存在非量子释放形式。正常情况下，为适应快速冲动刺激的要求，神经细胞通过动员（mobilization）的过程来增加可供释放的 ACh 储存量，即增加胆碱的转运、乙酰辅酶 A（CoA）的合成和囊泡向释放部位的移动，神经细胞的迅速动员足以更新释放的递质。

（2）NChRs 的结合：释出的 ACh 通过突触间隙扩散，与突触后膜 NChRs 结合。NChRs 的两个 α 亚单位为 ACh 的结合位点，其复合物构成跨膜阳离子通道。ACh 分子与这些位点结合，引起受体构型的改变，从而使通道开放，导致 Na^+、Ca^{2+} 内流和 K^+ 外流，产生终板电位。当终板电位超过激发毗邻肌膜的阈电位水平时，即产生动作电位并传遍整个肌细胞膜，引起纤维肌收缩。ACh 的释放量和终板部位的受体数目都远远超过引发肌收缩所需的最小量，因此神经刺激引发的肌收缩幅度取决于受到刺激的肌纤维数量。

（3）ACh 的破坏：当 ACh 与受体分离后，则被突触间隙中的胆碱酯酶分解，肌膜完成复极化。胆碱经钠离子依赖性转运通道重新进入突触前运动神经元末梢，突触前膜的除极有利于胆碱的再摄取。

（二）肌松药的作用机制

1. 分类 通过阻滞神经肌肉间的突触传递，临床上产生骨骼肌松弛作用的药物，即为肌松药。根据肌松药对 NMJ 的不同作用机制，可分为除极化型（琥珀胆碱）和非除极化型肌松药两类。非除极化型肌松药分为甾体类衍生物（泮库溴铵、维库溴铵、哌库溴铵和罗库溴铵）和苄异喹啉类（阿曲库铵、顺式阿曲库铵、多库氯铵和米库氯铵）两类。前者非竞争性（除极化）占领突触后膜的胆碱能受体，引起肌松作用。后者竞争性（非除极化）地占领突触后膜的胆碱能受体，阻断神经肌肉的突触传递，达到肌松作用。

2. 除极化阻滞

（1）琥珀胆碱与 ACh 相似，结合并激活 NChRs，引起运动终板及其毗邻肌膜的除极化。但因琥珀胆碱的降解较慢，故使终板持续除极并造成与接头后膜相毗邻肌膜暂时丧失兴奋性，产生肌松弛。当琥珀胆碱分子从受体上扩散开去并在血浆中被分解为胆碱和琥珀酸后，琥珀胆碱产生的除极化阻滞作用则消失。

（2）除极化阻滞的特点：在肌震颤后出现肌松作用；经强直刺激或 4 个成串刺激之后无衰减现象；无强直后增强现象；抗胆碱酯酶药增强其阻滞作用；非除极化型肌松药可以拮抗。

3. 非除极化阻滞

（1）主要是同 ACh 间可逆性竞争 NChRs 的结合位点。其次，同时还有离子通道阻滞作用，阻塞开放的离子通道；阻滞已关闭的离子通道入口；结合于受体的其他变构位点，以使其丧失对 ACh 的敏感性；NChRs 长时间暴露于竞争受体的肌松药而导致脱敏感；通过结合神经末梢上的胆碱受体而介导的接头前效应，干扰突触前 ACh 动员或 Ca^{2+} 内流；改变 NChRs 的脂性环境，从而改变其通道特性。

（2）非除极化阻滞特点：无肌震颤；强直和 4 个成串刺激有衰减；强直后增强；为除极化型肌松药和抗胆碱酯酶药所拮抗；阻滞作用可以被另外的非除极化型肌松药所增强。

4. 神经肌功能的恢复

（1）除极化阻滞：使用琥珀胆碱产生的除极化阻滞在停止给药后 10 ~ 15 min 后自行恢复，有血浆胆碱酯酶异常者恢复延迟，无须拮抗。琥珀胆碱的降解分为两个时相：首先，琥珀胆碱被血浆胆碱酯酶水解成胆碱和琥珀酰单胆碱；其次，琥珀单胆碱又被血浆胆碱酯酶和非特异性肝因子分解为胆碱和琥珀酸。

（2）非除极化阻滞：由于当前有许多新的短效、中效肌松药可供选择，根据患者的病情和手术时间，合理地选择使用药物、剂量和给药时间，当肌松药作用消失后，大部分患者在手术结束时肌张力可自行恢复到临床要求。对残余肌松作用，用抗胆碱酯酶药拮抗，可以加快神经肌功能的恢复。

5. 不良反应及其他 由于胆碱能受体不仅分布在神经肌接头，同时分布在自主神经系统的节前神经元和副交感神经的节后神经元。胆碱能受体主要分为毒蕈碱样受体（M 受体）和烟碱样受体（N 受体）。M 受体属 G 蛋白耦联型受体（G protein-coupled receptor），存在于副交感神经节后神经元的突触后膜，位于各种平滑肌、心肌和腺体；N 受体属配体门控性离子通道

（ligand-gated in channel）型受体，存在于自主神经节和神经肌接头。由于大部分肌松药在化学结构上同 ACh 相似，因此可能也作用于其他部位的受体。故其不良反应一般是由于刺激或抑制周围自主神经系统；或使血管肥大细胞释放组胺；或继运动终板除极后血清钾增高。尤以组胺释放引起的血流动力学作用为甚。

（三）影响肌松药作用的因素

1. 年龄　婴幼儿、新生儿分布容积比成人大，但对非除极化型肌松药敏感，按公斤体重给药的剂量与成人相同，不过其消除半衰期长，作用时间延长。老年人分布容积减少，消除半衰期因肾小球滤过率和清除率下降而延长，其中维库溴铵分布容积可减少 25% ~ 30%，清除率降低 20%，消除半衰期延长 16%，而泮库溴铵的作用时效可以延长至青年人的 2 倍。

2. 肾功能不全和肝胆疾病

（1）肾功能不全对由肾排泄的肌松药影响最大，使消除半衰期明显延长，应避免使用。顺式阿曲库铵主要以 Hofmann 方式降解，不依赖肾清除，是肾功能不全患者的首选。维库溴铵、罗库溴铵主要经肝胆排泄，肾衰竭患者使用维库溴铵虽有轻微蓄积，但临床意义不大，而使用罗库溴铵的药代动力学和药效动力学与正常人无明显区别，是肾功能不全患者的次选。肾功能不全患者泮库溴铵的消除半衰期比正常人延长 2 ~ 4 倍，哌库溴铵的时效也明显延长，但肝胆可能产生部分代偿作用。

（2）严重肝胆疾患可影响肝对肌松药的摄取、代谢和排泄。维库溴铵和泮库溴铵在肝硬化、胆管梗阻时血浆清除率下降，消除半衰期明显延长。严重肝胆病变常出现血浆球蛋白增高，与肌松药结合，可直接影响肌松药在神经肌接头处的有效浓度和经肾小球的滤过。肝功能不全患者细胞外液量增多，使分布容积增大，应用泮库溴铵、维库溴铵、阿曲库铵等肌松药时，开始时似乎敏感性减退，初始用量常比正常人大，但除阿曲库铵外，因消除受损，作用时效明显延长，注意减少追加量，延长用药间隔时间。

3. 电解质和酸碱平衡

（1）由于脱水降低神经肌肉兴奋性，细胞外液浓缩，分布容积减少，肌松药在血浆中浓度增高，脱水时肾功能降低，肌松药的清除减慢，脱水患者对肌松药的敏感性增加，肌松作用加强，作用时效延长。

（2）低钠血症可降低运动终板电位的幅度，使琥珀胆碱作用减弱。高钾血症可降低膜电位，增加肌张力和收缩性，减弱非除极化型肌松药作用，加强除极化型肌松药作用，低 K^+ 则结果相反。由于 Ca^{2+} 促使接头前膜释放 ACh，稳定接头后膜，参与兴奋 – 收缩耦联，血 Ca^{2+} 降低可加重神经肌肉阻滞作用，而高 Ca^{2+} 使非除极化型肌松药作用减弱。Mg^{2+} 减少接头前膜释放 ACh，抑制 ACh 对接头后膜的除极，降低肌细胞兴奋性，Mg^{2+} 增高可加强非除极化型肌松药作用。

（3）代谢性酸中毒时降低泮库溴铵的作用，而呼吸性酸中毒则增强泮库溴铵的作用，可能与肌松药解离程度和蛋白结合量有关。

4. 低温和体外循环　低温本身可产生部分神经肌肉阻滞。低温影响肌、肝、肾血流量，低温下肌松药代谢、排泄以及酶活性降低，ACh 合成、释放和代谢下降。低温使肌松药的起效延缓、程度增强和作用时效延长。阿曲库铵在低温体外循环期间维持 90% ~ 95% 神经肌肉阻滞所需剂量仅为常温时的 43%，原因为低温降低其 Hofmann 清除速度。低温体外循环使泮库溴铵和维库溴铵的作用时效分别延长 1.8 倍和 5 倍，单纯以低温使药物清除降低不好解释，体外循环的影响不可忽视。

5. 药物的相互作用

（1）吸入麻醉药：增强非除极化型肌松药的作用且呈剂量依赖性。作用机制有中枢神经系统作用、影响 ACh 的释放、抑制运动终板的除极等，异氟烷还通过增加肌血流量，以提高肌松药在神经肌接头部位的浓度。吸入麻醉药加强肌松药作用的顺序依次为恩氟烷＞异氟烷＞氟烷，恩氟烷和异氟烷增强泮库溴铵的肌松作用大约是等效浓度氟烷的 2 倍，而恩氟烷或异氟烷增强维库溴铵或阿曲库铵的肌松作用，仅比氟烷麻醉产生的增强作用大 20%～30%。

（2）静脉麻醉药：咪达唑仑和地西泮可延长维库溴铵和阿曲库铵的肌松时间。氯胺酮和丙泊酚对阿曲库铵、维库溴铵的作用影响很小。依托咪酯和阿片类药对肌松药的作用时效几乎无影响。

（3）抗心律失常药：利多卡因、奎尼丁增强所有两类肌松药的作用。钙通道阻滞药维拉帕米、硝苯吡啶，可以增强泮库溴铵、维库溴铵和阿曲库铵等非除极化型肌松药的作用。注意接受 β 受体阻滞药治疗的患者，在用抗胆碱酯酶药拮抗肌松药作用时，可能发生严重心动过缓。

（4）抗生素：氨基苷类抗生素链霉素、卡那霉素、庆大霉素等，抑制接头前 ACh 的释放和降低接头后受体的敏感性，加强非除极化型肌松药的作用。多黏菌素类除本身肌松作用外，通过作用于接头后膜，可加强肌松药的作用。

6. 胆碱酯酶活性　米库氯铵和琥珀胆碱主要由血浆胆碱酯酶水解，任何影响此酶活性的因素，均可影响两种药物的分解及作用时效。许多病理生理和药物因素可导致血浆胆碱酯酶水平或活性下降，如慢性肝病、营养不良、恶性肿瘤、恶病质、慢性肾衰竭、抗胆碱酯酶药、氯丙嗪和普鲁卡因等，均可降低血浆胆碱酯酶活性。

7. 神经肌肉病变

（1）重症肌无力：属自身免疫性肌病，常见于年轻女性，10% 的患者合并胸腺瘤或胸腺增生，血清中检出抗 ACh 受体抗体有特异性。通过病史、临床表现、新斯的明试验和具有特征性的肌电图确定诊断。使用抗胆碱酯酶药（吡斯的明）、免疫抑制药（硫唑嘌呤或环磷酰胺）、胸腺切除等方法治疗。此类患者对肌松药很敏感，尽可能使用短、中效肌松药（如顺式阿曲库铵和维库溴铵），剂量大幅缩减，要使用肌松监测，有可能需要延长术后机械通气时间。

（2）营养不良性肌病：遗传性肌病，特征为进行性肌力下降而不伴肌纤维糖类或脂质的异常沉积，以 Duchenne 肌营养不良最为常见。该病呈 X 性连锁隐性遗传，儿童早期发病，表现为进行性四肢无力。可合并心脏病变，有临床心肌病及乳头肌功能障碍造成二尖瓣反流者。此类患者恶性高热的发生率高，具有潜在高钾血症、肌红蛋白尿性肾小管肾衰竭、致命性心律失常等风险，避免使用琥珀胆碱。对非除极化型肌松药敏感，必须行神经肌功能监测。

（3）肌强直综合征：萎缩性肌强直、先天性肌强直和肌强直病，特点为骨骼肌受刺激后松弛障碍而持续收缩，系因刺激停止后胞质钙不能顺利返回肌质网所致。用琥珀胆碱后骨骼肌持续收缩，给予非除极化型肌松药和加深麻醉不能缓解。静注奎尼丁（300～600 mg）或为患者加温，有助于缓解肌强直。对非除极化型肌松药反应正常。

（4）家族性周期性麻痹：有高钾血症型、血钾正常型和低钾血症型，异常的钠与钾离子流动造成静息骨骼肌细胞超极化或低极化，特征为间歇发作性骨骼肌无力。使用琥珀胆碱可引起肌强直反应，在低钾状态对非除极化型肌松药非常敏感，需在肌松监测下使用小剂量肌松药。

（四）神经肌功能监测

1. 监测目的　临床评定术中的肌松程度和肌张力的恢复程度。利于把握气管插管的时机，维持术中满意的肌松条件，提供客观的气管拔管参考指标，精准确定个体用药剂量。

2. 监测仪器　常用神经肌肉刺激器和加速度肌松监测仪。通过刺激尺神经引发拇收肌反应，将经皮电极置于腕部尺神经表面，脉冲发生器发出不同类型的电流脉冲刺激，引发的肌紧张通过观察拇指内收动作作出估计，或将压力换能器联于拇指进行测量。其他刺激部位有面神经、膈肌等。

3. 刺激类型　临床常用的有单颤搐刺激、强直刺激、4 个成串刺激、双重爆发刺激（DBS）和强直后计数（PTC）等。

（1）单颤搐刺激：给予频率 0.1 Hz、持续时间 0.2 ms 的单次脉冲刺激，然后测定肌颤搐高度。在给肌松药前首先确立颤搐高度作为对照，通过用药后颤搐高度与对照值比较即可评价肌松程度。对肌松药起效和恢复来说，单颤搐刺激不是敏感的测量方法，因为必须有 75% 的受体被阻滞才能观察到颤搐高度的下降，而在恢复期尽管 75% 的受体仍处于阻滞状态，但颤搐高度却可能已恢复正常。

（2）强直刺激：频率 50 Hz、持续 5 s 的强直刺激。在除极化阻滞状态下无衰减现象，在非除极化和双相阻滞时可表现强直的衰减。强直刺激可产生疼痛，并使受刺激的肌张力恢复加快，对呼吸肌恢复程度的判定可能产生误导。

（3）强直后单次颤搐刺激：在一次强直刺激后 6 ~ 10 s 给予一个单颤搐刺激。强直收缩后的单颤搐增高被称为强直后增强（PTP），即部分箭毒化状态下强直刺激过程和随后的 ACh 合成与动员的增加。非除极阻滞和双相阻滞都表现 PTP，除极阻滞则否。正常肌电图不表现 PTP，但肌收缩反应的变化可表现为机械性的 PTP。肌电图出现的 PTP 提示有残余的非除极化阻滞。

（4）4 个成串刺激：刺激频率 2 Hz、波宽 0.2 ms、间隔 0.5 s 的连续 4 个刺激，重复刺激时间 10 ~ 30 s。获得的 4 个肌颤搐的第 1 个（T_1）与用药前对照比较可以提示肌松程度，而第 4 个与第 1 个的比值（T_4/T_1）可提示肌松性质和程度。$T_4/T_1 > 0.9$ 提示除极阻滞，而 T_1 ~ T_4 颤搐衰减提示非除极阻滞。非除极阻滞时 T_4 消失，相当于 T_1 比对照值抑制 75%，相应地 T_3、T_2、T_1 消失分别相当于 T_1 被抑制 80%、90%、100%。当 T_4/T_1 为 0.75 时提示单颤搐高度已恢复至对照水平，与临床恢复满意相对应。因不需要对照高度，疼痛较强直刺激轻，且不影响随后肌张力的恢复。

（5）PTC：以 50 Hz 强直刺激持续 5 s，强直刺激 3 s 后再进行 1 Hz 单颤搐刺激 16 次，计算所引出反应的个数。可以估计肌松深度或非除极阻滞恢复所需要的时间。

（6）DBS：给予两次突发的间隔 750 ms 的二联或三联 20 ms、50 Hz 的强直刺激。用于测定残余的非除极阻滞作用。当存在残余非除极阻滞作用时，对第二次刺激的反应较第一次为弱，即对 DBS 反应的衰减。

（五）残余肌松作用的拮抗 – 抗胆碱酯酶药

1. 作用机制　非除极化型肌松药的残余肌松作用可用抗胆碱酯酶药拮抗。常用的抗胆碱酯酶药有新斯的明（prostigmine）、依酚氯铵（tensilon）和吡斯的明（pyridostigmine）。作用机制主要为抑制 ACh 酯酶活性，减少 ACh 破坏，使 ACh 累积，与非除极化型肌松药在神经肌接头处竞争受体，从而恢复正常神经肌肉传递。新斯的明和吡斯的明与 ACh 酯酶共价结合，而依酚氯铵只是静电结合。由于 ACh 的毒蕈碱样和烟碱样作用，可以引起流涎、心动过缓、流泪、缩瞳和支气管收缩等不良反应。应用抗胆碱酯酶药前给予抗胆碱药（阿托品）可减轻这些症状。

2. 药代动力学　临床常用的新斯的明和吡斯的明均经静脉给药。新斯的明的起效时间为 5 min，峰效应时间为 7 ~ 10 min，持续时间为 55 ~ 75 min，大部分与胆碱酯酶结合，小部分经肾排出和经肝破坏。吡斯的明的起效时间为 4 min，峰效应时间为 10 ~ 13 min，持续时间为 80 ~ 130 min，75% 经肾排出而 25% 经肝破坏。

3. 临床应用

（1）新斯的明：剂量为 40 ~ 80 μg/kg。成人初量 1 ~ 2.5 mg 静注，2 min 后可重复，最大剂量为 5 mg，使用前先静注 0.5 ~ 1 mg 阿托品。用于各种非除极化型肌松药的逆转。

（2）吡斯的明：常用剂量 0.15 ~ 0.2 mg/kg。成人初量 10 ~ 20 mg，每 15 min 可追加 2 ~ 3 mg，直到效果满意。作用强度较弱，但维持时间比新斯的明长，适合长效肌松药的拮抗。

4. 注意事项

（1）拮抗时机：用药物拮抗肌松药作用，患者应从麻醉中充分恢复并提供满意的生理状态，拮抗最好在肌松作用已大部分消失（4 个成串刺激 T_1 达 25%，$T_4/T_1 \geq 0.25$）时进行。神经肌功能完全恢复的特征包括通气与氧合满意，可持续性握拳、抬头或肢体有协调运动等。如果通气量足够、应答、抬头或握力满意，则无药物逆转的必要。现在有许多新的短效、中效肌松药可供选择，根据患者病情和手术时间，合理地选择使用药物、剂量和给药时间，大部分病例在手术结束时并不需要拮抗。

（2）影响拮抗的因素：肌松药的种类、剂量以及肌松程度。给予拮抗药后各种肌松药的逆转速度不同，泮库溴铵＜米库氯铵＜哌库溴铵＜阿曲库铵＜多库氯铵＜维库溴铵。体重、手术时间或严重肝肾功能不全、某些肌疾患常造成肌松药绝对或相对过量而影响拮抗效果。

（3）新斯的明过量：可引起神经肌肉除极而致肌震颤和抽搐。

（4）呼吸再抑制：拮抗泮库溴铵等长效肌松药的作用，须严密观察患者情况至少 1 h，以防呼吸再抑制。

（5）毒蕈碱样作用：包括心动过缓、传导阻滞、支气管和胃肠道平滑肌收缩、唾液分泌增多等，用新斯的明逆转时常见。可用抗胆碱药物拮抗，如阿托品（1 mg）和新斯的明（2.5 mg）同时缓慢注射，已有阿托品（1.2 mg）和新斯的明（5 mg）的标准混合制剂。阿托品用量不足可导致心律失常和心搏骤停。心律失常包括 P 波倒置、房性期前收缩、交界性心律、室性期前收缩、房室分离等。

二、常用的肌松药

（一）琥珀胆碱（succinylcholine）

【药理作用】起效迅速，作用短暂，肌松作用强，属唯一临床可用的除极化型肌松药。作用于接头后膜使之除极产生肌纤维收缩，持续除极引起肌松作用。静注后呼吸暂停时间 4 ~ 5 min，维持 10 ~ 12 min。由于其结构与 ACh 相似，可刺激全部胆碱能受体包括交感或副交感神经节的 N 受体和心脏窦房结的 M 受体，可以引起窦性心动过缓、交界性心律和室性期前收缩等各种室性心律失常，多发生在剧烈自主神经刺激下，如气管插管。另外，除极使细胞内钾释放增加，可使血清 K^+ 水平升高 0.5 ~ 1.0 mmol/L，易致高钾血症，也可造成室性心律失常。给药前 3 min 预注非除极化型肌松药，如泮库溴铵 1 mg 可预防肌颤和减弱钾离子释放。

【药代动力学】起效迅速（1 min），静注后在体内迅速分布和被血浆胆碱酯酶快速水解，其消除半衰期仅 3.5 min。

【临床应用】用于气管插管，常用剂量为 1 ~ 2 mg/kg 静注，不用于肌松维持。紧急情况下（如喉痉挛）可以肌内注射、气管内或舌下给药，肌内注射的剂量为 4 ~ 6 mg/kg。由于其肌颤和心血管不良反应，临床上已不再用于心血管麻醉。

【注意事项】

1. 双相阻滞　长时间静脉输注或重复静注可以出现快速耐受性或脱敏感阻滞（双相阻滞），在血浆胆碱酯酶异常或不足时，作用时间延长，拮抗困难。

2. 肌颤等不良反应　由于对神经肌接头处的除极作用，导致肌颤，引起胃内压、眼压和颅内压升高，出现麻醉后肌痛、高钾血症等。给药前 3 min 预注小剂量非除极化型肌松药（维库溴铵 1 ~ 2 mg）或利多卡因 2 mg/kg 可减少肌颤的发生。易感患者可诱发恶性高热。偶见皮疹、支气管痉挛等。

（二）泮库溴铵（pancuronium）

【药理作用】人工合成含有两个季铵基团的甾族长效非除极化型肌松药，肌松效应是右旋筒箭毒碱的 5 倍。临床剂量范围内无神经节阻滞和组胺释放作用。有拟交感效用，轻度阻滞心脏 M 受体，使心率增快和血压轻度升高。在心血管麻醉中与大剂量阿片类药伍用，可以防止阿片类药引起的心动过缓，对依赖心率维持 CO 的患者（如主动脉瓣关闭不全和小儿患者）有益。

【药代动力学】起效时间、作用时效和肌松强度与剂量呈正相关。静注后 1 ~ 2 min 起效，3 ~ 5 min 达峰值，持续时间可达 45 ~ 60 min。主要经肾排泄，部分在体内代谢而降解，小部分经胆管排泌。血浆清除率为 1.8 mL/（kg·min），消除半衰期为 108 ~ 147 min。

【临床应用】

1. 气管内插管　常用剂量为 0.1 ~ 0.2 mg/kg 静注。麻醉诱导前先给予 1/10 的预注量，可以加速显效和尽快达到峰效应，睡眠后再给予剩余量，能在 60 ~ 90 s 内完成气管插管。

2. 肌松维持　根据需要宜 45 ~ 60 min 追加给药，剂量为 0.01 ~ 0.05 mg/kg 静注。

【注意事项】心动过速可增加心肌耗氧量，对严重高血压和缺血性心脏病患者不利。作用时间较长，不宜在短小手术中使用。

（三）维库溴铵（vecuronium）

【药理作用】泮库溴铵的衍生物，为甾族中效非除极化型肌松药。静注后 2 ~ 3 min 起效，肌松维持 30 ~ 45 min，恢复指数（肌颤搐从 25% 恢复至 75% 的时间）10 ~ 15 min，强度与泮库溴铵相似，但加大剂量（0.3 mg/kg）可产生与泮库溴铵（0.1 mg/kg）相同的临床时效，而起效时间和恢复指数则快于泮库溴铵。临床剂量时血流动力学极其稳定，几乎对心率、血压无任何影响，即使剂量高达 0.4 mg/kg，也无心血管不良反应。不产生神经节和迷走阻滞作用，不引起组胺释放，与大剂量阿片类药合用时发生的心动过缓可用山莨菪碱治疗，在心血管外科使用较为理想。

【药代动力学】起效快，时效短。主要在肝代谢，以原形、小部分代谢产物经肝胆排泄，仅 10% ~ 25% 以原形自肾排出，适用于肾功能不良患者。血浆清除率为 5.2 mL/（kg·min），消除半衰期为 71 min，反复给药无明显蓄积作用。

【临床应用】

1. 气管插管　插管剂量 0.1 ~ 0.2 mg/kg 静注，插管前给予预注量（0.01 mg/kg）可将插管时间缩短到 60 s 内。

2. 肌松维持　0.025 ~ 0.05 mg/kg 静注，追加剂量 0.025 ~ 0.05 mg/kg 静注。需要长时间肌松连续输注的速率为 1 ~ 1.5 μg/（kg·min）。

【注意事项】无对抗阿片类麻醉药的心动过缓作用。作用时间短，长时间手术需多次追加或持续输注，追加不及时患者会突然出现膈肌收缩或肢体运动。

（四）哌库溴铵（pipcuronium）

【药理作用】是甾族长效非除极化型肌松药。起效时间、作用时效和恢复指数在等效剂量与泮库溴铵相似，肌松程度比泮库溴铵强 20%。单次静注后起效时间为 5 min，作用时间为 40 ~ 45 min，恢复指数为 23 min。无拟交感作用，在高达 3 倍的 ED_{95} 剂量时无组胺释放的证据。无心血管不良反应，在冠心病患者即使大剂量使用，仍能保持血流动力学稳定，临床发生的心率减慢非哌库溴铵的直接作用，因此也是冠心病外科的较优选择。

【药代动力学】起效时间与泮库溴铵相似。主要清除途径为原形经肾排泄，少量经肝和全身组织的快速酶分解和化学性去乙酰化作用，代谢产物由肾排出，肾或肝功能不良患者宜减量。哌库溴铵的消除半衰期为 44 ~ 100 min，重复给药有轻微蓄积作用。

【临床应用】

1. 气管插管　0.08 ~ 0.1 mg/kg 静注，2 ~ 3 min 后可获得最佳肌松。给预注量（10 μg/kg）后 3 ~ 4 min 再给全量，可明显缩短插管时间。

2. 肌松维持　0.04 ~ 0.05 mg/kg 静注，再追加剂量 0.01 ~ 0.015 mg/kg。

【注意事项】作用时间长，不适用于短小手术，不利于早期气管拔管。

（五）阿曲库铵（atracurium）

【药理作用】为季铵酯类化合物，属中效非除极化型肌松药。起效快慢和作用长短与剂量相关。静注临床剂量的阿曲库铵，MAP、心率、心脏指数和中心静脉压无明显变化，SVR 正常或略降低，大剂量可以引起低血压和心率增快，几分钟后恢复正常，是由于剂量依赖性的组胺释放所致，减慢注药速度和预注组胺受体阻滞药（苯海拉明）则反应减弱。无迷走神经及神经节阻断作用。因组胺释放，可以引起皮肤潮红、荨麻疹、支气管痉挛、心动过缓、甚至过敏性休克。伍用吸入麻醉药恩氟烷、异氟烷麻醉时，剂量可分别减少 30% 和 20%。因阿曲库铵特殊的 Hofmann 降解，曾经一度成为肝、肾疾病患者的优选肌松药。

【药代动力学】起效时间为 3 ~ 5 min，作用时间为 25 ~ 30 min，恢复指数为 11 min。主要通过 Hofmann 降解，即在生理 pH 和温度下通过分子裂解失去正电荷，使神经肌肉阻滞活性所必需的双四价结构破坏而形成无明显肌松活性的 N- 甲基四氢罂粟碱（laudanosine, 劳丹诺辛），少量酯性水解，绝大部分以代谢产物形式从尿或胆汁中排出。阿曲库铵代谢迅速，血浆清除率为 5.5 mL/（kg·min），消除半衰期为 25 min，肝、肾功能不良对药物消除无影响。重复或长时间给药无蓄积作用。

【临床应用】

1. 气管插管　用 0.5 ~ 0.6 mg/kg 静注，插管前 3 ~ 5 min 预注量 0.01 mg/kg 静注，有助于缩短起效时间，可使插管在 70 ~ 90 s 内完成。

2. 维持剂量　剂量为 0.2 ~ 0.3 mg/kg 静注，追加剂量为 0.05 ~ 0.10 mg/kg 静注。长时间手术可采用连续输注，速率为 6 ~ 10 μg/（kg·min）。

【注意事项】组胺释放可以引起低血压，并不适合心血管麻醉，已被顺式阿曲库铵所代替。大剂量长时间使用，代谢产物劳丹诺辛可引起中枢神经系统兴奋。

（六）顺式阿曲库铵（cisatracurium）

【药理作用】顺式阿曲库铵是阿曲库铵的异构体（1R- 顺式 -1'R- 顺式旋光异构体），肌松强度是阿曲库铵的 3 ~ 5 倍。与阿曲库铵一样，顺式阿曲库铵也是中效非除极化型肌松药。顺式阿曲库铵几乎无组胺释放，对血流动力学影响轻微。静注临床剂量的顺式阿曲库铵，MAP、心率、心脏指数等均无明显变化。在心脏外科患者给予 2 ~ 8 倍 ED_{95} 剂量快速注射，对血流动力学也无明显影响。伍用恩氟烷、异氟烷或七氟烷等吸入麻醉药物，可增强顺式阿曲库铵的作用，延长作用时间。使用利多卡因不延长顺式阿曲库铵的作用时间，而硫酸镁可显著延长顺式阿曲库铵的作用时间。无迷走神经及神经节阻断作用。由于顺式阿曲库铵的药理学特点，使其在心脏外科使用有独特的优越性。

【药代动力学】起效时间为 3 ~ 5 min，作用时间为 30 ~ 40 min，恢复指数约为 13 min，不受初始剂量和给药方式的影响。同正常成年人相比，相同剂量的顺式阿曲库铵在高龄患者起效较慢，而在小儿起效更快。顺式阿曲库铵代谢迅速，主要通过 Hofmann 降解（80%），消除方式符合两室模型，血浆清除率为 4.5 ~ 5.7 mL/（kg·min），稳态分布容积为 145 mg/kg，消除半衰期为 22 ~ 29 min。同阿曲库铵不同，顺式阿曲库铵酯性水解仅占小部分，约 15% 以原形经肾排泄。同阿曲库铵比较，等效剂量的顺式阿曲库铵产生的代谢产物 N– 甲基四氢罂粟碱仅为前者的 1/5 ～ 1/10，故不良反应很少。肝、肾功能不良对药物消除无明显影响，重复或长时间给药无蓄积作用。

【临床应用】

1. 气管插管　常用剂量为 0.1 ～ 0.2 mg/kg 静注，剂量增加或预注小剂量顺式阿曲库铵，可显著改善顺式阿曲库铵的插管条件，起效时间也显著缩短。

2. 肌松维持　顺式阿曲库铵的 ED_{95} 剂量 0.05 mg/kg，效价为阿曲库铵的 3 ～ 5 倍。随着剂量加倍，作用时间也相应延长，在 2、4、8 倍 ED_{95} 量时的作用时间分别为 45 min、68 min、91 min。追加剂量为 0.05 ～ 0.10 mg/kg 静注。连续输注的速率为 2 ～ 5 µg/（kg·min）。由于顺式阿曲库铵的消除速率主要由温度和 pH 决定，故低温时消除速率降低。低温体外循环期间应持续输注，剂量 0.1 ～ 0.2 mg/（kg·h），浅低温（＞ 32℃）体外循环期间顺式阿曲库铵的持续输注剂量无须调整，理论上中度以下低温（＜ 32℃）用量可减少到 50%，但考虑该药恢复快的药理特性和需要肌松监测等影响因素，为防止体外循环复温期间的体动反应，不必调整输入剂量。顺式阿曲库铵因特殊的 Hofmann 降解方式，使之成为 ERACS，尤其是肝、肾疾病患者的首选肌松药。

【注意事项】

1. 不良反应　偶见有心动过缓（0.4%）、低血压（0.2%）、皮肤潮红（0.2%）、支气管痉挛（0.2%）和皮疹（0.1%）等。偶见高剂量快速注射引起严重低血压者，考虑敏感者与组胺释放有关。

2. 过敏性休克　我国台湾省报道顺式阿曲库铵导致 Kounis 综合征（即过敏性休克合并急性冠状动脉综合征）1 例，患者在诱导后很快出现过敏性休克及 ECG 改变，血清 IgE 显著升高。

（七）多库氯铵（doxacurium）

【药理作用】是双苯甲基异喹啉衍生物，属长效非除极化型肌松药。肌松作用与剂量完全相关，强度是泮库溴铵的 2.5 ～ 3 倍，肌松作用比哌库溴铵长。无明显不良血流动力学反应，动脉压、心率或心脏指数不产生明显变化，对心肌收缩力、心脏前后负荷或 EF 也无明显影响，有良好的心血管稳定性。无组胺释放作用。因多库氯铵无迷走阻滞作用，不能拮抗芬太尼引起的心动过缓。

【药代动力学】起效时间长达 5 ～ 6 min，作用时间为 60 ～ 160 min，个体差异性较大。主要以原形经肾排泄，少量自胆管清除，消除半衰期为 99 min，血浆清除率为 2.2 ～ 2.7 mL/（kg·min）。反复及长时间使用无蓄积作用。

【临床应用】气管插管剂量为 0.04 ～ 0.05 mg/kg 静注；肌松维持剂量为 0.02 ～ 0.025 mg/kg 静注，追加剂量为 0.01 ～ 0.02 mg/kg 静注。

【注意事项】注射速度过快可引起组胺释放。

（八）米库氯铵（mivacurium）

【药理作用】短效非除极化型肌松药，是双苯甲基异喹啉酯类化合物。静注后 2 min 起效，类似维库溴铵及阿曲库铵，3 ~ 4 min 达峰值，肌松维持 15 ~ 20 min，比阿曲库铵作用时间短，恢复指数为 6 ~ 7 min，肌松强度约为阿曲库铵的 3 倍。大剂量或快速注射可引起组胺释放，导致血压下降和心率增快，持续 2 ~ 3 min 后自行消退。无神经节和迷走神经阻滞作用。

【药代动力学】静注后迅速起效。在体内被血浆胆碱酯酶快速水解，半衰期仅 2 ~ 5 min，血浆清除率为 15 ~ 50 mL/（kg·min），不增加肝、肾负担。反复或连续给药不产生快速耐受性，也无明显蓄积性。

【临床应用】

1. 气管插管　常用剂量 0.2 mg/mg 静注，给预注量（20 ~ 30 μg/kg）2 ~ 3 min 后再注射插管剂量（0.1 ~ 0.2 mg/kg），可在 120 s 内完成插管。

2. 肌松维持　常用 0.05 ~ 0.1 mg/kg 静注，追加剂量 0.025 ~ 0.05 mg/kg 静注。持续给药则剂量为 6 ~ 10 μg/（kg·min）。米库氯铵可迅速自行恢复，无须拮抗。

【注意事项】与阿曲库铵相似，有组胺释放作用，可引起低血压。

（九）罗库溴铵（rocuronium）

【药理作用】维库溴铵的衍生物，是甾族非除极化型肌松药。肌松作用为维库溴铵的 1/5 ~ 1/8，临床时效与维库溴铵相似，与其他肌松药相比，对喉内收肌群的作用更快，可产生特别好的气管插管状态，给予 2 倍 ED_{95} 剂量（0.6 mg/kg），可以在 1.5 min 内完成气管插管。大剂量肌注可产生可靠的肌松作用。无组胺释放作用，无不良血流动力学反应，由于有迷走阻滞作用，可能出现剂量相关性心率增快。

【药代动力学】目前非除极化型肌松药中起效最快的肌松药。主要经肝吸收和胆管排泌，部分由肾排出，血和尿中未见代谢产物。在肾功能正常或不良时的药代动力学无明显区别。半衰期为 56 min，血浆清除率为 5.8 mL/（kg·min），重复给药不产生蓄积作用。

【临床应用】

1. 气管插管　特别适合气管插管使用，剂量 0.5 ~ 1.0 mg/kg 静注，预注量不缩短起效时间。
2. 肌松维持　常用 0.2 ~ 0.5 mg/kg 静注，再追加剂量为 0.1 ~ 0.2 mg/kg 静注。

【注意事项】现有制剂经外周静脉注射时刺激血管可以引起注射疼痛，导致患者肢体抽动、血压升高和心率增快，建议注射前先给予利多卡因 50 mg 或小剂量镇痛药（如地佐辛 3 ~ 5 mg）。肝功能不良者，作用时间延长。

（于钦军　王伟鹏）

参考文献

［1］SHANG Y, FILIZOLA M. Opioid receptors: Structural and mechanistic insights into pharmacology and signaling[J]. Eur J Pharmacol, 2015, 763: 206-213.

［2］DA C M G, KALMAR A F, STRUYS M M. Inhaled anesthetics: environmental role, occupational risk, and clinical use[J]. J Clin Med, 2021, 10(6): 1306.

［3］BARRY A E, CHANEY M A, LONDON M J. Anesthetic management during cardiopulmonary bypass: A systematic review[J]. Anesth Analg, 2015, 120(4): 749-769.

［4］WANG J, HUANG J, YANG S, et al. Pharmacokinetics and safety of esketamine in chinese patients undergoing painless gastroscopy in comparison with ketamine: A randomized, open-label clinical study[J]. Drug Des Devel Ther, 2019, 13: 4135-4144.

［5］JONKMAN K, DUMA A, OLOFSEN E, et al. Pharmacokinetics and bioavailability of inhaled esketamine in healthy volunteers[J]. Anesthesiology, 2017, 127: 675-683.

［6］张小玲, 王伟鹏, 徐建红, 等. 小儿丙泊酚诱导成功气管插管半数有效量的研究 [J]. 中国微创外科杂志, 2009, 9: 409-412.

［7］KEATING G M. Dexmedetomidine: A review of its use for sedation in the intensive care setting[J]. Drugs, 2015, 75(10): 1119-1130.

［8］石佳, 于钦军. 右美托咪定的药理作用及在重症监护病房中的应用 [J]. 国际麻醉学与复苏杂志, 2007, 28(6): 540-543.

［9］KARAMAN Y, ABUD B, TEKGUL Z T, et al. Effects of dexmedetomidine and propofol on sedation in patients after coronary artery bypass graft surgery in a fast-track recovery room setting[J]. J Anesth, 2015, 29(4): 522-528.

［10］方仲蓉, 赵晓琴, 王古岩, 等. 右美托咪定对冠状动脉旁路移植术患者麻醉诱导期 BIS 和血流动力学的影响 [J]. 中国微创外科杂志, 2011, 11(2): 113-118.

［11］李晓涛, 贾爱, 于钦军. 顺式阿曲库铵在心血管手术中的应用 [J]. 临床麻醉学杂志, 2019, 35(7): 712-714.

［12］UHLIG C, BLUTH T, SCHWARZ K, et al. Effects of volatile anesthetics on mortality and postoperative pulmonary and other complications in patients undergoing surgery[J]. Anesthesiology, 2016, 124: 1230-1245.

［13］于钦军, 常用男, 刘进, 等. 先天性心脏病小儿七氟醚和安氟醚肺摄取和排出的临床研究 [J]. 临床麻醉学杂志, 1996, 12(3): 139-142.

［14］AZZAM A A H, MCDONALD J, LAMBERT D G, et al. Hot topics in opioid pharmacology: mixed and biased opioids[J]. Br J Anaesth, 2019, 122(6): 136-145.

［15］KWANTEN L E, O'BRIS B, ANWAR S. Opioid-based anesthesia and analgesia for adult cardiac surgery: History and narrative review of the literature[J]. J Cardiothoracic Vascul Anesth, 2019, 33(3): 808-816.

［16］SHENG X Y, LIANG Y, YANG X Y, et al. Safety, pharmacokinetic and pharmacodynamic properties of single ascending dose and continuous infusion of remimazolam besylate in healthy chinese volunteers[J]. Eur J Clin Pharmacol, 2020, 76(3): 383-391.

第 6 章

常用心血管药物

第 1 节　正性肌力药

一、正性肌力药的特性

（一）正性肌力药分类

1. 定义　正性肌力药（positive inotropic drugs）或称增加心肌收缩力的药物，往往与血管加压药物（vaspressors）的药理作用很难分开，正性肌力扩血管药物（inodilators）的发展又极大地丰富了其内涵。此类药物的正性肌力、血管加压（增加 SVR）和血管扩张（增加 CO 和降低 SVR）作用常常相互重叠，甚至依其剂量的不同而相互转变。

2. 临床分类　根据作用机制和临床效应通常分为两类。

（1）肾上腺素类：通过作用于不同的肾上腺素能受体而发挥正性肌力作用。根据化学结构的不同又被分为儿茶酚胺类（如肾上腺素、多巴胺等）和非儿茶酚胺类（麻黄碱、去氧肾上腺素等）两类。

（2）非肾上腺素类：通过各自不同的作用机制和途径，促使心肌细胞钙的释放和内流，从而产生正性肌力、增加 CO 或升高血压等作用。主要有洋地黄类（digitalis glycosides）、磷酸二酯酶抑制剂、血管升压素、钙盐制剂和钙增敏剂（左西孟旦）等。

（二）肾上腺素类药物的基本特性

1. 受体的作用和影响因素　肾上腺素类药物主要通过激活肾上腺素能受体、促使细胞产生一系列生化变化而发挥作用。例如，激活 α 受体，使平滑肌细胞的 Ca^{2+} 内流增加，细胞内 Ca^{2+} 浓度升高，促使血管平滑肌收缩；而 β 受体激活使细胞环磷酸腺苷（cAMP）升高，引起血管平滑肌舒张。药物激活受体的浓度受药物的血浆浓度、器官组织灌注、药物与血浆蛋白的结合、脂溶性、解离状态、扩散特性和局部代谢等很多因素的影响。

2. 受体的分布和效应　肾上腺素类药物的作用还与肾上腺素能受体在效应细胞的分布关系密切。在心肌和血管平滑肌等效应细胞上分布有肾上腺素能受体，该类受体属 G 蛋白耦联型受体（图 2-6-1）。肾上腺素能受体有 α 受体、β 受体和多巴胺（DA）受体等，受体的活性同样受许多因素的影响。皮肤、肾、胃肠道的血管平滑肌以 α 受体为主；心脏、骨骼肌、肝的血管平滑肌以 β 受体为主；分布在肾、肠系膜血管和中枢神经系统某些区域则有多巴胺受体。肾上腺素类药物往往可以作用于多种不同的受体，并具有剂量依赖性，最终效应取决于药物和受体的相互作用。

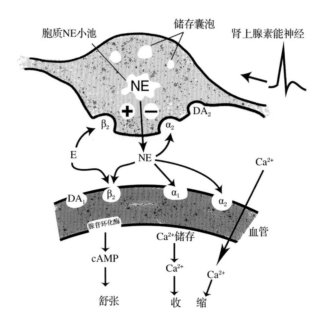

图 2-6-1　肾上腺素能受体图解

NE：去甲肾上腺素；E：肾上腺素；cAMP：环磷酸腺苷。

3. 肾上腺素能受体亚型

（1）α 受体：分为 α_1 和 α_2 受体两个亚型。① α_1 受体：突触后受体，分布在血管平滑肌，心肌也有 α_1 受体。主要介导去甲肾上腺素的释放，收缩外周血管。心肌 α_1 受体有正性肌力作用、可减慢心率。② α_2 受体：突触前 α_2 受体和突触后 α_2 受体。神经末梢突触前 α_2 受体兴奋，通过负反馈机制，减少交感神经末端去甲肾上腺素的释放。大脑突触前 α_2 受体激活（如右美托咪定），可降低交感神经系统活性和产生镇静催眠作用。位于血管平滑肌的突触后 α_2 受体激活，则血管平滑肌收缩。

（2）β 受体：分为 β_1、β_2 和 β_3 三个亚型。① β_1 受体：突触后受体，分布在心脏的窦房结、传导系统和心肌。心脏 β_1 受体激活，心肌收缩力增强、心率增快、心脏自律性增高，肾素释放增加。② β_2 受体：突触前 β_2 受体和突触后 β_2 受体。突触后 β_2 受体主要分布在血管和支气管平滑肌，心肌也有 β_2 受体。β_2 受体兴奋引起外周血管尤其是骨骼肌血管扩张，支气管扩张。促进细胞对 K^+ 的摄取，胰岛素释放增加。由于 K^+ 在骨骼肌的蓄积，可发生低钾血症。心肌 β_2 受体的作用与 β_1 受体相似。突触前 β_2 受体兴奋，交感神经末端去甲肾上腺素释放增加。③ β_3 受体分布在心肌细胞上，激动后通过抑制性 G 蛋白或 NO 途径介导产生负性肌力作用，可能参与心衰的病理生理过程。

（3）DA 受体：突触后为 DA_1 受体和突触前为 DA_2 受体。DA_1 受体主要分布于肾动脉、冠状动脉、脑和肠系膜血管床。DA_1 受体兴奋时，肾和胃肠道血管舒张，选择性地增加该区域的血流量。DA_2 受体主要分布于外周交感神经末端突触前，受体兴奋时，去甲肾上腺素和乙酰胆碱释放减少，肾血流和肾小球滤过率增加，近端肾小管对钠的重吸收减少。

4. 受体的数量和调节　受体的数量受生理调节可以发生变化。上调，即受体的数量增加，例如长期使用 β 受体阻滞药则 β 受体的数量增多；下调，即受体的数量减少，例如长期使用 β 受体兴奋药则 β 受体的数量降低；受体的过度兴奋可以导致受体的脱敏感，即效应细胞会缺少对受体激活的反应。

5. 效应器官对药物的影响　效应器官的功能状态也影响药物的作用。在心室收缩功能不良时，心肌 β 受体兴奋，心肌收缩力增加，使收缩期心室射血完全，左室收缩末期容量减少，LVEDP 降低，心脏缩小，心室壁张力降低，使氧供需平衡得到改善；但对缺血心肌来说，心肌 β 受体兴奋，心肌收缩力增强，能量消耗增加，心率的增快加重心肌氧耗，故对缺血心肌的氧供需平衡不利。同样地，肾上腺素类药对外周血管的效应，取决于外周血管 α、$β_2$ 和多巴胺受体的活性，并呈剂量依赖性。

（三）非肾上腺素类药的特性

1. 洋地黄类药　或称强心苷类（cardiac glycoside）药。通过与细胞膜 Na^+/K^+-ATP 酶发生直接、选择性的结合并抑制其活性，使细胞内 Na^+ 增加，K^+ 减少，Ca^{2+} 内流增加，从而发挥其正性肌力作用。

（1）增强心肌收缩力：对正常和心衰的心脏均有正性肌力作用，但只增加心衰心脏的 CO，使扩大的心脏缩小，并反射性降低外周血管阻力。由于使心室 EF 增加，室壁张力减低，因而减少心衰心肌的耗氧量。

（2）减慢心率：抑制心脏的传导系统，减慢心肌及房室结的传导，延长窦房结、房室结和房室束的不应期，使心率减慢。由于对房室结的作用最为明显，故能有效地减慢房颤时的心室率。另外，通过反射性兴奋迷走神经，也可使心率减慢。

（3）利尿：大量可以直接影响近曲小管的离子转运，抑制 Na^+ 的再吸收。但利尿作用主要是因心功能的改善，使肾血流量增加。

（4）中毒量：严重抑制细胞膜 Na^+/K^+-ATP 酶，导致细胞内 Ca^{2+} 超载，细胞内 K^+ 明显减少，心肌自律性增高，易引起期前收缩等异位心律。

（5）麻醉和术中：使用强心苷往往以治疗快速型室上性心律失常为主，用来减慢心率。因瓣膜病术前发生心衰而洋地黄治疗量不足，入手术室后心率增快，可以选用去乙酰毛花苷治疗，为减少发生此类情况，术前使用的强心苷类药物可以不停药。而增强心肌收缩力多使用起效快速的肾上腺素类药物。

2. 磷酸二酯酶抑制剂　最常用的药物为米力农。磷酸二酯酶分布在心肌、血管平滑肌、血小板和肺部组织，至少有 4 种亚型（Ⅰ、Ⅱ、Ⅲ 和 Ⅳ），Ⅰ 型与 Ⅱ 型位于心肌细胞的胞质中，特异性低且作用有限，而 Ⅲ 型结合于细胞膜，活性最高，是降解细胞内 cAMP 的主要亚型。磷酸二酯酶抑制剂的作用不受 α、β 受体阻断药的影响，也与儿茶酚胺和 Na^+/K^+-ATP 酶的作用关系不大。主要是通过抑制磷酸二酯酶 Ⅲ 型的活性，使 cAMP 的降解减少，心肌细胞内 cAMP 增加，

Ca^{2+} 内流增加，从而产生正性肌力作用。而外周血管平滑肌内的 cAMP 增加，使细胞膜 Na^+/K^+-ATP 酶的活性增强，促进肌质网对 Ca^{2+} 的再螯合，降低了胞质内 Ca^{2+} 水平，使外周血管扩张。因此，磷酸二酯酶 III 抑制剂兼有正性肌力和扩张血管作用。其独特的心脏正性肌力、外周血管扩张效用，使其成为治疗术后低 CO 综合征联合用药中常用的药物。

3. 钙盐制剂和钙增敏剂　不作用于肾上腺素能受体，也不通过抑制磷酸二酯酶发挥作用，很少引起心律失常。

（1）钙盐制剂：正常血清钙浓度为 2.2 ~ 2.7 mmol/L，约 50% 与蛋白质结合。血清离子钙浓度正常为 1 ~ 1.3 mmol/L，只有 Ca^{2+} 才具有生理活性。心脏的收缩和传导、血管平滑肌的收缩、神经肌肉递质的传递、激素的分泌等，都需要 Ca^{2+} 的参与。Ca^{2+} 进入细胞通过两条途径，经细胞外进入和从细胞内储钙池释放。心肌细胞内 Ca^{2+} 来自肌质网和线粒体，心肌细胞肌质网不丰富，故主要依赖细胞外 Ca^{2+} 的内流。心肌细胞外 Ca^{2+} 浓度 > 1 mmol/L，而细胞内 Ca^{2+} 浓度仅为 0.1 μmol/L，心肌细胞内外 Ca^{2+} 的跨膜梯度为 Ca^{2+} 内流的基础。Ca^{2+} 在心肌细胞兴奋 – 收缩耦联中发挥巨大作用，Ca^{2+} 内流是维持心肌收缩必不可少的过程。因此，膜外 Ca^{2+} 浓度对心肌收缩有较大影响，心肌的收缩直接与细胞质 Ca^{2+} 浓度有关。心肌兴奋时 Ca^{2+} 内流增加，心肌收缩增强；反之，心肌收缩减弱，利于心脏舒张。在收缩末期，能量依赖性泵将 Ca^{2+} 从胞质中转运至肌质网，使胞质内 Ca^{2+} 水平下降。如心肌缺血，Ca^{2+} 转运受阻，导致心肌舒张不全。如心肌细胞内 Ca^{2+} 浓度过高（钙超载），此时线粒体则开始摄取 Ca^{2+}，Ca^{2+} 在线粒体内聚集，将损害 ATP 的生成，导致细胞损伤。体外循环中影响 Ca^{2+} 浓度的因素很多，如血液稀释、代谢或呼吸性碱中毒、鱼精蛋白和肝素等药物的影响、输血时与枸橼酸结合、过敏等因素，均可导致 Ca^{2+} 浓度下降。因此，经常使用钙盐制剂来加强心肌收缩力、减少血管床渗出和提高外周血管张力。

（2）钙增敏剂（左西孟旦）：传统的正性肌力药可以加重心肌细胞钙超载，增加心肌耗氧量，导致心律失常和心肌损伤。左西孟旦具备以下特点：心肌细胞钙增敏剂，在心肌收缩期与肌钙蛋白 C 结合，提高心肌细胞肌丝对 Ca^{2+} 的敏感性，增强心肌收缩力，在舒张期与肌钙蛋白 C 解离，而不影响心脏的舒张功能；ATP 敏感型 K^+ 通道（K_{ATP}）开放剂，作用于血管平滑肌细胞，可扩张血管，减轻心脏前、后负荷，增加 CO；改善线粒体代谢的能量平衡，开放心肌保护通路，具有缺血预处理、抗心肌顿抑、抗心肌缺血、抗细胞凋亡、抗氧化和抗炎性介质作用，从而改善心肌功能。

二、肾上腺素类药

（一）多巴胺（dopamine）

【药理作用】多巴胺是神经末端和肾上腺髓质的去甲肾上腺素和肾上腺素的前身。直接兴奋 $α_1$、$β_1$、$α_2$、$β_2$ 和 DA_1 受体，间接引起神经元储存的去甲肾上腺素的释放。对 α、β 和 DA 受体的兴奋作用呈剂量依赖性。

1. 当剂量在 1 ~ 3 μg/（kg·min）时，主要兴奋 DA_1 受体，扩张肾和胃肠道血管，增加肾血流。但小剂量多巴胺增加肾血流的效应，主要是因为正性肌力作用还是肾血管的直接扩张作用，仍存争议。多巴胺直接的肾小管利钠、利尿作用也增加尿量。

2. 当剂量达到 3 ~ 8 μg/（kg·min）时，则以 $\beta_1+\beta_2$（$+DA_1$）受体兴奋作用为主，表现为心率加快，心肌收缩力加强，CO 增加，SVR 下降，PVR 升高，开始出现 α 缩血管作用。由于正性肌力和收缩血管的联合作用，提高血压。

3. 当剂量 > 8 μg/（kg·min）时，则出现 α（$\beta_1+\beta_2+DA_1$）受体效应，使 SVR 和 PVR 均升高；进一步加大剂量［> 10 μg/（kg·min）］，则肾血流减少，心脏做功明显增加，冠状动脉收缩，CO 下降，心率增快，容易引起心律失常；明显升高肺动脉压，不利于右心衰。

4. 当剂量 < 5 μg/（kg·min）时，静脉优先收缩而使回心血量增加。不同剂量对受体的激活作用有明显的重叠，难以划分界限。由于受体亲和力的个体差异，也难以确定剂量与受体激活之间的关系。当某些因素如前负荷和 CO 发生改变时，则受体的活性也会随之发生变化。

【药代动力学】起效迅速，可被神经末端摄取、或迅速被单胺氧化酶（MAO）和儿茶酚氧位甲基转移酶（COMT）代谢。单次静注作用时间短暂（< 10 min），适合持续静脉输注给药。

【适应证】低血容量时低血压的紧急治疗；低 CO 综合征，提高灌注压，增加 CO；心衰时增加心肌收缩力，升高灌注压，增加心肌的兴奋性。

【临床应用】

1. 低 CO　微量泵持续静脉输注剂量 1 ~ 20 μg/（kg·min），可提升心率和血压。但冠心病和心率快的患者应减少剂量，以免引起快速型心律失常和增加氧耗量，引起心肌缺血。心衰患者用量 > 10 μg/（kg·min）时，外周血管发生强烈收缩，并失去了 DA 和 β 受体的有益作用，正性肌力作用反而不佳，不如换用或加用肾上腺素和米力农等药物。因此，高剂量时宜加用血管扩张药，例如硝酸甘油，以对抗其收缩血管的作用，降低后负荷，从而增加肾等器官的血流量。

2. 改善尿量　提高肾灌注压，增加肾血流量，排尿利钠。尽管缺少证据，但临床上仍将中、小剂量多巴胺［< 5 μg/（kg·min）］用于肾功能不全的患者，以提高灌注压和增加尿量，尤其是合并低血压时，但不再用于肾保护，剂量过大反而可能有肾毒性。

【注意事项】

1. 当神经元去甲肾上腺素消耗（慢性心衰和使用利血平）时，其作用减弱。

2. 虽然正性肌力作用弱于肾上腺素和异丙肾上腺素，正性频率作用也弱于异丙肾上腺素，但大剂量输注明显增加心肌氧耗，可引起心动过速和各种快速型心律失常。对于缺血性心脏病患者而言，如果不能增加冠状动脉血流，则可发生心肌缺血。

3. 使用时应积极纠正低血容量，大剂量时［> 10 μg/（kg·min）］的缩血管效应增加PVR，也可发生肾缺血，注意监测尿量。

4. 建议中心静脉输注给药，尤其是使用高浓度溶液。血管注射外渗可引起皮肤坏死。

（二）多巴酚丁胺（dobutamine）

【药理作用】主要兴奋 β_1 受体，其次是 β_2 受体。对 β_1 的兴奋作用具有选择性和剂量依赖性，对 β_2 的作用明显弱于异丙肾上腺素。有轻微的 α_1 效应，无 α_2 和 DA 受体活性。

1. 心脏　选择性正性肌力作用。增强心肌收缩力的作用强于增快心率的作用，前者通过 β_1 和 α_1 活性，后者仅通过 β_1 效应。与多巴胺不同，不间接通过内源性去甲肾上腺素释放，而是直接作用于心脏。

2. 血管　β₂ 受体兴奋使血管扩张，无 α₂ 的缩血管作用。代谢产物 3- 氧 - 甲基多巴酚丁胺可拮抗 α₁ 受体，减弱 α₁ 的血管收缩作用，增加冠状动脉的血流。

3. 增加 CO　对血压影响不明显，血压可以下降、不变或升高。由于增加心肌收缩和心率，常增加心肌的氧耗量。不增加 SVR 和 PVR，用于低 CO 和心率慢的心衰患者，改善心室功能的作用优于多巴胺。

【药代动力学】通过 COMT 代谢，或与肝中的葡萄糖醛酸结合，生成有活性的代谢产物，经肾排出。起效迅速（1 ~ 2 min），持续时间短暂，血浆半衰期仅 2 min。

【适应证】低 CO，尤其伴有 SVR 和 PVR 升高者。

【临床应用】

1. 使用微量泵静脉输注剂量 2 ~ 20 μg/（kg·min），效果显著、可控性强。对心率的影响个体差异较大，同等剂量增加心率的效应比多巴胺明显。

2. 增加 CO 的同时，降低 SVR 和 PVR，增加冠状动脉血流量强于多巴胺。由于改善心脏的收缩和舒张功能，有利于心肌的氧供需平衡，对缺血性心脏病引起的急、慢性充血性心衰具有价值。不增加 PVR 有益于右心衰的治疗。

3. 同多巴胺相比，在增加 CO 的同时扩张外周血管，因而不明显升高血压，作用类似正性肌力药加小剂量血管扩张药。经常与多巴胺联合用于小儿体外循环心脏手术治疗低 CO，保持心率的同时保持血压。

4. 同异丙肾上腺素比较，正性肌力作用强于正性频率作用，小剂量时心动过速较异丙肾上腺素和多巴胺少见，但同等效应的多巴酚丁胺比肾上腺素和多巴胺增快心率的作用更强，故此限制了其使用范围。

【注意事项】

1. 大剂量时易发生心动过速和快速型心律失常。由于直接作用于窦房结，加快房室结传导，在房颤患者更为敏感。

2. 无静脉收缩作用，也不增加静脉回流。如果增加 CO 不能补偿 SVR 下降对血压的影响，可发生低血压，尤其在血容量不足的患者。

3. 由于非选择性血管扩张作用，血流可从肾和内脏血管床分流向骨骼肌，可能发生冠状动脉窃血现象，存在加重心肌缺血的风险。

4. 可引起轻度低钾血症，注意监测血钾浓度。

（三）肾上腺素（epinephrine）

【药理作用】肾上腺素是肾上腺髓质产生的儿茶酚胺类激素，也是交感神经末端释放的神经递质，临床使用的肾上腺素为人工合成药物。直接兴奋 α₁、α₂、β₁ 和 β₂ 受体。对 α 和 β 受体的兴奋作用明显强于多巴胺和多巴酚丁胺。肾上腺素对 α 受体的兴奋作用依剂量不同而异。

1. 量效关系　使用剂量为 0.01 ~ 0.02 μg/（kg·min）时，主要兴奋 β 受体，SVR 可能下降；剂量 0.02 ~ 0.1 μg/（kg·min）时，β 和 α 受体兴奋，SVR 可下降或升高；当剂量 > 0.1 μg/（kg·min）时，α 和 β 受体兴奋，SVR 升高。

2. 心脏　主要兴奋 β_1 受体，使心肌收缩力增加、心率增快。依据剂量不同 SVR 可下降、不变或升高。通常 CO 增加，但若后负荷增加，则每搏量下降；若血压升高，可反射性刺激迷走神经而减弱其增快心率的效应；因心肌代谢产物增加而扩张冠状动脉；若舒张压升高而心率无明显变化，则舒张期冠状动脉血流增加。

3. 血管　α_1 和 β_2 受体兴奋。由于皮肤、黏膜、肝和肾血管 α_1 受体占优势，血管收缩；骨骼肌血管 β_2 受体占优势，血管扩张，血流向骨骼肌血管分布。

4. 其他　抑制肥大细胞释放过敏物质；扩张支气管；收缩黏膜血管，利于黏膜水肿消退；促使糖原和脂肪分解，抑制胰岛素释放，升高血糖；早期可使肝释放钾离子引起血钾升高，后期骨骼肌对钾的摄取增多使血钾降低。

【药代动力学】起效迅速，持续时间短暂（2 ~ 3 min）。由神经或组织摄取，经 MAO 和 COMT 代谢。

【适应证】心脏急救复苏；过敏性休克；低 CO 综合征，常和血管扩张药联合使用；支气管痉挛。

【临床应用】

1. 低 CO 和低血压　严重低血压时 2 ~ 10 μg 单次静注升压；中、重度变态反应可单次用至 10 μg/kg 以上，无效重复注射直至血压恢复；治疗低 CO 时静脉持续输注剂量 0.05 ~ 0.5 μg/（kg·min），可以联合使用米力农而取长补短。

2. 心脏复苏　用于心脏复苏基于激动 α 受体（α_2 效应），增加冠状动脉灌注压，增加脑和冠状动脉血流量，增强心肌收缩力，扩张冠状动脉血管，使细颤变为粗颤，利于电击除颤，增加自主循环恢复率。成人可用 0.5 ~ 1 mg 静注，小儿 5 ~ 15 μg/kg，无效可重复应用。高剂量肾上腺素（> 3 mg）恶化神经系统预后，并不提高存活率，不推荐使用。在心脏外科术中或术后的心脏复苏，慎用或从小剂量开始，大剂量肾上腺素可以引起灾难性后果，并且继发恶性心律失常，不推荐常规使用。对复苏后的快速型心律失常，可以使用胺碘酮和（或）β 受体阻滞药（如美托洛尔、阿替洛尔）处理。

3. 支气管痉挛　小剂量持续静脉输注用于体外循环后支气管痉挛非常有效。

【注意事项】

1. 同其他正性肌力药一样，由于正性变力和变时作用，心肌氧耗增加，可引起心肌缺血。增加心脏的自律性，兴奋异位起搏点，可发生心律失常。

2. 升高血糖，增加血乳酸含量，可以引起酸中毒；大剂量收缩血管，导致脏器（肾）缺血，宜与血管扩张药合用。

3. 皮下渗漏可引起组织坏死，需中心静脉给药。

（四）异丙肾上腺素（isoprenaline）

【药理作用】人工合成的儿茶酚胺类药。直接兴奋 β_1 和 β_2（$\beta_1 > \beta_2$）受体，无 α 效应。

1. 心脏　直接 β_1 受体作用，增加心肌收缩力，加快传导，明显增快心率。通过 β_2 扩血管作用反射性地增加心肌收缩力和心率，连同直接 β_1 效应，使 CO 增加。

2. 血管　扩张冠状动脉、体血管和肺血管，使 SVR、PVR 降低，每搏量增加。增加 CO，使收缩压升高；但由于外周血管扩张，舒张压常下降；大部分表现为 MAP 下降。

3. 其他　兴奋 β_2 受体，扩张支气管。

【药代动力学】快速消除，半衰期仅 2 min。可被肝摄取，通过 MAO 和 COMT 代谢，大部分（60%）以原形排除。

【适应证】心动过缓或房室传导阻滞，阿托品或山莨菪碱治疗无效；低 CO；肺动脉高压或右心衰竭；哮喘持续状态；β 受体阻滞药过量等。

【临床应用】

1. 心动过缓　在山莨菪碱或阿托品无效时，可用 2 ~ 5 μg 单次静注，注意血压降低；用于房室传导阻滞的暂时治疗，注意可能加重二度 II 型房室传导阻滞，只能短暂而不能长时间替代起搏器。

2. 肺动脉高压或右心衰竭　常用剂量 0.02 ~ 0.5 μg/（kg·min）静脉输注，用于右心衰合并肺动脉高压者。

3. 低 CO　需要增加心肌收缩力而心动过速无害者，如每搏量固定的小儿或心脏移植术后的去神经心脏。

【注意事项】

1. 该药不是血管加压药，在增加 CO 的同时会发生低血压，使组织器官的灌注压下降。

2. 增快心率、降低灌注压，损害氧供需平衡；易引起快速型心律失常；使外周血管扩张，使血流向骨骼肌和皮肤分布，易发生冠状动脉窃血，诱发心肌缺血，冠心病患者慎用。

3. 静脉注射引起血管扩张，使血压明显下降，损害灌注压，不宜用于心脏复苏。

（五）去甲肾上腺素（noradrenaline）

【药理作用】去甲肾上腺素为交感神经递质，肾上腺髓质也释放去甲肾上腺素。该药直接兴奋 α_1、α_2 和 β_1 受体，无 β_2 效应，β_1 受体效应弱于 α_1 受体。

1. 心脏　增加心肌收缩力；心率可以轻度增加、反射性减慢或不变，与患者 CO、SVR 和容量等因素有关；由于 SVR 升高可抵消心肌收缩力增加对 CO 的作用，CO 无明显变化。

2. 血管　外周血管收缩，SVR 明显升高，缩血管效应比肾上腺素增加 50%，收缩压、舒张压和 MAP 均升高，PVR 增加。冠状动脉短暂收缩继而扩张。肝、肾、脑和骨骼肌血流减少。

【药代动力学】作用时间短（2 ~ 3 min）。经神经末端摄取，通过 MAO 及 COMT 代谢。

【适应证】需要收缩血管来提升血压的紧急情况；提高灌注压，尤其适合需要强力血管收缩而又需要增强心肌收缩力的患者。

【临床应用】

1. 用量　根据血压、外周阻力和心率来调节用量，静脉输注剂量 0.05 ~ 0.3 μg/（kg·min）。

2. 用于体外循环后血管麻痹综合征（vasoplegic syndrome after cardiopulmonary bypass）　临床表现为外周血管阻力下降 [SVR ≤ 650 dyn/（s·cm^5）]、低血压（MAP ≤ 65 mmHg）和 CO 偏高，补充容量后症状不改善或改善不明显。去甲肾上腺素升高血压的同时不明显增快心率，特别适合 CABG 术后此类高 CO、低 SVR 的患者。

3. 提高灌注压　对抗治疗肺动脉高压伴右心衰时血管扩张药（如硝酸甘油）引起的低血压。

在置入左房管的患者，可经右房输入硝酸甘油或 PGE₁ 以降低右室后负荷，而由左房输入去甲肾上腺素以提高灌注压，使其在到达肺之前被代谢，减弱对肺血管的作用。

4. 短暂升压　需要收缩血管的紧急情况，单次静注 0.05 ~ 0.2 μg/kg，尤其是心率需要较慢的患者。

【注意事项】

1. 由于强烈的血管收缩，可减少器官的血流灌注，有引起肾、肝和肠缺血的风险。

2. 容易诱发冠状动脉痉挛，导致心肌缺血；明显升高 PVR，肺动脉高压患者慎用或合并使用肺血管扩张药物。

（六）去氧肾上腺素（phenylephrine）

【药理作用】人工合成的非儿茶酚胺类药。直接兴奋 α₁ 受体，临床剂量无 β 效应，极大量时有 β₁ 效应。临床剂量收缩动脉和静脉血管，因血压升高反射性使心率减慢。因静脉血管收缩，回心血量增加，轻度升高前负荷；SVR 升高，PVR 升高，增加后负荷；提高血压，CO 不变或下降。

【药代动力学】短效（5 min），经 MAO 快速代谢。

【适应证】外周血管扩张引起的低血压；室上性心动过速。

【临床应用】

1. 用量　升高血压可以 50 ~ 100 μg（1 ~ 2 μg/kg）静注，可重复注射；维持血压可以 0.5 ~ 5 μg/（kg·min）输注，根据血压和心率的反应随时调整。

2. 增高血压　治疗因血管扩张、SVR 较低引起的低血压，提高灌注压改善心肌血供，无明显正性肌力作用，不发生高血压则不明显增加心肌氧耗，联合使用硝酸甘油可较好地维持心肌氧供和较低氧耗。用于治疗无严重心功能障碍的缺血性心脏病患者血管扩张引起的低血压，尤其适合心率较快的患者。

3. 室上性心动过速　反射性兴奋迷走神经，尤其适用于低血压时的心动过速。

4. 法洛四联症缺氧发作　增加 SVR，升高血压，减少右向左分流，改善缺氧。

【注意事项】

1. 血管收缩，后负荷增加，可使心功能不全患者的 CO 下降；肺血管收缩作用可促发右心衰竭；组织器官的血管收缩，须注意肾和其他器官的血流灌注，需监测尿量。

2. 可发生心动过缓，但对阿托品反应良好。

3. 敏感患者可发生冠状动脉痉挛，钙通道阻滞药和硝酸甘油可以治疗。

（七）麻黄碱（ephedrine）

【药理作用】人工合成的非儿茶酚胺类药。直接的 β₁、α 和 β₂ 兴奋作用，间接促使去甲肾上腺素释放，以间接作用为主。增强心肌收缩力，增快心率，CO 增加；外周血管收缩，SVR 轻微增加，血压升高；由于收缩静脉血管床，可增加前负荷。麻黄碱为 MAO 抑制剂，可扩张支气管。

【药代动力学】静注作用时间为 5 ~ 10 min，肌注可持续约 1 h。不被 MAO 和 COMT 代谢，少量经脱氨氧化，70% 以原形经肾排泄。

【适应证】

1．用于 SVR 下降或低 CO 引起的低血压，尤其心率较慢者。

2．低血容量性低血压在容量补足前的紧急治疗。

3．麻醉药过量引起的短暂心肌抑制，体外循环心脏手术心肌顿抑。

4．区域麻醉或麻醉过深引起的低血压。

【临床应用】单次静注剂量 1～5 mg，肌注剂量 15～30 mg，可重复使用。一般不引起心动过速，但应用阿托品后，心率明显增快。由于无子宫血管收缩作用，孕妇用药安全。

【注意事项】如去甲肾上腺素储存耗竭，则作用减弱。由于内源性去甲肾上腺素释放，与 MAO 抑制剂有相互作用。重复用药可发生耐受性。

（八）间羟胺（metaraminol）

【药理作用】属人工合成的非儿茶酚胺类药。直接的 α_1、α_2 兴奋作用，较弱的 β_1 活性。由于激活 α_1、α_2 和 β_1 受体，间接使神经末端释放去甲肾上腺素。增强心肌收缩力，有较强的缩血管作用，心率影响不明显。给药后血压明显升高，CO 变化不大。

【药代动力学】作用时间较长，肌注可维持 1.5 h。由组织摄取，少量经 MAO 和 COMT 代谢。

【适应证】血管扩张引起的低血压；低血容量时的紧急治疗。

【临床应用】单次静注 0.5～1 mg，肌注 5～10 mg。可用于去氧肾上腺素治疗无效者。

【注意事项】可引起肾、内脏和皮肤缺血；升高肺动脉压力，使肺动脉高压恶化；可引起心肌缺血及心律失常；可升高血糖，糖尿病患者慎用。

（九）甲氧明（methoxamine）

【药理作用】人工合成的非儿茶酚胺类药。作用与去氧肾上腺素相似，主要兴奋 α_1 受体，无 β 受体和 α_2 受体作用。由于 α_1 肾上腺素能受体又分为 α_{1A}、α_{1B} 和 α_{1D} 三个亚型，其中冠状动脉主要分布 α_{1D} 亚型，外周血管主要分布 α_{1A}、和 α_{1B} 亚型，心肌中主要分布 α_{1A} 亚型，甲氧明对 α_{1A}、和 α_{1B} 亚型具有高度选择性。由于该药对周围血管的 α_1 受体的作用，引起血管收缩，使收缩压及舒张压均升高，而对冠状动脉分布的 α_{1D} 亚型没有作用，不引起冠状动脉收缩，增加灌注压和冠状动脉血流量，增加氧供；高量静注时血压升高反射性引起心率减慢，也延长心肌不应期和减慢房室传导；对心肌无明显兴奋作用，不明显增加氧耗；可使肾血流量减少，强度比去甲肾上腺素更明显。

【药代动力学】静注后 1～2 min 起效，持续作用时间 5～15 min；肌注 15～20 min 起效，可维持 1～1.5 h。由组织摄取，不经过 MAO 和 COMT 代谢。

【适应证】血管扩张引起的低血压；低血容量时的紧急治疗；室上性心动过速。

【临床应用】

1．外周血管扩张引起的低血压，单次静注 1～2 mg，一般不超过 10 mg；肌注量每次 10～20 mg，维持时间较长。由于不收缩冠状动脉，不增快心率，特别适合缺血性心脏病患者伴心率增快者。

2．室上性心动过速伴低血压者，可用 5% 葡萄糖液 100 mL 稀释 10～20 mg 静滴，或用

10 mg 加入生理盐水稀释到 20 mL 中缓慢静注。

【注意事项】

1. 可引起肾血管痉挛，偶可引起少尿或无尿。

2. 剂量过大可使血压过高，升高肺动脉压力，肺动脉高压者慎用。

3. 甲状腺功能亢进及严重高血压患者慎用。

三、非肾上腺素类药

（一）地高辛（digoxin）

【药理作用】

1. 作用机制　抑制细胞膜 Na^+/K^+–ATP 酶活性，使细胞内 Ca^{2+} 升高，Ca^{2+} 从肌质网向胞质内的释放也增加，心肌收缩力增加。非心衰患者心肌氧耗和 SVR 增加；而心衰患者由于心率减慢，每搏量增加，SVR 降低，心脏缩小，因而心肌氧耗减少。地高辛对心脏病患者也有较强的利尿作用。

2. 控制心室率　地高辛直接延长房室结的不应期，减慢房室传导，间接增加迷走神经的活性并减弱交感神经的活性，使心率减慢。

【药代动力学】静脉给药 10 ~ 30 min 起效，1 ~ 2 h 作用达峰值。地高辛约 25% 与血浆白蛋白结合，消除半衰期约为 36 h。经肾排泄，少量在肝内代谢。

【适应证】

1. 治疗心衰　对高血压、瓣膜病和先心病引起的充血性心衰效果最佳。

2. 抗心律失常　减慢房颤、房扑和室上性心动过速时的心室率，尤其是心衰患者。

【临床应用】主要口服给药。静注 0.125 ~ 0.25 mg/ 次，总量最高可达 1 mg。小儿用量 15 ~ 30 μg/kg，10 岁以上 8 ~ 12 μg/kg。根据临床效应和血药水平调整剂量。

【注意事项】

1. 由于治疗量和中毒阈值接近（约为中毒量的 60%），故安全范围小、容易中毒和产生耐药性，约 20% 的患者在治疗量内即可出现中毒症状。地高辛半衰期长，个体差异大，使用时注意观察，密切注意是否存在低钾血症、低镁血症等潜在危险。

2. 强心苷中毒，表现为各种类型的心律失常。最常见的心律失常是室性期前收缩，可为单源性或多源性，通常表现为二联律或三联律；其次为不同程度的房室传导阻滞、房颤、房室分离和室性心动过速等，甚至室颤；术中多为临时给药，剂量无中毒之虞，但注意药物的相互作用和潜在危险因素（如低钾血症）。

3. 可加速 QRS 波增宽的预激综合征（Wolff-Parkinson-White 综合征）的房室旁路传导，容易诱发室颤，应避免使用。注意钙离子和洋地黄类药的协同作用，同钙盐合用易引起恶性心律失常，慎用。增强流出道肥厚心肌的收缩，使梗阻加重，故梗阻性肥厚型心肌病患者禁用。

（二）去乙酰毛花苷（deslanoside）

【药理作用】又名西地兰（cedilanid）。作用机制和药理作用类似地高辛，但对窦房结、心房自律性和房室传导的作用较强。起效快，蓄积少，安全范围大，术中预防和治疗快速型房颤和室上性心动过速的常用药。

【药代动力学】静脉给药后 5 ~ 30 min 起效，1 ~ 2 h 作用达高峰，持续 2 ~ 5 h，消除半衰期为 36 h，作用完全消失需 3 ~ 6 日，经肾排泄。

【适应证】同地高辛。

【临床应用】未接受强心苷治疗者，首次可静注 0.4 ~ 0.8 mg，每 2 ~ 4 小时追加 0.2 ~ 0.4 mg，总量可达 1 ~ 1.2 mg（洋地黄化量）。已接受强心苷治疗者应减少剂量，静注 0.2 ~ 0.4 mg/ 次。如洋地黄化量仍难以控制心室率，则加用 β 受体阻滞药。

【注意事项】同地高辛相比，治疗量和中毒量之间的范围较大，其他同地高辛。

（三）毒毛花苷 K（strophanthin K）

【药理作用】类似地高辛，属速效强心苷。也是术中预防和治疗快速型房颤和室上性阵发性心动过速的常用药。

【药代动力学】静脉给药后 10 ~ 15 min 起效，作用达高峰时间为 1 ~ 2 h，持续 2 ~ 3 h，消除半衰期为 21 h。在体内不代谢，以原形经肾排泄。静脉起效较去乙酰毛花苷快，排泄也快，蓄积小。

【适应证】同地高辛。

【临床应用】首次可静注 0.125 ~ 0.25 mg，可在 2 h 后按需重复一次，总量可达 0.25 ~ 0.5 mg/d。儿童可以按 0.007 ~ 0.01 mg/kg 计算，首次量给一半，其余间隔 0.5 ~ 2 h 均分给予。

【注意事项】同地高辛。

（四）钙盐制剂（calcium）

【药理作用】钙盐制剂在体内以 Ca^{2+} 形式发挥作用。Ca^{2+} 参与调节 cAMP 的作用，是某些递质的第二信使。Ca^{2+} 增加心肌张力和收缩力，增加 CO；升高 SVR 和血压（收缩压明显），对前负荷影响较小；刺激迷走神经，心率无变化或减慢，对心脏具有类似洋地黄类药作用；降低毛细血管通透性，增加毛细血管的致密性，使渗出减少，并有消炎、消肿和抗过敏等作用；促进运动神经末梢释放 ACh，并对抗 Mg^{2+} 的抑制作用。Ca^{2+} 对维持神经肌肉的正常兴奋性起重要作用，低 Ca^{2+} 时兴奋性增高。

【药代动力学】静注后迅速与血浆蛋白结合，作用短暂，持续时间 10 ~ 15 min。Ca^{2+} 进入肌内和骨骼，与蛋白质、肝素和枸橼酸等结合后作用消除。主要经肾排泄，但 99% 重吸收。

【适应证】低钙血症；变态反应；高钾血症；麻醉药过量、钙通道阻滞药过量、鱼精蛋白等药物引起的心肌收缩力下降导致的低血压；高镁血症；麻醉药过量引起的低血压或心肌抑制。

【临床应用】临床制剂有 10% 氯化钙（calcium chloride）和 10% 葡萄糖酸钙（calcium gluconate）两种，前者离子化程度高于后者。10% 氯化钙含 Ca^{2+} 量为 680 mmol/L，而 10% 葡萄

糖酸钙含 Ca^{2+} 量为 225 mmol/L，前者是后者的 3 倍。葡萄糖酸钙比氯化钙安全，对酸碱平衡影响小，心律失常较少见，但分解需经过肝，慢于氯化钙。

1. 用量　氯化钙 10 ～ 20 mg/kg 或葡萄糖酸钙 30 ～ 60 mg/kg 静注，正性肌力作用可持续 10 min 以上。对严重低钙血症或低钙血症相关性低 CO，可给较大剂量的氯化钙治疗，最大量可用到 1.5 mg/（kg·min）。

2. 低钙血症　大量输血时，由于枸橼酸与 Ca^{2+} 的结合，可导致低钙血症。Ca^{2+} 参与血液凝固过程，高浓度时与 Mg^{2+} 有竞争拮抗作用。成人快速大量输血［1.5 mL/（kg·min）］超过 5 min 就需要补钙，每输 100 mL 库血可补充葡萄糖酸钙 100 mg。

3. 高钾血症　拮抗高钾血症的心脏毒性，如心律失常、传导阻滞和心肌收缩无力等；体外循环后期心脏复跳后（间隔 5 min）可用钙制剂对抗因高钾停搏液引起的心肌抑制。

4. 急性变态反应　收缩外周血管、增加心肌收缩和减少毛细血管渗出；术中原因不明的低血压，高度怀疑变态反应时可试用钙制剂。

【注意事项】

1. 体外循环心脏手术，尤其缺血性心脏病患者，不宜常规给钙制剂，心脏复跳再灌注后的数分钟内不给钙制剂，避免再灌注损伤（心肌内钙超载）。注意快速静注钙制剂可以引起冠状动脉痉挛。

2. 与 β 受体阻滞药合用时，偶尔可引起严重心动过缓。

3. 注意钙的潜在低钾效应，推荐根据血清 Ca^{2+} 水平来决定补钙剂量。

4. 钙盐不适于长时间用作正性肌力药物支持循环。

（五）左西孟旦（levosimendan）

【药理作用】

1. 心脏　钙敏感性正性肌力药，直接以钙依赖形式与心肌钙蛋白 C 结合，增加心肌肌钙蛋白 C 对心肌细胞内钙的敏感性，稳定 Ca^{2+} 引起的肌钙蛋白 C 结构的改变，而不增加细胞内 Ca^{2+} 浓度，也不通过 cAMP 通路起作用。在收缩期细胞内 Ca^{2+} 浓度最高时，效应最强，而在舒张期 Ca^{2+} 浓度低时，效应最弱，因此选择性增加收缩期心肌收缩力而不影响舒张功能，同时也抑制磷酸二酯酶 III 的活性。因此，增加心肌收缩力，不增加心肌耗氧量，不损害心肌的舒张功能，很少引起恶性心律失常。减轻心脏的前负荷和后负荷，增加 CO，具有心肌缺血预适应效应，从而改善心功能。

2. 血管　属 K_{ATP} 开放剂，使血管平滑肌细胞膜和线粒体膜上 K_{ATP} 开放，升高细胞外钾水平，引起冠状动脉和外周血管扩张，增加冠状动脉流量，改善血流动力学效应。增加肾血流量和肾小球滤过率，改善肾功能。

3. 心肌保护　改善心肌细胞线粒体代谢的能量平衡，减少钙超载和氧化对缺血心肌的损伤，具有缺血预处理、抗心肌缺血作用；通过调节 NO 合酶，促进 NO 合成，改善局部血运；降低心衰患者的 IL-6、TNF-α、脂质过氧化物和脑利钠肽水平，具有抗炎、抗氧化和抗心肌细胞凋亡的作用。

【药代动力学】静注负荷剂量（12 μg/kg）即可达稳态浓度，给负荷剂量 6 μg/kg 后以

0.1 μg/（kg·min）的速度输注，1 h 可达稳态浓度的 80%。左西孟旦的分布容积为 0.2 L/kg，蛋白结合率为 97% ~ 98%。左西孟旦可以完全代谢，消除半衰期为 1 h，5% 转化为活性代谢物（OR-1896），活性代谢物的蛋白结合率为 40%，停止输注 2 日后达血浆峰浓度，活性代谢物的消除半衰期 75 ~ 80 h，药效可持续 1 周。

【适应证】急、慢性失代偿性心衰的短期治疗；体外循环心脏手术低 CO；肺动脉高压合并右室功能不全的治疗。

【临床应用】

1. 用量　初始负荷剂量为 6 ~ 12 μg/kg，静注时间不得小于 10 min，维持剂量为 0.05 ~ 0.2 μg/（kg·min），持续输注 24 h。因血管扩张引起的低血压，应适当补充血容量，同时静脉输注去甲肾上腺素对抗。

2. 低 CO　脱离体外循环困难的 CABG 辅助脱机。明显降低严重左心功能不全（EF ≤ 45%）患者的围手术期死亡率，但并不改善心功能良好者的预后。

3. 急性肾衰竭　由于改善肾血流灌注，降低静脉压，可以降低围手术期高危患者急性肾衰竭（AKI）的发生率和肾替代疗法的需求。

【注意事项】

1. 低血压　显著扩血管作用，引起外周阻力下降，往往需要和去甲肾上腺素等收缩血管药物合用。

2. 其他　可引起头痛、心动过速等常见不良反应；严重的梗阻性肥厚型心肌病等流出道阻塞性病变禁忌使用；肝、肾功能损伤的患者慎用；任何原因的 Q-T 间期延长的患者禁用，有诱发尖端扭转型室速的风险。

（六）米力农（milrinone）

【药理作用】磷酸二酯酶 III 抑制剂。通过抑制磷酸二酯酶 III 活性，减少 cAMP 降解，使心脏和血管平滑肌细胞内 cAMP 水平升高，进而使细胞内钙含量增加，发挥正性肌力和血管扩张作用，正性肌力作用是氨力农的 10 ~ 30 倍。降低 LVEDP 和心室壁张力，改善心脏的舒张功能，耗氧量由于室壁张力的下降可减少。正性肌力作用不依赖于 β 受体兴奋，不受 β 受体数量变化和 β 受体阻滞药的影响。扩张冠状动脉，降低 SVR，降低后负荷，增加 CO。体外循环后使用，每搏量、心指数明显增加，肺动脉压、PCWP、MAP、前负荷明显下降。一般剂量心率无明显变化，大剂量心率增加。CABG 术中使用，乳内动脉和冠状动脉明显扩张。长期使用（输注 > 48 h），血小板数量无明显变化。

【药代动力学】静注负荷剂量 5 min 起效，15 min 作用达高峰。输注 0.5 ~ 3 h 的消除半衰期为 36 ~ 61 min，体外循环后半衰期为 50 min。在肝降解，经肾排泄。

【适应证】

1. 低 CO　对左、右心室衰竭均有效，尤其适合 LVEDP 增高、肺动脉高压和右心衰竭的治疗。

2. 肺动脉高压　与多巴胺、肾上腺素等正性肌力药联合用于撤离体外循环困难者。米力农降低 PVR 效应，特别适合治疗肺动脉高压和右心衰。

3. 慢性难治性心衰的短期治疗　尤其对洋地黄、利尿药和扩血管药治疗不佳者；心脏移植前的过渡用药。

【临床应用】

1. 用量　负荷量 25 ~ 50 μg/kg 静注，给药时间不宜短于 10 min，由于负荷剂量可发生低血压，最好在停机前给药；维持剂量 0.375 ~ 0.75 μg/（kg·min）；日最大剂量不超过 1.13 mg/kg。

2. 心脏移植前的过渡用药　联合正性肌力药用于心脏移植前的过渡，米力农的负荷量为 50 μg/kg，继之持续输注 0.5 μg/（kg·min）维持，可以稳定血流动力学，顺利过渡到心脏移植。

3. 治疗右心衰　同心肌变力作用等效剂量的多巴酚丁胺相比，米力农达到最大效应的时间快于多巴酚丁胺，降低 PVR 的作用更强。增加右室 EF，很少发生心动过速和心律失常，同时不增加心肌氧耗。

【注意事项】由于使外周血管扩张，易发生低血压，可以与去甲肾上腺素合用。肾功能不全患者适当减量。

（七）血管升压素（vasopressin）

【药理作用】

1. 非肾上腺素受体依赖性强效血管收缩药。高浓度时直接激活血管平滑肌细胞的血管升压素 V_1 受体，产生外周血管收缩作用，引起皮肤、骨骼肌和胃肠道等血管的收缩，而对冠状动脉血管和肾血管床的收缩作用相对较轻，对脑血管有扩张作用。血管升压素同儿茶酚胺类不同，无 β 受体作用，在升高血压时心率减慢。血管升压素可增加冠状动脉灌注压、重要器官的血流量、增幅室颤频率和增加大脑氧供，用于心脏复苏可能有益。

2. 血管升压素同时也是内源性分泌激素，与远曲小管和集合管上皮细胞管周膜上的血管升压素 V_2 受体结合，激活细胞膜内的腺苷酸环化酶，使上皮细胞中 cAMP 的生成增加，激活上皮细胞中的蛋白激酶，增加的激活蛋白激酶使位于管腔膜附近含水通道的小泡镶嵌在管腔膜上，增加管腔膜上的水通道使远曲小管和集合管对水的通透性增加，增加对水的重吸收，从而起到抗利尿作用。

【药代动力学】静注后 1 ~ 2 min 起效，血管升压素的半衰期为 10 ~ 20 min。

【适应证】血管扩张引起的严重低血压、休克和血管麻痹；低 CO 时的联合用药；2010 年美国（AHA）心肺复苏指南将血管升压素列为心脏复苏时的二线用药，但 2015 年 AHA 心肺复苏指南指出没有明确证据表明用于心脏复苏可以使患者获益。

【临床应用】

1. 用于各种血管扩张性休克，如体外循环后血管麻痹综合征，提高 SVR，升高灌注压，尤其是在去甲肾上腺素等常规药物效果不佳时选用。成人剂量为血管升压素 4 ~ 6 U/h。

2. 血管升压素用于顽固性室颤的心脏复苏，以增加冠状动脉灌注压，很少产生心动过速和心律失常，在使用肾上腺素无效的患者试用，对外周阻力很低的患者可能有所帮助，使用剂量为 40 U 静注。

3. 血管升压素用于血管紧张素转换酶抑制剂引起的顽固性低血压效佳。

【注意事项】

1. 长时间使用可以引起内脏缺血，尤其是与 α 受体兴奋药物合用；可以引起血小板减少；清醒患者可以产生皮肤苍白、腹痛和支气管收缩等不适症状。

2. 可以引起顽固性酸中毒或乳酸性酸中毒，因为使用血管升压素的患者通常病情危重和合并使用其他正性肌力药物或收缩血管药物，可能与内脏器官血流减少有关。

第 2 节　血管扩张药

一、血管扩张药的特性

（一）根据作用机制分类

1. **直接作用于血管平滑肌**　作用于血管平滑肌细胞和血管内皮细胞，通过内源性或外源性一氧化氮（NO）机制而舒张血管。例如，硝酸甘油、硝普钠、肼屈嗪、前列腺素 E_1、NO 等。

2. **外周血管 α 受体阻断药**　阻滞外周血管平滑肌 α 受体，通常对血管 $α_1$ 和 $α_2$ 受体无明显选择性，引起血管扩张和血压下降，例如，酚妥拉明、妥拉苏林；阻滞外周血管 $α_1$ 受体和中枢突触前 $α_2$ 受体、5-HT 受体，具有外周和中枢的双重降压作用，代表药物为乌拉地尔。

3. **神经节阻断药**　阻断交感和副交感神经节，选择性与神经节细胞 N_1 胆碱受体结合，竞争性阻止乙酰胆碱和受体的结合，从而阻断神经冲动在神经节的传递。此类药物往往同时具有直接扩张血管作用，可引起组胺释放。具体效应则依据交感和副交感神经对器官的支配优势而定，由于交感神经对血管的支配占优势，因此引起血管扩张和血压下降，例如，咪噻芬、六烃季铵等。

4. **血管紧张素转换酶抑制剂（ACEI）**　通过抑制血管紧张素 I 转换酶，阻滞血管紧张素 I 转化为血管紧张素 II（强缩血管物质），使血管紧张素 II 的生成减少，同时还减少缓激肽的降解，使血管扩张和外周阻力下降，例如，卡托普利、依那普利等。

5. **钙通道阻滞药**　选择性作用于钙通道的一类药物，通过阻滞细胞外 Ca^{2+} 经电压依赖性钙通道内流，降低细胞内 Ca^{2+} 浓度，从而发挥其生理作用。钙通道阻滞药可分为二氢吡啶类（如硝苯地平、尼卡地平、氯维地平）和非二氢吡啶类（如维拉帕米、地尔硫䓬）两类，前者对动脉的选择性较强，主要用于控制血压，而后者对心脏有更多的选择性，作用于心脏传导系统，主要用于抗心律失常。

（二）血管扩张药的应用

1. **降低外周血管阻力**　①控制高血压：围手术期选择具有扩张动脉血管床或动、静脉血管床的药物，如尼卡地平、硝普钠和硝酸甘油。②控制性降压：常选用作用强、时效短和可控性佳的药物，如硝普钠、尼卡地平等。③高 SVR 状态、瓣膜反流或心内分流：降低 SVR 可促进前向血流，增加 CO，如主动脉瓣反流的患者；控制先心病的非限制性分流，如主肺动脉间隔缺损，可调节主动脉和肺动脉的分流比值、幅度和方向。

2. **体外循环**　体外循环复温过程中输注小剂量硝酸甘油，可改善组织的灌注，加快中心温度和外周温度之间的平衡，对深低温停循环的手术尤为重要。体外循环过程中外周阻力过高不利于组织的灌注，也不利于心肌保护，通常在加深麻醉的基础上使用小剂量尼卡地平、乌拉地尔和氟哌利多等。

3. **降低肺动脉高压**　选择性肺动脉扩张药目前临床使用最多的是吸入 NO；PGE_1 持续输入对维持先心病新生儿、婴幼儿的依赖性未闭动脉导管的开放非常重要；持续输注硝酸甘油等非特异性血管扩张药物，可降低肺动脉压，改善右心功能。

4. **心肌缺血**　通过降低前、后负荷，降低心肌耗氧量，改善心肌氧供需平衡。硝酸酯类和钙通道阻滞药，可以扩张冠状动脉，增加冠状动脉血流量，促进心肌血流的再分布。围手术期持续静脉输注硝酸甘油或硝酸异山梨酯可以明显改善心肌缺血的症状；持续静脉输注地尔硫草可以缓解冠状动脉痉挛，改善心肌血供。

5. **充血性心衰**　通过减低前、后负荷，降低心肌耗氧量，改善心脏的泵血功能和心肌顺应性，提高 CO。

6. **注意事项**

（1）反射性增加心率和心肌收缩力：由于 SVR 和血压下降，通过压力感受器反射性兴奋心脏交感神经，使心肌收缩力增强，心率加快。使用不当可以增加心肌氧耗、使心肌氧供减少，反而加重心肌缺血。β 受体阻滞药可减弱这种反射。

（2）增加心室射血速率（dp/dt）：反射性兴奋交感神经，增加心室 dp/dt，使收缩期主动脉壁张力升高，不利于主动脉夹层患者。因此，此类患者在控制血压时宜联合使用 β 受体阻滞药。

（3）肾素 – 血管紧张素系统：因肾素 – 血管紧张素系统兴奋，突然停药可出现血压升高等动脉压反跳现象。联合使用 β 受体阻滞药或血管紧张素转换酶抑制剂，可以减弱肾素的释放。

（4）颅内压：大部分血管扩张药都增加颅内压。

二、常用的血管扩张药物

（一）硝酸甘油（nitroglycerin）

【药理作用】硝酸酯类药物。作为 NO 的供体通过与血管平滑肌上特异性硝酸酯受体的巯基结合，还原成 NO 或亚硝巯基，释放的 NO 激活鸟苷酸环化酶，增加细胞内环磷酸鸟苷（cGMP）含量，进而激活依赖性 cGMP 蛋白激酶，促使肌球蛋白轻链去磷酸化，直接舒张血管平滑肌。另外，也有抑制血小板聚集和黏附作用。

1. **心脏**　扩张冠状动脉平滑肌，增加冠状动脉血流，使血流重新分布，增加氧供。通过侧支循环增加缺血区域的血流和心内膜 / 心外膜的血流比，减少心肌梗死后面积，维持小动脉的自动调节功能，无冠状动脉窃血现象。选择性降低前负荷，降低氧耗，有利于心肌氧供需平衡。提高室颤阈值而有抗心律失常作用。反射性增快心率和增加心肌收缩力，降低 SVR 和 PVR，降低前负荷，CO 可以增加或不变。增大剂量常引起心动过速，可以联合使用 β 受体阻滞药来降低心率。

2. 外周血管　扩张静脉的作用强于小动脉，减少回心血量，使 LVEDP 下降，冠状动脉血流增加；高剂量［> 5 μg/（kg·min）］明显扩张小动脉，降低 SVR、PVR，降低血压，使收缩期室壁张力降低，心肌氧耗量下降。

【药代动力学】经血管平滑肌和肝代谢，半衰期为 1 ~ 3 min。代谢产物可使血红蛋白氧化成高铁血红蛋白。

【临床应用】

1. 紧急降压　术中血压短暂升高，可静注小剂量硝酸甘油临时降压。常用量 50 ~ 100 μg（1 ~ 2 μg/kg）静注。

2. 围手术期心肌缺血或心衰合并肺动脉高压　静脉输注剂量 0.1 ~ 5 μg/（kg·min），根据血流动力学反应调整输注剂量。

3. 体外循环　复温后降低 SVR、扩张血管床，利于复温和体内还血。

4. 治疗和预防心绞痛　不稳定型心绞痛或急性冠状动脉综合征（ACS）术前需静脉输注硝酸甘油并带入手术室。需要时可临时舌下含服 0.3 ~ 0.6 mg 硝酸甘油缓解症状。

【注意事项】高剂量时降低血压，从而影响冠状动脉灌注压；可能增高颅内压；易产生快速耐受性和依赖性，快速停药可发生冠状动脉痉挛和心肌梗死；避免长时间大剂量［7 ~ 10 μg/（kg·min）］输注，以防出现高铁血红蛋白血症。

（二）硝酸异山梨酯（isosorbide dinitrate）

【药理作用】硝酸酯类药物，具有同类药物相同的药理。通过释放 NO 作用于血管平滑肌细胞，激活鸟苷酸环化酶，使 cGMP 增加，直接扩张血管。扩张冠状动脉，增加冠状动脉血流，无冠状动脉窃血现象。对静脉血管的舒张作用较小动脉更为持久，由于容量血管舒张，静脉回心量减少，降低心脏的前负荷。同时扩张外周阻力血管，使左心室射血阻力降低，心脏后负荷下降。降低氧耗、增加氧供，有利于心肌氧的供需平衡。剂量增加，血压下降，反射性增加心率和心肌收缩力。

【药代动力学】静脉给药后迅速分布，血浆蛋白结合率低。作用时间比硝酸甘油持久，半衰期为 1 h。经血管平滑肌和肝代谢，代谢成活性产物 5- 单硝酸异山梨酯（80%）和 2- 单硝酸异山梨酯（20%），经肾和胆汁排泄。

【临床应用】

1. 不稳定型心绞痛、心肌缺血　静脉持续输注剂量 0.1 ~ 2 μg/（kg·min），药物剂量可根据血流动力学反应来调整。

2. 急性心肌梗死、充血性心衰　降低 SVR、PVR，扩张血管床，减少心脏前、后负荷，增加 CO。

【注意事项】同硝酸甘油。

（三）硝普钠（sodium nitroprusside）

【药理作用】硝普钠的硝酸基团在血管平滑肌内转变为 NO，增高细胞内 cGMP 水平，直接扩张血管。对动、静脉血管平滑肌均有扩张作用，但以扩张动脉血管为主，明显降低血压。可反射性加快心率和增强心肌收缩力。增加冠状动脉血流，对心肌无直接作用，改善心肌的血供和氧供。降低 PVR、SVR 和 LVEDP，降低心脏前、后负荷，增加 CO。用量较大时抑制血小板功能，可引起凝血功能异常。

【药代动力学】体内降解快，作用时间仅 1 ~ 2 min，故需持续给药。硝普钠少量（约 2%）直接与血浆中含硫氨基酸的巯基结合形成硫氰化物而降解，大部分进入红细胞与氧合血红蛋白结合，产生 4 个氰离子（CN^-）和 1 个无毒性的氰化高铁血红蛋白。CN^- 缓慢地从红细胞内释放，经过肝、肾细胞线粒体硫氰酸酶的催化，与硫代硫酸钠结合形成硫氰化物。小量 CN^- 与维生素 B_{12a}（羟钴胺）结合形成维生素 B_{12}（氰钴胺），同硫氰化物一样经肾排泄。少量 CN^- 以氢氰酸由肺排出。如果 CN^- 不能被迅速代谢、降解，则血浆 CN^- 显著升高。CN^- 与细胞色素氧化酶结合后，抑制线粒体的氧化磷酸化，导致细胞内缺氧，可出现中毒症状。

【临床应用】

1. 用量　常用量为 0.1 ~ 8 μg/（kg·min）静脉输注，依血压的变化调整用量。控制性降压时宜在 ECG、SpO_2 和直接动脉压监测下实施，以避免心肌缺血。

2. 高血压急症　由于降低 SVR 和 PVR，几乎适合所有类型的高血压。

3. 控制性降压　降压效果呈剂量依赖性，可控制性强。适用于各种类型手术的控制性降压，常用于主动脉夹层、主动脉缩窄和动脉导管未闭缝扎等。

4. 急性心衰　急性心肌梗死或瓣膜（二尖瓣或主动脉瓣）关闭不全时的急性心衰。

【注意事项】

1. 配制和不良反应　硝普钠用 5% 葡萄糖溶液来稀释药效较稳定。因光解作用可使硝普钠在数小时内失效，使用时需避光。抑制 HPV，增加肺内分流，可以产生动脉低氧。可引起心肌窃血现象，加重心肌缺血。慢性高血压长期使用硝普钠可使自动调节压力阈值上调，当血压快速下降，可引起心、脑、肾缺血。突然停药可引起体循环压力和肺循环压力的反跳。

2. 氰化物中毒危险　因中毒量是有效量的 10 倍，治疗剂量的硝普钠一般不会引起中毒，但存在以下危险因素需引起重视，及时监测血气、混合静脉血氧饱和度，或加用其他扩血管药物以减少用量。初始剂量需 > 3 μg/（kg·min）才有效者；大剂量［> 8 μg/（kg·min）］输注者；12 ~ 24 h 内总量 > 1 mg/kg 者；严重肝肾功能紊乱、家族性遗传性视神经萎缩（Leber opticatrophy）及烟草性弱视（tobacco amblyopia）等。当剂量 > 10 μg/（kg·min）时尽量控制在 10 min 内，避免氰化物中毒。

3. 氰化物中毒征象　细胞内氧利用障碍，混合静脉血氧分压和氧饱和度升高，组织缺氧但无发绀；代谢性酸中毒；当硫氰酸盐水平 > 50 mg/L 时，可出现疲乏、恶心、食欲减退、瞳孔缩小、精神不振、反射亢进和抽搐等；对硝普纳产生快速耐受反应（tachyphylaxis）。

4. 氰化物中毒的治疗　首先停止给药，纯氧通气，纠正代谢性酸中毒。轻度中毒者用硫代硫酸钠 150 mg/kg 静注。严重中毒者，除用硫代硫酸钠外，还可给予亚硝酸钠 5 mg/kg 静注，需要时在 2 ~ 48 h 后重复注射半量。氰化物中毒的治疗即使在心肺复苏时也要进行，否则组织不能充分利用氧。

5. 补充血容量　外周血管扩张，前负荷下降，应及时补充容量。

（四）肼屈嗪（hydralazine）

【药理作用】直接的血管扩张作用，可能与干扰小动脉壁平滑肌 Ca^{2+} 的流动及抑制外周多巴胺向去甲肾上腺素的转换有关。扩张小动脉，降低血压、SVR 和 PVR，反射性增快心率和增强心肌收缩力。无明显静脉扩张作用，前负荷无明显变化。冠状动脉及内脏血管的扩张作用大于骨骼肌血管。

【药代动力学】静注后 5 ~ 15 min 起效，20 min 达峰值。15 ~ 20 min 后可重复给药。在肝中经乙酰化代谢，乙酰化速度受遗传因素的影响。

【临床应用】

1. 用量　首次量 2.5 ~ 5 mg 静注，最大量可用至 20 ~ 40 mg；也可用 20 ~ 40 mg 肌注，间隔 4 ~ 6 h；小儿可以 0.2 ~ 0.5 mg/kg 缓慢静注，间隔 4 ~ 6 h。

2. 协同控制血压　同硝普钠合用，可防止硝普纳过量引起的氰化物中毒。

【注意事项】反射性心动过速；冠状动脉窃血现象。

（五）一氧化氮

【药理作用】一氧化碳（NO）由内皮细胞产生，来源于 L- 精氨酸，称为内皮细胞舒张因子。NO 从内皮细胞扩散到血管平滑肌细胞，增加 cGMP 水平，引起血管扩张，也通过降低肌质网内 Ca^{2+} 水平扩张血管。NO 是非常重要的细胞间信息传递物质，NO 缺失，可产生再灌注损伤和冠状动脉痉挛等。医用外源性 NO 通过肺部吸入，选择性地扩张肺血管，迅速降低 PVR。由于NO 进入到血液后快速失活，故无体循环作用。NO 不影响肺通气 / 血流比值。只要加强气体监测，临床使用安全。

【药代动力学】常用 N_2 作载体储于钢筒保存。NO 吸入后迅速与血液中血红蛋白结合，形成亚硝基血红蛋白，再降解为高铁血红蛋白，很快从血中消失。吸入 1 ~ 2 min 即起效，半衰期约为 6 s。

【适应证】新生儿持续性肺动脉高压；继发性肺动脉高压；成人呼吸窘迫综合征；原发性肺动脉高压。

【临床应用】NO 可以通过机械通气（呼吸机）的给气端吸入，通常从气管插管接口处给入，需要监测吸入或呼出气浓度，尤其是毒性产物 NO_2 的浓度。NO 治疗的浓度范围为 5 ~ 80 ppm（百万分浓度 $=10^{-6}$）。需要使用最低有效浓度，可以通过肺动脉导管监测其效应。

【注意事项】

1. NO 与氧气结合可产生有毒的 NO_2，NO_2 过量可引起急性肺水肿，使用时要监测 NO 和 NO_2 浓度。

2. 高铁血红蛋白产生过多可引起高铁血红蛋白血症，至少隔日监测其血中水平。

3. 长期使用可损伤终末支气管纤毛，使黏膜增生。

（六）前列腺素 E_1

【药理作用】作用于血管平滑肌细胞的前列腺素受体，直接扩张血管，尤其对肺血管有很强的扩张作用。PGE₁ 经肺内皮细胞代谢后，对体循环的血管扩张作用减弱。PGE₁ 抑制血小板聚集，兴奋子宫和小肠的平滑肌。

【药代动力学】经组织尤其是肺快速代谢为无活性的物质，经肾排泄。

【适应证】肺血流减少的发绀型先心病；严重肺动脉高压合并右室衰竭。

【临床应用】

1. 用量　初始剂量 0.05 μg/（kg·min）静脉输注，最大量可达 0.4 μg/（kg·min）。

2. 右心衰合并严重肺动脉高压　用于先天性心脏病、心脏移植和肺动脉内膜剥脱术的患者，为避免体循环低血压，体外循环后可联合经提前预置的左房管输注去甲肾上腺素。

3. 维持动脉导管开放　选择性扩张新生儿和婴幼儿的动脉导管，可开放出生后 2 周内闭合的动脉导管，维持出生后 2 个月内的动脉导管开放，保持导管血流，缓解低氧血症，为某些新生儿先天性心脏病（如大动脉转位）的外科治疗创造条件。

【注意事项】

1. 体循环血管床扩张可产生严重低血压；可逆性抑制血小板功能。

2. 婴幼儿可发生呼吸暂停，发生率可达 10%～12%，尤其是出生时体重＜ 2 kg 者；可能诱发小儿发热和抽搐。

（七）重组人脑利钠肽

【药理作用】脑利钠肽是 B 型利钠肽，为体内分泌的内源性多肽，体内应激产生的 B 型利钠肽，是发生心衰时的补充代偿机制。通过重组 DNA 技术用大肠埃希菌产生的制剂即重组人脑利钠肽（recombinant human brain natriuretic peptide），与心室肌产生的脑利钠肽有相同的氨基酸序列。

1. 扩张血管　脑利钠肽与内皮细胞和血管平滑肌细胞的特异性利钠肽受体 A 和受体 B 结合，引起细胞内 cGMP 浓度升高和平滑肌细胞舒张，cGMP 作为第二信使，扩张动脉和静脉血管，迅速降低动脉压、右房压和 PCWP，从而降低心脏前、后负荷，增加 CO。脑利钠肽拮抗肾素 - 血管紧张素 - 醛固酮系统（RAAS），拮抗血管平滑肌细胞内的内皮素、去甲肾上腺素和醛固酮，间接扩张血管。脑利钠肽也通过直接作用于心脏受体，改善心脏的舒张功能，但无正性肌力作用，不增加心肌氧耗量。重组人脑利钠肽给药后迅速降低 PCWP 和右房压，从而降低心脏前、后负荷，增加 CO，血流动力学明显改善，尿量增加，作用优于硝酸甘油。另外，脑利钠肽也有心肌保护作用，抗心肌纤维化和心肌肥大，作为心肌局部调节因子在心室重构中发挥有益作用。

2. 排尿利钠　拮抗 RAAS 系统，增加 CO，从而提高肾小球滤过率，促进水、钠的排泄。尤其对心衰患者，应用该药后增加尿量和排钠。但不作为利尿药使用，无证据表明有肾保护效应。

【药代动力学】缺乏足够的药代动力学资料。负荷剂量后起效很快，停止输注或药物浓度下降后临床作用会继续持续较长时间。代谢通过与细胞表面的清除性受体结合，进入细胞内被溶酶体中的蛋白酶水解，部分通过肾清除（＜ 2%）。

【适应证】用于急、慢性心衰，增加尿量，改善血流动力学状态。

【临床应用】负荷剂量 1～2 μg/kg 缓慢静注，持续输注 0.0075～0.01 μg/（kg·min）维持，可以持续输注 24 h。

【注意事项】

1. 禁忌用于梗阻性肥厚型心肌病、缩窄性心包炎和心脏压塞等患者。

2. 可能对敏感人群的肾功能有影响，引起一过性血肌酐升高，在急性肾衰竭和需要进行肾透析时，需检测血清肌酐升高情况。

3. 引起的低血压持续时间（平均 2.2 h）比硝酸甘油更长（平均 0.7 h）。因此，使用重组人脑利钠肽治疗时密切监测血压。

（八）酚妥拉明

【药理作用】酚妥拉明（phentolamine）是 α 肾上腺素能受体阻断药，竞争性拮抗 α_1、α_2 和 5-HT 受体。主要扩张小动脉，对静脉扩张作用轻，间接引起儿茶酚胺释放，反射性增快心率和增加心肌收缩力。结果使 SVR 和 PVR 下降，前负荷轻微下降，引起动脉压下降。可以拮抗血液循环中肾上腺素和去甲肾上腺素的作用，扩张血管，增加 CO。

【药代动力学】静注后作用迅速，持续时间 10 ~ 15 min，消除 10 ~ 30 min。经肝代谢，部分肾排泄。

【适应证】

1. 预防和治疗嗜铬细胞瘤患者的高血压危象，包括控制术中阵发性高血压。

2. 治疗心衰，降低后负荷、PVR 及 LVEDP，增加 CO。

3. 治疗肺动脉高压，用于小儿心脏外科降低肺动脉压，使 PVR 明显下降。

【临床应用】

1. 用量　单次成人 1 ~ 5 mg 或小儿 0.1 mg/kg 静注。静脉输注剂量 1 ~ 20 μg/（kg·min），根据血压调整。在小儿体外循环时用 0.1 ~ 0.5 mg/kg 静注可加快降温。

2. 控制血压　拮抗高去甲肾上腺素状态，如嗜铬细胞瘤，控压效果佳，作为首选；同正性肌力药或缩血管药（如多巴胺、去甲肾上腺素）合用取长补短，提高 CO；有抗心律失常作用，可使异位心律转变为窦性心律。

【注意事项】

1. 心动过速　通过压力感受器反射和直接阻滞突触前 α_2 受体，抑制了反馈性抑制，使去甲肾上腺素释放增加，可以引起心肌缺血和心律失常，可用 β 受体阻滞药治疗。

2. 低血压和其他　增加其他抗高血压药物的降压作用；由于酚妥拉明的 α 受体阻滞，合用肾上腺素因 β_2 受体效应而导致低血压；可引起低血糖。

（九）咪噻芬（trimethaphan）

【药理作用】阻滞交感和副交感神经节，直接扩张动脉和静脉，降低 SVR 和前负荷，血压下降，CO 变化不大，心率不变或反射性升高。小剂量单纯扩张血管，对脑血管的自动调节功能无影响，用于控制性降压，对颅内压影响不大，很少发生冠状动脉窃血现象。同硝普钠相比，无肾素 – 血管紧张素系统激活作用，血浆儿茶酚胺水平较低，停药后血压反跳很少。

【药代动力学】作用快速，静注后 1 ~ 2 min 血压降至最大程度，持续时间 5 ~ 10 min。部分被胆碱酯酶代谢，经肾排泄。

【临床应用】

1. 急性高血压　初始剂量从静注 1 mg 开始，数分钟后可加倍，直至血压降到预计水平，用量可达 20 mg；静脉输注剂量 0.5 ~ 6 mg/min，根据血压调整用量。

2. 协同降压　同硝普钠合用可降低各自用量，减少不良反应。大剂量咪噻芬可完全阻滞神经节，用于主动脉夹层降压有益，利于预防气管插管的高血压反应。

【注意事项】大剂量给药（＞ 100 mg），停药后作用时间仍可持续 1 h 左右。可引起组胺释放和心动过速；部分患者表现为耐药、瞳孔扩大等。

（十）卡托普利（captopril）

【药理作用】血管紧张素 I 转换酶抑制剂。通过竞争性抑制血管紧张素转换酶，阻滞血管紧张素 I 转变为血管紧张素 II，降低血浆血管紧张素 II 水平，从而扩张外周血管；扩张动脉和静脉，减低 SVR，CO 不变或增多，无反射性心率增快；增加肾血流，减少醛固酮分泌；还抑制激肽酶 II，使激肽积聚，以及增加前列腺素及其代谢产物的生成，促使血管扩张，血压下降。

【药代动力学】口服给药，药效持续 6 ~ 12 h，半衰期为 1.5 ~ 2 h。静注 15 min 起效，1 ~ 2 h 作用达高峰，持续 4 ~ 6 h。在肝内代谢，经肾排泄（40% ~ 50%），肾衰竭时减少用量。

【适应证】高血压；充血性心衰；先心病术后降压。

【临床应用】

1. 成人用量 6.25 ~ 100 mg 口服，日服 2 ~ 3 次，心衰患者减量。小儿用量 50 ~ 500 μg/（kg·d），分 3 次口服；超过 6 个月者 0.5 ~ 2 mg/（kg·d），分 3 次口服。静脉给药用量 25 mg 稀释后缓慢注射。

2. 治疗慢性高血压，无反射性心率增快；可改善先心病患儿心衰的症状及生存率；改善冠心病心肌梗死后的左室重构。

3. 术前可改善心功能，有助于术中控制血压，并可减少阿片类药的用量。

【注意事项】醛固酮分泌减少，升高血钾。可引起慢性咳嗽。该药可妨碍运动时冠状动脉灌注压的上升。

（十一）乌拉地尔

【药理作用】乌拉地尔（urapidil）尿嘧啶衍生物，具有外周和中枢双重作用。外周阻滞血管平滑肌突触后 α_1 受体，使血管扩张，外周阻力下降；同时也有弱的突触前 α_2 受体阻滞作用，阻断儿茶酚胺的缩血管作用。中枢作用通过激活 5-HT$_{1A}$ 受体，降低延髓心血管中枢的交感反馈调节而降低血压，不增快心率。对静脉的舒张作用大于动脉。可维持心、脑、肾等重要脏器的血供，不增加颅内压。不影响糖、脂代谢和水电解质平衡。

【药代动力学】静注后起效迅速，消除半衰期为 4.7 h。在体内迅速代谢为对羟基化合物、芳环邻脱甲基化合物和尿嘧啶环 -N- 脱甲基化合物，大部分以原形和代谢物经肾排泄，小部分经粪便排出。

【临床应用】

1. 治疗围手术期高血压，剂量 0.2 ~ 0.6 mg/kg，通常用 12.5 ~ 25 mg 静注，5 min 后可重

复注射。起效迅速，收缩压可下降 20% ～ 30%，似有封顶效应，即增加剂量血压并不过度下降，安全范围较大。可以用于体外循环期间临时性降压。

2. 辅助治疗高血压性心脏病、冠心病和肾性高血压等引起的心衰。

3. 可用于重症高血压和高血压危象。

【注意事项】同其他扩血管药物有协同作用。

第 3 节　β 受体阻滞药

一、β 受体阻滞药的特性

（一）药理学特性

1. 构效关系　β 受体阻滞药的分子结构与异丙肾上腺素相似，可逆性占据 β 受体，具有竞争性 β 受体阻滞作用。该类药物与 β 受体的亲合力、作用时效等与分子结构的空间构型有关：①在末端以烷基或芳烷基取代胺根，或在侧链 β 碳原子上加 OH，都会增强对 β 受体的亲合力；②以甲基取代 α 位碳原子则增加作用时效；③几乎所有 β 受体阻滞活性均存在于左旋同分异构体中，右旋体几乎无活性，临床上使用的是消旋化合物。

2. 药理作用　与肾上腺素能 β 受体结合，产生竞争性拮抗 β 受体效应。心血管效应表现为：降低心肌自律性，减慢房室传导，延长心房不应期，减慢心率，减少心肌氧耗量；减弱心肌收缩力，降低左室 dp/dt，外周血管阻力升高或下降，降低血压；延长心脏舒张时间，利于心肌灌注，增加氧供。

3. 膜稳定性　奎尼丁样作用。具备膜稳定性作用的药物，降低心肌细胞动作电位上升速率，但不影响静息电位，也不延长动作电位的时限，例如，普奈洛尔（propranolol）、氧烯洛尔（oxprenolol）、烯丙洛尔（alprenolol）、醋丁洛尔（acebutolol）和卡维地洛（carvedilol）等。

4. β_1 选择性　选择性地阻滞 β_1 受体。具有 β_1 选择性阻滞的药物，在大剂量时也有 β_2 阻滞作用，一般剂量的 β_1 受体选择性阻滞，较少保留血管、支气管等组织效应，例如，比索洛尔（bisoprolol）、阿替洛尔（atenolol）、美托洛尔（metoprolol）和艾司洛尔（esmolol）等，以比索洛尔对 β_1 受体的选择性最强。

5. 内源性拟交感活性（ISA）　即药物与 β 受体结合不仅表现为受体阻滞效应，而且表现出一定的 β 受体激动特性。具有 ISA 特性：醋丁洛尔、烯丙洛尔、氧烯洛尔、普拉洛尔和品托洛尔（pindolol）等。在预防支气管收缩方面，ISA 特性较心脏选择性更重要。ISA 特性可以使运动期间或快速的心率减慢，却使静止期间缓慢的心率加快，故静息卧位或夜间交感张力最低时，减慢心率作用较无 ISA 要轻。因此，适用于老年人、心率不快和高气道反应者。另外，对心衰患者的 CO 影响也轻。

（二）药代动力学特性

1. 大多数经胃肠道吸收，口服后 1 ~ 3 h 血中浓度达高峰，但由于首过效应，肝代谢很明显，故生物利用度很低。由于个体间生物利用度的差异，口服后血药浓度差别可达 7 ~ 20 倍。由于麻醉手术期间需要通过静脉给药，使制剂的选择受限，临床仅有阿替洛尔、美托洛尔、艾司洛尔和拉贝洛尔（labetalol）可供选择。

2. 通过肝代谢、肾排泄和其他未明机制清除。通过肝代谢清除的普奈洛尔、氧烯洛尔和美托洛尔，脂溶性、生物利用度的差异显著，半衰期（2 ~ 6 h）较短。肾排出的阿替洛尔、奈度洛尔（nadolol）、普拉洛尔和索他洛尔（sotalol）水溶性，有相对持久的生物利用度，半衰期长达 6 ~ 17 h。普奈洛尔的代谢物为 4- 羟普奈洛尔，仍具 β 受体阻滞活性，其他药物的代谢产物多无药理学活性。

（三）临床应用

1. 抗高血压　通过一种或几种机制达到降压目的。

（1）降低 CO：负性肌力和负性变时作用，减弱心肌收缩力和减慢心率，降低 CO，对高血压伴有 CO 增加者效果最佳。但具有 ISA 特性者对心肌收缩力和 CO 的影响很小或不稳定，也有肯定的降压效果，故降低 CO 机制不能完全解释。

（2）中枢神经效应：直接作用于中枢神经系统，减少交感神经冲动的传出，从而降低血压。脂溶性的受体阻滞剂易通过血 - 脑脊液屏障，可能较非脂溶性有更强的中枢神经效应。

（3）肾素 - 血管紧张素系统：抑制肾素 - 血管紧张素系统，降压效果同肾素水平密切相关，但控制高血压的剂量较降低血浆肾素活性所需的剂量要大，对肾素活性低的患者也有降压作用。

（4）调整压力感受器敏感性：提高压力感受器的敏感性，使血压下降，且很少引起体位性低血压。

2. 抗心绞痛　抗心绞痛的一线用药。降低心肌氧耗量，改善心肌缺血；改善冠状动脉血流的分布，增加缺血区的血流量；拮抗运动或缺血时 β 受体兴奋引起的正性变力和变时性作用；抑制血小板聚集活性，降低 TXA_2 的产生，减少血管收缩因素；使氧合血红蛋白解离曲线右移，改善缺血心肌对氧的摄取。

3. 急性冠状动脉综合征（ACS）　改善心肌缺血和减少心肌梗死面积。通过降低交感活性，减弱心肌收缩力，降低心肌氧耗量；降低游离脂肪酸，促使心肌代谢转为利用葡萄糖，从而改善能量利用；延长冠状动脉舒张期供血，使血流更多地进入心内膜下，增加缺血最重区域的血供；抗血小板聚积，减少冠状动脉血栓形成；注意其负性肌力作用，对于左心功能不全的患者，尤其需要通过维持交感张力来支持心率和保持 CO，静注此类药物必须谨慎，否则有导致循环衰竭的风险。

4. 抗心律失常　抗心律失常有独特机制。广谱离子通道阻滞（减少 Ca^{2+}、Na^+ 内流，减少 K^+ 外流），兼有三类（I、III 和 IV）抗心律失常药作用，抑制心肌自律性、传导性、触发性和折返性。通过阻滞 β_1 受体，降低窦房结和异位起搏点的频率，延长房室结的功能不应期，并延缓异常旁道前向和逆行传导，有效治疗各种室上性快速型心律失常；具有中枢性抗心律失常作用，拮抗儿茶酚胺的心脏毒性，对儿茶酚胺升高所致室性心律失常最为有效；抗心肌缺血的同时提高缺血心肌的致颤阈值（升高 60%～80%），明显降低缺血性心脏病围手术期心律失常的发生率和死亡率。

5. 充血性心衰　心衰患者因代偿机制使交感神经长期过度兴奋，致使心肌 β 受体脱敏感（反应能力下降）和下调（受体数目减少）。β 受体阻滞药抑制心肌 β 受体的脱敏感，降低儿茶酚胺对心肌的毒性作用，减少心肌细胞能量消耗，从而改善心衰患者的心功能。

6. 其他　治疗法洛四联症的缺氧发作，缓解右室流出道痉挛，减少右向左分流，使氧合血红蛋白解离曲线右移，从而改善组织对氧的摄取，改善低氧血症；缓解梗阻性肥厚型心肌病的左室流出道梗阻，改善呼吸困难、心绞痛、晕厥等症状，是治疗肥厚型心肌病的基本用药；治疗甲状腺功能亢进，明显降低心率，改善脉压、震颤、反射亢进、突眼等症状，并能迅速控制甲状腺危象；用于嗜铬细胞瘤的术前准备。

（四）注意事项

1. 术前停药问题　长期使用 β 受体阻滞药可使心肌细胞膜的 β 受体数目上调（增多），突然停药使 β 受体功能亢进；某些 β 受体阻滞药影响儿茶酚胺的清除率，突然停药使过多的儿茶酚胺激动 β 受体；围手术期许多因素刺激交感神经系统使儿茶酚胺释放增加，兴奋 β 受体，停药后上述因素增加心肌氧耗量，使血小板聚集性增高，肾素 - 血管紧张素也大量增加，可加重心肌缺血。临床表现为紧张、焦虑、心率加快、血压升高、心律失常、心绞痛等，甚至发生心肌梗死。

2. 药物选择　根据 β 受体阻滞药的药理学特性选择不同的药物，尤其是药物的 β_1 选择性。

（1）非选择性 β 受体阻滞药收缩皮肤血管使皮温下降或雷诺现象恶化，故有周围血管病者选用选择性 β_1 受体阻滞药。

（2）支气管腔径的变化依赖于交感活性，即使选择性 β_1 受体阻滞药也能引起哮喘发作，故对抗高血压或心绞痛患者合并支气管痉挛、阻塞性肺病者不宜使用 β 受体阻滞药，可改用钙通道阻滞药。确实需要者宜选用艾司洛尔、美托洛尔等选择性 β_1 受体阻滞药。

（3）门脉高压食管静脉曲张的患者，使用 β_1 受体阻滞药只降低 CO 而不收缩内脏血管，不如用非选择性 β 受体阻滞药效果好。

（4）胰岛 β_2 受体兴奋释放胰岛素，糖原新生通过肝内 β_2 受体，因此用胰岛素治疗的糖尿病患者宜选用选择性 β_1 受体阻滞药。

3. ISA　选用具有 ISA 作用的 β 受体阻滞药治疗高血压，可以减少老年人和孕妇胎儿的心动过缓发生率。此类药物对血脂无不良影响，不降低 HDL- 胆固醇，也不发生普奈洛尔引起的皮肤发冷、发绀等不良反应，用于轻度心功能不全的患者也无 CO 下降之忧。抗心绞痛治疗静息时容易心动过缓或合并心功能不全者，宜选用具有 ISA 的药物。心肌梗死治疗用药宜选用非ISA 药物，其降低死亡率的效果明显优于具有 ISA 作用的药物。另外，具有 ISA 的药物无明显撤药反应。

4. 循环抑制　循环抑制是常见的严重不良反应。

（1）严重心动过缓者首选山莨菪碱或阿托品治疗，机制为解除迷走神经作用，使心脏交感神经支配占主导效应。选择性 β_1 受体阻滞药引起的严重心动过缓，需要使用大剂量异丙肾上腺素才能发挥作用，据报道要提高通常剂量的 25 ～ 50 倍，拮抗负性肌力作用的剂量也需提高 8 ～ 13 倍，如此大剂量异丙肾上腺素，引起 β_2 受体介导的严重血管扩张性低血压，往往不可避免，宜选用 β_1 受体兴奋药多巴酚丁胺，也不宜选用多巴胺，因为多巴胺也需要大剂量才能拮抗 β_1 受体阻滞效应，但此时 α 受体兴奋为主导，血管收缩使外周阻力增高，降低 CO。已经安装临时起搏器者直接启用。

（2）循环抑制不伴有心动过缓者可以静注氯化钙或葡萄糖酸钙，以增加心肌收缩力，拮抗其负性肌力作用，升高血压。也可使用小剂量肾上腺素，通过激动 β_1、β_2 受体，增强心肌收缩力。

二、常用的 β 受体阻滞药

（一）普萘洛尔（propranolol）

【药理作用】非选择性地阻滞 β_1 和 β_2 受体，无 ISA 活性，具有膜稳定作用。

1. 抗高血压   阻断心脏 β_1 受体，降低 CO；抑制肾素释放；阻断中枢 β 受体，减少外周交感神经活性；减少去甲肾上腺素的释放，促进前列环素的生成。

2. 抗心律失常   通过阻滞窦房结、心房起搏细胞和浦肯野纤维的 4 期自动除极，降低心肌自律性；抑制 Na^+ 内流，增加 K^+ 外流，从而发挥膜稳定作用；同时减慢房室结和浦肯野纤维的传导速度，减慢心率。

3. 抗心绞痛   减弱心肌收缩力，减慢收缩速率，并通过减慢传导，使心肌的运动或应激性减少，从而降低心肌氧耗量。

4. 甲亢和嗜铬细胞瘤   普萘洛尔较好的拮抗儿茶酚胺效应使其成为比较好的选择。

【药代动力学】口服 30 min 起效，1 ～ 2 h 血浆浓度达高峰，持续时间 6 h，由于个体间生物利用度的差异大，血浆浓度差别可达 7 ～ 20 倍。由肝代谢（95%），肾排出，口服清除半衰期为 3 ～ 6 h。静注 2 min 起效，持续 1 ～ 6 h，消除半衰期为 2 ～ 3 h。低温体外循环可显著减小普萘洛尔的分布容积及血浆清除速率，使血浆含量高于正常。

【临床应用】

1. 用量   成人 0.25 ～ 0.5 mg 试验剂量静注，根据药效 0.25 ～ 1 mg 缓慢静注调定，最大剂量 ≤ 8 mg；小儿静注 0.05 ～ 0.1 mg/kg 超过 10 min。成人口服 10 ～ 40 mg，间隔 6 ～ 8 h，需要时增量。

2. 心动过速和血压升高   在围手术期因交感神经兴奋诱发的心动过速伴血压升高者使用效佳，常见于药物（如阿托品）、手术刺激、嗜铬细胞瘤、恐惧和焦虑等。使缺血或正常心肌的室颤阈值增加 5 倍，有良好的抗心肌缺血作用，故对心肌缺血引起的心律失常效佳。

3. 其他   室上性心动过速及减慢房颤或房扑时的心室率。偶尔亦用于常规治疗无效时的室性心律失常，特别是循环儿茶酚胺增高或心肌对儿茶酚胺的敏感性增加引起的心律失常。

【注意事项】

1. 可以引起心动过缓、快速注射或用量过大甚至导致房室分离；有加重心衰的风险，心功

能不全者慎用；突然停药可诱发反跳性心绞痛、心肌梗死或心律失常。

2. 可能诱发支气管痉挛；同胺碘酮合用可出现明显心动过缓，甚至发生窦性停搏。

（二）美托洛尔

【药理作用】选择性 β_1 受体阻滞药，无 ISA 活性，有一定的膜稳定作用。根据血浆含量和对心率作用的评价，美托洛尔的效力约为普萘洛尔的 1/3。产生等同效应的美托洛尔与普萘洛尔的口服剂量比为 4 : 5。有拮抗儿茶酚胺的效应，可以透过血–脑脊液屏障，利于其发挥中枢性抗交感神经效应。通过抑制窦房结、心房起搏细胞和浦肯野纤维 4 期自发除极，减慢房室结和浦肯野纤维的传导，从而降低自律性，增加 K^+ 外流，抑制 Na^+ 内流，发挥一定的膜稳定作用。

【药代动力学】口服吸收完全，1.5 h 血药浓度达峰值，持续时间 6 h。分布容积约为 5.5 L/kg，肾清除率为 109 mL/min，经肝代谢，代谢产物无活性，95% 以上 72 h 内从尿清除，消除半衰期为 2.5 ~ 7.5 h。静注 3 ~ 5 min 起效，持续时间 1 ~ 3 h。

【临床应用】

1. 用量　成人 0.5 ~ 1 mg 试验剂量静注，然后根据效应 1 ~ 5 mg 缓慢静注调定；治疗室上性心动过速的剂量为 0.1 mg/kg，控制血压的剂量为 0.2 ~ 0.3 mg/kg，最大剂量 ≤ 15 mg。口服 50 ~ 100 mg，间隔 6 ~ 24 h。

2. 适应证　高血压、冠心病心绞痛，尤其伴有窦性心动过速者。抗心绞痛治疗，美托洛尔较普萘洛尔更能延长运动时间和改善心肌缺血。抗高血压，美托洛尔治疗比阿替洛尔的效果更好，不良反应发生率更低，前者为 8%，而后者则高达 28%。美托洛尔有亲脂性，可以通过血–脑脊液屏障，具有中枢性抗心律失常作用，对因儿茶酚胺诱发的快速型室性、室上性心律失常效佳。

【注意事项】

1. 须有 ECG 和血压监测，稀释后以小剂量（0.5 ~ 1 mg/ 次）叠加的方式静脉给药。治疗室上性心动过速、窦性心动过速、室率过快的房颤，一旦心率出现下降趋势，立即停止给药，根据目标心率再决定继续给药的剂量，以避免恶性循环事件。

2. 不良反应有低血压、窦性心动过缓、房室传导阻滞、心肌抑制、加重心衰等。

（三）艾司洛尔

【药理作用】超短效心脏选择性 β_1 受体阻滞药，无 ISA 和膜稳定作用。由于消除很快（半衰期仅 9 min），作用时间很短，用于靠交感神经兴奋维持循环等血流动力学不稳定者不至于过于顾虑。对心脏的选择性与美托洛尔相当，明显抑制窦房结、房室结的自律性和传导性。同美托洛尔、阿替洛尔等效剂量，降低血压更明显，说明降压效应不仅仅是 β 受体阻滞作用，可能存在另外的机制。艾司洛尔的药理特性使其成为在合并支气管痉挛、心衰和使用其他药物相对禁忌时的较优选择。

【药代动力学】静注后立即起效，5 min 达高峰，持续时间 10 ~ 30 min，停药 10 ~ 20 min 作用消失。通过红细胞酯酶降解，经肾排泄，消除半衰期仅 5 ~ 9 min。

【临床应用】

1. 用量　静注负荷量为 10 ~ 20 mg（250 ~ 500 μg/kg），必要时每 3 min 重复一次，总量

至 100 ~ 300 mg；维持剂量为 50 ~ 200 μg/（kg·min）。

2. 快速型室上性心律失常　快速控制窦性心动过速；减慢房颤、房扑的快速心室率，偶可转复心律。

3. 围手术期控制高血压　伴有心率增快的短暂性血压升高效佳。

【注意事项】不良反应为心动过缓、低血压，大剂量时有 β_2 受体作用。

（四）索他洛尔

【药理作用】非选择性 β 受体阻滞药，无 ISA 作用，具有 III 类（选择性地延长复极过程）抗心律失常药的特性。β 受体阻滞强度为普萘洛尔的 1/3，是脂溶性很低的亲水化合物。具有延长心肌复极时间的独特电生理作用，延长动作电位时间呈剂量依赖性，延长有效与绝对不应期，而对动作电位 0 相的上升速度无影响。该药可延长窦房传导和心房至房室束的传导时间，延长心房、心室肌、房室结内传导、浦肯野纤维和旁路顺向或逆向传导的不应期，提高心肌的室颤阈值而有抗室颤作用。静注索他洛尔后的负性频率作用，使心率和 CO 下降，每搏量不变。

【药代动力学】口服吸收迅速，生物利用度为 60% ~ 90%，血浆峰值时间为 2 ~ 4 h，半衰期为 5 ~ 8 h，静脉给药半衰期为 5.2 h。当血浆浓度为（1.7 ± 0.12）mg/L 时血压下降，达 4.3 ~ 5.5 mg/L 时降压最明显，血浆浓度达 1.9 mg/L 即有抗心律失常作用。此药 60% ~ 75% 经肾排泄，肾功能减退，作用时间延长。

【临床应用】口服 80 mg，日服 2 次，最大剂量 640 mg/d。主要用于抗心律失常，可使室性期前收缩减少 80% 以上，在利多卡因无效时此药有特效。对于其他药物治疗无效的室性心动过速，此药有效率可达 76%。终止阵发性室上性心动过速的有效率达 83% 以上。

【注意事项】同其他 β 受体阻滞药。

（五）阿替洛尔

【药理作用】选择性 β_1 受体阻滞药，无 ISA 和膜稳定作用。对 β_1 受体的选择作用同美托洛尔接近，高剂量时也抑制血管和支气管平滑肌的 β_2 受体。治疗剂量的阿替洛尔对心肌收缩力无明显抑制，是缺血性心脏病患者围手术期减慢心率的较优选择。有证据表明，阿替洛尔可以降低 ACS 患者的死亡率。

【药代动力学】口服吸收迅速，吸收率为 50%，大部分原形自尿排出，消除半衰期为 6 ~ 7 h。静注 1 ~ 2 min 迅速起效，5 min 血药浓度即达峰值，作用时间持续 2 ~ 4 h，主要经肾排泄，其消除半衰期与口服相同。

【临床应用】

1. 抗心绞痛和抗高血压治疗　同其他 β 受体阻滞药相同，口服给药。

2. 抗心律失常　用于快速型室上性心律失常，对血流动力学的影响轻微。初始剂量为 0.5 ~ 2 mg 缓慢静注，必要时每 3 ~ 5 min 重复一次，总量可至 5 ~ 10 mg。

【注意事项】同其他 β 受体阻滞药。

（六）拉贝洛尔

【药理作用】非选择性β受体阻滞药，兼有α受体阻滞作用，阻断α受体和β受体的相对强度（α/β）口服时为1：3，而静注时为1：7。同单纯β受体阻滞药不同，该药降低血压和外周血管阻力，通常不影响CO和每搏量。降低血压的同时减慢心率，且不引起反射性心率增快。该药对支气管平滑肌收缩作用不大，但对哮喘患者仍有引起支气管痉挛的风险。

【药代动力学】口服后可吸收，生物利用度约为70%；吸收迅速，血浆蛋白结合率为50%，血浆药物浓度1 ~ 2 h达峰值。静注起效迅速，作用时间维持6 ~ 8 h，消除半衰期为3.5 ~ 8 h，分布容积为11.2 L/kg。经肝（95%）代谢，代谢产物无活性。

【临床应用】

1. 控制高血压　适用于不同程度的高血压和心绞痛的治疗；静注可用于高血压危象；治疗妊娠高血压综合征。

2. 围手术期高血压合并心动过速　初始剂量25 ~ 50 mg缓慢（5 ~ 10 min）静注，15 ~ 20 min可以重复，总量≤ 200 mg，特别适合于术后持续高血压的辅助治疗，可以减少大剂量扩血管药物的使用。

【注意事项】低血压或支气管痉挛（罕见）。

第4节　钙通道阻滞药

一、钙通道阻滞药的特性

（一）药理学特性

1. 扩张外周血管　由于血管平滑肌对钙离子通道阻滞很敏感，钙通道阻滞药有明显血管扩张作用，但不同于硝酸酯类，很少引起反射性心动过速。因血管扩张作用引起的低血压，可以使用α受体兴奋药来治疗。

（1）扩张动脉：降低左室后负荷，抵消对心脏的直接负性肌力作用；扩张冠状动脉，治疗和防止冠状动脉痉挛的效果良好。

（2）静脉效应：静脉扩张作用不大，对前负荷影响较小。但如果改善心肌缺血，使心脏舒张功能不良得到改善，可以降低左心室充盈压。

（3）局部效应：扩张外周血管床，包括脑、肝、肺、胰腺和骨骼肌血管床。硝苯地平减弱肾血流的自动调节功能，使肾血流呈压力依赖性。

2. 抑制心肌收缩力　阻滞触发Ca^{2+}内流，减少Ca^{2+}的释放，高量抑制心肌收缩力。心肌抑制程度和药物及其他因素有关，临床剂量的硝苯地平和尼卡地平（nicardipine）并不明显抑制心肌，但维拉帕米的心肌抑制作用比较明显。氯化钙、β受体兴奋药和米力农等，均可用于治疗钙通道阻滞药引起的负性肌力作用和传导阻滞效应，必要时可使用心脏起搏器。

（1）选择性：不同药物之间心肌抑制和血管扩张作用的强度不同，具有相对选择性。硝苯地平和其他二氢吡啶类比较，扩张血管作用较心肌抑制作用更强，临床剂量对心肌的直接抑制作用很小。相反，维拉帕米在扩张血管剂量就有明显的心肌抑制作用。

（2）心脏状态：在心衰或心肌缺血时使用钙通道阻滞药，可以改善心肌缺血，降低后负荷，增加 CO，改善心脏泵血功能，而直接负性变力效应可能不表现出来。

（3）交感神经反射：可以抵消钙通道阻滞药直接的心肌抑制和血管扩张作用。

3. 改善心肌缺血

（1）改善氧供：扩张冠状动脉及其侧支循环，缓解冠状动脉痉挛，增加正常和缺血区域的血流。地尔硫䓬和维拉帕米可以保留冠状动脉的自动调节功能，但硝苯地平可以引起心肌窃血。维拉帕米和地尔硫䓬，通过延长舒张时间，降低心率，改善心内膜下灌注。

（2）降低氧耗：通过降低心肌收缩力、后负荷、收缩期室壁张力和减慢心率，降低心肌氧耗量。

4. 电生理作用

（1）窦房结和房室结：地尔硫䓬和维拉帕米降低窦房结的节律，而硝苯地平和尼卡地平常常轻微增快心率；大部分钙通道阻滞药抑制房室结的兴奋性和传导，发挥抗心律失常作用。

（2）房室传导：临床剂量的维拉帕米通常产生明显的电生理效应，同其扩张血管的作用比较，延长房室传导的作用非常强；二氢吡啶类如硝苯地平等，产生血管扩张的剂量对房室传导并无明显影响；地尔硫䓬介于两者之间。

（3）室性异位节律：对于二尖瓣脱垂、房室结病变和某些类型的洋地黄中毒引起的异位节律，钙通道阻滞药可能有效。

（二）临床应用

1. 心肌缺血　由于钙通道阻滞药降低心肌氧耗，增加心肌氧供，利于围手术期保持心肌的氧供需平衡。此外，可以抑制血小板聚集，利于防止冠状动脉内血栓形成。维拉帕米可有效预防围手术期冠状动脉痉挛，地尔硫䓬能降低心肌缺血的发生率，而几乎无心血管不良反应。

2. 高血压　可以用于防治围手术期高血压和麻醉中控制性降压。维拉帕米和硝苯地平可以预防气管插管时加压反射，而对心率无影响。尼卡地平控制术后高血压，显效快且作用时间短，无明显负性肌力作用，不明显改变心率，很少有停药后反跳，较硝普钠有明显优越性。

3. 梗阻性肥厚型心肌病　缓解左室流出道梗阻，在 β 受体阻滞药治疗无效或效果不佳时加用维拉帕米。

4. 其他　尼莫地平（nimodipine）可以治疗蛛网膜下腔出血后脑血管痉挛和偏头痛；钙通道阻滞药可以降低器官移植时环孢素（cyclosporine）的肾毒性，并且加强其免疫抑制作用；还可用于支气管哮喘、食管痉挛、心肌保护、肺动脉高压、雷诺综合征（外周血管痉挛）等。

二、常用的钙通道阻滞药

（一）地尔硫䓬

【药理作用】非二氢吡啶类钙通道阻滞药。选择性冠状动脉扩张作用，明显增加冠状动脉血流量。抑制 Ca^{2+} 内流，使4相自动除极斜率下降，降低窦房结和房室结的自律性及房室结的传导性，降低心率。轻微抑制心肌收缩力，降低 SVR、降低血压，前负荷无明显变化。

【药代动力学】静注起效时间 1 ~ 3 min，持续时间 1 ~ 3 h。在肝代谢（60%）和经肾排泄（35%），部分经胆汁排泄。消除半衰期为 3 ~ 5 h，活性代谢产物为脱乙酰基地尔硫䓬。

【适应证】心肌缺血、心绞痛；急慢性高血压；房颤、房扑和阵发性室上性心动过速；窦性心动过速。

【临床应用】

1. 剂量　控制心律可用 0.25 mg/kg 缓慢静注（> 2 min），观察 15 min，无效则给予另外的 0.35 mg/kg，最大剂量单次 ≤ 25 mg；持续输注为 5 ~ 15 mg/h，最大剂量 ≤ 30 mg/h，时间 ≤ 24 h。

2. 抗心律失常　降低窦性心律，明显拮抗室上性心动过速、频发房性及交界性期前收缩、阵发性房颤。静注可以快速转复阵发性室上性心动过速为窦性心律，减慢室率。对迟发后除极引起的室性心律失常有效，尤其是心肌缺血引起者。在排除缺氧和低血糖等原因，地尔硫䓬对左室功能不良的窦性心动过速、难治性心律失常有时有效。

3. 心肌缺血、心绞痛　预防和治疗冠状动脉痉挛引起者有较高选择性。

4. 控制围手术期高血压　改善心脏舒张期顺应性和抗心肌缺血，无反射性心动过速。

【注意事项】抑制传导，引起窦性心动过缓，可能发展为窦房传导阻滞，但发生率明显较维拉帕米低；窦房结功能不全及高度房室传导阻滞者禁用；避免与β受体阻滞药合用于心功能不全者。

（二）尼卡地平

【药理作用】二氢吡啶类钙通道阻滞药。对冠状动脉有较强的扩张作用，明显降低 SVR，减轻后负荷，降低心肌氧耗量，增加 CO。降压作用呈明显剂量依赖性，对血管平滑肌的作用优于心肌，故有较强的血管选择性，还抑制磷酸二酯酶，使细胞内 cAMP 水平升高，直接作用于血管平滑肌，使血管扩张，轻微增快心率。无抗心律失常作用，无明显负性肌力作用。增加脑和其他器官血流量。增加肾血流和肾小球滤过率，增加尿量。

【药代动力学】静脉给药起效迅速，消除半衰期为 30 ~ 60 min。肝代谢。

【适应证】围手术期高血压、围手术期心肌缺血。

【临床应用】

1. 用量　单次 10 ~ 30 μg/kg 缓慢静注，观察 15 min 无效后可以重复；持续输注为 0.5 ~ 6 μg/（kg·min），根据血压调节用量。

2. 围手术期应用　高血压、缺血性心脏病患者控制血压；治疗和预防因冠脉血管痉挛引起的心肌缺血。

【注意事项】注意同其他扩血管药物的相互作用。

（三）硝苯地平

【药理作用】二氢吡啶类钙通道阻滞药。对动脉平滑肌有较好的扩张作用，对冠状动脉扩张作用是维拉帕米的 10 ~ 20 倍。由于反射性兴奋交感神经，对心肌的抑制作用不明显。对窦房结和房室传导有轻微的抑制作用。降低外周血管阻力，前负荷轻微下降。

【药代动力学】口服和舌下给药，30 ~ 60 min 血浆浓度达峰值，消除半衰期为 4 ~ 5 h，维持 8 ~ 12 h。静注时消除半衰期为 1.3 h。主要通过肝代谢。

【适应证】围手术期心肌缺血和围手术期高血压。

【临床应用】

1. 剂量　静脉单次剂量 10 ~ 20 μg/kg，持续输注为 1 ~ 3 μg/（kg·min）。

2. 应用　对动脉血管有选择性扩张作用，可以较好地降低血压，对冠状动脉痉挛和变异型心绞痛有较好疗效。

【注意事项】

1. 由于无内源性抗交感作用，反射性交感兴奋可引起心率增快。尽管发生率极低，在老年患者可以发生反常性心绞痛，可能与过度降低血压和心率增快有关。

2. 对阻力血管的选择性作用，使毛细血管压增高，血管外渗增多致外周水肿。

（四）维拉帕米

【药理作用】非二氢吡啶类钙通道阻滞药。通过抑制心肌细胞钙内流，干扰钙离子介导的兴奋 – 收缩耦联过程，使心肌收缩力减弱；对动脉血管平滑肌的钙通道阻滞作用使 SVR 下降，引起血压下降。选择性地阻滞慢钙通道，延长房室结传导和不应期，抑制窦房结发放冲动的频率，降低缺血、缺氧所致膜电位降低（–60 ~ –40 mV）引起的心房、心室肌及浦肯野纤维的异常自律性，维拉帕米也有抑制作用，同时还减少或消除后除极所引起的触发活动，抑制或终止折返，是治疗室上性心律失常的一线用药。

【药代动力学】血浆白质结合率为 90%。静注 2 min 起效，持续时间大约 2 h，血流动力学效应持续 10 ~ 20 min。静脉给药的药物 – 时间曲线呈双相，分布半衰期大约 3.5 min，消除半衰期为 2 ~ 5 h。通过肝代谢。

【适应证】室上性心动过速；减慢房扑和房颤的心室率；心肌缺血、各种类型的心绞痛；抗高血压；梗阻性肥厚型心肌病。

【临床应用】

1. 用量　静注 1 ~ 5 mg，密切观察心率，必要时可重复，总剂量 < 10 mg。

2. 抗心律失常　用于心肌再灌注损伤引起的再灌性心律失常，可以用于体外循环升主动脉开放后顽固性室颤和快速型心律失常，此类心律失常往往与再灌注损伤和触发活动的早期后除极有关。用于治疗室上性心动过速，因有发生房室传导阻滞致心搏停止的危险，注射速度不可过快，需要具备急救设备和药品环境，严密监测血压、心律和心率变化。

【注意事项】

1. 既往有传导阻滞或病态窦房结综合征者，警惕发生房室传导阻滞和心搏停止；注意心肌抑制，低血压常见，左心功能不全者慎用。

2. 预激综合征并发室上性心动过速禁忌使用，有诱发室颤的危险。

（五）氯维地平

【药理作用】超短效二氢吡啶类钙通道阻滞药，只供静注使用。具有高度的血管选择性，显著降低外周血管阻力，增加 CO。降低血压呈剂量依赖性，可控性强。对冠状动脉、全身动脉血管和肺血管都有扩张效果，对静脉血管几乎无作用，不减少前负荷。无抗心律失常作用，无负性肌力作用，反射性心肌收缩力和心率增加。

【药代动力学】血浆半衰期只有 1 min，输注数分钟就有降压效果，停药 5 ~ 15 min 血压即可恢复。药代动力学符合二室开放模型，血浆清除率为 0.14 L/（kg·min），分布容积为 0.5 L/kg，消除半衰期为 12 min。在体内经血浆和组织酯酶迅速代谢为无活性物质，大部分从尿中排出，少量从粪便排出。肝、肾疾病不是禁忌证。对蛋类、豆油过敏和脂代谢异常者有潜在的变态反应风险。严重主动脉瓣狭窄者慎用。

【适应证】围手术期高血压；控制性降压。

【临床应用】

1. 用量　初始剂量 1 ~ 2 mg/h，每 5 ~ 10 min 调高 1 ~ 2 mg/h 直到达到目标血压。通常最大量 ≤ 16 mg/h，持续输注 24 h 内 ≤ 21 mg/h。

2. 围手术期控制血压　适合缺血性心脏病术后控制血压，治疗剂量不明显增快心率；新型短效控制性降压药，有望代替硝普钠在术中使用。

【注意事项】注意与其他扩血管药物的相互作用；脂质代谢异常者（脂乳制剂）注意脂质负荷。

第 5 节　抗心律失常药物

一、抗心律失常药的电生理基础

1. 降低自律性　抑制心肌快反应细胞 4 相的 Na^+ 内流或抑制慢反应细胞的 Ca^{2+} 内流，即可降低自律性。通过促进 K^+ 外流，增大最大舒张电位，延长距阈电位距离，也可降低自律性。

2. 减少后除极及触发活动　早后除极的发生与 Ca^{2+} 内流增多有关，因此钙通道阻滞药有效。迟后除极所致的触发活动与细胞内 Ca^{2+} 过多和短暂 Na^+ 内流有关，钙通道阻滞药和钠通道阻滞药均有效。

3. 改变膜反应性而改变传导性　改变膜反应性可消除折返激动，增强膜反应性能改善传导消除单向阻滞，从而中止折返激动，某些促 K^+ 外流、增大最大舒张电位的药物，如苯妥英钠即属于此类。降低膜反应性、减慢传导、使单向阻滞转变成双相阻滞，因而中止折返激动，某些

抑制 Na^+ 内流的药物，如奎尼丁有此作用。

4. 改变有效不应期（ERP）和动作电位时程（APD）而减少折返　通常认为，ERP 与 APD 的比值（ERP/APD）在抗心律失常作用中有一定意义。比值增大，说明在一个 APD 中 ERP 占时增多，冲动将有更多机会落入 ERP 中，折返易被消除。药物对此可能有 3 种影响：①延长 APD、ERP，但 ERP 延长更为明显，如奎尼丁类药物抑制钠通道，延长 ERP；②缩短 APD、ERP，以 APD 缩短更为明显，即相对延长 ERP，如利多卡因等；③促使相邻细胞不均一的 ERP 趋向均一，也可防止折返的发生。

二、抗心律失常药的分类

1. I 类　Na^+ 通道阻滞药。阻滞快钠通道 Na^+ 内流，减慢传导及延长 ERP。又分为 A、B、C 3 个亚类。

（1）IA 类：中等程度阻滞钠通道，如奎尼丁、普鲁卡因胺、丙吡胺和阿普林定等。

（2）IB 类：轻度阻滞钠通道，如利多卡因、美西律、妥卡因和苯妥英钠等。

（3）IC 类：明显阻滞钠通道，如普罗帕酮、氟卡胺、英卡胺和乙码噻嗪等。

2. II 类　β肾上腺素能受体阻滞药。通过阻断 β肾上腺素能受体而产生效应，包括普萘洛尔、阿替洛尔、美托洛尔、艾司洛尔、拉贝洛尔等。

3. III 类　K^+ 通道阻滞剂。选择性地延长复极过程，延长 APD 及 ERP、阻断折返激动。该类药物是非特异性或特异性延迟或阻断 K^+ 通道的药物，根据对不同 K^+ 通道的作用特点分为：① IKr 阻滞剂，如索他洛尔和伊布利特；② IKr 和 IKs 阻滞剂，如胺碘酮和替地沙米；③ IKs 阻滞剂。

4. IV 类　Ca^{2+} 通道阻滞药。选择性抑制 Ca^{2+} 经慢通道向细胞内的流动，常用的有维拉帕米、地尔硫䓬和苄普地尔等。

5. V 类　不明确或其他机制。腺苷、烯丙尼定和地高辛等。

三、常用的抗心律失常药

（一）利多卡因

【药理作用】IB 类。主要作用于浦肯野纤维和心室肌。抑制 Na^+ 内流，促进 K^+ 外流，明显缩短 APD，相对延长有效不应期和相对不应期，降低心肌兴奋性，减慢传导速度，提高室颤阈值。对受损和部分除极的纤维，能恢复传导功能。减慢浦肯野纤维 4 相除极速度，降低自律性。但血药浓度过高，可引起心脏传导速度减慢、房室传导阻滞和抑制心肌收缩力。

【药代动力学】静注快速起效，持续 10 ~ 20 min，药物迅速分布，分布半衰期 < 10 min。药物在血浆中大约 60% 与白蛋白结合，主要（约 95%）在肝代谢，消除半衰期为 2 ~ 3 h。在充血性心衰、肝疾病或休克时，分布容积明显减少，消除半衰期增加。治疗血药浓度为 1.5 ~ 5 μg/mL，中毒血药浓度在 5 μg/mL 以上。

【临床应用】

1. 适应证　用于治疗和预防室性快速型心律失常，是治疗室性心律失常的首选药物，对室上性心律失常无效。

2. 用量　单次静注剂量为 1 ~ 1.5 mg/kg，可以在 10 ~ 30 min 第二次给药，也可以起效后以 1 ~ 4 mg/min 或 15 ~ 50 μg/（kg·min）持续输注维持有效浓度，总量 ≤ 3 mg/kg。高龄、心衰或休克患者应减小剂量。接受同类药物（如美西律、妥卡因）者需要减少剂量。

【注意事项】

1. 对中枢神经系统有兴奋和抑制双相作用。随着血浆浓度的增加，中枢神经系统从抑制（进行性瞌睡）到兴奋（肌抽搐、定向力障碍、兴奋和惊厥等）。

2. 心血管不良反应小，但对严重心室功能不全患者的心功能有一定抑制作用。利多卡因极少进一步减慢窦性心动过缓者的心率。

3. 存在严重心脏传导阻滞、窦房结功能障碍、严重低血压等情况慎用，使用不当可以引起心搏骤停。

（二）普鲁卡因胺

【药理作用】IA 类。减慢 4 相除极速度，抑制自律性。延长不应期，变单向阻滞为双向阻滞，从而预防折返。另有较弱的自主神经节阻滞作用，抑制心血管反射。对心肌的抑制很弱，小剂量使房室传导加速，加大剂量则直接抑制传导。有直接的血管扩张作用，但不阻断血管 α 受体。

【药代动力学】静注立即起效，分布半衰期 < 10 min，约 20% 与血浆蛋白结合。近一半通过肾以原形排除，其余经肝代谢，总消除半衰期约为 4 h。经肝代谢为 N- 乙酰普鲁卡因胺，经肾排泄，肾衰竭患者半衰期延长。

【临床应用】

1. 适应证　室上性心动过速、室性期前收缩及室性心动过速。促心律失常风险以及出现狼疮样综合征等不良反应，仅推荐用于危及生命的室性心律失常，如持续性室性心动过速，或利多卡因无效而不宜电转复的室性心动过速。

2. 剂量和用法　10 ~ 50 mg/min 缓慢静注，直至有效或总量达到 1 ~ 2 g，或起效后以 1 ~ 4 mg/min 静脉输注维持，最大剂量 ≤ 12 mg/kg。快速静注可抑制心肌及扩张外周血管，导致严重低血压。肾疾患时负荷剂量不变，但应减少维持剂量。如肾有进行性病变，须更换其他 IA 类药物，如奎尼丁。

【注意事项】

1. 毒性反应　急性毒性作用是抑制心肌、低血压、QRS 波增宽、Q-T 间期延长、心脏传导阻滞和室性期前收缩。普鲁卡因胺可直接减慢房扑和房颤时的心房率，由于消除迷走作用，故可加快房室结的传导。该药可引起反常性心室率增快，适当地使用洋地黄可减轻但不能完全消除室率增快。

2. 狼疮样综合征　用药时间稍长，大约 50% 出现抗核抗体阳性，并出现狼疮样综合征表现，停药通常可以消失。

（三）苯妥英钠

【药理作用】IB 类。同利多卡因相似，抑制快钠离子通道 Na⁺ 内流，具有膜稳定性。抑制 4 相舒张期除极，可消除心脏浦肯野纤维除极后、洋地黄类触发活动，因此可治疗洋地黄中毒引起的心律失常。明显缩短 APD 和 ERP，但对前者明显，故相对延长 ERP，有利于消除折返激动所致的心律失常。还可抑制 Ca²⁺ 内流，是与其他局麻药抗心律失常作用的不同之处。可以降低心肌的自律性，抑制交感神经中枢，提高房颤和室颤域值。轻微抑制心肌收缩力和扩张外周血管。

【药代动力学】静注 3 ~ 5 min 起效，分布半衰期约为 15 min，维持时间取决于剂量，长于普鲁卡因胺和利多卡因。该药约 85% 与血清蛋白结合，主要为白蛋白。因此，低白蛋白血症时游离度增大。该药近 95% 经肝代谢，血浆消除半衰期约为 24 h，经肾排泄。

【临床应用】

1. 适应证　治疗洋地黄诱导的室性心动过速或伴有房室阻滞的阵发性房性心动过速，或利多卡因无效的心律失常。不适于治疗单纯的室性期前期前收缩。

2. 剂量和用法　应中心静脉给药，因该药呈强碱性，外周给药可引起严重的静脉炎。剂量为每间隔 5 min 给 100 mg，直至有效。但超过 1 g 可致中毒。该药半衰期长，不宜静滴。

【注意事项】快速给药可致呼吸停止、严重低血压、室性期前收缩、甚至死亡；其他不良反应有倦睡、眼球震颤、恶心、眩晕等。

（四）美西律

【药理作用】IB 类。同利多卡因相似的膜稳定作用，抑制 Na⁺ 内流和促使 K⁺ 外流效应。缩短浦肯野纤维动作电位时程及有效不应期，延缓室内传导，减低心肌的兴奋性，提高心室纤颤阈值。治疗剂量对窦房结、房室传导均无明显影响，对心肌几无抑制作用。不影响心室除极（QRS）或复极（Q-T）时间，有益于 Q-T 间期延长者的治疗。

【药代动力学】70% 与血浆蛋白结合，主要在肝代谢。

【临床应用】

1. 适应证　各种室性心律失常，如室性期前收缩、室性心动过速，尤其是洋地黄中毒、心肌梗死、心脏手术原因或利多卡因无效者。

2. 剂量和用法　紧急复律时单次静注 100 ~ 250 mg，继之 60 ~ 90 mg/kg 滴注维持。

【注意事项】可出现低血压、心动过缓和房室传导阻滞等。

（五）美托洛尔、索他洛尔和阿替洛尔（见第 6 章第 3 节）

（六）伊布利特

【药理作用】III 类。结构和索他洛尔相似，延长动作电位的复极过程，主要是 K⁺ 通道阻滞，也有 β 受体阻滞作用。

1. 离子通道的作用　主要抑制 K⁺ 通道，特异性抑制 IKr 且呈剂量依赖性；促进 2 相平台期缓慢 Na⁺ 内流和 Ca²⁺ 内流，使心肌细胞动作电位延长更明显，并延长 Q-T 间期和有效不应期，减慢传导，抑制折返形成，将房颤或房扑转复为窦性心律；对平台期 Ca^{2+} 内流的作用也容易诱发早期后除极。

2. 心肌和传导系统

（1）窦房结、房室结和传导：抑制复极时的 IKr，降低窦房结细胞的自律性，抑制最大舒张期电位的自动除极化，延长窦房结恢复时间，减慢窦性心律。使房室结传导间期延长和有效不应期明显延长。延长希氏束、浦肯野纤维的相对及有效不应期。伊布利特延长预激综合征患者显性或隐匿性旁路前传的有效不应期，使旁路发生前向传导阻滞。

（2）心房肌、心室肌：延长心房肌的有效不应期并呈剂量依赖性，新发房扑和房颤复律治疗的首选药物，联合其他抗心律失常药物如普罗帕酮可显著提高房颤的转复率。延长心室肌的有效不应期和 Q-T 间期，增加心室跨壁复极离散度并呈剂量依赖性，轻度降低心室率，抑制室性心律失常如室速和室颤并降低除颤阈值。

3. 血流动力学　在血流动力学稳定的窦性心律患者，不影响 P-R 间期、QRS 波时限、动脉血压、肺动脉压和 CO 等，即使存在心功能不全的患者血流动力学也可保持稳定。使心率减慢，但很少发生心动过缓。

【药代动力学】静脉给药迅速分布，血浆稳态分布容积为 6.6 ～ 13.4 L/min，血浆蛋白结合率为 40%。全身血浆清除率约为 29 mL/（kg·min），消除半衰期为 2 ～ 12 h。经肝代谢（80%），代谢产物基本无药理作用，80% 经尿液排出（含 5% ～ 10% 原形），剩余部分经胃肠道通过粪便排出。肝功能受损时药物清除减少，作用时间延长。

【临床应用】

1. 用法和剂量　首次剂量 1.0 mg 或 0.01 mg/kg（0.9% 氯化钠稀释至 10 mL）缓慢静注（10 min），观察 10 min 未能成功复律且无严重不良反应，再重复上述剂量，总用药剂量 ≤ 2.0 mg。成功转复时停止给药，有效复律时间多数在给药 30 min 内。

2. 房扑和房颤　快速有效地转复新发房颤或房扑，转复平均时间为（19±15）min，转复房颤的成功率为 30% ～ 80%，房扑成功率高达 50% ～ 90%，明显高于普罗帕酮、胺碘酮、索他洛尔等药物。房扑、房颤持续时间 < 90 日为宜，持续时间 < 30 日者疗效更佳。主要用于：①心脏外科围手术期新发房扑、房颤的发生率高达 30%，往往伴有快速心室率，需要尽快处理，伊布利特可以作为药物复律的首选。②安装起搏器期间伴发房扑、房颤的转复。③射频消融术中房扑、房颤的转复。④预激综合征伴房扑、房颤的转复，预激旁路前传且血流动力学稳定的房颤患者，可以用伊布利特控制心室率；预激综合征患者发生房颤伴旁路前传性心动过速或伴有快速心室率，且血流动力学稳定者，可用伊布利特进行复律。

3. 电复律或其他　长期用 III 类药物治疗的持续性房颤电复律未获成功时，静注伊布利特 1.0 mg 再电复律；房颤电复律前预先使用，可以提高电复律的成功率和预防早期复发。伊布利特也可用于房性心动过速和阵发性室上性心动过速的治疗。

【注意事项】

1. 尖端扭转型室速（TdP）　伊布利特有诱发 TdP 的风险，但绝大多数为非持续性 TdP，仅少数发生持续性 TdP 或室颤需要电转复。多数发生在存在促发或触发危险因素的高危患者，TdP 发生前多有 ECG 的各种预警表现。因此，增加 TdP 防范意识，慎重用药，绝大多数可以避免。

2. 禁忌证　药物过敏史；多形性室速病史；无起搏器的病态窦房结综合征或二度以上的房室传导阻滞；Q-T 间期 > 440 ms。

3. 慎用　低钾血症或低镁血症；心动过缓（< 55 次 /min）；近期心功能不全或左室 EF < 40% 且正在使用 I 类或 III 类抗心律失常药；近期发生心肌梗死和不稳定型心绞痛；严重肝、肾功能不全；正在服用延长 Q-T 间期的药物，如吩噻嗪、三环类抗抑郁药、大环内酯类抗生素和某些抗组胺药物。

（七）胺碘酮

【药理作用】III 类。广谱抗快速性心律失常药物，同时具有轻度非竞争性 α 和 β 肾上腺素能受体阻滞效应，以及轻度 I 类和 IV 类抗心律失常特性。通过阻滞钠通道而减慢心室内传导；阻滞肾上腺素能 β 受体、Ca^{2+} 通道以降低心率、减慢房室传导；抑制钾通道延长心房、心室的复极。主要电生理效应为延长所有心肌组织，包括窦房结、心房肌、心室肌和其他传导系统的动作电位时程和有效不应期，抑制窦房结及房室结的功能以及旁路传导，利于消除折返。具有直接细胞膜效应和抗交感活性作用。对冠状动脉及外周血管有直接扩张作用，引起血压下降，临床剂量通常不明显抑制左室功能。

【药代动力学】静注 10 min 左右起效，可维持 1 ~ 2 h。排泄缓慢、可在组织中蓄积。

【临床应用】

1. 适应证　室上性及室性快速型心律失常。可使阵发性房扑、房颤及室上性心动过速转为窦性心律。对预激综合征合并房颤或室性心动过速者也有疗效。可用于利多卡因无效的室性心动过速。

2. 剂量和用法　静注负荷量 3 ~ 5 mg/kg，首次剂量 < 150 mg，用 5% 葡萄糖溶液稀释后缓慢注射（5 ~ 10 min），继以 0.5 ~ 1 mg/min 的速度输注，逐渐减量，在 24 h 内总量宜 < 900 mg。

3. 心脏复苏　难复性室颤或室速首次量 300 mg，无效可追加 150 mg，再行电除颤或电复律。

【注意事项】

1. 窦性心动过缓、房室传导阻滞、Q-T 间期延长等常见，甚至一过性窦性停搏。对原有房室传导阻滞或发生上述情况又必须用药者，最好预先安置起搏器。

2. 有促心律失常作用，可发生多形性室性心动过速或 TdP，特别在伴有低钾血症时易于发生，Q-T 间期延长者禁用。

3. 可以引起血压下降，使原有心衰加重、恶化等。

（八）普罗帕酮

【药理作用】IC 类，具膜稳定性。抑制心肌和浦肯野纤维的快钠通道，抑制 Na^+ 内流，减慢动作电位 0 相除极速度，延长所有心肌组织的传导和不应期。对房室旁路的前向和逆向传导的有效不应期有延长作用，并可以产生完全性阻滞。同时提高心肌细胞阈电位，明显降低心肌细胞的自律性，抑制触发激动。由于结构与普萘洛尔相似，有轻度 β 受体阻滞作用。常规剂量即有较弱的慢 Ca^{2+} 通道阻滞作用。对心肌收缩力有抑制作用，减少 CO，程度与剂量相关。对冠状动脉有扩张作用。

【药代动力学】蛋白结合率达97%。主要经肝代谢，90%的患者属快代谢型，而10%的患者属慢代谢型。90%以氧化代谢物形式经肾和肠道清除。

【临床应用】

1. 适应证　阵发性室性或室上性心动过速；预激综合征伴室上性心动过速、房扑或房颤。

2. 剂量和用法　治疗室上性或室性心动过速用 1 ~ 1.5 mg/kg 缓慢静注。室性心动过速可以先缓慢静注 2 mg/kg，然后以 2 mg/min 的速度维持。

【注意事项】

1. 可以产生心动过缓、心搏停止和传导阻滞，尤其原有窦房结或房室传导功能障碍者。存在上述情况又必须用药者，术中需要预先安置起搏器。

2. 有促心律失常作用，多发生在原有器质性心脏病变的基础上，发生率为4%左右。

3. 低血压可以加重或诱发左心功能不全，甚至出现心源性休克。

（九）地尔硫䓬和维拉帕米（见第6章第4节）

（十）腺苷

【药理作用】V类。嘌呤核苷类，具有广泛的心脏效应和终止阵发性室上性心动过速的独特药物。具有负性变时、变力作用，减慢传导，冠状动脉扩张快速显著。可以降低窦房结和浦肯野纤维的自律性，抑制窦房结传导，使心房动作电位缩短并超极化，产生一过性房室传导阻滞，从而打断室上性心动过速在房室结的折返环。对预激综合征患者的旁路前向传导无作用。由于窦房结和房室结对腺苷均很敏感，因此，可以快速终止房室结参与折返的室上性心动过速。腺苷还具有触发或介导缺血预适应、减轻再灌注损伤等心脏保护效应。

【药代动力学】半衰期很短，不超过 1.5 s，持续时间 < 10 s。通过细胞摄取而失活，在细胞内脱氨基变成次黄苷或磷酸化变成单磷酸腺苷。腺苷仅供静注，经中心静脉单次快速（10 ~ 20 s）注入，无显著不良血流动力学反应。

【临床应用】

1. 适应证　腺苷是转复阵发性室上性心动过速的一线用药。腺苷几乎可以终止所有以房室结作为部分折返通路的阵发性室上性心动过速，腺苷可以使隐性或间歇预激的预激波变得明显。由于半衰期短，无明显毒不良反应，尤其可在使用维拉帕米无效或禁忌时使用。另外，利用腺苷的负性变时作用（腺苷激发试验）可以判断窦房结功能，用于诊断病态窦房结综合征的灵敏度达80%以上，特异度高达97%。

2. 剂量和用法　转复阵发性室上性心动过速可以直接静脉快速注射，成人初始剂量 3 mg，第2次给药 6 mg，第3次为 12 mg，间隔 1 ~ 2 min，如出现房室传导阻滞不得再补充增加。小儿以 50 μg/kg 开始，逐渐增量。茶碱类药物可拮抗腺苷的作用。

【注意事项】腺苷最常见的不良反应：面红、呼吸困难和胸部压迫感，通常在 60 s 内消失；可能加剧支气管哮喘患者的支气管痉挛；患有二度以上的房室传导阻滞或病态窦房结综合征者禁用。

（于钦军　王海凌）

参考文献

［1］PAL N, BUTTERWORTH J F. Cardiovascular drugs[M]//GRAVLEE G P, SHAW A D, BARTELS K. Hensley's Practical Approach to Cardiothoracic Anesthesia. 6th ed. Philadelphia: Wolters Kluwer, 2019: 26-82.

［2］MAASS J J, PINSKY M R, WILDE R B, et al. Cardiac output response to norepinephrine in postoperative cardiac surgery patients: interpretation with venous return and cardiac function curves[J]. Crit Care Med, 2013, 41(1): 143-150.

［3］中华医学会麻醉学分会 . α_1 肾上腺素能受体激动剂围手术期应用专家共识 [J]. 临床麻醉学杂志 , 2017, 33(2): 186-192.

［4］SANFILIPPO F, KNIGHT J B, SCOLLETTA S, et al. Levosimendan for patients with severely reduced left ventricular systolic function and/or low cardiac output syndrome undergoing cardiac surgery: a systematic review and meta-analysis[J]. Critical Care, 2017, 21: 252-262.

［5］SCHUMANN J, HENRICH E C, STROBL H, et al. Inotropic agents and vasodilator strategies for the treatment of cardiogenic shock or low cardiac output syndrome[DB/CD]. Cochrane Database Syst Rev, 2018, 1(1): CD009669.

［6］TOLLER W, HERINGLAKE M, GUARRACINO F, et al. Preoperative and perioperative use of levosimendan in cardiac surgery: European expert opinion[J]. Inter J Cardiology, 2015, 184: 323-336.

［7］ESPINOSA A, RIPOLLÉS-MELCHOR J, CASANS-FRANCÉS R, et al. Perioperative use of clevidipine: A systematic review and meta-analysis[J]. PLoS One, 2016, 11(3): 150625.

［8］LEI M, WU L, TERRAR D A, et al. Modernized classification of cardiac antiarrhythmic drugs[J]. Circulation, 2018, 138: 1879-1896.

［9］郭继鸿 , 张海澄 , 丁燕生 , 等 . 伊布利特临床应用中国专家共识 (2010)[J]. 临床心电学杂志 , 2010, 19(6): 401-412.

［10］HIEMSTRA B, KOSTER G, WETTERSLEV J, et al. Dopamine in critically ill patients with cardiac dysfunction: A systematic review with meta-analysis and trial sequential analysis[J]. Acta Anaesthesiol Scand, 2019, 63(4): 424-437.

第 7 章

抗凝血药和促凝血药

第 1 节 抗凝血药

一、肝素钠（heparin sodium）

【药理作用】

1. 理化特性　肝素（heparin）因最早在肝脏发现而得名，但以肺脏含量最多。肝素主要由硫酸 -D- 葡萄糖胺同硫酸 -L- 艾杜糖醛酸、D- 葡萄糖醛酸两种双糖单位交替连接而成的酸性黏多糖混合物，分子量为 5000 ～ 30 000 Da，含有大量硫酸基和羧基，呈强酸性，硫酸基团特别是氮位硫酸带有大量负电荷，此结构与肝素的抗凝作用密切相关。临床用的肝素是从猪小肠或牛肺组织提取而得，来源不同其生物活性略有不同，后者比前者硫酸化程度高，抗凝作用更稳定，但作用时间较短，拮抗也较困难。由于对猪或牛制品的变态反应存在个体差异，两种制剂提供了更多的选择性。肝素的效应通常用生物测定的方法来确定（效价），国内临床常用肝素钠制剂的生物效价为 1 mg 相当于 125 U。

2. 抗凝机制

（1）肝素在体内、体外均有抗凝作用。肝素通过其特殊的戊糖结构与抗凝血酶 III（antithrombin III，AT III）分子的赖氨酸残基结合，形成肝素 -AT III 复合物，使 AT III 与凝血酶（因子 II）及因子 X 的亲和力升高几百倍，加速了 AT III 与因子 II 的结合而使其灭活，此复合物还与血小板表面结合，使位于血小板膜的因子 II 失活，肝素作为催化剂参与上述抗凝作用。

（2）肝素的作用主要依赖 AT III，但也通过抑制活化的凝血因子 IXa、XIa 和 XIIa 而发挥作用，同时也抑制纤维蛋白原变为纤维蛋白单体，干扰凝血酶对因子 XIII 的激活，从而影响纤维蛋白单体聚合成不溶性的纤维蛋白。肝素能阻止血小板的黏附和聚集，中和血小板第四因子（PF_4），并抑制血小板破坏崩解时释放血小板第三因子（PF_3）和 5-HT 等。同时肝素也结合和激活 AT III 非依赖性凝血酶抑制物 – 辅因子 II（cofactor II）而产生抗凝作用。因此，肝素在 AT III 缺乏时仍然具有相当程度的抗凝作用。

（3）由于肝素主要与 AT III 相互作用才能发挥抗凝效应。因此，肝素的抗凝效应主要依赖于血浆 AT III 水平，血浆肝素的浓度本身不能反映抗凝的活性。肝素也与血液和内皮其他蛋白结合，包括纤溶酶原、血管性血友病因子（vWF）、纤维连接蛋白、脂蛋白、内皮细胞受体和血小板等，同样潜在影响肝素的抗凝效果。

【药代动力学】肝素属水溶性，需静脉给药，静注 1 min 起效，3 ~ 5 min 达高峰。肝素的消除半衰期呈剂量依赖性，静注肝素 100 U/kg、400 U/kg、800 U/kg 的消除半衰期依次为 1 h、2.5 h、5 h。肝素主要在肝脏经肝素酶代谢，升高肝素酶活性的药物可以加快肝素代谢，大部分经单核 – 吞噬细胞系统破坏，部分以尿肝素的形式从尿中排出。低温明显延长肝素的消除速度。

【临床应用】

1. 肝素在体内的抗凝作用可被鱼精蛋白拮抗，所以肝素用于体外循环抗凝具有极大的优越性，至今不可替代。肝素不能通过外周静脉而要通过中心静脉通路给药，很少情况下可以直接注入右房，给药前后要回抽见血以确保肝素进入血液循环。体外循环前肝素化首次量通常为 400 U/kg，使激活全血凝固时间（activated clotting time，ACT）达 480 s 以上。肝素用于不需要体外循环的血管外科、CABG 等手术的首次量为 100 ~ 200 U/kg，使 ACT 达到 250 s 以上。肝素通过 ACT 监测来确定抗凝效果和补充剂量。

2. 用于防治血栓形成或栓塞性疾病（如心肌梗死、肺栓塞等），也可用于血液透析、血液标本抗凝。

【注意事项】

1. 低血压　体外循环前给予肝素部分患者（20% ~ 30%）可以引起明显低血压，通常与组胺释放、体循环阻力下降有关，在血容量不足时更易发生。对于不能耐受低血压的患者，可给予抗组胺药物、钙剂或缩血管药物治疗。

2. 肝素耐药（heparin resistance）　常规肝素化剂量（400 U/kg）不能达到体外循环要求的标准 ACT（< 480 s），需要追加额外的肝素，当肝素剂量达到 600 U/kg 以上，ACT 仍然 < 480 s，即为肝素耐药。原因可能与血浆 AT III 水平低下有关，需要 AT III 治疗或输入 FFP。但 AT III 水平低并非肝素耐药的唯一原因，先天性 AT III 功能活性低下、肝脏疾病、左房黏液瘤或慢性营养缺乏状态等，也可以引起肝素耐药。

3. 肝素诱导性血小板减少症　肝素诱导性血小板减少症（heparin-induced thrombocytopenia，HIT）分为两型。① I 型：非免疫性 HIT，危险性较低；② II 型：免疫介导性 HIT，由肝素 -PF₄ 复合物抗体引起，主要由抗体 IgG 介导。免疫介导性 HIT，可以发生血小板聚集、沉淀和伴有血栓栓塞现象，引起血小板数量下降，血栓由血小板和纤维蛋白组成，含红细胞很少，故称白血栓（white clots），又称肝素诱导性血小板减少合并血栓症（heparin-induced thrombocytopenia and thrombosis，HITT），发生率在 0.01% ~ 0.1%。停用肝素数天后血小板可以恢复正常，再次给肝素时可再次发生，输注异体血小板可能加重栓塞。此类患者体外循环抗凝剂的选择面临困境，目前临床常用的有直接凝血酶抑制药：比伐卢定（bivalirudin）、阿加曲班（argatroban）或来匹卢定（lepirudin）。尽管这些药物为 HIT 患者行心脏手术提供了新的抗凝选择，但临床使用存在很大局限性，主要是没有有效的拮抗剂，增加出血风险，抗凝监测的可信度有限，如果抗凝不充分有形成血栓的风险。

（1）比伐卢定：比伐卢定是由 20 个氨基酸组成的多肽，通过特异性结合于凝血酶催化位点的阴离子外围识别位点，起到直接抑制凝血酶的作用。可延长正常人的 aPTT，抑制血小板聚集，但不增加血小板的反应活性，凝血酶的抑制作用具有可逆性。该药可以有效地用于 HIT 抗体阳性的患者抗凝，非体外循环 CABG 的负荷剂量 0.75 mg/kg 静注，继之以维持剂量 1.75 mg/（kg·h）持续输注；体外循环心脏手术的负荷剂量 1.5 mg/kg 静注，继之以维持剂量 2.5 mg/（kg·h）持续输注，体外循环预充液内加入 50 mg，需要注意的是比伐卢定半衰期很短，需要避免血液在血管桥内、心包腔内久置不动，需每隔 10 ~ 15 min 间断性冲洗或吸走。通过 ACT（高岭土试剂）监测确定抗凝效果，目标 ACT 定为基础值的 2.5 倍以上。静注比伐卢定在 5 min 内达峰值浓度，不依赖任何器官代谢，通过蛋白水解作用消除，少部分经肾脏排泄，药物清除与肾小球滤过率相关，肾功能正常者的半衰期为 25 min，肾功能损伤半衰期延长。因不能拮抗，停药后持续时间可达 2 h，导致术后出血增多，血制品使用率显著增高。

（2）阿加曲班：从 L- 精氨酸中提取的小分子凝血酶抑制物，直接抑制凝血酶，可用于 HIT 患者的抗凝。PCI 或非体外循环手术负荷剂量 0.1 mg/kg 静注，继之以 20 ~ 60 μg/（kg·h）持续输注，保持 ACT 在 300 s 以上，自体血回收抗凝 500 mL 生理盐水内加 10 mg；不推荐用于体外循环手术，必须用时负荷剂量 0.2 ~ 0.3 mg/kg 静注，继之以 2 ~ 25 μg/（kg·min）持续输注，需维持 ACT 在 500 s 以上，传感器冲洗盐水 500 mL 内加 2 mg。阿加曲班静注给药后可维持稳定的抗凝 1 ~ 3 h。通过肝脏代谢，清除半衰期为 40 ~ 50 min。缺少特异性拮抗剂，停药后 aPTT 在 2 ~ 4 h 恢复正常，但抑制凝血酶的作用可持续 12 ~ 24 h。术后并发症是凝血功能障碍，常需要输注血液制品。

（3）来匹卢定：水蛭素（hirudine）是从医用水蛭（Hirudo medicinalis）的唾液提取的凝血酶抑制物，来匹卢定是人工合成的重组水蛭素（r-hirudine）。来匹卢定同凝血酶的活性中心结合抑制凝血酶，同时抑制蛋白酶 C 的激活。通过肾脏排泄，没有特异的拮抗剂，半衰期为 2 h。同肝素不产生交叉反应，也不影响血小板水平，出血并发症少。aPTT 是监测抗凝活性的指标，通常需使 aPTT 延长至正常的 1.5 倍以上。

4. 肝素化与硬膜外阻滞　硬膜外阻滞用于心血管手术的普遍关注问题是肝素化后发生硬膜外血肿的风险，可造成下肢瘫痪等严重神经系统并发症。术前接受抗凝治疗者，禁忌硬膜外穿刺。但肝素对已形成的血栓无影响，故在肝素抗凝前一定时间内可以放置硬膜外导管。据大样本（超过 4000 例）研究表明，术前无凝血障碍和未进行抗凝治疗者，硬膜外穿刺后 50 ~ 60 min 低量肝素化是安全的，全量肝素化（400 U/kg）前 20 ~ 24 h 先行硬膜外穿刺置管也已证明了安全性。阜外医院在肝素化前 2 h 行硬膜外穿刺置管，累计病例超过 200 例，也未发现任何有关神经系统并发症。因此，肝素化前一定时间放置硬膜外导管，只要病例选择合适，操作熟练，安全可行。但移出硬膜外导管时有潜在出血危险，必须用鱼精蛋白充分拮抗后再拔除导管。

5. 药物相互作用　阿司匹林抑制血小板凝集和阻碍凝血酶原的生成，增强肝素的抗凝作用，术前口服阿司匹林可增加术后出血危险性 2 倍以上。体外循环前服用华法林等抗凝药物，同样增强肝素抗凝作用。

二、低分子量肝素（low molecular weight heparins，LMWH）

【药理作用】

1. 理化特性　低分子量肝素是由普通肝素解聚而成的短链肝素制剂，主要成分为硫酸氨基葡萄糖，平均分子量 4000 ~ 6000 Da。根据分子量、链末端结构和化合物结合盐类的不同，有不同的商品制剂。目前国内市场使用的主要有达肝素钠（dalteparin sodium）、依诺肝素钠（enoxaparin sodium）和那曲肝素钙（nadroparin calcium）注射制剂。

2. 抗凝机制　与常规肝素的抗凝血酶作用不同，LMWH 具有明显而持久的选择性抗凝血因子 Xa 活性效应，而抗因子 IIa 活性效应较低。因此，抗血栓形成的作用较强，同时出血的风险也较小。机制在于其抑制凝血酶的作用需要肝素同时与 AT III 和凝血酶结合，而抑制 Xa 活性的效应只需肝素和 AT III 结合。前者需要长链（18 个以上单糖组成）肝素，而 LMWH 分子链较短，选择性地加强对因子 Xa 的抑制作用，而对凝血酶的抑制作用弱。此外，还能促进组织型纤维蛋白溶解酶激活物（t-PA）的释放，发挥纤溶作用，并能保护血管内皮，增强抗血栓作用。对血小板的功能影响较小。

3. LMWH 的特性　生物利用度更高，作用时间长，在体内不易被清除；用鱼精蛋白拮抗后部分残留抗因子 X 的作用，对术后防止血栓有意义，但同时意味着更难拮抗；抗因子 X 的作用较抗凝血酶的作用强，因此出血并发症少；对血小板功能影响较小，较少引起血小板数量减少；促进纤溶酶原激活物的释放，加强 t-PA 的纤溶作用。

【药代动力学】

1. 达肝素钠　静注 3 min 起效，消除半衰期约为 2 h；皮下注射生物利用度约为 90%，注射后 2 ~ 4 h 起效，消除半衰期为 3 ~ 4 h。

2. 依诺肝素钠　皮下注射生物利用度接近 100%，消除半衰期为 3 ~ 5 h。主要在肝脏代谢，肾脏以原形清除约 10%，肾脏总清除率为 40%。

3. 那曲肝素钙　皮下注射生物利用度接近 100%，注射后 3 h 血浆浓度达峰值，消除半衰期约 3.5 h，经肾脏少量代谢或原形清除。

【临床应用】

1. 适合治疗和防止心、脑及周围血管血栓形成，不适合体外循环抗凝。

2. 围手术期防治冠状动脉血栓形成、深静脉血栓形成、肺栓塞和其他血栓栓塞性疾病。防止血液透析滤器及其管道发生凝血或形成血栓。治疗不稳定性心绞痛和非 ST 段抬高型心肌梗死等。

【注意事项】

1. 不良反应有皮肤黏膜、牙龈出血，偶见血小板减少、肝脏转氨酶升高和皮肤过敏。

2. 不同低分子量肝素制剂的特性不同，并不等效，使用方法和剂量也不同。宜皮下注射，不能肌内注射，注射部位为前外侧或后外侧腹壁的皮下组织内，可以左右交替，针头垂直进入捏起的皮肤皱褶，用拇指与食指捏住皮肤皱褶至注射完成。

3. 禁用于严重出血倾向者、组织器官损伤出血、急性消化道和脑出血。给药过量可以用鱼精蛋白拮抗。

4. 与香豆素及其衍生物、阿司匹林及非甾体类消炎镇痛药、双嘧达莫、组织纤溶酶原激活物、尿激酶、链激酶等药物合用，有加重出血的危险。

三、磺达肝癸钠（fondapirnux）

【药理作用】人工合成的选择性凝血因子 Xa 抑制药，继肝素和低分子量肝素之后的新型抗血栓药物。作用机制为选择性地与 AT III 结合，对凝血酶无直接作用，通过抑制凝血因子 Xa 活性，增强 AT III 对因子 Xa 的中和活性约 300 倍，从而有效抑制凝血酶的生成和血栓形成。磺达肝癸钠在治疗浓度范围内，抑制凝血酶生成作用与药物浓度之间呈线性依赖，但抑制因子 Xa 的作用可以达到平台期，避免了使用肝素时可能出现的过度抗凝。常规剂量（皮下注射 2.5 mg）不影响部分凝血活酶时间（aPTT）、ACT、出血时间和纤溶活性，对血小板也没有作用，比肝素引起的出血概率要低。

【药代动力学】皮下注射吸收迅速，生物利用度达 100%，血药浓度 2 ~ 3 h 达峰值。磺达肝癸钠与 AT III 的结合率高达 90 % 以上，与其他血浆蛋白几乎无结合。主要以原型由肾脏排出，无明显肝脏损害。消除半衰期约为 17 h，故只需每日 1 次给药，通常用到术前 1 日。

【临床应用】

1. 用于不稳定性心绞痛或非 ST 段抬高型心肌梗死的治疗；CABG 围手术期抗血栓治疗；预防发生静脉血栓栓塞事件、肺栓塞和其他血栓栓塞性疾病。

2. 磺达肝癸钠不会与来自肝素诱导性血小板减少症患者的血浆发生交叉反应；因此可以作为此类患者的肝素替代用药。

【注意事项】

1. 不良反应少见，偶有头痛、呕吐、胸痛和低血压等。

2. 尽管对阿司匹林等其他非甾体类镇痛药、华法林的药代动力学无明显影响，但同此类药物联合使用，仍存在增加出血的危险。

四、华法林（warfarin）

【药理作用】

1. 华法林属香豆素类口服抗凝血药。化学结构与维生素 K 类似，在肝脏与维生素 K 竞争性抑制维生素 K 依赖性凝血因子 II、VII、IX 和 X 的合成。凝血因子 II、VII、IX、X 需要经过 γ 羧基化才具有生物活性，从而结合到磷脂表面而加速凝血过程，而羧基化过程需要维生素 K 的参与。华法林抑制肝脏微粒体内的羧基化酶，阻断维生素 K 环氧化物还原成维生素 K，即干扰维生素 K 的再生，使凝血因子不能合成，从而抑制凝血过程。由于需体内已合成的凝血因子相对耗竭才能发挥抗凝血作用，故起效较慢。停药后凝血酶原和上述凝血因子的合成需要一定时间，因此作用持久。因对已形成的凝血因子无拮抗作用，所以体外无效。华法林的抗凝作用可以被维生素 K_1 拮抗。

2. 华法林还可以抑制抗凝血蛋白 C 和 S 的羧化作用，蛋白 C 和 S 均为依赖维生素 K 在肝脏合成的血浆蛋白，通过灭活凝血因子 V 和Ⅷ而发挥抗凝作用，由于蛋白 C 和 S 的半衰期（6 ~ 8 h）比凝血酶原的半衰期（72 h）短，所以口服华法林的最初几天表现为促凝作用，而抑制维生素 K 依赖性凝血因子需要几天的时间才能发挥抗凝作用。因此，刚开始服用华法林的同时可以短时间给予肝素或低分子量肝素直到国际标准比值达标。

【药代动力学】口服用药，吸收较慢，入血后几乎全部与血浆蛋白结合，半衰期为剂量依赖性，代谢产物仍有抗凝活性。口服 12 ~ 24 h 起效，抗凝的最大效应时间为 72 ~ 96 h，抗血栓形成需 6 d。经肝脏代谢，从胆汁或尿中排泄。

【临床应用】

1. 华法林目前仍是心脏瓣膜置换后长期抗凝治疗的最常用药物。通常生物瓣置换需术后抗凝治疗至少 3 个月，机械瓣置换术后 48 h 开始口服华法林，需要终生抗凝。根据化验检查调整给药量，维持凝血酶原时间在正常凝血酶原时间的 1.5 ~ 2 倍，凝血酶原活动度在 30% 左右，或 INR 监控靶标范围为 2.0 ~ 3.0。

2. 用于预防和治疗血栓栓塞性疾病，如心肌梗死、肺栓塞、脑栓塞和静脉栓塞等。预防房颤患者血栓形成、心腔内血栓形成的抗凝治疗等。

【注意事项】

1. 抗凝期间禁忌椎管内麻醉　华法林的半衰期为 36 ~ 48 h，停药后作用可维持 4 ~ 5 日，48 h 后凝血酶原时间可得到足够恢复，可以安全地进行外科手术，但至少需要停药 1 周，待凝血功能完全恢复正常，才可慎重地选用椎管内麻醉。

2. 华法林过量　可以引起自发性出血，如皮肤、黏膜、胃肠道和泌尿道出血，可用凝血酶原复合物、FFP 和维生素 K 治疗。

五、利伐沙班（rivaroxaban）

【药理作用】直接的因子 Xa 抑制剂，属小分子噁唑烷酮衍生物。选择性地直接和可逆性地同因子 Xa 的活性位点结合，阻止凝血酶原转变为凝血酶，从而发挥抗凝作用。利伐沙班对因子 Xa 的选择性是其他相关丝氨酸蛋白酶的 1 万倍，且抗凝作用不依赖于任何内源性抗凝血酶（如 AT Ⅲ）而发挥活性。利伐沙班抑制因子 Xa 活性呈剂量依赖性，对游离和结合的因子 Xa 都有作用，使 PT、aPTT 呈剂量依赖性延长，对 PT 的影响要远大于 aPTT。

【药代动力学】口服吸收迅，起效快，2 ~ 4 h 可达峰值，生物利用度为 60% ~ 80%。在肝脏经细胞色素 P450 代谢酶 CYP3A4、CYP3A5 和 CYP2J2 催化而氧化降解，消除半衰期为 7 ~ 11 h，大部分经肾排出（66%），少部分经粪便（28%）排出。

【临床应用】

1. 围手术期预防静脉血栓形成，如成年患者择期行髋关节或膝关节的置换手术。

2. 非瓣膜性房颤的成年患者，具有一种或多种危险因素，例如，充血性心衰、高血压、年龄≥ 75 岁、糖尿病、脑卒中或 TIA 病史，口服利伐沙班来降低脑卒中或全身性栓塞的风险。但在人工心脏瓣膜患者使用利伐沙班抗凝的安全性和有效性需要进一步证明。

3. 急性冠状动脉综合征或外周动脉疾病患者，经氯吡格雷和阿司匹林治疗稳定，利伐沙班联合抗凝治疗；肝素诱导性血小板减少症的肝素替代治疗。

【注意事项】

1. 栓塞和出血风险　停用利伐沙班将使血栓栓塞风险升高；同其他抗凝或抗血小板药物（如阿司匹林、P2Y$_{12}$ 血小板抑制剂）合用，使出血风险升高。因此，在有创性操作或择期手术使用，须权衡血栓栓塞事件和出血之间两者的风险获益比，高危出血患者至少需停药 24 h。

2. 抗凝作用的逆转　尚无利伐沙班的特异性拮抗剂。硫酸鱼精蛋白和维生素 K 不影响利伐沙班的抗凝活性。凝血酶原复合物或重组 VIIa 因子（rFVIIa）可部分逆转。

3. 禁忌证　利伐沙班治疗期间禁忌椎管内麻醉。利伐沙班停药至少 24 h，待出、凝血功能恢复，才可考虑使用硬膜外阻滞，取出硬膜外导管 6 h 后才能服用利伐沙班。明显肝功能损害（Child-Pugh 分级 B 和 C 级）禁用；肾功能不全者慎用，使用利伐沙班期间出现急性肾衰竭必须立即停药；肥胖者（BMI > 40 kg/m^2 或体重 > 120 kg）避免使用。

六、达比加群（dabigatran）

【药理作用】直接的凝血酶抑制剂。特异性抑制凝血酶（因子 IIa）的活性，对游离凝血酶和结合凝血酶（纤维蛋白结合）均有灭活作用，从而阻止纤维蛋白原裂解为纤维蛋白，抗凝效果呈剂量依赖性，抗凝不需要辅因子（如 AT III）的作用，也与维生素 K 无关。达比加群低剂量时凝血酶时间（PT）就显著延长，使部分凝血活酶时间（aPTT）延长并呈剂量依赖性。

【药代动力学】口服制剂为达比加群酯。口服药物吸收迅速，起效快，血药浓度迅速增高，通常 1 ~ 3 h 即达抗凝峰值。生物利用度为 3% ~ 7%，血浆蛋白结合率仅为 34% ~ 35%，分布容积为 60 ~ 70 L/kg，提示组织分布特性。口服达比加群酯吸收后迅速通过酯酶催化水解形成有效成分达比加群。达比加群主要以原形经尿液排泄（80%），粪便排泄占 6%。血浆清除率与肾小球滤过率一致，约为 100 mL/min，达比加群的半衰期不依赖于给药剂量，消除半衰期为 8 ~ 15 h。

【临床应用】非瓣膜性房颤或房扑预防血栓形成；下肢静脉血栓的预防和治疗；髋或膝关节置换术静脉血栓的预防。

【注意事项】

1. 有出血风险。与同华法林相比半衰期短，停药 8 ~ 12 h 即可进行急诊手术，出血风险与实施手术日期与末次服用药物的间隔时间有关。

2. 肾功能不全或急性肾损伤时清除率相应下降。

第 2 节　抗血小板药

一、阿司匹林

【药理作用】作用于环氧酶（cyclooxygenase，COX）的活性部位，使其发生不可逆的乙酰化而失活，从而抑制血小板 TXA_2 和 PGI_2 的合成。大剂量阿司匹林还抑制血管内皮细胞 COX，使血管壁 PGI_2 的合成减少。阿司匹林抑制血小板的聚集和释放，但是否影响血小板的黏附尚有争议。COX 有 COX_1 和 COX_2 两种，抑制 COX_1 发挥抗血小板功能，抑制 COX_2 发挥止痛、抗炎作用。

【药代动力学】口服给药，小肠吸收，吸收迅速。吸收后迅速被酯酶水解，血浆半衰期仅 15～20 min。水解产物水杨酸盐在肝脏代谢，经肾脏排泄。

【临床应用】临床上阿司匹林作为抗血小板药物，常用于治疗和预防与血小板聚集相关的血栓栓塞性疾病，如心绞痛、心肌梗死、TIA、脑卒中、心脏瓣膜修补术后、CABG 血栓形成等。

【注意事项】

1. 术前停药问题　口服阿司匹林的心脏手术患者术后出血及需要输血的危险增加。由于血小板半衰期为 7～9 日，建议心脏外科手术前至少 1 周停服，以允许有正常 COX 的新血小板进入血液循环。但阿司匹林不明显增加冠心病患者冠状动脉旁路移植术的出血风险，对心肌缺血事件有预防作用，因此，不建议常规术前停药。

2. 药物相互作用　阿司匹林与华法林的抗凝有相加作用。阿司匹林可以降低血糖，与抑制前列腺素的合成和促进胰岛素的释放有关，还能置换与血浆蛋白结合的口服降血糖药，因此两者合用时降血糖作用增强，甚至引起低血糖昏迷，应适当调整剂量。

二、氯吡格雷（clopidogrel）

【药理作用】血小板聚集抑制剂。通过选择性地不可逆抑制 ADP 受体（结合 $P2Y_{12}$ 受体）和血小板的结合，继而抑制 ADP 介导的血小板膜 GPIIb/IIIa 复合物的活化，从而抑制血小板聚集，对血小板 I 相和 II 相聚集均有抑制作用，也抑制非 ADP 引起的血小板聚集。血小板正常功能的恢复速率同血小板的更新相一致。

【药代动力学】氯吡格雷只能口服，吸收迅速，给药后 1～2 h 血药浓度达峰值。血浆蛋白结合率为 98%，消除半衰期为 6～8 h，活性代谢物的半衰期为 30 min，主要经过肝脏代谢。

【临床应用】

1. 血栓栓塞性疾病　用于预防脑血管、心血管及周围动脉硬化伴发的血栓栓塞性疾病，例如脑卒中、TIA 和外周动脉性疾病的患者。

2. ACS 非 ST 段抬高型 ACS（包括不稳定型心绞痛或非 Q 波心肌梗死）、经皮冠状动脉介入支架、ST 段抬高型 ACS 患者，联合阿司匹林使用。ACS 患者以单次负荷剂量 300 mg 开始，然后每日每次 75 mg 连续服药，用药 3 ～ 7 日可达稳态（血小板抑制率为 40% ～ 60%），停药 5 ～ 7 日血小板聚集和出血时间回归基线。

【注意事项】

1. 术前停药问题 口服氯吡格雷的心脏手术患者术后出血及需要输血的危险增加。ACC 和 AHA 指南，对于不稳定型心绞痛和非 ST 段抬高型心肌梗死患者 CABG 前至少需要停用氯吡格雷 5 日，以恢复血小板正常功能。但氯吡格雷的抗血小板作用存在显著个体差异，有大约 30% 的患者可能血小板功能未被明显抑制，因此，建议接受氯吡格雷治疗的患者可根据术前血小板功能的检测结果来决定 CABG 的时机。

2. 药物相互作用 氯吡格雷与华法林的抗凝过程相对独立，有增加出血强度的风险。由于氯吡格雷部分由药物代谢酶 CYP2C19 转化为活性代谢物，使用抑制此酶活性的药物将导致氯吡格雷活性代谢物水平降低并降低临床有效性，故不推荐与抑制 CYP2C19 的药物联用，如奥美拉唑、埃索拉唑、环丙沙星、西咪替丁和卡马西平等。阿司匹林和氯吡格雷联合用药可以增加出血风险，因此，超出有益的联合用药需谨慎。

三、替格瑞洛（ticagrelor）

【药理作用】选择性 ADP 受体拮抗剂，作用于 ADP 的 $P2Y_{12}$ 受体，抑制 ADP 介导的血小板活化和聚集。替格瑞洛的作用机制同氯吡格雷相似，不同点在于替格瑞洛与血小板 ADP $P2Y_{12}$ 受体之间的相互作用具有可逆性，没有构象改变和信号传递，起效快，持续时间长，停药之后血小板功能恢复也比氯吡格雷快。临床研究证实，替格瑞洛联合阿司匹林用于 ACS 患者的抗血小板治疗，临床疗效优于氯吡格雷，而安全性（主要出血事件发生率）相似。替格瑞洛联合阿司匹林用于 CABG 术后抗血小板治疗，同氯吡格雷比较，患者早期和晚期的死亡率改善。

【药代动力学】替格瑞洛口服吸收迅速，负荷剂量的起效时间为 30 min，给药后 2 ～ 4 h 达最大效应，作用可以持续 2 ～ 8 h。血浆蛋白结合率为 99%，替格瑞洛的稳态分布容积为 87.5 L/kg。血浆消除半衰期为 6 ～ 12 h。主要经过肝脏代谢，经胆汁排泄，少部分经尿液排泄。

【临床应用】

1. 血栓栓塞性疾病 用于预防脑血管、心血管及周围动脉硬化伴发的血栓栓塞性疾病，包括脑卒中、TIA、外周动脉性疾病的患者等与血小板聚集相关的疾病。

2. ACS 用于不稳定型心绞痛、非 ST 段抬高型或 ST 段抬高型心肌梗死患者。联合阿司匹林用于 PCI 抗血小板治疗，可降低血栓性心血管事件的发生率。ACS 患者以单次负荷剂量 180 mg 开始，然后口服 90 mg/ 次，每日 2 次，连续用药 12 个月。

【注意事项】

1. 术前停药问题 高危出血风险的择期手术（包括 CABG）术前 5 日停药。

2. 出血事件 替格瑞洛轻微增高非 CABG 外科出血事件的发生率，但 CABG 的出血事件发生率同氯吡格雷无明显差异；替格瑞洛发生颅内非操作性出血的概率略高于氯吡格雷。

3. 其他不良反应　呼吸困难（2%）、增加室性停搏的频率和无症状性尿酸升高。呼吸困难症状在开始 1 周内发生最多（15%），但很少需要停药治疗；室性停搏主要是夜间无症状性窦房停搏，除非已经安装起搏器，房室传导阻滞或心动过缓的患者慎用；由于可能引起高尿酸血症，既往痛风病史者易诱发痛风。

4. 禁忌证　肝、肾功能不全的患者禁用或慎用。

四、血小板膜糖蛋白 IIb/IIIa 受体拮抗剂

【药理作用】

1. 由于任何途径的激活引起的血小板聚集，最终都要通过血小板膜 GP IIb/IIIa 受体与纤维蛋白的交互作用。血小板膜 GP IIb/IIIa 受体拮抗剂就是通过阻断血小板膜 GP IIb/IIIa 受体，从而发挥抑制血小板聚集的作用。

2. 阿昔单抗（abciximab）和替罗非班（tirofiban）是目前临床常用的血小板膜 GP IIb/IIIa 受体拮抗剂。阿昔单抗是嵌合抗原结合片段的小鼠抗人 GP IIb/IIIa 受体的单克隆抗体，通过空间位阻作用阻挡配体与 GP IIb/IIIa 受体的结合，因此阿昔单抗具有潜在的免疫原性，同时拮抗 GP IIb/IIIa 受体具有不可逆性，易产生变态反应和出血。替罗非班是特定非肽类的 GP IIb/IIIa 受体拮抗药，分子质量相对较小，与 GP IIb/IIIa 受体结合具有可逆性，变态反应和出血少见。

【药代动力学】阿昔单抗静脉注射作用迅速，使血小板数量迅速下降，血小板抑制时间可达 24 ~ 48 h。替罗非班静脉给药后 5 min 起效，血浆半衰期为 1.4 ~ 2.2 h，作用持续 3 ~ 8 h，大部分以原形经胆管和尿液排出，血浆清除率为 150 ~ 300 mL/min，肾脏清除率占一半，肾功能不全者清除率下降。

【临床应用】同肝素或阿司匹林联用，预防心脏缺血事件的发生，用于不稳定型心绞痛或心肌梗死患者；预防 PCI（如冠状动脉斑块切除、支架置入）术后的缺血性并发症，改善不稳定型心绞痛和急性心肌梗死的长期预后。

【注意事项】

1. 不论是阿昔单抗或替罗非班均增加心脏手术术后出血的风险。使用阿昔单抗患者，如果可能急诊手术应推迟 12 h，择期 CABG 需术前 1 ~ 2 日停药，阿昔单抗延长 ACT 时间 35 ~ 85 s，但体外循环仍需全量肝素，鱼精蛋白拮抗后出血过多者需要输注血小板治疗。替罗非班急诊手术不需要推迟，择期 CABG 需要术前 2 ~ 4 h 停用，通常不需要输注血小板治疗。

2. 与肝素、阿司匹林等抗凝药物合用，增加颅内出血、腹膜后出血和术后出血等并发症。少数超敏感患者，可以出现变态反应和严重血小板减少症等。

第 3 节　促凝血药

一、抗纤维蛋白溶解药

【药理作用】

1. 作用机制　特异性的抗纤维蛋白溶解药。抗纤溶药物能与纤溶酶原的赖氨酸位点结合，低浓度时抑制纤溶酶原激活物，从而阻断纤溶酶原激活物对纤溶酶原的激活，大剂量时直接抑制纤溶酶活性，阻止纤维蛋白溶解，同时也减弱纤溶酶对血小板膜糖蛋白 GPIb 受体（血小板黏附受体）的作用，抑制血小板的黏附和活化，从而对血小板起到保护作用。此类药物是赖氨酸类似物，本身无促凝作用，而是能够与纤溶酶原上的赖氨酸受体结合，抑制纤溶酶的活化，从而保护纤维蛋白不被纤溶酶降解而达到止血的效果。

2. 临床应用　临床常用的抗纤溶药有氨基己酸（aminocaproic acid）、氨甲苯酸（para-aminomethylbenzoic acid）和氨甲环酸（tranexamic acid，TA）。抗纤溶作用以 TA 最强，TA 比氨基己酸强 5 ~ 10 倍，而氨甲苯酸的作用较氨基己酸强 4 ~ 5 倍。该类药物主要用于急慢性、局限性或全身性纤溶亢进所致的出血，尤其是富含纤溶酶原激活物的器官（前列腺、尿道、肺和子宫等）的外伤和手术出血。在大型手术最早出现且影响最大的凝血功能异常是纤溶亢进，广泛组织损伤产生大量的组织激活物（组织纤溶酶原激活物、尿激酶和激肽释放酶），激活纤溶酶原变为纤溶酶，进而引起纤溶亢进，导致出血增加。另外，纤溶酶能够促进凝血酶的产生，最终导致凝血因子消耗，引起出血，结果进一步刺激组织释放纤溶酶原激活物，从而形成恶性循环。抗纤维蛋白溶解药作为纤溶酶原的拮抗药物预防性应用，能够在凝血功能出现异常之前维持凝血功能的稳定，从而减少失血量及输血。已经证明在心脏大血管体外循环手术中预防性使用 TA，能够阻止手术创伤导致的纤溶亢进，减少围手术期失血及输血需求，并且不明显增加血栓栓塞的风险。国外体外实验证明，TA 浓度为 10 μg/mL 时可抑制 80% 的纤溶活性，浓度达 16 μg/mL 时可充分抑制纤溶酶诱导的血小板激活，为进一步临床研究提供了理论依据。

【药代动力学】氨基己酸在胃肠道中吸收完全，可以口服，静脉给药 4 ~ 6 h 约 90% 以原形从尿中排出，存在导致肾小球毛细血管栓塞的风险，故禁用于肾功能不全患者。氨甲苯酸排泄慢，作用强，毒不良反应低，静脉给药维持有效时间 3 ~ 5 h，消除半衰期约为 60 min，大部分（60% ~ 70%）以原形从肾脏排泄，少部分为乙酰化衍生物，不易通过血 – 脑脊液屏障。TA 的抗纤溶作用最强，静脉给药持续有效时间也较长（6 ~ 8 h），消除半衰期约为 2 h，约 90% 在 24 h 内经肾脏排出，可以透过血 – 脑脊液屏障。

【临床应用】

1. 体外循环预防出血　临床给药方案无明确的统一规定，大部分使用方案均强调预防性负荷剂量给药的重要性，使药物浓度手术开始即达一定水平，然后给予维持剂量。①氨基己酸 100 ~ 150 mg/kg 在切皮前静注，继以 10 ~ 15 mg/（kg·h）输注，在鱼精蛋白中和或关胸终止，可以减少围手术期出血量 20% ~ 30%；②氨甲苯酸使用很少，体外循环前静注 280 mg、体外循环机预充 280 mg 和肝素中和后再给 280 mg，相关资料不多；③国内使用最多的是 TA，在切皮前或体外循环前期静注负荷量 10 mg/kg，体外循环机预充 10 mg/kg，体外循环期间维持剂量 10 mg/kg 或 1 mg/（kg·h）输注至体外循环结束鱼精蛋白中和或关胸终止，总量可达 60 ~ 80 mg/kg，对出血高危患者（如再次手术或大血管手术）总量可达 80 ~ 100 mg/kg，但除非是高危出血患者（如术前未停抗血小板药物、体外循环后凝血功能紊乱），否则建议在 CABG 患者鱼精蛋白中后终止给药，以避免术后发生血栓性栓塞事件。TA 可减少体外循环用手术后纵隔引流量的 30% ~ 45%。

2. 非体外循环心脏手术　非体外循环心脏外科（如 off-pump CABG）同样存在纤溶系统激活和出血问题，但比体外循环要轻得多，由于血液回收等血液管理措施，输血的风险已经很小。常规使用抗纤溶药物缺乏循征医学证据，尤其是术后血栓形成和肾脏毒性等问题，需要进一步研究和权衡利弊。建议在 off-pump CABG 患者术中使用 TA 的总量限制在 30 mg/kg 以内，并且非常规使用，仅用于高危出血患者。

3. 治疗纤溶亢进引起的出血　氨基己酸 4 ~ 6 g、氨甲苯酸 0.1 ~ 0.3 g 或 TA 0.25 ~ 0.5 g，用生理盐水 100 mL 稀释后 10 ~ 20 min 内静脉滴注。

【注意事项】

1. 血栓形成　抗纤溶药物最重要的不良反应，故使用抗纤溶药物时须了解患者的凝血和纤溶状态，对有血栓倾向和缺血性心脏病的患者要慎重。至今未见明确报道 TA 对 CABG 患者移植血管近期或远期通畅率的影响。

2. 肾功能的影响　抗纤溶药物的肾毒性需要引起重视，肾功能不良者慎用或禁用。

3. 其他　快速注射可引起低血压；少数患者有腹泻、恶心、呕吐、视力模糊、头痛、头晕等中枢神经系统症状。

二、硫酸鱼精蛋白（protamine sulfate）

【药理作用】

1. 理化特性　鱼精蛋白是从雄性鲑鱼或其他鱼类的生殖细胞中提取的低分子量的蛋白质，含精氨酸、脯氨酸、丝氨酸和缬氨酸，分子量为 8000 Da，呈强碱性。临床制剂为硫酸鱼精蛋白。早在 1937 年即发现鱼精蛋白能中和强酸性肝素，作为肝素的特异性拮抗剂至今仍然被广泛使用。

2. 作用机制

（1）鱼精蛋白的强碱性基团与肝素分子中的硫酸基团离子结合，形成无活性的鱼精蛋白 - 肝素复合物，使肝素不能再与 AT III 形成复合物，进而失去抗凝作用。鱼精蛋白 - 肝素复合物则被肝脏或单核 - 吞噬细胞系统从循环中清除，具体的代谢转化尚不十分清楚。鱼精蛋白也可以分解肝素与 AT III 的结合，从而消除其抗凝作用。

（2）鱼精蛋白本身有抗凝作用，用量过大时影响凝血功能。作用机制在于鱼精蛋白干扰凝血酶原的激活，延长凝血酶原时间，可能与对抗因子 V 和因子 X 有关。鱼精蛋白可以激活蛋白酶系统，使血管活性多肽物质，如 5-HT、纤溶酶、组胺和缓激肽形成与释放增加，引起因子 VIII、纤维蛋白原减少。静注鱼精蛋白后可出现短暂的血小板数量下降，给鱼精蛋白后大多数患者即刻下降约 20%，极个别可高达 90%，持续几分钟甚至 1 h。原因可能是网状内皮系统对鱼精蛋白 – 肝素复合物的反应，导致循环血小板减少。用鱼精蛋白拮抗肝素轻微过量，可无明显抗凝血作用。

【药代动力学】硫酸鱼精蛋白较肝素有更高的亲脂性和更大的分布容积。静注 0.5 ~ 1 min 即可发挥作用，作用可持续 1 ~ 2 h，血浆消除半衰期为 30 ~ 60 min。用量加大则半衰期延长。

【临床应用】

1. 肝素拮抗的时机　体外循环结束、腔静脉管道和左房管拔除，检查无明显外科出血，血流动力学稳定，同外科、体外循环医师协商一致，提醒外科医师把心包和胸腔内存留的肝素化血液回收，即可以经中心静脉缓慢给予鱼精蛋白。

2. 鱼精蛋白的剂量　鱼精蛋白是肝素的特异性拮抗剂，本身并无止血作用。相反，在中和肝素时短时间内给予大量鱼精蛋白（> 3 mg/kg）可使凝血时间延长，甚至损伤血小板功能。通常按 1 mg 硫酸鱼精蛋白可以中和 100 U 肝素计算。由于机体代谢，肝素给药后时间越长，鱼精蛋白的需要量则越少。临床上最常用的鱼精蛋白总量的计算方法是根据肝素总量（包括体外循环过程中的补充量）来估算，理论上由于部分肝素已经消除，鱼精蛋白：肝素达到 1:1（鱼精蛋白 1 mg 中和肝素 100 U）即可完全中和肝素。由于肝素和鱼精蛋白的药代动力学差异较大，为了避免肝素反跳增加出血，临床上鱼精蛋白用量往往超过实际需要量。无论是体外循环手术还是非体外循环手术，首次鱼精蛋白剂量建议 0.5:1，不能超过 0.75:1，既能中和当时循环中游离的肝素，又能避免短时间大量鱼精蛋白对凝血功能的不利影响。在首次剂量后根据肝素血输注速度和剂量补充剩余的鱼精蛋白。体外循环手术鱼精蛋白中和肝素的剂量达到（1 ~ 1.5）:1 即可。在 off-pump CABG 患者，由于常温肝素的代谢，鱼精蛋白剂量通常为（0.5 ~ 0.8）:1 即可。

【注意事项】

1. 鱼精蛋白的不良反应　根据硫酸鱼精蛋白引起的血流动力学变化大致可归纳为 3 种类型，确切的机制尚不十分清楚，但与给药的速度密切相关，提倡体外循环结束中和肝素时鱼精蛋白首次量经静脉缓慢（5 ~ 10 min）输注，可以明显降低不良反应的发生率。

（1）I 型反应：主要表现为体循环低血压，心率增快，伴有 PCWP 下降，中心静脉压下降，表现为血容量不足。此型是鱼精蛋白最常见的不良反应，可能为鱼精蛋白或鱼精蛋白 – 肝素复合物对血小板或中性粒细胞产生作用，激活体内补体产生 C3a 和 C5a 等过敏毒素，引起外周血管扩张；鱼精蛋白也可以引起组胺、白三烯（leukotriene）、血管内皮舒张因子和其他内源性血管活性物质的释放，导致外周血管扩张，产生类变态反应。治疗措施：通过主动脉插管缓慢输血以补充容量、静脉给予钙剂和抗组胺药物处理。此型血压下降多为良性，短暂且可自行恢复，不必急于处理，输血过多会矫枉过正，致使心脏前负荷增加，导致血压过高。对不能耐受低血压的患者在输血的同时给予小剂量麻黄碱纠正。

（2）II 型反应：特发性变态反应，较少见。可见于对海生动物过敏者、输精管切除、过敏体质、血液透析用过鱼精蛋白或糖尿病患者既往鱼精蛋白锌胰岛素治疗者，血液中产生抗鱼精蛋白 IgG 抗体，使变态反应发生率增高，后者鱼精蛋白的不良反应发生率较非糖尿病患者高 10 ~ 20 倍。表现为血管神经性水肿、荨麻疹，偶见急性非心源性肺水肿，表现为体循环低血压伴有大量肺毛细血管渗出，肺泡不断涌出的渗液，使肺顺应性下降，SpO_2 下降，多发生在给药 20 min 后，可能与白细胞毒素等多因子对肺的损伤有关。因此，对高危患者应缓慢给药并密切观察，发生后立即停止给药，迅速按严重变态反应处理，有时需持续输注肾上腺素治疗。急性肺水肿合并严重低氧血症者，必要时安装 ECMO 过渡。

（3）Ⅲ型反应：以肺血管和支气管收缩为主要表现，比较多见。常见于术前存在肺动脉高压者，通常持续时间较短（5 ～ 15 min）。轻者表现为呼吸道压力、体循环阻力和血压短暂升高。重者肺血管阻力急剧增高，中心静脉压升高，右心室后负荷增加，肺动脉段明显膨出，右室胀满，心率减慢，血压下降。体循环低血压主要是由于血液不能通过肺循环，淤滞在右心系统，左室前负荷和 CO 急剧降低所致。如果此时快速补充血容量（主动脉根部输血）或使用血管加压药物，可以使情况迅速恶化，甚至心搏骤停。这是因为鱼精蛋白 – 肝素复合物，引起血栓素 A_2（thromboxane A_2，TXA_2）升高，导致肺血管急性收缩的原因。初期以迅速降低肺血管阻力为主，立即静脉注射硝酸甘油 5 ～ 10 μg、丙泊酚 30 ～ 50 mg，可以重复注射，症状多可迅速缓解。对于心率急剧减慢者在优先给予硝酸甘油的同时，可给予麻黄碱 3 ～ 5 mg 或小剂量肾上腺素（5 ～ 10 μg）等正性肌力药以支持右心室功能。如果症状不能缓解或发生心搏骤停，立即进行紧急肝素化，重建体外循环。术前存在严重肺动脉高压等易感患者，在给鱼精蛋白前要充分加深麻醉，以更加缓慢的速度给药（稀释后持续输注），并密切注意患者血压、心率和气道压的变化。

2. 肝素反跳（heparin rebound）　鱼精蛋白的半衰期较肝素短，肝素 – 鱼精蛋白复合物可以分离。与血浆蛋白结合的肝素不能被鱼精蛋白中和，在首次鱼精蛋白给药后，同血浆蛋白分离的肝素仍然表现为抗凝效应。储留在组织或内皮细胞中的肝素也可以重新释放入血，导致血液内重新出现肝素。因此，需强调指出的是中和肝素是一个过程，而不是一次性行为。从给鱼精蛋白开始到术后 6 h 内，随时评估是否存在肝素的残余作用，并及时补充小剂量鱼精蛋白，这也是通常鱼精蛋白中和肝素超过 1∶1 的原因。

3. 鱼精蛋白替代物　由于鱼精蛋白的严重不良反应，临床上偶尔需要避免使用鱼精蛋白，允许选择肝素经肝脏自然代谢，但增加使用血液产品的概率，术后出血和输血并发症发生率必然增高，况且使用 FFP 促进止血的作用很小，反而由于提供了额外的 AT Ⅲ，具有潜在的加重肝素抗凝的可能。依靠技术创新来避免全身肝素化或大大减低肝素的用量，例如对体外循环管道和氧合器用肝素涂抹技术（heparin-coated）、体外循环末期应用肝素酶过滤器（heparinase-bound filter），可能排除或减少鱼精蛋白的需要。另外，使用肝素拮抗替代物，血小板第四因子（PF_4）的分子量为 7800 Da，贮存在血小板 α 颗粒中，PF_4 可以中和血管内肝素的抗凝效应，人工合成的重组血小板第四因子（rPF_4）可以反转肝素作用，不干涉血小板与纤维蛋白原的相互作用，不影响纤溶过程，无血流动力学不良反应，通过血栓弹力图监测，在心脏外科肝素水平2.7 ～ 4.1 U/mL 时，rPF_4 反转肝素比值为（2 ～ 3）∶1。肝素酶是从产黄细菌肝素（flavobacterium hepanium）中分离得来，通过分裂肝素 α- 糖苷键，产生无抗凝活性的类肝素碳水化合物（heparin-like carbohydrates）片段，在体外循环心脏外科中用肝素酶Ⅰ中和肝素，可以降低肝素浓度，使 ACT 明显缩短，不影响血流动力学，肝素酶来自细菌，重复注入人体具有潜在致敏作用。

三、去氨加压素（desmopressin）

【药理作用】

1. 理化特性　去氨加压素是人工合成的 L- 精氨酸加压素的类似物，化学名称为 1- 去氨基 -8-D- 精氨酸加压素。同天然激素精氨酸加压素的结构区别在于：①对 1- 位置的半胱氨酸作去氨基作用；②以 8-D- 精氨酸取代 8-L- 精氨酸。结构的改变使作用显著加强，而无血管收缩作用。

2. 作用机制　去氨加压素引起内皮细胞 vWF、t-PA 和 PGI_2 的释放。提高血浆凝血因子 VIII 和 vWF 水平，使活性增加 2 ～ 6 倍。增加血小板膜 GPIIb/IIIa 的分子数量，改善血小板的黏附和聚集功能，从而保护血小板的功能和数量。去氨加压素使因子 VIII 和 vWF 释放的受体机制目前尚未明确，可能作用于内皮细胞、巨核细胞、血液单核细胞和肥大细胞。

3. 抗利尿作用　增加肾脏对水的重吸收。

【药代动力学】静注后数分钟起效，30 min 内达高峰。静脉给药后的表观分布容积为 0.2 L/kg，不能透过血 – 脑脊液屏障。止血剂量的血浆半衰期为 3 ～ 4 h。持续时间在治疗血管性假性血友病（Von Willebrand disease）为 3 h、在治疗血友病 A（因子 VIII：C 缺乏症）为 4 ～ 24 h。主要经肾脏排泄，其余可能经酶降解。

【临床应用】

1. 围手术期止血　血小板功能障碍是体外循环手术止血异常的主要原因。去氨加压素可以增加血浆 vWF 浓度，改善止血功能，减少异体血液成分用量。对心脏手术前服用阿司匹林治疗和体外循环后血小板缺陷性凝血病引起的出血，去氨加压素剂量为 0.3 μg/kg，用 10 mL 生理盐水稀释，注射时间 > 10 min，或稀释至 50 ～ 100 mL 生理盐水，滴注 15 ～ 30 min。建议在体外循环复温时或停机后给药，起效时间 1 h，作用时间持续约 6 h，可重复使用 1 ～ 2 次，间隔 6 ～ 12 h。研究表明，体外循环前 1 周内未停用阿司匹林者，使用去氨加压素可以使术后失血量明显降低。去氨加压素一般不会增加血栓形成的危险。大剂量静脉给药则可有效地控制血友病 A、血管性假性血友病、尿毒症性凝血病、肝硬化性凝血病、先天或因药物诱发的血小板功能障碍、不明原因的出血时间延长等。

2. 其他　治疗中枢性尿崩症和小儿夜间遗尿。

【注意事项】

1. 不良反应包括疲劳、头痛、恶心、胃痛和眩晕；单次剂量（0.3 μg/kg）注射速度过快（< 15 min）可引起一过性血压降低，伴有反射性心动过速及面部潮红，可给予小剂量 α 受体兴奋药（如去氧肾上腺素）治疗。

2. 超量使用可能导致水潴留，伴发症状包括低钠血症、体重增加，严重者可发生肌痉挛，根据患者情况可停用去氨加压素、限制液体入量，必要时加用等渗或高渗生理盐水和给予呋塞米利尿。

四、维生素 K（vitamine K）

【药理作用】

1. 维生素 K 是一组具有萘醌结构及不同植基侧链的物质。天然维生素 K 称 K_1，肠道大肠埃希菌合成者为 K_2，人工合成品称 K_3 和 K_4。

2. 维生素 K 为肝脏合成凝血酶原（因子 II）、因子 VII、IX 和 X 的辅酶，促进凝血因子 II、VII、IX 和 X 的合成，从而促进凝血过程。研究证明，维生素 K 被肝细胞还原成氢醌后，促使因子 II、VII、IX 和 X 前体物的氨基末端谷氨酸的羧基化，使其具有生物活性，γ- 羧化的凝血因子才能和 Ca^{2+} 结合，并交联到血小板膜的磷脂表面，浓缩转化成为有活性的丝氨酸蛋白酶，促使凝血酶的形成，产生止血作用。维生素 K 缺乏或肝功能障碍，则维生素 K 依赖性因子 II、VII、IX 和 X 的合成减少，凝血酶原时间延长，导致出血。

【药代动力学】维生素 K_1 为脂溶性，注射后 1 ~ 2 h 起效，作用较 K_3、K_4 迅速，3 ~ 6 h 止血效应明显，12 ~ 24 h 凝血酶原时间恢复。肝内代谢，经肾脏和胆管排泄。

【临床应用】

1. 围手术期主要用于维生素 K 缺乏症，如肝胆手术前预防出血、肝功能不良者的术前准备、胃肠道疾病维生素 K 的补充和长期应用抗生素导致的维生素 K 缺乏等。

2. 肝硬化、晚期肝癌和其他严重肝功能衰竭者，由于肝脏对维生素 K 的利用障碍，应用维生素 K 无效，甚至加重出血，产生低凝血酶原血症。长期应用广谱抗生素，可以抑制肠道大肠埃希菌对维生素 K 的合成及其活性形式的转化，引起维生素 K 缺乏症。

【注意事项】由于维生素 K 与水杨酸类和香豆素类药物的化学结构相似，能竞争性地对抗后者的抗凝作用，增加凝血酶原的活性，可以治疗后者因低凝血酶原血症引起的出血。

五、蛇凝血素酶（hemocoagulase）

【药理作用】由蝮蛇蛇毒提取的不含毒性的凝血素酶，具有类似凝血激酶样作用。促进血小板在血管损伤部位的聚集、释放，包括 PF_3，可以加速凝血酶的生成，从而促进纤维蛋白原形成纤维蛋白。在完整无损的血管内无促进血小板聚集的作用，主要由纤维蛋白 I 单体形成的复合物，易在体内分解而不会引起 DIC。

【药代动力学】静脉注射 5 ~ 10 min 起效，持续时间可达 24 h。肌内注射 20 ~ 30 min 起效，维持可达 48 h。1 KU（Klobusitzky Unit，克氏单位）相当于 0.3 IU 的凝血酶。

【临床应用】围手术期止血可用 1 ~ 2 KU 静脉注射。体外循环术后渗血增多常用 1 KU 静注，再加 1 KU 肌注维持。

【注意事项】大剂量使用可以引起纤维蛋白原降低。极少数可以发生变态反应。

六、重组活化 VII 因子（recombinant activated factor VII，rFVIIa）

【药理作用】利用基因工程技术生产，分子量约为 50 000 Da。rFVIIa 与损伤后释放的组织因子结合，激活因子 IX 和 X，促进纤维蛋白的形成。药理剂量的 rFVIIa 可直接在活化血小板表面激活因子 X，因此，rFVIIa 的药效学作用导致局部凝血因子 Xa、凝血酶和纤维蛋白生成增多，从而达到止血目的。

【药代动力学】目前尚无确定使用 rFVIIa 的理想剂量，推荐剂量范围 25 ～ 195 µg/kg（常用 90 µg/kg）。rFVIIa 需静脉注射给药，治疗凝血因子 VII 缺乏的半衰期为 2.82 ～ 3.11 h，必要时可间隔 2 ～ 3 h 重复给药。

【临床应用】

1. 下列患者的出血发作　血友病 A 患者（伴随因子 VIII 抑制）、先天性凝血因子 VII 缺乏症、具有 GPIIb/IIIa 和（或）HLA 抗体既往或现在对血小板输注无效或不佳的血小板无力症患者。

2. 其他　难治性、非外科因素出血，导致止血困难的患者。

【注意事项】rFVIIa 输注剂量超出生理浓度时可直接促进血栓的形成，继发的生成物阻止血纤维蛋白溶酶对其降解。在组织因子表达强度可能高于正常的病理情况，使用 rFVIIa 有发生血栓事件或导致 DIC 的潜在风险。建议在补充纤维蛋白原和血小板的基础上，使用低剂量 rFVIIa（20 ～ 40 µg/kg）静注，在发挥止血作用的同时又可降低血栓并发症风险。

（于钦军　纪宏文）

参考文献

［1］ROFFI M, PATRONO C, COLLET J P, et al. 2015 ESC Guidelines for the management of acute coronary syndromes in patients presenting without persistent ST-segment elevation: task force for the management of acute coronary syndromes in patients presenting without persistent ST-segment elevation of the European Society of Cardiology(ESC)[J]. Eur Heart J, 2016, 37: 267-315.

［2］FINLEY A, GREENBERG C. Heparin sensitivity and resistance: management during cardiopulmonary bypass[J]. Anesth Analg, 2013, 116: 1210-1222.

［3］NICOLAIDES A, HULL R D. Thrombolytic therapy[J]. Clin Appl Thromb Hemost, 2013,19(2): 198-204.

［4］KOSTER A, FARAONI D, LEVY J H. Argatroban and bivalirudin for perioperative anticoagulation in cardiac surgery[J]. Anesthesiology, 2018, 128(2): 390-400.

［5］BOER G, MEESTERS M I, VEERHOEK D. et al. Anticoagulant and side-effects of protamine in cardiac surgery: A narrative review[J]. Brit J Anaesth, 2018, 120(5): 914-927.

［6］SOLANKI J, SHENOY S, DOWNS E, et al. Heparin-induced thrombocytopenia and cardiac surgery[J]. Semin Thoracic Surg, 2018, 31: 335-344.

［ 7 ］于坤 , 梁碧霞 , 刘明政 , 等 . 肝素诱导的血小板减少症患者心脏外科手术期间抗凝治疗 [J]. 中国体外循环杂志 , 2018, 16(5): 297-301.

［ 8 ］FOLLIS F, FILIPPONEA G, MONTALBANOA G, et al. Argatroban as a substitute of heparin during cardiopulmonary bypass: A safe alternative?[J]. Interact Cardiovasc Thorac Surg, 2010, 10: 592-596.

［ 9 ］ALTIOK E, MARX N. Oral anticoagulation: Update on anticoagulation with vitamin K antagonists and non-vitamin K-dependent oral anticoagulants[J]. DtschArztebl Int, 2018, 115: 776-783.

［ 10 ］WANG D, YANG X H, ZHANG J D, et al. Compared efficacy of clopidogrel and ticagrelor in treating acute coronary syndrome: a meta-analysis[J]. BMC Cardiovasc Disord, 2018, 18(1): 217-223.

［ 11 ］RAPHAEL J, MAZER C D, SUBRAMANI S, et al. Management of perioperative bleeding and hemostasis in cardiac surgery patients[J]. Anesth Analg, 2019, 129(5): 1209-1221.

［ 12 ］TIBI P, MCCLURE R S, HUANG J, et al. STS/SCA/AmSECT/SABM Update to the clinical practice guidelines on patient blood management[J]. J Cardiothorac Vasc Anesth, 2021, 35(9): 2569-2591.

［ 13 ］SHORE-LESSERSON L, BAKER R A, FERRARIS V A, et al. The Society of Thoracic Surgeons,the Society of Cardiovascular Anesthesiologists, and the American Society of Extracorporeal Technology: clinical practice guidelines-anticoagulation during cardiopulmonary bypass[J]. Anesth Analg, 2018, 126: 413-424.

［ 14 ］WANAT-HAWTHORNE A, TANAKA K, ANGONA R, et al. Survey of practice pattern in patients with heparin-induced thrombocytopenia requiring cardiopulmonary bypass[J]. Anesth Analg,2021.［Epub ahead of print］

［ 15 ］RAVAL A N, CIGARROA J E, CHUNG M K, et al. Management of patients on non-vitamin K antagonist oral anticoagulants in the acute care and periprocedural setting: A scientific statement from the American Heart Association[J]. Circulation, 2017, 135: 604-633.

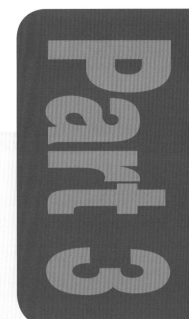

第 3 篇

临床麻醉处理

第 8 章

先天性心脏病外科的麻醉处理

第 1 节 小儿心血管生理

一、胎儿循环系统的发育

（一）胚胎循环系统的发育

1. 熟悉胚胎循环系统的发育过程对理解先天性心脏病（congenital heart disease，CHD）的发病机制很有帮助。但许多假说和理论仍属推论，至今尚不能完全解释胚胎心血管畸形的发病及其演变过程。

2. 胚胎第 2 周末原始心管（cardiac tube）已经萌现，形成心房窦、原始心室、心球（原始右心室）和动脉干。胚胎第 22 ～ 24 日心管开始搏动。胚胎第 8 周房室中隔形成，初步形成具有 4 个心腔的心脏，心管发育成有两个并行泵系统的心脏。在此发展过程中涉及各种组织结构的分离或移动，任何不完全的分化都会引起各种不同的心脏畸形。

（1）心房窦分为两个心房。未能分化导致单心房，间隔发育或闭合不全引起房间隔缺损。

（2）在原始心室、心球之间发育形成室间隔和房室瓣。未分化发育则导致单心室，发育不完全则形成各种畸形诸如室间隔缺损、右室双出口等。

（3）动脉干分离为主动脉和肺动脉。分离不完全则引起共同动脉干。

3. 胚胎第 4 周开始，在第 1 对主动脉弓近端的主动脉囊继续发育，先后对称性发出 5 对主动脉弓，分别与同侧背主动脉相连。当第 6 对主动脉弓出现时，第 1、2 对主动脉弓退化消失。在胚胎第 6 ～ 8 周各主动脉弓逐渐演化成形。

（1）第 3 对主动脉弓形成颈总动脉和颈内动脉的远端；第 4 对主动脉弓左弓形成主动脉峡部，右弓形成无名动脉和右锁骨下动脉近端。

（2）第 5 对主动脉弓在半数胚胎中一过性发生，半数胚胎不发生；第 6 对主动脉弓形成肺动脉，左弓远段形成动脉导管，右弓近段成为右肺动脉起始端。

（3）主动脉弓系统不退化或发育不良则导致血管错位或狭窄，甚至双主动脉弓，左侧退化而右侧不退化则引起右侧主动脉弓。

（二）胎儿血液循环的特点

1. 妊娠第 12 周胎儿循环系统最终形成，属两个平行循环（图 3-8-1）。通过脐静脉将氧合血运送至胎儿器官，并通过静脉导管流回到心脏。血液通过卵圆孔和动脉导管（绕过肺循环）形成左心循环。进入降主动脉的血液再通过脐动脉进入胎盘进行氧合。

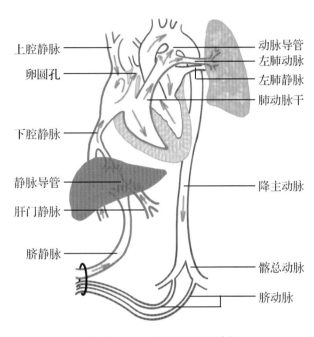

图 3-8-1　胎儿血液循环途径

2. 在胎盘内胎儿静脉血和母体动脉血进行气体交换后形成氧合血（氧分压约 33 mmHg）经脐静脉回到胎儿体内，为胎儿提供物质代谢所需要的氧。脐静脉氧合血的 1/2 经静脉导管直接进入下腔静脉，其他部分则循肝门静脉入肝再经肝静脉进入下腔静脉。下腔静脉大部分氧合血入右房经卵圆孔直接进入左房、左室、主动脉弓，到达头部及上肢血管。另外部分的氧合血和来自上腔静脉的去氧合血，经右房直接进入右室和肺动脉。由于肺血管塌陷和肺内充满液体，PVR 很高而全身血管阻力较低，胎盘血管阻力极低，即胎儿肺循环的阻力高于体循环，动脉导管开放，将肺动脉氧合程度较低的血大多导入降主动脉而供应身体下半部，仅极少量混合动脉血进入肺循环。最终胎儿体内的静脉血通过脐动脉进入胎盘进行氧合。

3. 胎儿的体循环与肺循环的血流量不相等。妊娠后期胎儿的左、右心室总排血量分配到全身各部的比例：肺约占 10%，其他胎儿组织约占 35%，而胎盘占 55% 之多。胎儿体循环与肺循环为平行循环，且左、右心室均承担部分循环血量，出生后循环变为连续循环，左、右心室将承担全部循环血量。

二、出生后循环系统的调整和过渡

（一）出生后循环系统的调整

1. 出生后胎儿循环向成人循环过渡，过渡期由平行循环（胎儿型）和连续循环（成人型）组成。过渡型循环模式可在出生后持续存在数小时至数周，与新生儿所受到的宫外影响有关，某些因素如低氧血症、高碳酸血症、低体温、酸中毒、脓毒血症、早产等，可以延缓胎儿循环向成人循环的过渡，而某些 CHD 患儿为维持存活，需经心内缺损、未闭的卵圆孔和动脉导管分流，因此有赖于过渡型循环模式的存在。

2. 胎儿型循环转变为成人型循环，由平行循环向连续循环过渡，在此过程中有 6 条通路必须关闭，即两根脐动脉、一根脐静脉、静脉导管、卵圆孔和动脉导管。

（1）出生后脐胎盘循环立即终止，流经静脉导管的血流减少，3 日后静脉导管被动关闭。肺接替胎盘执行气体交换功能，肺泡内充气，肺血管张开，肺血管阻力下降，肺动脉血流入，肺循环建立。通过卵圆孔的右向左分流开始时持续存在，直到 PVR 降低和右室顺应性增加，肺血流和 LAP 增高，卵圆孔功能性关闭。

（2）当 PVR 接近 SVR 时，动脉导管出现双向血液分流，当 PVR 继续降低时，以左向右分流为主。随着血液动脉氧分压的正常化和维持动脉导管开放的前列腺素浓度降低，动脉导管收缩，几小时内功能性关闭。前列腺素浓度降低是由于失去了主要来源（胎盘），而且循环中的前列腺素被肺代谢。在生后数周内动脉导管解剖性关闭。使用 PGE_1 可延迟导管功能性关闭或使导管重新开放，服用吲哚美辛可促进导管关闭。

3. 在某些病理状态需要维持动脉导管的开放。在右心血流完全梗阻的情况下，如三尖瓣或肺动脉瓣闭锁，肺血流完全依赖动脉导管通过左向右分流而维持存活。同样，在左心血流完全梗阻者，如二尖瓣闭锁、严重主动脉瓣狭窄、主动脉缩窄或左心发育不良综合征，体循环血流需要依赖通过动脉导管的右向左分流。

4. 正常成人循环是由肺循环和体循环组成的连续循环。全部体循环静脉回流血液被右室泵入肺循环，全部肺静脉回流血液被左室泵入体循环。虽然两心室泵出的血液量基本相同，但因左室血液泵入高阻力的体循环，而右室血液泵入低阻力的肺循环，因此左室更加肌性化。

（二）出生后肺血管床的发育

1. 随着新生儿出生开始呼吸，肺膨胀后肺间质水分开始吸收，肺泡氧分压（P_AO_2）增高，使肺血管平滑肌扩张，出生后 24 h 内 PVR 急剧降低，在 3 月龄时即接近成人正常值，并在数年内持续缓慢地降低。PVR 的缓慢降低过程与肺血管分支和肺血管床的逐渐发育成熟有关。随着肺小动脉与肺泡比例的增高，PVR 逐渐降低至成人值。

2. 肺血流异常增多的结果是持续性肺动脉高压（如未经治疗的室间隔缺损），导致 PVR 增高和肺血管床发育延迟。机制：增多的高压血流使肺血管平滑肌反应性收缩、增生和肥厚，导致肺小动脉腔狭窄；为限制肺血流量，肺血管分支的发育受到抑制。

3. 肺血流异常减少的病理改变是肺血管分支和血管床的正常发育延迟，通常肺动脉压不高，但 PVR 增高也可见于肺血流减少者。因此，肺血流的增加和减少均可抑制肺血管床的发育。

4. 和成人相比，未发育成熟或异常肺血管床的反应性增高。肺血管病变造成的非反应性肺动脉高压（器质性肺动脉高压）常常是致命性的危险因素。

三、新生儿与成人心脏的生理差异

1. 出生时心脏受自主神经系统的支配不平衡。副交感神经几乎完全成熟，而交感神经发育不成熟，心脏的交感刺激主要来自体液中的儿茶酚胺。如果婴幼儿心脏受到抑制，心脏自主神经系统的发育程度决定其是否出现心动过缓。

2. 出生时右室重量接近于左室重量，如果 PVR 下降正常，左、右室重量之比在 6 月龄时可达到 2∶1。未成熟心室由于非弹性组织相对较多和收缩性组织相对缺乏，同成人心室相比顺应性差。在正常心室充盈情况下，CO 较少依赖 Frank-Starling 机制，而是更多地依赖心率。

3. 同成人心脏相比，由于新生儿心室相对缺乏收缩性组织，意味着新生儿每搏量受后负荷的影响较成人明显；同时表明新生儿心脏储备较低，对心肌抑制（包括麻醉）更加敏感。

4. 由于新生儿两侧心室大小接近，一侧心室衰竭常导致心室扩张和室间隔移位，从而影响到另一侧心室的每搏量，因此双心室衰竭在新生儿较常见。

第 2 节　先心病的病理生理

一、先心病的临床分类

（一）发病率和构成

1. 美国 CHD 的发病率为 6‰ ~ 8‰。据《中国心血管健康与疾病报告 2019》国内 CHD 的发病率为 2.4‰ ~ 10.4‰，据此估算每年出生 20 万 ~ 30 万 CHD 小儿，全国可能有近 200 万名患者需要手术。据统计，全国心脏外科年手术总量（2017 年）超过 22 万例，先心病仍居首位（占 30% ~ 40%）。

2. 临床常见的 CHD 仅 10 余种（表 3-8-1），其中房间隔缺损（atrial septal defect，ASD）、室间隔缺损（ventricular septal defect，VSD）、动脉导管未闭（patent ductus arteriosus，PDA）和法洛四联症（tetralogy of Fallot，TOF）占 70% 以上。美国有一半以上的 CHD 小儿在 1 岁以内进行手术，其中 25% 在出生 1 个月内手术。国内 CHD 手术年龄也越来越小，大型心脏中心低体重、新生儿手术已占相当比例，复杂和危重症患儿比例也越来越高。据 2018 年阜外医院外科年度报告，在 1 岁以内手术所占比例已超过 20%，而危重或复杂类手术也已超过 60%。

表 3-8-1 出生时各种心脏缺陷的发病构成

病　种	构成比（%）
室间隔缺损	20 ~ 59
房间隔缺损	8 ~ 10
动脉导管未闭	9 ~ 10
法洛四联症	5 ~ 8
肺动脉瓣狭窄	5 ~ 8
主动脉缩窄	1 ~ 7
主动脉瓣狭窄	0.5 ~ 6
完全性大动脉转位	1 ~ 4
共同动脉干	0.5 ~ 2
三尖瓣闭锁	0.5 ~ 1
其他	5 ~ 16

（二）根据形态学分类

1. 简单分流型缺损（simple shunt lesions）

（1）缺损在左、右心之间形成分流交通。血液分流的方向和程度，取决于缺损的大小和远端对血液分流的阻力，如左、右心室顺应性之比对于 ASD，或 PVR 和 SVR 对于 VSD。小缺损常称为限制性缺损，在缺损两端存在压差，分流量受缺损影响相对固定，分流远端血流阻力的改变对分流量的影响不大。大缺损常称为非限制性缺损，缺损两端的压差较小，分流量在很大程度上取决于血流阻力。常见的有 ASD、VSD 和 PDA 等。

（2）共同心腔患儿的左、右心腔间无压差，血流方向和程度完全取决于远端血流阻力间的平衡，如单心室、共同动脉干和单心房等。

2. 复杂分流型缺损（complex shunt lesions）　血液分流的程度和方向决定于交通口的大小和远端血流阻力之比，包括心室顺应性、流出道梗阻形成的阻力和血管阻力。梗阻程度的可变性（如继发于漏斗部痉挛的功能性梗阻）和 PVR 与体血管阻力比值（PVR/SVR），控制着全身血流和肺血流，如 TOF、大动脉转位（transposition of the great arteries，TGA）和右室双出口（double outlet of right ventricle，DORV）等。

3. 血流梗阻型缺损（obstructive lesions）　梗阻型病变部位可见于瓣膜下、瓣膜、瓣膜上。瓣膜下的梗阻型病变可能比较固定或可变。可变的病变（如漏斗部肌痉挛和不对称性室间隔肥厚）可采取措施进行控制以改善血流，而固定性的病变不易被控制。梗阻型病变可引起心室内压和做功增加，加速发生心室衰竭。完全性梗阻的情况下（肺动脉瓣闭锁、主动脉狭窄或闭锁），通常在梗阻的近端和远端均有血液分流通路，以维持循环功能。常见的有主动脉瓣下狭窄、肺动脉闭锁（pulmonary atresia，PA）、主动脉瓣狭窄（aortic stenosis，AS）、右室流出道狭窄等。

（三）根据血流动力学特性分类

1. 肺血流增多型　存在左向右的分流，心室或心房容量超负荷，如 ASD、VSD、PDA、部分型房室间隔缺损、主 – 肺动脉间隔缺损、冠状动脉起源异常、DORV、共同动脉干、TGA 和单心室等。

2. 肺血流减少型　存在右向左的分流，肺血流梗阻性、共同心腔性低血氧，或体、肺循环隔离性低血氧。如 TOF、PA、三尖瓣闭锁、埃勃斯坦畸形、完全型房室间隔缺损、TGA、共同动脉干、DORV、单心房和单心室。

3. 血流梗阻型　左或右室压力超负荷，如 AS、主动脉缩窄（coarctation of aorta，COA）、肺动脉瓣狭窄（pulmonic stenosis，PS）和梗阻性肥厚型心肌病等。

（四）根据临床表现分类

1. 发绀型病变　由于肺血流减少，心内右向左分流，或存在共同混合腔室，如 PA、三尖瓣闭锁、TOF、单心室、完全型房室间隔缺损和 TGA 等。

2. 非发绀型病变　由于肺血流过多，心内左向右分流，或左室流出道梗阻和压力超负荷，表现为充血性心衰（congestive heart failure，CHF），如 ASD、VSD、PDA、AS 和 COA 等。

3. 混合型病变　同时有发绀和 CHF 表现，如 TGA 和 DORV 等。

二、先心病对心脏发育的影响

1. 容量负荷增加　慢性容量超负荷的 CHD，使心脏扩张、肥厚和增生，在 CHF 出现以前心脏储备已经受损，畸形矫正后心室功能不全的恢复程度尚不能确定。存在大量左向右分流的 PDA 早产儿，在早期结扎导管后不影响心血管发育。VSD 在 1 岁以前进行修补，则小儿左室容量、室壁重量和 EF 均可恢复正常。但延后进行缺损修补，则左室扩大、肥厚和左室功能受损常不易恢复。因此，心脏缺损应尽早修补，以减少残存的心室功能不全。

2. 压力负荷增加　心室流出道狭窄常引起心室肥厚、CO 降低和 CHF，其严重程度与狭窄类型和程度有关。此类小儿即使在无症状期或早期作畸形矫正，其心功能不全也不能完全恢复。在儿童期进行 PS 修补者，成年后可能无症状，但其运动耐受试验结果往往存在异常。幼儿期行 COA 修补术的小儿，成年后 20% ～ 25% 残存左室肥厚和高血压。

3. 右室功能不全　幼儿期行马斯塔德（Mustard procedure）或森宁（Senning procedure）手术的 TGA 患儿，血流在心房水平改变方向，右室在功能上是体循环心室。由于体循环后负荷较高常导致右室缺血、肥厚，另外右室本身解剖和形态特点也不能适应过高的后负荷。因此，常出现右室功能不全。

4. 手术本身对心肌和血管功能的影响　除缺损本身外，术中切开心室、心肌缺血性损伤、瘢痕形成和纤维化，都可导致术后心肌功能紊乱。流出道跨环补片、不带瓣通道、瓣膜切开和瓣成形术等，均可导致瓣膜关闭不全，使心室容量负荷增加。同样，心脏手术本身造成或心室内异常肌束，也可导致心室流入道或流出道梗阻，即使无症状而心脏储备功能也会轻度受损。

5. 术后心脏传导紊乱　切开心房可能损伤窦房结和心房内传导系统，切开心室可能损伤心室内传导系统，出现右束支传导阻滞或完全性房室传导阻滞。TOF、VSD 和完全型房室间隔缺损修补术后，容易出现室性心律失常和传导紊乱。室上性心律失常和窦房结功能紊乱如病态窦房结综合征，常见于 TGA 和 VSD 修补术后。除直接损伤传导系统外，提供营养的冠状动脉和淋巴管损伤，也可引起心脏电生理功能紊乱。

6. 其他　小儿心血管和肺的发育成熟依赖于正常体、肺循环血流和压力。CHD 小儿体、肺循环血流和阻力异常，严重影响了心血管系统的发育，并降低心脏储备功能。容量和压力负荷过重，使心肌纤维退化，导致心脏储备功能进一步降低。

三、临床表现

（一）发绀

1. 发绀是 CHD 的常见症状。当 100 mL 血液中还原血红蛋白＞ 5 g 即可出现发绀，还原血红蛋白的绝对量决定有无发绀。因此，在红细胞增多症即使轻度缺氧也会出现发绀，而严重贫血的小儿即使明显缺氧也可以无发绀。例如，当血红蛋白分别为 100 g/L、150 g/L 和 200 g/L 时，临床上出现发绀的动脉氧饱和度（SaO_2）分别在 50%、67% 和 75% 以下。发绀表现在口唇和甲床，由于手指或足趾末端增生、肥厚，可出现杵状指（趾）。常伴有心动过速和呼吸急促，这是心肺代偿机制所致。由于喂养困难，发绀型患儿发育较差。

2. 由于缺氧使红细胞数量代偿性增多，有助于维持外周氧供，但增加了血液黏滞度，同时增加了脑、肾栓塞的危险。因此，高 Hct 是提示发绀程度和脑卒中风险的指标。尽管胸部 X 线和 ECG 变异较大，但仍可为寻找发绀原因提供帮助。提高吸入氧浓度而 SaO_2 无明显改善，表明发绀为心源性而不是肺源性。

3. 发绀的机制见表 3-8-2。

表 3-8-2　先天性心脏缺损引起发绀的机制

缺损	缺损分类	充血性心衰	肺血流	机制
法洛四联症	复杂分流		↓	右向左分流
左心发育不良综合征	复杂分流	+	↑	右向左分流；混合
大动脉转位			↔	生理转位
共同动脉干	简单分流	+	↑	混合
三尖瓣闭锁	复杂分流		↓	必须右向左分流
完全性肺静脉畸形引流	简单分流	+	↑	混合
右室双出口伴肺动脉狭窄	简单分流	+	↓/↔	混合
单心房或单心室	简单分流	+	↑	混合
肺动脉瓣狭窄	复杂分流	+	↓	梗阻；右向左分流
肺动脉闭锁	复杂分流		↓	必须右向左分流

+：有 CHF；↑：增加；↓：下降；↔：不变。

（1）右向左分流：正常情况出生后右心压力低于左心压力，只有存在右心血流梗阻时才会出现右向左分流（复杂分流型缺损）。三尖瓣和右室流出道梗阻是典型的右心梗阻。梗阻伴有 ASD 或 VSD，为血液分流到左心提供了通路。发绀程度取决于血液分流量（未氧合血）与肺血流量（氧合血）的比例。右心梗阻的肺血流可来自许多途径（如动脉导管、支气管侧支循环或体 – 肺分流手术等），以代偿正常肺血流的减少。

（2）动、静脉血混合：在血液射入体循环前，引起动、静脉血混合的缺损，可以发生在心房（如单心房）、心室（如单心室）和大动脉（如共同动脉干）等不同水平。如果仅仅存在此种缺损，由于左、右心间无交通，而且不存在梗阻性限制血流，体、肺循环血流完全取决于远端血流的阻抗，就像 PVR/SVR 对于 VSD 或右室 / 左室顺应性对于 ASD 一样。因此，可以使用药物或机械措施来控制血流的方向和量。存在非限制性 VSD，因 PVR 或 SVR 的剧烈改变，均可使血流降低或增加到危险水平。在 TGA 缺损有两个相互平行、独立的循环，即氧合血和未氧合血，如果出生后小儿存活，说明两个循环间存在交通。

（3）CO 严重受限：肺循环或体循环血流受到严重限制的缺损，也可引起发绀。尽管存在其他血流代偿（动脉导管、支气管动脉侧支或手术分流），肺动脉严重狭窄的发绀是由于肺血流不足所致。相反，在严重限制体循环 CO 的缺损（如 AS、COA 和左心发育不良综合征），由于外周氧摄取超过氧输送也可引起发绀。伴有 PDA 的左室梗阻性缺损，常常存在右向左分流，以增加全身血液灌注。

（二）CHF

1. 病史　喂养困难、生长发育差，体重不增或因液体潴留而维持体重。由于继发于肺血管床的充血扩张，导致小气道受压闭合引起肺泡塌陷，分泌物容易潴留常伴有喘鸣，往往有反复呼吸道感染史。

2. 呼吸急促和心动过速　由于 CO 降低、周围血管收缩和交感张力增高，可以出现面色苍白、容易出汗、脉搏细弱和指（趾）端冰冷等。婴幼儿和儿童出现 CHF，引起外周水肿并不常见，但肝肿大和颈静脉怒张比较明显。

3. 实验或其他检查　由于肺顺应性降低，使呼吸做功增加，表现为呼吸功能受损，肺泡 – 动脉血氧分压差（A-aDO$_2$）增大。胸部 X 线检查可发现心影增大和肺血管充血。ECG 的表现变异较大。

4. CHF 的机制见表 3-8-3

表 3-8-3　先天性心脏缺损充血性心力衰竭的机制

缺　损	缺损分类	发绀 [a]	肺血流	机　制
房间隔缺损	简单分流		↑	左向右分流
室间隔缺损	简单分流		↑	左向右分流
动脉导管未闭	简单分流		↑	左向右分流
主动脉缩窄	梗阻性缺损		↔/↑	梗阻
完全型房室间隔缺损	简单分流	+ [b]	↑	左向右分流
主动脉瓣狭窄	梗阻性缺损	+ [c]	↔	梗阻
埃勃斯坦畸形	复杂分流	+ [d]	↓	三尖瓣关闭不全或狭窄

+：有发绀；[a] 可能出现但充血性心衰出现在前；[b] 混合存在（如肺血管阻力升高）；[c] 通过 PDA 右向左分流；[d] 房水平右向左分流；↑：增加；↓：下降；↔：不变。

（1）左向右分流：简单分流无论是心内（如ASD、VSD）或心外（如PDA）缺损，导致右室和肺血流增加，引起心室容量超负荷，这是CHF最常见原因。如果心内分流持续发展而得不到治疗，肺血管首先出现反应性收缩，继之肺血管平滑肌肥厚增生。肺血管反应性收缩具有可逆性，但后期伴有血栓形成和肺血管平滑肌增生硬化，常常发展为不可逆。两者需鉴别诊断，可逆性肺动脉高压手术的远期效果佳，而不可逆的肺血管梗阻性改变手术效果不佳。当PVR超过SVR则引起分流方向的改变而出现发绀，发展为艾森门格综合征（Eisemenger syndrome）。右室压力负荷的增加可引起右室扩张、心室功能下降、三尖瓣瓣环扩大致关闭不全。

（2）梗阻性缺损：先天性瓣上、瓣、瓣下或大血管狭窄引起的血流梗阻，心室压力超负荷，可以导致心室衰竭。右心梗阻性病变和右心衰在小儿较常见，病理生理和血流动力学特性与成人瓣膜狭窄性疾病类似。新生儿由于左、右心室大小相似，一侧心室衰竭导致室间隔向另一侧偏移，从而使另一侧EF和CO降低，常引起双心室衰竭。如果梗阻较重，血流严重受阻，需建立其他通路进行代偿，有时可引起发绀和心室功能进一步紊乱。

（3）心肌病：心室功能衰竭偶尔也见于某些心肌病，如病毒性、缺血性或肥厚型心肌病。缺血性心肌病可以继发于先天性或后天性的冠状动脉疾病，如川崎病。

四、麻醉对先心病的影响及对策

（一）麻醉对血流动力学的影响

1. 麻醉对体、肺循环血流的影响

（1）增加体、肺循环血流的因素：容量负荷增加；使用正性肌力药、正性变时性药物和血管扩张药（足够的容量）；对左、右室流出道梗阻性病变，如肥厚型心肌病或TOF，使用挥发性麻醉药；对左、右室流出道梗阻性病变（如肥厚型心肌病或TOF）使用β受体阻滞药，缓解流出道的痉挛和梗阻。

（2）降低体、肺循环血流的因素：低血容量，左、右CO下降；心律失常和心肌缺血；使用血管扩张药物而容量不足；使用挥发性麻醉药、钙通道阻滞药，抑制心肌收缩力，血压下降；气道压增高，PVR增加（容量不足）。

2. 麻醉对心肌的抑制作用　抑制左、右心室泵血能力，降低CO，影响心室收缩和舒张时心室内压力，从而改变左、右心腔间的压差。但是，麻醉对心肌收缩性的抑制，并不总是产生不利的影响，对心室流出道肥厚引起血流梗阻者有益。与成人瓣膜狭窄不同，小儿主动脉瓣狭窄和肺动脉瓣狭窄常位于瓣下（如漏斗部），如法洛四联症的漏斗部肌性流出道肥厚狭窄，通过抑制心肌收缩可松弛漏斗部梗阻心肌，增加前向血流量和改善组织器官氧供。但是麻醉引起的全身血管扩张、有效循环血容量下降，可以反射性增加心率和心肌收缩性，加重漏斗部右室流出道梗阻。此时应该加深麻醉，避免交感张力过高，保证足够的静脉回心血量，并维持全身血管张力。具有负性频率和负性肌力作用的麻醉药物和β受体阻滞药，有助于缓解右室肌性流出道梗阻。

3. 麻醉对血管的作用　可以引起PVR和SVR的变化，改变PVR/SVR之间的平衡，直接影响心内分流的方向。

（1）增加 PVR 的因素：低氧血症、高碳酸血症或酸中毒；气道压力增高；交感神经刺激、使用 α 受体兴奋药；血容量过多。

（2）降低 PVR 的因素：麻醉药物；吸入高浓度氧、低碳酸血症或碱血症；血管扩张药物；α 受体阻滞药。

（3）增加 SVR 的因素：交感神经刺激、使用 α 受体兴奋药。

（4）降低 SVR 的因素：麻醉药物；血管扩张药物；α 受体阻滞药；β 受体兴奋药；钙通道阻滞药。

4. 血流动力学的麻醉管理　麻醉应针对不同 CHD 的病理生理，制定合理的麻醉管理方案，通过选择适当的麻醉药物、方法和治疗措施，维持理想的血流动力学管理目标（表 3-8-4）。

表 3-8-4　常见 CHD 的血流动力学管理目标

病理生理	前负荷	PVR	SVR	心率	收缩性
左向右分流					
ASD、VSD 和 PDA	↑	↑	↓	↔	↔
右向左分流					
TOF（漏斗部狭窄）	↑	↓	↑	↓/↔	↓/↔
共同动脉干	↑	↑/↔	↓/↔	↑	↑
大动脉转位	↑/↔	↓	↑/↔	↑	↑/↔
TOF（无漏斗部狭窄）	↑	↓	↑	↑	↑/↔
完全性肺静脉畸形引流	↑	↑	↓	↔	↔
梗阻性缺损					
主动脉瓣狭窄	↑	↔	↑	↓	↔
肺动脉瓣狭窄	↑	↓/↔	↑/↔	↓	↔
肺动脉漏斗部狭窄	↑	↓	↔	↓	↓
二尖瓣狭窄	↑/↔	↓	↔	↓	↔
主动脉缩窄	↑	↑	↓	↔	↔
三尖瓣狭窄	↑	↔	↑	↓/↔	↔
反流性病变					
主动脉瓣反流	↑	↔	↓	↑	↑/↔
二尖瓣反流	↓/↔	↑	↓	↑/↔	↑/↔
埃勃斯坦畸形	↑	↓	↔	↑/↔	↔

TOF：法洛四联症；PVR：肺血管阻力；SVR：体血管阻力；ASD：房间隔缺损；VSD：室间隔缺损；PDA：动脉导管未闭；↑：增加；↓：降低；↔：保持或不变。

（二）肺血流增多型的处理

1. 合并 CHF　肺血流明显增多的婴幼儿，由于分流、心室射血阻力或原发性心肌的病变，极易合并继发于容量超负荷的 CHF。麻醉处理原则是维持心室射血、降低后负荷和控制 PVR。

发绀型缺损患者的低氧血症可以进一步损害心室功能。伴 CHF 的心室通常需要维持较高的充盈压，但需精确计算血容量，避免容量负荷过重。

2. 降低肺血流　通过增加右心压力与左心压力的比值，可以减少分流，增加体循环血流。临床上想要选择性地调节右心和左心的充盈压、顺应性或心肌收缩状态不太容易，但通过控制各心室血流阻力，可以改变右心或左心压力。尽管低氧血症、高碳酸血症、酸中毒、增加气道压力和刺激交感神经，可以增加 PVR 从而减少肺血流，但这是维持 PVR 的错误做法。临床上正确的做法是限制吸入氧浓度、避免过度通气（维持正常的 $PaCO_2$）和维持适度的气道压力。试图使用血管扩张药物来降低体血管阻力，以增加 PVR/SVR 比值，效果不会理想，因为血管扩张药物包括麻醉药物，对肺循环和体循环无明确选择性，不会改变 PVR/SVR 比值。

3. 混合分流　对混合分流的肺血流增多型病变，如单心室，麻醉管理的目的同样是减少肺血流。因为增加肺血流可能加重 CHF，导致重要器官的低灌注和代谢性酸中毒。通过适当限制吸入氧浓度，维持正常 $PaCO_2$，从而降低肺血流，以增加体循环血流。

（三）肺血流减少型的处理

1. 发绀型先心病　麻醉对发绀患者的影响，取决于发绀产生的机制和不同病变的病理生理。麻醉处理的原则是防止和避免肺血流的进一步减少，改善组织氧供，维持氧供需平衡。因此，首先要保证充分的氧合和灌注压，其次要根据不同的缺损调整麻醉策略，降低组织氧需。

2. 增加肺血流　避免增加右向左分流，以增加肺血流。通过降低右心压力与左心压力比值，可增加肺血流，减少右向左分流。例如，通过缓解右心梗阻的程度和维持较高的全身血管阻力，可以使跨室间隔缺损的两侧压差发生有益性改变。右室流出道阻力相对固定的病变，增加全身血管阻力可以明显减少分流量，增加肺血流量。麻醉适当偏浅和使用 α 受体兴奋药，有助于维持或增加全身血管阻力。例如，法洛四联症使用去氧肾上腺素、甲氧明或去甲肾上腺素，可减少心内分流，提高 SaO_2 和 PaO_2。相反，麻醉过深或使用血管扩张药，可降低全身血管阻力，增加心内分流，减少肺血流量，使发绀加重。

3. 肺血流梗阻型　如果低血容量和低血压同时存在，右向左分流和发绀均会加剧。提高吸入氧浓度、适当过度通气和避免气道压力升高，有助于控制 PVR，增加肺血流。右室流出道严重受限者（如肺动脉瓣狭窄），改变 PVR 对肺血流的影响较小。

4. 动力性右室流出道狭窄　右室圆锥部在收缩期增厚可阻塞肺血流，负性肌力药物可以缓解右室流出道痉挛（如 TOF），增加肺血流。

（四）无分流梗阻型的处理

1. 调节血流、压力和阻力三者的关系　流出道梗阻使压力负荷增加，心脏射血有赖于足够的心室充盈和心肌收缩。因此，需要维持心肌收缩力、补足血容量和保持窦性心律（有效的心房收缩）。但对动力性流出道梗阻，需要适当的抑制心肌收缩力，以缓解梗阻的程度。

2. 维持灌注压　保持适当的体血管阻力，可以保证冠状动脉的灌注压。对无分流梗阻型病变过度增加 SVR 并无益处，但外周血管阻力的下降，可以反射性引起心率增加，可能加重流出道的梗阻程度。重要的是需要保持足够的容量负荷，以促进前向血流。

第 3 节　先心病的一般麻醉处理

一、麻醉前评估

（一）临床病史

1. 术前了解病史是术前评估的重要环节。详细了解小儿的现病史，包括临床表现、活动能力、喂养等。仔细询问有关呼吸道情况如缺齿、打鼾、呼吸道感染等。既往手术麻醉史、过敏史同样重要。新生儿应追问母亲的病史、孕产过程、分娩情况、新生儿 Apgar 评分等。

2. 通过病史初步估计小儿病情和心肺功能损害程度。根据小儿运动耐受能力可估计心功能受损的程度。新生儿和婴幼儿喂乳情况很重要，如哺乳时出汗、呼吸急促、发绀、激动和易疲劳，表明严重 CHF 或低氧血症。较大患儿可参照正常同龄儿童估计生长发育水平。体重不增、生长曲线平缓或体重明显偏低，均表明心功能严重受损。晕厥常见于严重的左室梗阻。冠状动脉起源异常在哺乳时激动不安，婴儿可能发生心绞痛。蹲踞或急性发绀，表明动力性肺血流通道梗阻，肺血流处于边缘状态。

3. 目前用药情况。控制 TOF 漏斗部痉挛或心动过速的 β 受体阻滞药需持续用至术日，但利尿药应在术日停药。用于治疗 CHF 的血管活性药物、维持 PDA 开放的 PGE_1 须持续使用。

（二）体格检查

1. 一般情况检查　在进行任何可能激惹小儿的检查前，首先获取安静状态下小儿的心率、呼吸频率和血压等基础值，并与正常同龄儿比较（表 3-8-5、表 3-8-6）。婴幼儿最好由父母抱在膝上进行检查或在熟睡时检查。

表 3-8-5　小儿血压和脉搏正常值

年龄（岁）	脉搏（次 /min）	血压（mmHg）
新生儿	130	70/40
1	120	80/60
2	110	80/60
4	100	85/60
6	100	90/60
8	90	95/60
10	90	100/65

表 3-8-6 小儿呼吸频率和潮气量正常值

年龄（岁）	呼吸频率（次 /min）	潮气量（mL）
新生儿	40	21
6 个月	30	45
1	24	78
3	24	112
5	23	270
12	18	480

2. 体检时注意重点　观察肤色、发育状态。检查呼吸道，注意气管有无狭窄，注意胸廓畸形，通过对呼吸频率、方式及伴随症状的观察，如鼻翼翕动、三凹症和鼾声等，有助于评估呼吸功能，为术后早期拔管提供参考。听诊心肺，触摸腹部肝的位置等。主动脉缩窄或减状术后，需要检查上、下肢血压或动脉搏动。检查脉搏结合脉压，可发现主动脉瓣关闭不全和 PDA，脉压随呼吸改变常表明血容量不足。注意检查周围脉搏搏动情况和建立静脉通路的难易程度。

3. 注意合并畸形　约 30% 的 CHD 合并其他畸形。房室间隔缺损常伴有唐氏综合征（Down syndrome），新生儿 PDA 常伴有呼吸窘迫综合征和肾功能受损等。注意检查呼吸道及外周血管的合并畸形。

（三）辅助检查

1. ECG　同成人相比婴幼儿正常 ECG 变异较大，随着年龄的增长 ECG 也有变化。正常 ECG 不能排除心脏病变，异常也不具有诊断特异性（表 3-8-7）。

表 3-8-7 先心病的 ECG 异常表现

缺　损	ECG 异常
室间隔缺损	心前区导联 QRS 高电压（＞ 50%），心室肥厚表现
房间隔缺损	V_1 导联 rSR 型，部分右房扩大或存在一度 AVB 和房性心律失常
主动脉瓣狭窄	25%ECG 可正常；或有 LV 肥厚，严重者伴有 ST 段和 T 波改变
主动脉缩窄	正常或 LV 肥厚；V_1 导联偶尔可见 rSR 型
肺动脉瓣狭窄	RV 肥厚伴 T 波直立；或 V_1 为 qR（RV 压 ≥ LV 压）伴 Rs 或 rR（LV 压 ＜ RV 压）；严重者 V_1 ~ V_3 导联 R 波为主且 T 波直立
法洛四联症	右心前区导联 RV 肥厚伴 R 波为主和 T 波直立
大动脉转位	RV 肥厚；V_1 导联 qR 或 rSR 型提示室间隔完整
房室间隔缺损	电轴左偏和不完全性右束支传导阻滞，偶见 I 度 AVB
埃勃斯坦畸形	右房扩大；低幅度、非典型性不完全性右束支传导阻滞；10% 有 WPW；15% ~ 20% 合并一度 AVB；常见房性心动过速

WPW：预激综合征；LV：左室；RV：右室；AVB：房室传导阻滞。

2. 超声心动图检查　显示心脏的异常解剖结构和血流动力学异常变化，测量心腔和血管的直径、心室功能、估计肺动脉压力等。多普勒超声提供血流方向、速度和压差等资料。大多数小儿只依靠超声心动图检查就可以明确诊断。

3. 心导管检查　明确解剖关系，提供分流（位置、方向和程度）、心腔压力、PVR 和 SVR，是术前对复杂型先心病进一步明确诊断和指导治疗的重要手段。心导管检查资料有一定的局限性，镇静和全麻可能改变分流量，麻醉药、造影剂和酸碱平衡异常也可影响检查结果。

（1）分流：通过股静脉向心腔置入导管，在右房、右室和肺动脉采集血样进行血氧分析，可以确定左向右分流的存在和位置。如果 SaO_2 存在递升，提示在该水平存在心内左向右分流。根据 Fick 原理推导，可以估算肺 / 体血流比值（Qp/Qs）：公式 Qp/Qs =（SaO_2–$SmvO_2$）/（$SpvO_2$–$SpaO_2$）；式中：SaO_2 为体循环动脉氧饱和度，$SmvO_2$ 是混合静脉氧饱和度，$SpvO_2$ 为肺静脉氧饱和度，$SpaO_2$ 为肺动脉氧饱和度。如果体循环血全部饱和（$SpvO_2$=SaO_2），则不存在分流；而 Qp/Qs > 1，表明存在左向右分流；Qp/Qs < 1，表明存在右向左分流。

（2）压力和阻力：心腔内和大血管内压力的测定对确定绝对压力和跨瓣压力梯度、梗阻及分流程度很重要。例如，继发于中层平滑肌肥厚的不可逆性 PVR 增高，提示预后不佳。因此，区分肺动脉高压是起源于高分流还是高阻力非常重要。吸氧试验或吸入强力肺血管扩张剂 NO，测量 PVR 的变化是目前常用的方法。肺血流增多的肺动脉高压（Qp/Qs 增高）比肺血流低的肺动脉高压（Qp/Qs 正常或降低）预后要好，但肺血流增多和 PVR 增高常同时存在。PVR 可通过下式计算：PVR=（PAP–LAP）/Qp；式中：PAP 为肺动脉压，LAP 为左房压，Qp 为肺血流量。如果 PVR 增高，确定是否具有可逆性则直接关系到预后。

（3）介入治疗：肺循环与体循环分离（如 TGA 伴室间隔完整）或肺血流减少（如 TA）者，通过增加血液混合得以改善症状，可经心导管进行卵圆孔扩大和房间隔造口术。通过右房将带气囊导管置于卵圆孔，充气后迅速撤回右房，产生 ASD（气囊房间隔切开术）。通过心导管介入可以栓堵 PDA、VSD、ASD 和支气管动脉与肺动脉之间的侧支循环，对狭窄血管或瓣膜可以进行气囊成形术。

二、麻醉前准备

（一）患者的准备

1. 禁饮食　禁饮食时间过长有引起脱水、代谢性酸中毒的危险，根据麻醉诱导前需要空腹的时间来确定开始禁饮食的时间。以年龄为基础的标准禁饮食时间，应根据小儿个体的不同适当进行调整。发绀患儿因红细胞增多（特别是 Hct ≥ 60% 者），脱水使血液黏滞性进一步增加，脑、肾栓塞的危险增加，甚至导致缺氧发作。但充血性心衰的小儿通常需要限制液体，以预防心室功能的恶化，可耐受稍长时间的禁饮食。大部分指南建议在大于 3 岁的小儿术前禁食 6 ~ 8 h，术前禁水 2 ~ 4 h。在婴幼儿或发绀型先心病患儿，母乳、牛奶和固体食物术前禁食 4 ~ 6 h，术前 2 h 可以给予口服清饮料（如糖水、白水或淡果汁）2 ~ 5 mL/kg，防止脱水。

2. 静脉输液　禁食后静脉输液对患儿有益，接台或手术延迟者应静脉补液，使麻醉前空腹时间得以适当延长。术前液体治疗要严格管理，严重发绀的小儿可能需要 1 ~ 1.5 倍维持量液体，而充血性心衰的小儿可能仅需要 1/4 ~ 1/2 的维持量液体。手术当日静脉通路的建立也利于麻醉诱导和安全。

3. 血液准备　术前进行交叉配血为围手术期输血做准备，尤其是二次手术、贫血和发绀等侧支循环较多的患儿。由于未成熟心脏对生理性贫血的耐受能力较差，且出生后的数月内骨髓制造红细胞的能力较低，婴幼儿输血治疗的指征较成人宽。

4. 术前用药

（1）术前镇静可以减缓患儿的焦虑、紧张情绪，使患儿合作、易于同父母分离，也有益于麻醉诱导。注意给予父母必要的安慰和解释，创造轻松良好的环境，使用玩具等方法，同患儿建立良好的关系，允许父母陪伴进入术前等候区域。选择术前用药通常以小儿年龄、体重、先心病类型和用药习惯为基础。给药途径的选择也非常重要。因为肌内注射常引起小儿恐惧、哭闹和挣扎，使氧耗急剧增加，易诱发发绀小儿的缺氧发作。因此，不建议肌内注射给药。

（2）新生儿或小于 6 个月的婴幼儿很少需要镇静。1 ~ 5 岁的患儿或焦虑、紧张的稍大患儿，通过口服、经直肠或鼻黏膜给予咪达唑仑等镇静药物，避免肌注药物引起哭闹，建议口服咪达唑仑和（或）联合氯胺酮糖水制剂，以达到更佳的镇静效果。最新文献报道右美托咪定鼻腔给药用于小儿术前镇静，剂量范围为 0.5 ~ 4.0 μg/kg，一般 6 个月以下婴幼儿 0.5 μg/kg，较大小儿 1.0 μg/kg，起效较口服咪达唑仑慢，注意心率和血压的变化。所有术前用药都须密切观察，避免过度镇静和呼吸抑制。如果入手术室前已建立静脉通路，在小儿与父母分离前可静脉给予咪达唑仑（0.1 ~ 0.2 mg/kg）或右旋氯胺酮（0.5 ~ 1 mg/kg）镇静。全身条件较差或年龄较大的患儿可以免去术前用药，使用人性化的安慰、语言诱导或玩具吸引，通常可以较好地合作。进入手术室内术前等候区域肌注氯胺酮基础麻醉，使患儿入睡后再同父母分离，通常是最后的选择。

（3）抗胆碱药物：婴幼儿每搏量相对固定，麻醉诱导过程中也易于产生口腔和呼吸道分泌物。因此，建议麻醉诱导前通过静脉给予适量阿托品（0.02 mg/kg）或盐酸戊乙奎醚（0.01 ~ 0.02 mg/kg）。

（二）手术室内准备

1. 麻醉设备

（1）麻醉环路：体重不足 10 kg 的小儿，Mapleson D 环路的 Bain 改进型有许多优点，因无活瓣故呼吸阻力小，吸入麻醉药浓度改变快，简便实用。但现代麻醉机具有无重复吸入的麻醉环路，即使新生儿也可以使用，适用于所有小儿进行麻醉呼吸管理。

（2）常规准备：气管插管物品、负压吸引设备、微量输液泵、凝血功能监测和临时起搏器等。

（3）监测设备：标准心脏外科监测（如 ECG、直接动脉压、CVP、SpO_2、体温、$P_{ET}CO_2$ 等）和经食管超声心动图（TEE）。选择性监测有 BIS 监测、脑氧饱和度监测。严重肺动脉高压、高危左心功能不全风险者，准备右侧颈内静脉置入的单腔静脉管，以备术中由外科医生通过房间隔置入左房术后监测 LAP。

2. 静脉通路　开通外周输液通路的部位和数量根据手术需要而定。手术复杂、预计手术时间长、二次手术的患儿，需开通较粗的外周输液通路。所有 CHD 患儿都应特别注意静脉通路的仔细排气，以防气栓，尤其是右向左分流者，即使左向右分流者某些情况下也会出现短暂的右向左分流（如正压通气、人工挤压心脏或咳嗽）或双向分流。婴幼儿应备用微量输液器或输液泵，以精确控制液体输入量。

3. 液体准备　高血糖可加剧神经系统并发症,术中是否输注含糖液体应根据患儿个体化,年龄和体重较大者不需要输注含糖溶液,但新生儿和低体重患儿因禁食等原因,容易发生低血糖,可以补充 5% ~ 10% 的含糖溶液。低龄、低体重的发绀患儿,由于本身组织缺血、缺氧的病理生理状态,为避免乳酸进一步升高,可以用醋酸林格液取代乳酸林格液。重度发绀患儿多存在营养、发育不良,血液中血浆、凝血因子和血浆蛋白含量低,术前需准备适量血浆或白蛋白。

4. 药物准备　使用合适的注射器将常规和抢救用药抽好备用,同时计算好剂量以便快速精确给药。持续输注的药物浓度在满足剂量范围较宽的同时,要保证液体不会过量。小儿心脏手术常用药物见表 3-8-8。

表 3-8-8　小儿心脏手术常用药物

药　物	用量（静注或输注）
阿托品	0.02 mg/kg
氯化钙	5 ~ 15 mg/kg
地西泮	0.05 ~ 0.2 mg/kg
肾上腺素	0.05 ~ 10 μg/kg
芬太尼	0.25 ~ 100 μg/kg
氯胺酮	1 ~ 2 mg/kg
利多卡因	1 ~ 2 mg/kg
咪达唑仑	0.01 ~ 0.1 mg/kg
新斯的明	0.05 mg/kg
泮库溴铵	0.1 ~ 0.2 mg/kg
酚妥拉明	0.25 ~ 0.5 mg/kg
去氧肾上腺素	0.05 ~ 0.5 μg/kg
碳酸氢钠	1 mmol/kg
舒芬太尼	0.05 ~ 10 μg/kg
顺式阿曲库铵	0.1 ~ 0.2 mg/kg
米力农	0.3 ~ 0.9 μg/（kg·min）
多巴酚丁胺	2 ~ 10 μg/（kg·min）
多巴胺	2 ~ 10 μg/（kg·min）
肾上腺素	0.03 ~ 0.5 μg/（kg·min）
异丙肾上腺素	0.03 ~ 0.5 μg/（kg·min）
去甲肾上腺素	0.03 ~ 0.5 μg/（kg·min）
硝酸甘油	0.05 ~ 7.0 μg/（kg·min）
前列腺素 E_1	0.05 ~ 0.4 μg/（kg·min）
硝普钠	0.05 ~ 8 μg/（kg·min）

（1）微量泵常用输注药液的配制（50 mL 注射器液体所含毫克药量）：①多巴胺或多巴酚丁

胺药量，体重（kg）×3、6或9；②肾上腺素、异丙肾上腺素或去甲肾上腺素药量，体重（kg）×0.03；③硝酸甘油或硝普钠药量，体重（kg）×0.6、0.9或1.2；④米力农药量，体重（kg）×0.6或0.9（负荷剂量30～50 μg/kg）。药物输入速度计算：①当50 mL药液中药物含量是体重（kg）×3 mg时，泵入1 mL/h相当于输入速度1 μg/（kg·min）= kg×3（mg）÷50（mL）÷60（min）÷kg×1000（μg）；②按配制的倍数不同，用上式依次推算输注的速度和用药量，如硝酸甘油按体重（kg）×0.6计算出50 mL液体所加药量的毫克数，那么微量泵输注3 mL/h则相当于输入速度0.6 μg/（kg·min），以此类推。

（2）补充碳酸氢钠的估算：纠酸补碱按细胞外液总量来补充，即补碱量（mmol）= kg×ΔBE×0.2，NaHCO₃ 1 g =12 mmol HCO₃⁻ = 5% NaHCO₃ 20 mL，故补5%的碳酸氢钠量（mL）= kg×ΔBE×0.2×20/12 = kg×ΔBE/3。

（3）补充氯化钾的计算：小儿血钾浓度＞3.0 mmol/L时不需要积极补钾，小儿低钾血症补钾量的安全范围0.2～0.5 mmol/（kg·h），随时根据血钾浓度进行补钾量和速度的调整；不同浓度的含钾溶液（50 mL）的含钾量：3‰为2 mmol、6‰为4 mmol、9‰为6 mmol、12‰为8 mmol、15‰为10 mmol、30‰为20 mmol；经中心静脉安全补钾速度的简易评估：30‰ KCl输注毫升/小时数≤体重（kg）数、15‰ KCl输注毫升/小时数≤体重（kg）的2倍数。

（4）常规准备的急救用药配制：山莨菪碱（2 mg/mL）、10%葡萄糖酸钙（100 mg/mL）、异丙肾上腺素（2 μg/mL）、麻黄碱（1.5 mg/mL）、去甲肾上腺素（2 μg/mL）或去氧肾上腺素（20 μg/mL）、硝酸甘油（10 μg/mL）、肾上腺素（10 μg/mL）、利多卡因（10 mg/mL）。

5. 监测物品

（1）动脉套管针：用于直接动脉压监测。新生儿和5 kg以下的婴幼儿，桡动脉穿刺选24 G或22 G动脉套管针，股动脉穿刺选择22 G动脉套管针；其他小儿桡动脉穿刺选22 G动脉套管针，股动脉穿刺选择20 G动脉套管针。新生儿可通过脐带动、静脉置入套管针，用于术中和术后监测。

（2）中心静脉导管：用于监测CVP、给药和输液，建议使用多腔中心静脉导管。新生儿和5 kg以下的婴幼儿选择4 Fr双腔中心静脉导管；10岁以上或体重＞30 kg的选择7 Fr三腔中心静脉导管；其他小儿选择5.5 Fr三腔中心静脉导管。根据小儿发育情况和需要可以调整所用导管粗细。术后需要监测LAP者，需同时置入18 G或20 G单腔静脉导管至右房。

（3）压力监测装置：至少准备双通道压力监测传感器，用于监测动脉压、静脉压，必要时准备三通道压力监测传感器，此额外准备的监测通道，供外科医生术中直接测定心内各腔和大血管内的压力，或作为术后监测LAP的通道。

6. 环境要求　小儿的体温容易受环境温度的影响，既要防止低体温，又要避免患儿发热。对于常温非体外循环手术或体外循环前后，手术室温度要预热至24～26℃，同时要使用变温毯、暖风机等保温措施，新生儿要使用保温气毯。需要迅速降温的低温体外循环手术，可于手术开始后预先设置室温18～20℃或更低，以便快速降低手术室温度，达到体表降温的目的，但对建立体外循环延迟者可能不合适。注意低温对婴幼儿的有害影响，强调保暖的重要性，保持合适的冷热环境对小儿特别重要。

三、小儿气管内插管

（一）气管导管的选择

1. 气管内导管应选用内径较大的导管，因为较大的导管除可降低呼吸做功外有利于肺内吸引、不易被分泌物堵塞且抗扭结性能强。对全身水肿（可能累及气道）的患儿应准备略小于正常的导管。

2. 根据小儿年龄估计其所需气管导管内径（表 3-8-9），2 岁以上可以按 4+ 年龄 /4 计算。对于低体重或婴幼儿可以选用不带气囊的导管，当吸气峰压为 20 ~ 30 cmH$_2$O 时导管周围有非常轻微漏气最佳，选用不带气囊导管可允许插入内经较大的导管有助于减少气道阻力，另外导管周围轻微漏气可减小导管对环状软骨内表面的压力，有助于降低拔除气管导管后发生水肿的危险。选用带气囊导管的内径稍细，气囊充气不可过多，避免可能的声门下水肿。确定气管导管内径后，同时准备大于和小于该导管半个号的导管各一根。选用带气囊的气管导管，气囊充气在吸气峰压为 20 ~ 30 cmH$_2$O 时导管周围有很轻微漏气最佳。

表 3-8-9　小儿气管插管的内径和深度

年龄（岁）	内径（mm）	深度（cm）	
		经口	经鼻
早产儿	2.5 ~ 3.0	9 ~ 10	12 ~ 13.5
足月新生儿	3.0	10 ~ 11	13 ~ 14
1 ~ 3 个月	3.0 ~ 3.5	11 ~ 12	14 ~ 15
3 ~ 12 个月	3.5 ~ 4.0	12 ~ 13	15 ~ 16
1 ~ 2	4.0 ~ 4.5	14	16
4	5.0	15	17
6	5.5	17	19
8	6.0	19	21
10	6.5	20	22

（二）插管途径和深度

1. 大部分患儿可以选择经口腔气管插管，经鼻腔气管插管不作为首选，只在不能经口腔插管的特殊情况、复杂畸形预计术后带管时间较长的患儿选择，经鼻插管具有耐受性好、易于固定和便于口腔护理等优点，但插管技术要求高，插管操作不当易引起鼻腔出血，特别注意导管不能压迫鼻翼，以免引起鼻翼坏死。

2. 新生儿到 1 岁小儿的主气管（从声门至隆凸）长度变异很大（5 ~ 9 cm），因此插管深度应视小儿具体情况而定。一般大多数 3 个月 ~ 1 岁婴儿，门齿位于气管导管 10 cm 标记处时导管口正好在隆凸上方。早产儿和足月新生儿插管稍短些，2 岁小儿插至 12 cm 处较合适。年龄

＞2岁的小儿可用下式估算：插管深度（cm）＝年龄（岁）/2+12或体重（kg）/5+12。

（三）经鼻腔气管内插管

1. 准备鼻腔　无鼻道畸形的小儿适用于经鼻插管，清洁鼻腔可防止插管时鼻腔内异物（如鼻垢）进入气管或气管导管。检查两侧鼻腔的通畅情况，选择较通畅的一侧鼻腔进行插管准备。

2. 准备导管　导管的准备同经口插管，选用无套囊气管导管，同样准备三根号码相邻的导管。导管表面石蜡油涂至预计的插管深度处，导管腔内插入吸痰管，用来占据气管导管内腔以防止异物进入导管。

3. 检查和润滑鼻腔　小儿下鼻道较宽且血管黏膜较少而适合鼻插管。插管前用石蜡油棉签润滑下鼻道，注意探查下鼻道宽敞程度和走行方向。

4. 置入气管导管　气管导管由下鼻道插入，否则插管困难易引起鼻腔出血。麻醉医生用拇指在鼻体部向头侧牵拉鼻翼暴露鼻腔，将导管垂直轻柔插向枕部。由于小儿鼻翼比较短，导管进入鼻腔后如先指向头侧，易误入中或上鼻道引起出血。在可视喉镜明视下，使用大小合适的导管钳将导管送入声门。导管钳不要误伤周围组织，夹住导管后由助手配合缓慢送入导管。

5. 插管困难或鼻腔出血　导管进入鼻道后发紧、受阻或不能出鼻后孔时，经旋转导管仍不能出鼻后孔者，拔出导管充分通气再试插另一侧。经鼻腔插管困难者立即改经口插管，禁止粗暴或反复试插导管。鼻腔出血是经鼻插管的主要缺点，要掌握正确的插管方法，避免导管误入中或上鼻道，操作要轻柔。插管过程中导管对下鼻道黏膜有不同程度的损伤，导管固定后有一定的压迫止血作用，插管过程引起鼻腔出血者，注意观察清洁鼻咽腔和压迫止血。鼻腔清理后可滴入少量麻黄碱收缩黏膜血管。出血不止者可向鼻道内填入石蜡油纱条压迫止血，术后以生理盐水冲洗鼻咽腔，重新固定气管导管，并视情况决定是否请耳鼻喉科处理。

6. 导管留置深度　在经口插管留置深度的基础上增加2～3 cm。根据临床表现如双侧胸廓运动幅度和听诊呼吸音是否对称、SpO_2和$P_{ET}CO_2$等进行校正，术后根据胸部X线平片再次校正导管尖端位置。

（四）气管插管后处理

1. 确保气管导管到位　首先检查$P_{ET}CO_2$波形和数值，再仔细观察两侧胸廓呼吸动度是否对称，并听诊两侧呼吸音；注意SpO_2的变化，当SpO_2出现持续性下降时，立即检查，核实气管导管深度，而不是增加吸入氧浓度。

2. 固定和清理口腔　以牢固、不滑、不折为原则。口腔插管可以固定在一侧口角处，不用牙垫，用胶带以导管为中心呈三角固定：口角至腮、口角至唇上部、口角至唇下部。鼻腔插管要避免对鼻翼的压迫，选择以鼻腔为中心的三条胶带：鼻中至前额、左上唇至腮、右上唇至腮。负压吸引清除口腔和气管导管内分泌物，以免口腔分泌物流入呼吸道和气管导管内分泌物堵塞导管。

四、麻醉诱导和维持

（一）麻醉诱导

1. 根据 CHD 的类型、心室功能、年龄和合作程度等因素选择麻醉诱导的方法和药物。麻醉诱导前尽可能建立必要的监测，如 SpO_2、ECG 等，允许的话甚至可以建立直接动脉压监测。但至少要建立 SpO_2 监测，患儿入睡后迅速建立 ECG、直接动脉压等监测。无论采取何种方法，都要以保证诱导的平稳和安全为前提。

2. 合作患儿可以局麻下完成外周静脉通路，在此基础上选择静脉麻醉诱导，或经面罩吸入高浓度七氟烷，待患儿入睡后快速完成静脉通路和麻醉诱导。不合作的患儿可以选择氯胺酮（5～8 mg/kg）和阿托品（0.02 mg/kg）混合肌注，待患儿入睡后快速建立 ECG、SpO_2 和直接动脉压监测，同时建立外周静脉通路并完成麻醉诱导。

3. 术前已有静脉通路或允许完成静脉通路的患儿，可以直接选择静脉诱导。可以选择的静脉麻醉诱导药物有咪达唑仑、依托咪酯、丙泊酚、芬太尼或舒芬太尼，配合肌松药（维库溴铵、顺式阿曲库铵和哌库溴铵等）完成气管插管。理论上存在右向左分流的患儿静脉麻醉的起效较快。心功能较差的患儿更适合于静脉麻醉诱导。

4. 吸入诱导的优点在于诱导快速，易于控制，降低心肌氧需，抑制心肌收缩力对某些患儿（如心室流出道动力性梗阻）有利。首先要诱使患儿合作，经面罩吸入高浓度的七氟烷，患儿入睡后快速建立静脉通路，此时转变为静脉吸入复合麻醉诱导。理论上吸入麻醉药的负性肌力作用，降低 CO 和血压，增加发绀型患儿的右向左的分流，但临床上吸入合适浓度时常改善氧合，可能与降低氧需、负性肌力效应缓解右室流出道痉挛和增加肺血流有关。因右向左分流的发绀型患儿肺血流减少，理论上吸入麻醉诱导减慢，但实际临床意义不大。合并 CHF 者，吸入麻醉诱导不是最佳选择。

5. 完成气管插管后行机械通气，调整潮气量、呼吸频率和吸入氧浓度等参数，设定新鲜吸入气体流量＞ 1.0 L/min；留置胃管，排出胃内气体。

6. 完成中心静脉穿刺置管，新生儿、婴幼儿置管深度至少为 5 cm，体重＞ 10 kg 的小儿置管深度为 7～10 cm，妥善固定。留置导尿管，摆体位，保护眼睛，插入肛温或膀胱温度、鼻咽温探头，计划深低温停循环者准备头部放置冰帽。检查动脉血气，测定 ACT 基础值。检查备用血液和血浆制品。

（二）麻醉维持

1. 根据病情、预计手术时间和气管拔管时间来决定麻醉维持的药物剂量。阿片类药物可以提供稳定的血流动力学，对心肌的抑制很小，减低肺血管的反应性。吸入麻醉维持可以提供不同的血流动力学效应，满足不同的麻醉深度，通过肺快速排除。右美托咪定持续输注［负荷量 1.0 μg/kg（10 min），维持量 0.2～0.7μg/（kg·h）］可以减少阿片类药等麻醉药物的用量，减少术后谵妄的发生率，促进早期气管拔管和快速恢复，从而改善预后。大部分手术可以采取阿片类药静脉麻醉维持为主，辅助小剂量吸入麻醉药物。

2. 切皮前及时追加麻醉维持药物，多选择阿片类镇痛药单次静注。体外循环前再次追加适当剂量的镇静、镇痛药和肌松药。低温可以减少对麻醉性镇痛药的需求，但低温体外循环期间仍需辅助使用，如阿片类药、镇静药和肌松药等，以避免体动反应和应激反应。通过体外循环回路也可使用挥发性麻醉药，也可以选择咪达唑仑等药物辅助麻醉。复温后要及时追加肌松药和加深麻醉。为避免手术结束后麻醉突然减浅，导致血流动力学波动，在止血关胸期间应以静脉麻醉为主或逐渐过渡到以静脉麻醉为主，并适当追加麻醉辅助药物。

（三）液体管理

1. 液体管理与 CHD 的类型、体重和年龄等有关，目的是维持血流动力学稳定和尿量 [≥ 0.5 mL/(kg·h)]。液体冲击量后不能维持适当的尿量和心功能，可考虑使用甘露醇 (0.5 ~ 1.0 g/kg) 或呋塞米 (0.25 ~ 1.0 mg/kg) 利尿。为精确掌握液体量，体重 < 15 kg 的小儿，所有液体均用微量泵输注，输注速度根据血流动力学指标、尿量和创面出血情况等确定。

2. 体外循环前输液种类的选择在很大程度上依据年龄。麻醉和体外循环期间即使不使用含糖液体，血糖也会增高，高血糖的程度与术后神经系统并发症高度相关。据著者观察，术前按规定禁食、术中不输含糖液体的 3 ~ 6 岁小儿，术中血糖浓度呈现以下规律：麻醉诱导后血糖浓度正常，手术开始后血糖浓度逐渐升高，体外循环结束时上升到最高值并维持到术后。因此，含糖液体仅用于低血糖和年龄 < 1 岁的小儿，其他小儿可以用醋酸林格液或乳酸林格液来补充容量 [> 4 mL/(kg·h)]。

3. 在切开心包前，可根据动、静脉压维持 10 mL/(kg·h) 的速度，打开心包后直接观察心脏的收缩性和充盈程度，指导补液速度和量。当尿量 < 1 mL/(kg·h) 时，术前使用利尿药、禁饮食 > 4 h 者或有血容量明显不足表现（如给麻醉药物后血压明显下降），需考虑额外补充液体丢失的部分。主动脉插管前婴幼儿通常要维持足够的容量，主动脉插管后的容量补充（失血）可通过体外循环机输注。

4. 体外循环前、中、后不同阶段液体总入量，可简单地估算：体外循环前总入量 = 晶体量 + 主动脉输血量 - 估计失血量 - 尿量，主动脉输血量略多于估计失血量；体外循环中总入量 = 总预充量 - 尿量 - 滤液量 - 机器余血量，观察体外吸引器的使用和纱布含血量来估算失血量；体外循环后总入量 = 晶体量 + 静脉输血量 - 尿量，观察渗血情况、心室充盈程度和循环状态以决定输血量。要考虑活动性出血、渗血和血液回收情况。

5. 拔除主动脉插管前，经主动脉插管缓慢输血补充容量，以避免主动脉插管拔出后出现血压明显波动。体外循环中液体总入量大体估算：年龄 < 1 岁小儿为 60 ~ 80 mL/kg；1 ~ 3 岁小儿为 40 ~ 60 mL/kg；3 ~ 6 岁小儿为 30 ~ 40 mL/kg。以上数据仅供参考，要综合考虑各项血流动力学指标、心脏充盈程度、心肌收缩情况、畸形矫正满意程度、麻醉深度和体外循环时间等因素。

6. 体外循环后液体的补充，与体外循环中液体的管理，以及停机时小儿的各种生理指标密切相关。例如，心肌收缩力、Hct、晶/胶体比例、酸碱电解质平衡、尿量、超滤液量、体外循环机器余血和回输情况、循环指标和血管活性药物的应用等。停机后除补充电解质（如钾）使用晶体液外，一般以输血和胶体为主。体外循环时间较短、无血红蛋白尿的机器剩余肝素血仍可经静脉回输，注意无菌操作和追加小剂量鱼精蛋白拮抗。

（四）血液保护

1. 建议所有接受体外循环手术的患儿预防性使用赖氨酸类抗纤溶制剂，以减少围手术期出血和输血风险。通常选择性使用氨甲环酸［负荷量年龄 ≤ 1 岁为 30 mg/kg 和年龄 > 1 岁为 10 mg/kg 超过 15 min 静注，继之持续输注 10 mg/（kg·h）至关胸］或氨基己酸［负荷量为 40 mg/kg 超过 15 min 静注，继之持续输注 30 mg/（kg·h）至关胸］。研究表明，预防性使用中小剂量抗纤溶制剂和高剂量同样有效，但高剂量有导致术后癫痫发作的风险，故不建议使用。

2. 采取限制性输血策略。通过血液稀释、转机前放血暂存再回输和血液回收等措施，发绀型 CHD 通常并不需要输血，但渗血过多时可以输入血浆制品，无论有无症状性贫血，术后输血的血红蛋白阈值均为 90 g/L 以下；稳定的非发绀型 CHD，输血的血红蛋白阈值为 70 g/L 以下，有症状性贫血的患儿输血的血红蛋白阈值为 80 g/L 以下。体外循环后渗血增多的患儿，可以通过 TEG 检查，确定渗血的原因，酌情输入血浆、血小板和纤维蛋白原等血液制品。

五、体外循环

（一）体外循环灌注技术

1. **体外循环预充**　随着新技术和新设备的发展尤其是管道的微细化，使预充液量大幅减少，根据婴幼儿体重预充量可以在 500 mL 左右，甚至可以降到 300 mL 左右。为维持 Hct 和胶渗压，需要加入浓缩红细胞和白蛋白，加入碳酸氢钠（对抗酸中毒）、甘露醇（利尿）和钙剂等。

2. **平衡灌注流量和血压**　因婴幼儿不存在阻塞性血管疾病（动脉粥样硬化等），血管床对血流的阻力较小。因血管阻力较低，在体外循环时表现为尽管流量可高达 100 ~ 150 mL/（kg·min），但动脉压（20 ~ 40 mmHg）较低，婴幼儿通常都能很好地耐受此时的灌注压。因此，灌注流量比动脉压更重要。但应认识到上腔静脉压的轻微升高（由静脉插管位置异常或梗阻引起），即可明显降低脑组织灌注压，从而引起脑组织缺血缺氧。局部脑氧饱和度（$rScO_2$）监测为调整流量和压力之间的平衡提供了依据。

3. **深低温停循环**　在体重不足 10 kg 的婴幼儿经常使用，但普遍更易接受深低温低流量。有证据表明，停循环时间的长短与患儿术后癫痫的发生率有一定的关系。当核心温度在 15 ~ 20℃时，为保证无神经损伤，停循环时间尽量限制在 35 min 以内。同时注意使用头部冰帽、甲泼尼龙和加深麻醉等措施，并避免血糖升高。降温过程通常需要 25 ~ 30 min，有时使用扩血管药物如酚妥拉明 0.5 mg/kg 可加速降温，同时也可辅助使用体表降温。

（二）体外循环监测

1. **抗凝**　通常在动、静脉插管前使用肝素（400 U/kg）抗凝，体外循环启动前 ACT 需超过 480 s，体外循环中至少每隔 30 min 监测一次 ACT。体外循环结束后使用鱼精蛋白对肝素进行拮抗，通常按 1：1（肝素 1 mg：鱼精蛋白 1 mg；肝素总量 = 转机前肝素化量 + 体外循环机机内抗凝量），鱼精蛋白首剂量可以给总量的一半，剩余量根据术野渗血情况酌情分次间断追加。回输体外循环机余血需及时补充鱼精蛋白。鱼精蛋白中和过程可以引起不同类型的鱼精蛋白不良反应，低血压的发生在婴幼儿比成人少见，以出现血压降低、肺动脉压升高、气道压升高等最多见，首剂给药中和前适当加深麻醉、减慢给药速度，尤其对肺高压者缓慢输注（> 5 min），可以明显减轻此类反应。必要时可推注丙泊酚、硝酸甘油、钙制剂、麻黄碱和抗组胺药物等。

2. 动脉压　尽管小儿体外循环时对器官的灌注流量较压力更重要，但仍然需要维持适当的动脉压。动脉压过低通常表明低 SVR（如出现过敏）、体肺动脉侧支多或主动脉插管位置异常等。大的体肺动脉侧支需要在体外循环开始前就要阻断，否则可能引起体循环低灌注和肺过度灌注，尤其需注意术前漏诊 PDA 的患者。动脉压高可见于动脉插管位置异常、高 SVR 或麻醉偏浅。器官灌注是否满意也可反映在尿量、混合静脉氧饱和度、酸碱状态及血乳酸值等指标。

3. 中心静脉压（CVP）　体外循环采用静脉重力引流，通过颈内静脉测量的 CVP 可呈以下几种表现：当导管置入深度适当时，CVP 与体外循环前相当，表明上腔静脉引流或单独的右房引流通畅，引流管大小、位置适当，患者体内血容量适当；当导管置入过深时，导管可随上腔静脉的阻断而被同时阻断，此时 CVP 异常升高，回抽无血；当导管置入较深而又未被阻断时，此时导管尖端可能与引流管尖端位置较近或有可能通过引流管的引流孔插入引流管，此时所测得的 CVP 多为负值，实际反映的是体外循环机的引流状况而非体内真正的静脉压。通过股静脉测量 CVP 时，由于测量位置距下腔静脉引流位置远，静脉压不会出现负值，但可因下腔静脉引流受阻等因素而升高。在中心静脉管正常反映 CVP 的情况下，静脉压异常增高通常表明静脉引流管相对较细、静脉插管位置异常、静脉引流管道梗阻，以及腔静脉引流平面与体外循环机回流室之间落差太小等。上腔静脉的梗阻意味着脑静脉高压，可以导致脑缺血。

4. 温度　低温是体外循环器官保护的基础，常用的体温监测部位有鼻咽、鼓膜、食管、直肠及动静脉血温。体外循环降温和升温速度与测量位置有关，食管温度接近心脏和大血管位置在降温及升温过程中温度变化最快；鼻咽温接近体表和脑部位，温度变化也较快；鼓膜温度与脑组织温度最接近，因此常用于深低温停循环时监测脑组织温度，但需要特殊探头；直肠由于远离体表及心脏、接近腹腔深部，温度变化最慢。为保持组织灌注的均衡，体外循环中需同时监测机体深部及表浅部位两处温度。另外，使用扩血管药物也可加速升温或降温过程并利于温度的平衡。

5. 气体交换　通过监测 PaO_2 和 $PaCO_2$ 可反映呼吸交换情况。在体外循环的管道上使用持续红外线探头来监测氧分压、静脉氧饱和度等变化，可以不用反复检查血气。

（三）体外循环期间管理

1. 停止呼吸　建立体外循环，阻断上、下腔静脉后可停止呼吸。检查 CVP 和头面部充血情况，及时发现上腔静脉插管位置异常和引流不畅的原因，避免脑部静脉压力过高引起脑水肿、脑缺血损伤。不明原因的氧合器回血量突然减少，要警惕存在下腔静脉引流不畅的情况，以免造成内脏器官的淤血。

2. 追加药物　体外循环期间根据需要追加阿片类药物、镇静药物和肌松药物。复温开始后即可除去头部冰袋，打开变温毯，升高手术室室温。微量泵持续静脉输注血管扩张药有利于体温的均衡恢复。预计需要使用血管活性药来支持心功能，复温开始后即可以开始小剂量预充使用。

3. 通气准备　手术操作结束，完成复温，配合外科医生充分心腔排气，做好通气准备（气管内吸痰、膨肺）。开放升主动脉钳夹，心脏复跳，复跳早期可出现短暂性心律失常，如房室传导阻滞、心动过缓、室上性心动过速等，随辅助时间多能自动终止。在调整流量前适当使用山莨菪碱或小剂量异丙肾上腺素提高心率，或使用β受体阻滞药减慢心率。必要时适当延长辅助循环、安装临时起搏器。缝合房壁，开放上、下腔静脉阻断带，调整呼吸机参数开始机械通气，准备脱离体外循环。

4. 平稳脱机　脱离体外循环必须满足脱机标准，小儿一般需肛温 > 35℃，心律和心率正常，而且电解质、酸碱状态和血红蛋白在可接受的范围，确认呼吸功能和呼吸机工作正常。检查各项血流动力学监测指标，并根据具体情况备好血管活性药物、临时起搏器、血小板或 FFP 等。在脱机过程和脱机后血流动力学尚不平稳时，使用纯氧通气并检查通气状况。

5. 脱离体外循环困难

（1）外科手术：检查缝线的完整性、补片是否裂开以及瓣膜是否完好，TEE 检查是否畸形纠正不满意；心腔内残余分流，如缺损修补不完全（ASD 或 VSD）或多发 VSD 的漏诊（肌部 VSD 常常是多发性）；动脉流出道或静脉流入道梗阻，动脉流出道梗阻常涉及残余的解剖梗阻、手术修复不完善或动脉插管位置不当。静脉流入道梗阻可能是心房手术的并发症（如完全性肺静脉畸形引流，Fontan 类手术）或静脉插管位置异常，导致全身静脉和肺静脉充血而心脏充盈不足。

（2）肺动脉高压：脱离体外循环期间较常见的问题，可根据低 CO、右心压力高、测量肺动脉压高和右心衰竭等作出判断。

（3）肺泡通气不足：正常心肌功能的维持有赖于充分的氧合。在脱离体外循环时，肺必须承担起呼吸交换的功能。如果肺泡通气或交换不足，引起低氧血症或高碳酸血症，造成脱机困难。

（4）心衰：术前就已经存在心衰；高血钾、心肌缺血、还血过多或过快造成心肌损伤。可选择使用正性肌力药物或继续进行体外循环辅助直到心肺功能改善。

6. 改良超滤　婴幼儿或低体重患儿在停机后，鱼精蛋白中和前，经常使用改良超滤技术。通过体外循环动脉（主动脉插管）管路旁路将血液引流泵入（可使用心肌保护液灌注泵）超滤器，经超滤后的血液回输注入右心房，为维持血流动力学的稳定，氧合器里的血通过动脉泵作为补充回输入主动脉。改良超滤可以驱除血液中多余的水分和炎性介质，明显减少肺部并发症，改善心肌的收缩和舒张功能。

7. 反常或反转性血压　部分患儿体外循环后出现主动脉压和桡动脉压的反转现象，可持续数小时而逐渐恢复正常。停机过程中如果外周动脉压异常，要进行主动脉根部测压对比，并且要以根部压力为主。婴幼儿可能与主动脉插管有关，脱机时需常规测量主动脉根部压并与桡动脉压相对比。

8. 拮抗和调整　脱离体外循环且血流动力学稳定，可给予鱼精蛋白拮抗。在闭胸过程中，根据创口出血情况、尿量、心脏充盈程度、动脉压、静脉压和心肌收缩力等，调整和补充容量，调整血管活性药物的使用，调整机体内环境，维持血流动力学的进一步稳定。

（四）体外循环中的心肌保护

1. 未成熟心肌比成人心肌能更好地耐受缺血，部分原因与未成熟心肌可通过糖酵解途径产生 ATP 的能力增强有关。心肌保护以全身低温体外循环、主动脉阻断并灌注冷晶体心脏停搏液（4℃）最常用，复杂型 CHD 可以选择 HTK 心肌保护液。心脏局部低温可以在心包腔内放置冰盐水或冰屑。体外循环结束时可用温血停搏液灌注利于促进心肌复苏。

2. 新生儿、1 岁以下的婴幼儿（体重 ≤ 10 kg）或特殊的心脏缺损（如主动脉弓修补）手术，常需要深低温停循环。停循环术野清晰无血的特点，对心肌保护和外科操作有益，且可缩短体外循环时间，减少血液损害，但使用极低流量体外循环来替代深低温停循环更有益于神经保护。体外循环心室纤颤来维持冠状动脉灌注很少被使用，但对短小手术不需要阻断循环时简单有效。

六、体外循环后的管理

（一）停机后常见问题

1. 循环不稳定　常见原因是低 CO。术前存在心衰或心功能不全、转机时间过长、术中心室壁切开、心肌保护不良、冠状动脉损伤、心内畸形矫治不满意、心律失常和低血容量等，均可导致术后低 CO。持续输注正性肌力药如多巴胺、多巴酚丁胺、或联合使用肾上腺素、米力农等支持心功能；使用扩血管药物如硝酸甘油，减轻心室负荷，改善冠状动脉灌注，增加 CO。使用 TEE 及时评估手术矫治效果和判断循环不稳定原因，必要时二次转机重新矫治。及时处理影响血流动力学的心律失常，维持适当心率，启用临时起搏器以增快心率。注意补充血容量，体外循环后容量补充以胶体液为主，如机器余血回输、回收洗涤浓缩红细胞和补充白蛋白等，体外循环时间较长（＞ 2 h）的机器余血不宜使用，需洗涤浓缩后回输。药物不能维持循环者重新开始行体外循环辅助，必要时安装心室辅助装置或 ECMO 机械支持。

2. 肺动脉高压　原因有术前肺动脉高压、体外循环引起的炎性反应、肺水肿、肺不张、转机时间过长引起的心肺功能损害等。肺动脉高压使右心室后负荷增加，易造成右心功能不全和右心衰，表现为低血压、静脉压增高和肝淤血等。使用正性肌力药以支持右心功能，采取降低肺动脉压和 PVR 措施，包括肺膨胀、纯氧通气、适当过度通气、持续输注硝酸甘油、吸入 NO 或使用特异性肺血管扩张药物（如伊洛前列素）等。注意加深麻醉，降低肺血管的反应性。

3. 低氧血症　体外循环造成的炎性反应使肺渗出增加、急性肺水肿和少见的灌注肺等，均可造成肺换气功能障碍；肺不张造成肺通气不足和肺通气/血流比值失调。低氧血症的治疗措施包括提高吸入氧浓度、充分膨肺和使用保护性肺通气策略（PEEP）等。

4. 出血　外科止血不足和创面广泛渗血。前者需要外科仔细缝合止血，而创面渗血主要与凝血功能紊乱有关。肝素中和不足需要补充鱼精蛋白，存在凝血功能障碍则需要补充 FFP、凝血酶原复合物、纤维蛋白原和血小板等，TEG 检查可以分析引起渗血的原因。

5. 延迟关胸　复杂先心病患儿由于手术时间长、心功能差，术后可出现心脏水肿，关胸对心脏造成明显挤压，结果出现静脉压明显升高、血压下降，循环极不稳定。因此，有时需要暂时保持胸腔不关闭，以手术贴膜及无菌敷料封闭，回 ICU 恢复数日，待心功能好转和水肿消退，再次进入手术室关胸。

（二）超快通道麻醉管理

1. 适应证　简单分流型先心病矫治如 ASD、VSD 和 PDA 修补或封堵；部分减状手术如 Glenn 术、体 – 肺动脉分流术；部分轻症复杂型先心病矫治，如法洛四联症矫治术等；腔镜等微创手术。手术过程顺利，体外循环时间在 2 h 以内，无其他合并症，都可以进入超快通道麻醉管理，在手术室内气管拔管。

2. 早期拔管的益处　避免气管导管引起的高动力学反应，如高血压、心动过速等；避免持续带管、肌松弛（管道脱开引起气道事件、气管导管内梗阻）和正压通气（气道压增高、PVR 增高、静脉回流减少和气胸等）所带来的潜在危险；利于呼吸功能的早期恢复，减少呼吸道并发症；使患儿更舒适，较快地离开 ICU，降低医疗费用。

3. 手术室内拔管的标准　患者清醒、自主呼吸恢复，且 FiO_2 为 50% 时血气正常；未用体外循环或使用体外循环心肌阻断时间较短；肺动脉压正常；血流动力学稳定，未用高量正性肌力药物支持；止血彻底完善和渗血量不多。

（三）回 ICU 转运前

1. 转运准备　术毕时检查气管插管，听诊双肺，判断气管导管深度；气管插管患儿需要维持一定的麻醉或镇静深度，通常在闭合胸骨时适当追加阿片类药物和小剂量肌松药，防止麻醉突然变浅和过床移动引起的循环剧烈波动；确保患儿血流动力学平稳，麻醉医师和外科医师意见一致；检查输注血管活性药物的输注泵，保证有足够电池量，避免运送过程中电池耗尽导致血流动力学恶化；备好抢救药物、输氧设备、简易呼吸器或转运呼吸机、转运监护设备、转运床（直接使用 ICU 病床可以避免二次转换）。

2. 平稳运送　建立转运监护（ECG、直接动脉压和 SpO_2），平稳移动到搬运床，尽量缩短护送路途时间，注意血压和氧合。

七、术后早期处理

（一）循环系统

1. 血流动力学　维持合适的心率、心律和心肌收缩力，避免低 CO。首先维持足够的血管内容量是基础，但进一步增加前负荷很少能提高 CO，反而导致肝大、胸腔渗出和腹水等。在小儿尤其是新生儿因每搏量相对固定，因此维持合适的心率显得尤为重要。部分小儿尤其是合并肺动脉高压者，需要降低后负荷，以增加 CO，常用药物如硝酸甘油、硝普钠和 PGE_1 等，同时可以改善周围循环，使四肢复温变暖。对心功能不全的患儿，降低后负荷可促使每搏量增加而不增加心肌氧耗。术前大量左向右分流或心衰的患儿，术后多需要心肌正性肌力支持、利尿和使用扩血管药物。

2. 循环监测　循环监测有 ECG、动脉压、CVP、尿量、温度、SpO_2、LAP 和肺动脉压等。但任何监测都比不上临床医师的仔细观察，皮肤颜色红润、按压甲床充盈迅速和脉搏圆滑有力，尿量正常，这些都是循环良好的指标。注意压力传感器的校正和调零，微细的差别有时也存在致命的风险。

3. 药物输注　使用精准的微量泵输注血管活性药物、输血和输液，尤其是需要严格控制液体入量的婴幼儿和低体重小儿。由于在小儿很容易把药物剂量算错，应该制定药物剂量、配制、用法和用量的计算表格和相关规定。输注血管活性药物的微量泵管道不能太粗（容量 ≤ 0.5 mL），配制浓度要合适。注意药物对 PVR/SVR 比值的影响，如体 – 肺动脉分流术后，升高 PVR/SVR 比值可能导致肺血流不足，降低 PVR/SVR 比值可能引起肺血流过多和体循环血流不足。

4. 酸碱平衡　及时治疗代谢性酸中毒，调整酸碱平衡状态，可以增加心肌对正性肌力药物的敏感性，促进体循环血流，改善微循环状态。

（二）呼吸系统

1. 呼吸管理　直接影响血流动力学的稳定和预后，要保证氧合和避免 CO_2 蓄积。确保气管插管位置合适，固定牢靠。刚返回 ICU 时常见导管位置过深，应及时发现和调整。由于小儿气管导管较细易折、气道分泌物又多、患儿清醒后不易合作等原因，气管导管易于脱出和阻塞。鉴于使用无套囊气管导管和气道顺应性等原因，使用压力或容量控制通气时，要经常注意通气量和气道压的变化。

2. 机械通气　需要机械通气的时间取决于手术类型和病情的稳定性，影响调节肺血管的反应性和体 / 肺血流的平衡。维持 $PaCO_2$ 在特定水平对某些类型的 CHD 非常重要，压力控制通气可因术后肺顺应性降低导致肺泡通气量下降，所以经常选择容量控制通气和压力支持通气相结合的方式，如同步间歇性指令通气（SIMV）。潮气量和呼吸频率的设定以维持分钟通气量、理想的 $PaCO_2$ 为标准。PEEP（2 ~ 3 cmH_2O）常用于预防肺不张，帮助肺泡复张。根据病情不同、手术类型和动脉血气调节 FiO_2，术后早期 PaO_2 通常 > 100 mmHg。FiO_2 可影响减状手术患儿体 / 肺血流比值，因此有较大左向右分流的患儿需降低 FiO_2，使 $PaCO_2$ 在 35 ~ 45 mmHg，SaO_2 在 85% 左右；缺氧或肺血流少的患儿，适当加大 FiO_2。在体 – 肺分流的新生儿，PVR 对 $PaCO_2$ 很敏感。尽管通过降低潮气量和调节呼吸频率可以维持需要的 $PaCO_2$，但由于局部肺泡的低通气，易造成肺不张。缺氧可以引起肺血管收缩，减低肺血流。

3. 气体交换的监测　SpO_2 持续监测可及时发现动脉氧合的突然变化，减少呼吸意外及并发症。$P_{ET}CO_2$ 可以监测呼出气体的 CO_2 浓度和含量，某些减状手术 $P_{ET}CO_2$ 和 $PaCO_2$ 水平可以差别很大。

（三）肾

1. 尿量　术后循环状态尽管满意，但因抗利尿激素和醛固酮升高，在最初 12 h 的尿量可以下降，大约为 0.5 mL/（kg·h），通常对利尿药反应不佳。小儿术后需要精确计算尿量，术中均需留置导尿管并延之术后以监测尿量。早期少尿的最好治疗是维持血流动力学稳定，保证足够的 CO，确保肾的有效灌注。通过适量的正性肌力药物来改善心肌收缩力，如使用多巴胺 1 ~

3 μg/（kg·min）输注，既可增加心肌收缩力也可增加尿量。短时间内增加适当的容量负荷（≤ 10 mL/kg），以确保足够的循环血容量，同时维持合适的心律和心率。

2. 利尿　避免不加区别地使用利尿药来治疗少尿。当容量超负荷、组织水肿或心脏功能达最大限度，则需要及时利尿。通常选用呋塞米初始剂量为 1 ~ 2 mg/kg 静注，单独使用无效时及时加用其他利尿药。

（四）代谢和液体平衡

1. 维持液体和钠　通常维持液体可用 10% 葡萄糖溶液，低血糖时可以用 20% 葡萄糖溶液，术后前 3 天的液体量为 50 ~ 100 mL/（kg·d）。小儿体内通常储存有足够的钠，再加上冲洗动、静脉通路的生理盐水，术后几天内基本不需要补钠，只有在低钠血症（血钠 < 125 mmol/L）时，在严格限制液体入量和持续使用利尿药的情况下谨慎补钠。

2. 血钾　通常小儿血钾水平下降到 2.5 ~ 3 mmol/L 时才考虑补钾。术后心律失常直接与血钾偏低有关比较少见，尤其在呼吸性或代谢性酸中毒时。而术后常常因为酸碱平衡的突然改变而发生高钾血症，由于高钾对心律和心功能的不良影响，所以保持相对较低的血钾水平（2.5 ~ 3.5 mmol/L）反而安全，因此需要补钾时应小心谨慎。通常新生儿对钾的需要量为 0.5 ~ 2 mmol/（kg·d）。无症状性高钾血症可以补充 50% 葡萄糖溶液 2 ~ 4 mL/h，使血糖水平 > 10 mmol/L 来刺激分泌内源性胰岛素以降低血钾。有症状性高钾血症或血钾浓度 > 5.0 mmol/L 时，可以给予 50% 葡萄糖溶液、葡萄糖酸钙、碳酸氢钠（1 mmol/kg）和呋塞米治疗，药物治疗无效时可以选择腹膜或血液透析。

3. 补钙　术后补充血液制品很容易导致血浆离子钙水平下降，需及时给予葡萄糖酸钙。低钙血症可以引起抽搐、心室功能抑制和血管平滑肌张力下降，对 2 岁以下的小儿应持续输注 10% 葡萄糖酸钙 0.1 mL/（kg·h）。

4. 血糖　通过血糖监测，维持血糖在正常水平，避免低血糖。术后第 1 日即可以通过鼻饲补充热量。

5. 代谢指标　常规监测血气、Hct、电解质（血钾、钠、氯和钙离子）、血糖和血乳酸水平。在术后早期（24 h 内）每 2 ~ 4 h 检查一次，对特殊病例检查时间还可以缩短。

（五）中枢神经系统

1. 抽搐　新生儿最常见，原因多与电解质和酸碱平衡紊乱相关，如发生低糖血症和低钙血症。反复发作的抽搐可能存在脑损伤，如深低温停循环术后，要及时给予止痉（咪达唑仑）和脱水（甘露醇）治疗。

2. 体温　术后中心温度升高而外周温度下降，常提示 SVR 较高和 CO 下降，给予扩血管药物如硝酸甘油，以改善周围循环。婴幼儿对环境温度变化非常敏感，体温随环境温度的变化而变化，注意四肢保暖和物理降温。

3. 镇静和止痛　良好的镇静对维持机械通气、防止气管导管和管道意外脱落都非常重要，对合并肺动脉高压者减低肺血管反应性和降低 PVR 也具有特殊意义。通常使用吗啡 0.05 ~ 0.1 mg/kg 静注或芬太尼 1 μg/（kg·h）输注镇痛，可以加用小剂量咪达唑仑或持续输注右美托咪定镇静，辅助小剂量维库溴铵或顺式阿曲库铵等肌松药。气管拔管后的镇静要注意呼吸抑制，持续静脉输注右美托咪定或经直肠内使用水合氯醛，具有同样良好的镇静效果，对呼吸和循环无明显影响。

第 4 节　不同病种先心病的麻醉

一、室间隔缺损（ventricular septal defect）

（一）病理解剖

1. 最常见的 CHD。胚胎期室间隔发育不全，形成异常通道，在室水平产生左向右的分流。可以单独存在，也可以合并其他心脏畸形。

2. 缺损可见于室间隔的任何部位，以膜周部最常见。临床通常分为膜周部、漏斗部、肌部和混合型（两种类型以上）缺损。膜周部缺损又可分为单纯膜部、嵴下和隔瓣下型；漏斗部缺损又可分为动脉干下和嵴内型；肌部缺损比较少见，可以多发和位于肌性室间隔的任何部位，最多位于室间隔的小梁部。

（二）病理生理

1. *血流动力学变化*　正常情况下左心室收缩压可达 120 mmHg，而右心室收缩压仅 30 mmHg，压差明显。因此，当存在 VSD 会产生左向右分流，而分流量和分流方向则取决于缺损的大小、心室间压力差和 PVR。血流动力学改变的结果是分流、肺动脉高压和 CHF。

2. *发展过程*　血流通过 VSD 形成左向右分流（简单分流），引起肺血流、心室容积和心室做功均增加。新生儿由于 PVR 较高，限制左向右的分流量，故症状较轻，数周后 PVR 逐渐下降，分流量增加，出生后 1 个月即可出现 CHF。如果 VSD 较小，则分流量受 VSD 口径的限制，呈限制性分流，症状较轻，且在 5 岁前有自发闭合（< 3 mm）的可能；如果 VSD 较大，左、右心室间血液自由交通，呈非限制性分流，左向右的分流量则取决于 PVR/SVR 比值。由于肺血流增多，导致肺顺应性降低，呼吸做功增加，可以引起呼吸衰竭。肺血流量增多使肺动脉压增高，造成肺动脉高压，此类患儿的肺高压与肺血流较低的肺高压（肺血管阻塞性改变引起）比较，肺动脉压在缺损修补后较易恢复正常。另外，肺血流量的增加引起 PVR 增加（肺血管痉挛或重构引起），导致右心室肥厚。未经处理的较大 VSD，长期大量的左向右分流，可以使肺小动脉的内膜增厚、中层增生，随着肺循环阻力的升高，可出现不可逆性肺血管改变，左向右分流变为双向分流或右向左分流，临床出现发绀，即艾森曼格综合征。由于发生肺血管不可逆性改变的时间很难预测，较大的 VSD 最好在 1 岁以内手术修补。

（三）外科处理

1. VSD 直视修补　需要建立体外循环，经肺动脉或三尖瓣途径进行 VSD 修补。位于心室肌部或右室流出道的缺损，需要切开右心室进行缺损的单纯缝合或补片修补。

2. 介入封堵术　膜周部或肌部小的缺损，在 X 线、TEE 或 TTE 指导下，经股静脉介入封堵或经胸骨旁小切口直接通过右心室介入封堵。

3. 问题和并发症

（1）肺动脉高压或心室切开引起的右室衰竭、心律失常；巨大 VSD 和严重肺动脉高压可发生延迟脱机或呼吸衰竭；修补或封堵均存在发生房室传导阻滞的风险。

（2）残余左向右分流；偶尔因补片位置欠佳出现右室流出道梗阻；修补瓣下 VSD 牵拉或扭曲瓣叶导致主动脉瓣反流。

（四）麻醉管理

1. 术前用药　取决于患儿年龄及心室功能。术前存在肺高压者，尽量使患儿进入手术室时安静和不哭闹，以免加重循环系统的损害，同时避免呼吸抑制引起 $PaCO_2$ 升高，进一步增加肺动脉压。

2. 体外循环前　使用静脉麻醉或七氟烷吸入麻醉诱导均可。维持药物的选择取决于是否实施快通道麻醉，可采用静脉和吸入复合麻醉。非限制性 VSD，需限制 FiO_2（＜ 60%），适当限制肺血流，预防因 PVR 降低而引起肺血流进一步增加，而使体循环血流量减少。

3. 脱离体外循环困难　通常见于肺高压、右室功能不全、切开心室进行 VSD 修补和婴幼儿心肌保护不良者，可以联合使用正性肌力药 [多巴胺和（或）多巴酚丁胺] 和血管扩张药物（米力农或硝酸甘油），以支持心功能，同时降低 PVR、维持最低右室后负荷。脱离体外循环特别困难者，需排除肌部多发 VSD、合并其他外科损伤或其他心脏畸形（如动脉导管未闭等），使用 TEE 有助于发现和鉴别脱机困难的病因。

4. 房室传导阻滞　三度房室传导阻滞的发生率为 1% ~ 3%，通常与手术操作引起的传导系统及周围心肌组织水肿或传导束损伤有关。高度怀疑手术操作造成三度房室传导阻滞，要使用山莨菪碱、阿托品或异丙肾上腺素等治疗无效，要考虑重新修补，必要时尽早使用临时起搏器。

5. 合并严重肺动脉高压或右心衰竭

（1）维持麻醉深度，降低应激反应：选择较大剂量阿片类药物，加强镇痛和镇静，避免切皮、劈开胸骨、并胸时的高动力学反应。

（2）防止缺氧和避免 $PaCO_2$ 升高：调节 FiO_2 使 PaO_2 维持在 100 mmHg 以上，防止 HPV；适当过度通气，维持 $PaCO_2$ 在 25 ~ 30 mmHg。

（3）降低 PVR，使用血管扩张药：硝酸甘油 0.1 ~ 5 μg/（kg·min）；PGE_1 0.05 ~ 0.4 μg/（kg·min）；酚妥拉明 1 ~ 20 μg/（kg·min）；异丙肾上腺素 0.02 ~ 20 μg/（kg·min）；吸入 5 ~ 80 ppm 的 NO。

（4）支持右心功能，使用正性肌力药：多巴酚丁胺 2 ~ 10 μg/（kg·min）；多巴胺 3 ~ 8 μg/（kg·min）；米力农 0.5 ~ 0.75 μg/（kg·min）；左西孟旦：负荷剂量为 6 μg/kg

（＞10 min），维持0.05 ～ 0.2 μg/（kg·min）持续输注24 h；右心辅助。

（5）维持灌注压，给予血管收缩药：去甲肾上腺素0.03 ～ 0.5 μg/（kg·min）；血管升压素1 ～ 5 U/h。

（6）镇痛、镇静，降低肺血管反应性：通常选择芬太尼1 ～ 10 μg/kg单次负荷剂量后，开始输注速度5 ～ 10 μg/（kg·h）维持，也可使用等效剂量的舒芬太尼，必要时可同时使用肌松药（如顺式阿曲库铵、维库溴铵等）。镇静常用咪达唑仑和右美托咪定。对肺血管反应性较高的患儿，气管内吸引时避免过度刺激气管、支气管的隆突部位。

二、房间隔缺损（atrial septal defect）

（一）病理解剖

1. ASD 的发生　原始心房间隔在发生、吸收和融合时出现异常，左、右心房之间存在交通，房间隔完全未发育则为单心房。通常ASD有原发孔缺损和继发孔缺损，具有相同的病理生理改变，前者常合并二尖瓣关闭不全。出生后由于左心房压超过右心房压，卵圆孔逐渐闭合，但成年后仍然有20% ～ 30%的卵圆孔呈活瓣样未闭，当右心房压大于左心房压时出现右向左分流。

2. ASD 的解剖分型

（1）原发孔型：位于房间隔下部，靠近房室瓣，缺损呈新月状。常合并二尖瓣前叶裂，称部分型房室间隔缺损。

（2）继发孔型：中央型缺损（最常见），位于房间隔中部，是隔膜原发处的缺损。

（3）静脉窦型：上腔型缺损，位置接近上腔静脉和右心房连接的地方，常合并部分肺静脉畸形引流。

（4）冠状窦型：无顶冠状静脉窦，是左心房和冠状静脉窦之间房壁的缺损。血液经冠状静脉窦自左心房向右心房分流。

（二）病理生理

1. 血流动力学特点　出现房水平左向右分流，右室容量超负荷。分流量的大小取决于缺损大小、心房之间的压差和心室之间的相对顺应性。房水平左向右分流，流经右心和肺部的血液远多于左心，使右房、右室、肺动脉和左房扩大，而左室和主动脉相应较小。

2. 病理改变　出生后早期由于右室顺应性相对较差，分流量较少，随着左室顺应性和PVR的下降，右室顺应性升高，分流量逐渐增加。缺损较小的ASD，常无明显临床症状，肺动脉压仅轻度增高，分流引起肺血管的明显改变较少见，但ASD的存在增加心内膜炎和反常栓子的发生率，应尽早进行手术修补；缺损较大的ASD，长期大流量的左向右分流，可造成肺动脉高压。在肺动脉压力逐渐增加的过程中，左向右分流量将逐渐减少，当右心房压力升高到一定程度，将出现右向左分流和发绀。另外，长期分流造成的右心容量增高和肺动脉压的升高，使右房、右室扩大，右心室后负荷增加，右室心肌细胞肥厚、纤维化及细胞损伤，最终也可以引起右心衰。心房显著扩大常出现间断性房性心动过速、房扑、房颤等心律失常。

（三）外科处理

1. 手术闭合　通过右房进行手术修补，行开胸体外循环直视修补术或微创胸腔镜辅助缺损修补术。缺损小可直接缝闭，缺损较大则补片修复。对伴有部分肺静脉畸形引流的静脉窦型缺损，补片做成通道，通过 ASD 将异常的肺静脉血流引入左房。原发孔型缺损几乎总是伴有二尖瓣前叶裂，如果存在二尖瓣反流，则需进行手术修复，但须注意不要造成二尖瓣狭窄。缝合补片时必须注意避开房室结和传导束的穿透支。

2. 介入封堵　在 X 线、TTE 或 TEE 指导下行导管介入封堵或微创右侧胸部小切口经右房直接封堵。

3. 问题和并发症　因缝合技术原因存在残余分流；可能出现房性心律失常、房室传导阻滞和房室瓣反流。

（四）麻醉管理

1. 根据年龄选择术前用药。患儿通常一般状况良好，麻醉方法和药物的选择要考虑快通道麻醉，不影响术后早期拔管。很少需要使用血管活性药物，满足拔管条件的患者可以在手术室内气管拔管。

2. 尽管 ASD 分流为左向右，但许多麻醉操作（如正压通气）可出现一过性右房压高于 LAP，导致血液分流方向发生短暂的改变。因此，注意排除静脉通路气栓，避免气栓随分流方向的逆转引起反常性（动脉系统）栓塞。

3. 缺损修补后房水平左向右分流消失，即使在补足容量使血流动力学满意的情况下，同术前相比 CVP 往往较低，因此不能以 CVP 的绝对值作为输液参考标准，以避免左心室容量超负荷，引起急性肺水肿。

4. 体外循环时间通常较短，脱离体外循环一般顺利，脱机困难要考虑是否存在其他心内缺损和冠脉进气等其他原因。

三、房室间隔缺损（atrioventricular septal defect）

（一）病理解剖

1. 胚胎发育期在房室瓣水平上下的心内膜垫间隔组织发育不全或阙如，同时伴有不同程度的房室瓣异常，使心腔之间相互交通。房室间隔缺损又被称为心内膜垫缺损（endocardial cushion defect）或房室通道缺损（atrioventricular canal defect）。发病率占出生存活婴儿的 0.4‰ ~ 0.53‰，在 CHD 中占 7%。

2. 从胚胎发育的角度来看，各分型之间仅仅是病变的程度不同而已。通常根据共同房室瓣叶的形态特点，以及同房间隔、肌性室间隔嵴之间的关系，分为以下 3 型。

（1）部分型：原发孔型房间隔缺损合并二尖瓣前叶裂，多数伴有二尖瓣反流。只有心房水平的分流，无心室水平的分流。

（2）完全型：原发孔型房间隔缺损、房室瓣下大的室间隔缺损，以及二尖瓣前叶瓣和三尖瓣隔瓣发育不全。一组共同房室瓣横跨两个心室，形成原发孔型房间隔缺损、非限制性流入道型室间隔缺损和共同房室瓣口。因此，既有心房水平的分流，也有心室水平的分流，同时多数存在房室瓣反流。完全型房室间隔缺损患儿大约75%是唐氏综合征，而唐氏综合征大约50%合并完全型房室间隔缺损。其他合并先天性畸形有Noonan综合征和DiGeorge综合征等。

（3）过渡型：介入部分型和完全型之间，比较少见。特点是共同房室瓣有明确的三尖瓣和二尖瓣两组瓣膜，同时存在原发孔型房间隔缺损和室间隔缺损，室间隔缺损相对较小，心室水平分流受限。

（二）病理生理

1. 部分型和过渡型房室间隔缺损的病理生理和ASD相似。通常房室瓣完整，有两组明确的房室瓣，可伴有瓣膜反流。由于存在二尖瓣反流，使左向右的分流量增大，随着年龄的增加，可以出现肺动脉高压。

2. 完全型房室间隔缺损仅有一个共用房室瓣，四个心腔间均有交通，病理上呈现出房室间交叉分流、房室水平双向分流和房室瓣反流多种不同改变。通常是大量左向右分流引起肺血流增多，右室负荷增加，早期即可出现肺动脉高压或心衰，继续发展可出现不可逆性肺血管病变。由于缺损的非限制性，血液分流的方向和程度完全取决于PVR和SVR比值和舒张期心室充盈的差异。由于左、右心室的压力相当，可以同时存在右向左分流，出现发绀。

（三）外科处理

1. 完全型房室间隔缺损根治术　在中度低温体外循环下完成，婴幼儿偶尔采用深低温停循环或低流量。缺损修补经右房进行，首先补片修补VSD，然后在房室瓣瓣叶中点将房室瓣与VSD补片缝合形成两个房室瓣，最后闭合ASD（双片法）。为了预防损伤传导系统，缝线需避开房室结和传导束穿透支。有时为了避开传导系统，房间隔补片需要缝合在冠状静脉窦的右侧，冠状静脉窦的血液被迫引流到左房。二尖瓣或三尖瓣有时需要进行环缩以重新建立瓣膜的完整性。双片法的优点是对房室瓣结构损害小，适用于各种类型，经典的单片法已很少使用，改良单片法可以缩短手术时间，对低龄患儿有一定优势。

2. 低龄重症患儿　低龄（< 2.5岁）和（或）低体重（< 3.5 kg）患儿，症状严重，可以先实施肺动脉环缩术，病情稳定后再实施解剖矫治，但如果合并明显共同房室瓣反流，仍应选择解剖矫治。

3. 问题和并发症　重度肺动脉高压（PVR > 6 Wood单位）是增高死亡率的独立危险因素。持续肺高压可引起右心衰；二尖瓣反流加重肺高压；出现三度房室传导阻滞少见，术后90%可以恢复；术后心律失常主要是发生室上性心动过速（4% ~ 8%）。

（四）麻醉处理

1. 合并唐氏综合征的镇静效果往往较强，术前用药需减量。根据患儿的临床症状和手术方式选择麻醉方案。建议重度心衰患儿采用静脉麻醉诱导，避免心肌抑制和低血压，症状较轻的患儿可采用吸入麻醉诱导。

2. 建议对术前心衰或严重肺动脉高压的患儿，麻醉诱导后通过右颈内静脉预置 20 G 单腔深静脉导管入右房，术中经房间隔放入左房供术后监测左房压用。体外循环前限制 FiO_2 至 50%，降低过多的肺血流，可避免过度通气（保持正常的 $PaCO_2$）。同时也要避免 SVR 急剧升高，进一步引起肺血流增多。

3. 手术过程的顺利程度取决于两组房室瓣修复重建的成功，合并明显的二尖瓣关闭全则死亡率增加。术前严重肺动脉高压、是增加死亡率的危险因素。脱离体外循环时大部分患儿心脏需要正性肌力药物（多巴胺和多巴酚丁胺）支持，可联合使用血管扩张药物（如硝酸甘油）和正性肌力扩血管药（如米力农），降低心室前负荷和后负荷，降低肺动脉压，避免心室扩张加重，减少房室瓣反流。严重肺动脉高压患儿术后可以吸入 NO。

4. 出现房室传导阻滞使用房室顺序性起搏最佳，对减少房室瓣反流和改善心室顺应性有益。此类患儿肺血管反应性增高，特别是合并唐氏综合征，术后常需要镇静和维持一定时间的机械通气，以促进患儿心肺功能的恢复。

四、动脉导管未闭（patent ductus arteriosus）

（一）病理解剖

1. 动脉导管为胎儿时期主动脉与肺动脉之间的生理性血流通道，通常在出生后数小时功能性闭合，经过 2 ~ 3 周解剖性闭合，持续开放即为动脉导管未闭。

2. PDA 可以单独存在，也可以与其他畸形合并存在。按形态分为管型、漏斗型和窗型。

（二）病理生理

1. PDA 使主、肺动脉之间构成异常交通，产生左向右分流，分流量的大小随动脉导管的粗细和肺循环的阻力而变化。左向右的分流使左心室容量负荷增加，逐步导致左心室增大和肥厚；肺血流的增加导致肺动脉压力增加，右心室后负荷增加，使右心室逐渐肥厚；当主、肺动脉舒张压相等时，仅见收缩期左向右分流；当肺动脉压超过主动脉压时，可以产生双向分流。

2. 病程发展因动脉导管的粗细、分流量的大小而不同，左向右分流类似于 VSD 的发展，主要并发症为肺动脉高压和右心衰。

（三）外科操作

1. 手术方法 大部分单纯的 PDA，可以进行介入导管封堵。合并重度肺动脉高压或存在心脏其他缺损，需要在体外循环低温、低流量经肺动脉直接缝闭或补片修补。不适合封堵的患儿，可以采取全身麻醉、控制性降压，进行导管结扎、切断缝合或钳闭。

2. 问题和并发症 缺损封闭后左室后负荷的突然增高，可以引起左心功能不全；误扎左肺动脉或降主动脉，可引起缺氧或体循环低灌注；术中导管破裂可引起大出血；导管术后再通；喉返神经损伤等。

（四）麻醉处理

1. 早期出现心衰和肺水肿的早产儿、新生儿或婴幼儿，常因肺发育不良和肺部感染导致缺氧。术前需要吸氧、限制液体入量和抗感染治疗。

2. 大部分患儿可以选择超快通道麻醉，在手术室内气管拔管。全身麻醉进行导管结扎、切断缝合者，麻醉维持可以选用异氟烷或七氟烷吸入麻醉，辅助硝普钠或尼卡地平控制性降压，利于早期气管拔管。

3. 缺损缝合结扎需同时进行右上肢和下肢的直接动脉压监测，以辅助判断是否存在主动脉缩窄和避免外科误扎降主动脉。左侧开胸手术有时可因挤压术侧肺引起缺氧，需维持 SaO_2 在 95% 以上。控制性降压期间应密切注意血压、ECG 和 SaO_2 的变化，以了解外周及心肌的灌注状况。

4. 常温全麻结扎 PDA 行控制性降压，MAP 在结扎或切断时可以暂时控制在 40 ~ 50 mmHg。结扎后由于分流到肺的血流重新分布到外周，可出现舒张压升高和脉压缩小。

5. 深低温低流量体外循环经肺动脉缝闭 PDA 时，宜采取头低位，以避免主动脉进气和利于头部灌注。术前合并肺部感染和心衰的重症患儿，可能需要延长术后呼吸支持时间。

五、主动脉缩窄（coarctation of aorta）

（一）病理解剖

1. COA 是好发于动脉导管近段部位和主动脉峡部（左锁骨下动脉和动脉导管之间）的先天性狭窄。动脉导管近段部位的缩窄很少伴有其他心内缺损，区别于主动脉弓中断，缩窄两端的主动脉壁连续，缩窄范围比较局限，狭窄的程度也不同。

2. 根据狭窄的发生部位分为导管前型和导管后型。前者狭窄位于动脉导管前、主动脉的左锁骨下动脉分支后，动脉导管多呈开放状态，狭窄范围广，侧支循环不丰富，常合并其他心内畸形；后者狭窄位于动脉导管后，动脉导管多闭合，狭窄范围局限，侧支循环建立充分，较少合并其他畸形。

（二）病理生理

1. 血流动力学特点　对血流动力学的影响与缩窄的程度有关。导管前狭窄者胎儿期血流通过动脉导管流向降主动脉，由于不受缩窄的影响，因此侧支循环并不出现。出生后动脉导管开放的新生儿，血液通过动脉导管右向左分流到降主动脉，可出现发绀。峡部极度缩窄致主动脉中断者常合并 VSD，降主动脉血流经动脉导管来自肺动脉。导管后狭窄者，动脉导管开放则出现左向右分流，引起肺循环充血。当导管收缩时通向降主动脉血流只能流经缩窄的主动脉，因此降主动脉血流严重受损，左室后负荷剧烈增高。通常在缩窄的上部表现为收缩期高血压，而在缩窄的下部表现为全身性低血压。新生儿心室顺应性相对较差，没有能力克服后负荷的急剧增高，如梗阻严重者早期即可出现左室衰竭。通常左室衰竭在出生后 3 ~ 6 个月未出现者，以后也不会出现。如梗阻相对较轻或发展较慢，则会形成至降主动脉的侧支循环，因此年龄较大的患儿可见左室肥厚和侧支循环形成。

2. 侧支循环　通常狭窄部位近心端的血流主要通过锁骨下动脉的分支与胸部和下半身的动脉相沟通，包括乳内动脉、肩胛部动脉网和椎动脉等。

（三）外科技术

1. 确诊后尽早手术　通常全麻下左侧开胸，手术方式有 COA 加宽成形术、COA 缩窄段切除端端吻合术、人工血管移植术和锁骨下动脉近端与主动脉狭窄远端吻合术。符合适应证的患儿可以进行介入导管治疗（球囊扩张或置入血管内支架）。

2. 问题和并发症　术后高血压可以持续数周至数月，需要降压和扩血管治疗；腹痛可能与肠系膜动脉痉挛或缺血有关；脊髓缺血性损伤（截瘫）尽管罕见，但是非常严重的并发症，与缺乏侧支循环和远端长时间低血压有关；相邻组织损伤，如喉返神经损伤引起声带麻痹、膈神经损伤引起膈肌麻痹、胸导管损伤引起乳糜胸等。

（四）麻醉处理

1. 术前　合并左心衰的新生儿，持续输注 PGE_1 以维持动脉导管的开放，保持远端血流和减少酸中毒。如果已经气管插管，应适度过度通气，给予碳酸氢钠纠正酸中毒，减低吸入氧浓度，保持合理的肺循环阻力。

2. 术中　动脉压监测应同时进行右桡动脉和下肢动脉直接测压。阻断动脉前给肝素 200 U/kg 静注，维持 ACT 在 300 s 左右，使用自体血液回收装置。阻断升主动脉可以引起上半部高血压，颅内压、LAP 和静脉压同时升高，而下半部远端出现低灌注、酸中毒或脊髓缺血。阻断前即开始使用硝普钠等血管扩张药，阻断后适度控制上半身高血压，但要保持足够高的上半身灌注压，以维持下半部的灌注和侧支循环，避免脊髓缺血，通常下肢血压需不低于 45 mmHg。开放前、后补充碳酸氢钠纠正酸中毒，补充血容量，开放前停止所有降压药物和麻醉药物，防止开放后低血压，必要时使用去甲肾上腺素等升压药。开放后在补充血容量的基础上，使用甘露醇脱水，减轻脑、脊髓水肿和肾保护。适度的浅低温（34℃）可能有助于减少神经并发症。

3. 术后　大部分患儿宜早期进行气管拔管，避免气管内插管引起的高血压。少数术前严重心衰的婴幼儿可适当延长带管时间，机械通气和使用利尿药可以使此类患儿获益。术后早期的高血压可以使用血管扩张药和 β 受体阻滞药来控制。

六、肺动脉瓣狭窄（pulmonary stenosis）

（一）病理解剖

1. 单纯 PS 指室间隔完整，由肺动脉瓣膜本身发育不良所致的狭窄，合并或不合并右室漏斗部的狭窄。通常是肺动脉瓣的三个交界相互融合，使半月瓣开放受限，结果造成瓣口狭窄。

2. 临床 PS 分为轻、中和重度狭窄三型。①轻度狭窄：右室收缩压＜ 75 mmHg，右室 -

肺动脉压差＜50 mmHg；②中度狭窄：右室收缩压 75 ~ 100 mmHg，右室 – 肺动脉压差为 50 ~ 80 mmHg；③重度狭窄：右室收缩压＞100 mmHg，右室 – 肺动脉压差＞80 mmHg。轻度和中度狭窄多能见到完整的瓣叶结构，瓣环一般不窄。重度狭窄者肺动脉瓣多发育不良且常伴有瓣环狭窄。

（二）病理生理

1. PS 对循环的影响与狭窄程度和是否伴有心内缺损有关。轻度 PS 对循环功能影响较小，但因右室压力增高可出现右室轻度肥厚；中度狭窄者动脉导管闭合后也能维持一定的肺血流，但右室压力明显增高，出生后数月可能出现右心衰；新生儿重度狭窄者肺血流靠动脉导管分流维持，动脉导管一旦闭合将危及患儿生命。右室后负荷增高导致右室壁肥厚、右室腔减小、右室顺应性降低、舒张功能受损和右心衰。长期的右心室内高压，还可导致三尖瓣关闭不全。右室顺应性下降及三尖瓣关闭不全均可导致右房压增高，通过卵圆孔可引起右向左分流，临床表现为发绀。

2. 正常情况小儿主要依靠增快心率增加 CO，PS 患者右室肥厚使心腔变小，每搏量相对固定，由于通过狭窄瓣膜的血流量与跨瓣压差平方根成正比，心动过速时收缩期时间缩短使右室收缩压增高，但降低右室冠状动脉血流。因此，PS 使心率增快的代偿能力受限。

（三）外科处理

1. 适应证　右室 – 肺动脉跨瓣压差＞50 mmHg 的中度以上狭窄者需要手术治疗。经股静脉或经胸骨旁小切口导管介入行肺动脉瓣球囊扩张术成为首选，适合肺动脉瓣发育良好、瓣膜交界粘连融合者；新生儿严重肺动脉瓣狭窄者，也可先行球囊扩张来改善症状。其他手术方式：全麻并行体外循环的肺动脉瓣交界切开术；狭窄明显且继发右心室改变较重者，需体外循环心搏骤停下手术纠正，需切除右心室流出道肥厚的肌束，必要时行流出道加宽补片；肺动脉瓣环狭窄者可能需要跨环补片；合并三尖瓣关闭不全者需同期处理。

2. 问题和并发症　肺动脉残余狭窄；右室发育不良术后出现右心衰；肺动脉瓣反流等。

（四）麻醉管理

1. 新生儿重度狭窄需要维持动脉导管开放，使用 PGE_1 持续输注。严重心衰患儿要积极控制心衰，做好急诊准备，必要时需紧急行房间隔扩开术。

2. 任何年龄右室压力超负荷的小儿，须维持稳定的心率、足够的充盈压和心肌收缩力。心率的维持在不同年龄的小儿不同，而且与心脏功能受损程度有关，通常右心梗阻性病变不能耐受心率减慢，但右室流出道动力性梗阻需要 β 受体阻滞药治疗。

3. 严重 PS 的新生儿，因充血性心衰使儿茶酚胺耗竭很快，尽量不用抑制心肌收缩力的药物，麻醉以阿片类药和肌松药为主。此类病变对前、后负荷剧变的耐受较差，建议用药速度减慢。从开胸至建立体外循环要迅速，以避免发生室颤。

4. 机械通气时适当提高 FiO_2 浓度，避免低氧血症，适当过度换气，降低 PVR，维持 SVR，促进肺血流。

七、法洛四联症（tetralogy of Fallot）

（一）病理解剖

1. 发绀型 CHD 中 TOF 居首位。病理解剖特征：肺动脉和右室流出道狭窄、VSD（嵴下型居多）、主动脉骑跨（升主动脉开口向右侧偏移）和右心室向心性肥厚。狭窄多在漏斗部，也可在肺动脉瓣膜、肺动脉瓣环或肺动脉主干，VSD 多位于室上嵴下方膜部，也有位于肺动脉瓣下者。

2. TOF 在出生婴儿的发病率为 0.1%，占 CHD 患儿的 5% ~ 8%。由于心脏发育异常导致动脉圆锥向室间隔移位，右室流出道狭窄和主动脉骑跨程度随动脉圆锥向室间隔偏移角度的增加而加重。TOF 可合并动脉导管未闭、右位主动脉弓、ASD、卵圆孔未闭、左上腔静脉、冠状动脉起源异常、迷走锁骨下动脉、肺静脉异位回流等其他心血管畸形。

（二）病理生理

1. **血流动力学特点**　肺动脉狭窄引起肺血流减少，而肺的侧支循环增多。主动脉和 VSD 所形成的立体关系，使主动脉可同时接受右室和左室射出的血液。当心室收缩左心室向主动脉排血的同时，右心室也经心室间隔缺损向主动脉排血，产生右向左分流，分流量与右室流出道梗阻程度和 SVR 密切相关，PVR 对分流量也有一定的影响，尽管右室流出道梗阻使肺血管床免受高压引起的组织改变，但是肺血管可能先天性发育不良。主肺动脉发育不良者，肺血流可能来自大的体肺动脉侧支。TOF 临床症状的多样性与右室流出道的狭窄程度相关，可以表现为无明显发绀、轻度发绀到重度发绀的不同类型。

2. **缺氧和缺氧发作**　肺循环血流量减少和右向左分流，引起体循环血氧含量降低，导致组织缺氧，血红蛋白和红细胞代偿性增多，血液黏滞度增加。尽管血红蛋白增加，但凝血因子缺乏。肺循环血流量减少还促进支气管动脉侧支循环的形成。年龄较大者或重度红细胞增多症，容易形成血栓，通过大的 VSD 可以出现动脉栓塞、脑脓肿等。重症患儿和婴幼儿（2 个月 ~ 2 岁）经常因哭闹、喂食或排便等诱发阵发性发绀和缺氧发作，缺氧发作在患儿安静下来后可缓解。右室流出道（漏斗部）痉挛是缺氧发作的重要原因，使用 β 受体阻滞药可以缓解症状。

（三）外科技术

1. **减状手术**　肺血管先天发育不良的患儿一期可行体 - 肺动脉分流术，以增加肺血流，改善氧合，同时促进肺血管床的发育，以备二期可以行根治手术。

2. **根治性手术**　原有体 - 肺分流性减状术者，对体 - 肺分流进行结扎。根治术的基本操作：切除右室流出道室壁和室间隔异常增厚的肌束，右室流出道补片加宽（瓣环下或跨环），疏通右室流出道。补片闭合 VSD。肺动脉瓣闭锁或冠状动脉左前降支走行异常者，可用右室至肺动脉的外通道。

3. **问题和并发症**　残余右室流出道梗阻；心律失常；右室衰竭（特别是右室切开者）；三

度房室传导阻滞；通过支气管肺动脉侧支或残余 VSD，造成肺血流过多。

（四）麻醉管理

1. 术前访视和准备

（1）详细了解缺氧发作的频率和程度，有无减状手术史和心衰。查阅术前检查资料，重点了解肺动脉的发育情况、是否存在冠状动脉左前降支走行异常（跨过右室漏斗部）、心室功能和肺动脉瓣环的大小等。

（2）术前禁饮、禁食时间不宜过长，避免造成血液黏滞度增高，加重右室流出道梗阻，甚至引起缺氧发作。因此，尽量缩短术前禁饮时间，麻醉前 2 ~ 4 h 可以口服清饮料，不能准确估计手术开始时间的接台患儿需通过静脉适当补液，防止脱水和酸中毒。

（3）术前用药可以使患儿适度镇静，避免缺氧发作，但注意过度镇静可造成 CO_2 蓄积，也可使 PVR 增高，加重缺氧。

2. 体外循环前

（1）选择依托咪酯、阿片类药和肌松药静脉麻醉诱导，注意维持适当的 SVR，避免低血压。重度发绀者需维持血管内有效容量，给予适量碳酸氢钠溶液纠正酸中毒。尽管引起肺血流梗阻的主要原因是右室流出道狭窄，但降低 PVR 可以促进肺血流，预防缺氧发作。机械通气要避免高碳酸血症，以免进一步增加右向左分流。

（2）出现 SpO_2 迅速下降、心动过速，怀疑漏斗部痉挛，立即纯氧通气，吸入七氟烷、静注艾司洛尔（0.5 ~ 1 mg/kg）或阿替洛尔（0.25 ~ 1 mg），以增加肺血流和提高 SaO_2，如果出现明显低血压，应纠正血容量不足，通常对静脉补液反应良好，同时提高 SVR，以减少右向左分流，可以静注去氧肾上腺素 1 ~ 2 μg/kg 或甲氧明 1 ~ 2 mg 纠正。

（3）体外循环前进行血液稀释，可以降低血液黏滞度，减少体外循环对红细胞的破坏，对增加肺血流和促进 CO 有益。体重 > 20 kg、Hct > 50% 者，可以考虑放血 10 ~ 20 mL/kg 备用，注意麻醉管理和无菌操作，建议在体外循环初始，通过腔静脉引流管放血，可保持血流动力学的稳定。

3. 体外循环后

（1）顺利脱离体外循环，有赖于成功的手术矫正、右室功能、肺动脉发育和心肌保护诸多方面。由于右室解剖的改变，右室功能受损，特别是婴幼儿和右室扩大补片者，都需要使用正性肌力药物以支持右室功能，如多巴胺 3 ~ 8 μg/（kg·min）和多巴酚丁胺 3 ~ 10 μg/（kg·min）。对术前左室发育不良、LAP 偏高者，常需要加用肾上腺素。体外循环时间较长，使 PVR 增加者，可以加用米力农。

（2）严重发绀、体外循环时间较长者，术野渗血较多，往往存在凝血功能异常，需要及时补充 FFP、血小板和止血药物。

八、大动脉转位（transposition of the great arteries）

（一）病理解剖

1. 概念　TGA 的主要特征是主动脉口和肺动脉口同左、右心室的连接和（或）两根大动脉之间的位置关系异常。TGA 属复杂型全心综合性 CHD，在新生儿期发绀型心血管畸形中，发生率和病死率均占首位。未经手术治疗约 45% 死于 1 个月内，69% 死于 3 个月内，75% 死于 8 个月内，80% 死于 1 岁内，缺氧和充血性心衰是主要的死亡原因。

2. 形态分类

（1）完全型 TGA：单纯性完全型 TGA 指主动脉和肺动脉对调位置，房室连结正常，室间隔完整，卵圆孔开放或 PDA。复杂性完全型 TGA 则合并室间隔缺损、房间隔缺损或动脉导管未闭，常伴有肺动脉瓣下狭窄或左室流出道梗阻。合并较大的体肺动脉侧支则预示可迅速发展为肺血管阻塞性病变。

（2）矫正型 TGA：大动脉和心室同时发生转位，血流由腔静脉 → 右心房 → 右侧的左心室 → 肺动脉 → 肺静脉 → 左心房 → 左侧的右心室 → 主动脉，解剖右心室担负着维持体循环的功能，血流的循环符合基本的生理学功能，但经常合并其他心内畸形。

（二）病理生理

1. 完全型 TGA

（1）两个循环系统相互独立。一个循环向肺内射血并接收肺血回流，即左心房 → 左心室 → 肺动脉；另一个循环向全身射血并接收全身血液的回流，即右心房 → 右心室 → 主动脉（图 3-8-2）。在这种情况下，如果两个循环间没有交通，患儿将不能存活。两个循环间的交通可能存在于心房、心室或动脉（动脉导管和支气管肺动脉侧支）水平。如果动脉导管是唯一的交通通路，那么动脉导管的快速闭合则具有致命性。

（2）由于房室连接协调，但两大动脉和心室连接互换，形成大循环和右心室、小循环和左心室分别循环的非生理状态。因此，存活的前提条件是存在左向右和右向左的双向分流，可合并发绀和心室功能不全，而缺氧的程度取决于有效分流量和血流混合的状态，肺血流或多或少且与发绀的程度无明确关联。近 15% 的 TGA 常合并 VSD，两个循环之间的血流混合主要发生在心室水平，其循环之间的血流混合比较复杂，很多因素可以影响血流混合量，如 VSD 的大小、心室的顺应性、流出道有无限制性血流、体循环和肺循环的阻力等。室间隔完整的 TGA 的血流交通常在 ASD 和 PDA 水平，其分流量和方向由交通口的大小、心房之间的周期性压力变化、体循环和肺循环的阻力比值等决定，室间隔完整的 TGA 如计划作大动脉调转手术（switch 手术），则应在 PVR 降低前和左室心肌尚未萎缩的新生儿期进行。

2. 矫正型 TGA

（1）由于房室连接错位（右心房 → 左心室、左心房 → 右心室）和心室大动脉连接错位（左心室 → 肺动脉、右心室 → 主动脉）并存，使血液循环符合正常的生理学循环状态。因此，合并 VSD 或其他畸形的病理生理改变与正常心脏合并其他畸形的一样。

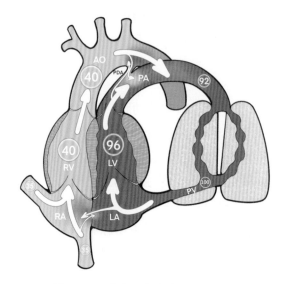

图 3-8-2　完全型大动脉转位示意图

圆圈中数字代表氧饱和度；SVC：上腔静脉；IVC：下腔静脉；RA：右心房；LA：左心房；RV：右心室；LV：左心室；PA：肺动脉；AO：主动脉；PDA：动脉导管未闭；PV：肺静脉。

（2）如果不合并任何心内畸形，患者的心功能在 40 ～ 50 岁前可以保持正常，但部分患者逐渐出现右心功能不全；对于合并心内其他畸形的患者，尽管进行了手术干预，但也会逐渐出现右心功能不全。原因复杂，可能和右心室（体循环）超负荷、出现三尖瓣反流、心脏传导紊乱和冠状动脉供血等病理因素有关。

（三）外科手术

1. 心房内折流术（Mustard 手术）或心房分隔术（Senning 手术）　均为房水平改变血流方向的手术，使用房内通道使 TGA 患儿的全身血流回流到左室（和肺动脉），肺静脉血流回流到右室（和主动脉），达到生理学而不是解剖学上的根治。Mustard 手术使用心包或涤纶片在右心房内建成屏障，置于上、下腔静脉的周围，将腔静脉的血（即体循环的静脉血）引向二尖瓣口，经左心室入肺动脉，将肺静脉血引向三尖瓣口，经右心室入主动脉，解剖学上使畸形更复杂，血流动力学上达到生理要求。Senning 手术用房间隔组织与心房壁做成心内与心外隧道纠转静脉血流，只需较小补片做心房内隧道，不像 Mustard 手术后血流在房间隔水平通过，而是经心脏外通道，术后心房功能不受影响，不易发生腔静脉及肺静脉阻塞。

2. 完全型 TGA 可行大动脉调转术（switch 手术）　在冠状动脉口以上横断大动脉，将冠状动脉口像"纽扣"一样从主动脉壁上切下。主动脉放置在肺动脉后方，近端肺动脉横断后将冠状动脉口植入。在冠状动脉口上方，将主动脉与近端肺动脉缝合，建立正常的左心循环。肺动脉移到前方与右室流出道缝合。使用心包片缝合切除冠状动脉口后留下的缺口。

3. 内隧道外通道手术（Rastelli 手术）　比较适用于伴有 VSD 和左室流出道梗阻的 TGA。切断肺动脉，缝闭其瓣口。用人工补片将 VSD 和主动脉口同时隔于左室，使左室血液射入主动脉，使用带瓣外通道连接右室和肺动脉。

4. 矫正型 TGA 合并心内畸形手术　传统的手术方法往往是矫治合并的心内畸形，以解剖上的右心室作为体循环的心室，做到生理学上的矫治，但影响患者的远期预后。最理想的手术方法为双调转术（double switch procedure），即同时进行心房水平和大动脉水平的两次调转，即 Senning 手术与 switch 手术相结合，进行完全的生理学和解剖学的根治。

5. 其他　合并重度左室流出道狭窄、VSD 的 TGA 或矫正型 TGA 患儿，有时需要二期手术根治，先行一期改良体 – 肺动脉分流（B-T 分流）术，以增加肺血流；REV 手术是既不需要冠状动脉移植也不需要外管道，通过右室切口，切除漏斗部扩大室间隔缺损，用补片修补室缺和完成内隧道，并将主动脉隔到左心室，用自体心包片扩大和前置肺动脉并与右室连接，心包片人工做瓣重建肺动脉，以减少肺动脉瓣反流；Nikaidoh 手术也适用于 TGA 合并 VSD 和左室流出道狭窄的患者，并且不断改良，包括两条大动脉根部移植、冠状动脉移植、漏斗部间隔切除、VSD 修补和双心室流出道重建，总之，力求达到解剖和生理上的彻底矫正。

6. 问题和并发症

（1）Mustard 手术或 Senning 手术：房性心律失常（病态窦房结综合征）；全身或肺静脉回流梗阻（继发于心房内的间隔）；右心室（体循环）衰竭；体循环（三尖瓣）反流；残余房内分流等。

（2）switch 手术：心肌缺血；左心室（体循环）衰竭；肺动脉瓣上狭窄（晚期）；主动脉瓣反流；心室上主动脉狭窄（罕见）等。

（3）Rastelli 手术：流出通道梗阻；残余房内分流；外管道狭窄（后期）等；REV 手术：肺动脉瓣反流和右室功能不全。

（四）麻醉管理

1. 术前准备和处理

（1）所有动脉导管依赖性缺损的新生儿，需持续使用 PGE$_1$［0.05 ~ 0.1 μg/（kg·min）］维持动脉导管的开放。即使动脉导管维持开放，但由于肺循环和体循环隔离，致使血液混合不足，可以出现严重的低氧血症、代谢性酸中毒。必要时需要介入导管先行气囊房间隔切开术（Rashkind 手术），该手术可在左、右心房间建立较大的交通，确保在房水平有足够量的血液混合，维持适量的肺血流。

（2）婴幼儿省略术前用药，较大患儿适当镇静。尽量缩短禁饮食时间，尤其是红细胞增多症的患儿，术前可适当静脉补液，避免脱水。

2. 术中监测　常规体外循环术中监测。麻醉诱导早期 SpO$_2$ 和听诊器的监测非常必要。选择性（大部分需要）建立 LAP 监测（通过右颈内静脉预置单腔深静脉导管入右房）。常规使用 TEE 监测。

3. 术中管理

（1）术前持续输注 PGE$_1$ 维持动脉导管开放者，保持输注直至建立体外循环。建议术后继续小剂量使用，逐渐减量和 2 ~ 3 日停药，避免突然停药造成肺高压反跳。

（2）麻醉诱导和维持：可用静脉和吸入麻醉诱导，注意不要引起 PVR 的剧烈波动（升高或大幅降低），至少应维持正常的 PaCO$_2$、保持 pH 平衡、足够的氧合和适当的麻醉深度。麻醉维持以大剂量阿片类（芬太尼或舒芬太尼）为主，拟早期气管拔管者，可用中、小剂量芬太尼（10 ~ 20 μg/kg）或舒芬太尼（1 ~ 2.5 μg/kg）复合七氟烷或其他镇静药物。

（3）防止心肌缺血：行 switch 手术的患儿，容易出现心肌缺血。因术中需要做冠状动脉移植，术后要注意 ST 段变化，出现 ST 段抬高时，可输注硝酸甘油 0.5 ~ 1 μg/（kg·min）扩冠以增加冠状动脉血流；怀疑冠状动脉气栓时，可在主动脉插管远端间歇和瞬间阻、开主动脉，使冠状动脉"超灌注"有助于通过心肌循环排出气栓；出现反复心律失常、血压不稳定，要排除移植的冠状动脉受压或扭曲。

（4）避免增加 PVR，可以通过调整通气来降低 PVR，以增加肺血流和确保体 – 肺循环间的血流混合，增加动脉血氧饱和度（SaO_2）。体外循环前保持 SVR，避免低血压和 SaO_2 下降，体外循环后适当控制血压，促进 CO。

（5）维持心率、心肌收缩力和前负荷，以保持足够的 CO。此类患者术后可出现左心或右心功能不全。在有较大 VSD 或左室心肌未萎缩的患儿，左室可以很好地接受并适应 SVR；右心功能不全多与 PVR 升高有关。因此，大都需要正性肌力药物（多巴胺和多巴酚丁胺）支持，必要时加用肾上腺素、米力农和硝酸甘油等血管活性药物。

（6）年龄稍长的慢性发绀患儿，易患凝血功能障碍，由于手术大都复杂，有时手术时间延长，渗血和出血较多，必要时输注 FFP 和血小板。

4. 术后处理

（1）TGA 患儿很少使用快通道麻醉技术，需维持足够的机械通气时间。监测心肌缺血，出现心肌梗死应积极治疗。

（2）机械通气时间取决于手术方式和患者病情的稳定情况，气管拔管的时机取决于血流动力学的稳定状态，必要时需延迟至术后 24 ~ 48 h 再考虑气管拔管。

九、三尖瓣闭锁（tricuspid atresia）

（一）病理解剖

1. 病理特征为三尖瓣口闭锁，房间隔存在交通口，室间隔缺损，不同程度的右心室发育不良。近 30% 的病例合并 TGA。

2. 三尖瓣闭锁使右心房与右心室之间没有直接沟通，右心房内见不到三尖瓣瓣膜组织和三尖瓣瓣孔，右心房底部原三尖瓣所在部位被肌性组织、薄膜状组织等所替代。左心房则通过二尖瓣与左心室连接。

（二）病理生理

1. 由于三尖瓣闭锁导致从右心房到右心室的血流受阻，因此，体循环静脉血必须通过开放的卵圆孔或 ASD 进入左心房（右向左分流）。容量负荷的增加导致左房和左室扩大，肺血流依赖于 VSD 或 PDA 的存在。在大动脉位置关系正常的条件下，血流通过 VSD 进入发育不良的右心室，而后进入肺动脉来维持肺血流。当 VSD 较大且肺动脉瓣无狭窄时，肺血流并不明显受限；当

VSD 较小或肺动脉瓣狭窄时，肺血流明显减少；存在 TGA 时，肺血流可以正常或增多而出现心衰，同样可因限制性 VSD 或流出道梗阻（如主动脉瓣下狭窄）而出现体循环低血压。

2. 体循环静脉血和肺静脉氧合血在左心房内完全混合，造成不同程度的动脉血氧饱和度降低，肺循环血流量增多者可以不出现发绀或轻度发绀，肺动脉出口狭窄者则出现重度发绀。肺血流量正常或增多者也可发生肺血管阻塞性病变，随着病变的加重而肺血流量逐渐减少，则发绀也逐渐加重。

（三）外科手术

1. 格林手术（Glenn procedure）或双向格林手术　经典 Glenn 手术将上腔静脉与右肺动脉端吻合，不加重左心室负荷，也不产生肺血管病变，但术后左、右肺血流不同。双向 Glenn 手术将上腔静脉与未断开的右肺动脉行端侧吻合，将上腔静脉或左上腔静脉的体静脉回流血分流到两肺，充分利用残存的右心室功能，将血液顺向从狭窄的肺动脉搏动性地射入肺循环，在不增加肺血管压力的情况下增加肺血流，从而提高动脉血氧饱和度。

2. 经典房坦手术（Fontan procedure）　右房游离后与肺动脉吻合，同时闭合 ASD。由于右心循环中无右室，因此肺血流完全依赖于跨肺压差（CVP 高于 LAP）。Fontan 手术的理想指征：肺动脉压 < 20 mmHg；PVR < 4 Wood 单位；窦性节律；左室 EF ≥ 60%；LVEDP < 10 mmHg；肺动脉与主动脉直径比 > 0.75；腔静脉回流正常，且不存在体循环房室瓣功能失常等。术前肺动脉扭曲、PVR 增高和心室功能不良是主要的危险因素。

3. 全腔静脉 – 肺动脉吻合术　将上腔静脉切断后的两端与右肺动脉进行端侧吻合，两侧肺动脉仍保持连续，使上腔静脉血通过上腔静脉的远端与肺动脉的吻合口引入肺动脉。通过一段纵向刨开的 Gore-tex 血管片缝入右房，使其与右房壁形成通道，将下腔静脉血流通过上腔静脉近端与肺动脉的吻合口引入肺动脉。Gore-tex 血管片相当于下腔静脉与上腔静脉口之间的一个外侧挡板。必要时可在挡板上开窗（通常 3 mm），使部分静脉血流绕过肺循环直接进入左房，以降低动脉血氧合（通常 SaO_2 为 85% ~ 90%）为代价增加左心前负荷，改善 CO。该窗口通常在术后 1 年自动闭合，如果窗口未自动闭合或 SaO_2 严重不足，可介入封堵将窗口闭合。

4. 问题和并发症　全身静脉压增高（肝大、腹水、下肢水肿、胸腔和心包腔积液）；房性心律失常；低心排血量；通过支气管肺动脉侧支残余左向右分流；房水平残余右向左分流，引起 SaO_2 下降；人工管道内血栓形成等。

（四）麻醉管理

1. 术前　胸部 X 线、超声和心导管检查，明确诊断、确定是否伴有 TGA 和评价肺血管发育情况。由于慢性容量超负荷引起的左室病变，术前可能需要使用正性肌力药物。新生儿肺血流降低，需要使用 PGE_1 0.1 μg /（kg·min）来维持动脉导管开放。如果 ASD 或开放的卵圆孔较小，可行心导管气囊房间隔切开术。

2. 麻醉管理　关键在于维持血管内容量、降低 PVR，促进和改善肺血流。使用吸入麻醉诱导者，需防止 PVR 增高并避免低血压（肺血流靠动脉导管依赖型患儿需要依赖动脉压）。因心室功能受损术前需要正性肌力药物支持者，最好使用静脉麻醉诱导，对心肌抑制轻并能很好地维持 SVR。发绀严重或曾经做过减状手术者，由于侧支循环或心包粘连使体外循环前期出血增加，注意补充血容量。

3. 体外循环　由于支气管肺动脉侧支循环丰富，体外循环期间虽然阻断升主动脉，但血流仍可到达心肌，使心肌温度升高，影响心肌保护。手术需要相对较长的体外循环时间，在脱离体外循环时需要使用正性肌力药物支持心功能，在并行循环时就开始使用有助于增高首次脱机的成功率。对于双向 Glenn 术和半房坦（Hemi-Fontan）术，由于术后下腔静脉的血液仍进入心室，保证了心室的前负荷，因此患者一般耐受较好；而 Fontan 术后的患者，肺循环完全变为被动循环，一般需要 12 ～ 15 mmHg 的 CVP 来驱动静脉血通过肺，术后可通过增加 FiO_2、过度通气、吸入 8 ～ 40 ppm 的 NO，尽可能降低 LAP 来降低 PVR。如果术后需通过超过 20 mmHg 的 CVP 来维持循环，则术后生存率下降。

4. Glenn 或双向 Glenn 手术　常在非体外循环下手术，术中需要建立上腔和下腔两条深静脉通路，同时监测上腔（术后反映肺动脉压）和下腔静脉压，通过下腔静脉输液、输血和给予正性肌力药物（如多巴胺）。Fontan 手术后 CVP 相当于肺动脉压，主要反映右心充盈压，因此同时放置左房管测压监测左心充盈压有利于术后管理。

5. 正压通气　降低肺血流，术后尽早停用。但在年龄较小而肺血管床反应性高者，为了预防 $PaCO_2$ 增高，需要使用正压通气辅助。使用正压通气，要缩短吸气时间，维持尽可能低的平均气道压。

十、共同动脉干（persistent truncus arteriosus）

（一）病理解剖

1. 原始动脉干未能分隔成主动脉和肺动脉，以致保存胚胎期从心底发生的单一动脉干。病理特征：起源于两个心室腔的单一动脉干；仅有一组半月瓣（可呈两个、三个或四个瓣叶）；伴有高位 VSD；肺动脉、头臂动脉和冠状动脉均起于共干。

2. 根据肺动脉的起源不同分为 4 型。

（1）I 型：肺动脉主干起源于动脉干的近端，居左侧，与右侧的升主动脉处于同一平面，接受两侧心室的血液，此型最常见，约占 90%。

（2）II 型：左、右肺动脉共同开口或相互靠近，起源于动脉干中部的后壁。

（3）III 型：左、右肺动脉分别起源于动脉干的侧壁。

（4）IV 型：肺动脉起源于胸段降主动脉或肺动脉缺失，肺动脉血供来自支气管动脉。

（二）病理生理

1. 共同动脉干从单一大动脉发出冠状动脉循环、肺循环和体循环。胚胎期动脉圆锥嵴在胚胎动脉干分为主动脉和肺动脉时出现缺陷。主肺动脉、一侧或两侧肺动脉从动脉干发出。通常存在 VSD，主动脉干骑跨于 VSD 上。由于体循环和肺循环血流在 VSD、动脉干水平混合，导致出现发绀。动脉干瓣膜可能有 2 ～ 6 个瓣尖，而且大约一半的患者存在瓣膜关闭不全。肺循环阻力的高低是病理生理变化的基础，肺血流过多者，特别是在出生不久 PVR 降低后，发绀可不明显。

2. 来自肺循环的左心室氧合血和来自体循环的右心室静脉血，混合后共同进入动脉干。因此，动脉血氧饱和度的降低程度取决于肺循环的血流量。肺血流量多者临床上发绀不明显或程度轻，但心脏负荷加重，伴有动脉干瓣膜关闭不全者易造成心衰，左心房压力升高可发生肺水肿。肺血流量少者则发绀明显。由于高流量、高压力作用于肺血管床，早期即可产生肺小血管阻塞性病变，导致肺动脉高压，如不治疗则患儿多于出生后 6 个月内死亡。

（三）手术操作

1. 手术方法　在出生后数月内 PVR 降低和肺血流增加，需在引起肺血管梗阻性改变前完成手术修复。根据肺动脉的起源进行手术，包括 VSD 补片修复，将肺循环从动脉干分出来，在右心室和肺动脉间建立一个带瓣外通道。对动脉干瓣膜关闭不全者，需同时行瓣膜成形或瓣膜替换。

2. 问题和并发症　肺动脉高压或外通道梗阻引起右室衰竭；动脉干瓣膜反流和左心室衰竭；残存 VSD 和左向右分流；随生长发育而造成的外管道狭窄。

（四）麻醉管理

1. 术前多数患儿已行气管插管和正压通气，心衰严重者需使用正性肌力药。较大的患儿多存在严重肺动脉高压，建议使用肺动脉导管或 LAP 监测。

2. 体外循环前期，在保持体循环血流量的基础上设法降低肺血流量，限制吸入氧浓度、维持正常上限 $PaCO_2$ 和合适的麻醉深度。开胸后如果必要可由术者环缩肺动脉以限制肺血流。缺损修补完毕脱离体外循环后，设法增加肺血流，提高吸入氧浓度、适度过度通气和及时调整酸碱平衡。脱离体外循环常需使用正性肌力药物如多巴酚丁胺，以增加心肌收缩力，使用硝酸甘油或米力农，以降低肺动脉压。停机后或关胸时适当加深麻醉，以避免出现肺动脉高压危象。

3. 术后充分镇静，预防 PVR 增高或外通道梗阻出现右心衰竭。此类患儿肺血管应激性高，术后一段时间的带管镇静有利于术后恢复。注意在机械通气维持较低的 $PaCO_2$，调整 FiO_2 维持 $PaO_2 > 100$ mmHg，可吸入 NO，以降低 PVR。

十一、完全性肺静脉畸形引流（total anomalous pulmonary venous connection）

（一）病理解剖

1. 概念　完全性肺静脉畸形引流指全部肺静脉均不与左心房相连通，而是引入右房或体循环静脉系统，通常伴有 ASD 或卵圆孔未闭，使右房血流入左房，否则无法存活。

2. 临床分型　①心上型：肺静脉总干经垂直静脉连接左、右无名静脉或左、右上腔静脉流入右心房；②心内型：肺静脉总干连接右心房壁或冠状静脉窦流入右心房；③心下型：肺静脉总干穿过膈肌经门静脉或肝静脉流入右心房；④混合型：两侧肺静脉或各叶肺静脉分别与不同的体静脉连接。

（二）病理生理

1. 血流动力学特点　肺静脉血引流到右心与体循环静脉血混合，部分氧合不全的血液通过 ASD 或并存的动脉导管进入体循环，从而引起全身发绀。右房扩大、右室容量超负荷和肺血流增加并存。

2. 合并肺静脉回流梗阻　评价患者临床症状及预后的主要因素。严重梗阻者发绀明显，出生后数天即可出现呼吸衰竭及肺动脉高压，如果同时存在较小的 ASD 和左心室发育不良，发绀等症状进一步加重；无梗阻者发绀轻，不易察觉，但随着长时间的肺循环容量超负荷，引起肺血管的阻塞性病变，从而产生肺动脉高压，分流量开始明显减少，发绀加重。

（三）外科手术

1. 手术操作　重建肺静脉引流，使肺静脉血引入左房，闭合 ASD。通常在左心房后面将肺静脉与左心房吻合，并结扎异常的静脉。心内型需切开冠状静脉窦进入左心房，使用补片将肺静脉回流血液通过 ASD 引入左心房。混合型因畸形的引流不同，手术方法各异，需根据具体情况而定。有时甚至难以将所有的肺静脉隔入左心房，可能残余一支肺静脉入体静脉系统，对手术效果及远期疗效影响不大。

2. 问题和并发症　肺静脉残存梗阻；肺血管反应性增高或肺动脉高压；右心衰竭。

（四）麻醉管理

1. 术前　维持正常 PVR 和支持心室功能。继发于肺血流增加或肺静脉梗阻的肺水肿，需要正压通气和使用正性肌力药物支持。为了控制肺血流的进一步增加，避免过度通气和限制吸入氧浓度。

2. 术中　通常以阿片类药物麻醉为主，对心肌抑制轻微。由于术前左心室容量负荷较低，患儿存在左心相对发育不良、心肌顺应性差和左心功能不全，建议经右颈内静脉预先置入 20 G 深静脉导管至右房，备术后监测 LAP。由于此类患儿肺血管反应性高，常伴有肺动脉高压，在脱离体外循环时需要采取降低 PVR 的措施，如过度通气（轻度碱血症）、提高吸入氧浓度和使用硝酸甘油、米力农等。需要正性肌力药物支持左心功能，尤其是术前存在心衰的患者。

3. 术后　需要机械通气支持。需要足够的镇痛和镇静，以减弱肺血管反应性，可以持续输入右美托咪定镇静和（或）使用小剂量阿片类药物镇痛。必要时吸入 NO，以降低肺动脉压。

十二、左心发育不良综合征（hypoplastic left heart syndrome）

（一）病理解剖

1. 病理特征　左心发育不良、主动脉瓣口和（或）二尖瓣口闭锁或狭窄，同时合并升主动脉和主动脉弓严重发育不良，介于右室型单心室与严重左室流出道狭窄伴小左室之间的心脏畸形。常伴有心内膜弹力纤维增生，37% 伴心外畸形。

2. 预后　新生儿期即可发生心衰，25% 在生后第 1 周死亡。如果不及时治疗则基本在 6 周内死亡。

（二）病理生理

1. 由于二尖瓣、左心室和升主动脉发育不良或闭锁，在房水平（通常血液完全混合）存在左向右的分流。体循环血流完全依赖于通过动脉导管的右向左分流供应，冠状动脉血流通过发育不全的主动脉弓逆行血流灌注。如果动脉导管闭合或动脉导管保持开放但 PVR 降低引起肺窃血时，体循环灌注严重不足。

2. 由于体循环灌注不足，导致低血压、代谢性酸中毒和少尿等器官功能紊乱。而肺循环血流过多，引起呼吸衰竭和右心衰。

（三）外科操作

1. 分期手术　一期 Norwood 术通常在出生后 1 个月内进行，手术操作包括房间隔切开、用同种肺动脉片重建主动脉弓和升主动脉 – 主动脉弓 – 近端主肺动脉吻合，肺循环通过改良 Blalock-Taussig 分流或中央分流供血，近年来很多医学中心采取连接右室与肺动脉间的外管道来供血肺循环。二期手术在患儿 6 个月时进行，行双向 Glenn 或 Hemi-Fontan 术，减轻右室容量负荷，以利于右室重建及保留右心功能。三期手术在患儿 18 ~ 24 个月时行 Fontan 术。完全纠正需要心脏移植。

2. Norwood 术后问题和并发症　主动脉吻合扭曲导致心肌缺血；术后心功能不全、心衰和低 CO；三尖瓣（体循环房室瓣）反流；肺血流不足或过多（取决于手术分流大小和 PVR/SVR 比值）；肺动脉高压危象。

（四）麻醉管理

1. 不用术前药，为降低氧耗术前多数已气管插管镇静。由于术中经常使用深低温停循环或低流量技术，准备 $rScO_2$ 监测。麻醉诱导和维持以阿片类药物为主，避免或尽可能减小对心肌的抑制作用。

2. 保持 PDA 呈开放状态，以供应体循环血流。维持 PVR 和 SVR 间的平衡，保证足够的氧合和体循环灌注，这些都是麻醉处理的关键问题。当体循环 SaO_2 为 75% ~ 80% 时，表明 Qp/Qs 接近（1 ~ 2）∶1，估计混合静脉氧饱和度为 50%。采用降低 PVR 措施如过度通气、提高吸入氧浓度等，SaO_2 可增加到 85% ~ 90%，但肺血流的增加势必减少体循环血流，可使 Qp/Qs 增加到（4 ~ 5）∶1，从而导致体循环灌注不足和代谢性酸中毒。因此，维持 SaO_2 接近 80% 比较理想。

3. 脱离体外循环多需正性肌力药物支持心脏功能。如果冠状动脉血流处于临界状态，心肌应激性可能会很高。存在肾衰竭可使处理更加复杂化。体 – 肺分流量的大小决定术后处理方式，早期维持适度过度通气，增加肺血流。在维持 SaO_2 为 80% ~ 85% 的前提下，将 FiO_2 降到最低。通过采用高潮气量低频率的机械通气方式，使 $PaCO_2$ 逐渐正常，同时监测对 SaO_2 的影响，以预防肺血流过多。肺循环分流过多者，可采用 CO_2 重吸入增加 PVR，以调节 PVR 与 SVR 的平衡。

4. 术后需要适度镇痛和镇静，预防出现肺动脉高压危象。

十三、右心室双出口（double outlet right ventricular）

（一）病理解剖

1. 病理解剖特征　DORV 是少见的复杂性先心病，占先心病的 1%～3%。DORV 是指主动脉和肺动脉均起源于右心室，或一根大动脉和另一根大动脉的大部分起源于右心室，VSD 为左心室的唯一出口，主动脉瓣与二尖瓣之间可存在或无纤维连续。DORV 实际上是胎儿心脏分化发育的渐变过程中界于 TOF 和 TGA 之间的先天性心脏畸形，有肺动脉骑跨的右心室双出口被称为 Taussig-Bing 综合征。随着大动脉骑跨程度的增加而改变，当肺动脉在左心室上的骑跨部分超过 50% 即为 TGA。有肺动脉瓣下狭窄和主动脉与二尖瓣有纤维延续的病例，若主动脉骑跨于右心室之上的部分小于 50% 为法洛四联症，大于 50% 为 DORV。阜外医院认为主动脉骑跨于右心室在 75% 以下归于法洛四联症，骑跨在 75% 以上者定为 DORV。

（1）VSD：通常比主动脉口径大，大部分 VSD 位于主动脉瓣下（60%）或肺动脉瓣下（30%），少部分位于主动脉和肺动脉开口下方的中间部位。

（2）大动脉位置：常见，主动脉与肺动脉开口并排于同一平面，主动脉位于右侧；其次，主动脉开口位于肺动脉开口的右后方或右前方；而主动脉开口位于肺动脉开口的左前方的情况，比较常见于房室不一致的 DORV。

（3）房室连接：大约 90% 的病例房室关系一致，即右心房与右心室连接，左心房和左心室连接，房室关系不一致者仅占 10% 左右。其他畸形有肺动脉瓣或漏斗部狭窄、主动脉瓣下狭窄、房室瓣畸形、心室发育不良、ASD、冠状动脉开口异常等。

2. 分型　DORV 主要根据 VSD 的解剖位置、与动脉干的关系、有无肺动脉狭窄和是否伴有其他畸形等来分型。近年来普遍接受美国胸外科医师协会和欧洲胸心外科协会提出的新分型，便于外科手术决策。

（1）室间隔缺损型：最常见类型。VSD 位于主动脉瓣下，容易出现肺动脉高压。

（2）法洛四联症型：VSD 位于主动脉下或者在两大动脉开口下方，合并右室流出道狭窄。

（3）大动脉转位型：VSD 位于肺动脉瓣下，伴或不伴有漏斗部和肺动脉狭窄。

（4）室间隔缺损远离型：VSD 边缘与两个半月瓣瓣环的最小距离均大于主动脉瓣环直径，多位于三尖瓣隔瓣下右心室流入道或位于心尖肌部，双动脉下有圆锥存在，主动脉瓣和二尖瓣之间没有纤维连续。

（二）病理生理

1. DORV 的血流动力学变化主要取决于 VSD 的位置和大小，以及是否合并肺动脉狭窄及其程度，在 VSD 位于主动脉瓣下而无肺动脉狭窄时，左心室血流大部分经缺损直接进入主动脉，而右心室血液主要进入肺动脉，肺血流量增多，临床表现与 VSD 合并肺动脉高压相似。在 VSD 位于肺动脉瓣下而无肺动脉狭窄时，左心室血液主要经缺损直接进入肺动脉，而右心室血液主要进入主动脉，临床表现与完全性大动脉转位合并 VSD 相似，有肺充血和严重发绀。VSD 大，左心室排血无阻碍，左、右心室内压力相等；VSD 小，左心室排血受阻，左、右心室间存在压力阶差，左心室压力高于右心室。无论 VSD 位置和大小，若有肺动脉狭窄时，临床表现类似严重的法洛四联症，有肺血流减少和严重发绀症状。

2. 由于 VSD 的位置不同和有无半月瓣下狭窄，DORV 的病理生理、血流动力学和临床表现有很大差异。主动脉发自右心室必将接受非氧合血而产生"右向左"分流，而左心室的血液只能通过 VSD 来排出，而使氧合血排到肺动脉，又产生"左向右"分流。而"右向左"和"左向右"分流的相对程度差别很大，这主要取决于主动脉和肺动脉的开口与 VSD 之间的关系。由于高阻力的体循环和低阻力的肺循环都承受同一压力，必然产生肺动脉高压，但如果同时伴有肺动脉狭窄，则肺动脉压力可以不增高。

（三）外科处理

1. 手术时机　DORV 的外科术式因病变类型、VSD 的大小、主动脉和肺动脉的关系、肺循环血流量以及是否伴有其他心脏畸形而异。病情严重的新生儿未及时治疗常早期死亡，根治手术目的是进行完全解剖矫治，手术时机和方式取决于临床状态和病理解剖。通常需要尽早手术，但出生 2 个月以内施行根治术，手术死亡率较高，部分患儿需先进行姑息性手术，如肺动脉环缩术或体 – 肺动脉分流术以延长生命。近年来 2 岁左右幼儿根治术的手术死亡率已降至 5% 以下。

2. 手术方式　根据外科分型决定手术方式，手术操作基本目的是通过构建心室内隧道或外管道，达到生理或解剖上的矫治，同时进行其他畸形的修补。

（1）室间隔缺损型：因患儿早期可出现心衰，6 月龄以上可能出现阻力型肺高压，宜在新生儿期或婴儿早期手术。可行双心室矫治，建立室间隔缺损至主动脉的内隧道连接，或行肺动脉环缩术。瓣下完整圆锥者同期行圆锥肌的必要切除和（或）适当扩大室间隔缺损，以降低左室流出道梗阻的发生率。

（2）法洛四联症型：双心室矫治的手术时机宜选择在 3 月龄以上，发绀严重者也可先行体 – 肺动脉分流手术。内隧道建立及主动脉瓣下圆锥处理同室间隔缺损型，同期疏通右心室流出道或者肺动脉瓣狭窄。

（3）大动脉转位型：不合并肺动脉瓣狭窄或轻度肺动脉瓣狭窄（跨瓣峰值压差 < 35 mmHg）、肺动脉瓣功能良好者宜尽早行双心室矫治。建立室间隔缺损至肺动脉的内隧道连接，然后再行动脉调转；也可通过切除圆锥肌后行 Kawashima 手术，建立室间隔缺损至主动脉的内隧道连接。合并肺动脉瓣狭窄（跨瓣峰值压差 > 35 mmHg）宜在 6 月龄以上行双心室矫治，建立室间隔缺损至主动脉内隧道连接，然后行 Rastelli 手术、REV 手术或 Damus-Kaye-Stansel 手术；建立室间隔缺损至肺动脉的内隧道连接后行双根部调转术（DRT 手术）或者 Nikaidoh 手术。发绀严重、肺动脉发育不良者可先行体 – 肺动脉分流术。

（4）室间隔缺损远离型：需要建立室间隔缺损至大动脉的较长内隧道连接，宜在 6 月龄以上行双心室矫治手术。发绀严重患儿可在新生儿期或者婴儿早期行体 – 肺动脉分流手术，肺动脉高压患者在新生儿期或者婴儿早期行肺动脉环缩术。合并肺动脉瓣狭窄、肺动脉发育良好、心室发育良好、SaO_2 在 80% 以上可暂不手术，待 1 岁以后再行双心室矫治。术式根据室间隔缺损与大动脉的距离、两大动脉的相互关系，选择建立室间隔缺损至主动脉内隧道连接或者至肺动脉内隧道连接。

3. 问题和发症　右心室双出口手术操作复杂，仍然存在许多问题，由于严重的肺血管阻塞性病变，肺动脉狭窄解除不满意，以及有严重血流动力学影响的合并畸形未能得到满意的纠正，或因并发完全性房室传导阻滞等因素导致术后低 CO 等。因此，在 DORV 患者 PVR > 800 dyn/（s·cm^5）和肺循环血流与体循环血流比< 1 : 3，以及手术结束时测定右心室压力与左心室压力（肺动脉狭窄患者）之比> 0.75，则手术死亡率高。近年来 DORV 行双心室矫治术的早期死亡率已降至 4.5% ~ 7.4%，5 年生存率可达 89.0% ~ 93.5%。常见的并发症有室间隔缺损残余分流；左心室流出道梗阻常因隧道较长呈角或室间隔缺损扩大不足导致，当峰值压差> 50 mmHg 时需再次手术治疗；右室流出道梗阻多因漏斗部肥厚肌疏通不彻底或心室内隧道占用右室空间过大引起；完全性房室传导阻滞在扩大室间隔缺损者发生率较高；主动脉瓣反流和冠状动脉狭窄主要发生在 Taussig-Bing 畸形实施动脉调转术。死亡原因为心衰、低 CO、出血性肺水肿、心律失常、完全性房室传导阻滞、呼吸衰竭和感染等。

（四）麻醉管理

1. 肺动脉高压型的麻醉

（1）体外循环前维持适当的麻醉深度，维持肺循环阻力，避免进一步增加肺血流。通过限制吸入氧浓度（40% ~ 60%），维持 SpO$_2$ 在 80% 以上即可。同时避免过度通气，维持正常上限的 PaCO$_2$（40 ~ 45 mmHg），最大限度地减少肺血流。

（2）体外循环畸形纠治后适当提高吸入氧浓度（可达 100%）和加深麻醉。采取降低肺动脉压力的措施，如适度过度通气，避免任何导致肺循环阻力增高的因素。支持和改善右室功能，停机前尽早使用血管扩张药物降低后负荷，如持续输注硝酸甘油、米力农和吸入 NO 等，使用必要的正性肌力药物，如多巴胺、多巴酚丁胺和左西孟旦等。

2. 法洛四联症型的麻醉

（1）术前纠正酸中毒，补充容量，防止脱水和缺氧发作。畸形纠正前适当提高吸入氧浓度，降低肺循环阻力，增加肺血流。维持 SVR，防止低血压，避免引起右向左分流增加而进一步加重发绀。

（2）畸形纠正后维持循环平稳，脱离体外循环机通常需要使用肾上腺素、多巴酚丁胺和多巴胺等正性肌力药物。通常不使用血管扩张药物，必要时可以加用米力农等正性肌力扩血管药。

十四、三尖瓣下移畸形（Ebstein anomaly）

（一）病理解剖

1. 因 1866 年由德国 Wilhelm Ebstein 医生最先报道而命名，故称为埃勃斯坦畸形。发病率大约为两万分之一，占先心病的 1%。基本病理特征为三尖瓣位置下移，以隔瓣和后瓣的下移为主，瓣叶常发育不全，瓣环扩大，瓣叶关闭不全。

2. 病变最常累及隔叶，其次为后叶，严重者也可累及前叶。瓣叶可增大（常见于前叶）、缩小或阙如（见于隔叶和后叶），且往往增厚、变形。隔瓣、后瓣多向右心室下移，通过乳头肌腱索附着于三尖瓣瓣环下方的右心室壁上。同时常合并腱索和乳头肌异常，如腱索变短、变细及分布异常，乳头肌短小、数目增加等。

3. 三尖瓣大量反流使右心房扩大，房壁纤维化增厚。下移的瓣叶使右心室分成两部分，瓣叶上方扩大的心室称为房化右室，其功能似右房，瓣叶下方为功能右心室。右心房和房化右室连成较大的心腔，使血液蓄积，而瓣叶下方的功能右室起排血的作用。

4. 由于三尖瓣瓣环和右心室高度扩大以及瓣叶畸形，导致三尖瓣关闭不全。如果瓣叶游离缘部分黏着，则增大的前瓣叶可在房化心室与功能右室之间造成血流梗阻，产生不同程度的三尖瓣狭窄。

5. 约半数患者伴有卵圆孔未闭或房间隔缺损，可出现房水平右向左分流。其他合并畸形有肺动脉狭窄、室间隔缺损、动脉导管未闭、大动脉转位、主动脉缩窄和先天性二尖瓣狭窄等。

（二）病理生理

1. 血流动力学改变取决于三尖瓣关闭不全的程度、是否合并 ASD、缺损的大小和右心室的功能。因右心房收缩时右心室舒张，此时房化右室部分也舒张扩大，致使右心房血液不能全部进入右心室；右房舒张时右室收缩，房化右室也收缩，于是右心房同时接受来自腔静脉、房化右室和三尖瓣关闭不全反流的血液，致使右心房血容量增多扩大，右心房压力升高，最终导致右心衰。

2. 在合并卵圆孔未闭或 ASD 的病例，当右心房压力高于左心房时，则产生右至左分流，体循环动脉血氧含量下降而出现发绀。因瓣叶的下移程度不同，功能右室大小不一，而右室的功能取决于残留瓣叶的功能、三尖瓣反流的时间和程度。

3. 病变轻者可无临床症状；重者出生后就症状明显，1 年生存率为 15% 左右，1/3 ～ 1/2 的患者于 2 岁内死亡。但大多数患者随年龄增长才逐渐出现劳累后气急、心悸、发绀和心衰等症状。预后差异较大，临床表现为重度发绀者约 80% 在 10 岁内死亡，而轻度发绀者则仅有 5%。出现充血性心衰后大多数在 2 年内死亡，约 3% 的病例可发生猝死。常见死亡原因有充血性心衰、心律失常、缺氧或肺部感染。成年患者则常死于栓塞、脑血管意外和脑脓肿。

4. 增厚的心内膜常压迫到右束支，可以产生不完全性或完全性右束支传导阻滞。房室结和希氏束位置正常，但 5% ～ 10% 的病例存在异常 Kent 传导束，从而合并预激综合征（Wolff-Parkinson-White syndrome），常伴有室上性心动过速。

（三）外科处理

1. 手术方法

（1）三尖瓣成形术和解剖矫治术：瓣膜成形术是将下移的三尖瓣瓣根部缝合到正常的瓣环位置，环缩扩大的瓣环，对房化右室进行折叠；解剖矫治术是切下下移的瓣叶及有关腱索乳头肌，将其移植至正常的位置，处理发育不良的瓣叶和过长的瓣叶，使其互补，利用发育正常的前瓣叶恢复三尖瓣的关闭功能，当瓣叶面积不足时可用自体心包片行瓣叶重建，同时切除房化右心室。

（2）瓣膜替换术：适用于病变严重不能成形者。为预防血栓形成，生物瓣（首选）优于机械瓣。

（3）Glenn 手术：即上腔静脉 – 右肺动脉吻合术。属姑息性手术，用于三尖瓣各瓣叶及腱索严重发育不良、功能右室发育不良、严重发绀而不宜施行根治手术的幼儿。可减轻右心负荷，减少右向左的分流，增加动脉血氧含量，改善症状，减轻发绀。远期疗效不佳，常因心律失常而死亡。

2. 问题和并发症

（1）低 CO：畸形矫正不满意，遗存三尖瓣反流或狭窄，术后右心功能不全。为避免术后出现低 CO，合并卵圆孔未闭或 ASD 者，修补后有时需要临时房间隔"开窗"，通过右向左的分流，来减轻右室功能不全，可能暂时存在低氧血症，该"窗"可在心功能改善后介入封堵。

（2）心律失常和其他：房室或束支传导阻滞，需安置起搏器；室上性心动过速；冠状动脉损伤；三尖瓣替换并发症。

（四）麻醉处理

1. 术前准备　强心、利尿和纠正右心衰。存在凝血功能障碍可用维生素 K 和凝血酶原复合物等治疗。避免镇静过度，术前低氧血症者，麻醉前用药减量，以免呼吸抑制。

2. TEE 监测　常规进行 TEE 监测。评估三尖瓣叶的发育、位置、运动和关闭不全的严重程度，指导外科处理；即时评价手术效果和发现问题，及时矫正；评估心室收缩功能，评估左、右室前负荷；指导排气和使用血管活性药物。

3. 麻醉管理

（1）麻醉诱导和维持：因血液在右房内潴留，导致静脉给药起效延迟，注意避免用药过量。不论是麻醉诱导或维持，都应耐心观察用药效果，避免由药物过量引起的严重血流动力学后果。体外循环前发生低血压、低氧血症，可补充血容量，使用小剂量血管收缩药物升高 SVR，以减少右向左分流，维持动脉血氧饱和度。

（2）降低 PVR：术前肺动脉压大多正常，在严重三尖瓣关闭不全和存在右向左分流，还可能降低。在三尖瓣和 ASD 矫治后，扩大的纤维化右室尚不能对血流动力学变化作出反应。因此，尽量避免任何可能增加右室后负荷的因素，如避免使用 PEEP、高碳酸血症和缺氧等。在严重三尖瓣反流、右室功能不全的患者，必要时吸入 NO，NO 选择性降低 PVR，有助于改善右室功能和促进前向血流。

（3）正性肌力药物：因右室功能受损，通常需要增加心肌收缩力的药物。首选不明显增加 α 受体兴奋性的正性肌力药物，不明显增加 PVR，如多巴酚丁胺和米力农。为提高灌注压，需要选择血管收缩药时，去甲肾上腺素（α、β 受体）可以首选。维持正常或稍快的心率对此类患者有益。

（4）心律失常：因合并预激综合征，快速型室上性心律失常最常见。及时纠正电解质的异常，尤其注意血钾的浓度。麻醉诱导期室上性心动过速的发生率可达 10% ~ 20%，可以使用普罗帕酮、β 受体阻滞药、胺碘酮（Q-T 间期延长者慎用）等治疗，必要时行同步直流电转复，有时需要紧急建立体外循环来终止。合并预激综合征者，禁忌使用洋地黄类和维拉帕米，以避免增高室颤的发生率。

（5）避免气栓：因半数以上合并卵圆孔未闭和 ASD，静注药物时特别注意避免注入气泡或碎片，以免形成反常性栓塞。任何可能使右房压力增高的因素，都会使右向左分流量增加。注意此类患者在修补 ASD 后，有时需要在补片上打 4 mm 的孔行开窗术，以避免发生术后低 CO 综合征，所开"窗口"可以在数月后闭合。

4. 术后处理　须积极地改善右室功能，控制心衰和心律失常。为保证足够的前向血流，适当增加前负荷，密切观察 CVP 的变化，防止发生低血容量。密切观察血清钾、钠、氯等离子水平和 ECG 改变，及时补钾、补镁。注意术后猝死的患者，大部分伴有围手术期室上性心动过速，进而发展为室性心律失常。

十五、单心室（single ventricular）

（一）病理解剖

1. 单心室概念　有关单心室概念和命名至今存在争论，部分源于单心室形态学异质性，真正的独立心室临床罕见，而多数单心室属于心室双入口，即单一心室腔与房室瓣相连，该心室腔同时接受两心房的血液回流，承担体、肺两个循环系统的负荷和功能，另一心室腔未发育或仅呈很小的漏斗心室腔，因此又称为功能性单心室。常合并房室瓣发育异常（如一组房室瓣或瓣叶发育不良）和两大动脉位置或发育异常（如肺动脉狭窄或闭锁，主动脉狭窄和弓中断）。其他合并心脏畸形包括动脉导管未闭和房间隔缺损等。

2. 根据心室腔形态的 Anderson 分型

（1）A 型：最常见，占 80% 以上。心室肌和形态为左室结构，右室仅有一漏斗部残腔连于单独左心室上。

（2）B 型：较少见，仅占 5%。心室肌和形态为右室结构，有残存左心漏斗腔。

（3）C 型：较少见，约占 7%。中间型，共同心室，左、右心室结构，表现为室间隔阙如，仅在心尖部可见到残余的室间隔嵴，心室结构可为不定型，但房室瓣和肺动脉瓣可能发育正常。

（二）病理生理

1. 病理生理改变取决于体循环静脉血与肺循环动脉血在同一心腔内的混合程度，以及肺动脉及主动脉的阻力。在无肺动脉瓣狭窄的患者，两循环血液在心腔内混合较少，发绀轻，但常因肺血流增多造成肺动脉高压，早期就发生肺血管病变。另外，由于单一心室长期承担体、肺两循环的功能，大量左向右分流导致单心室容量负荷过重，从而导致心室扩大、房室瓣关闭不全及心室功能不全。肺动脉轻、中度狭窄者，当肺循环 / 体循环血流比值为 1.5 ～ 2 时，左向右分流较少，肺血轻度增多，单心腔内血液混合较少，早期病理生理改变较小，可存活到较大年龄。肺动脉严重狭窄者，血液在单心腔内混合多，肺循环血量减少，发绀较重。

2. 临床上发绀的程度取决于是否有主动脉和肺动脉狭窄及其狭窄程度、肺血管病变程度和有无房室瓣反流。无肺动脉狭窄者，容易发生肺部炎症、心衰，随着肺动脉高压的发展，发绀由轻至重。主动脉狭窄者，单心室腔内血液混合更多，发绀更严重。

（三）外科处理

1. 手术方法

（1）心室分隔术：适用于房室瓣和主动脉瓣发育良好、两大动脉位置关系正常或异常不严重、心室发育较好（如 C 型）者。以涤纶片为室间隔分隔补片分隔为左、右心室。

（2）双向 Glenn 术：适用于年龄 < 2 岁、单心室合并肺动脉瓣或肺动脉狭窄和平均肺动脉压在 15 ~ 18 mmHg 的患儿，以及合并房室瓣关闭不良者。

（3）Fontan 手术：适用于肺血管发育良好，肺动脉压 < 15 mmHg，PVR < 4 Wood 单位的患者。

（4）体 – 肺动脉分流术：适用于肺动脉发育不良，合并严重低氧血症的患儿。

（5）肺动脉环缩术（Banding 术）：患儿肺动脉瓣正常，肺动脉压力增高，肺内血流增多，PVR 逐渐升高，可导致肺血管病变，使心室负荷明显加重。为保护肺循环，在做 Fontan 系列手术前先行 Banding 手术。

2. 问题和并发症　实施心室分隔术常见问题和并发症有低 CO、完全性房室传导阻滞、心室分隔残余分流等。

（四）心室分隔术的麻醉管理

1. 不用术前药，避免或尽可能减少对心肌的抑制作用。麻醉诱导和维持以阿片类药物为主。矫治前维持 PVR，避免过度通气、限制吸入氧浓度；矫治后降低 PVR，适当过度通气、提高吸入氧浓度、使用 PEEP 等。

2. 心室分隔术后需用多巴胺、多巴酚丁胺、米力农等正性肌力药物，同时也需用硝酸甘油等血管扩张药物，来支持心脏功能和增加 CO。不宜早期气管拔管，宜带管支持一段时间，以促进患者心肺功能的恢复。

十六、肺动脉吊带（pulmonary artery sling）

（一）病理解剖

1. 肺动脉吊带罕见，又名迷走左肺动脉。左肺动脉异常起源于右肺动脉，呈半环形跨过右主支气管或气管远端，向左穿行于食管前和气管后到达左肺门，形似吊带，故名。走行异常的左肺动脉可引起气管下段、右主支气管和食管不同程度的压迫。此外，动脉导管或韧带向左后方与降主动脉相连，此结构和异常走行的左肺动脉形成血管环，可压迫左主支气管。少见，左上肺动脉起源正常而左下肺动脉起源于右肺动脉，走行于气管与食管之间者。

2. 患儿 50% 合并其他心血管畸形如 ASD、PDA 和 VSD 等，或其他器官畸形，如肛门闭锁、先天性巨结肠和胆管闭锁等。

（二）病理生理

1. 主要由肺动脉吊带导致大段气管狭窄，造成气道梗阻，而不是吊带本身。表现为喘息、阵发性呼吸困难和分泌物潴留，引起反复肺部感染、肺炎及肺不张。如无外科治疗，本病死亡率可达 90% 以上。

2. 当婴幼儿反复出现呼吸困难、喘鸣、肺部感染等气道梗阻表现时，在排除其他病变的情况下，可考虑肺动脉吊带的可能性。肺动脉的 CTA 检查可以明确诊断。

（三）手术操作

1. 手术方法　正中开胸、体外循环下行矫治术。将异常起源的左肺动脉起始端与右肺动脉切断，近端关闭，将其从气管与食管间取出，远端于气管前方与右肺动脉行端侧吻合，同时矫治其他心内畸形。手术难点在于对狭窄的气管或支气管的处理，气管狭窄轻者可以不予处理；局限性气管狭窄，可行狭窄段切除，气管断端行端端吻合；对长段的气管狭窄，则用 Slide（修剪上、下气管断端后行前后位的滑片吻合）气管成形术、心包或肋软骨补片气管成形术、自体气管移植术，手术难度都较大。

2. 问题与并发症　吻合口出血；气管狭窄、呼吸困难，撤机失败；气管吻合口漏；肺部感染、低氧血症；术后气管内壁肉芽形成，气管再次严重梗阻和呼吸衰竭等。

（四）麻醉要点

1. 在婴儿期即可出现临床症状，婴幼儿和呼吸困难者不用术前药，超过 6 个月小儿可适当镇静，利于和父母分离。

2. 因患儿气管狭窄，给氧、气管插管困难，麻醉诱导期容易发生低氧血症，甚至导致心搏骤停。按困难气道管理，术前充分准备，同外科、体外循环协商，应有积极的应急预案。因气道狭窄易插管过浅，需牢固固定，严防气管导管脱出。

3. 麻醉方法和药物选择同其他体外循环心脏手术。但患儿术前多有肺部感染、分泌物聚积，注意吸痰、清理呼吸道。手术在中度低温体外循环下进行。实施气管成形术的患儿，气管吻合结束需要纤维支气管镜仔细检查，有无漏气、狭窄，充分吸引清理呼吸道和肺部的血性分泌物。

4. 术后经常需要机械通气支持 3 ~ 5 日，以支撑成形后的气管，需积极清除气道分泌物。气管拔管后注意呼吸监护，做好再次气管插管的准备。

十七、冠状动脉起源异常

（一）病理解剖

1. 正常冠状动脉的左、右两支分别发自主动脉窦部的左冠窦和右冠窦，冠状动脉发自其他的任何部位，均可称为冠状动脉起源异常，包括起源自肺动脉和升主动脉。

2. 最常见的冠状动脉起源异常是左冠状动脉起源于肺动脉，起源部位可位于肺动脉的左后窦、右后窦，其他少见的部位有主肺动脉和左、右肺动脉的起始部。右冠状动脉通常起源正常，但管径增粗。左心室都有不同程度的扩大，常伴有心肌内膜的纤维化。心室扩张和心肌缺血导致二尖瓣瓣环扩大和二尖瓣关闭不全。

（二）病理生理

1. 出生早期在 PVR 下降前，异常的左冠状动脉可维持较高的灌注压，但血液为肺动脉非氧合血。随着 PVR 的降低，左冠状动脉的灌注压下降，支配区域的心肌血供依赖于右冠状动脉的交通支。如果冠状动脉的侧支循环丰富，可以相对维持心肌的血供，否则可导致心肌缺血、梗死和内膜纤维化。

2. 随着年龄的增长，体循环和肺循环之间的压差逐渐增大，最终导致冠状动脉的血液流向肺动脉，因 PVR 低，血流优先进入肺血管床，发生冠状动脉"窃血"现象，形成左向右的分流，引起肺循环血流和左心室容量负荷均增加，左室扩大和心肌收缩力受损，左室做功和氧需增加，最后引起左心衰。

3. 婴儿期冠状动脉之间侧支循环尚未建立，容易发生心肌缺血，患儿可在未出现明显症状的情况下死亡或猝死；依靠冠状动脉之间的侧支循环，成人期可以无明显临床症状，而后逐渐出现慢性心肌缺血，伴有不同程度的心肌损伤，出现心慌、气短和劳力性心绞痛，如不治疗大部分在中、青年期发生猝死。

（三）外科处理

1. **手术方法**　此类患者一旦确诊，需要尽快手术治疗。冠状动脉移植适用于左冠状动脉起源于肺动脉右后窦者，邻近主动脉壁，容易吻合；左冠状动脉起源于肺动脉左后窦者，远离主动脉壁，可以实施肺动脉内隧道术，即在肺动脉内建立一条隧道，连接左冠状动脉开口与主动脉；冠状动脉旁路移植术是闭合左冠状动脉开口，行左冠状动脉旁路移植。

2. **手术并发症**　婴幼儿术后早期容易出现低 CO；少数患儿出现二尖瓣反流，主要与二尖瓣环扩大和乳头肌功能损害有关；肺动脉内隧道术容易出现肺动脉狭窄或内隧道梗阻；冠状动脉移植术容易发生吻合口出血。阜外医院近几年采用肺动脉内隧道术和冠状动脉旁路移植术等改良冠状动脉血运重建术式，围手术期死亡率几近为零，且远期预后和心功能改善满意。

（四）麻醉处理

1. 维持动脉血氧饱和度，避免低氧血症。限制吸入高浓度氧、过度通气，以免引起 PVR 的进一步下降，增加左向右的分流，使心肌缺血加重。

2. 维持血流动力学的稳定，避免心动过速，使氧需增加，维持 SVR、PVR 正常或略微增加，避免低血压和 PVR 降低而加重心肌缺血（冠状动脉"窃血"），保持最佳的 CO。

3. ECG 监测注意心肌缺血和心律失常。术中 TEE 可以对左、右冠状动脉的血流进行评估，同时对二尖瓣反流、心室的收缩功能进行评估。

4. 由于左室扩大、心肌功能受损，围手术期常需要正性肌力药物支持，但注意同时存在增加氧需和发生心律失常的风险。对心功能严重受损者，必要时使用 IABP 或其他左心辅助装置支持。

十八、部分减状手术的麻醉处理

（一）肺动脉环缩术（pulmonary artery banding）

1. 病理生理　由于心内缺损（如 VSD）导致肺血流增多，继而引起血管床的变化，导致肺动脉压力升高。因技术上不能行矫治术的患者，通过环缩主肺动脉，可以减弱和避免因肺血流增多引起的肺动脉压和肺血管床病变的进一步发展。环缩后可以增加右室射血阻力，降低左向右的分流量，增加体循环的灌注。另外，婴幼儿 TGA 因肺血流量过多而又不宜做矫治手术者，通过控制肺血流，增加左室的射血阻抗，促进左心室发育，为二期手术作准备。

2. 手术操作

（1）环缩程度根据病情而定。环缩太松达不到目的，太紧时体循环会缺氧，且对心室产生过重负荷。通常通过环缩后的肺动脉压力和动脉血氧饱和度来判断。做法是用束带环扎主肺动脉 50% ~ 60%（图 3-8-3），束带长度约为 24 mm 加公斤体重的毫米数。要求环缩后两端压力差为 40 mmHg，束扎远端的肺动脉压力降至主动脉压的 1/3 ~ 1/2，同时右心室压力比环扎前上升 1/4，而主动脉压力略有上升。环缩的主要目的是使环缩远端的肺动脉收缩压降至正常，而发绀患儿环缩前、后要测量 PaO_2 和 SaO_2，使环缩后 $PaO_2 \geqslant 30$ mmHg。

（2）问题和并发症：肺血流过多或不足；主肺动脉的分支扭曲变形；右室流出道或肺动脉阻塞而致右心衰竭。

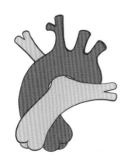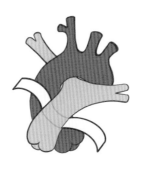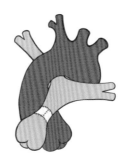

图 3-8-3　肺动脉环缩术

3. 麻醉管理

（1）患儿年龄常常 < 6 个月，且缺损复杂需等年龄稍大才能矫治。出生后最初几个月的肺动脉高阻力限制了肺血流，但随着 PVR 的降低和肺血流增加，在婴幼儿可出现症状。术前提示存在 PDA，可通过限制吸入氧浓度或使用药物促进其闭合。

（2）通常不给术前药。麻醉诱导可以选择静脉麻醉，维持一定的麻醉深度，避免 SVR 突然升高或 PVR 明显下降，以免进一步增加肺血流。避免使用心肌抑制药物，对严重心衰的患者，避免吸入麻醉。在一般情况良好、术前无呼吸衰竭的幼儿，建议在手术室内拔除气管插管。

（3）保持理想的体循环压力，维护心脏功能。手术开始后可以通过中心静脉适当输注微量多巴胺等血管活性药物。术中至少准备两通道直接压力监测，以便进行连续体循环动脉压和间断肺动脉压监测。

（4）严密监测 SpO_2、PaO_2 和 $P_{ET}CO_2$，尽量维持恒定的吸入氧浓度（50% 以下）。SpO_2 和 $P_{ET}CO_2$ 的监测对环缩程度具有指导意义，当 $SpO_2 < 85\%$ 或 $P_{ET}CO_2$ 突然降低时警惕环缩过紧。

（二）体 – 肺动脉分流术（systemic–to–pulmonary shunt）

1. 病理生理　适用于婴幼儿大动脉转位合并肺动脉狭窄等发绀型复杂性 CHD。通过将体动脉血流分流到肺血管床，从而减轻因肺血流不足引起的发绀，改善 SaO_2。但是，因血流在进入体循环之前必须和体静脉回流的未氧合静脉血相混合，因此，体循环的 SaO_2 依赖于肺血流与体血流的比值（Qp/Qs）和混合静脉血氧饱和度（SvO_2）。假如 SvO_2 是 50%，如果要获得 $SaO_2 >$ 85%，则 Qp/Qs 必须达（3 ~ 4）:1，因而可能导致心室容量超负荷、肺血管阻塞性改变和体循环的低灌注。因此，对体 – 肺动脉分流量的大小要选择恰当，以保证有足够的但不是过多的肺血流。另外，该手术也通过改善动脉氧含量，增加肺血流，从而刺激肺动脉发育，为二期手术准备必要条件。

2. 手术操作

（1）体 – 肺动脉分流方法：常用的有 Blalock-Taussig 分流（右锁骨下动脉到右肺动脉）、改良 Blalock-Taussig 分流（通过人工血管进行右或左锁骨下动脉到右或左肺动脉的分流）或中央分流（central shunt）（通过人工血管连接升主动脉与主肺动脉或左、右肺动脉）。使用人工血管的优点是提供了选择分流大小的可能性，手术效果良好且并发症很少。通常采用全麻非体外循环手术，通过左侧（主动脉弓侧）开胸或正中开胸。如果存在动脉导管未闭，应在分流开放以后结扎。

（2）问题和并发症：体 – 肺分流过多，引起心衰、肺水肿；体循环舒张压过低可以引起心肌缺血；体 – 肺分流不足，发绀缓解不理想，不能起到促进肺血管发育的目的；人工血管不能随小儿的生长而扩大；人工血管内血栓形成以致分流失败；右肺动脉扭曲；乳糜胸；右上肢缺血（Blalock-Taussig 分流）等。

3. 麻醉管理

（1）术前：通过给氧、过度通气、补充血容量和纠正酸中毒，可以改善氧合和降低 PVR。用 PGE_1 0.1 μg/（kg·min）输注，以保持动脉导管的开放。如果右侧严重阻塞或 ASD 太小，可以通过导管球囊扩张，以增加房水平血液混合和改善氧合。

（2）术中：通过降低 PVR 以增加肺血流，从而改善氧合。如果患儿无心衰，通常可以耐受吸入麻醉诱导，吸入七氟烷可以缓解右室流出道痉挛和增加肺血流。年龄较大的小儿，可以减少阿片类药的剂量，以利于早期气管拔管。术中防止缺氧，保证足够的通气，尤其要注意手术操作对术侧肺的压缩、肺血管的扭曲，出现缺氧加重。当钳夹肺动脉时，通过 $P_{ET}CO_2$ 监测，可以及时估计 $PaCO_2$。必要的血气监测，可以了解氧合、通气和酸碱平衡状态。但在估计手术分流量的大小时，应考虑降低 PVR 措施对升高肺血流的作用，因为一旦撤除这些措施，分流量可能不够。分流太小或阻塞，可以表现为持续缺氧；分流量过多，可以表现为体循环低血压、舒张压降低、脉压增大、肺水肿和酸中毒。

（3）术后：术后早期通常肺血流增加，肺部渗出时可以使用 PEEP，早期使用利尿药物，年龄较大的小儿可以早期进行气管拔管。

（三）肺动脉融合术（unifocalization operation）

1. 病理生理 右室流出道和（或）肺动脉严重狭窄、闭锁的患者，常存在大的体肺循环侧支，因此肺循环有双重血供，即来自固有肺动脉和体肺循环侧支。粗大的体肺循环侧支，由于血流压力高，远端肺动脉易发生痉挛，早期就发生肺血管病变，影响进一步发育及远期血供。因此，需要尽早行大的体肺侧支–肺动脉融合术，为下一步的 Rastelli 术、Glenn 术或改良 Fontan 术作准备。

2. 手术操作

（1）手术过程：术前行血管造影检查及血管 CT 检查，明确体肺侧支的位置、大小、走行、供血范围和远端肺血管发育状况。正中开胸，术前备自体心包补片，仔细探查游离体肺侧支，可在非体外循环下或体外循环下行侧支融合并将其连接至肺动脉。

（2）问题和并发症：肺动脉高压（见于体肺侧支供血的肺段）；低 CO 综合征；肺部渗出、肺部感染、肺出血和低氧血症等。

3. 麻醉管理

（1）术前根据患儿年龄和病情决定是否使用术前药。

（2）麻醉方法及麻醉药物的选择同其他心脏手术。需采取措施降低 PVR，促进肺血流，改善缺氧状态。使用正性肌力药物以支持心功能，如多巴胺和多巴酚丁胺。适当应用 PEEP 预防及治疗肺部渗出。根据 $P_{ET}CO_2$ 监测数值和波形的变化，可以初步估计肺动脉融合术肺的血流改善情况。

（3）术后适当延长机械通气支持，促进术后恢复，预防早期拔管后突发性肺水肿。

第 5 节　成人先天性心脏病

一、成人先心病的临床特性

（一）成人先心病的分类

1. 概念 随着手术后的先天性心脏病患者数量逐年累积，许多成人患者需再次接受手术治疗。阜外医院成人先心病的手术数量近年来一直维持在先心病手术的 20% 以上，反映了先心病外科治疗的新趋势。

2. 分类 根据发病时间结合病理特征分为两类。

（1）未进行外科治疗：出生后即有症状，但由于各种因素未得到早期治疗的先心病，如房间隔缺损、主动脉缩窄、室间隔缺损、法洛四联症、矫正性大动脉转位等；早期无临床症状，成人后才发病的先心病，如主动脉瓣二瓣化畸形、埃勃斯坦畸形等。

（2）经过外科治疗：手术完全矫治，如房间隔缺损、主动脉缩窄、室间隔缺损和 PDA 等，经外科手术完全矫治，无血流动力学等后遗症；外科部分纠正或姑息手术，如姑息性修复的 Fontan 类、法洛四联症、双向格林手术和 TGA 的 Mustard 手术等，遗留血流动力学、生理或解剖缺陷，需要再次手术。

3. 年龄分布特征　由于成人先心病病种分布特点，发病年龄各异，可从 18 岁至 60 岁以上。美国梅奥诊所（Mayo Clinic）的统计数据显示，成人先心病 40 岁以内占 62%，40 岁以上占 38%，约 10% 在 60 岁以上。

（二）成人先心病的病理生理

1. 肺动脉高压　存在左向右分流先心病，由于分流长期存在，多合并不同程度的肺动脉高压，发病率高达 10% 以上。

2. 心功能不全或心衰　由于心脏长期处于压力或容量超负荷，或持续性低氧血症，症状轻者可出现心肌肥厚、心腔扩大和不同程度的心功能不全，症状重者则有慢性心衰，需长期服用强心药和利尿药。

3. 心律失常　成人先心病约 10% 的患者合并心律失常，其中以室上性心律失常多见，如房颤、房扑、室上性心动过速，其次为房室传导阻滞、频发室性期前收缩，心律失常的出现主要与心室肥厚、扩大有关。通常做过心室修补手术的患者，容易发生室性心律失常，而做过心房手术的患者，容易发生室上性心律失常。

4. 合并症　并存全身性疾病或获得性心脏病，如主动脉瓣二瓣化畸形患者可合并冠心病或风心病、高血压、糖尿病、脑血管疾病等。存在心内分流的患者出现感染性心内膜炎、反常性栓塞的概率增高。发绀型先心病常合并红细胞增多症，容易发生房颤、血栓形成、脑栓塞等。

二、成人先心病的麻醉处理

（一）术前准备和评估

1. 病史和体检　术前获得完整准确的病史和既往外科手术资料非常重要；了解过去手术矫治的情况、现在心功能的状态；超声心动图可以提供心脏解剖上的变化；必要的生化和物理检查对患者病情充分的评估都有帮助。重点在于正确评价患者的心功能状态。

2. 围手术期风险　手术风险围绕影响预后的因素来评估，主要受年龄、心脏缺陷类型和病变的复杂程度的影响。

（1）美国 ACC/AHA 2018 年指南和美国 NIH 第 32 届 Bethesda 会议提出对成人先心病依据严重程度分为简单、中度（复杂）、严重（复杂）3 类，围手术期死亡风险随着严重程度的增加而逐渐升高。

（2）严重肺动脉高压、发绀或者残余心脏缺陷、再次心脏手术、心室功能障碍和严重心律失常，合并高血压、糖尿病、肝肾功能不全和慢性阻塞性肺病等相关合并症，这些都是增加手术风险的重要因素。

（3）年龄较大、男性和较高的手术风险类别是增高死亡率的危险因素。老年的 ASD 闭合，尤其是合并肺动脉高压者，可能导致血流动力学的恶化。法洛四联症手术后导致大多数患者心脏解剖和功能异常，为缓解右室流出道梗阻经常需要破坏肺动脉瓣的完整性，随着年龄的增加，肺动脉瓣反流逐渐增多，右室容量负荷增加，右室扩大，导致右室功能不全。

（二）术中管理

1. 监测　标准的心脏外科监测，同时要考虑到既往手术的影响。Blalock-Taussig 分流术后，要确定锁骨下动脉血流是否对选择同侧动脉血压监测有影响。对合并严重肺动脉高压的患者，建议安置肺动脉导管监测。对中、高危和缺陷复杂的患者，强烈推荐常规使用 TEE。

2. 麻醉方法及药物　术前心功能好的患者，麻醉方法及药物的选择无明显禁忌。术前心功能 III ~ IV 级的患者，术中麻醉用药需谨慎，选用对心肌无明显抑制的药物，以阿片类药物静脉麻醉为主，辅以小剂量镇静药物，维持患者一定的交感神经系统兴奋性，麻醉诱导需缓慢，避免血流动力学的大幅波动而引起循环的突然衰竭。

3. 特殊患者的处理　术前持续输注正性肌力药物的患者，术中、术后应继续持续使用。对心衰患者注意限制液体入量，以免进一步加重心脏前负荷。对于存在肺动脉高压的患者，需防止 PVR 突然升高，造成血流动力学急剧恶化，避免缺氧和二氧化碳蓄积，适当过度通气，支持右心功能（多巴酚丁胺、米力农），降低 PVR（吸入 NO），但注意尽量减少对体循环的影响，必要时持续输注小剂量去甲肾上腺素来维持灌注压。

4. 根据外科类型考虑麻醉管理　尽管按照简单、中度和复杂分类评估风险有益，但考虑大部分成人先心病都既往做过外科矫治手术，根据外科纠正类型考虑麻醉管理可以更为方便。

（1）未进行外科治疗：除经济原因延误外科治疗外，大部分存活到成人的先心病，可以较好地耐受现在的外科处理。

（2）经过外科治疗：手术完全矫治的部分患者，血流动力学和生理功能基本保持正常，可以按低危者麻醉管理。而外科部分纠正或姑息手术，如姑息性修复的 Fontan 类、法洛四联症等，遗留血流动力学、生理或解剖缺陷，需要再次手术的患者，麻醉管理复杂，按高危患者管理。

5. 发绀型病变　通常说明外科修复后仍然存在右向左分流，发绀的程度取决于分流量的大小。促进肺血流有助于改善缺氧，提高 SVR 可以减少右向左分流。注意通过缺损可可能引起反常性栓塞，尤其是再次手术分离粘连引起右房、室破裂，大量空气通过缺损可造成动脉系统（脑、心）栓塞。

6. 再次手术　使用粘贴式体外除颤电极；必要时先行股动脉插管；外周和颈内静脉置入大口径静脉输液导管；分离粘连时经常因压迫心脏造成低血压，根据患者的病理生理特性，选择持续输注小剂量多巴胺或去甲肾上腺素有利于维持血流动力学的稳定。

（三）术后处理

1. 术前心功能良好者术后可以早期进行气管拔管。术前存在心衰的患者，适当延长术后机械通气的时间，并充分镇痛、镇静，以降低心肌氧耗量。注意及早提供营养支持。

2. 姑息手术的患者经常存在一些残余分流，需要充分镇痛和镇静，避免 PVR 升高，降低引起心衰的风险。

（张东亚　于钦军）

参考文献

［1］DAVIES L K, HUSAIN S A, WEITZEL N. Anesthetic management for patients with congenital heart disease[M]//HENSLEY J R. FA, MARTIN D E, GRAVLEE G P. A Practical Approach to Cardiac Anesthesia. 5rd ed. Philadelphia: Lippincott Williams & Wilkins, 2013: 360-423.

［2］MCEWAN A, ROLO V L. Anesthesia for children undergoing heart surgery[M]//COTE C J, LERMAN J, ANDERSON B J. A Practice of Anesthesia for Infants and Children. 6th ed. Philadelphia: Elsevier, 2019: 393-423.

［3］杨永涛，邵燕斌，何军，等. 合并重度肺动脉高压婴幼儿主动脉弓中断一期矫治术的麻醉处理 [J]. 临床麻醉学杂志，2010, 3: 272-273.

［4］APFELBAUM J L, AGARKAR M, CONNIS R T, et al. Practice guidelines for preoperative fasting and the use of pharmacologic agents to reduce the risk of pulmonary aspiration: application to healthy patients undergoing elective procedures: An updated report by the American Society of Anesthesiologists[J]. Anesthesiology, 2017, 126(3): 376- 393.

［5］陈寄梅，崔虎军，李守军，等. 先天性心脏病外科治疗中国专家共识（六）: 完全型房室间隔缺损 [J]. 中国胸心血管外科临床杂志，2020, 27(7): 725-731.

［6］于钦军，刘进，闫军. 双向腔静脉肺动脉吻合术的麻醉处理 [J]. 中华麻醉学杂志，1996, 16(9): 455-458.

［7］HOFFMAN G M, STUTH E A E. Hypoplastic left heart syndrome[M]//LAKE C L, BOOKER P D. Pediatric Cardiac Anesthesia. 4th ed. Philadelphia: Lippincott Williams & Wilkins, 2005: 445-466.

［8］张本青，马凯，李守军，等. 先天性心脏病外科治疗中国专家共识（七）: 右心室双出口 [J]. 中国胸心血管外科临床杂志，2020, 27(8): 851-856.

［9］ODEGARD K C, VINCENT R, BAIJAL R, et al. SCAI/CCAS/SPA expert consensus statement for anesthesia and sedation practice: Recommendations for patients undergoing diagnostic and therapeutic procedures in the pediatric and congenital cardiac catheterization laboratory[J]. Catheter Cardiovasc Interv, 2016, 88(6): 912-922.

［10］JUNGHARE S W, DESURKAR V. Congenital heart diseases and anaesthesia[J]. Indian J Anaesth, 2017, 61(9): 744-752.

［11］HOLST K A, CONNOLLY H M, DEARANI J A. Ebstein's anomaly[J]. Methodist Debakey Cardiovasc J, 2019, 15(2): 138-144.

［12］Mazurak M, Kusa J. The two anomalies of Wilhelm Ebstein[J]. Tex Heart Inst J,2017,44(3): 198-201.

［13］FARAONI D, MEIER J, NEW H V, et al. Patient blood management for neonates and children undergoing cardiac surgery: 2019 NATA guidelines[J]. J Cardiothorac Vasc Anesth, 2019, 33(12): 3249-3263.

［14］ALEXANDER D. Anesthesia in adult congenital heart disease, including anesthesia for noncardiac surgery[M]//Gatzoulis M, Webb G, Daubeney P. Diagnosis and Management of Adult Congenital Heart Disease. 3rd ed. 2017: 291-294.

［15］STOUT K K, DANIEL C J, ABOULHOSN J A, et al. 2018 AHA/ACC Guideline for the management of adults with congenital heart disease: A report of the American College of Cardiology/American Heart Association Task Force on Clinical Practice Guidelines[J]. J Am Coll Cardiol, 2019, 73: 81-192.

［16］KISKI D, MALEC E, SCHMIDT C. Use of dexmedetomidine in pediatric cardiac anesthesia[J]. Curr Opin Anesthesiol, 2019, 32: 334-342.

第 9 章

心脏瓣膜病外科的麻醉处理

第 1 节　心脏瓣膜病的病因和病变特性

一、病因

1. 心脏瓣膜病是指心脏瓣膜炎症、先天性病变、退行性病变、缺血性坏死和创伤等原因引起瓣膜结构（如瓣叶、瓣环、腱索或乳头肌）和功能的异常，导致瓣口的狭窄和（或）关闭不全。因心室或主动脉根部的严重扩张，也可引起相应瓣膜的相对性关闭不全。

2. 风湿性心脏瓣膜病是我国大部分地区瓣膜病的主要病因。患者有风湿热病史，由急性风湿热侵犯心脏后导致的慢性心脏病变，以累及左侧心脏瓣膜最为多见，其中单独二尖瓣病变约占 70%，二尖瓣合并主动脉瓣病变约占 25%，主动脉瓣单独病变占 2% ~ 3%，累及三尖瓣的病变占 5%，肺动脉瓣病变仅占 1%，且三尖瓣或肺动脉瓣病变多与二尖瓣或主动脉瓣病变合并存在。

3. 据阜外医院近几年外科年度报告显示，退行性或其他病因引起的瓣膜性病变的比例逐年上升，已接近或超过风湿性病变，逐渐成为目前瓣膜类疾病的主要病因。主动脉瓣狭窄的主要病因有先天性瓣膜异常（单叶或二叶式瓣膜）和退行性病变；主动脉瓣关闭不全多与感染性心内膜炎、高血压、结缔组织病或主动脉夹层引起；二尖瓣关闭不全病因有二尖瓣脱垂、二尖瓣瓣环钙化、感染性心内膜炎、先天性二尖瓣裂等；缺血性心脏病或心肌病等原因多引起功能性二尖瓣关闭不全。

4. 尽管风湿性心脏瓣膜病的发病率逐年下降，但在阜外医院近几年施行的心血管手术中，心脏瓣膜替换术仍然接近 10%。其中二尖瓣置换术始终在心脏瓣膜手术中占据首位，同时主动脉瓣联合二尖瓣置换术的比例呈下降趋势，二尖瓣瓣膜成形术已成为治疗二尖瓣关闭不全的主要术式，三尖瓣成形术的比例有所增高，主动脉瓣成形术也在逐年增加。人工机械瓣膜始终占据主导地位，主动脉瓣手术中生物瓣膜的使用比例增长迅速。另外，微创（腔镜或介入）瓣膜病手术的数量也在增加。

二、病变特性

1. 概述　心脏瓣膜病变的共同起始点都是因为通过瓣膜的血流发生异常，引起心腔内容量或压力负荷的变化，机体通过心脏结构和功能的代偿机制，尽量维持有效的 CO，进一步发展则导致 CO 下降。超声心动图是提供瓣膜病诊断、评估和治疗决策的金标准，尤其是围手术期 TEE 的使用，使麻醉医师在瓣膜成形和替换术中发挥重要作用，为外科医生术前诊断、手术方式决策、即时评估手术效果和及时处理并发症起到不可替代的作用。

2. 瓣膜性心脏病的病变特性

（1）瓣膜狭窄：压力负荷异常。病变瓣膜狭窄使通过瓣膜的血流受阻，导致心腔内压力负荷增加。心肌收缩使通过狭窄瓣膜的血流速度加快，使用超声多普勒可以测量血流速度，根据伯努利原理（Bernoulli principle）可以简单地估算出跨瓣压差，即跨瓣压差（ΔP）= 4 × 峰值血流速度 ^{2}。从式中可以看出，流速越高，ΔP 越大，则预示狭窄越重，从而使瓣膜的狭窄程度得以量化。但值得注意的是血流受阻的程度并非固定不变，而是呈动态性变化，即血流速度随心动周期的不同时期和心室的充盈程度而发生变化。

（2）瓣膜关闭不全：容量负荷异常。病变瓣膜关闭不全导致血液反流，引起心腔内容量负荷增加，开始时通过心肌增厚来增加心肌收缩力进行代偿，以保持 CO，但持续发展可使反流量进一步增加，继而引起心室扩张，而心肌收缩力反而逐渐下降，最终导致心室功能衰竭。

（3）心脏重构：无论是瓣膜狭窄或者关闭不全，由于心室容量或压力负荷改变，都可以引起心脏组织结构、形态大小和功能的改变，通过心室扩张或心肌肥厚而进行心脏重构（cardiac remodeling）。另外，通过体内神经内分泌的应激机制，如肾素 – 血管紧张素 – 醛固酮系统、离子通道和氧化反应等变化，同样在心脏重构方面发挥重要作用。瓣膜病继发而来的常见并发症是感染性心内膜炎和栓塞，当出现心律失常、心肌缺血和心衰时，往往提示心脏代偿功能严重受损，预示病情恶化。

（4）混合性病变：同一瓣膜既可以存在瓣膜狭窄又可以合并关闭不全，在血流动力学管理上有时可能存在矛盾，需要综合评估瓣膜的结构和功能，结合继发性心室结构和功能的改变，了解和确定主要的病理生理改变，从而确定如何进行合理的血流动力学目标管理。

3. 心室功能

（1）收缩功能：反映心室收缩和克服后负荷（压力负荷）的射血能力。收缩功能使心室能对压力负荷作出反应，心室收缩末期的压力 / 容量比值可以很好地说明收缩功能，收缩末期的压力（后负荷）增加，心室不能完全排空，使收缩末容量增加。收缩末期压力 / 容量比值在大多数情况下保持不变，并与心室收缩力成正比。保持正常的 CO 和 EF 也是心肌收缩功能良好的表现。

（2）舒张功能：反映心室舒张和接受前负荷（容量负荷）的能力，舒张功能使心室能对容量负荷作出反应，心室舒张末期压力和容量的比值或称心室顺应性，可以很好地说明心室的舒张功能。心脏舒张功能正常意味着心室可以接受正常的舒张末期容量，当发生舒张功能不全时，要维持正常的舒张末期容量，则需要较高的心室充盈压。

（3）影响因素：无论是收缩功能或舒张功能都需要足够的心肌血供，当心肌缺血则心室功能受损；无论是二尖瓣或主动脉瓣，任何瓣膜的损害都会对左、右心室功能产生影响，表现为相应瓣膜损害的特殊血流动力学改变。

4. 心室肥大　慢性容量和压力负荷增大均可引起特征性的心室改变。压力负荷增大引起室壁厚度增加，心脏基本保持在胸腔内的正常位置，心室肥大呈向心性；容量负荷增加则引起心脏扩大，以心腔增大为主，心脏在胸腔内的位置发生偏移，心室肥大呈偏心性。

5. 压力-容量环　针对每个心动周期内左心室压力与容量之间的关系，可以得到压力、容量图形（图3-9-1）。左心室的收缩和舒张功能，相应压力和容量负荷的变化，以及左室的顺应性，都可以用压力-容量环来分析描述。正常情况下当心室内收缩压达到主动脉的收缩压时（约105 mmHg）主动脉瓣开放，此时舒张压是80 mmHg，左室收缩末期容量是30 mL，舒张末期容量为100 mL，左室舒张末期压为5 mmHg。压力-容量环的形状可因心室负荷、心室顺应性和心室收缩力的不同而改变；压力-容量环的环内面积可以提供大致的心室射血做功指数（即每搏功）。由于瓣膜病变改变了正常的压力-容量关系，因此，对不同的瓣膜病需要根据不同的病理生理改变，来调整前负荷、后负荷、心肌收缩力和心室的顺应性，从而维持血流动力学的稳定、促进前向CO和保护心脏功能。

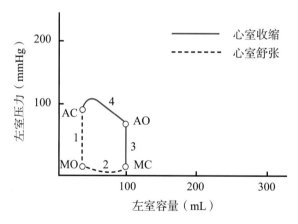

图3-9-1　正常心室的压力-容量环

图中虚线表示舒张功能，包括等容舒张期（1）和心室充盈期（2）；图中实线表示收缩功能，包括等容收缩期（3）和心室射血期（4）；AO：主动脉瓣开放；AC：主动脉瓣关闭；MC：二尖瓣关闭；MO：二尖瓣开放。

6. 联合瓣膜病变

（1）联合瓣膜病变：指累及两个或两个以上的瓣膜病变。联合瓣膜病变的病因、病理生理和治疗策略与单一瓣膜病变有很大不同，比任何单一瓣膜病变的风险都高，临床上经常低估其严重程度，在血流动力学管理上有时也相互矛盾，容易产生误解。同一病因可以引起多个瓣膜的原发性病变，如风湿性瓣膜病同时累及主动脉瓣和二尖瓣，也可以是单个瓣膜的病变，随着病程的进展，引起另一个瓣膜的继发性改变，如二尖瓣狭窄导致肺动脉高压，由于右室的继发性改变，最后引起三尖瓣关闭不全；不同病因也可引起多个瓣膜的病变，如主动脉瓣狭窄同时合并冠心病引起的缺血性二尖瓣关闭不全。因此，联合瓣膜病变的围手术期管理，需要仔细评估各种心脏瓣膜病变的不同病理生理改变，明确不同的血流动力学管理目标，制订合理的治疗策略，避免加重已经异常的容量和（或）压力负荷，保护和利用机体的各种代偿机制，尽量维持有效的 CO，减少可能的并发症。

（2）血流动力学的管理：联合瓣膜病变占整个瓣膜病的 15% ～ 20%。麻醉管理既要考虑瓣膜修补或替换前后的病理生理改变，又要考虑联合瓣膜病变的不同特性，需要紧密围绕患者的容量（前负荷）、压力（后负荷）、心率和心肌收缩力的变化来仔细分析和处理（表 3-9-1）。

表 3-9-1　常见瓣膜或联合瓣膜病变的血流动力学管理目标

瓣膜病变	前负荷	心率	心肌收缩力	体循环阻力	肺循环阻力
MS	↑	↓	↔/↑	↔	↓
MR	↑/↓	↑/↔	↔/↑	↓	↓
AS	↑	↓/↔（窦性）	↔	↑	↔
AI	↑	↑	↔/↑	↓	↔
TR	↑	↔/↑	↔/↑	↔	↓
MS+MR	↑	↔	↔/↑	↓/↔	↓
MS+AS	↑	↓/↔	↔	↑	↓
MS+AI	↑	↑	↔/↑	↓	↓
MR+AS	↑	↔	↔	↔	↓
MR+AI	↑	↑	↔/↑	↓	↓
AS+AI	↑	↔	↔	↔/↑	↔

　MS：二尖瓣狭窄；MR：二尖瓣关闭不全；AS：主动脉瓣狭窄；AI：主动脉瓣关闭不全；TR：三尖瓣关闭不全；↑：使升高；↓：使降低；↔：正常或保持不变。

第 2 节　二尖瓣狭窄

一、病理生理

（一）临床表现

1. 病因　二尖瓣狭窄（mitral stenosis，MS）主要病因是风湿性心脏病，导致二尖瓣瓣叶游离缘的瘢痕和纤维化。瓣膜交界的融合，进行性瓣叶纤维化、增厚、瘢痕，腱索挛缩，形成漏斗形的二尖瓣，并导致继发性瓣叶钙化，出现瓣口狭窄或伴关闭不全。病变过程可以长达数十年，但交界融合和瓣叶纤维化有时仅需几年时间。由于左心房扩大肥厚，通过二尖瓣口的血流缓慢而形成涡流，血液滞留在左房内，容易在左心耳处形成血栓，尤以房颤者最为多见。

2. 症状　患者在急性风湿热后几十年的时间里可以没有症状。随着 MS 的发展，逐渐出现运动时呼吸困难等症状。因出现症状而确诊 MS 的患者，如果不及时手术则 10 年死亡率可高达50%，死亡原因为肺动脉高压、心衰、房颤、体循环栓塞或感染性心内膜炎。发病过程缓慢而呈进行性衰退，伴有反复发作的肺水肿、呼吸困难、夜间阵发性呼吸困难、疲劳、胸痛、心悸和咯血等，因扩大的左房和增粗的肺动脉压迫喉返神经可以引起声音嘶哑。发生房颤使症状变得更为明显，容易形成左房血栓，增加继发性脑卒中和其他动脉栓塞的风险。

（二）病理生理

1. 发病过程

（1）轻度：生理代偿期，可无明显临床症状。正常二尖瓣口面积为 4 ~ 6 cm^2（二尖瓣指数 4.0 ~ 4.5 cm^2/m^2），瓣孔长径为 3 ~ 3.5 cm。风湿热发病侵犯瓣膜后逐渐产生狭窄，患者可以在缓慢的狭窄进展过程中保持没有症状，直到二尖瓣口面积达到 1.5 ~ 2.5 cm^2（二尖瓣指数 1.0 ~ 2.0 cm^2/m^2）时，进行中度运动可引起呼吸困难，运动试验时左房充盈压升高。MS 进一步发展导致 LAP 和容量增加，并累及肺循环。

（2）中度：心功能逐渐损害，出现明显临床症状。当二尖瓣口面积在 1.0 ~ 1.5 cm^2 时，进行轻、中度的活动即可出现症状。出现房颤或伴发其他疾病（如感冒、贫血和发热等）时，氧需增加导致 LAP 和肺动脉压（PVR）增高，可以引起充血性心衰。MS 患者左房收缩的作用至少占左室充盈量的 30%，出现房颤可引起 CO 明显下降。进一步发展可以出现肺动脉收缩、内膜增生和中层肥厚，最后造成慢性肺动脉高压。

（3）重度：最终导致心衰。严重 MS，二尖瓣口面积 < 1.0 cm^2，即使休息时也有症状。LAP 处在引起充血性心衰的边缘，CO 明显减少。慢性肺高压导致右室扩大，扩大的右室可使室间隔左移，限制已经减小的左室容积，使左室射血进一步减少。随着右室继续扩大，可以出现三尖瓣反流，引起外周淤血症状。二尖瓣瓣口面积 > 1.0 cm^2 是最小的可存活面积，瓣口面积 < 0.4 cm^2 则患者难以存活。

2. 压力 – 容量变化　MS 使左房到左室血流受限，导致 LAP 升高和容量超负荷，左房扩大，逐渐引起肺动脉高压。显著 MS 患者，左室前负荷不足，左室舒张末容量和压力降低，左室腔变小，左室收缩末容量也减少，每搏量下降。实际上左室的工作相对正常，限制 CO 完全是因为左室充盈不足而造成。肺动脉压力的增加，使右室后负荷增加，引起右室功能障碍，导致功能性三尖瓣反流。在 PCWP 压力波形中，表现为正常窦性心律较大的 A 波（心房收缩），但房颤患者 A 波消失；如果有二尖瓣反流，还会有明显的 V 波（心房充盈、心室收缩）。

3. 超声心动图　通过超声心动图诊断和评估 MS。某患者，女，69 岁，风湿性心脏病 10 年，超声心动图显示为 MS（图 3-9-2）。主要表现为二尖瓣交界融合、挛缩和舒张期圆顶状凸起，二尖瓣口可有钙化，左房增大，血流缓慢和淤滞。通过测量和计算二尖瓣瓣口面积、跨瓣压差和肺动脉压来评估狭窄的严重程度。① Gorlin 公式：二尖瓣口面积（cm^2）= 二尖瓣口血流（mL/s）/（$0.85 \times 44.5 \times \sqrt{\text{平均二尖瓣口压差}}$）；②简单估计：二尖瓣口血流（mL/s）= 心排血量（mL/min）/［每搏舒张充盈期（s）× 心率］；③超声多普勒频谱评估，二尖瓣口舒张期压差减半时间（flow velocity with diastolic pressure half-time）：轻度狭窄 < 150 ms、中度狭窄 ≥ 150 ms 和重度狭窄 ≥ 220 ms。

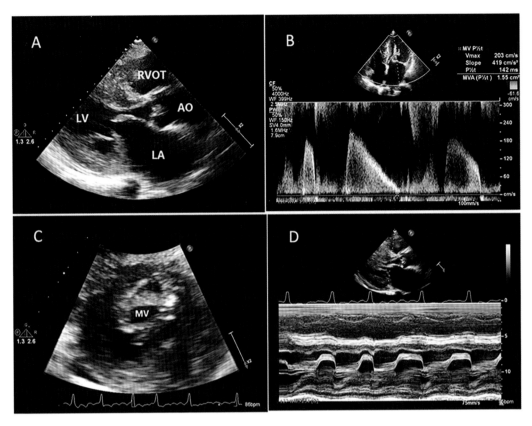

图 3-9-2　二尖瓣狭窄的超声心动图

LA：左心房；LV：左心室；RVOT：右室流出道；AO：升主动脉；MV：二尖瓣

A 图为胸骨旁左心室长轴切面，显示左心房前后径扩大，二尖瓣开放受限；B 图为狭窄二尖瓣的血流频谱，E 峰减速时间延长；C 图为左心室短轴切面，显示二尖瓣交界粘连，瓣口开放呈鱼口样狭窄改变；D 图为 M 型超声扫描，显示二尖瓣口开放受限，呈城垛样改变。

二、外科治疗

1. 手术目的　MS 的有效治疗方法是外科手术，扩大狭窄的瓣口，解除或减轻血流从左房进入左室的机械性梗阻，改善心脏和肺循环的血流动力学，或切除损坏严重的二尖瓣，用人工二尖瓣瓣膜替换，恢复正常的血流动力学状态。

2. 手术适应证　呈现症状者才考虑外科手术，而且建议在出现严重症状前手术，避免出现不可逆的心室功能不全。无症状患者不建议手术治疗，除非有体循环栓塞或进行性肺动脉高压。心功能 NYHA 分级 I 级患者可以暂缓手术；II ～ III 级患者宜手术治疗且疗效良好；IV 级患者或有其他合并症（如栓塞、糖尿病等），经适当的内科治疗病情改善即可进行手术。

3. 手术方法

（1）导管介入球囊扩张术：适用于单纯 MS，瓣膜病变属隔膜型，瓣叶增厚不明显，活动度较好的患者，尤其是合并妊娠和年龄较轻者。导管介入球囊扩张术可以有效缓解二尖瓣梗阻，使开心手术延后。

（2）直视二尖瓣交界切开术：瓣膜无明显的钙化和纤维化，可选择二尖瓣连合部切开术。

尽管不能完全解除狭窄，但可减轻严重程度。连合部切开术患者 30% 在 5 年内、60% 在 9 年内将发生再狭窄，但在此期间的患者无需抗凝，且其他并发症也较机械瓣置换要少。直视下可以准确地切开融合的瓣膜交界，分离瓣下腱索及乳头肌粘连，驱除钙质和左房血栓，疗效较为满意。

（3）人工瓣膜替换术：适用于瓣膜严重损坏和伴有中度以上二尖瓣关闭不全的病例。阜外医院单纯二尖瓣置换术住院死亡率在 1% 以下，其中超过 90% 可存活 5 年以上，术后 10 年生存率为 70% 以上。机械瓣膜替换者术后 10 年无并发症者仅 20% ~ 30%，而生物瓣膜替换者术后 5 年随诊 70% 以上无并发症，问题在于生物瓣膜的耐久性，故 65 岁以上或有抗凝治疗禁忌证，才考虑使用生物瓣膜。

4. 手术并发症　左心室破裂罕见但后果很严重，左室较小的高龄女性易发；机械瓣膜功能障碍；瓣周漏已少见，归功于 TEE 的应用；冠状动脉回旋支损伤或血肿压迫；抗凝相关的栓塞和出血。

三、围手术期的管理

（一）血流动力学管理

1. 前负荷　适当的前负荷可以增加通过狭窄二尖瓣的前向血流，以保持左室充盈，但严重 MS 患者，如已有 LAP 升高，输液过快或过多容易发生急性肺水肿。因此，需要适当控制容量。但术前禁食和积极利尿可使容量相对不足，而 CO 依赖左室每搏量，需要补充容量但要限制速度，要很好地平衡血压、容量和 LAP 之间的关系。TEE 可以在术中很好地评估左室的容量状态。

2. 维持 SVR　由于 CO 相对固定或受限，主要通过增加 SVR 以保持血压，降低后负荷对改善前向血流没有帮助。因此，建议维持后负荷在正常水平，谨慎地使用去氧肾上腺素或甲氧明，避免剂量过大而增加肺动脉高压。由于 MS 对血流的阻塞，使患者的肺动脉压力升高，右心后负荷增加，因此需避免加重 PVR 升高的任何因素，如代谢性酸中毒、高碳酸血症和麻醉过浅等。缺氧易发生严重肺血管收缩，需避免低氧血症。

3. 避免心动过速　保持原有窦性心律和正常偏慢的心率，避免任何心动过速，尤其房颤患者控制心室率更为重要。由于血流在心室舒张期通过二尖瓣，而心动过速缩短舒张期，使左室充盈时间缩短，导致 LAP 增加，使 CO 进一步下降，容易发生急性肺水肿或严重低血压。在心率增快时，要维持相同的 CO，必须增加通过二尖瓣口的流速。根据 Poiseuille 定律，房室压差与通过二尖瓣口的瞬时血流的四次幂成正比。因此，任何瞬时血流的增多，都需要 LAP 很大的增加。

4. 心肌收缩力　足够的前向血流有赖于足够的心肌收缩力。左心室慢性充盈不足引起左心室收缩力降低，即使充盈恢复心肌收缩力也不足。在 MS 晚期，因左室收缩力降低导致严重的充血性心衰，加上肺循环淤血、肺动脉高压，易引起右室功能不全。因此，病情严重的患者在体外循环前和体外循环后都需要正性肌力药物的支持。MS 患者心房收缩的作用约占左室每搏量的 30%，P-R 间期缩短将降低舒张期进入心室的血流而引起 CO 下降，需要术前安装房室起搏的患者，设定 0.15 ~ 0.20 ms 的长 P-R 间期，最适于使血流在心房收缩时有足够的时间通过狭窄的二尖瓣。

（二）麻醉技术和管理

1. **术前用药**　术前紧张而又镇静不足的患者（特别是房颤者）易发生心动过速，严重者可引起急性肺水肿。因此，严重 MS 患者术前需充分镇静，可以口服苯二氮䓬类药物。术前使用洋地黄类药物、β 受体阻滞药或胺碘酮控制心率者，继续使用至术日晨。

2. **监测**　肺动脉导管（PAC）非常规选项，但在合并严重肺动脉高压、同时 CABG 和严重心功能不全患者使用，有利于术后血流动力学的管理。因为肺动脉扩张，PAC 置入通常较正常为深，不必追求出现 PCWP，以避免肺动脉破裂的风险。在显著肺动脉高压患者，肺动脉舒张压常常不能准确反映 LAP，加上 MS，左室充盈压往往估计过高。常规进行 TEE 检查，以发现瓣周漏、左室后壁血肿等并发症，同时对心室的前负荷、心肌缺血和心肌收缩力进行评估，以指导手术选项和治疗。

3. **麻醉药物的选择**　通常以中、大剂量的阿片类镇痛药为主，辅助吸入七氟烷麻醉，持续输注丙泊酚镇静，肌松药物可以选择顺式阿曲库铵、哌库溴铵和维库溴铵等。体外循环前维持血流动力学稳定，避免使用可以引起心动过速、增加 PVR、降低 SVR 或抑制心肌收缩力的药物。尽量维持窦性心律，积极治疗任何形式的心动过速。

4. **瓣膜置换后的处理**　体外循环后要保持合适的前负荷，降低后负荷，改善前向血流。房颤射频消融（改良 Maze 手术）的患者，体外循环后多可转为窦性心律，对心率过快或心律不稳定者，可以持续输注胺碘酮以保持窦性机制和稳定心率。术后早期的灾难性并发症是发生左室破裂，尤其在左室较小、顺应性相对较差的高龄女性，术后心率过慢（舒张期左室壁张力增加）、心肌收缩乏力或过强，再加上术者经验不足，则左室破裂的危险性增加。因此，在维持足够CO 的前提下，注意输液入量及速度，避免容量超负荷，尽量降低左室舒张末压，维持心率在80 ~ 100 次 /min 为佳，可以使用硝酸甘油持续输注，必要时使用临时起搏器。体外循环后使用变力、变时性药物（如持续输注多巴胺），以增加心肌收缩力、减小左室大小和减低室壁张力。

5. **避免 PVR 升高**　严重 MS 患者常合并肺动脉高压和右室功能不全，避免任何升高肺动脉压的因素（缺氧、高二氧化碳血症、酸中毒和呼吸道压力增高）。使用米力农或左西孟旦复合去甲肾上腺素持续输注，可以在增加心肌收缩力的同时降低肺动脉压和维持灌注压，使患者获益。

6. **术后处理**　通常手术后 PVR、肺动脉压和 LAP 下降，而 CO 增加。但术后早期即使术前左室功能正常的患者，由于术中缺血等造成的心肌损伤，体外循环后也可出现严重的心肌收缩力抑制，通常至少需要少量多巴胺等正性肌力药物支持 24 ~ 48 h。二尖瓣置换后血流动力学状态常可改善，术后大多数患者 PVR 将持续下降，肺动脉压不降通常预示有不可逆的肺动脉高压和左室功能不全。严重肺动脉高压者可吸入 NO 5 ~ 40 ppm 治疗。

第 3 节　二尖瓣关闭不全

一、病理生理

（一）病因

1. **急性二尖瓣关闭不全**　非风湿性 MR 越来越多见，病因有二尖瓣脱垂、细菌性心内膜炎、缺血性乳头肌梗死、二尖瓣瓣环扩大和瓣叶黏液化等。因心肌缺血导致乳头肌功能不全的发生率在后间隔心肌梗死的患者可达 40%，而在前间隔心肌梗死的患者为 20%。二尖瓣瓣叶病变，如二尖瓣脱垂、腱索断裂、瓣叶穿孔等，均可导致急性二尖瓣关闭不全。

2. **慢性二尖瓣关闭不全**　风湿性心脏病是二尖瓣关闭不全（mitral regurgitation，MR）的常见原因，但很少出现单纯的风湿性 MR，通常是 MS 合并 MR。风湿性 MR 发病缓慢，可以被很好地耐受多年而不发病，甚至持续数十年而无症状，逐渐发展则出现疲劳和呼吸困难。但一旦出现明显症状（疲劳、呼吸困难或端坐呼吸）则病变发展很快，如果不积极处理可在数年内死亡。继发细菌性心内膜炎、房颤、反应性肺动脉高压或动脉栓塞，可致临床症状急剧恶化。75% 的病例可以发生房颤。在出现不可逆性左室功能不全之前手术，患者的生存率提高。主动脉瓣关闭不全患者，因左室扩张导致二尖瓣环扩大，可出现功能性 MR。

（二）病理生理

1. **发病过程**

（1）急性：急性 MR 迅速使左房容量超负荷，导致 LAP 显著升高，心功能快速恶化并累及肺循环。机体通过兴奋交感神经系统对低 CO 迅速代偿，使心肌收缩力增加并引起心动过速。左室容量增加使左室功能处在 Frank-Starling 曲线的较高部分。LAP 和肺动脉压的急剧升高，可导致肺淤血和急性肺水肿。因代偿性交感刺激使已经因左室舒张末期压增高和心内膜下血流减少而缺血的心肌氧耗量明显增加，并使外周血管收缩而进一步减少体循环血流。

（2）慢性：①轻度，生理代偿期，可无临床症状。在慢性 MR 的缓慢发展过程中，左室发生偏心性肥厚，通常左室扩大和肥厚都存在。尽管左室舒张末容量显著增加，但由于左室扩大而维持左室舒张末压相对正常。前向 CO 由于总的左室每搏量（前向每搏量和反流每搏量总和）的整体增加而得以维持。另外，在有大量反流的情况下，左房增大以维持接近正常的 LAP，有利于保护肺血管床，大部分患者最终出现房颤。②中度，瓣膜损害逐渐加重，出现临床症状。左室扩大和肥厚继续代偿增大的反流量，直到影响前向每搏量。持续的左房扩大引起二尖瓣环扩张而进一步增大反流量，此时可出现肺淤血、肺动脉高压和右心衰前期症状，如易疲劳和全身虚弱。当反流分数＞60%，将发生充血性心衰。由于很容易将血液反向射入压力较低的肺循环，MR 患者的左室 EF 表现增高。此类患者 EF 发展至 50%，即已表明存在明显左心室功能不全。

③重度，进一步发展最终导致心衰。持续严重的前向 CO 损害，引起肺动脉压升高，最终导致右室衰竭。另外，左室功能持续的恶化可以严重损害心室功能，甚至在瓣膜置换术后亦不可恢复。

2. 压力－容量关系

（1）影响因素：慢性 MR 患者，尽管左室舒张末和收缩末容量均持续性增加，但 LVEDP 在病变达到非常严重程度前可保持相对正常。心室偏心性肥厚使每搏量增大而保持前向血流。收缩期左室容量快速地向压力较低的左房反流，使得左室压力的增加变弱。急性 MR 患者，左室舒张末压的急剧增加减弱了左室舒张末期和收缩末期容量的代偿性增加，直到出现代偿性左室扩大为止。MR 的反流量取决于左室和左房之间压差、二尖瓣反流口面积和心室收缩持续时间。

（2）压力波形的异常：PCWP 反流波形的大小并不与二尖瓣反流的严重程度成正比。反流波形的大小取决于左房顺应性、肺血管床顺应性、肺静脉回流量和反流量。急性 MR 患者，因左房相对顺应性差而有大的 V 波；慢性 MR 患者，左房顺应性较大，可接受反流血液而无明显压力波传向肺循环。巨大 V 波或反流波患者的肺动脉压波形与 PCWP 波形接近，如果将肺动脉压波形与体循环动脉压波形重叠，通常发现肺动脉压波形的上升支发生在动脉压波形的上升支稍前，但当导管到达嵌顿位置时，立刻可以观察到上升支和波峰右移到巨大 V 波的位置，晚于动脉压波形的上升支。因此，当在 MR 或有巨大 V 波的患者放置 PAC 时，可以进行同步观察肺动脉和体循环动脉压力波形而区别。

3. 超声心动图　使用彩色多普勒和二维超声，可以测量反流束的宽度、反流区域的面积等，通常根据左房大小、左室大小、反流量和反流分数来综合评估 MR 的严重程度。某患者，女，67 岁，超声心动图显示二尖瓣后叶脱垂并腱索断裂，二尖瓣大量反流（图 3-9-3）。反流分数 =［（舒张末容量－收缩末容量）× 心率－前向心排血量］/［（舒张末容量－收缩末容量）× 心率］；二尖瓣反流分数 30% 以下为轻度，30% ~ 49% 为中度，超过 49% 为重度。同时对二尖瓣叶、瓣环、腱索和乳突肌等结构进行二维或三维的检查。

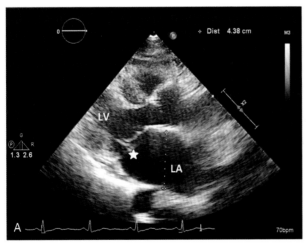
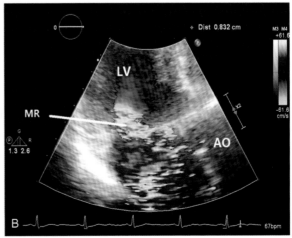

图 3-9-3　二尖瓣关闭不全的超声心动图

LA：左心房；LV：左心室；AO：升主动脉；MR：二尖瓣反流

A 为胸骨旁左心室长轴切面，显示左心房前后径扩大，二尖瓣后叶腱索断裂，瓣叶脱垂入左心房，形成连枷样改变；B 为彩色多普勒：显示二尖瓣大量反流。☆显示脱垂的二尖瓣后叶，形成连枷样改变。

二、外科治疗

1. **手术时机** 不论人工机械瓣膜还是生物瓣膜均未完善，术后并发症发生率较高，远期疗效尚欠满意。因此，临床症状较轻，NYHA 分级 I ～ II 级，左心室无明显增大者，定期随诊复查，可以暂不手术。医源性或感染性心内膜炎和腱索断裂引起的急性 MR，经内科治疗肺淤血和感染性心内膜炎得到控制者，轻、中度反流，左室无明显增大，也可延缓手术治疗，定期随诊复查。

2. **手术适应证** 在出现明显左室功能不全前或最晚在左心室开始呈现不可逆改变前尽快实施手术，即使临床症状尚不严重，也是施行手术治疗的最好时期。超声心动图检查可以早期发现左心室功能减退，为选择手术时机提供了重要参考。随着二尖瓣膜成形技术的提高，二尖瓣成形的比率越来越高，瓣膜成形避免了长期的抗凝，可以更好地保留左心室的功能。但风湿性 MR 病例瓣膜替换或瓣膜成形修复约各占半数。

3. **手术方法** 手术方法视瓣膜病变情况，可以选用二尖瓣瓣环缝缩（瓣环扩张、缺血性二尖瓣关闭不全）或重建术、二尖瓣瓣膜成形修复术（矩形切除、腱索转移、人工腱索、双孔法）和二尖瓣瓣膜替换术（机械或生物瓣膜）。随着近几年二尖瓣介入技术的发展，介入二尖瓣技术，如瓣膜置换、瓣膜修复（瓣环成形、瓣叶缘对缘修复和人工腱索重建）等新技术陆续开展。

三、围手术期的管理

（一）血流动力学管理

1. **维持前负荷** 大部分患者维持和适当增加前负荷，有利于保证足够的前向 CO。但对左房或左室腔明显扩大而使二尖瓣环扩大者，增加前负荷反而使反流分数增高。因此，根据不同患者对液体负荷的不同临床反应为基础，正确评估增加容量的程度，以保持最佳前负荷。

2. **降低 SVR** 增加后负荷引起反流分数增高，并使 CO 减少。因此，需要降低 SVR，以促进前向血流。血管扩张药使后负荷降低，通过提高前向 CO 而减少反流量，硝普钠可降低左室充盈压和促进前向血流，可以用于左心功能不全的患者，但对于缺血性乳头肌功能不全引起的急性 MR，尽量选择硝酸甘油。避免使用单纯 α 肾上腺素能受体激动药来提高血压，而要选择具有正性肌力药物的血管活性药物。二尖瓣大量反流的患者可以引起肺循环压力升高，甚至出现右心衰。因此，注意避免任何可以引起肺血管收缩的因素，如高碳酸血症、低氧血症等。

3. **维持心率和避免心动过缓** 因增加左室容量、减少前向 CO 和增高反流分数，心动过缓对 MR 患者有害。因此，需维持正常或稍快的心率。此类患者心房收缩对前负荷的作用不如 MS 患者重要，慢性 MR 患者容易伴有房颤。

4. **心肌收缩力** 保持心肌收缩力以保证最佳的前向血流，抑制心肌收缩力可能导致严重的左室功能不全，使临床症状恶化。必要时使用正性变力、变时性药物，以增加心肌收缩力，增加心室射血时间，并能缩小二尖瓣环和减少反流口面积，从而减少反流而增加 CO。

（二）麻醉技术和管理

1. 术前用药　术前用药需谨慎，术前晚口服镇静催眠药物即可。过分镇静可导致高碳酸血症，使 SVR 明显增加，易诱发心动过缓，造成左室容量负荷增加、前向 CO 减少和反流分数增高。

2. 监测　PAC 不常规用于手术中监测，但对左室舒张末期内径（LVEDD）> 65 mm 和左室收缩功能不全的患者，PAC 对指导围手术期管理有益，而且通过反流波形的大小或 "V 波" 的高度可以评价反流状态。TEE 在二尖瓣成形术的作用影响预后和不可替代。

3. 麻醉药物　维持心肌收缩力和心率，避免使用抑制心肌收缩力的药物，通常选用大剂量阿片类药物麻醉，辅助使用泮库溴铵（增加心率）或顺式阿库溴铵维持肌松。维持正常或偏快的心率（80 ～ 90 次 /min）可以使此类患者获益。重度 MR 患者麻醉诱导时需格外谨慎，可选用依托咪酯，避免心率突然减慢，也不能耐受外周血管阻力的明显增加。麻醉诱导前如果心率相对偏慢，可以加用阿托品或山莨菪碱，诱导过程发生严重心动过缓可以给予小剂量麻黄碱或肾上腺素。

4. 瓣膜成形或置换后的处理　在瓣膜成形或替换术后，二尖瓣反流明显减少或消失，LAP 和肺动脉压降低，没有了低压左房（反流）对左室的保护，结果使左室室壁张力增加，左室前负荷增加，故大部分患者需要使用正性肌力药物（如多巴胺、米力农等）来维护左室功能，以适应新的血流动力学状态。需要控制血压，适当降低外周阻力，尤其是二尖瓣成形的患者，有必要使用血管扩张药物（如硝酸甘油），减少左室前、后负荷，促进前向 CO。继发于缺血的乳头肌功能不全患者，使用 IABP 可减轻后负荷，提高 CO，对改善严重左心功能不全有较大帮助。

5. 维持心律（率）　慢性房颤的患者，刚脱离体外循环偶尔会短时间地恢复窦性心律，但容易发生室上性心动过速，可使用胺碘酮、伊布利特和小剂量阿替洛尔治疗，尽量维持窦性心律。对于心率缓慢者（心率 < 70 次 /min），需要使用临时起搏器（起搏心率 > 90 次 /min 为宜）。

6. 术后处理　术后需要加强镇静、镇痛，控制血压（收缩压 ≤ 120 mmHg）和维持心率，尽量减低左室室壁张力，尤其是对二尖瓣成形术的患者，需要保护修复的二尖瓣解剖和功能的恢复。大部分患者可以尽早行气管拔管，但对术中因为验证二尖瓣修复效果而反复左室注水实验的患者，容易发生低氧血症，可能延长气管拔管的时间。

第 4 节　主动脉瓣狭窄

一、病理生理

（一）临床表现

1. 病因　主动脉瓣狭窄（aortic stenosis，AS）获得性的病因仍以风湿性心脏瓣膜病最常见，往往合并主动脉瓣关闭不全或二尖瓣病变，其次是老年性主动脉瓣退行性变，多合并高血压、糖尿病和动脉粥样硬化；先天性主动脉瓣狭窄多见于小儿，狭窄的部位可以在瓣膜、瓣上或瓣下，成人先天性 AS 以主动脉瓣二瓣化畸形最为多见，随着年龄的增加瓣膜易被钙化而造成 AS。

2. 临床症状

（1）心绞痛：严重 AS 患者有 50% ~ 70% 的首发症状是心绞痛，原因是肥厚的左室壁心肌氧供减少而氧需增大，或并存冠状动脉疾病。AS 患者发生心内膜下缺血和室性心律失常的危险性增大。单纯继发于 AS 的心绞痛几乎都是劳力性心绞痛，而休息时发生心绞痛提示并存冠状动脉疾病。

（2）晕厥和猝死：晕厥是 15% ~ 30%AS 患者的首发症状，出现晕厥而不及时治疗，预期平均寿命为 3 ~ 4 年。AS 患者都有猝死的危险，当狭窄发展到收缩期峰值压差 > 50 mmHg 或有效主动脉瓣口面积 < 0.7 cm^2，仅有 20% 的患者能存活 5 年以上。

（3）充血性心衰：当出现呼吸困难、端坐呼吸和夜间阵发性呼吸困难时，则说明有充血性心衰，可很快发展成全身水肿、肝大和颈静脉怒张等。一旦出现充血性心衰症状，平均寿命仅 1 ~ 2 年。

（二）病理生理

1. 发病过程

（1）轻度：生理代偿期，无明显临床症状。正常成人主动脉瓣口面积为 2.5 ~ 4 cm^2，主动脉瓣指数为 2 cm^2/m^2。轻度狭窄的主动脉瓣口面积 > 1.5 cm^2，可以很多年没有症状，对生活质量影响较小。当出现 AS 时，要维持正常的每搏量，需要通过增加左室与主动脉间的收缩压差来实现，甚至左室收缩压要高达 300 mmHg 才能使主动脉收缩压和每搏量保持相对正常。增高的收缩期峰值压差导致心肌做功明显增加，代偿性向心性左室肥厚。因此，左室舒张末压增高并不代表左室收缩功能不全或心衰，而是左室舒张功能下降和顺应性降低的表现。

（2）中度：心功能损害逐渐加重，出现明显临床症状。当狭窄严重到瓣口面积为 1.0 ~ 1.5 cm^2（主动脉瓣指数 0.6 ~ 0.85 cm^2/m^2）时，可出现心脏扩大和心室肥厚，导致左室舒张末容积和压力均升高，此时主动脉瓣还不会出现明显血流动力学障碍，除非伴有左室功能不全。正常左室功能收缩期峰值压差可以 > 50 mmHg。然而当出现 EF 下降时，表明左室收缩功能受损，收缩期峰值压差可以 < 50 mmHg。左室舒张末容积和压力增高，导致心肌做功和氧需增加，心肌氧需的两个主要因素（心肌收缩和收缩时限）均增加。同时由于左室舒张末压升高，造成冠状动脉灌注压下降，因而心肌供血减少。另外，通过主动脉瓣流入冠状动脉血流的文丘里效应（Venturi effect），实际上降低冠状动脉口的压力，致使收缩期冠状动脉血液反流。这些因素使患者即使在没有冠心病的情况下，也特别容易发生心肌缺血和猝死。此类患者心室顺应性降低和左室舒张末压力增高使心室被动充盈减少，心房收缩可提供高达 40% 的心室充盈量。因此，AS 患者发生房颤，窦性心律和心房收缩作用丧失可使临床表现急剧恶化。

（3）重度：病程持续发展至终末衰竭。当 AS 瓣口面积减少到 1 cm^2 以下或瓣口面积指数降至 0.5 cm^2/m^2 以下，导致 EF 进一步下降和左室舒张末压升高。当 LAP > 25 mmHg 时可以导致肺水肿，甚至出现猝死。若患者存活且病情继续发展，出现进行性肺动脉高压，最终将导致右心衰。

2. 压力 – 容量关系

（1）影响因素：当跨主动脉瓣压差增大时，左室收缩末压增高以保障正常的每搏量。左室代偿的早期，左室舒张末压力和容积增高，而左室收缩末容积保持相对正常；晚期出现左室功能受损，首先引起左室舒张末压和容积明显升高，最终导致左室收缩末容积升高和每搏量降低。以上压力、容量的变化，特别是心室压力的增高，可增加已经受损心肌的氧耗，再加上心肌肥厚、冠状动脉供血不足，极易造成心肌的氧供需失衡。

（2）压力波形的异常：在严重 AS，动脉脉压通常降至 50 mmHg 以下。收缩压上升延迟并伴有波峰滞后和明显的单波切迹。当狭窄达到更为严重的程度，动脉压力波形的上升支单波切迹变低，降支重搏切迹相对变小或消失。由于左室舒张末压升高，二尖瓣环张力增大，可观察到明显的 V 波，但随着疾病进展和左房肥厚加重，出现明显的 A 波特征。

3. 超声心动图　AS 超声特征为瓣膜增厚、强回声、钙化、瓣叶活动差，通常伴有左室向心性肥大和主动脉根部扩大（狭窄后扩张）。某患者，男，56 岁，风湿性心脏病史 12 年，被诊断为主动脉瓣重度狭窄（图 3-9-4）。最常用的定量方法是测量跨瓣血流的峰值流速、平均跨瓣压差以及估测瓣口面积。

（1）通过改良 Gorlin 压力公式，可以估计主动脉瓣口的面积：主动脉瓣口面积（cm^2）=［心排血量 /（收缩射血期 × 心率）］/（$1 \times 44.5 \times \sqrt{\text{平均主动脉压差}}$）；临床估计可用更为简单的 Gorlin 公式：主动脉瓣口面积（cm^2）=［心排血量（L/min）］/$\sqrt{\text{平均主动脉压差}}$。

（2）主动脉瓣口面积与跨瓣血流量成正比。在瓣口面积不变的情况下，较小的 CO 变化可对跨瓣压差产生明显的作用。当瓣口面积减小时，流经主动脉瓣口的血流也相应减少，但直到主动脉瓣口面积减小到 0.7 cm^2 以下，流经主动脉瓣口的血流才会受到明显影响。通常超声 AS 患者平均跨瓣压差＜ 30 mmHg 为轻度狭窄、30 ～ 50 mmHg 为中度狭窄、＞ 50 mmHg 为严重狭窄。

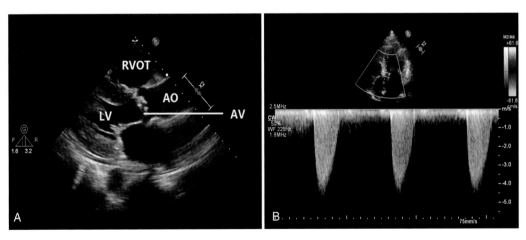

图 3-9-4　主动脉瓣狭窄的超声心动图

LV：左心室；AO：升主动脉；AV：主动脉瓣；RVOT：右室流出道

A 为胸骨旁左心室长轴切面，主动脉瓣增厚，收缩期瓣叶开放明显受限；B 为心尖五腔心测量主动脉瓣前向血流速度明显加快，峰值流速为 4 m/s，跨瓣压差为 64 mmHg。

二、外科治疗

1. **手术特征**　由于有高度猝死风险，凡有症状的患者均应接受手术治疗。肺动脉收缩压 > 60 mmHg（右心导管）、跨瓣压差 > 50 mmHg 或主动脉瓣口面积指数 < 0.5 cm²/m² 的患者，即使没有症状也要考虑手术治疗。由于不可逆性左室衰竭仅见于病程的最晚期，因此，无论患者的症状多么严重都应积极争取手术治疗。

2. **手术方法**　对少数先天性或瓣膜无明显病变的狭窄，可以进行直视下的连合部切开或介入球囊扩张术，但可能造成残余 AS 和主动脉瓣反流，最终多数患者需要进行瓣膜置换术。主动脉瓣置换术的院内病死率已低于 1%，出院患者 5 年以上的生存率超过 85%。先天性 AS 的小儿或青少年患者，可以考虑 ROSS 手术；高龄、中高危不适合外科手术的患者，可以实施介入 TAVI 手术。

三、围手术期的管理

（一）血流动力学管理

1. **前负荷**　由于左室顺应性降低、舒张功能不全和舒张末期压升高，需要充足的前负荷（容量）以维持正常的每搏量。避免使用血管扩张药物（如硝酸甘油），以保持前负荷，否则可使 CO、血压骤降，非常危险。

2. **维持 SVR**　左室射血的后负荷主要来自狭窄且基本固定的主动脉瓣，降低 SVR 不但不能增加 CO，相反，由于 SVR 降低很快引起动脉压下降。由于 AS 患者左室向心性肥厚，心肌极易发生内膜下缺血，有效的冠状动脉灌注依赖于足够的体循环血压，血压降低很容易造成心肌缺血。因此，需维持足够的 SVR 和灌注压，尽快使用 α 受体兴奋药，如甲氧明或去氧肾上腺素提升血压，防止血压下降严重影响心肌灌注而发生室颤等严重事件。

3. **避免心动过速**　由于 AS 患者心脏舒张功能不全，心房收缩可贡献 30% ~ 40% 的每搏量，保持窦性心律非常重要，患者不能耐受心率过快，心率过快可导致冠状动脉灌注减少，心肌氧需增加，明显降低 CO。发生室上性心动过速可迅速导致病情恶化，严重者可发生猝死，要及时使用甲氧明、β 受体阻滞药处理，必要时迅速同步电复律。由于每搏量受限，过慢的心率也可限制 CO，维持心率在 50 ~ 75 次 /min 的窦性心律为最佳，以保证留有足够的射血时间使血流通过狭窄的主动脉瓣。此类患者心肌兴奋性增高，容易发生心律失常乃至室颤，并且电复律比较困难，胸外心脏按压效果欠佳。

4. **心肌收缩力**　此类患者通过增高的收缩状态以维持每搏量，单纯 AS 狭窄的患者除非出现心衰症状，通常不需要正性肌力药物。AS 引起的心衰患者，因为左室舒张末容量增高和明显的 CO 下降，不能很好地耐受 β 受体阻滞药等负性肌力药物。

（二）麻醉技术和管理

1. 术前用药　年轻和紧张的患者术前可以给予苯二氮䓬类药物，使患者安静以避免心动过速。单独口服地西泮或咪达唑仑 5 ~ 10 mg 即可满足要求，且对血流动力学无明显影响。衰弱和高龄患者减量或不用术前用药。

2. 监测　联合使用标准 II 导和改良 V_5 导联，通过 ST 段分析以提供心律和缺血的最佳信息。肺动脉导管对血流动力学管理有益，但不必常规使用，对于左室顺应性差的患者 PCWP 可能会对左室舒张末压估计偏低，注意置入 PAC 时可能出现心律失常。常规监测 TEE，TEE 对指导容量治疗、保持左室最佳前负荷非常有益，对瓣膜成形或替换的检查指导不可替代。严重左室肥厚的患者在主动脉瓣置换后可发展为动力性瓣下或流出道梗阻，使用正性肌力药物会加重左室流出道阻塞，需补足容量和使用 β 受体阻滞药处理，如果梗阻呈难治性可考虑切除肥厚的心肌以解除梗阻，术中使用 TEE 可以明确诊断和帮助处理。

3. 麻醉诱导和维持　麻醉诱导应采用渐进式缓慢诱导，逐渐达到合适的气管插管麻醉深度。麻醉维持以中、大剂量阿片类镇痛药为主，肌松药的选择在心动过缓时使用泮库溴铵，而心率较快时选用维库溴铵或顺式阿曲库铵。准备好 α 肾上腺素受体兴奋药，如甲氧明或去氧肾上腺素等，以便快速和积极地治疗体循环低血压。如果患者出现心肌缺血的症状或体征，首先要提高灌注压，切不可轻易使用硝酸甘油，由于降低前负荷和动脉压可使病情迅速恶化。

4. 严防紧急事件　保持足够的灌注压和稳定的心率，做好充分的急救准备。任何可引起明显心肌抑制、血压下降或心动过速的药物均应小心使用，避免导致病情突然恶化。避免任何形式的心律失常，积极治疗室上性心律失常，对室性异位节律要积极寻求病因并予以治疗，必要时使用直流电转复。如果患者心律恶化成室颤，通常复苏很难成功，需要紧急建立体外循环。为确保安全，围手术期要使用粘贴式体外除颤电极，麻醉诱导时要有外科医师在场，灌注师做好准备，保证发生紧急心血管事件时可以快速建立体外循环。

5. 心肌保护　由于心肌肥厚，易发生心肌缺血性损害，阻断期间要保证有效的心肌保护，防止心肌缺血，必要时通过冠状静脉窦进行逆行灌注。此类患者心脏冠状动脉循环恢复后容易发生难复性室颤，可以给予阿替洛尔 5 mg 或胺碘酮 150 ~ 300 mg 再进行电击除颤。

6. 脱离体外循环　术前无心腔扩大、左室功能不全者，瓣膜置换后左室后负荷和 LVEDP 明显降低，CO 增加，体外循环后通常不需要变力性药物支持。少数特别是伴有左室功能不全或合并 CABG 的患者，需要输注小剂量正性肌力药物（多巴胺或去甲肾上腺素）支持和维持灌注压。术后约 1% 的患者发生三度房室传导阻滞，需要安装临时心外膜起搏器，房室顺应性起搏方式更利于维持 CO。

7. 术后处理　由于主动脉跨瓣压差和 LVEDP 降低，每搏量增加，循环功能迅速改善。早期肥厚的心肌仍需要足够的前负荷来维持 CO，经过数月的左室重构，左室肥厚逐渐减轻，心腔可以逐渐恢复正常。注意主动脉瓣人工瓣膜置换后仍存在 10 ~ 20 mmHg 的残余压差，主动脉瓣连合部切开术还可并存主动脉瓣反流。如果术中心肌保护充分，无术后并发症，大部分患者恢复良好。

第 5 节　主动脉瓣关闭不全

一、病理生理

（一）临床表现

1. 病因　主动脉瓣关闭不全（aortic incompetence，AI）是主动脉瓣叶在心室舒张期未充分闭合而引起。既往风湿热和梅毒性主动脉炎是主要病因，但随着此类疾病的早期诊断和成功治疗，现在细菌性心内膜炎、马方综合征（Marfan syndrome）、高血压病、创伤性病变、主动脉夹层和先天性主动脉瓣二瓣化畸形等逐渐成为主要病因。

2. 症状　慢性 AI 患者可以长达十几年无症状，然而一旦出现症状即表明出现左心功能不全，自然存活时间明显缩短。早期症状包括呼吸困难、疲劳和心悸。出现心绞痛通常是晚期症状且预后不良。急性 AI 的患者病情快速恶化，预后不佳。

（二）病理生理

1. 发病过程

（1）急性 AI：突发的 AI 使左室容量负荷增大，为维持足够的前向血流，机体即刻产生代偿机制，使交感张力增加、心率加快和心肌收缩力增强。由于前负荷突然增加，LVEDP 迅速升高，导致急性肺水肿。即使左室舒张末容量、每搏量和心率增加，亦不足以维持正常的 CO，发生左室功能的急剧恶化，需紧急外科手术处理。

（2）慢性 AI：①轻度，生理性代偿期，无明显临床症状。AI 引起左室容量超负荷，增加的容量负荷导致偏心性左室肥厚，左心室壁厚度和室腔扩大。因为左室舒张末容积增加缓慢，左室舒张末压可保持相对正常。由于容量做功较压力做功的心肌代谢节省，因而即使 EF 增加，心肌氧需也未明显增加。随着增大的每搏量，外周血管慢慢舒张，有助于促进前向血流。只要反流分数少于每搏量的 40%，几乎没有症状出现。②中度，心功能逐渐损害，出现明显临床症状。当主动脉瓣反流量超过每搏量的 60% 时，可出现持续的左室扩大和肥厚，最终导致不可逆的左室心肌组织损害。LVEDP 逐渐增高，当 LVEDP > 20 mmHg 时，表明出现左室功能不全。随后出现肺动脉压增高，并伴有呼吸困难和充血性心衰症状。③重度，逐渐发展至终末衰竭。随着症状的出现，左室功能不全持续发展，最终变为不可逆性终末衰竭，此时外科治疗预后不佳。由于主动脉舒张压降低，引起舒张期冠状动脉灌注不足，心室扩大导致室壁张力增大，加上左室肥厚，使超负荷心室的氧需增加，导致心内膜下缺血，可以发生心绞痛。因为 CO 不足和冠状动脉灌注的代偿机制，出现外周血管交感性收缩，导致 CO 进一步降低。当左室收缩功能下降时，可发生充血性心衰、心律失常和猝死。

2. 压力 – 容量关系

（1）急性 AI 患者，在左室顺应性正常的情况下容量负荷突然增加，导致左室舒张末容量和收缩末容量增加，左室没有时间通过偏心性肥厚来代偿导致 LVEDP 突然增高，交感刺激的代偿机制不足以维持足够的每搏量。慢性 AI 患者，偏心性肥厚使左室舒张末容量和收缩末容量大大增加，左室顺应性的增加可使左室舒张末压仅有轻度增高，由于这种代偿机制，可基本维持每搏量。

（2）压力波形的异常：AI 患者表现为动脉压脉压增宽，收缩压快速上升，收缩峰压增高，舒张压降低，脉压可达 80 mmHg 以上。动脉压波形的快速上升支是由于每搏量增大，而快速下降支则是由于血液从主动脉反流入心室和舒张的外周血管。由于回流波的出现，双峰或重波脉并不少见。二尖瓣环扩大引起功能性二尖瓣反流，PCWP 出现显著的 V 波和快速 Y 波的下降。在急性反流和左室衰竭时 V 波更为明显。

3. 超声心动图　评估 AI 严重程度定性、定量的金标准。前者主要评估主动脉瓣的结构、主动脉根部病变、左室腔扩张程度等；后者主要是计算反流量和反流分数。某患者，男，36 岁，先天性主动脉二瓣化畸形，主动脉瓣中、大量反流（图 3-9-5）。

（1）反流量的估计：传统上准确估计反流量需要心室内注入造影剂。但现在通过超声心动图显示的 AI 反流量占左室流出道的宽度可以大体估计反流量，轻度反流量 < 1/3、中量反流是 1/3 ~ 2/3 和大量反流占 2/3 以上。

（2）反流分数的计算：反流分数 = ［（舒张末容量 – 收缩末容量）× 心率 – 前向心排血量］/ ［（舒张末容量 – 收缩末容量）× 心率］。反流分数 < 30% 为轻度、30% ~ 39% 为轻到中度、39% ~ 50% 为中到重度、> 50% 为重度。

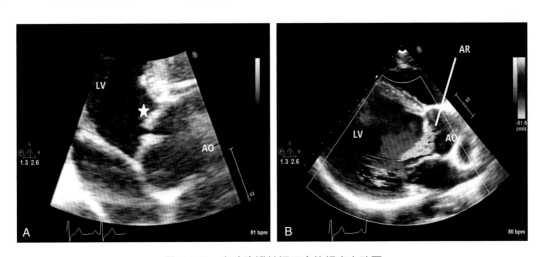

图 3-9-5　主动脉瓣关闭不全的超声心动图

AO：主动脉；AR：主动脉瓣反流；LV：左心室

A 为心尖四腔心切面，放大主动脉瓣，显示融合的主动脉左、右冠瓣闭合时脱入左室流出道，致使主动脉瓣关闭不全；B 为胸骨旁左心室长轴切面，显示蓝色五彩为主的主动脉瓣中、大量反流，以及长期反流导致的显著扩大的左心室；☆为脱垂的主动脉瓣。

二、外科治疗

1. 手术指征　由于急性 AI 血流动力学很不稳定，需要使用正性肌力药物维持 CO 和改善心衰症状，尽快急诊手术治疗。慢性 AI 一旦出现症状或尽管无症状但超声心动图发现已有左室功能不全（EF < 50%），应尽快安排外科手术治疗；即使左心功能正常，但 LVEDD > 65 mm 或左室收缩末期内径 > 50 mm 者，也要积极考虑外科手术治疗。

2. 手术方法　主动脉瓣脱垂或部分瓣叶解剖结构良好者，可以行主动脉瓣成形术（脱垂瓣叶悬吊、环状成形术或瓣膜折叠术等）；大部分患者需要进行人工瓣膜置换术。

三、围手术期的管理

（一）血流动力学管理

1. 维持前负荷　由于左室容量增加，前向血流的维持有赖于维持前负荷的增加。此类患者使用优先扩张静脉的药物（如硝酸甘油）治疗，因降低前负荷可使 CO 减少。因此，为促进 CO，对急性左心衰竭患者的治疗，使用优先扩张动脉血管的药物（如硝普钠）更优。

2. 后负荷　慢性 AI 患者正常情况通过代偿性外周小动脉舒张来维持基本的 CO，降低后负荷可使前向血流进一步得到改善。增加后负荷，明显增加左室舒张末压，使每搏功指数增加。尤其是左室功能受损的晚期 AI 患者，避免 SVR 增高、降低后负荷可以使患者获益。

3. 维持心率稍快　窦性心律在 AI 患者不如 AS 患者重要，此类患者房颤很常见。心率增快使舒张期缩短而使反流分数降低，随着心率增加前向 CO 明显增加。心率增快可以维持较高的体循环舒张压和较低的左室舒张末期压，实际上使心内膜下血流得到改善，这可以解释为什么休息时有症状的患者而运动后反而改善。反之，心动过缓使舒张期延长，反流增加，前向血流减少。维持心率在 90 次 /min 左右最为理想，可改善 CO 而不引起缺血。

4. 心肌收缩力　必须维持左室心肌收缩力。在左室功能受损的患者，联合使用 β 受体兴奋药、米力农或血管扩张药，可以通过舒张外周血管和增强心肌收缩力而使每搏量增加，从而改善循环状态。

（二）麻醉技术和管理

1. 术前用药　建议使用较小剂量的术前用药，维持心肌收缩力和心率，因为心率偏快对患者确有帮助，但避免镇静不足引起的 SVR 增高。

2. 监测　在严重左心功能不全患者（EF < 50%、LVEDD > 70 mm）使用 PAC 可以获益，尤其是术后作为目标导向液体治疗（估计前负荷）的参考指标。急性 AI 伴有心室顺应性很差的患者，左室压力升高很快，足以促使二尖瓣在舒张期结束前关闭，持续的血液反流使左室舒张末压升高超过 LAP，PCWP 来反映左室舒张末压明显估计过低。TEE 是主动脉瓣成形或替换的常规监测，对手术前后的心功能评估、反流评估和指导治疗不可替代。

3. 麻醉诱导与维持　麻醉药物的选择要针对保持前负荷、降低后负荷（不增加外周血管阻力）、改善心肌收缩力和保持心率等因素来考虑。使用阿片类药物为基础的复合麻醉技术，注意避免和及时处理心动过缓。严重左室扩大和左心衰患者，建议在麻醉诱导前就建立中心静脉通路，持续输注多巴胺等变力变时性药物，再开始麻醉诱导。麻醉诱导过程引起的短暂外周血管扩张通常可以很好地耐受，但不能耐受心动过缓。

4. 脱机　主动脉开放恢复冠状动脉循环后应尽快使心脏复跳，避免左心室过涨导致心肌损伤，心动过缓者及时安置临时心脏起搏，起搏心率设置在 80 次 /min 以上。瓣膜置换后负荷增加，前负荷减少，复温后及时给予正性肌力药物和血管扩张药物。

5. 术后处理　术后左室舒张末期压和舒张末期容量随即下降，但左室肥厚和扩大依然存在，术后必须保证适当的前负荷，以维持扩大左室的充盈。急性 AI 瓣膜替换术后常存在不同程度的左室功能不全，通常需要正性肌力药和血管扩张药治疗。由于左室功能不全，术后早期大部分患者需要正性肌力药物支持，必要时行 IABP 辅助支持。随着左室结构的重构，术后 6 个月内心脏大小基本恢复到相对正常范围，长期生存率（生存期 > 6 年）有望达到 85% 以上；心脏形态不能恢复到相对正常者的五年生存率不到 50%；若在出现严重左室功能不全后再手术，则长期生存的预后不佳。

第 6 节　三尖瓣关闭不全

一、病理生理

（一）病因

1. 原发性三尖瓣关闭不全　三尖瓣关闭不全（tricuspid valve regurgitation，TR）原发于三尖瓣，多因三尖瓣结构不正常引起的器质性瓣膜病变。风湿性 TR 涉及瓣叶和腱索的慢性风湿性改变，往往合并二尖瓣病变，TR 和狭窄常同时存在，而孤立或单纯的 TR 很少见。先天性三尖瓣病变既可以是孤立的三尖瓣缺陷，也可以同其他心脏畸形合并存在，如完全性心内膜缺损、埃勃斯坦畸形等。其他原因有感染性心内膜炎、心脏肿瘤、机械性损伤（外伤、起搏导线、心导管检查）等。

2. 继发性三尖瓣关闭不全　功能性 TR 更常见。继发于肺动脉高压导致的慢性右室扩大，三尖瓣环扩大而瓣叶和腱索大都正常，例如，继发于任何左心系统的心脏和肺血管疾病，使右心压力超负荷，三尖瓣环扩大，引起右室扩张和右室衰竭。继发于风湿性二尖瓣和主动脉瓣病变最常见，也见于缺血性二尖瓣疾病引起的肺动脉高压和右室容量超负荷。长期和持续存在的房颤也可导致三尖瓣瓣环的扩大而引起 TR。

（二）病理生理

1. 发病过程

（1）单纯性 TR 进展缓慢，可以多年无症状。TR 在轻、中度时症状不明显，或表现为原发心肺疾病（如二尖瓣病变）的症状。严重 TR 由于 CO 下降，开始时首先感到疲劳、运动量下降，随后出现肝淤血、上腹部疼痛，下肢出现水肿，进一步发展为右心衰竭，表现为收缩期颈静脉怒张、肝大、腹水和恶病质。ECG 可以显示右束支传导阻滞和房颤。

（2）继发性 TR 的严重程度取决于三尖瓣环内径、肺动脉压力和右室收缩力。由于右室的顺应性较好，对容量超负荷有一定的代偿，通常单纯 TR 早期可以耐受。因左室损害引起的TR，当 LAP 升高，导致肺动脉压增加使右室后负荷增加。右室容量超负荷和右室扩张，导致室间隔向左室移位，损害左室的灌注和顺应性，使 CO 下降。继发性 TR 的预后取决于原发左心疾病的严重性、左室功能和肺动脉压力等因素，在左心疾病矫正后，TR 可以改善，但也可以持续存在和恶化，晚期严重的 TR 使存活率下降。

2. 压力－容量关系　收缩期右室血液反流入右房，导致右房容量、右房压升高，右房扩大。由于右房、右室的顺应性相对较好，单纯轻、中度 TR 常无明显血流动力学变化。重度 TR 右房、右室容量超负荷，导致右心室收缩功能障碍，右室舒张末期压增高，使前向血流和 CO 下降。

3. 超声心动图　通常使用超声心动图来评估三尖瓣的结构和 TR 的严重程度，同时评估心脏各个腔室的形态和功能，评估 TR 对心脏功能的影响。功能性 TR 表现为右室和三尖瓣环扩大，受限于瓣叶的约束而导致 TR。不同的病因三尖瓣的改变也不一样，如感染性心内膜炎瓣膜表面赘生物或瓣叶穿孔，而风湿性三尖瓣关闭不全常合并二尖瓣病变，慢性阻塞性肺病继发性三尖瓣关闭不全表现为瓣环扩大而瓣叶和腱索基本正常。某患者，女，62 岁，慢性阻塞性肺病 30 年，重度肺动脉高压，三尖瓣中、大量反流（图 3-9-6）。

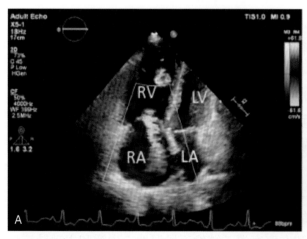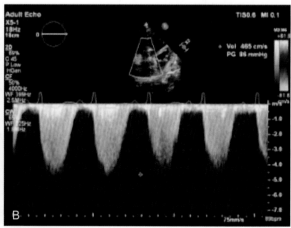

图 3-9-6　三尖瓣关闭不全的超声心动图

LV：左心室；LA：左心房；RV：右心室；RA：右心房

A 为心尖四腔心切面，显示右心房、室内径较正常右心显著扩大，左心房、室受到右心房、室的压迫，径线较正常左心房、室显著减小；B 显示为三尖瓣反流峰值速度为 4.65 m/s，峰值压差为 86 mmHg，反映肺动脉收缩压显著升高；蓝色五彩血流为三尖瓣中、大量反流。

二、外科治疗

1. 手术指征　风湿性二尖瓣和主动脉瓣病变合并 TR，或其他心脏疾病合并 TR，同期处理；单纯严重 TR，NYHA 分级 II ~ III 级；晚期严重 TR，出现不可逆性肺动脉高压、严重右心功能不全，患者不会因三尖瓣手术而改善症状者，是否手术不明确。

2. 手术方法　无论功能性或器质性三尖瓣病变，绝大部分都可以保留自体瓣膜，进行三尖瓣成形术（De Vega 瓣环成形、三尖瓣人工瓣环固定术）；三尖瓣损害严重，无法保留成形或成形失败，进行三尖瓣人工生物瓣膜或机械瓣膜替换术。

3. 并发症　三度房室传导阻滞；右心功能不全；所有瓣膜手术的常见并发症，如出血、血栓形成等。

三、围手术期的管理

（一）血流动力学管理

1. 前负荷　要维持足够的右室前向血流，需要保持足够的容量负荷。要保证右室每搏量，至少需要正常或高于正常的前负荷。如果 TR 继发于其他瓣膜病变（如二尖瓣病变），还要考虑维持左心损害的血流动力学目标。

2. 后负荷　如果不考虑合并主动脉瓣或二尖瓣病变的影响，SVR 对 TR 的影响不大。降低右室后负荷（PVR）明显改善右室功能和促进前向血流。因此，注意避免任何增加肺动脉压的因素或引起肺血管收缩的因素，如高气道压通气、高碳酸血症、低氧血症等。过度通气对降低 PVR 有益。维持容量负荷的同时使用降低 PVR 的药物可促进前向血流。

3. 心肌收缩力和心率　维持正常或偏快的心率，可以减少反流和促进前向血流。针对右室衰竭、低血压，需要使用正性肌力药物。

（二）麻醉技术和管理

1. 术前用药　术前用药需谨慎，术前晚或术日口服少量镇静催眠药物（苯二氮䓬类药）即可。

2. 监测　严重肺动脉高压、右室功能衰竭的患者，使用 Swan-Ganz 导管指导围手术期管理可以获益，注意严重 TR 时 CO 可能被高估。由于三尖瓣反流，放置 PAC 可能困难，可以暂时置入上腔静脉，置换机械瓣者不能使用 PAC。TEE 对指导正确的瓣膜修复术式、发现外科并发症和管理血流动力学（保持最佳前负荷）等方面具有不可替代的作用。

3. 麻醉药物和循环支持　根据心脏基础病变、右室功能和肺动脉压力来选择麻醉药物。避免使用抑制心肌收缩力的药物，通常选用中、大剂量阿片类药物麻醉，辅助使用丙泊酚镇静、泮库溴铵（增加心率）或顺式阿库溴铵维持肌松。维持正常或偏快的心率（80 ~ 90 次 /min）可以使此类患者获益。瓣膜成形或置换后脱离体外循环，大部分患者需要使用正性肌力药物支持，如多巴酚丁胺、中小剂量多巴胺和米力农等。要保证右室每搏量，需要较高的前负荷。避免增加肺动脉压力的因素，使用血管扩张药物（如硝酸甘油）以降低右室后负荷（PVR）和促进前向CO。使用血管扩张药物引起体循环低血压时，可以使用去甲肾上腺素持续输注，以维持右室灌注压。

4. 术后管理　术后需要镇静、镇痛，避免肺动脉压升高，适度过度通气，必要时吸入NO，尽早适时气管拔管。

第7节　联合瓣膜病变

一、病理生理

（一）MS合并AI

1. 临床上最常见的联合瓣膜病变。MS和AI均可产生相对应的病理生理改变，对左心室容量负荷的影响则相反，AI表现为舒张期部分血液反流，增加左室前负荷，而MS使左室舒张期充盈减少，降低了左心室的前负荷。因此，病理生理的改变取决于两种病变的相互作用或以哪种病变为主。通常MS较严重而AI相对较轻，病理生理的改变类似MS。如果AI也比较严重，则病理生理变化比较复杂，MS限制了左室的充盈，但可以缓解AI对左室容积的影响，而由于AI的存在减轻了MS导致的左室缩小。

2. 临床表现同样取决于两种病变的相互作用。由于MS使左室充盈不足，减少了典型的AI表现，表现为水冲脉、脉压增大等并不明显；反之，严重的AI也可以掩盖轻度MS的体征和症状。使用超声心动图仔细测量二尖瓣瓣口面积，确定MS的严重程度，同时测量左室的舒张末期内径，确定容量负荷对左室的影响。

（二）AS合并MR

1. 临床上比较严重的联合瓣膜病变，常继发于风湿性心脏病。无论AS是否引起左室扩大，由于左室压力负荷增加，导致左心室肥厚、舒张功能不全和左房扩大，进一步发展继而左心室扩大，常伴有不同程度的继发性MR，晚期也可以出现收缩功能不全，加重MR。当左室射血时血液经二尖瓣反流于左房，使LAP和肺静脉压增加，同时左室每搏量减少，造成低CO导致组织灌注不足。发生房颤可以使前向血流进一步下降。

2. 临床表现同样取决于两种病变的相互作用，但比较严重，既引起肺循环阻力升高，也引起体循环灌注不足。心绞痛、心功能不全和晕厥可以同时存在，特别容易发生房颤，使症状进一步加重，而单纯性主动脉病变合并房颤临床上并不常见。由于AS患者左室收缩压明显增高，少数患者可以导致二尖瓣腱索断裂引起MR，部分高龄AS患者可以合并冠心病而导致缺血性MR，此类患者经常伴有左室功能不全的表现。

3. 由于AS使左室收缩压升高，超声心动图检查收缩期二尖瓣的跨瓣压差增加，MR的反流容积比单纯 MR 的患者更高，测量二尖瓣有效反流口面积和缩流颈宽度更能代表 MR 的严重程度。AS 合并 MR，使左心室前向血流明显减少，当射血分数降低时，可以表现为低流量、低压力梯度，容易低估 AS 的严重程度，通过多巴酚丁胺负荷试验来增加前向血流，可以检查心脏的储备功能和明确 AS 的狭窄程度。

（三）MR 合并 AI

1. MR 合并 AI 为相对常见的联合病变。原发性病变可以是同一病因累及两个瓣膜，也可以是重度原发性 AI，因左心室扩大而导致二尖瓣环扩大，出现继发性 MR 病变。由于两种病变均可导致左心室容量负荷增加，促使临床症状加速恶化，相比于单一瓣膜的病变，患者往往症状更加严重，左心室功能更差。因此，围手术期左心功能不全的发生率和死亡率更高。

2. 慢性 MR 和 AI 情况，早期二尖瓣反流使收缩期左心排血阻力下降，对心功能起到暂时缓冲和相对保护作用，但随着缓慢增加的容量负荷，引起左心室扩大，只能通过增加每搏量来维持 CO，容易发生左心功能不全。左心室扩张使左室压力 - 容量环明显右移，左室收缩或舒张末期容量均增加，部分血流反流至左心房，部分血流反流至左心室，最终导致 EF 下降，前向血流明显减少。随着病程的进展，二尖瓣环进一步扩大，MR 加重使症状恶化，病情进展则相对快速，呼吸困难和充血性心衰很常见。

3. 急性 MR 合并 AI 常继发于感染性心内膜炎，同时累及主动脉瓣和二尖瓣，导致腱索断裂或瓣膜穿孔。急性 MR 合并 AI 通常来不及发挥代偿机制，左心室扩张不明显，但心室舒张末期压明显增高，由于二尖瓣保护左心房和肺静脉的作用消失，导致左房压、肺静脉压急性升高，患者发生急性肺水肿的概率比任何单纯病变发生要更早和更严重。

（四）MS 合并 AS

1. MS 合并 AS 多见于风湿性心脏瓣膜病变，MS 使左室充盈减少，而 AS 使前向血流减少，因此，同单纯 AS 或 MS 比较，引起 CO 明显下降。同 AS 或 MS 单独存在时的病理生理不同，这种联合瓣膜病变常伴有左心室肥厚和舒张功能障碍，左室顺应性明显下降。AS 产生的压力负荷导致左心室向心性肥厚和心室腔变小，而 MS 使左心室舒张期得不到足够的充盈，左室流出道流量下降、峰值压差缩小，患者容易晕厥。同时，左房压升高、左房扩大和肺淤血均出现较早并且发展快，容易发生房颤和左心功能不全。

2. 由于 MS 血流量下降，超声心动图检查收缩期跨主动脉瓣和（或）二尖瓣的峰值压差可能低于预期值，表现为反常的低流量、低压差的严重 AS，同样也可能存在低流量、低压差的严重 MS。因此，要正确解读超声心动图报告，避免低估 AS 和（或）MS 的严重程度。不使用压力减半时间法而选择瓣口平面测量法来评估二尖瓣口面积，或使用三维超声心动图来更准确地测定二尖瓣口面积。同样要仔细地量化评估 AS 的严重程度，包括主动脉瓣膜的钙化程度。

二、外科治疗

1. 手术指征　两个或两个以上的瓣膜病变程度都是重度，通常需要同时进行联合瓣膜手术；

一个瓣膜病变程度是重度，另一个瓣膜病变轻度或中度，要考虑另一个瓣膜病变的功能状态和重度瓣膜手术后对另一个瓣膜的影响；两个或两个以上的瓣膜病变程度都是中度，需要进行综合评估和判断，考虑患者的临床症状、心功能状态、肺动脉压力和生化标志物（如 NT-proBNP 水平）等，做到最合理的判断和评估，从而决定手术方式。

2. 手术方法及其并发症　建议进行双瓣膜置换使用相同的人工瓣膜，如同时使用机械瓣或生物瓣，保留选择材料的优势。重度病变瓣膜进行瓣膜置换，中度病变瓣膜且结构良好者可以进行瓣膜成形术。由于联合瓣膜病变病情复杂，手术时间较长，住院死亡率明显较单瓣膜手术高（约两倍），尤其是合并肺动脉高压、再次手术、高龄和合并肺部疾病等患者，术后肺部感染、肾功能不全等并发症发生率明显增高。

三、围手术期的管理

（一）MS 合并 AI

1. MS 合并 AI 最常见的是风湿性心脏病侵犯两个瓣膜，AI 大多是由于瓣叶增厚、挛缩引起关闭不全，常伴有不同程度的狭窄。AI 引起左心室扩大和容量负荷增加，但理论上 MS 可以减轻 AI 引起的这些变化，部分掩盖 AI 的脉压增大等症状。MS 合并 AI 往往病情进展可以较快，导致临床状态迅速恶化。

2. MS 合并 AI 的血流动力学管理，需判断瓣膜病变以哪个为主，病理生理改变主要由哪个瓣膜引起的。如果患者表现为左心房明显扩大、房颤和肺动脉压增高等 MS 表现，则遵循 MS 的血流动力学管理目标；如果患者表现为左心室扩大、脉压明显增大和 EF 降低，则遵循 AI 的血流动力学管理目标。通常在瓣膜置换术后，需要使用多巴胺等正性肌力药物，以增加心肌收缩力、保持足够的灌注压和稍快的心率，同时使用硝酸甘油等血管扩张药物，降低外周血管阻力，以促进前向血流，维护足够的心排血量。

（二）AS 合并 MR

1. AS 合并 MR 患者的病情比较复杂，血流动力学管理目标有时相互矛盾。通过增加外周阻力来提高灌注压对 AS 有益，但可能加重二尖瓣反流；反之，增快心率可以减少二尖瓣反流，但可能引起心肌缺血和心排血量下降。因此，应根据患者当前的症状特点来确定血流动力学管理目标。通常需要增加前负荷，保持正常或不变的心率，保持心肌收缩力不变，维持体循环阻力不变。

2. AS 合并 MR 在大部分患者主要表现为左心室肥厚和舒张功能不全等 AS 症状，而此类患者更容易发生缺血性、致命性心脏事件。因此，应该优先考虑 AS 的血流动力学管理目标，谨慎处理血压、心率的变化，保持血流动力学的稳定。

（三）MR 合并 AI

1. MR 合并 AI 导致左心室容量负荷明显增加，往往症状比较严重，术前都存在不同程度的左心功能不全，已经发生心衰和肺水肿的患者，需要使用药物加强心肌收缩力、扩张外周血管和积极利尿。麻醉诱导宜选择对循环抑制轻微的药物，维持适当的心率，促进前向血流，以维持血流动力学平稳。

2. 血流动力学管理目标是维持正常或足够的前负荷，但对急性 MR 合并 AI 患者常存在急性左房压升高、肺水肿等，需要适当控制容量负荷；维持稍快的窦性心律，有助于减少反流；保持或增加心肌收缩力，以促进心排血量；适当降低后负荷，促进前向血流。瓣膜置换术后通常需要使用多巴胺、硝酸甘油持续静脉输注，以保持血流动力学的稳定。

（四）MS 合并 AS

1. MS 合并 AS 的患者心肌肥厚、左心室充盈不足，当发生低血容量或心动过速时，极易发生低血压、心肌缺血和心律失常等恶性事件。因此，需要重视低血容量的危害，麻醉诱导前补足血容量；避免心动过速，适当控制心率，必要时可以给予阿替洛尔等 β 受体阻滞药；防止和及时治疗低血压，维持外周血管张力，酌情使用血管收缩药维持足够的灌注压。

2. 血流动力学管理目标是维持不变或稍慢的心率，控制房颤时的心室率；维持足够的前负荷，但注意补液速度不能过快，以免引起左房压急性升高，导致发生肺水肿；保持正常的心肌收缩力，降低心肌的应激性；避免增加肺循环阻力，维持体循环阻力（后负荷）。瓣膜置换后通常需要使用小剂量正性肌力药物或持续输注去甲肾上腺素，以保持足够的灌注压。

（陈　雷　于钦军）

参考文献

［1］BAUMGARTNER H, FALK V, BAX J J, et al. 2017 ESC/EACTS Guidelines for the management of valvular heart disease: the task force for the management of valvular heart disease of the European Society of Cardiology and the European Association for Cardio-Thoracic Surgery[J]. Eur Heart J, 2017, 38: 2739-2791.

［2］OTTO C M, NISHIMURA R A, BONOW R O, et al. 2020 ACC/AHA Guideline for the management of patients with valvular heart disease: executive summary: A report of the American College of Cardiology/American Heart Association Joint Committee on clinical practice guidelines[J]. J Am Coll Cardiol, 2021, 77(4): 450-500.

［3］TOWNSLEY M M, MARTIN D E. Anesthetic management for the treatment of valvular heart disease[M]// HENSLEY JR. F A, MARTIN D E, GRAVLEE G P. A Practical Approach to Cardiac Anesthesia. 5rd ed. Philadelphia: Lippincott Williams & Wilkins, 2013: 302-335.

［4］MARTIN A K, MOHANANEY D, RANKA S, et al. The 2017 ESC/EACTS Guidelines for the management of valvular heart disease-highlights and perioperative implications[J]. J Cardiothorac Vasc Anesth,2018, 32(6): 2810-2816.

［5］LUNG B, VAHANIAN A. Epidemiology of acquired valvular heart disease[J]. Can J Cardiol, 2014, 30(9): 962-970.

［6］JAIN P, FABBRO M. ACC Expert consensus decision pathway on the management of mitral regurgitation: A review of the 2017 document for the cardiac anesthesiologist[J]. J Cardiothorac Vasc Anesth, 2019, 33(2): 274-289.

［7］BONOW R O, BROWN A S, GILLAM L D, et al. ACC/AATS/AHA/ASE/EACTS /HVS/SCA/SCAI/ SCCT/SCMR/STS 2017 Appropriate use criteria for the treatment of patients with severe aortic stenosis: A report of the American College of Cardiology Appropriate Use Criteria Task Force, American Association for Thoracic Surgery, American Heart Association, American Society of Echocardiography, European Association for Cardio-Thoracic Surgery,Heart Valve Society, Society of Cardiovascular Anesthesiologists, Society for Cardiovascular Angiography and Interventions, Society of Cardiovascular Computed Tomography, Society for Cardiovascular Magnetic Resonance, and Society of Thoracic Surgeons[J]. J Am Soc Echocardiogr, 2018, 31(2): 117-147.

［8］PAUL A, DAS S. Valvular heart disease and anaesthesia[J]. Indian J Anaesth,2017, 61(9): 721-727.

［9］ANTUNES M J, RODRIGUEZ-PALOMARES J, PRENDERGAST B, et al. Management of tricuspid valve regurgitation: position statement of the European Society of Cardiology working groups of cardiovascular surgery and valvular heart disease[J]. Eur J Cardio thorac Surg, 2017, 52: 1022-1030.

［10］UNGER P, PIBAROT P, TRIBOUILLOY C, et al. Multiple and mixed valvular heart diseases: Pathophysiology, imaging, and management[J]. Circ Cardiovasc Imaging, 2018, 11(8): 7862.

［11］UNGER P, TRIBOUILLOY C. Aortic stenosis with other concomitant valvular disease: Aortic regurgitation, mitral regurgitation, mitral stenosis, or tricuspid regurgitation[J]. Cardiol Clin, 2020, 38(1): 33-46.

第 10 章

冠心病外科的麻醉处理

第 1 节　冠心病基础和冠心病外科

一、冠心病的病理生理

（一）心肌的氧供和氧需

1. 心肌氧供　心肌氧供的主要决定因素为冠状动脉血流量（coronary blood flow，CBF）和动脉血氧含量（arterial oxygen content，CaO_2）。

（1）CBF：主要发生在舒张期。只有保证足够的 CBF，才能满足静息、运动或应激等不同状态下的心肌氧供。当 CBF 不能满足心肌的氧需时，即可发生心肌缺血。CBF 与冠状动脉的灌注压（CPP）成正比，而与冠状血管的阻力（CVR）成反比，即：CBF = CPP/CVR。各种血流动力学因素均可影响 CPP，而心肌代谢产物、自主神经张力、内分泌激素水平和冠状动脉解剖（如冠状动脉狭窄）等因素均可改变 CVR。左冠状动脉的血流 85% 来自舒张期，只有 15% 来自收缩期，左心室内膜下的血流全部来自舒张期。当心肌收缩时，室内压的增加和心内膜下心肌收缩，使内膜下小动脉基本被关闭，故最容易发生心内膜下心肌缺血。心脏收缩对右冠状动脉血流的影响小，故右冠状动脉血流在收缩期或舒张期的差别不太大。

（2）CaO_2：每 100 毫升动脉血中的含氧总量，主要反映血液中血红蛋白结合的氧量，而溶解的氧量对于整体氧含量的贡献不大。因此，要保证足够的 CaO_2，取决于足够的血红蛋白浓度、较高的动脉血氧饱和度（SaO_2）和维持正常的动脉血氧分压（PaO_2）。计算公式：$CaO_2 = （Hb \times 1.34\ mLO_2 \times SaO_2）+ 0.003\ mLO_2 \times PaO_2$。

2. 心肌氧需　当机体增加活动量或处于应激状态时，心肌的氧需或耗氧量明显增加，正常情况下通过自身的调节，可以使 CBF 增加 4 ~ 5 倍，以满足心肌做功的需要。影响心肌氧需的三个主要因素是心肌收缩力、心率和心室壁张力。

（1）心肌收缩力：心肌收缩力增加，则心肌氧需增加。但临床上心肌收缩力很难被准确地量化评估或定性测量，通过精确的左心室测压来计算左室压力升高速率（dp/dt）来反映心肌收缩力临床上也难以实现，并且受心脏前负荷、后负荷和心率的明显影响。通过经食管超声心动图（TEE）测量左室心腔、左室壁和血流速度等变化，为量化评估心肌收缩力提供了重要的参考手段，如平均左室周径缩短速率、主动脉血流加速度和左室缩短分数等，都是使用 TEE 用来评估心肌收缩的敏感指标。

（2）心率：心率增加则氧需明显增加。心率加快使氧需倍增，同时可导致心肌收缩力轻度增加，又增加了额外的氧需。心率加快使舒张期缩短，也限制了氧供。但过慢的心率（如心率＜40 次 /min）使室壁张力增加，左室舒张末期压增加，同样增加心肌的氧需，同时心排血量和心肌灌注下降，也减少心肌的氧供。因此，心率是影响心肌氧供和氧需的重要因素。

（3）心室壁张力：心室壁张力取决于收缩期心室跨壁压力、室腔大小和室壁厚度，心室跨壁压力和心室半径增加可以增加氧需。根据拉普拉斯定律（Laplace law）：室壁张力 = 心室跨壁压力 × 心室半径 /（2× 心室壁厚度）。①心室压力（后负荷）：室内压增加则需氧增加，压力增加一倍则氧耗增加一倍。通常体循环收缩压反映心室压力，因此可以用体循环压力来反映左室后负荷，故 MAP 与心肌的氧耗成一定比例。降低后负荷，有利于减少氧需。②室腔大小（前负荷）：由于前负荷决定心室的形状，但心室的容量增加一倍，心室的半径只增加 26%，增加前负荷则增加心肌耗氧量。临床上给予硝酸甘油即通过降低前负荷来降低心肌的氧耗。③室壁厚度：心室肥厚增加心肌的耗氧量。

（二）冠心病的病理生理

1. 缺血性心脏病（ischemic heart disease，IHD）是指由于冠状动脉病变引起冠状动脉血流和心肌氧需之间不平衡而导致的心肌缺血性损害。因冠状动脉功能性或器质性病变而引起，又称为冠状动脉粥样硬化性心脏病（coronary atherosclerotic heart disease，CAD），简称冠心病，主要病理基础是冠状动脉粥样硬化性改变。据《中国心血管健康与疾病报告 2019》数据，我国在 2013 年统计的 CAD 患病率为 10.2‰，并且还在不断持续升高，估计全国现患人数高达 1100 万。

2. 冠状动脉粥样硬化的发病机制复杂，至今尚未完全了解。根据大量流行病学研究资料，形成动脉粥样硬化的主要致病因素有：高血压、高血脂、糖尿病、家族性遗传因素、肥胖、吸烟、长期情绪紧张和凝血功能异常等。正常冠状动脉壁由内膜、中层和外膜 3 层构成。内膜被内皮细胞所覆盖，完整的血管内皮是阻止血管内形成血栓的唯一因素，归结于在内皮细胞表面大量进行的肝素与抗凝血酶 III 结合反应，从而抑制凝血酶的形成，同时内皮细胞也具有纤维蛋白溶解的活性，以此来保证冠状动脉血流的畅通。动脉粥样硬化的形成是缓慢的过程，病变主要累及血管内膜，各种病因造成内皮细胞损伤，使内膜的渗透性增高，表现为内膜的炎性特征，早期在内膜和中层细胞出现脂蛋白和含脂质巨噬细胞的浸润，继之内膜增厚并逐渐出现黄色脂质斑点，经过数年发展，脂质浸润增多，斑点逐渐增多、沉积和扩大，形成血管内膜粥样斑块。粥样斑块可以累及整个动脉系统，但以冠状动脉、颅内动脉和下肢动脉多见。

3. 冠状动脉粥样硬化斑块的逐渐形成，造成冠状动脉管腔的进行性狭窄，当管腔的横截面积下降到 60% ~ 70% 时，会导致血流梗阻。冠状动脉粥样硬化病变的部位大多数发生在冠状动脉主要分支的近段，这为冠心病外科手术治疗提供了解剖基础。伴有高血压或糖尿病则病变范围广泛，经常累及冠状动脉细小分支，增加了手术难度和风险。病变血管的 CBF 减少，运动甚至静息时可以引起局部心肌血供和（或）氧需的不平衡，导致心肌缺血，出现心绞痛，严重者可发生心肌梗死。左冠状动脉供应的冠状动脉循环血流量通常最多，因此左冠状动脉及其分支阻塞造成的心肌病变也更为严重。

4. 冠状动脉粥样硬化斑块破裂并发出血，可以导致冠状动脉血栓形成，尤其是斑块破裂出血时脂质进入血管腔，易引起以远血管的栓塞和进一步诱发血栓形成。斑块破裂、血栓形成与管腔堵塞的程度无明确关系，即使无管腔堵塞也可以发生。炎性介质在斑块破裂中也具有重要作用，血液循环中的 C 反应蛋白、α 肿瘤坏死因子（TNF-α）和白细胞介素 6（IL-6）的水平，可以作为预示心血管风险的指标。内膜出血的急性期可促使冠状动脉和侧支循环分支痉挛，加重心肌缺血的程度。如果冠状动脉狭窄仅局限于冠状动脉一个分支且发展过程缓慢，则病变血管与邻近冠状动脉之间的交通支显著扩张，可建立有效的侧支循环，受累区域的心肌可以得到足够的血液供应。病变累及多根血管，或狭窄病变进展过程较快，侧支循环未及时充分建立，在并发血栓形成、血管壁痉挛等情况下，则可以发生严重心肌缺血，甚或发生心肌梗死（myocardial infarction，MI）。病变区域心肌组织缺血萎缩、坏死和后续逐渐纤维化，形成纤维瘢痕，心肌收缩功能受到严重损害，则可发生心律失常或心衰。冠状动脉粥样硬化斑块破裂、血栓形成和血液循环中 C 反应蛋白等炎性介质的升高是发生急性冠状动脉综合征（acute coronary syndrome，ACS）的病理基础。

5. CAD 患者心肌血流取决于冠状动脉狭窄的下列因素。

（1）狭窄的性质：冠状动脉粥样硬化斑块引起的狭窄比较固定，属阻塞型，而动力型冠状动脉狭窄可以发生在正常冠状动脉的部分，例如冠状动脉痉挛引起的心绞痛。阻塞型和动力型往往互相结合，尤其是发生在不稳定性心绞痛的患者。冠状动脉狭窄可以是局部性或节段性，而同样横截面积，节段性狭窄的 CVR 要高，CBF 也减少明显。

（2）狭窄的程度：冠状动脉口径的舒缩对 CBF 的影响最大。当冠状动脉直径减少 50%，则横截面积相应降低 75%，从而在运动时引起心肌缺血，出现心绞痛症状；当直径减少 70%，则横截面积下降 90%，即使在休息时临床上也可以出现心绞痛症状；当同一支冠状动脉出现上述两种情况的狭窄，则对 CBF 的影响可出现叠加作用。

（3）侧支循环的建立：如果冠状动脉的狭窄是缓慢而逐渐发展，则侧支血管扩张以提供血流来满足缺血心肌的需要。侧支循环直接建立在不同冠状动脉或同一冠状动脉的不同节段之间，而毛细血管床基本不介入其间。若分级水平很低的冠状动脉阻塞，则侧支循环可以提供足够的血流而不发生缺血，反之则结果相反。

（4）狭窄的类型：某些类型狭窄的临床危险性增加。左主干的狭窄可以使大片左室心肌的血供受到影响。左前降支和回旋支同时有高位的近端狭窄，则临床危险性与左主干狭窄一样大。同样，当左或右冠状动脉完全阻塞时，即使侧支循环建立，患者也处于更危险的临床境地。

（5）远端冠状动脉病变：如果冠状动脉的小分支存在弥散性病变，则会明显影响移植血管后心肌的血供，从而影响 CABG 的效果，如合并糖尿病的微血管病变。

二、CAD 分型和 ACS

1. 冠心病的分型　临床分为五型，可单独或合并出现。

（1）心绞痛：由心肌缺血引起，表现为胸骨后或心前区的压榨感、胸闷和疼痛，伴有焦虑感，持续时间 ≤ 10 min，常由体力活动或情绪激动而诱发，休息和舌下含化硝酸甘油可以缓解。疼痛可放射至背部、下颌或肩部，可伴有恶心、呕吐或出汗等。根据发作的频率和严重程度分为稳定型和不稳定型心绞痛。稳定型心绞痛是指发作频率、持续时间在几个月内无明显变化，病情基本稳定。不稳定型心绞痛是指近期（1 个月内）发生心绞痛，发作频率、持续时间或严重程度不断增加，甚至静息时发生心绞痛，不稳定型心绞痛往往是急性心肌梗死的前兆。

（2）急性心肌梗死：冠状动脉供血急剧减少或中断，相应供血区域的心肌严重而持续性急性缺血导致而心肌坏死，表现为胸骨后和心前区持续而剧烈的胸闷和疼痛，疼痛甚至呈刀割样，伴有心慌、心悸、烦躁、冷汗、恶心、呕吐、呼吸困难和濒死感，常持续 30 min 以上，甚至可达数小时，休息和舌下含化硝酸甘油不能缓解。多是由冠状动脉粥样硬化斑块破裂、出血或血栓形成而导致。

（3）无症状性心肌缺血：经检查有 CAD，或 ECG 与既往比较有明显改变（ST 段抬高或下移），但患者无胸痛等临床症状。原因是冠状动脉病变较轻或有较好的侧支循环。

（4）CAD 心衰：心肌因长期慢性缺血和病理性萎缩，心肌纤维组织增生，导致心肌纤维化，心脏逐渐扩大，发生心律失常和心衰，又称缺血性心肌病。表现为呼吸困难、水肿、心悸、乏力等，可有或无心绞痛发作。

（5）CAD 猝死：由于 CAD 引起的突然死亡，在急性症状出现后 6 h 内发生心搏骤停所致。主要是由于在动脉粥样硬化的基础上，发生急性血栓形成或冠状动脉痉挛，导致心肌急性缺血，并发心脏电生理紊乱，引起严重心律失常（如室颤）所致；其次是急性心肌梗死后心室壁坏死变薄，导致心脏破裂。

2. ACS　由于冠状动脉粥样硬化斑块破裂或侵蚀，继发完全或不完全闭塞性血栓形成为病理基础，导致冠状动脉血流突然减少的一组急性心肌缺血临床综合征。主要表现为不稳定型心绞痛（unstable angina，UA）、急性 ST 段抬高型心肌梗死（ST-elevation myocardial infarction，STEMI）和急性非 ST 段抬高型心肌梗死（non-ST-elevation myocardial infarction，NSTEMI）三种类型。

（1）UA：新发心绞痛或原有稳定型心绞痛的发作频率和严重程度恶化，在休息、轻度活动时即出现心绞痛，持续时间 > 20 min。发作时 ECG 表现为 ST 段下移、T 波倒置，但未发生心肌坏死，血浆肌钙蛋白 T 或 I（cTn T/I）在正常水平。

（2）急性 NSTEMI：持续性急性心肌缺血（心绞痛）事件，导致心肌坏死，cTn T/I 释放（升高）。ECG 表现为 ST 段下移、T 波倒置，或短暂出现 ST 段抬高、病理性 Q 波。

（3）急性 STEMI：冠状动脉粥样硬化斑块破裂扩大、斑块持续出血、血栓形成或脱落，患者常表现为严重而持续的心绞痛，硝酸甘油治疗不能缓解。堵塞动脉的供血区域可以发生透壁性 MI，受累心肌立即失去收缩功能。左室收缩、舒张功能损伤，出现室性心律失常、心衰和低血压等，左室顺应性下降，可出现左束支传导阻滞。范围大者，乳头肌、室间隔和左室游离壁存在破裂的潜在风险。后期坏死组织纤维化，可以形成室壁瘤。ECG 表现为 ST 段抬高、病理性 Q 波，T 波高尖、双向或倒置。

3. MI 并发症

（1）反复心肌缺血和再梗死：MI 后反复发作心肌缺血和再发 MI。此类患者往往病情危重、复杂，容易发生心源性休克、致死性心律失常，需要优化药物和急诊 PCI 治疗，必要时行 IABP 辅助，药物和 PCI 均失败的患者需要急诊 CABG。

（2）机械性并发症：二尖瓣反流、室间隔穿孔、室壁瘤和心包炎等。二尖瓣反流通常继发于左室乳头肌缺血或坏死、腱索断裂和瓣叶脱垂，以下壁 MI 多见；室间隔穿孔多见于前壁 MI，发生心源性休克如不及时手术死亡率可达 90% 以上；室壁瘤是梗死心肌变薄所致，表现为瘢痕心肌向外突出；心肌坏死累及心外膜可以出现心包炎。此类患者往往病情较重，临床表现为肺水肿、低血压等心源性休克症状，需要正性肌力药物、降低后负荷和 IABP 支持，必要时需要急诊手术。

（3）心律失常：室性异位节律是最常见的心律失常，包括室性期前收缩、室颤或室速，房颤、心动过缓和房室传导阻滞等都很常见。病因复杂，包括左室功能不全、心肌缺血、再灌注损伤、折返心律、低血压、酸中毒、电解质紊乱和低氧血症等因素。在麻醉过程中新出现或不能解释的室性异位节律或传导阻滞，常与心肌缺血和心肌梗死有关。

（4）心衰和心源性休克：病死率很高，发生心源性休克预示至少心肌损失 40% 以上功能，尤其是合并二尖瓣反流、室间隔穿孔等并发症，风险更高。需要正性肌力药物、机械辅助来稳定血流动力学，并立即启动再血管化治疗。

4. 心肌缺血的其他病理生理改变

（1）急性心肌缺血可以导致心脏舒张功能不全，因左室顺应性下降，引起 LAP 升高和肺淤血，而此时心室收缩功能正常或相对正常。心脏舒张功能不全可能是首先或唯一的缺血症状。另外，乳头肌缺血引起的严重二尖瓣关闭不全也可导致肺淤血。严重心肌缺血或广泛的心肌梗死，可以使心室收缩和舒张功能均受到损害，使 CO 下降，进一步发展为慢性充血性心衰。

（2）CAD 患者可因心肌长期反复缺血缺氧，引起心肌变性和纤维化，导致心室扩张及心功能不全。心绞痛发作时伴有呼吸困难或有突发性夜间呼吸困难，则说明有一过性左心衰。有 MI 病史者，常有慢性心衰。通过进行心脏功能和心绞痛分级评估，可以对心脏功能有基本的了解，但注意可因个体的耐受性及主观感觉的不同而有明显差异。

（3）心绞痛患者经抗心绞痛治疗后，心绞痛症状可大有改善，但冠状动脉堵塞的程度并无改变。虽然心脏功能评估和心绞痛分级，有助于判断患者的心脏储备功能，但与心脏结构性损害的程度无明显相关，故不能作为治疗或预后的主要依据。对心功能不全的患者需要改善心脏功能，经过治疗肺循环和体循环淤血现象可以消失，使患者的心脏储备功能得到改善和提高。

三、CAD 的治疗

（一）药物或介入治疗

1. **药物治疗** 冠心病的基础治疗。治疗目标为降低心肌氧耗量，增加心肌氧供，稳定血流动力学，抗血小板治疗以防止血栓形成，从而缓解心绞痛症状，改善心脏功能，防止 CAD 进一步发展。

（1）抗血小板药物：阿司匹林抗血小板聚集，可预防血栓形成，降低心肌梗死的发生率，预防 ACS 的发生。氯吡格雷（clopidogrel）不可逆地抑制 ADP 介导的血小板聚集，抑制糖蛋白（GP）Ⅱb/Ⅲa 受体复合物的活性，对于 ACS 患者联合阿司匹林使用，可以更有效地预防 MI 和缺血事件，但增加出血风险。

（2）硝酸酯类：硝酸甘油可以扩张冠状动脉，缓解冠状动脉痉挛，减少静脉血回流，降低室壁张力，从而缓解心绞痛症状。对急性发作的患者，舌下含服可以快速起效。对不稳定型心绞痛、MI 合并心衰、心肌持续或反复缺血和高血压患者，可以静脉持续输注给药，也可以和 β 受体阻滞药、肝素和阿司匹林联用。

（3）β 受体阻滞药：缓解症状，降低病死率，降低急性 MI 患者室性心律失常的发生率。稳定性劳力型心绞痛的药物治疗以 β 受体阻滞药为主。初发劳力型心绞痛，由于病程短，临床表现差异大，常用硝酸酯类、钙通道阻滞药、β 受体阻滞药、抗血小板药物等联合治疗。围手术期使用 β 受体阻滞药的患者，尤其是 β_1 选择性强而无内在拟交感活性的药物如美托洛尔、阿替洛尔，可以明显降低心脏事件的发生率和病死率。

（4）钙通道阻滞药：抑制冠状动脉痉挛，扩张冠状动脉，降低外周阻力，改善心肌氧供 / 氧需比值，从而缓解症状。变异型心绞痛常以诱发冠状动脉痉挛为主要病因，治疗药物以钙通道阻滞药为主，可以口服硝酸甘油或硝苯地平来迅速缓解疼痛，用钙通道阻滞药如地尔硫草预防心绞痛发作。稳定型或不稳定型心绞痛患者长期治疗但不能耐受硝酸甘油和 β 受体阻滞药治疗的患者，也可以使用钙通道阻滞药。预防冠状动脉痉挛常钙通道阻滞药和硝酸酯类合用。

2. **冠状动脉介入治疗**（percutaneous coronary intervention，PCI） 药物治疗无效、心室功能正常的冠状动脉单支或双支病变，可以从 PCI 获益。经皮冠状动脉腔内成形术（percutaneous transluminal coronary angioplasty，PTCA）通常是指冠状动脉球囊扩张，存在的两个主要问题是形成夹层和再狭窄，由于冠状动脉内支架置入较 PTCA 有很大改善，因此冠状动脉内支架置入率逐年上升，但仍然有 10% ~ 20% 的患者再发支架内狭窄。双联抗血小板药物（阿司匹林、氯吡格雷）辅助治疗，可以减少缺血事件的发生，明显降低支架后再狭窄的发生率。

（二）CAD 外科

1. 冠状动脉旁路移植术（coronary artery bypass grafting，CABG）是外科治疗的重要方式。在 CAD 外科历史上，最早于 1960 年由纽约 Robert Goetz 首次成功实施乳内动脉 – 右冠状动脉移植术，1962 年 David Coston Sabiston Jr. 首先取用患者自体的大隐静脉作为旁路行 CABG，自此开辟了 CAD 外科的新纪元。国内阜外医院在 1974 年实施中国大陆首例 CABG，据《中国心血管病报告 2018 年》报告，中国大陆 CABG 年手术量已接近 5 万例（2017 年 CABG 数量），据阜外医院外科 2018 年度报告全年完成 4483 例 CABG，单纯 CABG 术后 30 日死亡率连续 14 年 ＜ 1%。PCI 的不断发展使 CABG 数量呈逐渐下降的趋势，胸腔镜和机器人辅助等微创技术的进步，尤其是体外膜肺氧合（ECMO）技术和心室辅助装置（ventricular assist devices，VAD）的使用，使许多危急重患者得到了有效救治。

2. 整合国内外心肌血运重建相关指南，参考 2018 年 ESC 和欧洲心胸外科协会联合发布的《2018 年心肌血运重建指南》，CABG 主要适用于 CAD 内科药物治疗不能控制心绞痛症状或不能接受内科药物治疗的不良反应（如存在双联抗血小板治疗禁忌证）者，不适合内科 PCI 治疗或 PCI 不能达到完全血运重建，尤其是冠状动脉左主干病变或多支病变伴有弥散性血管病变等，都是 CABG 的候选患者。不论是 PCI 还是 CABG，目的都是以改善症状和提高生存率为前提。

（1）符合 CABG 血运重建的解剖条件：冠状动脉阻塞性病变，不稳定型心绞痛或长时间心肌缺血发作，内科治疗难以缓解；MI 后反复发作的心肌缺血、变异型心绞痛；稳定型心绞痛已经影响到生活质量。主要是无保护性左主干病变、三支病变和合并前降支近段狭窄的两支病变。

（2）根据 SYSTAX 和 STS 评分：根据 SYSTAX 评分判定病变的复杂程度，根据 STS 评分估测 CABG 术后死亡率和发病率风险，确定优先选择 PCI 或 CABG。冠状动脉三支病变 SYSTAX 评分中等或较高的患者（＞ 22 分）；无论 SYSTAX 评分多少，需血运重建的冠状动脉左主干病变；冠状动脉多支病变或两支、三支病变合并前降支近端堵塞。

（3）根据解剖结构和临床特征：根据完全血运重建为首要考虑因素，冠状动脉多支病变且 SYSTAX 评分 ≥ 23 分，解剖结构原因 PCI 无法实现完全血运重建，狭窄处病变重度钙化导致不能完全扩张；冠状动脉左主干病变合并糖尿病，即使 SYSTAX 评分较低（≤ 22 分）但合并糖尿病；冠状动脉三支血管病变无论心功能如何，或多支血管病变合并心衰、左心室功能下降（左室 EF ≤ 35%）；再发弥散性支架内狭窄。

（4）急诊 CABG：PCI 不能操作、失败或出现并发症，冠状动脉解剖上适合 CABG，静息状态下持续性心肌缺血，致命性血管堵塞风险和（或）非外科处理血流动力学难以稳定；MI 引起需要外科修复的机械并发症，如室间隔穿孔、乳头肌缺血断裂致二尖瓣关闭不全；适合 CABG 的心源性休克；冠状动脉左主干狭窄 ≥ 50% 和（或）一、二支狭窄 ≥ 70% 和三支病变，出现因缺血致危及生命的室性心律失常。

（5）需要同期联合进行其他心脏手术：冠状动脉左主干管腔狭窄 ≥ 50% 或其他主要冠状动脉分支 ≥ 70%；室壁瘤切除或折叠术。

3. 近年来国际临床指南对非体外循环 CABG（off-pump CABG）的临床效果评价趋于审慎。众所周知，CABG 是治疗冠状动脉多支病变的金标准，至于选择使用体外循环 CABG（on-pump）还是 off-pump CABG 已经争论了几十年，两种技术各有利弊，on-pump CABG 可以提供良好的术野，相对安静的手术条件，涉及体外循环期间对心肌损伤、凝血功能紊乱、神经认知功能改变、脑卒中和炎性介质反应等影响。相反，off-pump CABG 避免了体外循环和主动脉阻断等改变，尽管有冠状动脉固定器、分流栓的使用，但术野受限制，外科技术要求高，冠状动脉再血管化的完全性不如 off-pump CABG。近年大部分临床研究表明，除 on-pump CABG 有完全再血管化的优势外，两者在短期（术后 30 日）的临床结局如死亡率、MI、脑卒中和肾功能不全发生率无明显差别，但 on-pump CABG 在中、长期死亡率和并发症等方面显示出优势。比较有代表性的研究，如 ROOBY（Veterans Affairs Randomized on/off Bypass）实验表明，off-pump CABG 在 1 年期桥血管的通畅度、完全再血管化等方面都不如 on-pump CABG，但 off-pump CABG 在 CORONARY 和 GOPCABE 两个多中心研究表明，在高危患者两者 1、5 年期的预后无明显不同。因此，近十年来在美国等其他国家 off-pump CABG 的总体比例在下降，稳定在 20% 左右。因此，需从患者获益角度出发，适时调整技术策略，严格把控 off-pump CABG 手术指征，做到最好的选择总是做对患者最正确的事情，精确选择 CABG 的手术方式。

第 2 节　冠心病外科的麻醉

一、冠心病外科麻醉的目标管理

1. 目的　首先需要了解和评估患者的术前风险因素。熟悉麻醉手术过程中影响心肌氧供需平衡的主要因素，保持心肌的氧供、减少心肌的氧需，保证重要脏器的灌注，确保患者安全、舒适地渡过整个围手术期。最终减少围手术期并发症和改善预后。

2. 麻醉目标管理

（1）预防围手术期心肌缺血：正确的术前评估和准备、合理的麻醉前用药，可以降低围手术期缺血事件的发生率。保持围手术期心肌氧供需平衡，控制心率，避免心动过速，最大限度地延长舒张期，以免加重心肌缺血。对心功能差的患者，注意儿茶酚胺类药物的心脏毒性作用，避免交感神经过度兴奋增加氧耗量，引发心律失常。避免过度通气，以免引起冠状动脉收缩，在维持稳定满意的血流动力学基础上，使用扩张冠状动脉药物，防治冠状动脉痉挛，避免心肌缺血。

（2）控制和稳定血流动力学：尽量使用对心血管抑制作用轻微的药物，避免血流动力学的剧烈波动。维持前负荷，足够的充盈对扩大和损害的心室非常重要。维持窦性心律，心房收缩对舒张功能不全的患者很重要。维持灌注压，避免 MAP < 60 mmHg，尤其是左主干病变。术中由有经验和受过 TEE 培训的心脏麻醉医师，使用 TEE 对高危患者进行麻醉处理指导。

（3）围手术期多模式、多学科镇痛、镇静方式，使舒适化治疗贯穿整个围手术期：确保术中镇痛、镇静水平维持在合适水平，以满足外科手术无痛、无意识、患者安静、肌松满意和快速恢复的要求，结合局部神经阻滞（如肋间神经阻滞、椎旁神经阻滞和切口浸润麻醉）技术，减少围手术期阿片类药的用量。

（4）改善手术室环境内相关人员的沟通和交流，确保患者安全：手术中需要心脏外科、麻醉科和体外循环科等相关人员密切协作，要形成多科室沟通协商的程序，充分发挥团队协作的力量。

（5）ERACS 和早期气管拔管：提倡使用短效静脉麻醉药，降低中、长效阿片类药用量，合理使用短效阿片类药,如瑞芬太尼。吸入麻醉药可以加速早期气管拔管和减少术中知晓。在低危、中危、微创和不复杂 CABG 患者宜实施 ERACS 和早期气管拔管,但常规实施 ERACS 和早期气管拔管,可能增加心血管和呼吸事件的发生率,对患者无益。

(6)避免并发症和改善预后:维持内环境的稳定,积极纠正低钾血症和低镁血症,维持水、电解质平衡;控制高血糖和避免低血糖;避免组织缺血、缺氧,保证脑、肾等重要脏器的灌注,减少神经系统并发症,预防肾功能不全。

二、术前危险因素及其评估

(一)术前危险因素

1. 年龄和性别 高龄(年龄 > 70 岁)、女性患者和小体重。女性患者冠状动脉相对细小使吻合困难、通畅率下降,增加 CABG 的风险。据大样本 CABG 临床研究表明,在手术死亡率、术后低 CO 和心肌梗死发病率方面,女性是男性的两倍。

2. 肥胖 肥胖本身就是冠心病(CAD)发病的危险因素,病理性肥胖使循环血容量增加,心脏做功明显增加,导致心脏的形态和功能发生改变,尤其合并阻塞性睡眠呼吸暂停(obstructive sleep apnea,OSA)综合征,由于缺氧和高二氧化碳血症,引起高血压、心室肥厚,容易发生心肌缺血和各种心律失常,术后呼吸和心血管事件的发生率明显增高。

3. 不稳定型心绞痛 CCS 分级 III ～ IV 级。此类患者缺血阈值较低,冠状动脉氧供能力明显下降,易发生冠状动脉痉挛和急性心肌梗死。特别是术前未经过 β 受体阻滞药或钙通道阻滞药的有效治疗和伴随基础 ST 段下移者。

4. 左心功能低下 术前左心功能不全、有心衰病史;冠状动脉球囊扩张或支架失败后的急症手术,或近期心肌梗死(1 周至 1 个月内);合并室间隔穿孔;EF < 40%,LVEDP > 18 mmHg,左心室舒张末期内径 > 65 mm;左主干严重狭窄(> 90%)和(或)合并弥漫性多支病变;合并左室室壁瘤的范围较大,或室壁瘤切除使左室腔过小。此类患者因左心功能不良,易发生严重低 CO、急性心肌梗死和心衰。

5. 合并高血压和糖尿病 高血压患者常伴有左心室肥厚及充血性心衰,心室的顺应性差,左室舒张功能不全,心率增快时 CO 下降明显,此类患者血容量减少,麻醉可使交感张力降低,导致血压明显下降,另对应激反应及血管加压药物敏感,血流动力学不易维持稳定,极易发生心肌缺血。糖尿病患者冠状动脉病变常呈弥漫性,心肌血运重建效果难以保证,此类患者的自主神经张力与常人不同,术中血压波动大且难以控制,容易对胰岛素耐药,血糖不易控制,血糖变化大,易发生低血糖,而后者比高血糖危害更大,术后肾衰、感染的发生率也增高。

6. 合并肾功能不全 依赖血透的肾衰竭患者,CABG 术后住院死亡率可达 10%,并发症发生率高达 70%。术前 BUN 水平 > 12 mmol/L 的患者,手术死亡率明显增高,即使肌酐降低后,血清 BUN 水平仍是影响死亡率的重要因素。

7. 合并肺疾患 肺部疾患主要引起术后呼吸并发症。长期吸烟者血中一氧化碳血红蛋白含量高,直接影响血红蛋白的氧合,术前需禁烟 2 个月以上。术前第一秒用力呼气量(FEV$_1$)<

1.25 L/s 者，则术后死亡率明显增高。COPD 患者 CABG，术后肺部感染和死亡率明显增高，远期预后不佳多因发生心律失常。

8. 合并瓣膜疾患　合并二尖瓣病变者肺动脉收缩压 > 60 mmHg，或合并主动脉瓣病变者跨瓣压差 > 120 mmHg，围手术期死亡率明显增高。

9. 合并其他血管疾病　冠心病常伴有周围动脉病变。据报道，约有 5.6% 的 CAD 患者有颈动脉狭窄，此类患者体外循环后易发生神经系统损害。原则上有适应证的患者在 CABG 前应先做颈动脉支架或颈动脉内膜剥脱术，若同期手术则应先行颈动脉内膜剥脱术。对合并陈旧性脑梗死的患者，术中特别注意脑保护。对病变严重、左室功能差者，注意是否合并腹主动脉或股（髂）动脉病变，此类患者经常需要通过上述途径放置球囊反搏导管。合并肾血管严重病变者，则应先行肾血管扩张或肾血管重建术，术中注意肾保护。

10. 其他　再次手术、急诊手术等。

（二）术前风险的综合评估

1. EuroSCORE 和 SinoSCORE　术前综合因素风险评估的量化模式。通过对 CABG 术前的相关危险因素与患者结局的相关分析，对手术预后风险作出相关预测和评估。最早的 Parsonnet 评分（1989 年）首次提供了 CABG 可以量化的客观评价标准，但由于评估模式很早，已不适合现在的风险评估。最常用的是 EuroSCORE II，国内阜外医院建立了适合中国人群的 SinoSCORE，目前已修订升级为 SinoSCORE II。

（1）EuroSCORE 来源于三个相关因素中的 17 个危险因素（表 3-10-1），将 EuroSCORE 评分 1 ~ 2 分、3 ~ 5 分和 ≥ 6 分，分别定义为低危、中危和高危风险，与之相对应的预计死亡风险分别为 0.8%、3% 和 11.2%。

（2）SinoSCORE（表 3-10-1）来源于三个方面的 16 个危险因素，将患者分为低危（≤ 10分）、中危（11 ~ 19 分）和高危（≥ 20 分）风险，与之相对应的预计死亡风险分别为 ≤ 1%、2 ~ 4% 和 ≥ 5%，分数越高风险越大。例如，SinoSCORE 评分超过 26 分则预计死亡风险超过 10%。

表 3-10-1　心脏 CABG 手术风险评估

SinoSCORE		EuroSCORE	
危险因素	评分（分）	危险因素	评分（分）
年龄（岁）		患者相关因素	
60 ~ 69	3	年龄 ≥ 60（岁）	每 5 年 1 分
≥ 70	5	女性	1
女性	2	COPD	1
体重指数 < 18.5 kg/m²	3	心脏外动脉血管疾病	2
术前因素		神经系统功能障碍	2
NYHA 分级（Ⅲ/Ⅳ）	4/9	再次心脏手术	3
肾功能（mL/min）		血浆肌酐水平 > 200 μmol/L	2
CCr 50 ~ 79	1	活动性心内膜炎	3

续表

SinoSCORE		EuroSCORE	
危险因素	评分（分）	危险因素	评分（分）
CCr < 50 或透析依赖	6	术前情况危重	3
LVEF（%）		心脏相关因素	
EF < 35	9	不稳定型心绞痛	3
EF 35 ~ 44	5	左室功能不全	
EF 45 ~ 54	4	LVEF 30% ~ 50%	1
心绞痛症状	3	LVEF < 30%	3
MI 21 日内	4	MI 90 日内	
既往 PCI	2	肺动脉收缩压 ≥ 60 mmHg	2
COPD	4	手术相关因素	
既往脑血管意外	2	急诊手术	
外科特征		CABG 合并其他心脏手术	2
非择期手术	7	胸主动脉手术	3
合并瓣膜手术	7	MI 后室间隔穿孔	4
合并非瓣膜手术	5		
再次心脏手术	10		
术前危重状态	5		

COPD：慢性阻塞性肺疾病；CABG：冠状动脉旁路移植；LVEF：左室射血分数；MI：心肌梗死；CCr：肌酐清除率；PCI：内科介入治疗。

2. STS 和 SYNTAX 评分　STS 建立的超过 150 万 CABG 患者的数据库，通过单因素或多因素分析，在 20 世纪 90 年代中期建立了 STS 评估模式，主要对 CABG 患者的手术死亡风险进行预测和评估。2018 年 ESC 指南指出用 STS 评分预测 CABG 住院期间和术后 30 日死亡率和发病率均优于 EuroSCORE。冠状动脉病变 SYNTAX 评分系统，根据冠状动脉病变位置、严重程度等解剖特点定量评价病变的复杂程度，主要用于针对冠状动脉左主干病变和（或）三支血管病变患者，SYNTAX 评分将积分分为低分（0 ~ 22 分）、中分（23 ~ 32 分）和高分（> 32 分），根据积分高低为选择治疗方式提供依据，如低分者和中分者可根据患者个体特征选择 PCI 或 CABG，而高分者选择 CABG 最佳。近年许多研究者将 CAD 患者的临床特征与 SYNTAX 评分相结合，用于评估 CABG 的风险和预后，表现出良好的相关性。

三、术前治疗用药和麻醉前用药

1. 术前治疗用药

（1）常规治疗用药：硝酸酯类、β 受体阻滞药、钙通道阻滞药和抗心律失常等药物。术前服用此类药物导致围手术期低血压的风险很小，但可以降低围手术期缺血事件的发生率，术前需要继续服用至术日，由于药物之间尤其和术中使用的麻醉药物之间可能存在相互作用，有时需要适当调整。β 受体阻滞药通常是 CAD 患者的长期用药，突然停药易引起反跳，表现为心动过速、高血压、甚至可导致心肌梗死、室性心律失常或猝死，围手术期使用可以明显降低心肌缺血和恶性心律失常的发生率，术前心率控制不达标者，术日晨适当增加剂量；钙通道阻滞药通过降低冠状血管阻力和解除冠状动脉痉挛而改善心肌血供，通过抑制心肌收缩力和扩张外周血管而降低心肌氧需，故可改善心肌氧供需平衡，治疗剂量对血流动力学无明显影响，但注意同麻醉药物合用可增强其心肌抑制作用，必要时适当调整剂量；抗心律失常药注意 I 类抗心律失常药（如奎尼丁、普鲁卡因胺）的负性变力和变时性作用。血管紧张素转换酶抑制剂容易引起围手术期低血压，需在术前 24 h 停用，其他血管扩张药主要控制高血压或改善严重心功能不全患者的心功能，可以用到术前，但麻醉诱导时注意同麻醉药物的协同作用。

（2）抗凝血药：高危 CAD 患者术前常需要抗血小板治疗。①阿司匹林抑制血小板活化功能，使心脏手术患者出血增多，虽非必须但如果可能最好停用，在高危 CABG 患者术前可以不必停药，以减少缺血事件（心肌缺血、心肌梗死、TIA 和脑卒中）的发生，如果需要停用可停药 1 周，必要时改用小剂量肝素用至术前晚甚至术日。②噻氯匹啶（ticlid）和氯吡格雷不可逆地抑制血小板聚集，抑制血小板膜糖蛋白（GP）IIb/IIIa 受体复合物的活性，如果可能至少需要停药 5 天。因心脏导管介入而接受紧急负荷剂量的氯吡格雷（300 mg）口服，需注意出血风险，必要时配备血小板制剂。③阿昔单抗（abciximab）、替罗非班（aggrastat）和依替巴肽（integrilin）等糖蛋白（GP）IIb/IIIa 拮抗剂，抑制血小板功能的时间分别为 24 ~ 48 h、4 ~ 8 h、2 ~ 4 h，故必要时阿昔单抗需推迟急诊手术 12 h 或择期 CABG 1 ~ 2 日，术中可能需要输注血小板，而使用替罗非班和依替巴肽的患者，急诊 CABG 不需要推迟，而择期手术推迟 2 ~ 4 h 即可，通常不需要输注血小板。④机械瓣膜置换术后用华法林抗凝者术前至少停药 1 周，必要时用小剂量肝素替代，肝素可用至术前晚甚至术日。⑤磺达肝癸钠是合成的凝血因子 Xa 选择性抑制剂，是继肝素和低分子量肝素后的新型抗血栓药物，通过抑制凝血因子 Xa，有效抑制凝血酶的生成，常规剂量（皮下注射 2.5 mg）不影响 aPTT、ACT 时间，也不影响出血时间或纤溶活性，对血小板也没有作用，比肝素引起的出血概率要低，皮下注射 2 ~ 3 h 血药浓度达峰值，消除半衰期约为 17 h，适合每日 1 次给药，可用到术前 1 日。

2. 麻醉前用药　避免肌内注射。术前晚睡前口服劳拉西泮、艾司唑仑（estazolam）或丙烯巴比妥钠（secobarbital）均可。大部分精神放松、心肺功能良好的患者，术日不必常规给药，或仅需术前 1 h 口服地西泮 5 ~ 10 mg 或咪达唑仑 7.5 ~ 15 mg 即可；也可根据患者入室后的临床表现，通过静脉给予小剂量咪达唑仑或地佐辛，后者在镇静、镇痛的同时也减轻罗库溴铵的注射痛、依托咪酯的肌颤和舒芬太尼的呛咳等不良反应；特别焦虑、紧张的患者，可以加用吗啡 0.1 mg/kg 术前 0.5 h 肌内注射；重危或急症患者可以不用术前药，或入手术室后酌情静注小剂量咪达唑仑（1 ~ 2 mg）。抗胆碱药（尤其是东莨菪碱）不常规使用，选择性抗胆碱药盐酸戊乙奎醚对心率几乎无影响，可以在麻醉诱导前静注 0.5 ~ 1 mg，以减少气道分泌物。

四、围手术期监测

1. 心肌缺血的监测　术中发生心肌缺血是术后发生心肌梗死的独立危险因素。由于患者处于麻醉状态而不能主诉心绞痛症状，并且约有半数患者发生心肌缺血可以不伴有血流动力学的改变。因此，术中使用必要的监测手段及时发现和处理心肌缺血非常重要。

（1）ECG 监测：标准心肌缺血监测，术中须使用五电极系统和多导联监测，以提高监测心肌缺血的敏感度。通常可以监测心室下壁（II、III 和 aVF）和前壁（V_5）大部分的心肌缺血，用 V_5 导联监测对心肌缺血检出的成功率可达 75%；用 II 导联加 CS_5（将左上肢的电极移植于 V_5 的位置）导联，可监测到左室心肌缺血时 ST 段的变化；以 II+CS_5+V_4R（将胸前电极放置在右侧第 5 肋间与锁骨中线交界处）导联，即可监测到绝大部分心肌缺血时的 ST 段改变。心肌缺血的诊断通常以 ST 段下降或抬高 > 0.1 mV 为标准，ST 段的变化通常发生心肌缺血 1 ~ 2 min 出现，ST 段压低提示心内膜下心肌缺血，而 ST 段抬高预示透壁性心肌缺血，新出现的 T 波改变（倒置或变平）也常提示心肌缺血。现有的监测设备基本都有 ST 段自动分析系统来追踪 ST 段的变化趋势，无论 ST 段抬高或降低均会呈现 ST 段的位移变化图，位移越多表明缺血越重。

（2）TEE 监测：发现心肌缺血主要是通过检查节段性室壁运动异常（regional wall motion abnormality，RWMA），结合心室整体或局部的心肌收缩、舒张功能的变化来综合评估。通过 TEE 检查主要冠状动脉及其分支各支配区域的新发 RWMA 来发现急性心肌缺血，尤其是 CABG 后新出现的 RWMA，对预测急性 MI 和预后也有价值。为了便于对心肌缺血或梗死的部位进行定位，并根据室壁运动异常的部位来推断病变的冠状动脉及其分支，根据冠状动脉及其分支血流供应的区域，对心肌节段进行了标准化划分。按照 ASE/SCA 建议，用 16 个段面划分法将左室基底和中部各分为 6 个段面，心尖分为 4 个段面，按 1 ~ 5 分的标准对 RWMA 进行评分。通常发生心肌缺血 1 min 就可以出现 RWMA，评分 ≥ 2 分、持续 ≥ 1 min 即提示发生心肌缺血，比 ECG 和 PCWP 的改变更早和更敏感。通过 TEE 观察 RWMA 诊断心肌缺血，可以同时检查冠状动脉的三支主要分支的支配区域，包括 ECG 很难发现的后壁缺血，容易寻找病因和分析相对应的冠状动脉病变。右室发生心肌缺血或心肌梗死，TEE 呈现右室扩张和运动减弱，伴有三尖瓣反流。TEE 检查结合 ECG、血流动力学和 CABG 前后 RWMA 的变化等，也有助于辅助判断和区分休眠心肌、顿抑心肌、心肌缺血和心肌梗死。

（3）Swan-Ganz 导管：使用 Swan-Ganz 导管能否较早地监测心肌缺血存在争议。肺动脉压力和 PCWP 的变化并不能准确地反映心肌缺血，但通过分析 PCWP 数值和波形的变化，结合其他临床征象可以提示发生心肌缺血的可能性。当发现 PCWP 波形上 A、V 波高于 PCWP 平均值 5 mmHg 以上，出现异常 AC 波（> 15 mmHg）或 V 波 > 20 mmHg，往往提示左室舒张功能异常，尤其是出现新的 V 波，说明有功能性二尖瓣反流，可能与心肌缺血导致乳头肌功能失调有关。由心肌缺血引起的 PCWP 升高或 A、V 波形的变化要早于 ECG 的变化。通过 PCWP 的波形变化来监测心肌缺血缺乏特异性和敏感性，但如果出现不明原因的 PCWP 升高，要警惕发生急性心肌缺血的可能性。

（4）其他：通过反映心肌氧供需平衡状态来预测心肌缺血的风险。心内膜存活率（EVR）值：EVR=（DP–PCWP）× TD/SP × TS，其中 DP= 平均动脉舒张压；SP= 平均动脉收缩压；TD= 舒张时间；TS= 收缩时间。正常 EVR ≥ 1.0，如 EVR < 0.7，则可能出现心内膜下缺血。临床上通过比较动脉压和心率的绝对数值，可粗略估计心肌氧供（动脉压）和氧需（心率）状态，即保持收缩压 > 80 mmHg 而心率 ≤ 75 次 /min 为宜。

2. 血流动力学监测

（1）常规监测直接动脉压、CVP：注意术前四肢血压（所有 CABG 患者都需要检查四肢血压）的差别，选择血压较高的一侧桡动脉测压，如患者左锁骨下动脉狭窄需使用右桡动脉测压。

（2）根据需要放置 Swan-Ganz 导管：Swan-Ganz 导管仍然是 CABG 监测血流动力学的金标准。Swan-Ganz 导管属有创操作，使用不当可带来严重并发症。临床研究结果至今仍未证实使用 Swan-Ganz 导管对患者预后具有绝对有益的影响，但也不足以否定 Swan-Ganz 导管对血流动力学监测的价值。循证医学的证据表明，在 CABG 患者常规放置 Swan-Ganz 导管不能使患者获益，但只要合理把握适应证，正确掌握操作技术，精确分析血流动力学数据，仍然可以改善危重患者的预后。同时还是病情评估和诊断的工具，甚至可以因此而改变治疗方案。通过 Swan-Ganz 导管得到的血流动力学数据包括连续心排血量和混合静脉血氧饱和度（CCO 和 SvO_2）等直接或间接指标，可以及时、全面地了解 CABG 患者的血流动力学、心脏做功和组织灌注等情况，并以此为目标导向，指导和优化容量治疗、血管活性药物的合理使用等，加速 CABG 患者的快速恢复和改善预后。TEE 似乎有代替 Swan-Ganz 导管的趋势，但现有的临床研究证明 TEE 可以作为 Swan-Ganz 导管的补充而不能代替，TEE 结合 Swan-Ganz 导管比任何一项单独使用更有意义。尽管危重患者并不是 Swan-Ganz 导管的绝对适应证，但临床普遍接受以下情况可以考虑使用 Swan-Ganz 导管：①左室收缩功能不全（LVEF < 45%）；②近期发生心肌梗死或不稳定型心绞痛；③有心肌梗死并发症，如室间隔穿孔、室壁瘤、二尖瓣反流或充血性心衰；④术前 IABP 辅助；⑤ ACS 急诊手术；⑥同时进行其他复杂手术，如瓣膜置换等；⑦再次 CABG。

五、麻醉药物的选择

1. 静脉麻醉药　咪达唑仑对容量血管有扩张作用，小剂量咪达唑仑（1 ~ 2 mg）即可降低动脉压，对心肌的抑制作用比地西泮明显，由于 SVR 下降，CO 可轻度增加，静注咪达唑仑（0.2 mg/kg）可同时使冠状动脉血流量和心肌氧耗量降低约 20%，但对心肌的氧供需平衡无明显影响，常用在麻醉诱导前镇静或体外循环期间加深麻醉。依托咪酯对心肌无抑制作用，麻醉诱导较为理想，常用诱导剂量（0.3 mg/kg）不改变心率和 CO，气管插管前麻醉诱导可使心肌氧耗量减少 14%、冠状动脉血流量增加 16%，但对气管插管引起的心率增快、血压升高也没有明显影响，复合阿片类药物用于麻醉诱导可以保持血压、心率相对稳定，但对肾上腺皮质有抑制作用。丙泊酚可以引起外周血管扩张、轻度抑制心肌收缩力，进行麻醉诱导易引起低血压，静注丙泊酚 2 mg/kg 诱导，超过 30% 的患者发生低血压，但因中枢性迷走神经兴奋作用，使心率减慢、心肌氧耗量下降，对心肌的氧供需平衡可维持良好，常用于术中和术后持续静脉输注镇静。右美托咪定是 α_2 肾上腺素受体激动剂，具有抗交感、镇静、镇痛作用，可以降低阿片类药物的用量，有效减轻气管插管、手术应激和麻醉恢复期的血流动力学反应，降低心肌缺血的发生概率，但右美托咪定有出现低血压和心动过缓的潜在危险，主要用于术中和术后镇静，由于对呼吸无明显影响，适合快通道麻醉。

2. 阿片类药物　常用的有芬太尼、舒芬太尼和瑞芬太尼。该类药物血流动力学稳定，增加中枢性迷走神经张力可以减慢心率，几乎无心肌抑制作用，尽管可以降低外周血管阻力，尤其是与咪达唑仑合用，但可以降低心肌兴奋性，明显减少心肌的氧耗量。芬太尼有良好的镇痛作用，无明显组胺释放，对静脉容量血管床亦无明显扩张作用，减慢心率，对心肌无抑制，不干扰心肌的氧供需平衡，不明显影响血流动力学，大剂量芬太尼麻醉心血管系统稳定，但不利于术后早期气管拔管。舒芬太尼的镇痛作用较芬太尼强 5 ~ 10 倍，血浆消除半衰期亦较芬太尼短，清醒时间和术后呼吸抑制时间均短于芬太尼，中大剂量舒芬太尼麻醉使心血管系统及血流动力学稳定，减慢心率的作用较芬太尼轻，是较为理想的心血管麻醉药物。瑞芬太尼的镇痛效价是芬太尼的 1.2 倍，时 – 量相关半衰期仅为 3 ~ 5 min，作用持续时间很短，需要持续输注给药，输注速率为 0.05 ~ 0.8 μg/（kg·min），血流动力学稳定，但静脉快速注射可以引起明显血压下降和心率减慢，瑞芬太尼更适合超快通道麻醉（手术室内拔管），缺点为停药后高动力学反应和术后痛觉敏感，需要及时追加小剂量芬太尼或舒芬太尼。

3. 吸入麻醉药　对心肌收缩力的抑制作用取决于吸入麻醉药的浓度，抑制强度依次恩氟烷＞氟烷＞异氟烷 ≈ 七氟烷 ≈ 地氟烷，同时减少氧供和氧需，对心肌氧供需平衡的影响取决于给药时患者的血流动力学状态。氟烷可增加心肌对儿茶酚胺的敏感性，故易出现心律失常。异氟烷对外周血管的扩张作用最强，有利于控制性降压，异氟烷麻醉心率有增快的趋势。异氟烷和恩氟烷对冠状动脉都有扩张作用，但心肌氧供需可以维持平衡，不增加冠状静脉窦血乳酸水平，未发现心肌缺血的证据。异氟烷是否可引起冠状动脉窃血存在争议，异氟烷麻醉时冠状动脉血流的分布异常起因于血流动力学的改变，首先患者需要存在冠状动脉窃血的解剖学基础，在此基础上吸入高浓度的异氟烷，引起血流动力学不稳定，则心肌缺血的风险增加。七氟烷由于对气道刺激性小，对心血管系统影响轻微，血 / 气分配系数低，可控性好，使用七氟烷进行缺血预处理和后处理具有明显心肌保护作用，阿片类药物联合七氟烷吸入维持麻醉，可以使心率减慢，利于减少心肌氧耗，成为 CABG 最常复合使用的吸入麻醉药。尽管许多实验研究肯定了吸入麻醉药的心肌保护作用，但同静脉麻醉相比较未显示 CABG 的结局有何不同。

4. 肌松药　临床常用的绝大多数肌松药均可用于 CABG 麻醉。维库溴铵和哌库溴铵无组胺释放作用，对心血管系统无明显影响，前者属中、短效而后者为长效肌松药，在大剂量阿片类药复合吸入麻醉中，临床剂量哌库溴铵（0.1 ~ 0.12 mg/kg）的肌松作用可维持 2.5 ~ 4 h，不利于早期气管拔管。泮库溴铵有轻微组胺释放作用，如果不同时与阿片类药合用，可明显增快心率，无证据表明明显影响心肌氧供需平衡，但可以引起血压轻度升高，并不适合 CABG 患者。多库氯铵（长效）和米库氯铵（短效）两者对心血管系统影响不大，但大剂量或快速注射都有组胺释放作用，导致血压下降和心率增快。罗库溴铵时效与维库溴铵相似，但起效很快，优先松弛咽喉部肌群，适合气管插管，无组胺释放作用，无不良血流动力学反应，抑制迷走神经作用介于维库溴铵和哌库溴铵之间，剂量过大可出现心率增快，但比泮库溴铵轻，该药有特异性拮抗剂舒更葡糖钠（suganmladex），适合用于 ERACS。顺式阿曲库铵是新型中效非除极化型肌松药，无明显组胺释放作用，对心血管系统的影响轻微，不经过肝肾代谢，大部分经霍夫曼降解和少部分通过血浆非特异性酯酶水解，恢复快、无蓄积，对肝肾功能无影响，特别适于肝、肾功能不全的患者，成人插管剂量推荐 3 ~ 4 倍 ED_{95} 量（0.15 ~ 0.2 mg/kg），最高可达 8 倍 ED_{95} 量（0.4 mg/kg），以加快起效速度，但注意如此高插管剂量如果注射速度过快，偶见严重血压下降，可能与快速高量注射引起组胺释放有关，顺式阿曲库铵维持麻醉肌松推荐 0.1 ~ 0.2 mg/（kg·h）

持续静脉输注，停药后恢复快，适合 ERACS，是 CABG 的优选肌松药。

六、体外循环 CABG 的麻醉管理

1. 麻醉诱导和维持　麻醉的选择基于对心肌氧供需平衡和血流动力学的影响，遵循 CABG 的麻醉目标管理。近年数项多中心临床研究证明，全凭静脉麻醉（total intravenous anesthesia，TIVA）或吸入麻醉对 CABG 患者的预后无明显影响，目前国内普遍使用静吸复合的平衡麻醉技术。麻醉诱导用药多以依托咪酯、咪达唑仑、阿片类药（舒芬太尼或芬太尼）和肌松药（罗库溴铵或顺式阿曲库铵）为主；麻醉维持用药以间断静注阿片类药（舒芬太尼、芬太尼）镇痛为主，辅助吸入麻醉药以七氟烷最为常用，镇静以持续输注丙泊酚和右美托咪定为主，肌松药则以持续输注顺式阿曲库铵或罗库溴铵最为常用。到现在为止，没有严格双盲、随机对照性临床研究确定这些常用药物对患者的预后有什么明显影响。

2. 体外循环前期

（1）机械通气和肝素化：调节机械通气，保持正常的 $PaCO_2$（35 ~ 45 mmHg），PaO_2 80 ~ 120 mmHg，动脉氧饱和度在 95% 以上；注意获取乳内动脉时扩胸器械对心脏的压迫，如果出现血压下降和静脉压升高，提醒外科医师及时调整；在切断乳内动脉前确认已给予肝素，肝素剂量 400 U/kg，使 ACT > 410 s（玻片法）或 > 480 s（试管法或微管法），肝素耐药的患者及时追加肝素，必要时补充抗凝血酶 III（新鲜冷冻血浆），注意与外科医师和灌注医师沟通；因肝素引起的组胺释放而导致的血压下降，补充血容量，适当给予钙剂或小剂量缩血管药，维持 MAP 在 60 ~ 80 mmHg。

（2）血压和心率：保持稳定，避免随手术刺激的强弱而剧烈波动。术前心功能较好的患者，收缩压 > 90 mmHg，心率 > 45 次/min，通常不需要处理，对无高血压病史患者保持心肌氧供需平衡和储备更为有利；对于心功能较差，需要较高的交感张力来维持 CO 的患者，则须努力避免对心肌的任何抑制，必要时可以使用正性肌力药支持。切皮和纵劈胸骨以前需加深麻醉，出现血压升高（MAP > 95 mmHg）或心率过快（心率 > 80 次/min）而加深麻醉不能奏效，可以考虑给予 β 受体阻滞药（如艾司洛尔）或钙通道阻滞药（地尔硫䓬或尼卡地平）处理，或考虑给予 10% 硫酸镁 1 ~ 2 g 静注，尤其是存在低镁血症或心肌应激性较高者。

3. 体外循环期间

（1）抗凝：使 ACT > 480 s，根据 ACT 数值追加肝素和确定测量 ACT 的时间，通常间隔时间为 0.5 ~ 1 h。

（2）通气和血气：体外循环开始至足够的转流量停止机械通气，关闭麻醉机或麻醉气体挥发罐，血气检查交予体外循环医师。

（3）心肌保护和 ECG：避免阻断升主动脉前室颤和心室过度膨胀，减少心肌缺血和损伤，维持较高的灌注压（50 ~ 80 mmHg），不过早降温，如转流开始血压明显下降靠增加灌注流量难以使血压回升，可通过膜肺端给 α 受体兴奋药（去氧肾上腺素或甲氧明）。阻断升主动脉后保证按时灌注足够量的心肌保护液，保持 ECG 直线，心肌无自主电活动。

（4）循环的调控：在体外循环过程中，CO 被灌注流量基本固定，体外循环的灌注流量通

常维持在 2.2 ~ 2.5 L/（min·m²），高龄、合并高血压和脑动脉硬化者，灌注流量需维持在 2.4 ~ 2.6 L/（min·m²）的较高水平。到现在为止，体外循环期间血压维持在什么水平合适，没有绝对精准的数值指南，通常以维持 MAP 在 50 ~ 80 mmHg 被大部分人所接受；体外循环期间血压基本依赖于外周血管阻力，血压的调整也在于调整外周血管阻力，低流量引起组织灌注不足，高流量引起血液成分的破坏，除非在血压特别低或特别高的情况下，可以短暂地使用灌注流量来调整，否则不要轻易使用；体外循环中发生高血压（MAP > 90 mmHg），首先加深麻醉（咪达唑仑、丙泊酚、阿片类药如芬太尼等），在此基础上再选择使用小剂量扩张血管药物（硝酸甘油、尼卡地平）间断给药；体外循环中发生低血压（MAP < 50 mmHg），主要是提高外周血管阻力，可以使用小剂量去氧肾上腺素、甲氧明或去甲肾上腺素。上腔静脉的 CVP 通常为负值，如果出现升高，要及时寻找原因和处理，以免引起脑损伤。心脏复跳后注意防止心动过速，即使心率在 30 ~ 40 次/min 也不要急于处理，通常随着并行时间的延长而增快。所有冠状动脉旁路血管吻合完毕，冠状动脉血流开始恢复，血气、复温满意，可逐渐减少灌注流量，缓慢回输血液，ECG 和血流动力学指标稳定，缓慢脱机。

（5）温度：通常鼻咽温保持在 28 ~ 32℃，鼻咽温反映了脑的温度，主动脉血液温度也有影响，膀胱温度反映了内脏温度，但受尿量的影响。复温时保持鼻咽温和膀胱温度的差值在 6℃ 以下，避免造成脑损伤的风险。复温开始可持续输注硝酸甘油，扩张血管使复温均匀，减少温度差。

（6）尿量、Hct 和电解质：尿量反映器官灌注。保持 Hct 在 21% ~ 27%，停机时 Hct 要达到 24% 以上，可通过体外循环期间超滤来浓缩。避免高钾血症、低钾血症和低镁血症。

4. 体外循环后期　根据血流动力学指标和血气结果，逐渐调整血容量，维持满意的灌注压，纠正电解质紊乱，维持血钾在合适的水平（4.5 ~ 5.5 mmol/L），调整内环境，维护酸碱平衡。钢丝固定胸骨前需加深麻醉，保证足够的镇痛，避免搬动和转送患者血流动力学的剧烈波动。

七、非体外循环 CABG 的麻醉管理

1. 麻醉原则　非体外循环 CABG 是在跳动的心脏上完成外科操作，麻醉处理具有挑战性。即使有冠状动脉固定器的帮助，外科操作也比较细致和不可避免地影响血流动力学，同时也影响所支配心肌的血供，在冠状动脉吻合期间尽量使用血管内分流栓来减轻所支配心肌的缺血程度。麻醉处理的关键是在维持心肌氧供需平衡的前提下，维持血流动力学的稳定和保持必需的冠状动脉血流量。因此，麻醉管理同样遵循常规 CABG 的麻醉管理原则，在此基础上掌握特殊性。

2. 术前用药　术前心功能良好者，适当增加术日晨口服 β 受体阻滞药的用量，术中可以有效地控制心率、稳定心律和增加心肌缺血的耐受性。

3. 麻醉选择　广义上讲 off-pump CABG 也属于微创手术，对于中、低危患者，选用中、小剂量阿片类药（舒芬太尼或芬太尼）复合低浓度吸入麻醉药（七氟烷），可以保持血流动力学稳定，利于术后早期气管拔管和快速恢复。通常肝素首次剂量 200 ~ 300 U/kg，必要时 45 ~ 60 min 再追加 100 ~ 200 U/kg，保持 ACT 在 300 ~ 400 s 即可。

4. 搬动或固定心脏　由于心脏位置的改变（舒张功能不全）、固定器的压迫和心脏的扭曲

等，必然要干扰循环，引起血压下降，甚至心肌缺血、心律失常。对血流动力学的影响，以吻合固定前降支最轻，以吻合回旋支最严重。探查或搬动心脏引起循环的短暂变化，可以密切观察、暂不处理，必要时暂停操作。吸盘式冠状动脉固定器通常对血流动力学的影响可以耐受，在固定下壁血管时采取头低位、向右侧倾斜，利于暴露术野和吻合，也有利于心脏射血、增加 CO 和保持血压，但注意保持 CVP < 12 mmHg 为宜。

　　5. 低血压的处理　冠状动脉吻合期间的血压都要有所下降。如果收缩压能维持在 80 mmHg、MAP 在 60 mmHg 以上和保持 CVP 不高，可不进行处理，允许短暂时间的收缩压在 70 mmHg 以上。如果血压低于上述水平，同时出现心律失常（如室性期前收缩）或 ST 段改变，提示发生心肌缺血，须即刻处理。以增加外周血管阻力来升高血压，心率在 55 次 /min 以下需选用去甲肾上腺素（4 ~ 8 μg），心率在 55 次 /min 以上可用去氧肾上腺素（50 ~ 100 μg）或甲氧明（2 ~ 3 mg）小剂量单次静注；以增强心肌收缩力和外周血管阻力来升高血压，则可静注麻黄碱（2 ~ 4 mg）；心率变慢或有心肌缺血征象，此时麻黄碱不能奏效，可以紧急选择肾上腺素（2 ~ 10 μg）静注，同时加大硝酸甘油的输注剂量，往往可以转危为安。大部分心功能良好的低危患者，术中仅需要持续输注硝酸甘油即可；如果患者高龄、心功能良好，可以持续输注去甲肾上腺素来调节血压；心功能不佳则需使用肾上腺素或多巴胺持续静脉输注，注意升高血压的同时也增快心率，使心肌耗氧量增加。在吻合桥的近端时需要钳夹主动脉侧壁，根据钳夹前的血压情况，可以选择使用小剂量丙泊酚（30 ~ 50 mg）、硝酸甘油（50 ~ 100 μg）或尼卡地平（0.25 ~ 0.5 mg）单次静注来降低血压，控制收缩压在 75 ~ 95 mmHg 即可。

　　6. 防治心律失常　由于术前禁食、抗高血压和利尿药物的使用，大部分患者的血钾都处于正常偏低水平，同时术中还在缓慢排钾，需注意补充钾、镁制剂，维持血钾水平在 4.5 ~ 5.5 mmol/L 为佳，以降低心肌兴奋性和预防心律失常。术中出现偶发室性期前收缩，可以给予利多卡因治疗，但需注意低钾血症或心肌缺血，出现频发性室性期前收缩往往预示心肌缺血，需立即处理，避免发生紧急事件。出现房性期前收缩通常不需要处理，仔细查看有无左心房刺激因素（如血管夹、吸引管和纱布），同时评估发生房颤的可能性。术中新发房颤并不少见，如果血流动力学稳定可以静注伊布利特 1 ~ 2 mg 转复；影响血压或操作立即同步电复律。由于窦房结、房室结、房室束和右束支的大部分血供来源于右冠状动脉，阻断右冠状动脉主干容易发生严重传导阻滞甚至心脏停搏，若恢复血供不能恢复正常心律，需立即启用或安装心外膜临时起搏。手术间常规备有体外循环，一旦出现室颤等紧急事件，具备立即紧急建立体外循环的条件。

　　7. 避免心肌缺血　血管吻合口切开前需要暂时阻断冠状动脉，期间可能发生心肌缺血，建议在吻合过程中使用冠状动脉血管内分流栓，有助于减少心肌缺血的风险。冠状动脉管腔狭窄 > 95% 者往往已经形成侧支循环，阻断时患者能较好耐受；但管腔狭窄 < 95% 者，阻断时可能发生血流动力学失代偿和心律失常；如果管腔狭窄 < 75%，则狭窄远端的心肌灌注仍主要来自该分支，未形成侧支循环，阻断冠脉进行吻合时可发生该区域心肌缺血和心律失常，影响血流动力学的稳定性。围手术期持续输注硝酸甘油，利于避免冠状动脉吻合期间的冠状动脉痉挛，同时降低外周血管阻力和前负荷，可以预防和治疗心肌缺血，剂量以不明显影响动脉血压为宜。使用 β 受体阻滞药保持心率在 55 ~ 75 次 /min，当使用全动脉或多支动脉桥时，可以使用钙通

道阻滞药（如地尔硫草 5 ~ 10 mg/h）利于预防冠状动脉痉挛。CO_2 吹气管通常保持在 2 L/min 以下，以减少对血管内皮的直接损伤和远端血管气栓，注意持续对心脏破口或心脏大静脉伤口吹气也有形成气栓的风险。

8. 限制液体入量，控制前负荷　液体量输入过多使前负荷增加。前负荷增加不仅使心脏膨胀，增加心肌氧耗量，而且也增加心室舒张末期压，降低心肌的灌注压，减少心肌血供，也不利于外科吻合期间的操作。吻合期间根据吻合血管的位置，适当调整体位（头低位），可以增加静脉回流，利于预防低血压。但同时注意对失血过多者，及时补充血容量，以免出现低血压。通常在主动脉侧壁钳近端吻合快要结束时，开始加快补充血容量。

9. 血液回收　常规使用自体血液回收技术，使用自体血液回收装置，将术中的失血回收处理成浓缩红细胞再回输给患者，此类患者基本可以达到不需要输注异体血。除非高危出血患者，不建议在 off-pump CABG 患者常规使用氨甲环酸等抗纤溶药物，以免增加术后血栓事件（包括静脉）的发生率。

10. 保温　体温下降不仅增加外周血管阻力而增加心肌氧耗量，而且降低心肌的室颤阈值，使心肌应激性增加，易发生心律失常，同时体温下降还增加手术期间的失血量。因此，需注意患者保温，可以使用变温毯和呼吸道气体保温、保湿设备，尽量保持合适的室温（预置室温 23 ~ 25℃），患者的中心和外周温度需维持在 36℃ 以上。

八、微创 CABG 和快通道麻醉

1. 定义及特点　微创 CABG（minimally invasive direct coronary artery bypass grafting）通常指不需要锯开胸骨、采用小切口或避免使用体外循环等技术的 CABG，常见的手术方式有微创（胸骨下端小切口、胸骨旁或侧位肋间小切口）off-pump CABG、机器人辅助或胸腔镜辅助 CABG、微创杂交（hybrid）CABG 等。微创 CABG 的优点在于微创、美容、疼痛减轻、输血减少、并发症少、住院时间缩短等；缺点有再血管化程度不完全、外科操作时间偏长、费用增加、学习曲线较长等。通常适合于不复杂的病变，如从左乳内动脉（LIMA）到前降支（LAD）的单支或双支病变，微创（机器人辅助或胸腔镜辅助、小切口）杂交 CABG 是微创 CABG 结合同期 PCI，可以治疗多支血管病变，既保证了患者前降支高的远期通畅率，又最大限度地降低手术风险。

2. 快通道麻醉技术　随着外科技术的进步，尤其是 ERACS 的理念，促进了快通道心脏麻醉的发展，从最初主要在低危患者实施，到现在已经全面推广使用，除了术后血流动力学不稳定和合并呼吸系统疾病的患者外，微创 CABG 的大部分患者都可以实施快通道麻醉。早期气管拔管是快通道麻醉技术的重要组成部分，争取患者术后早期气管拔管（4 ~ 6 h）或在手术室内气管拔管是快通道心脏麻醉的关键。

3. 术前评估、准备　与常规 CABG 相同。使用粘贴式体外除颤电极；备体外循环机，需要时能迅速建立体外循环；准备保温设备，将室温空调预设置为 23 ~ 25℃；术前镇静以解除焦虑、减少麻醉药用量；机器人辅助或胸腔镜辅助 CABG 需要单肺通气设备（双腔气管插管或支气管气囊阻塞管、纤维支气管镜等）。

4. 术中监测　标准的心脏外科监测。通常需要 TEE，如微创闭式体外循环需指导确定逆灌插管的位置、监测心肌缺血和指导循环调控等；温度监测是保证术后早期拔管的条件之一；使用 BIS 监测有助于保持足够的镇静深度，又利于早期气管拔管。

5. 麻醉选择　大部分需要气管插管全身麻醉，少数需要支气管麻醉和单肺通气，少量短时间微创杂交手术可以选择喉罩全麻。麻醉药物的选择原则是短效、速效。静注咪达唑仑 1 ~ 2 mg/kg 镇静，麻醉诱导用依托咪酯 0.2 ~ 0.3 mg/kg、罗库溴铵 0.5 ~ 1 mg/kg 或顺式阿曲库铵 0.2 ~ 0.3 mg/kg、芬太尼 5 ~ 10 μg/kg 或舒芬太尼 0.5 ~ 1 μg/kg 静注，气管插管前利多卡因静注或咽喉、气管内喷雾来减弱插管时的应激反应。麻醉维持可以选用瑞芬太尼 0.1 ~ 2 μg/（kg·min）持续输注，或舒芬太尼 1 ~ 3 μg/kg，或芬太尼 10 ~ 20 μg/kg 分次静注。吸入麻醉药以七氟烷作为主要辅助用药，既满足术中镇痛，又避免大剂量阿片类药所致的术后呼吸抑制延长，利于早期气管拔管。使用丙泊酚 10 ~ 30 μg/（kg·min）持续或靶控输注镇静，选用中、短效肌松药罗库溴铵 0.1 ~ 0.5 mg/kg 间断静注或顺式阿曲库铵 2 ~ 5 μg/（kg·min）维持肌松。根据患者的不同情况使用其他辅助药物，如右美托咪定、硫酸镁、硝酸甘油、尼卡地平、艾司洛尔等，控制血压和心率，降低应激反应，预防心律失常，从而减少阿片类麻醉药的用量。关胸后局麻药胸骨旁阻滞并浸润至胸骨创口和纵隔引流管部位，成人用 0.75% 罗哌卡因 10 ~ 20 mL。如果计划在手术室内气管拔管，在关胸时停吸入麻醉药，闭合胸骨后停丙泊酚，术毕可以气管拔管。

6. 术中管理

（1）循环调控：维持血压和确保重要脏器的灌注。允许外科搬动心脏或压迫心脏引起的短时间低血压，但要保证在此期间重要器官的灌注，又要确保心脏处于代偿状态，不至于引起缺血事件尤其是室颤的发生，通常收缩压要保持在 70 mmHg 以上、中心静脉压维持在 12 mmHg 以下。调整好后负荷，适当限制前负荷，既要保证容量不至于明显影响血压，又要使心室舒张末期压不高。根据决定心率的病理生理因素来控制心率，必要时给予适量 β 受体阻滞药来调节。

（2）通气管理：大部分微创 CABG 需要单肺通气，这是麻醉通气管理的关键。单肺通气可以使用双腔气管导管，管理相对安全、方便，但手术结束时要更换为单腔气管导管；也可以用支气管封堵器（Univent 管）行单侧支气管球囊阻塞，单肺通气完全，手术结束时不用更换气管导管，但非通气侧不能进行分泌物吸引。单肺通气开始后，PaO_2 可持续下降 30 ~ 45 min，期间持续监测 SpO_2、$P_{ET}CO_2$ 和动脉血气，避免缺氧和二氧化碳蓄积。持续监测气道压力，以保持在 30 cmH_2O 以下为宜。单肺通气期间发生低氧血症，首先提高吸入气氧浓度，必要时纯氧通气，提高通气侧肺动脉血氧分压，可以促使非通气侧因 HPV 而转移过来更多的血流，改善通气 / 血流比值；用光导纤维支气管镜检查和调整导管的位置，气道压突然增高常提示导管移位；清理气道分泌物，保持通气侧气道通畅，肺通气良好；通气侧 CPAP 或 PEEP，但 PPEP 也增加肺泡内压，增加 PVR，促使血流向塌陷肺转移，从而增加肺内分流；低氧血症若仍不改善，则立即实施双肺通气，直至低氧血症、低血压、心律失常等不稳定因素被纠正。

（3）二氧化碳气胸：腔镜或机器人辅助需要持续吹入 CO_2 造成人工 CO_2 气胸，使术野清晰，保持非通气侧肺塌陷，并且利于排除气栓。但 CO_2 充入的压力和量过大，可以引起 CO、血压下降等，导致血流动力学的不稳定，故要限制 CO_2 充入压力和量，很少出现但存在一过性高碳酸血症及呼气末二氧化碳分压升高的可能性。

（4）体外除颤：受粘贴式电极的位置（分别贴在右肩背部和左腋中线侧胸部）的影响，体外除颤的电阻增加，通常双相波体外除颤电量需要 150 ~ 200 J。

（5）预防心肌缺血：围手术期持续使用硝酸甘油或硝酸异山梨酯 0.5 ~ 1 μg/（kg·min）输注；吻合前降支等重要分支使用冠状动脉分流栓，以保证远端血供，降低心肌缺血和心律失常的发生率；临时阻断被吻合支冠状动脉（5 ~ 15 min）时局部心肌容易发生缺血，密切观察 ECG 和血流动力学变化，维持灌注压，保证其他部位心肌灌注；控制心率＜80 次 /min，必要时使用 β 受体阻滞药（如阿替洛尔 1 ~ 2 mg）。

（6）维持体温：按手术过程和要求控制环境温度。体外循环停机前中心温度要达 36℃ 以上，非体外循环要维持在 36℃ 以上。避免低温和寒战，必要时使用变温气毯或保温被，还可考虑经呼吸道升温。

7. 术后管理

（1）镇痛：镇痛不仅使患者舒适地耐受机械通气，而且在自主呼吸恢复后更有利于呼吸运动，从而减少肺部并发症。提倡多模式镇痛方式如静脉镇痛药物、患者自控镇痛（PCA）、胸骨旁阻滞和局部浸润麻醉等。

（2）镇静：适度镇静有利于抑制应激反应、控制心动过速和高血压、预防心肌缺血和避免突然清醒或激动所致的不良后果（如自拔气管导管和输液管路等）。持续输注丙泊酚 0.5 ~ 1.5 mg/（kg·h）并根据病情随时调整输注速率，可提供理想的镇静、稳定的血流动力学，停用后 10 ~ 20 min 可拔除气管导管。持续输注右美托咪定 0.2 ~ 1 μg/（kg·h），可以保持与自然睡眠相似的镇静，对呼吸几无抑制，对镇痛药的需要量也减少，苏醒和恢复快。患者血流动力学平稳且引流量不多，可以考虑启动气管拔管流程。

（3）早期活动：手术当日可活动腿部，气管拔管后可在护理人员的帮助下坐起和站立。术后 1 日可下地走动，24 h 内拔除胸部引流管。手术次日患者可出 ICU，回病房遥控监测，术后 5 ~ 7 日即可出院。

九、急症和合并室壁瘤的 CABG

（一）病理生理

1. 急症 CABG　内科 PCI 失败或出现并发症、药物或机械支持效果不佳，促使紧急进行 CABG，或因心肌梗死导致的急性室间隔穿孔等并发症威胁生命，或出现心脏压塞等紧急状况。主要特点是病情紧急，没有足够的准备时间，甚至达到需要边抢救边了解病情的境地，非常考验麻醉医师的应急处理能力。急症 CABG 见于：①难以控制的心绞痛和心肌缺血；②急性或即将发生血管阻塞而 PCI 不能处理，尤其是左主干病变；③冠状动脉穿孔、撕裂或出现心脏压塞（心包穿刺不能解决问题）；④出现严重血流动力学紊乱，使用正性肌力药和（或）IABP 效果不佳；⑤发生严重心律失常（甚至室颤或室速）而药物治疗无效或不能维持正常心律；⑥导线折断或支架脱落，导致冠状动脉血流下降或即将发生血栓阻塞；⑦心肌梗死并发症，如急性室间隔穿孔、急性二尖瓣关闭不全，导致情况恶化、肺水肿或休克。术前危险因素：心肌梗死、需要心肺复苏、心源性休克、左室功能损害、多支冠状动脉病变、高龄和再次手术等。

2. 室壁瘤　急性透壁性 MI 引起梗死区域的室壁破裂，但破口周围被血栓堵塞并同心包膜粘连成瘤壁，形成假性室壁瘤，见于急性 MI 后 5 ~ 10 日，以左回旋支堵塞最为常见；如果坏死区域的室壁未破裂，随着心肌的修复和逐渐纤维化，形成纤维瘢痕组织，使局部室壁变薄和向外膨出，并失去收缩性，心脏收缩时呈反向运动，形成真性室壁瘤（狭义）。室壁瘤常见于左心室，由于定义的很大不同，左室室壁瘤（left ventricular aneurysm，LVA）的发生率为 10% ~ 35%（广义），以急性左室前壁 MI 最多见，90% 位于心尖部，10% 位于下后壁。急性室壁瘤形成在心肌梗死的急性期，常在发病 24 h 内开始，容易导致心脏破裂；在 2 ~ 4 周出现血管性肉芽组织，6 ~ 8 周被纤维组织代替，形成慢性室壁瘤。在室壁瘤形成早期，MI 区域逐渐扩大和继发左室重构，导致心肌纤维化室壁的扩大和心室腔形状的改变。进行性心室扩张改变了心室顺应性和收缩功能，引起不可逆的心肌收缩功能不全。由于舒张末期容量负荷增加，邻近区域的心肌不同程度的代偿性肥厚，使室壁张力和心肌氧耗量增加。无症状性 LVA 的 10 年生存率可达 90%，而有症状性 LVA 只有 46%，死亡原因为心律失常和心衰，非致命性并发症有房性或室性心律失常、血栓事件、进行性心衰和再次 MI 等。此类患者的心功能都有不同程度的损害，少数患者术前就合并心衰，心脏的储备能力很差，LVEF 常在 50% 以下。单独无症状性 LVA 不是外科手术的适应证，反复发作性心绞痛、血栓栓塞、致命性心律失常和难治性心衰，通常需要外科手术进行室壁瘤切除、重建左室、修复二尖瓣关闭不全和 CABG。外科处理可减小左室容量、改善心肌顺应性和心室收缩功能，增加前向血流，提高 EF，提高 HYHA 心功能分级，延长生命和改善预后。手术死亡率在 10% 左右，增加死亡的危险因素有心衰、MI、心律失常、再血管化程度不全、左室基底部和室间隔收缩功能下降等。

（二）麻醉管理

1. 血流动力学稳定者

（1）术前准备：术前有一定的准备时间，可以完成必要的病史和体格检查，尽量调整心血管功能到适当程度，术前可能已经接受抗凝或溶栓治疗。尽管可以耐受一定的常规治疗时间，但在心肌梗死的早期就能使之迅速恢复冠状动脉血流，仍然是减少并发症和死亡率的最佳方法，提倡在急性 MI 发病 6 h 内进行急诊 CABG，可以挽救心肌和改善预后。

（2）术前评估：在等待进入手术室期间，患者可以转移到 ICU 或冠心病监护病房（CCU），这样在病情发生变化时可以及时得到外科、麻醉和重症监护人员的快速处理。争取在有限的时间内迅速进行术前评估，必要时可在稳定患者或向手术室转运的同时进行，评估仅限于必要的病史、体检、估计心肺储备、心肌损伤情况、侧支循环程度和左心室功能。劳力型心绞痛可能需要使用硝酸甘油、肝素抗凝、溶栓治疗和镇痛药。低氧血症多与左室功能不全引起肺水肿有关，需要吸氧，适当的安慰和镇静可减轻患者的症状和消除患者的紧张情绪。尽可能术前就建立有创监测，以指导补液、使用血管活性药物、稳定血流动力学和改善心功能。注意转运途中对 IABP 的监护。禁饮食时间不足者避免误吸。

（3）术中管理：正在使用抗凝药物者，警惕置入有创监测时出血。快速完成中心静脉通路，避免延误体外循环的建立。用依托咪酯和小剂量阿片类药快速完成麻醉诱导，既要预防气管插管和外科刺激引起的高血压，又要避免心肌过度抑制导致血压下降。麻醉维持选择以阿片类药物为基础的复合麻醉技术，对处于血流动力学不稳定的边缘患者，注意适当减慢给药速度和减少麻醉药物的剂量。体外循环者常规给予氨甲环酸。内科 PCI 治疗可导致冠状血管内膜明显肿胀，易发生动脉血流阻塞，需要维持适当的体循环灌注压来保证冠状动脉的灌注，特别是右冠状动脉损伤时。脱离体外循环常需联合使用正性肌力药物，使用 IABP 指征可以适当放宽。由于抗凝药物的使用，体外循环后纵隔出血很常见，通常需要准备血浆等血液制品。

2. 血流动力学不稳定者

（1）术前准备：此类患者临床表现复杂多样，可以表现为轻度左室功能紊乱到严重心源性休克，甚至心搏骤停，需要快速建立体外循环和进行外科处理。当危重患者突然被送到手术室，麻醉医师应沉着冷静，避免场面忙乱，同外科医师和灌注师之间必须有良好的交流和沟通。

（2）术前评估：快速了解患者的基本情况，尽力稳定血流动力学状态。刚开始时需要有足够的麻醉人员，进行有效地管理气道、准备麻醉和急救药物和稳定血流动力学状态。外科人员需要迅速刷手，随时准备开始手术。灌注师需要快速完成体外循环准备。

（3）术中管理：立即建立必要的麻醉监测，可以使用 PCI 治疗时插入的导管建立有创监测，有些患者已在术前安装 IABP 辅助，可以利用其已有的下肢动脉压监测先行麻醉诱导，以避免延长手术开始时间。必要时全麻诱导前在局麻下先行股动脉和股静脉插管，便于患者不稳定时立即启动体外循环。转运到手术室前已经气管插管和机械通气的患者，有时仅需给予肌松药和吸入低浓度麻醉药。心搏骤停者需要连续心脏按压，间断时间不大于 15 s，皮肤消毒和铺巾期间不能停止按压，胸骨劈开后继续进行胸内心脏按压。阿片类药物（如舒芬太尼或芬太尼），可在以后追加或根据患者对外科刺激的反应再追加。低心排血量伴有肺水肿或组织灌注不足者，麻醉用药须小剂量、逐渐追加，避免任何形式的低血压。建立体外循环前须保持体循环血压。尽早给予肝素，以便在血流动力学恶化和需要紧急体外循环时保证有足够的抗凝。通常体外循环时间较长，转流期间必须做好肝素抗凝、血糖、Hct、代谢和尿量监测。脱离体外循环可能很困难，有时需要反复试脱。准备好需要的血管活性药物、机械支持（IABP、ECMO）设备。

（4）心脏出血或压塞：需要气管插管全身麻醉。注意麻醉诱导时因周围血管扩张可以诱发心搏骤停，因此要做好紧急开胸准备。病情危急、意识不清者，可先不用麻醉，边气管插管、边紧急开胸，边补充麻醉药物。开胸后因心包张力极高，一旦切开减压，血液涌出，患者可有短暂血流动力学改善，但应迅速补充血容量，显露心脏伤口后可用手指按压暂时止血，然后进行修补缝合。因心脏出血致术前发生心搏骤停，须紧急开胸作心脏按压，解除心脏压塞，暂时控制出血部位，恢复自主循环。体外心脏按压不仅无效，而且加重心脏压塞。要充分利用术前介入放置的动、静脉通路，快速建立监测和用药通路，迅速补充血容量和稳定循环，待稳定循环后伺机再做进一步处理。

3. 急性室间隔穿孔

（1）病理生理：室间隔穿孔通常发生在急性 MI 后的 2～6 日内。室间隔穿孔最常发生在首次透壁性 MI 而侧支循环缺乏者，最常见部位是室间隔前部。室间隔缺损导致左向右分流，使右室容量负荷增加，可以出现急性肺水肿、心衰，最终引起心源性休克。超过 1/4 的患者同时需要 CABG。

（2）麻醉管理：稳定病情和做好手术准备。左向右分流的程度决定手术的急迫性。大多数患者需要 IABP 和心脏药物支持。维持前负荷和心肌收缩力，保持灌注压的同时降低后负荷，避免心肌抑制，避免增高或降低肺血管阻力的因素。CABG 后保持较低后负荷，促进前向血流。手术死亡率与手术时的心功能状态有关，术后持续性心源性休克预后较差。

4. 急性二尖瓣关闭不全

（1）病理生理：急性心肌梗死有 0.5% 的患者可发生急性二尖瓣反流，可以是瓣膜本身损坏（急性心内膜炎）、瓣环扩大或缺血、乳头肌断裂伴随瓣下结构病变的结果。急性反流使顺应性差的左心房扩张，导致左房压和肺动脉压突然增高。伴随着左室功能不全，临床上表现为肺水肿、低氧血症、低血压和心源性休克，患者状况迅速恶化，手术前经常需要使用血管活性药物和 IABP 治疗。手术治疗的方法有瓣膜成形术或瓣膜置换术。

（2）麻醉管理：稳定病情，术前尽量建立 Swan-Ganz 导管监测。使用 TEE 有助于瓣膜修复、功能恢复和心功能的调整。保持合适的心率和前负荷，维持或增加心肌收缩力，减轻后负荷（减少反流量）。脱离体外循环常出现低心排血量综合征，也是术后死亡的最常见原因。通常需要正性肌力药和血管扩张药的支持。

5. 合并室壁瘤

（1）术前准备：需要充分的术前准备，保证平稳的麻醉诱导和维持术中循环动力学的稳定，尤其是注意围手术期心肌缺血和心律失常的处理。此类患者心功能损害较重，宜放置 Swan-Ganz 导管监测，并预先放置 18 G 股动脉套管针，以备脱机困难时快速建立 IABP 辅助。

（2）麻醉管理：麻醉诱导宜选用对心血管抑制轻微的麻醉药，依托咪酯复合芬太尼或舒芬太尼为首选。此类患者除了术前心功能降低，常同时伴有其他脏器功能不全，所以麻醉维持应以大剂量芬太尼或舒芬太尼为主，辅以小剂量静脉麻醉药或吸入麻醉药，同时降低麻醉药物的用量，使抑制心脏功能降到最低限度，以维持血流动力学的稳定。室壁瘤切除使左室腔变小，需要依靠增快心率来增加心排血量，故心率不宜过慢。大多数患者需要正性肌力药物和缩血管药物的支持。酌情选择肾上腺素、多巴胺、去甲肾上腺素、米力农、左西孟旦等药物一种或多种复合使用。使用左西孟旦容易出现低血压和低血钾，经常需要合用去甲肾上腺素来对抗其扩血管作用。脱机困难或很难维持血流动力学稳定者，积极给予心脏机械辅助支持如 IABP 或 ECMO。

（三）术后处理

1. 此类患者大多病情危重，术后并发症增加，处于围手术期 MI、多器官功能衰竭和院内死亡的高危时期。术后早期需要镇静和机械通气，必要时尽早使用 IABP 等心脏机械辅助支持。

2. 由于许多急症患者正在使用抗凝或抗血小板药物，术前来不及停药或停药时间不足，术后渗血必然增多，在 ICU 需要进一步纠正凝血功能障碍。注意调整前负荷和改善外周组织灌注。切记：在撤除任何心肺支持之前都要有一定时间的心血管稳定期，停用血管活性药物要缓慢减量并评估减量后的心血管反应。

十、围手术期心肌缺血的处理

（一）发生心肌缺血的原因

1. 发病率　新的心肌缺血可以发生在围手术期的任何时间，术前、术中发生心肌缺血增加术后 MI 的发生率。围手术期 MI 是 CABG 的严重并发症之一，发病率为 2%～10%，明显增高 CABG 的早期并发症和死亡率。

2. 术前　主要危险因素有 ACS、心绞痛 CCS 分级 IV 级和严重左室功能不全（EF＜40%）。常见原因有紧张和焦虑引起的心动过速和血压增高，镇静过度引起缺氧等，术前发生任何新的缺血性心肌损伤，均可增加围手术期 MI 的发生率。

3. 术中

（1）体外循环前：气管插管、剧烈外科刺激（锯胸骨、切皮）等高动力学反应，特别是心动过速；血流动力学的改变如麻醉诱导期严重低血压；浅麻醉下的外科刺激诱发冠状动脉痉挛；容量超负荷引起室壁张力增高。以上原因均可诱发心肌缺血。

（2）体外循环中：微栓、气栓进入冠状动脉；无论何种心肌保护技术都不能避免一定程度的心肌缺血和损伤，阻断时间越长则心肌缺血越重；高血压、侧支循环过多，造成心内回血过多，引起心肌收缩；冠状动脉的损伤、痉挛和血栓形成；冠状动脉吻合口不通畅，桥血管的扭曲、牵拉和栓塞。

（3）体外循环后：再血管化程度不完全导致相应部位的心肌缺血；搭桥目标血管的远端弥漫性病变或太细；不合理使用血管活性药物导致氧供需失衡；外科刺激、不恰当使用钙制剂，引起冠状动脉痉挛；室颤、心室过度膨胀，造成心肌损伤；闭胸造成桥血管的扭曲、牵拉和压迫；使用止血药物不当或过量，血液呈高凝状态，造成桥内、吻合口和损伤的冠状动脉内膜血栓形成；低血压、高血压和心动过速。

4. 术后　苏醒期和气管拔管引起的高血压、心动过速和冠状动脉痉挛；低血压和心律失常等。

（二）心肌缺血的治疗

1. 改善血流动力学状态　围手术期心肌缺血无论发生在什么时候，都和 CABG 的预后不良相关。因此，预防发生心肌缺血头等重要，一旦发生缺血事件，要及时、积极地治疗。改善氧合，维持恰当的麻醉深度（加深或减浅）；调整血容量，补充血容量或使用扩张血管药物（硝酸甘油）降低室壁张力；维持冠状动脉灌注压，如果 SVR 低使用缩血管药物（如去甲肾上腺素），以维持 MAP 在 70～90 mmHg 为最佳；纠正低心排血量状态，调整前负荷、心率和心律，正确使用正性肌力药物。正性肌力药物在增加 CO 的同时，过度使用可能加重心肌缺血，当 PCWP＞16 mmHg 而 MAP＜70 mmHg，或收缩压＜90 mmHg、CI＜2.2 L/（min·m^2）、SvO$_2$＜65% 时，酌情选择肾上腺素、多巴酚丁胺、多巴胺、米力农和左西孟旦等正性肌力药物。

2. 纠正外科或机械性因素　使用小剂量麻黄碱等正性肌力药，通过增加心肌收缩和提高灌注压，利于冠状动脉排除气栓和恢复冠状动脉血流；避免过度膨肺而牵拉乳内动脉桥；发现桥流量不足或过低，要积极寻找原因，必要时重新吻合搭桥，不可忽视前降支搭桥的流量，以免增加围手术期心脏紧急事件的危险。

3. 解除冠状动脉痉挛　使用地尔硫䓬、硝酸甘油和尼卡地平等药物都可以，但以钙通道阻滞药为首选。钙通道阻滞药可以扩张冠状动脉，防治冠状动脉脉痉挛，增加冠状动脉血流，从而改善心肌缺血，但注意其心肌抑制作用可以引起血压下降。通常以地尔硫䓬为首选，不明显抑制心肌收缩力，因减慢房室传导而使心率下降，常用剂量为 1 ~ 3 μg/（kg·min）持续静脉输注。

4. 心肌缺血的药物治疗　最常用硝酸甘油，扩张狭窄的冠状动脉和侧支循环，改善冠状动脉血流量，不仅有效地降低肺动脉压，增加剂量也可降低体循环压力，从而降低左室后负荷。硝酸甘油的扩张静脉效应使回心血量减少，降低左心室前负荷，降低室壁张力，从而降低心肌耗氧量。围手术期使用硝酸甘油可以缓解冠状动脉痉挛，治疗心肌缺血，降低心肌梗死的发生率和死亡率。β受体阻滞药是 CAD 患者主要治疗用药，具有抗心肌缺血、抗高血压和抗心律失常的特性，对 β_1 受体的选择性：比索洛尔＞阿替洛尔＞美托洛尔＞艾司洛尔，减慢心率的同时延长心脏舒张期和冠状动脉灌注时间，可明显降低心肌耗氧量，从而减少心肌缺血事件的发生率。艾司洛尔在减慢心率的同时可以引起血压下降，但作用时间短暂，即使在心功能中度减弱时也相对安全；美托洛尔的消除半衰期为 3 ~ 4 h，可以透过血 – 脑脊液屏障，中枢性抗交感效应较好，使用时须注意蓄积作用；阿替洛尔对血压的影响最小，作用时间也较长，控制目标心率在 55 ~ 75 次 /min 为佳。

5. 机械支持或其他　IABP 增加冠状动脉的灌注压，减少左室后负荷，从而改善心肌缺血，增加心排血量，在心肌缺血药物治疗不能改善或血流动力学不稳定时尽早使用。ECMO 等机械辅助装置，在严重心肌缺血导致急性心衰、脱离体外循环困难时短时期使用，有利于缺血或衰竭心肌的功能恢复。严重心肌缺血或 MI 患者，必要时可以考虑急诊冠状动脉造影（杂交手术室）明确诊断和进行 PCI 治疗，或急诊再次 CABG，以改善患者的临床结局和预后。

（于钦军　史春霞）

参考文献

［1］NEUMANN F J, SOUSAUVA M, AHLSSON A, et al.2018 ESC/EACTS Guidelines on myocardial revascularization. The Task Force on Myocardial Revascularization of the European Society of Cardiology and European Association for Cardio-Thoracic Surgery[J]. Eur Heart J, 2019, 40(2): 87-165.

［2］CREA F, LIBBY P. Acute coronary syndromes: The way forward from mechanisms to precision treatment[J]. Circulation, 2017, 136: 1155-1166.

［3］HEDAYATI T, YADAV N, KHANAGAVI J. Non-ST-segment acute coronary syndromes[J]. Cardiol Clin, 2018, 36: 37-52.

［4］SHAEFI S, MITTEL A, DAN L D, et al. Off-pump versus on-pump CABG-a systematic review and analysis of clinical outcomes[J]. J Cardiothorac Vasc Anesth, 2019, 33(1): 232-244.

［5］SHROYER A L, GROVER F L, HATTLER B, et al. For the Veterans Affairs Randomized On/Off Bypass (ROOBY) Study Group. On-pump versus off-pump coronary-artery bypass surgery[J]. N Engl J Med, 2009, 361: 1827-1837.

［6］DIEGELER A, B RGERMANN J, KAPPERT U, et al. For the GOPCABE Study Group. Off-pump versus on-pump coronary-artery bypass grafting in elderly patients[J]. N Engl J Med, 2013, 368: 1189-1198.

［7］LAMY A, DEVEREAUX P J, PRABHAKARAN D, et al. For the CORONARY Investigators. Effects of off-pump and on-pump coronary artery bypass grafting at 1 year[J]. N Engl J Med, 2013, 368: 1179-1188.

［8］LAMY A, DEVEREAUX P J, PRABHAKARAN D, et al. For the CORONARY Investigators. Five-year outcomes after off-pump or on-pump coronary-artery bypass grafting[J]. N Engl J Med, 2016, 375: 2359-2368.

［9］THYGESEN K, ALPERT J S, JAFFE A S, et al. Fourth universal definition of myocardial infarction[J]. JACC, 2018, 72: 2231-2264.

［10］WU A H B, CHRISTENSON R H, GREENE D N, et al. Clinical laboratory practice recommendations for the use of cardiac troponin in acute coronary syndrome: Expert opinion from the Academy of the American Association for Clinical Chemistry and the task force on clinical applications of cardiac bio-markers of the International Federation of Clinical Chemistry and Laboratory Medicine[J]. Clinical Chemistry, 2018, 64(4): 645-655.

［11］MELINA G, ANGELONI E, REFICE S, et al. Clinical SYNTAX score predicts outcomes of patients undergoing coronary artery bypass grafting[J]. Am Heart J, 2017, 188: 118-126.

［12］MYLES P S, SMITH J A, FORBES A, et al. Stopping vs. continuing aspirin before coronary artery surgery[J]. N Engl J Med, 2016, 374: 728-737.

［13］LANDONI G, LOMIVOROTOV V V, NIGRO N C, et al. Volatile anesthetics versus total intravenous anesthesia for cardiac surgery[J]. N Engl J Med, 2019, 380(13): 1214-1225.

［14］GALINDO R J, FAYFMAN M, UMPIERREZ G E. Perioperative management of hyperglycemia and diabetes in cardiac surgery patients[J]. Endocrinol Metab Clin N Am, 2018, 47: 203-222.

［15］HILLIS L D, SMITH P K, ANDERSON J L, et al. 2011 ACCF/AHA guideline for coronary artery bypass graft surgery: Executive summary: A report of the American College of Cardiology Foundation (ACCF)/ American Heart Association (AHA)task force on practice guidelines[J]. Circulation, 2011, 124: 2610-2642.

［16］HEMMERLING T M, ROMANO G, TERRASINI N, et al. Anesthesia for off-pump coronary artery bypass surgery[J]. Ann Card Anaesth, 2013, 16(1): 28-39.

［17］RUZZA A, CZER L S C, ARABIA F, et al. Left ventricular reconstruction for postinfarction left ventricular aneurysm: Review of surgical techniques[J]. Tex Heart Inst J, 2017, 44(5): 326-335.

［18］SEF D, SZAVITS-NOSSAN J, PREDRIJEVAC M, et al. Management of perioperative myocardial ischaemia after isolated coronary artery bypass graft surgery[J]. Open Heart, 2019, 6: e001027. doi: 10.1136/openhrt-2019-001027.

［19］ALI J M, ABU-OMAR Y. Mechanical support for high-risk coronary artery bypass grafting[J]. Ind J Thorac Cardiovascul Surg, 2018, 34(S3): S287-S296.

［20］HU Z, CHEN S, DU J, et al. An in-hospital mortality risk model for patients undergoing coronary artery bypass grafting in China[J]. Ann Thorac Surg, 2020, 109(4): 1234-1242.

第 11 章

血管外科的麻醉处理

第 1 节　主动脉外科的麻醉

一、病因和病理生理

（一）病因

1. **先天性因素**　先天性主动脉发育异常。马方综合征属病因未完全阐明的常染色体显性家族遗传性疾病，初步认定为肌原纤维蛋白 1（fibrillin-1）的基因突变或缺陷，患病率为 0.01%～0.02%，临床表现为机体骨骼、眼和心血管系统的结缔组织（胶原和弹力纤维）病变，主要心血管病变有主动脉进行性扩张、动脉中层坏死和二尖瓣脱垂等，主动脉根部明显扩张者达 60% 以上。先天性主动脉瘤多位于动脉韧带附近，常合并主动脉发育不良或心内畸形。

2. **动脉粥样硬化**　腹主动脉瘤 95% 以上由此所致，而胸、降主动脉瘤只有 50% 与之相关，常合并冠心病和周围血管阻塞性疾病。

3. **创伤、感染和其他**　胸部钝性外伤可导致主动脉损伤，多位于动脉导管韧带周围，形成假性动脉瘤和主动脉夹层；体外循环主动脉插管和 CABG 主动脉侧壁钳夹，操作不当引起主动脉夹层；感染可由外科或创伤引起，形成细菌性动脉瘤，近年梅毒感染患者增加，警惕梅毒性胸主动脉瘤；其他有大动脉炎、囊性动脉中层退化和原发性动脉中层坏死等。

（二）病理生理

1. **主动脉夹层**

（1）概述：主动脉内膜与部分中层破裂，主动脉腔内的血流穿过撕裂内膜，致使主动脉内膜和中层分离并沿纵轴扩展剥离，形成假腔或夹层性血肿，原来的主动脉真腔与假腔之间由内膜与部分中层分隔，可有一个或数个破口相通。主动脉真腔常被扩大的血肿压迫而变小，夹层出口仅在少数病例中发现，出口处撕裂通常发生于内膜撕裂的远端，是血流从假腔返回真腔的位置。急性主动脉综合征包括急性主动脉夹层、穿透性溃疡和急性壁间血肿，具有相似的临床特征和形成条件，均危及生命。

（2）易患和诱发因素：易患因素有高血压（占 70%）、动脉粥样硬化、马方综合征或其他结缔组织疾病、主动脉缩窄、主动脉瓣二瓣化畸形和妊娠等。主动脉夹层的发生通常与体力活动或情绪激动有关。

（3）动脉内膜撕裂：内膜撕裂是主动脉夹层的起因，通常发生在动脉壁的薄弱部位，特别是动脉内膜的中层和外层，此区域的动脉壁对搏动性血流的剪切力最敏感。主动脉经受较强机械应力的部位更易发生内膜撕裂，如升主动脉、降主动脉和主动脉峡部。少数没有明确的内膜撕裂，滋养血管破裂被认为是原因，薄壁的滋养血管破裂后形成内部血肿，引起血管夹层原有病变加剧。

（4）累及动脉：主动脉各大分支的起始部位可能因夹层血肿的逐渐发展而受累，包括冠状动脉在内都可能受到假腔的压迫而发生阻塞。动脉分支受累的概率在主动脉弓部的头臂血管为最高（38%），依次是髂动脉（25%）、肾动脉（12%）、肠系膜动脉（8%）和冠状动脉（7.5%）。阻塞压迫的近端血压增高，远端血压降低，导致左、右或上、下肢体的血压差别很大。

（5）转归：急性主动脉夹层约 2/3 累及升主动脉，自然病程凶险，可以在数秒钟内迅速加剧，未能及时诊断和治疗，死亡率极高。综合国内外报道，1 周内死亡率高达 50%，1 个月内死亡达到 75%，1 年内死亡可达 90%。死亡原因依次为致命性破裂大出血、进行性心衰（累及主动脉瓣）、心肌梗死、脑卒中和肠坏死（肠系膜动脉堵塞）等。外科开放性修复手术和（或）腔内覆膜支架治疗是挽救患者生命、降低死亡率的唯一途径。

2. 主动脉瘤

（1）概述：主动脉壁全层扩张，导致动脉内径瘤样增大。病理生理和主动脉夹层有很大不同，病理生理变化取决于病变的部位、性质和程度，以及涉及的重要脏器及并发疾病。主动脉瘤发生部位以升主动脉最常见（60%），其次为降主动脉（30%），累及主动脉弓占 10% 以下。主动脉根部瘤多伴有主动脉瓣关闭不全，累及冠状动脉可引起心脏功能不全；累及主动脉弓及其分支可引起脑缺血；累及肾、肠系膜动脉造成肾功能障碍和肠坏死。较大的动脉瘤可以引起周围脏器的局部压迫如压迫神经、支气管等，引起粘连、血栓形成和栓塞。

（2）转归：根据瘤体的大小不同而有所不同，瘤体越大症状越明显，因血压突然升高导致破裂死亡的风险越高。未经治疗的患者约一半以上可能破裂，5 年生存率仅为 13%；并发心、脑血管疾病如冠状动脉疾病、心肌梗死或脑血管意外者预后较差；其他并发症包括真菌感染、外周血管栓塞或夹层（少见）等。

3. 主动脉撕裂

（1）概述：绝大多数继发于创伤。由于运动机体的突然减速对相对固定的主动脉壁产生巨大的瞬时机械力，导致动脉壁撕裂，多数病例即刻大出血死亡，只有少数患者（10% ～ 15%）能够被紧急送达医院。

（2）部位：撕裂部位最常发生于左锁骨下动脉起始部位以远的峡部，因此处动脉韧带相对固定，在固定和松动的交界处容易因剪切力而撕裂；第二个常见的撕裂部位是相对固定的升主动脉。

二、主动脉病变的外科分型

（一）主动脉夹层

1. DeBakey 分型　根据动脉内膜撕裂的位置和动脉受累的节段，分为三型（图 3-11-1）。

（1）I 型：原发破口位于升主动脉或弓部，主动脉夹层可累及主动脉全程（主动脉的升部、弓部和降部）或大部。

（2）II 型：原发破口位于升主动脉，主动脉夹层仅累及升主动脉，少数可累及部分弓部，通常止于无名动脉发出部位。

（3）III 型：原发破口位于左锁骨下动脉以远的降主动脉。病变位于膈肌以上者称 IIIa 型；病变位于膈肌裂孔至腹腔者为 IIIb 型。

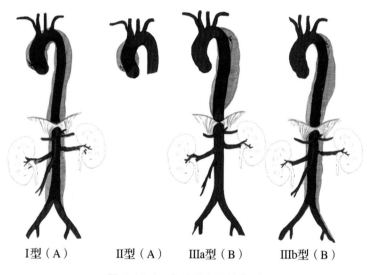

I 型（A）　　II 型（A）　　IIIa 型（B）　　IIIb 型（B）

图 3-11-1　主动脉夹层的分型

2. Stanford 分型　较 DeBakey 分型简单。

（1）A 型：夹层累及升主动脉，无论远端范围如何，相当于 DeBakey I、DeBakey II 型。

（2）B 型：夹层累及左锁骨下动脉开口以远的降主动脉，相当于 DeBakey III 型。

（二）主动脉瘤

1. 根据病变累及部位分型　临床常用改良 Crawford 分型（图 3-11-2）。不同类型主动脉瘤的外科术式不同，脊髓缺血的发生率不同。过去外科用单纯阻断法术式发生脊髓损伤的概率很高，I ~ IV 型依次为 15%、31%、7% 和 4%，以 II 型最高。根据改良 Crawford 分型来确定不同的外科术式，可以明显降低脊髓缺血的发生率。

（1）I 型：累及整个胸部降主动脉，从左锁骨下动脉起始，下行至肾动脉上的膈肌水平为止。

（2）II 型：累及范围包括整个胸部降主动脉，并穿过膈肌累及腹主动脉直至主动脉分叉处。

（3）Ⅲ型：始于胸部降主动脉远端，第 6 肋以下经膈肌累及腹主动脉。

（4）Ⅳ型：仅累及腹主动脉上段。

（5）Ⅴ型：起自第 6 肋至肾动脉以上。

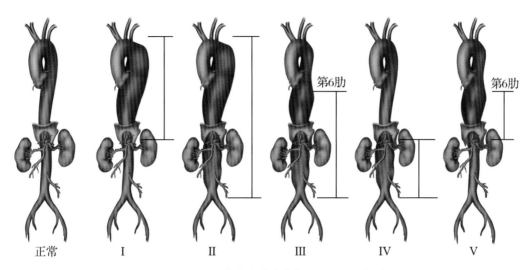

图 3-11-2　胸腹主动脉瘤改良 Crawford 分型

2. 根据形态分型　①梭形：动脉瘤扩张累及主动脉壁全程；②囊状：囊状动脉瘤仅累及主动脉壁的一部分，主动脉弓部瘤通常属于此类型；③混合型：梭形和囊状混合存在。

（三）阜外分型（以 Stanford 分型为基础的细化分型）

1. 根据 Stanford A 型

（1）主动脉根部病变情况细化为：① A_1 型，窦部正常型。窦管交界和其近端正常或仅有一个主动脉瓣交界撕脱，无明显主动脉瓣关闭不全。② A_2 型，主动脉根部轻度受累型。主动脉窦部直径＜ 3.5 cm，夹层累及右冠状动脉导致其开口处内膜部分剥离或全部撕脱，有一个或两个主动脉瓣交界撕脱导致轻、中度主动脉瓣关闭不全。③ A_3 型，主动脉根部重度受累型。窦部直径＞ 5 cm 或 3.5 ~ 5 cm，但窦管交界结构因内膜撕裂而破坏，合并严重主动脉瓣关闭不全。

（2）根据主动脉弓部病变情况：① C 型，复杂型（complex type），符合下列任意一项。原发内膜破口在弓部或其远端，夹层逆行剥离至升主动脉或近端主动脉弓部；弓部或其远端有动脉瘤形成（直径 ≥ 5 cm）；头臂干有夹层剥离；马方综合征。② S 型，单纯型（simple type）。原发内膜破口在主动脉，不合并 C 型的任何病变。

（3）根据病变实际情况排列组合：如 A_1C 型。

2. 根据 Stanford B 型

（1）根据主动脉扩张（直径 ≥ 4 cm）部位细化为：① B_1 型，降主动脉近端型。主动脉无扩张或仅有降主动脉近端扩张，中 - 远段直径接近正常。② B_2 型，全胸降主动脉型。整个胸降主动脉都扩张，腹主动脉直径接近正常。③ B_3 型，全胸降主动脉、腹主动脉型。胸降主动脉和腹主动脉都扩张。

（2）根据主动脉弓部有无内膜撕裂累及：①C 型，复杂型（complex type）。内膜撕裂累及左锁骨下动脉及远端主动脉弓部。②S 型，单纯型（simple type）。远端主动脉弓部未受累，夹层位于左锁骨下动脉开口远端。

（3）根据病变实际情况排列组合：如 B_1C 型。

三、常用外科术式和体外循环技术

（一）常用的外科术式

1. 主动脉根部和升主动脉瘤外科术式

（1）Bentall 手术（图 3-11-3）：用带瓣人工血管行主动脉根部和升主动脉替换，需将左、右冠状动脉连接到人工血管上。

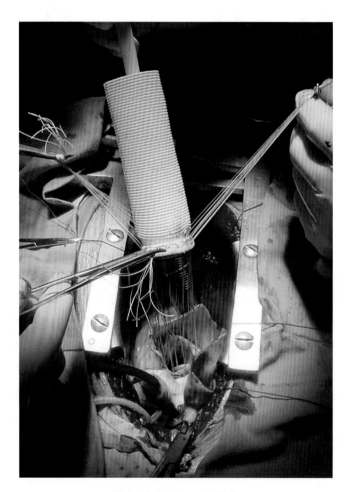

图 3-11-3　Bentall 手术

（2）David 手术：保留主动脉瓣（成形或再植）的主动脉根部替换术，需要将左、右冠状动脉连接到人工血管上。

（3）Wheat 手术：主动脉瓣替换和人工血管升主动脉替换，保留主动脉窦部，无须进行冠状动脉移植。

（4）升主动脉替换术：用于单纯升主动脉瘤，无主动脉瓣病变者。

2. 主动脉弓部动脉瘤外科术式

（1）升主动脉加部分弓替换术：适用于升主动脉瘤合并主动脉弓近心端受累的病例。

（2）孙氏手术（Sun procedure）：全主动脉弓置换加支架人工血管手术。目前治疗主动脉弓、降部病变的标准术式。适用于升主动脉、主动脉弓和降主动脉均有瘤样病变者。在弓部置换的远端向降主动脉内连接和置入带支架人工血管（图 3-11-4），未闭合远端假腔者需二期降主动脉手术在远端吻合，或同期降主动脉腔内覆膜支架置入。

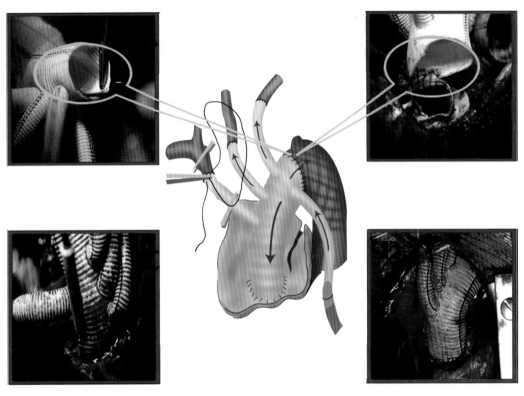

图 3-11-4　孙氏手术

3. 胸、降主动脉瘤的外科术式

（1）主动脉腔内覆膜支架隔绝术：主动脉腔内覆膜支架介入修复治疗，微创、近期死亡率低和并发症少。

（2）胸、腹主动脉人工血管替换术：根据累及范围不同需采取不同的插管和体外循环方式。

（二）常用的体外循环技术

1. 常温单纯阻断缝合技术　优点是简单方便、不需要体外循环，缺点是受阻断时间的限制。主动脉阻断和开放易导致剧烈血流动力学变化和内环境变化，术前合并心脏病变者可能诱发心衰等并发症。

（1）常温单纯阻断：主动脉缩窄、肾以远腹主动脉瘤、局限性胸降主动脉瘤（近端可阻断）

等，可在常温下阻断病变两端，完成主动脉加宽补片或人工血管替换。主动脉阻断时间受限，阻断时间的长短是术后截瘫和肾衰竭的重要影响因素，阻断时间在 30 min 内几乎无术后截瘫的危险，阻断时间 > 30 min，则术后截瘫的发生率明显上升。

（2）常温阻断配合全血回收血泵法动脉或静脉输入技术：累及范围广但不复杂的胸腹主动脉瘤或 DeBakey Ⅲ 型夹层，因出血量大、影响循环稳定和部分脏器供血，可使用该技术。常规体外循环准备，全量肝素化，常用左股动脉或左股静脉插管，术中出血经吸引回收至体外循环储血罐内，经过滤、加温甚至氧合后及时回输，利于维持循环稳定，改善远端灌注，降低肾衰竭和截瘫的发生率。

2. 全身体外循环技术　升主动脉病变采取全身体外循环技术。根据升主动脉病变的不同，采取不同的外科术式。动脉插管可以在升主动脉、腋动脉或股动脉，静脉引流管常置于右房，动脉瘤巨大需股静脉插管。通常用中度低温（28 ～ 30℃）体外循环，心肌保护液灌注可以经冠状静脉窦逆灌或主动脉根部切开冠状动脉直灌。

3. 部分体外循环（并行循环）技术

（1）概述：大部分胸腹主动脉瘤或 DeBakey Ⅲ 型夹层动脉瘤行人工血管替换术，手术阻断时间 > 30 min，临床上通常采用部分体外循环（并行循环）技术，可有效地调节阻断远端和近端的血流，以保证腹腔重要脏器（如肾）和脊髓的血液供应，通过体外循环来调节血流动力学，减少术后并发症。

（2）股动脉 – 股静脉转流：最常用。通常经股动脉、股静脉（深至右房）插管，建立体外循环，同时经左房或肺静脉插左心引流管，以减轻主动脉阻断后升高的左心室前负荷。左房引流易诱发房颤，低温时发生率可达 15% 以上，部分患者需同步电复律。肺静脉引流可以明显减少房颤的发生率。部分体外循环需同时监测阻断远端和近端的动脉压，通过调节血管内容量、转流量和使用血管活性药物，维持上、下肢 MAP 在 60 mmHg 以上。

4. 深低温停循环技术

（1）瘤体累及主动脉弓需中断脑部血流，需用深低温停循环（deep hypothermic circulatory arrest，DHCA）技术，再次行主动脉弓或胸主动脉手术，由于粘连使瘤体近端阻断困难，也需在 DHCA 完成。由于 DHCA 存在的诸多问题，单纯深低温停循环技术临床已很少使用。目前多采用腋动脉或其他改良插管措施行脑部灌注，以减少中枢神经系统并发症。

（2）体外循环用股（或腋动脉）– 股（或右房）转流技术，深低温即鼻咽温降至 15 ～ 16℃，然后全身停循环进行头臂血管吻合，安全极限时间为 45 min。由于手术技术的进步和四分叉人工血管的使用，结合正行脑灌注技术，现在大部分鼻咽温降至 23 ～ 25℃ 即可。

（3）选用正行或逆行脑灌注，延长 DHCA 的极限时间。逆行脑灌注可使 DHCA 时间延长至 60 min；选择性正行脑灌注可使 DHCA 时间延长至 90 min，结合脊髓和内脏器官选择性灌注，可使安全停循环时间更长（最长可达 3 h）。

四、术前准备和评估

（一）术前评估

1. 临床特征　主动脉夹层通常突然起病，急性病程；升主动脉、主动脉弓部或降主动脉瘤常常只到病程中晚期才出现症状，大多在出现并发症或检查其他疾病时才发现；创伤性撕裂通常发生于左锁骨下动脉起始部位的远端，症状和体征与降主动脉瘤相似。ECG 表现：高血压患者可有左主高电压；冠脉受累者可有心肌缺血和心电图表现。胸主动脉病变典型的 X 线表现为纵隔扩大，主动脉结增宽，升主动脉与降主动脉直径明显不同，主动脉夹层可见双阴影。血管造影是判断主动脉瘤和夹层的金标准，现已被 CTA 取代。CTA 是主动脉夹层的首选诊断手段，简单、迅速、清晰和准确。另外，MRI 同样可以准确提供主动脉形态结构变化、内膜破口位置、受累及血管分支情况等方面的资料。心肌酶谱升高预示累及冠状动脉，肌酐和尿素氮升高则提示肾动脉受累。

2. 循环系统　根部或升主动脉病变常导致主动脉瓣关闭不全，引起左室肥厚、扩张，出现心肌缺血或左心功能不全。动脉粥样硬化引起的主动脉瘤，病变部位往往首先出现在降主动脉和主动脉弓，通常患者年龄较大，常伴有冠状动脉病变，表现为冠心病的相关症状，严重冠状动脉病变患者，病情允许的情况下可先行冠状动脉内支架或同期 CABG。病变累及肾动脉者常出现药物难以控制的高血压，可先行肾动脉支架或同期手术。病变累及无名动脉、左锁骨下动脉或股动脉，可表现为左、右或上、下肢动脉压的不同。

3. 呼吸系统　瘤体的扩大可以压迫左主支气管，导致气管移位、变形和肺组织挤压，引起肺不张、肺部感染。急性或慢性夹层动脉瘤患者，由于瘤体周围的炎性渗出，可出现大量胸腔积液，胸腔积液可以压迫肺组织，影响上腔静脉回流。术前肺部感染者极易导致术后呼吸功能不全。

4. 神经系统　任何神经功能的恶化征象都是急诊手术的指征。病变累及头臂血管可导致脑供血不足；瘤壁血栓的脱落可出现脑卒中；高龄（＞ 70 岁）、脑卒中和 TIA 病史、糖尿病和未控制的高血压等，都是加重脑损伤的重要危险因素。

5. 肾　主动脉夹层出现无尿或少尿，必须立即外科手术。病变累及双侧肾动脉可以导致肾功能不全或肾衰竭。术前肾功能不全是导致术后肾衰竭的首要危险因素。

6. 胃肠道　常规做腹部检查，如腹部超声、CT 或 MRI。常规血气分析以评估酸碱平衡状态，胃肠道缺血可导致严重的酸中毒。病变累及单支腹腔主要血管时，患者可能无明显内脏缺血表现；病变累及两支以上的内脏主要血管时，可表现为肠麻痹或肝功能不全。

7. 血液　夹层累及范围较大，夹层内血栓形成，可以消耗大量血小板、凝血因子，如同时伴有肝功能不全，凝血因子生成减少，患者可表现为出血倾向。大量血栓形成可以引起贫血。

（二）术前准备和处理

1. 控制血压　重中之重。控制收缩压和舒张压，同时须降低射血速率，以降低主动脉壁上的剪切应力，抑制假腔体积的扩大，避免夹层血肿的进一步发展，防止发生主动脉破裂。但患者术前就出现低血压往往提示病情危重，住院死亡率升高，神经系统并发症增加，通常收缩压下限为 90 mmHg，低于此数值死亡率明显增高。

（1）控制血压范围：控制收缩压在 100 ～ 120 mmHg，心率维持在 60 ～ 80 次 /min。置入 Swan-Ganz 导管者，CI 降低至 2 ～ 2.5 L/（min·m²）。高血流动力学状态可以加速夹层血肿的进展。

（2）控制血压药物：①硝普钠。起效快、作用时间短，可控性强。经外周或中心静脉持续给药剂量为 0.5 ～ 5 μg/（kg·min）。长时间大剂量［＞ 8 μg/（kg·min）］给药注意有氰化物中毒的危险。②尼卡地平。静脉给药起效迅速，半衰期短，可控性强。尼卡地平扩张冠状动脉、降低外周阻力、降低心肌氧需，降低血压的同时心率增快不明显，同时增加脑等重要器官的血流量，增加肾血流和肾小球滤过率，增加尿量。持续输注剂量为 0.5 ～ 6 μg/（kg·min），降压效果呈剂量依赖性。

2. 降低射血速率　降低射血速率，避免心动过速，同时降低心肌的收缩性。硝普钠等血管扩张药物通过增加心室内压力升高速率（dp/dt）和心率而增加射血速率，需要同时配合使用 β 受体阻滞药。

（1）美托洛尔：选择性 β₁ 受体阻滞药。口服个体差异大，剂量 50 ～ 100 mg/ 次，间隔 6 ～ 24 h。静注 3 ～ 5 min 起效，首次给 0.5 ～ 1 mg 试验剂量，然后根据心率和血压反应缓慢 1 mg 静注叠加，最大可用到 15 mg。

（2）阿替洛尔：选择性 β₁ 受体阻滞药。口服吸收快，剂量为 25 ～ 100 mg/ 次，2 ～ 4 h 血药浓度达峰值。静注 1 ～ 5 mg/ 次，5 min 血药浓度达峰值，减慢心率的同时对血压影响小，控制血压不具优势。

（3）艾司洛尔：超短效 β₁ 受体阻滞药，半衰期仅 7 ～ 8 min，作用时间短，可用于慢性阻塞性肺病患者，静脉持续输注艾司洛尔在减慢心率的同时也降低血压。首次负荷剂量 1 min 内给予 500 μg/kg，然后持续输注起始剂量 50 μg/（kg·min）至起效后维持。

（4）拉贝洛尔：α 受体和 β 受体阻滞药，具有控制心率和血压的双重优势，可以替代硝普钠与 β 受体阻滞药的联合配伍。首次给 20 mg 负荷剂量，观察数分钟后若未见起效，则给予双倍剂量，可以重复给药直至每 10 min 最大剂量达到 40 ～ 80 mg、累计剂量达到 300 mg 或血压已被控制，此后持续输注剂量为 1 mg/min 或每隔 10 ～ 30 min 单次给药控制心率和血压。

3. 监护和监测　常规监测 ECG、动脉压、SpO₂；限时行超声、CTA 或 MRI 检查，尽快明确诊断；维持良好的通气和吸氧；条件具备，可选择性放置肺动脉导管，提前干预血流动力学。

4. 输液和备血　建立快速输液的大口径（16 G）外周静脉通路，便于实施急救。麻醉医师尽早干预，建立中心静脉通路（管腔 8 Fr 以上）；术前配血备浓缩红细胞 8 ～ 10 U，FFP 量 1000 ～ 2000 mL，准备血小板 1 ～ 2 个治疗量。

5. 镇静和镇痛　夹层动脉瘤患者通常伴有焦虑和剧烈疼痛。镇痛不仅可以减轻患者的痛苦，还有助于降低血压和增加 β 受体阻滞药的效果。阿片类药物不仅可镇痛、镇静和减慢传导，而且可减少患者的躁动，但避免对疼痛反应的过度抑制，否则患者重要的病情变化可能会被忽视。背部或腹部疼痛加剧，预示病变范围扩大或夹层进展，通常是急诊手术的指征。夹层累及脑血管会导致神经精神方面的改变，过度镇静可能掩盖症状。

6. 麻醉前用药　术前紧张可导致血压升高或心绞痛发作，容易引起瘤体破裂。根据患者病情状况充分镇静，择期手术可选择术前晚司可巴比妥（速可眠）0.1 g 口服，术前 1 h 口服地西泮 10 mg 或咪达唑仑 5 ～ 10 mg，必要时术前半小时肌注吗啡 10 mg。术前心率明显增快者，加服 β 受体阻滞药。入室后可通过外周静脉先给予咪达唑仑 1 ～ 2 mg 和（或）地佐辛 3 ～ 5 mg 镇静和镇痛。

五、术中监测

1. 循环监测　建立中心静脉通路（管腔 8 F 以上）监测 CVP。动脉测压需根据手术部位和手术方式来决定，选择压力高的一侧，多数情况下需要进行上肢和下肢血压同时监测，以指导循环调控。通常选择性使用 Swan-Ganz 导管，如严重左心功能不全（EF ≤ 45%）、充血性心衰和严重肾功能不全者。TEE 可以实时监测左心功能和心肌缺血，指导扩容和评估瓣膜功能、瘤体大小及范围。左室短轴乳头肌水平是评价左室收缩和舒张功能的常用平面，同时可观察冠状动脉三支主要血管分布区域的心肌活动，早期发现心肌缺血。

2. 脊髓监测　胸腹主动脉瘤使用体感诱发电位（SEP）和运动诱发电位（MEP）监测，可以指导外科血管重建，减少脊髓缺血的发生，但尚无明确的循证医学证据，国内外指南推荐级别不高，我国多数心血管中心尚未开展。

（1）SEP 和 MEP：术中通过使用 SEP 和 MEP 监测，确定对脊髓供血有重要作用的肋间动脉，将其吻合到人工血管。通过监测如发现有脊髓缺血，需移动阻断钳的位置或提高动脉压，增加脊髓血管的侧支循环血供，也可积极进行脑脊液引流、局部低温等措施来保护脊髓。

（2）SEP 监测：只对脊髓后柱缺血敏感，对前柱缺血不敏感，术中 SEP 正常，术后也可出现截瘫；吸入麻醉药和低温干扰 SEP 信号；外周神经缺血延长信号的传导时间，为避免干扰可采用硬膜外脊髓刺激代替外周神经刺激。

（3）MEP 监测：成功用于监测脊髓前柱缺血，采用大脑皮质运动区或颈段脊髓刺激，在腘神经处记录信号。此方法虽可精确地监测脊髓缺血，但在技术方面要求较高，同时低温和吸入麻醉药也影响监测的准确性。

3. 脑监测　推荐有条件者监测大脑功能及脑氧代谢率。双侧经颅脑氧饱和度（$rScO_2$）监测已成为大血管手术的常规脑监测，保持 $rScO_2$ 在 50% 以上或降低值不超过基础值的 20%，可以使术后脑并发症明显减少。$rScO_2$、EEG 或 BIS、连续颈静脉球血氧饱和度（$SjvO_2$）监测，可以指导脑灌注流量的调整、停循环的时机和降低脑代谢率药物的使用。常温下 $SjvO_2$ < 50%，术后神经功能异常明显增加，但 $SjvO_2$ 为有创监测，操作复杂，在低温体外循环的临床意义也有待评价，颈静脉球血氧分压不受温度影响，但受脑组织微循环的影响，间接反映脑细胞内氧分压。经颅多普勒也常被用于术中脑功能的监测，可以监测大脑中动脉的血流速度和发现进入大脑中动脉的栓子数量。

4. 温度监测　同时监测外周和中心温度，指导降温和复温过程。升主动脉插管灌注时，鼻咽和食管温度在降温和复温时的变化快于肛温和膀胱温度，温差随降、复温速度的不同可达 7℃；股动脉插管灌注的温差明显减小。另外，鼻咽温度并不能准确地反映脑部温度，升主动脉灌注时如复温过快，鼻咽温度与颈静脉球血温（较好地反映脑组织温度）之差可达 2℃，复温速度过快增加脑损伤风险。

六、术中的麻醉管理

1. 提倡团队协作　主动脉外科的麻醉具有挑战性，需要团队密切协作，整个外科团队（麻醉、外科、灌注和 ICU）的充分交流要贯穿整个围手术期。麻醉医师需要充分了解疾病的病理生理、熟悉手术的操作过程、准确判断和处理血流动力学改变；同时要求具有单肺通气、体外循环、重要脏器（脑、肾和脊髓）保护及血液保护等方面的知识和临床经验；术前明确病变性质和部位、预计阻断部位和阻断时间，制订周密、合理的麻醉计划；术中密切配合，尤其是当出现不可预知的情况时，认识到术中的任何处理可能直接影响预后；术后协助监护和治疗，减少严重并发症的发生。

2. 严格控制血压　贯穿整个围手术期。不论是外科或麻醉操作过程，任何血流动力学的剧烈变化，都有可能引起灾难性后果（如瘤体破裂等）。

3. 注重器官保护　主动脉病变的患者常伴发其他疾病，如冠心病、高血压、糖尿病和脑血管疾病等。要保证重要器官，如脑、心脏、肾和肝脏等的供血和灌注。掌握手术部位的特殊性，不同主动脉部位的手术涉及的器官可能大不相同，如主动脉弓部手术的重点在于脑保护，而胸降主动脉的手术更重要的是脊髓和肾保护。外科出血、体外循环后凝血功能异常在大血管手术非常多见，血液保护和止血治疗都具有挑战性。

4. 麻醉药物和方法的选择　取决于患者病情、病变部位、手术涉及的范围、体外循环方式等。根据患者病情不同选用不同的麻醉药物，血流动力学不稳定者，选用对心肌、体循环抑制最小的麻醉药和肌松药。最常选择的是中、大剂量阿片类药静脉麻醉为主，辅助丙泊酚、右美托咪定镇静，顺式阿曲库铵维持肌松对肝、肾功能无明显影响。足够的镇痛有助于控制围手术期高血压，维持氧供需平衡，对重要脏器（脑、肾）也有保护作用。

七、不同部位主动脉手术的麻醉处理

（一）升主动脉手术的麻醉

1. 监测　病变和手术操作可能累及无名动脉，需行左桡动脉监测血压。合并左心功能不全或伴严重系统性疾病者，选择性放置 Swan-Ganz 导管。在升主动脉瘤体较大者，放置 TEE 探头要格外慎重，以防操作不慎而破裂。

2. 降温与复温　升主动脉瘤手术如果累及主动脉弓则需要 DHCA 或深低温低流量，采用股动脉插管体外循环，降温与复温较慢，混合静脉氧饱和度监测有利于指导降温和复温过程。

3. 常见并发症　气栓、粥样斑块栓塞和脑部并发症；涉及冠状动脉注意心肌缺血，严密观察 ECG 变化，在脱离体外循环困难时，警惕存在心肌缺血、心肌梗死和左室功能不全；肾衰竭、呼吸功能不全；外科出血及凝血功能异常导致的渗血等。

（二）主动脉弓部手术的麻醉

1. 监测　上、下肢动脉压同时监测，上肢测压选择左桡动脉，下肢测压选择股动脉插管对侧的足背动脉。术中需要或对动脉压数值有任何怀疑，可通过主动脉根部测压来对照。常规使用双侧 $rScO_2$ 监测。

2. 脑保护　大部分病例需要 DHCA 和选择性脑灌注技术。根据手术范围和复杂程度、脑灌注方式和时间要求等，尤其是四分叉人工血管、腔内覆膜支架的使用，需将鼻咽温度降至 20 ~ 25℃。其他辅助脑保护措施包括头部冰帽、取头低位和脑保护药物等。

（三）胸、降主动脉手术的麻醉

1. 监测　阻断近端主动脉可能累及左锁骨下动脉，用右桡动脉置管监测阻断以上的血压，同时用足背动脉或股动脉（股动脉插管对侧）监测阻断部位以下的血压。主动脉阻断部位在肾动脉以上水平，可选择性放置 Swan-Ganz 导管监测。涉及肾动脉的手术，注意尿量。涉及脊髓血供的高危患者，选择脑脊液测压和引流。

2. 单肺通气　需要双腔气管插管行单肺通气，选用左侧双腔支气管导管操作到位率高，不易发生低氧血症，但对于瘤体较大压迫左主支气管者，可选用右侧双腔气管插管，手术结束再换成单腔气管导管，有利于术后呼吸管理。使用支气管封堵法单肺通气，操作简单，不用更换气管导管，但无法在肺隔离状态下进行吸痰操作，出来肺泡出血容易污染健侧肺。

3. 主动脉阻断　主动脉阻断所引起的病理生理改变与许多因素有关，包括阻断水平、心功能状态、阻断近端和远端的侧支循环、血容量、交感神经系统活性、麻醉药物和技术等。

（1）血流动力学改变：①阻断近段血压显著增高，阻断远端明显低血压，阻断远端的 MAP 仅为近端的 10% ~ 20%。阻断的位置越高，血流动力学波动越大，对生理干扰也大。心脏后负荷升高可以导致急性左心衰；近端压力急剧升高有引发灾难性脑血管事件（脑动脉瘤破裂）的风险；阻断远端血压降低，肾血流量和脊髓血流量下降，可引起不同程度的内脏缺血，但有丰富侧支循环者会减轻血流动力学的变化。②高位阻断时由于动脉血管床的急剧减少，外周血管阻力急剧升高，同时肝、脾等内脏器官血供急剧减少，体内儿茶酚胺急剧升高，导致肝、脾等内脏储血池收缩，血容量重新分布，由阻断远端转移到阻断近端。③胸段和肾动脉以上阻断时可导致血压急剧升高，同时 CVP、PCWP、LAP 和 LVEDP 均急剧升高。此时如果同时阻断下腔静脉，则上述参数无明显改变，而每搏量明显减少，说明静脉回流增加对血压升高起重要作用，也是不同阻断部位产生血流动力学改变明显不同的原因之一。

（2）代谢变化：全身氧摄取率和氧耗量下降、SvO_2 升高、血内儿茶酚胺升高、全身 CO_2 产量下降，容易产生呼吸性碱中毒合并代谢性酸中毒。①对于左室功能不全或冠状动脉储备不佳的患者，突然的后负荷增加可使左室 EF 急剧下降、左室舒张末容积和室壁张力增加，心肌耗氧量明显增加，引起心内膜下心肌缺血，导致心功能恶化。如果患者右心功能正常，右心排血量增加而左心排血量减少，最终导致急性肺水肿和急性左心衰。动脉压的急剧增高，也通过压力感受器反射性地抑制心脏，促进心衰的发展。②胸主动脉阻断可降低全身氧耗的 50%，原因是动 - 静脉分流增加、组织氧摄取率降低，表现为 SvO_2 的上升。阻断远端的动脉压、血流量和氧耗量可分别降低70%～90%、80%～90%和55%～65%，阻断远端脏器的灌注依赖于阻断近端和远端间的侧支循环和阻断近端的压力。

（3）处理措施：对于心功能储备不佳的患者，胸主动脉阻断是对循环系统的最大挑战。需要减轻后负荷、维持正常前负荷、扩张冠状动脉，经常需要使用血管扩张药。硝普钠和尼卡地平是最常用降低后负荷的药物。由于阻断远端脏器的灌注呈压力依赖性，降低心脏后负荷可能进一步减少远端的血供。因此，在心功能和冠状动脉储备良好的患者，需要维持阻断近端的MAP >90 mmHg。同时通过补液或使用硝酸甘油来调节前负荷。①主动脉阻断前：硝普钠或尼卡地平持续静脉输注，备好单次静注的降压药物（硝酸甘油、丙泊酚或尼卡地平等），阻断前控制收缩压在80～90 mmHg，避免阻断部位损伤和近端严重高血压。②阻断主动脉后：远端低灌注引起的代谢性酸中毒很常见，常规检查血气和纠正酸中毒。控制单纯阻断主动脉引起的近端高血压，同时必须意识到远端的血流量会减少，所有控制血压的药物，几乎都因降低血压而减少远端肾和脊髓的血流，并呈剂量依赖性，注意血管切开大量失血也可以引起血压下降，需要及时调整控制血压的药物剂量和补充血容量。常温阻断主动脉的时间尽可能短于30 min，超过此时限，缺血性并发症（如截瘫）的风险增加。采用远端灌注或股-股转流部分体外循环技术，通过调节灌注泵的流量控制近端高血压和保证远端足够的血供。

4. 主动脉开放

（1）血流动力学改变：取决于阻断水平、阻断时间和血容量等。开放后最主要的循环改变是严重低血压。主要原因是外周血管阻力突然下降、阻断远端反应性充血、血液大量丢失导致相对或绝对的低血容量，另外，缺血组织冲洗出来的乳酸、肾素-血管紧张素、氧自由基、前列腺素、激活的补体、细胞因子和心肌抑制因子等，都是引起低血压和器官功能障碍的重要因素。即使在主动脉开放前后及时使用碳酸氢钠来维持pH在正常范围，血乳酸浓度也可呈进行性升高，而乳酸浓度与心功能、循环功能状态密切相关，乳酸升高会降低正性肌力药和缩血管药的敏感性。

（2）代谢改变：全身氧耗量、血乳酸、前列腺素、补体激活、心肌抑制因子等增加，SvO_2降低，机体表现为代谢性酸中毒。

（3）处理措施：①开放主动脉前。注意手术进程和开放前密切沟通，补足血容量和纠正酸中毒，暂时停用所有麻醉和扩血管药物，必要时给予缩血管药物，使血压回升至一定水平，为主动脉开放做好充分准备，待一切调整和准备妥当后再缓慢开放主动脉。②主动脉开放后。单纯阻断胸主动脉手术开放后，有时可导致严重甚至威胁生命的并发症，称为"开钳性休克"，表现为严重低血压或心肌抑制，最常见原因是低血容量和代谢性酸中毒。因此，开放前10～15 min充分补足血容量；开放前给予碳酸氢钠以减轻酸中毒引起的心肌抑制；低血压通常时间较短且可以耐受，必要时使用血管加压药处理，但避免瞬间高血压导致严重的出血；严重低血压最简单的处理是手指部分夹闭主动脉、重新阻断和补充更多血容量；单纯阻断主动脉的患者，由于肝脏暂时没有灌注，快速输入大量库血可产生枸橼酸毒性，导致心肌抑制；采用部分体外循环技术，可以通过体外循环快速输血来调节血容量。

5. 脊髓保护　维持远端动脉压（MAP）> 50 mmHg为宜，可能增加脊髓中、下部的血供，以增加脊髓血流，维持脊髓功能。动脉瘤特别是夹层动脉瘤患者，病变可能累及供应脊髓的重要肋间动脉，导致脊髓血供的部分或完全丧失，通过远端灌注不能代偿，分流或部分体外循环也不可能使脊髓和肾得到绝对的保护。据美国得克萨斯贝勒医学院（Baylor College of Medicine）Joseph S. Coselli 团队的临床证据，开放后维持动脉收缩压 > 120 mmHg 和正常的血红蛋白浓度，以保证脊髓的灌注压和氧供，对脊髓保护有重要作用。

6. 肾保护　肾衰竭的原因是肾缺血或栓塞，体外循环或分流或许对肾有保护作用，但即使采用这些技术仍会发生肾衰竭。保证足够灌注压和血容量对于肾保护至关重要，同时建议使用甘露醇、呋塞米和小剂量多巴胺来维持尿量。

7. 常见并发症　心肌梗死、心律失常或低心排血量综合征是术后死亡的重要原因（20% ~ 40%）；肾衰竭的发生率为 5% ~ 20%，主要原因是肾灌注不足；截瘫是最严重的并发症；创伤性破裂患者死亡的原因多为多器官功能衰竭；呼吸衰竭在胸主动脉病变比腹主动脉病变更常见；少数患者可见脑血管意外、喉返神经损伤等。

八、重要器官的保护

（一）脊髓保护

1. 脊髓动脉的解剖　脊髓依赖两条脊髓后动脉和一条脊髓前动脉供血，脊髓前动脉是由左、右椎动脉的颅外支汇合而成，沿脊髓前下行并接受根动脉的血液，供应脊髓前角的运动神经元。上颈段脊髓主要依靠椎动脉供血，胸部脊髓主要依靠根动脉供血，其中最大的根动脉被称为脊髓根大动脉（Adamkiewicz artery），起源于 T_8 ~ L_2，多数起源于 T_9 ~ T_{12}，由于起源的变异，导致一些肾以下的主动脉手术也可发生截瘫。脊髓后动脉接受大脑下动脉和后动脉、椎动脉、根动脉的血液，供应脊髓后角的感觉神经元。

2. 脊髓保护　脊髓损伤是开放性和血管内胸腹主动脉瘤修补术的主要并发症之一，其中截瘫是主动脉外科最严重的并发症，国内外报道的截瘫发生率为 2% ~ 10%，在胸腹主动脉瘤和涉及范围较广的主动脉夹层截瘫发生率最高。

（1）限制主动脉阻断时间，保持阻断远端的血液灌注，这是最有效的脊髓保护。胸腹主动脉病变涉及范围较大者，使用由上而下的分段灌注和处理，重建肋间动脉可明显减少脊髓的缺血损伤。在处理上段主动脉时，下段主动脉用部分体外循环进行远端灌注，可以缩短缺血时间。

（2）低温：麻醉后患者低体温（33 ~ 34℃）对脊髓保护有利。体温每下降 1℃，组织氧耗量下降 5% ~ 8%，脊髓温度降至 34℃可使阻断时间增加 1 倍。中度低温和深低温可提供更好的脊髓保护，通过体外循环可以使脊髓温度达到中度或深度低温，在 30 ~ 32℃低温结合左心转流和脑脊液（cerebrospinal fluid，CSF）引流，可将安全阻断时间延长至 70 min。另外，通过选择性肋间动脉灌注，也可以使脊髓温度达到 30 ~ 32℃或更低。

（3）CSF 引流：据美国 AHA/AATS/SCA 联合更新（2017）指南，在胸降主动脉手术或腔内治疗的高危脊髓损伤患者使用 CSF 引流，可以明显降低截瘫的发生率（B 类证据，推荐级别 I 级）。脊髓的血供依赖于脊髓灌注压，高位阻断时脊髓灌注压等于远端 MAP 减脑脊液压（或静脉压）。同脑的自身调节相似，生理条件下当脊髓灌注压在 50 ~ 125 mmHg 范围变动时，脊髓通过自身调节维持血流不变；低温或高碳酸血症时自身调节消失，脊髓血流变为压力依赖性。

主动脉阻断时 CSF 压可增加 10 ~ 15 mmHg，行 CSF 引流可降低 CSF 压，改善脊髓血供。然而，在颅内压升高的条件下引流 CSF，可能因形成压力梯度的不同，导致脑疝发生；CSF 引流速度过快有导致颅内出血的风险；在全身肝素化的情况下进行 CSF 引流，有引起硬膜外血肿的危险。因此，CSF 引流管最好术前在病房放置或入室麻醉诱导前放置，CSF 引流的速度 ≤ 15 mL/h，CSF 压力保持在 10 mmHg（< 15 mmHg）为宜。

（4）药物：迄今脊髓保护药物尚无明确的循证医学证据。糖皮质激素在动物实验证明具有脊髓保护作用，在人体甲泼尼龙（10 ~ 30 mg/kg）和 CSF 引流合用有脊髓保护作用；钙通道阻断剂在某些研究也被证明对脊髓缺血有保护作用；Dextrorphan（非竞争性 N- 甲基门冬氨酸拮抗剂）、Mg^{2+}（N- 甲基门冬氨酸受体阻断剂）和纳洛酮对脊髓缺血的保护作用都有研究；鞘内注射罂粟碱可扩张脊髓血管，同时结合 CSF 引流，在人体证明对脊髓有保护作用。

（二）脑保护

1. 脑损伤发生率　主动脉弓和弓降部手术由于部位的特殊性，术中需中断脑血流，易导致脑缺血。瘤体侵犯主动脉弓部，术后暂时性脑损害的发生率为 10% ~ 30%，永久性脑损伤的发生率最高可达 15%。临床常用的脑保护措施有低温、DHCA 或深低温低流量、选择性顺行或逆行脑灌注，其中低温和脑灌注最为有效。

2. DHCA　外科操作有时很难准确预计需要停循环的时间，增加手术风险；降温和复温过程也易导致组织缺氧，造成乳酸进行性升高；深低温对机体凝血机制也有较大影响。而 DHCA（12 ~ 15℃）脑部停循环的安全时限仅 30 ~ 45 min。因此，单纯 DHCA 在临床上的使用逐步减少。

3. 逆行脑灌注　在全身停循环时通过上腔静脉插管逆行灌注脑组织（灌注血温为 10 ~ 12℃、速度为 250 ~ 500 mL/min 和灌注压为 20 ~ 30 mmHg），可相对延长全身停循环时间，但以时间 ≤ 60 min 为宜。脑逆行灌注可以维持脑部低温，提供氧供，还可以减少和冲洗掉脑内微栓。

4. 选择性顺行脑灌注　将鼻咽温度降至 23 ~ 27℃，选择性通过右腋动脉或无名动脉、左颈总动脉放入灌注管，在双侧 $rScO_2$ 监测指导下，以 8 ~ 10 mL/（kg·min）的流量向脑部供血，维持灌注压在 40 ~ 60 mmHg，可显著延长停循环时间（120 ~ 220 min），为复杂操作提供保障。但对于大脑基底动脉环（Willis 环）不完整者，需要双侧脑灌注，才能起到全脑的保护作用。

5. 药物　与脊髓的药物保护相似，药物对脑缺血的保护作用，如糖皮质激素、丙泊酚、硫喷妥钠和利多卡因等，都缺乏肯定的循证医学证据。

（三）肾和内脏保护

1. 病理生理　动脉粥样硬化累及肾动脉，可导致肾动脉狭窄，通过肾素 – 血管紧张系统的激活，引起肾性高血压；双侧肾动脉严重受累可以导致肾功能不全。病变累及单支内脏血管通常不引起内脏缺血，如果累及两支以上可以导致内脏缺血。胸主动脉阻断时肾血流可减少 80% ~ 90%；同时肾血管收缩、阻力明显增加、肾血流由髓质分布到皮质，该现象可持续到阻断开放后相当一段时间，甚至延续至术后；血浆内皮素、肌红蛋白和前列腺素可能与上述改变有关。术后肾衰竭与术前肾功能不全、阻断期间缺血、术中血栓和气栓、低血容量和低血压相关，表现为肾小管坏死，术中尿量的多少不能预计术后肾功能的状况，即使在有经验的心脏中心，术后患者的透析率仍可达 1% ~ 5%。

2. 肾保护　常温下阻断肾血流 45 ~ 60 min，对于肾功能正常的患者是安全的，通常不会导致术后肾功能不全，低温可明显延长肾缺血耐受时间。术前有肾功能不全或预计阻断时间较长者，选择性肾动脉灌注可有效地保护肾。肾保护的药物作用有争议，阻断前给予甘露醇（12.5 ~ 25 g）可改善缺血肾皮质血流和肾小球滤过率，减轻内皮细胞水肿和渗透性利尿，其自由基清除作用也可减轻肾缺血性损伤，还可减少肾素分泌和增加前列腺素的合成；襻利尿剂的肾保护作用不如甘露醇，预防性使用襻利尿剂未发现有明显肾保护作用；低剂量多巴胺 [3 ~ 5 μg/（kg·min）] 可扩张肾血管、增加肾血流，增加尿量，但肾保护作用存疑。

（四）血液保护

1. 出血　导致死亡的主要原因之一。手术创伤和长时间体外循环，引起纤溶激活、血小板数量减少和凝血因子的大量消耗，导致凝血功能障碍；大量输注库血（浓缩红细胞），引起血小板、凝血因子缺乏和功能降低；同时肝素残留、肝缺血所致凝血因子减少、低温等都是术后凝血功能异常的重要因素。

2. 血液保护措施

（1）抗纤溶药：麻醉后可先在 20 min 内给予氨甲环酸 30 mg/kg 的负荷剂量，继以 15 mg/（kg·h）的速度持续输注（总量 3 ~ 5 g）至关胸结束。

（2）自体血液回收：全程使用自体血液回收装置，将洗涤后的浓缩红细胞及时回输给患者，以减少异体红细胞的输入，减少库血的用量。

（3）其他：术前准备充足的浓缩红细胞、FFP 和浓缩血小板，体外循环后根据出、渗血情况及时补充，预防凝血因子和血小板的过度减少，维持凝血功能；准备纤维蛋白原和凝血酶原复合物；同时可考虑给予去氨加压素（desmopressin），以增加循环中的 VIII 因子和 von Willebrand 因子；顽固性渗血可给予重组活化 VII 因子 1 ~ 2 mg，但价格昂贵。停机后要注意保温，促进凝血功能的恢复。

九、主动脉腔内覆膜支架隔绝术的麻醉

1. 手术适应证　主动脉瘤（夹层）腔内覆膜支架隔绝术主要用于局部解剖特征适合的主动脉大血管病变的腔内治疗。通过股动脉插入输送导管，将覆膜支架置于血管腔内的特定位置，封闭瘤体、内膜破口和假腔，恢复血管内正常的循环血流，从而达到治疗目的。患者的全身情况和局部解剖特征须适合经血管腔内放置支架，瘤体两端有适合覆膜支架附着和支撑的部位。随着腔内覆膜支架操作技术的突破性进展，带支架血管设计的不断完善，各种新的技术，如开窗技术、烟囱技术、分支支架和三维支架预制技术等，使手术范围越来越宽。

2. 放射学操作　根据术前各种检查和测量结果，选择合适的病例。支架血管主要由镍钛合金或记忆合金支架、人工血管和输送导管 3 部分构成。根据动脉瘤的解剖特征选择不同厂家和不同型号的血管覆膜支架。通常选择股动脉入路或（和）左肘动脉穿刺插入导丝引导，操作过

程在 X 线透视监视或 TEE 指导下进行。通过 X 线造影等影像学手段精确测量和决定支架血管型号和手术方案。将未打开的支架血管送到预计要放置的部位，麻醉医师密切配合将动脉压降至合适水平，在正确的位置打开支架血管。通常在杂交手术室内进行，放置血管支架失败可以即刻手术。最常见的并发症是内漏，即腔内隔绝术后仍有血流进入支架与瘤壁之间的瘤腔。其他有股动脉损伤、肢体远端血管栓塞、支架内血栓形成、肠缺血和感染等。

3. 麻醉管理

（1）麻醉准备和监测：常规大血管外科术前准备和监测。主动脉瘤或主动脉夹层患者多数病情较重，心功能有不同程度受损，常合并冠心病、高血压等，急救设备准备充分，各种急救药物提前配制，做到随时可用。术前充分镇静，控制血压，提前向医院输血或血液制品管理部门申请准备浓缩红细胞、冷冻新鲜血浆或浓缩血小板，以便达到临床输血指征时快速取用。人员准备为血管外科、放射科、麻醉医师和手术室护士组成的团队，具备随时开胸、开腹的准备和条件。右桡动脉穿刺建立直接动脉压监测，右侧颈内静脉置入中心静脉导管。放置 BIS 镇静深度监测。术中留置导尿管进行尿量监测。

（2）麻醉方式和药物选择：根据患者病情、手术方式和合作程度，选择全麻（喉罩或气管插管）或监护麻醉。由于手术时间的不可预测性、释放支架时需要患者安静不动、术中可能需要 TEE 检查等，建议首选快通道或超快通道全身麻醉技术，选择中、小剂量或短效阿片类药物（瑞芬太尼）联合顺式阿曲库铵，镇静选择丙泊酚和右美托咪定持续输注，辅助吸入七氟烷，恢复快，大部分患者可在手术室内移除喉罩或气管拔管。少部分预估病情和手术方式简单的合作患者，可以选择监护麻醉，使用局部浸润麻醉、辅助镇静、镇痛，可供选择的药物有咪达唑仑、右美托咪定，小剂量芬太尼或舒芬太尼等，使患者安静合作，无明显呼吸抑制。

（3）血流动力学管理：注意补充容量，维持血流动力学稳定。围手术期可以选择性使用尼卡地平 0.2 ～ 5μg/（kg·min）或小剂量去甲肾上腺素 0.02 ～ 0.1μg/（kg·min）持续输注，控制血压在合适水平。术中需同外科医师密切配合，血管覆膜支架送到预计位置时，使动脉收缩压暂时性降至 100 mmHg 左右，必要时可用硝酸甘油 0.2 ～ 1μg/kg 或尼卡地平 0.125 ～ 0.25 mg 单次静注辅助降压，以避免血管损伤和覆膜支架移位，外科医师适时打开血管覆膜支架，血压可逐渐回升。由于胸、腹主动脉覆膜支架输送系统和操作技术的改进，和早期比较对血流动力学的影响已经明显变小，加上该类患者多合并冠心病和脑血管病变，为保证心、脑等重要脏器的灌注，整个围手术期控制动脉收缩压在 100 ～ 120 mmHg、心率在 60 ～ 80 次 /min 为宜。如果出现低血压，需及时停用扩血管药物、快速输液多可恢复，必要时可使用小剂量缩血管药物，使收缩压达到 90 ～ 120 mmHg 即可。手术过程首次肝素剂量 100 ～ 200 U/kg，维持 ACT 值在 250 ～ 350 s，手术复杂和时间延长者，需按时追加肝素 50 ～ 100 U/kg，手术操作完成后根据 ACT 值和创口渗血的程度选择中和肝素的鱼精蛋白剂量。

第 2 节　其他血管手术的麻醉

一、术前准备和评估

1. 详细了解并存疾病　血管外科手术患者常并存其他疾病，如高血压、糖尿病、冠心病、肾功能不全、肺部疾病等。动脉粥样硬化是全身性血管疾病，常伴有多部位动脉受累。冠心病和围手术期心脏事件是此类患者围手术期死亡的重要原因。

2. 围手术期心脏风险评估　没有症状的稳定冠心病患者，可以直接进行外周血管手术，但如果存在不稳定型心绞痛、近期发生心肌梗死且目前有明显缺血症状、失代偿充血性心衰和明显瓣膜疾病患者，应对围手术期心脏风险进行谨慎评估。评估的目的是实施和优化药物治疗和干预措施、降低手术风险和心血管事件的远期风险。对心脏状况不稳定或进展性冠状动脉疾病患者（如心绞痛、有缺血表现的三支病变或左主干病变），术前行冠状动脉血管重建术（PCI或 CABG）能提高患者生存率。在 CABG 术后 1 个月内进行血管手术的风险很高，尽量选择至少术后 6 周再进行手术。PCI 术后早期进行非心脏手术的风险很高，过早停用抗血小板药物极易导致支架内亚急性血栓形成。如果手术在高风险期内难以避免，则需要与专科医生协商是否继续抗血小板治疗。如果患者存在面临生命威胁或肢体存活的血管疾病而需要急诊手术，则不要因为对冠状动脉风险过度顾虑而延误手术时机。

3. 围手术期治疗药物　术前使用 β 受体阻滞药继续使用；他汀类药物围手术期继续使用，但要进行肝功能评估；许多需要进行血管外科手术治疗的患者术前都使用抗血小板药物，如阿司匹林、氯吡格雷等，进行颈动脉和下肢动脉手术的患者，建议继续服用阿司匹林，大手术要依据患者的病情而定；术前近期使用抗凝药物，如肝素和溶栓剂等，存在硬膜外血肿的危险，避免使用椎管内麻醉。凝血功能正常的患者使用椎管内麻醉，在硬膜外麻醉穿刺 1 h 以上才可以进行肝素化，完全拮抗以后才能拔出置入的导管。由于低分子量肝素比常规肝素的半衰期和生物利用度高，术前低分子量肝素治疗的患者必须在停药 12 h 以上才能进行穿刺，随后使用抗凝药物至少推迟到穿刺 2 h 以后，穿刺时发生出血则术后开始抗凝治疗的时间还需要再延长，硬膜外导管术后第 2 天再拔除，拔管 2 h 后才能给予首剂低分子量肝素。

二、颈动脉内膜剥脱术的麻醉

（一）病理生理特征

1. 颈动脉狭窄　主要病因是动脉粥样硬化，狭窄通常发生在颈总动脉分叉处或颈内动脉起始部。临床主要表现为 TIA 或脑卒中，轻者可有头晕和一过性黑矇等症状，体检在颈部可闻及收缩期杂音。颈动脉彩色超声多普勒检查可提供初步的诊断依据。颈动脉造影和磁共振（MRI）

检查可以进一步为手术提供更可靠的详细诊断，并提供脑组织受损（如腔隙性脑梗死等）和远端血管及其侧支循环情况。患者通常存在全身动脉粥样硬化，大多数为高龄伴冠心病、高血压、糖尿病等疾病。冠心病患者有 6% ~ 15% 合并颈动脉狭窄。

2. 缺血性脑卒中的机制　血栓形成或局部血流动力学变化所致。不稳定的粥样斑块脱落或形成新的血栓，任何原因导致狭窄远端灌注不足，都可以引起脑缺血。脑缺血期间脑血流量可通过侧支循环代偿，主要来自脑 Willis 环、颅外吻合支和脑脊膜交通支。对严重或有脑缺血症状的颈动脉狭窄，颈动脉内膜剥脱术（carotid endarterectomy）和颈动脉支架置入术是治疗的有效手段。

（二）手术指征和方法

1. 手术指征　取决于患者的临床表现和病变特征，既往关注粥样硬化所致的颈动脉狭窄程度，近年来则强调粥样硬化斑块的病理特性。

（1）有脑卒中或 TIA 症状：颈动脉狭窄（≥ 50%），建议颈动脉再血管化治疗；颈动脉高度狭窄（> 90%）或有血栓形成，或先前存在的颈部杂音突然消失者，尽早甚至急诊处理。

（2）无脑卒中或 TIA 症状：双侧颈动脉狭窄（≥ 70%），或一侧狭窄（≥ 70%）而另一侧闭塞；颈动脉狭窄 ≥ 70%，合并一个或多个增加同侧脑卒中的危险因素（影像学检查证实颈动脉硬化斑块不稳定，斑块表面凹凸不平、质地不均，或有溃疡、斑块内有出血等），即使暂无症状，亦应积极进行颈动脉再血管化治疗。一侧颈动脉狭窄 70% ~ 99%，无症状也无危险因素，强调个体治疗的精准化，不建议常规进行预防性再血管化处理。

（3）其他：已经发生脑卒中，检查证实有颈动脉狭窄（≥ 50%）可积极考虑手术。因为在首次发作 3 年内，将有 20% ~ 45% 的患者可能再发不同程度的脑卒中。手术治疗目的不仅是改善已有功能障碍，更是防止再发脑卒中的重要措施，但手术时机因人而异。颈动脉完全闭塞或出现不可逆的严重脑卒中者，颈动脉内膜剥脱失去意义。

2. 手术方法

（1）颈动脉支架置入术：颈动脉支架置入的并发症和预后与颈动脉内膜剥脱无明显差异，在高龄患者甚至明显优于颈动脉内膜剥脱。在合并颈动脉狭窄的心脏外科高危患者，进行心脏手术前可优先行颈动脉支架置入，支架置入数周（通常 1 个月）就可进行心脏手术。

（2）颈动脉内膜剥脱术：1954 年首次用于治疗颈动脉狭窄，可以有效防止因血管闭塞引起的脑缺血或脑卒中。根据病情和术前评估选择术式，部分患者需要选择性建立临时分流（从狭窄前近端到狭窄后远端的临时旁路），再切除动脉粥样硬化斑块的内膜。由于颈动脉介入支架的技术日益成熟，颈动脉内膜剥脱术的比例在逐渐降低。

（3）同期联合心脏手术：同期先行颈动脉内膜剥脱再进行 CABG，脑缺血和死亡率增加 1 倍，但分期先行颈动脉内膜剥脱则心肌梗死发生率增高，反之则脑卒中发生率增高。颈动脉支架置入和其他心脏手术同期（杂交手术先置入支架）联合进行，证明同颈动脉内膜剥脱一样安全有效，但造影剂对肾功能的损伤和抗血小板治疗引起的出血风险增加。

（三）术前评估

1. 围手术期脑卒中　脑缺血风险主要与对侧颈内动脉的血流代偿相关，代偿不全则术中脑卒中的发生率增高数倍。颈动脉内膜剥脱术围手术期脑卒中的发生率为 1% ~ 5%、死亡率 ≤ 1%，术后脑卒中的发生率与术前神经系统功能状态密切相关。中枢神经系统并发症增加的相关因素：脑与视网膜短暂缺血病史；左侧颈内动脉狭窄实施内膜剥脱术；影像学检查显示狭窄侧脑组织有缺血损害；对侧颈内动脉也存在狭窄；存在知觉异常；侧支循环差；颈动脉内斑块呈不规则或溃疡型；同期行 CABG。

2. 心脏事件和高血压　术后高血压可增加患者的神经并发症，术前高血压未得到有效控制，则术后高血压和低血压的发生率均明显增高。因此，术前如果舒张压 > 110 mmHg 或收缩压 > 180 mmHg，择期手术建议推迟进行。拟行颈动脉内膜剥脱术的患者均应进行心脏评估，尤其注意心肌梗死、心绞痛、充血性心衰和心律失常病史，并评估患者运动耐量。

3. 其他　合并糖尿病患者心脏事件发生率增高；肾功能不全可增高脑卒中、心脏事件和死亡的发生率。

（四）麻醉管理

1. 术中监测　标准心脏外科监测和必要的脑监测。常规进行 BIS 和双侧脑氧饱和度监测，有条件时选择性进行 EEG 和经颅多普勒（TCD）监测。通过脑功能监测，据此判断阻断颈动脉期间是否有足够的脑灌注，并辅助确定是否需要放置分流或称临时旁路（shunt）。唤醒试验是目前神经功能监测的金标准，清醒患者 EEG 监测接近金标准，全麻时 EEG 与神经功能的变化相关性良好，但在识别缺血时假阳性偏高。多单位脑功能监测［EEG、听觉诱发电位（AEP）、TCD 和双侧脑氧饱和度］可以提高发现脑缺血事件的特异性和敏感性。上述脑监测技术各有利弊，但都没有明确改善预后的循证医学证据。

2. 麻醉选择　维持合理的脑灌注，避免加重心脏负担，保证患者术后快速清醒以评估神经系统功能。

（1）麻醉方法：根据术者、麻醉和患者的诸多因素综合来确定。全麻和区域阻滞（局麻）麻醉对预后无显著差别，手术困难或同期联合进行 CABG 者需选择全麻。全麻使外科医生和患者都舒适，可以控制呼吸，利于氧合，降低脑代谢，是临床上大部分医院的选择；区域阻滞的优点是可在患者清醒状态下进行持续的神经学评估，减少临时分流的需求，血压更趋稳定，缩血管药物需要量少，降低医疗费用。对脑缺血而言，清醒比 EEG、经颅多普勒等监测更敏感，在术中局麻可以即刻评价分流效应，并缩短住院时间，近年选择颈丛神经阻滞麻醉有增多的趋势，但需要患者、术者和麻醉医生之间的密切配合。局部区域麻醉时需要阻滞颈神经 C$_2$ ~ C$_4$ 节段，可采用颈丛神经阻滞联合局部浸润麻醉。局麻不完全或镇静不满意，可以引起心动过速和高血压，增加心肌耗氧量。

（2）麻醉药物：常用的全麻药物都可以降低脑代谢率，从而降低脑的需氧量，但确切的脑保护作用未被证实。颈动脉阻断前使用巴比妥类药对暂时性脑缺血有保护作用，但对循环抑制明显，且延长术后苏醒时间，临床上已很少使用；吸入麻醉药增加脑血流量，依次恩氟烷 > 异氟烷、七氟烷，选择早期气管拔管者可选用七氟烷，不用氧化亚氮，因为在建立分流或松开阻断钳前易形成气栓；依托咪酯作用时间短、循环稳定并可降低脑代谢，但有加重脑缺血损伤的嫌疑；丙泊酚具有脑保护作用。通常使用小剂量或短效（瑞芬太尼）阿片类药物镇痛，可以持续输注右美托咪定镇静，利于手术室内气管拔管。

3. 术中管理和脑保护

（1）分流或称临时旁路：维持颈动脉阻断期间的脑血流，降低阻断期间脑缺血的风险，但增加栓塞风险，对动脉有损伤且影响手术操作。临时分流时使用脑保护装置（脑保护伞），允许血流通过而截住脱落的栓子。是否放置分流主要靠术前的脑血管检查和阻断期间脑功能监测来确定。

（2）低温：局部浅低温（34℃）的脑保护作用肯定，由于患者在苏醒期易发生寒战，增加心肌氧耗，有诱发心肌梗死的危险，不推荐常规使用，但同期联合进行 CABG（体外循环）者可以使用。术中严格防止体温过高，头部戴冰帽，进行局部降温对全身影响很小，比较合适。

（3）高血糖的防治：高血糖可加重神经组织的缺血性损害，术中将血糖控制在 10 mmol/L以下。

（4）血压的控制：脑血流量受灌注压的影响，低灌注可以引起脑缺血，使脑血流自动调节机制受损。提高 MAP 可通过侧支循环增加缺血区的灌注，故术中血压维持在术前水平或正常高限为宜。通常阻断期间将 MAP 提高大约 20%，以预防脑缺血，可以使用去甲肾上腺素持续输注；内膜剥脱完毕颈动脉重新开放时将 MAP 降低 10% ~ 20%，可以使用加深麻醉或持续输注尼卡地平来控制，以预防脑过度灌注和脑水肿。但升高血压和心率增快可使心肌氧耗量增加，从而增加心肌缺血和心肌梗死的风险，因此在用缩血管药物提高血压时需提高警惕。

（5）血液稀释和肝素化：适当血液稀释可增加脑血流，脑缺血期间 Hct 宜维持在 30% 左右。颈动脉阻断前肝素 75 ~ 125 U/kg 静注，维持 ACT ≥ 250 s 即可，手术结束后大部分患者不需要鱼精蛋白拮抗。

（6）CO_2 分压：围手术期维持正常的动脉血二氧化碳分压。高碳酸血症对患者并无益处，虽然高碳酸血症可以扩张脑血管，但缺血脑组织的血管已处于最大限度的扩张状态，因而其净效应就是所谓的"窃血"现象，也就是使血流从低灌注大脑区域流向正常灌注的大脑区域。动脉血二氧化碳分压过低导致脑血管收缩，也会引起脑缺血。

（7）颈动脉窦反射：手术牵拉颈动脉窦可强烈刺激迷走神经，引起血压下降和心动过缓，局部浸润麻醉可以消除此反射，必要时使用抗胆碱药物或暂停手术操作。开放颈动脉时也可反射性引起血压下降和心动过缓，可给予小剂量麻黄碱（2 ~ 5 mg）治疗。

（8）脱水治疗：防治脑水肿。通常在内膜剥脱完成后给予 20% 甘露醇溶液 125 mL，因尿量增多和排钾，注意检查血气和静脉补钾，避免低钾血症。术后根据患者的具体恢复情况，在首次量 6 h 后可以再给予 20% 甘露醇溶液 125 mL。

4. 术后管理

（1）高血压：由于局部损伤或局麻药对颈神经（节）的影响，术后早期高血压的发生率约为 20%。高血压（尤其是收缩压）可以加剧内膜剥脱后的高灌注综合征而引起颅内出血，增加神经功能损伤的危险。高灌注综合征主要发生在术前狭窄比较严重的患者，再灌注的脑组织血流骤增，同时脑血流的自主调节功能丧失，表现为头痛、惊厥、局灶性神经症状或脑水肿，也有可能发生颅内出血。因此，维持正常血压以避免高灌注综合征引起的出血风险。

（2）低血压：切除颈动脉内粥样硬化斑块后，颈动脉压力感受器所受刺激增加，结果导致心率减慢、血压降低。局麻时低血压发生率较高，而全麻时高血压发生率较高。

（3）脑卒中或心肌梗死：前者常由栓塞引起，多发生在术后 24 h 内，后者是常见的并发症和死亡原因。

（4）出血：颈部出血、血肿可引起气道梗阻。术后声门上黏膜水肿，可使局部软组织肿胀，严重者也可压迫气道。

（5）颅神经损伤：颅神经损伤的发生率 ≤ 10%。最常损伤的神经有舌下神经、迷走神经、喉返神经和副神经。单侧神经损伤不会有明显症状，也不需术后早期立即处理，但双侧神经（喉返神经）损伤，则可导致气道梗阻。

（6）颈动脉体损伤：可减弱患者缺氧和二氧化碳蓄积刺激呼吸反射。

三、外周动脉血管手术的麻醉

（一）病理生理

1. 外周动脉疾病包括血管阻塞性疾病、假性动脉瘤和介入导管损伤等，主要病因有动脉粥样硬化、栓塞、血栓闭塞性脉管炎（Buerger disease）、免疫性动脉炎、放射性动脉炎等，导致肢体动脉供血不足。

2. 慢性下肢动脉功能不全常继发于长期动脉粥样硬化。最常见的症状是轻度间歇性跛行和下肢肌乏力，随病变进展可出现残障性间歇性跛行和静息痛，部分患者可以无症状或仅有轻微症状。踝肱指数（ankle-brachial index，ABI）是用于判断外周动脉疾病存在与否及其严重程度的无创性检查方法，ABI 等于踝部测得的收缩压除以手臂收缩压，正常 ABI 在 1.0 ~ 1.1，ABI < 0.9 提示测量点近心侧动脉有病变，ABI 在 0.3 ~ 0.9 可发生跛行，< 0.5 时出现残障性跛行或静息痛，< 0.2 可出现肢体坏疽。

3. 急性动脉阻塞主要由栓塞和血栓形成引起。多数下肢血栓来源于心脏，间歇性房颤和心肌梗死是最常见的原因。发病部位最常见于股动脉、髂动脉分叉处和腘动脉等。急性动脉血栓形成可被视为粥样硬化病变进行性发展的终末事件。临床症状取决于阻塞的部位和侧支循环状态，常表现为"5P"征，即脉搏消失（pulselessness）、疼痛（pain）、苍白（pallor）、感觉异常（paresthesia）和瘫痪（paralysis）。发生急性缺血后应迅速进行评估和处理，包括动脉取栓、溶栓治疗、稳定内科疾病、动脉造影和紧急血管重建术。

（二）外周动脉血管手术

1. 腔内血管技术　动脉溶栓治疗、经皮血管成形术和支架置入术等。对生理干扰较小。

2. 开放性血管手术　球囊导管栓子摘除术、动脉内膜切除术、人工血管置换或旁路分流术、自体大隐静脉旁路移植术和截肢等。尽管血流动力学变化不大，但手术风险不比大血管手术风险低。

（三）麻醉管理

1. 监测　根据术前患者病情和手术需要进行评估，确定是否需要建立有创动脉压监测和中心静脉通路。常规监测无创血压、ECG、BIS、SpO$_2$ 和温度。

2. 麻醉选择　监护麻醉（monitoring anesthesia care）、区域阻滞麻醉和全身麻醉均可用于外周血管重建术。经皮血管成形或支架置入等一般性腔内治疗，可在局麻监护下完成，尽管是监护麻醉，麻醉医生仍需高度重视，此类患者多为高龄、系统性合并症多。需常规准备麻醉机、气管插管设备、抽吸备用的抢救药物等。简单的手术，如栓子摘除术和股动脉假性动脉瘤修补术等，可在局麻监护或局麻强化下完成，但术中有可能转化为血管重建术，此时可能需要更改麻醉方式为区域阻滞麻醉或全身麻醉。注意如果患者正在接受抗凝和抗血小板治疗，需避免椎管内麻醉。区域阻滞麻醉（股神经及坐骨神经阻滞等）可用于下肢血管手术患者，注意局部麻醉药的全身毒性作用，穿刺损伤血管可以引起出血和血肿。估计病情较重、手术复杂或时间较长的手术，特别是全身状态差、心血管功能不稳定的患者需要选择全身麻醉。监护麻醉下局部浸润麻醉或区域阻滞，可以静脉给予小剂量舒芬太尼或地佐辛（3 ~ 5 mg）镇痛，持续输注右美托咪定镇静。术中保持血流动力学稳定，预防心肌缺血；镇静、镇痛可以减少应激反应和高血压，防止心肌缺血；优化血容量、纠正贫血，以及仔细调控心率和血压。

3. 麻醉管理

（1）外周血栓摘除术和假性动脉瘤切除术：注意此类患者常合并心血管疾病；接受抗凝和溶栓治疗者，不宜使用椎管内麻醉，可以局麻辅助镇静、镇痛或全麻；切除或冲洗栓子可以引起失血过多，易出现低血压，注意补充血容量。

（2）股 – 腘动脉和下肢远端动脉旁路移植术：下肢远端动脉阻塞常用大隐静脉旁路移植，很少引起血流动力学明显波动，某些患者使用 Gortex 血管可以缩短手术时间。估计失血过多或合并心脏疾病，可以使用有创动脉压和中心静脉压监测。术前凝血功能正常的患者，可以使用椎管内麻醉或超声引导联合外周神经阻滞麻醉，否则使用全麻。没有证据表明肝素化前 1 h 以上硬膜外置管，有增加硬膜外出血的风险，但通常选用罗哌卡因单次腰麻效果更优。

（3）急性动脉阻塞造成严重缺血并威胁肢体存活，需要行外周血管急诊手术：外周血管阻塞可能是严重心血管病变的并发症，心源性栓子（来源于心脏或者大动脉）的患者可合并心律失常、心肌梗死或室壁瘤，因此患者处于高危状态。外周闭塞性血管疾病或者动脉瘤，通常是由于动脉粥样硬化斑块血栓形成所致。动脉栓塞可以在局麻下通过腹股沟切口行导管取栓、血管内镜取栓或激光动脉粥样斑块旋切；严重动脉粥样硬化的血栓形成，需要行旁路血管重建，诸如主动脉 – 股动脉、腋动脉 – 股动脉或股动脉 – 腘动脉等旁路手术。动脉取栓、冲洗存在大量失血风险，肢体细胞死亡和细胞内钾释放入血，有导致高钾血症的危险，肌红蛋白进入血液循环可发生肌筋膜室综合征。

四、布 – 加综合征的麻醉

1. 布 – 加综合征（Budd-Chiari syndrome）　因肝静脉或肝静脉开口以上的下腔静脉阻塞，引起以门静脉高压或门静脉和下腔静脉高压为特征的一组疾病。以肝静脉开口以上的下腔静脉隔膜和肝内静脉血栓形成最为常见，临床上表现为门脉高压综合征，如脾大、脾功能亢进、食管 – 胃底静脉曲张、腹水等。按病变部位不同可分为三型。①A 型：局限性下腔静脉阻塞；②B 型：

下腔静脉长段狭窄或阻塞；③ C 型：肝静脉阻塞。外科治疗包括根治矫正手术、各种转流手术和血管腔内介入治疗等。

2. 麻醉管理

（1）术前仔细评估患者的心功能、肝肾功能、凝血、内环境等，并做充分准备，纠正贫血、低蛋白血症，保肝利尿，改善心肺功能，提高患者对麻醉和手术的耐受能力。

（2）介入治疗可在局麻下进行，造影时需反复暂停呼吸，以保证图像清晰。布 – 加综合征根治术需要全麻，双腔气管插管，开胸后改单肺通气。根据不同病变位置和病变范围，采用体外循环或非体外循环下完成。围手术期常规心血管麻醉监测（SpO_2、直接动脉压和 CVP 等）。麻醉处理的关键在于解除腔静脉阻塞前、后保持循环功能的稳定，避免因腔静脉阻塞解除后回心血量突然增多而导致心衰。术中清理腹水、下腔静脉阻断时回心血量不足，开放后回心血量增多，因此要调整好前负荷，备好血管活性药物，当下腔静脉闭塞段开通后，及时采取强心、利尿措施，防止回心血量突然增加所带来的危害。术中常规监测血气、血糖和电解质，维持内环境的稳定，防止肺栓塞。

（3）因下腔静脉和肝静脉回流受阻情况在短时间内解除，造成心脏前负荷增大，容易引起心衰。其他术后并发症有胸腔积液、肺栓塞、消化道出血等。

（王古岩　于钦军）

参考文献

［1］BITTERMAN A D, SPONSELLER P D. Marfan syndrome: A clinical update[J]. J Am Acad Orthop Surg, 2017, 25(9): 603-609.

［2］MOKASHI S A, SVENSSON L G. Guidelines for the management of thoracic aortic disease in 2017[J]. Gen Thorac Cardiovasc Surg, 2019, 67(1): 59-65.

［3］HIRATZKA L F, BAKRIS G L, BECKMAN J A, et al. 2010 ACCF/AHA/AATS/ ACR/ASA/SCA/SCAI/ SIR/STS/SVM Guidelines for the diagnosis and management of patients with thoracic aortic disease: executive summary: a report of the American College of Cardiology Foundatio/American Heart Associatio Task Force on Practice Guidelines, American Association for Thoracic Surger, American College of Radiology, American Stroke Association, Society of Cardiovascular Anesthesiologists, Society for Cardiovascular Angiography and Interventions, Society of Interventional Radiology, Society of Thoracic Surgeons, and Society for Vascular Medicine[J]. Circulation, 2010, 121(13): 266-369.

［4］孙立忠，朱俊明，刘永民，等 . 主动脉夹层诊断与治疗规范中国专家共识 [J]. 中华胸心血管外科杂志，2017, 33(11): 641-654.

［5］GOLDFINGER J Z, HALPERIN J L, MARIN M L, et al. Thoracic aortic aneurysm and dissection.Review article[J]. J Am Coll Cardiol, 2014, 64(16): 1725-1739.

［6］GODET G, BERTRAND M, FLERON M H, et al. Cerebrospinal fluid drainage and thoracic endovascular aneurysm repair[J]. Asian Cardiovasc Thorac Ann, 2017, 25(9): 608-617.

[7] ESTRERA A L, SHEINBAUM R, MILLER C C, et al. Cerebrospinal fluid drainage during thoracic aortic repair: safety and current management[J]. Ann Thorac Surg, 2009, 88: 9-15.

[8] HAUNSCHILD J, ASPERN K V, MISFELD M, et al. Spinal cord protection in thoracoabdominal aortic aneurysm surgery: A multimodal approach[J]. J Cardiovasc Surg, 2021, 62: 316-325.

[9] HEO S H, BUSHNELL C D. Factors influencing decision making for carotid endarterectomy versus stenting in the very elderly[J]. Front Neurol, 2017, 8: 220-228.

[10] GUO M H, APPOO J J, SACZKOWSKI R, et al. Association of mortality and acute aortic events with ascending aortic aneurysm: A systematic review and meta-analysis[J]. JAMA Netw Open, 2018, 1(4): 181281.

[11] CHENG S W K. Novel endovascular procedures and new developments in aortic surgery[J]. Br J Anaesth, 2016, 117(S2): ii3-ii12.

[12] DUNCAN D, WIJEYSUNDERA D N. Preoperative cardiac evaluation and management of the patient undergoing major vascular surgery[J]. Int Anesthesiol Clin, 2016, 54(2): 1-32.

[13] KFOURY E, LENG D, HASHEMI H, et al. Cardiac morbidity of carotid endarterectomy using regional anesthesia is similar to carotid stent angioplasty[J]. Vasc Endovascular Surg, 2013, 47(8): 599-602.

[14] OGUTU P, WERNER R, OERTEL F, et al. Should patients with asymptomatic significant carotid stenosis undergo simultaneous carotid and cardiac surgery?[J]. Interact Cardiovasc Thorc Surg, 2014, 18(4): 511-518.

[15] LANGHOFF R. Carotid stenosis-basing treatment on individual patients' needs. Optimal medical therapy alone or accompanied by stenting or endarterectomy[J]. VASA, 2018, 47: 7-16.

[16] LEI Q, CHEN L, JIN M, et al. Preoperative and intraoperative risk factors for prolonged intensive care unit stay after aortic arch surgery[J]. J Cardiothorac Vasc Anesth, 2009, 23(6): 789-794.

[17] MALAISRIE S C, SZETO W Y, HALAS M, et al. AATS Clinical Practice Standards Committee: Adult Cardiac Surgery. 2021 The American Association for Thoracic Surgery expert consensus document: Surgical treatment of acute type A aortic dissection[J]. J Thorac Cardiovasc Surg, 2021, 162(3): 735-758.

第 12 章

原位心肺移植术的麻醉处理

第 1 节　心脏移植的麻醉

一、历史回顾

1. 心脏移植的发展超过一个世纪。南非开普敦的 Christiaan Barnard 医生在 1967 年首次进行人体心脏移植，他在 1 年内完成异位和原位心脏移植各 1 例，前者存活 18 日，后者存活 1 年半。在此后的 1 年多时间里，全世界 100 多个心脏中心完成心脏移植 100 多例。但限于当时缺乏对人体免疫系统的全面了解，也无有效的免疫抑制药物，几乎无长期存活者，因而使心脏移植受到冷落。直到 20 世纪 80 年代初期心内膜活检技术和急性排异反应分级的建立，尤其是免疫抑制剂环孢素的使用，极大降低了心脏移植后的急、慢性排异反应，使手术成功率得到很大提高，作为终末期心肌病患者的现实选择，心脏移植才获得了广泛接受。

2. 在 20 世纪 80 年代后期，心脏移植的数量急剧增加。据国际心肺移植联合会（International Society for Heart Lung Transplantation，ISHLT）统计，在 1994 年全世界心脏移植年手术量达到高峰（4460 例）。随后全世界每年完成的心脏移植数目逐渐减少，限制增长的主要因素是供体匮乏。美国每年有超过 1 万例的患者满足心脏移植的标准，而每年供体仅 2000 ~ 2500 例。

3. 经过近十几年的发展，心脏移植技术逐渐成熟，现在全球每年进行 4000 例左右。据 ISHLT 报告全球心脏移植平均术后 1 年生存率 84.5%，5 年生存率 72.2%，10 年生存率达 50.0%。我国心脏移植手术起步较晚，1978 年上海瑞金医院进行亚洲首例原位心脏移植术，患者存活 109 日，20 世纪 90 年代以后北京、上海、黑龙江等地区也相继开展，最近 10 年国内手术例数稳步上升，近几年年手术量已超过 200 例，术后存活率接近或超过国际水平。阜外医院自 2004 年至今（2018 年 12 月）已完成 823 例，术后患者 1 年生存率为 94.0%，5 年生存率 88.0%，10 年生存率达 76.1%，明显高于 ISHLT 统计的同期生存率。

二、受体的选择和评估

1. 术前评估

（1）评估目的：等待心脏移植的候选者（受体）需要多学科协同评估，包括完整的病史和体检、血常规、血生化（评估肝、肾功能）、病毒血清学、超声心动图、放射性核素扫描检查、肺功能试验和心导管检查等。评估目的是确认终末期心脏病诊断，排除可能导致心脏移植后短期内死亡的心外器官功能衰竭等。

（2）血流动力学评估：移植前受体右心系统（右心导管检查）的评估，特别是肺动脉压和（或）PVR 的评估是心脏移植的基础。终末期心衰患者常伴有不同程度的肺动脉压力升高和 PVR 增加，PVR 严重增加 [≥ 6 Wood 单位（Woods units）] 拟行心脏移植的患者，术前需通过右心导管检查，并使用肺血管扩张剂行肺血管反应性检查，以确定 PVR 的可逆性。欧洲心脏协会（ESC 指南 2015）肺动脉高压患者行血管反应性实验阳性：吸氧、NO、静注前列环素或腺苷等肺血管扩张剂，平均肺动脉压（MPAP）> 10 mmHg 且绝对值 < 40 mmHg、PVR < 6 Wood 单位、CO 升高或不变、MAP 不变，说明 PVR 可逆。

2. 确认终末期心脏

（1）病因：需要心脏移植的患者处于心脏衰竭的终末期，最常见的病因有终末期缺血性心脏病、特发性扩张型心肌病、肥厚型心肌病晚期，约占心脏移植总数的 90%；其他病因包括无法手术治疗的终末期瓣膜病、复杂性先天性心脏病、心肌占位性病变（心脏肿瘤）等。不论心衰的病因，心脏扩张是最常见的特征，涉及 4 个心腔的全心扩大，这种心脏衰竭的终末期通常称为扩张型心肌病（dilated cardiomyopathy）。

（2）适应证：患者有典型的持续 NYHA 分级 IV 级症状、左室 EF < 20%，其他治疗措施无效且预期寿命 1 ~ 2 年。近年来公认的供参考的心脏移植指征：难治性心源性休克需要持续 LVAD；心肺运动试验峰值氧耗（peak VO$_2$：运动试验最大耗氧量测定）< 10 mL/（kg·min）；顽固性心衰 III ~ IV 级，内科和外科均无法纠治；药物、射频消融和（或）置入体内除颤器（ICD）均无法纠治且危及生命的室性心律失常；终末期先天性心衰无肺动脉高压证据。

3. 绝对和相对禁忌证　高龄（> 70 岁）、糖尿病伴器官受损、精神和心理缺陷、不理想的经济原因、严重脑和外周血管疾病、近期肺梗死、难治性高血压等属相对禁忌。检出肺动脉高压并查明 PVR 是否为不可逆性增高，在 PVR 增高患者心脏移植早期死亡率要高出 3 倍。PVR 增高患者拟行心脏移植，选择较大供体心脏、异位心脏移植或心肺移植可能更合适。绝对禁忌证包括恶性肿瘤、全身活动性感染（HIV 阳性等）、不可逆的重要脏器功能（肝、肾、肺等）损害、难治性肺动脉高压（肺动脉收缩压 > 60 mmHg、肺血管扩张剂试验 PVR > 5 Wood 单位）、严重症状性脑血管疾病、活动性消化性溃疡和严重血液疾病等。

三、供体选择和供心处理

（一）供体选择标准

1. 供体确认　确认供体脑死亡，在此基础上进一步评估供心作为同种移植物的适用性。脑死亡最常见的表现是血流动力学不稳定，如果供体表现为严重的血流动力学和代谢紊乱可影响器官的恢复。血流动力学不稳定的原因包括低血容量（继发于利尿药或尿崩症）、心肌损伤（颅内压增高期间儿茶酚胺的心肌毒性），以及脑干梗死引起的交感张力不足等。供体也经常有神经内分泌功能异常，如血清甲状腺素三碘甲状腺原氨酸（T_3）和四碘甲状腺原氨酸（T_4）水平较低。部分研究证明给予脑死亡的患者 T_3 治疗，可以减少正性肌力药物的支持、降低器官功能的损害。严重创伤、恶病质和全身感染者为供体禁忌。

2. 供心评估　通过病史、体检、ECG 和超声心动图等检查，对供心的状况作出评估。血清学检查供体无乙型肝炎、丙型肝炎和 HIV 阳性等疾病。通常供心至少要求各心腔大小正常、左室后壁厚度 < 14 mm、LVEF > 45%、ST-T（ECG）轻微改变、cTn I 在 1 ～ 10 μg/L 等均可以接受；既往心脏病史、心搏骤停或长时间低血压、严重胸部创伤包括心脏损伤、使用大剂量正性肌力药［如多巴胺 > 10 μg/（kg·min）］而中心静脉压 > 12 mmHg、或经检查发现存在其他心脏疾患，列为供心禁忌或相对禁忌。如果需要或有条件的话，通过超声心动图或冠状动脉造影来进一步评估。

3. 年龄　年轻供体组织器官功能要比年长者（组织器官发生退行性改变）者好。随着供体心脏需求量的增加，供体年龄范围逐渐放宽。通常供心选择标准既往无心脏疾患且年龄 ≤ 50 岁，年龄 ≤ 45 岁是最佳选择，因为高龄供体冠心病的发病率显著增高。供体的缺乏使无冠心病危险因素和症状的较大年龄供体也被选择。据 ISHLT 的统计，约有 12% 的供体年龄 ≥ 50 岁、供体年龄 ≥ 60 岁约占总数的 1.4%，但年龄 > 55 岁的供体心脏不被推荐。

4. 免疫评估　供、受体间 ABO 血型相容，人类白细胞抗原（human leukocyte antigen，HLA）配型检测。群体反应性抗体（panel reactive antibodies, PRA）与移植排斥反应和远期预后密切相关，若受体 PRA 阳性（> 10%），则需要取受体血清与供体淋巴细胞做交叉配伍试验，受体与供体淋巴细胞毒交叉试验阳性则为禁忌。HLA 配型并非必需，HLA 配型对排异反应和远期预后具有预测价值。

5. 体重　供体同受体间体重比控制在 0.8 ～ 1.2，受体存在肺动脉高压其体重最好低于供体体重，利于克服右室后负荷。小儿心脏移植可以接受较大体重的供体。

（二）供心处理

1. 围手术期管理

（1）脑死亡供体若条件允许尽可能迅速建立呼吸支持，以维持供心氧供，避免或缩短热缺血时间，离体心脏的热缺血时间控制在 6 min 内，以预防心肌损伤。同时建立动脉压、中心静脉压监测，保持体温，维持正常水、电解质和酸碱平衡状态。

（2）脑死亡发生后通常有短暂高血压阶段，随着交感神经介质释放停止，周围血管张力降低，全身容量性血管开放，有效循环容量减少，患者很快处于低血压状态。低血压导致心肌灌注不足、心肌缺血，使循环难以维持。因此，需要补充容量和使用正性肌力药物，维持 CVP 在 10 mmHg。临床最常使用的药物为多巴胺和多巴酚丁胺，但用量不宜过大。机械辅助呼吸支持，使 $PaO_2 > 100$ mmHg，$SaO_2 > 95\%$，低于上述指标应考虑发生心源性肺水肿。

2. 供心获取　供体心脏切取前给予小剂量麻醉药物（避免脊髓不良反射）、全身肝素化并在升主动脉放置心肌保护液灌注管。正中劈开胸骨和切开心包，心包腔内置冰水降温，阻断上、下腔静脉使心脏减压，心脏排空后随即阻断升主动脉，根部灌注冷心肌保护液（HTK、UW 液等），同时切断四根肺静脉、上腔静脉及下腔静脉，在心包反折处横断主动脉，近分叉处切断肺动脉。获取供心时避免损伤窦房结及其传导系统，并注意无菌原则。离体供心以冰盐水纱布包裹后置入密封低温（4℃）心肌保护液容器迅速转运。供心置于 4℃ 冰水中，在受体建立体外循环的同时开始修剪供心和检查心脏。

3. 供心保护要求　基本目标是降低心肌对能量的需求，减少能量消耗，同时供给新的能量。使用心肌保护液使心脏迅速在舒张期停搏并均匀降温，从而降低心肌能量需要、稳定心肌细胞膜、防止心肌水肿。心肌保护以主动脉根部灌注冷心肌保护液为主，辅助局部冰盐水，使心脏处在最有效的保护状态。获取和移植心脏间隔尽量缩短，以缩短缺血时间。通常心肌冷缺血时间限制在 5 h 以内，以控制在 4 h 以内为最佳，年轻且心功能良好的心脏供体，缺血时间可放宽至 6 h 内。心肌缺血时间越长，术后发生急性心功能不全的可能性越大、死亡率越高。

（1）能量需求：低温降低机体器官代谢率，将器官的核心温度降低至 4℃，大部分细胞的代谢率降低至正常的 5% ~ 8%，同时酶介导的化学反应降低或停止。低温是目前最有效的器官保护手段。

（2）维持心脏舒张期停搏：灌注低温心肌保护液使心脏迅速舒张期停搏，明显降低能量代谢。根据 K^+ 的含量，心肌保护液主要有两种：细胞内液型（UW 液、Collins 和 Stanford 液）和细胞外液型（HTK 液、Celsior 液和改良 St. Thomas 液）。器官移植手术使用细胞外液型保护液可以提供更好的保护。

（3）增加氧供、减少心肌组织酸中毒：缺血停搏期心肌细胞内 pH 降低，导致组织酸中毒，对有氧代谢和高能磷酸盐含量产生严重影响。心肌保护液中加入适当的缓冲物质如葡萄糖、蔗糖、甘露醇、组氨酸、乳糖等，使渗透压维持在 350 ~ 380 mmol/L，可减轻心肌组织 pH 降低的程度，减轻心肌水肿。

（4）减轻缺血再灌注损伤：为减少自由基介导的组织损伤，通过采用酶清除剂、低分子抗氧化剂和金属螯合剂等，减少自由基的生成。保护液中加入超氧化物歧化酶、过氧化氢酶、别嘌呤醇、谷胱甘肽等，都可减轻心肌细胞再灌注损伤。

4. 供心保护措施

（1）温缺血期：阻断主动脉、获取供体心脏到将供心浸浴冷藏的间期。供体心脏在温缺血期极易受损，因此需要快速使心脏舒张期停搏、低温降低心肌细胞代谢和获取心脏。目前普遍做法是以冷晶体心肌停搏液主动脉根部灌注，使心脏原位停搏，然后获取心脏，这段时间又称心脏麻痹诱导期。

（2）冷缺血期：供体心脏冷藏保存、运输到受体所在医院，准备进行移植间期。此期间的保护重点是减少心肌缺血、水肿和酸中毒。将获取的供体心脏迅速置入盛有 4℃ 的生理盐水、林格液或保护液的容器。心脏保护技术主要有持续冷保护液灌注和冷保护液浸浴保存两种。持续冷保护液灌注需特殊的装置，操作比较复杂，但器官保护效果明显优于冷保护液浸浴保存。目前临床最常用的心脏保护方法是用冷心脏保护液单次灌注冲洗并置于保护液中浸泡、低温保存，可以妥善保存心脏 3 ~ 4 h，临床操作简单。

（3）移植期：供体心脏从冷藏容器内取出，吻合移植给受体，到供体心脏再灌注和复跳间期。此期保护重点为减轻心肌的缺血和再灌注损伤。把供体心脏取出，吻合心房和大血管，最后使供体心脏恢复血液循环，这段时间属于手术缺血期。心脏移植期间用含血停搏液灌注来加强心肌保护，可降低术后心功能不全的发生率。

四、病理生理

（一）移植前的病理生理

1. 终末期心衰特性

（1）收缩功能衰竭（每搏量降低和舒张末容量增加）和舒张功能衰竭（心内舒张压增加）。因 CO 下降、左室舒张末压增高，引起肺静脉压增高，肺血管充血和水肿。心衰患者交感张力增高，全身血管收缩和水钠潴留。血管收缩和心室扩大共同引起继发性室壁张力增高。

（2）终末期心衰患者随着时间的推移，体内高水平儿茶酚胺通过受体密度的降低，导致心脏和血管床对其敏感性下降（下调）及心肌细胞肾上腺素储备减少。

2. 术前治疗

（1）正性肌力药：地高辛有效但作用较弱，且因毒性作用而使用受限。磷酸二酯酶抑制剂，如米力农有效，但长期使用增高病死率。依赖正性肌力药的患者，通常给予具有 β 受体兴奋药作用的药物，如多巴胺或多巴酚丁胺。

（2）血管扩张药：硝酸酯类、肼屈嗪和血管紧张素转换酶抑制剂等，可以降低左室后负荷、改善心脏功能和维持终末期心衰患者的存活。β_1 受体阻滞药如美托洛尔，可以改善某些等待心脏移植患者的血流动力学，提高终末期心衰患者的远期生存率。但此类药物增加围手术期难治性低血压和体外循环后血管麻痹综合征的风险。

（3）利尿：几乎所有患者都需用利尿药，警惕大量利尿常继发低钾血症和低镁血症，同时可能存在相对血容量不足。

（4）IABP 和 LVAD 等机械支持：药物治疗不敏感、血流动力学难以维持的患者，经常需要 IABP 支持，主要并发症是出血、栓塞等。房颤患者需要抗凝治疗（如华法林），防止血栓形成。急性心衰等待心脏移植的患者，需要机械心室辅助装置如 LVAD、ECMO 等，以维持血流动力学稳定，等待合适的供体心脏。

（二）移植后的病理生理

1. **移植心脏的去神经支配** 神经支配不能恢复或远期部分恢复。无神经支配不会显著改变移植心脏本身的基本调节功能，如心脏本身的自律性、传导性、Frank-Starling定律和冠状动脉血流的自主代谢调节等。但改变了心脏对增加CO的反应，需要药物来增加心率以增加CO，因此移植心脏依赖于每搏量，需要维持足够的前负荷。

2. **去神经心脏对药物的反应** 间接通过交感神经（如麻黄碱）或副交感神经（如阿托品）起作用的药物通常无效或效差；既有直接作用也有间接作用的药物只表现出直接作用。因此，直接作用于心脏受体的肾上腺素能药物，如肾上腺素或异丙肾上腺素是心脏移植后的首选。

3. **冠状动脉血管病变**

（1）移植心脏冠状动脉血管内膜增殖性病变威胁远期生存率。病变发展迅速，特征为冠状动脉粥样硬化呈圆环状、整个冠状动脉弥漫存在。该过程的病理生理基础尚不清楚，可能与免疫细胞介导的血管内皮细胞激活，使血管平滑肌细胞生长因子的产生上调有关。这种心脏移植后冠状动脉粥样硬化病变3年内出现比例约占50%，而5年内出现比例达80%以上。

（2）由于移植心脏无神经支配，急进性血管病变绝大部分是无症状心肌缺血，极易导致猝死。检查冠状动脉粥样硬化的无创方法对检查移植心脏血管病变不敏感，冠状动脉造影有时也对严重程度估计不足，冠状动脉血管内超声和多巴酚丁胺试验可分别检查形态学异常和功能性缺血。对于心脏移植手术2年以上的患者，警惕存在冠状动脉血管病变的危险。

五、外科处理

1. **手术技术** 标准原位心脏移植规范术式。获取供体心脏需保留窦房结及传导系统完整无损，避免损伤气管和食管以防供心污染，确保供心质量。切除受体心脏需保留全部肺静脉开口的左房底部、腔静脉流入道和部分房间隔组织。吻合口为心房和房间隔、腔静脉、主动脉和肺动脉。要掌握快速熟练的吻合技巧、确保供心和受心的良好对位，避免吻合口出血、扭曲，防止血管吻合口狭窄，常规安装临时心外膜起搏器。

2. **机械心室辅助装置** 因急性心衰等待供体的患者，术前常使用机械心室辅助装置（如LVAD、ECMO）作为心脏移植的过渡；心脏移植后少数不能顺利脱离体外循环机的患者，经常也需要ECMO辅助。据阜外医院统计，心脏移植围手术期需行ECMO辅助的患者比例为6%～7%。

3. **联合移植** 需同时行肾或肝移植的患者少见。通常先行心脏移植保证血流动力学稳定，然后行肾或肝移植。拟行联合移植的患者必须使用大口径静脉通路，因常需要大量、快速输血。使用大剂量抗纤溶药，如氨甲环酸，对减少术后渗血和血液制品的使用有益。在完成心脏移植时右房保留静脉插管作为肝移植时静脉-静脉循环的回流装置。

六、麻醉管理

（一）麻醉前准备

1. 快速了解病情　由于供体心脏时间的紧迫性，术前访视要快速查清禁食时间、近期抗凝药的使用、心脏功能情况或其他病史等。根据现有的检查资料迅速评估机体重要器官的功能，确认有无肾、肝或肺功能不全的存在。有些患者已植入 AICD、永久性起搏器和心脏再同步化治疗起搏器（CRT-pacemaker），或使用不同类型的左心室辅助装置（left ventricular assistant device，LVAD）和右心室辅助装置（right ventricular assistant device，RVAD）作为心脏移植前的桥梁，许多患者需输注正性肌力药和（或）IABP 支持，要充分了解整个治疗过程、用药情况和各种辅助装置的使用情况。

2. 术前用药　术前用药要谨慎，避免病情恶化。大部分可以省略术前用药，仅对入室精神紧张者在有监护的条件下谨慎地使用小剂量镇静药（如咪达唑仑 1～2 mg）。由于供心到达时间的紧迫性，注意患者的禁食时间，必要时按饱胃对待。

3. 药物准备　常规急救药物准备，同时需要准备肾上腺素、去甲肾上腺素和异丙肾上腺素输注给药泵，以备快速治疗急性心衰。备好 α 受体兴奋药如甲氧明、去氧肾上腺素等，此类患者即使轻微的前、后负荷下降，也可导致灌注压和心排血量的灾难性变化。

4. 时间准备　由于供心采集和到达时间的不确定性和紧迫性，要严格协调好麻醉诱导的开始时间，既要避免体外循环前期等待时间过长对衰竭心脏的打击，又要防止麻醉开始时间拖延导致的供心缺血时间延长。

5. 无菌技术　因为免疫抑制药物的使用，要特别强调无菌技术。接触患者前、后都要进行手部消毒。手术室空气过滤消毒、限制室内人数、所有麻醉器械（面罩、呼吸机管道等）保证消毒无菌。所有有创操作都要在消毒和无菌条件下进行。

（二）术中监测

1. 常规监测　常规监测 ECG、SpO_2、$P_{ET}CO_2$、有创动脉血压、CVP、温度、尿量、体温、血气和电解质等。围手术期 TEE 在心脏移植发挥着不可代替的作用，移植前进一步补充、评估和确认诊断，帮助优化麻醉管理和发现相关并发症（如主动脉夹层、血栓形成等），尤其是使用 LVAD、RVAD 和 IABP 的患者；同样，对移植后的心腔结构、心脏功能、心腔排气、手术效果、指导脱机过程、发现病因和指导处理等方面不可或缺；TEE 可以很好地识别术后低心排血量的原因，有助于血胸、心包积液、心脏压塞、心肌缺血、主动脉夹层和右心室衰竭等并发症的诊断。

2. 建立有创监测　确定和等待供体心脏期间，麻醉诱导前在谨慎镇静和局部麻醉的基础上放置动脉测压导管、中心静脉导管和 Swan-Ganz 导管。Swan-Ganz 导管不能到位时，可在麻醉诱导后使用 TEE 指导。诱导前全面评估血流动力学状况并调整至最佳。

（三）麻醉诱导和维持

1. 麻醉诱导　确认供体心脏可用并开始麻醉诱导。麻醉诱导期是围手术期高危期，诱导过程要做到精准、缓慢、平稳和可控。避免使用对心肌抑制、明显影响心率的药物，保证机体充分的氧供需平衡，维持足够的灌注压，保持体、肺循环间有效平衡。晚期心衰的患者对内源性儿茶酚胺具有高度依赖性，必须维持心肌的收缩性、外周血管张力和前负荷。麻醉诱导方案可以选用依托咪酯 0.1 ～ 0.3 mg/kg、芬太尼 5 ～ 10 μg/kg 或舒芬太尼 0.5 ～ 1.5 μg/kg，结合快速起效的罗库溴铵 0.6 mg/kg，快速完成对气道的控制。由于终末期心衰患者 NYHA 分级 III ～ VI 级，维持 CO 依赖于心率，心率过快或过慢均有致命性危险。因为患者处于低心排血量状态，麻醉药物起效缓慢，注意用药过量或相对过量都会导致明显的交感神经系统抑制，极易造成循环不稳定，因此，麻醉诱导期间需要继续静脉输注正性肌力药和血管加压药的支持。另外，特别注意咪达唑仑和阿片类药合用的血管扩张作用，不用或慎用咪达唑仑、丙泊酚等药物麻醉诱导。

2. 麻醉维持　体外循环前需维持足够的灌注压，由于患者循环功能的限制，追加阿片类药或镇静药要格外小心，以小剂量叠加给药和不影响灌注压为前提。通常选择阿片类药物镇痛、丙泊酚持续输注镇静、顺式阿曲库铵持续输注肌松的方案，体外循环前的维持用量通常较低，体外循环开始即刻或期间适时追加。体外循环期间也可以通过体外循环机麻醉气体挥发器吹入气体麻醉药（如七氟烷）来加深麻醉，注意脱离体外循环前需停止吸入。

（四）术中管理

1. 体外循环前期　气管插管后置入胃肠减压、放置 TEE 探头并留置导尿管。全面的 TEE 检查经常发现或立即提供有用的信息，如心脏血栓、心室容量和收缩力等。采用低潮气量（6 ～ 8 mL/kg）机械通气策略。严格控制液体入量（前负荷），并在血流动力学监测指导下谨慎地进行。由于氯离子过量，使用醋酸林格液比生理盐水更容易维持机体内环境的稳定，同时术后心律失常的发生率也比使用乳酸林格液要低。继续术前或诱导期使用的心脏支持药物或机械辅助装置。切皮前静脉给予甲泼尼龙 500 mg 和巴利昔单抗（basiliximab）20 mg 免疫抑制治疗。注意此期游离和插管期间的心脏操作可以引起心律失常。通常在完成上、下腔静脉插管前，将 Swan-Ganz 导管退出到上腔静脉，待供心吻合结束由外科医师协助或恢复循环后再置入。

2. 体外循环期间　因大部分患者静脉内容量过多，给予利尿药和（或）使用人工肾超滤，以增加血红蛋白浓度。在完成最后的吻合开放主动脉阻断钳前再给予甲泼尼龙 500 mg 来减弱任何可能的超急性免疫反应。在恢复灌注阶段开始输注正性肌力药物，以增强心肌收缩力和收缩速率。

3. 移植后处理

（1）去神经支配心脏：如果移植心脏术前使用正性肌力药物，需要继续给予并增加剂量。移植心脏去神经支配，需要使用直接作用于心脏受体的儿茶酚胺类药物。移植心脏恢复血液灌注后多数需要经电击除颤复跳，难复性室颤可酌情选择胺碘酮、利多卡因或阿替洛尔用药后再电击除颤；对极少数心肌兴奋性不足、顿抑心肌和 K$^+$ 偏高的难复性室颤，可以给予小剂量肾上腺素（2 ～ 10 μg）激活心肌再除颤；明显低血压者使用小剂量去氧肾上腺素、甲氧明或去甲肾上腺素提高灌注压；同时注意纠正酸中毒、低钾血症、低镁血症或高钾血症。心脏复苏早期可表现为窦性心动过缓、结性心律或存在二、三度房室传导阻滞等，随着辅助时间的延长逐渐恢复窦性心律。移植心脏的每搏量相对固定，需要维持较快的心率，通常使用异丙肾上腺素 0.05 ~ 0.1 μg/（kg·min）或多巴酚丁胺 3 ~ 8 μg/（kg·min）持续输注，维持心率在 90 ~ 110 次 /min。常规放置心外膜临时起搏电极，建议使用心房起搏或房室顺序起搏。

（2）其他：移植心脏对低血压或低血容量缺少应激反应，使用直接作用于移植心脏和血管的变时性药物具有重要性，可以有效地调控前负荷。移植心脏对高血钾特别敏感，血钾维持在 3.5 ~ 4.5 mmol/L 的低水平即可，但尿量过多者需要防治低钾血症。

4. 脱离体外循环

（1）调整脱机：恢复机械通气，调整体外循环流量，逐渐脱离体外循环。大部分患者在正性肌力药和血管扩张药作用下，可以较容易地脱离体外循环，但有时需要延长辅助时间，供体心脏缺血时间越长、辅助循环的时间越长。可供选择的药物有：多巴胺或多巴酚丁胺 3 ~ 8 μg/（kg·min）、硝酸甘油 0.5 ~ 1 μg/（kg·min）；根据情况酌情加用米力农 0.375 ~ 0.75 μg/（kg·min）、肾上腺素 0.03 ~ 0.1 μg/（kg·min）和左西孟旦 0.05 ~ 0.2 μg/（kg·min）。循环辅助期间密切监测和及时调整血压、温度、尿量、Hct、电解质、血糖、胶渗压等变化。

（2）右室衰竭：困难脱机最常见的原因是急性右室功能衰竭，也是术后早期死亡的主要原因。通常与肺动脉高压、移植心脏缺血时间过长和移植心脏较小等因素有关。无论术前有无肺动脉高压，在体外循环后及术后早期均可表现为肺动脉压力升高，主要由于体外循环机体炎性介质释放所致的肺血管收缩、体外循环期间各种肺血管微栓、肺不张和感染等因素。肺动脉压力升高对供体心脏有明显影响，需要加用肺血管扩张药物，如 PGE_1 0.05 ~ 0.15 μg/（kg·min）静脉输注、吸入前列环素（PGI_2）和 NO 等。术前严重肺动脉高压、供体心脏本身病变或心肌保护等原因所致的急性右心衰，不能顺利脱离体外循环，药物治疗无效者，立即实施 IABP、ECMO、右心辅助装置等机械循环支持。

5. 体外循环后常见并发症

（1）出血：即使鱼精蛋白足量拮抗，但因术前肝淤血引起的凝血障碍和心房吻合口技术等原因，吻合口持续出血、渗血很常见，特别是再次心脏手术的患者，或术前使用机械循环辅助装置对凝血功能的影响。围体外循环期预防性使用抗纤溶药氨甲环酸 3 ~ 5 g 持续输注，有助于减少失血。需要细致的外科止血，必要时输入 FFP、血小板和重组活化 VII 因子等。如果确定输血，以前未接触过巨细胞病毒的患者需接受同样是巨细胞病毒阴性的供血。

（2）肾功能不良：体外循环后常出现少尿。原因有术前低心排血量引起肾功能损害、长期利尿药物的使用、体外循环的影响、免疫移植药环孢素的肾毒性等。维持血流动力学的稳定，保证足够的 CO，以保证肾的有效灌注。继续术前的利尿药物。

七、术后管理

1. 快速恢复　术后 ICU 管理是心脏移植成功后麻醉管理的延续。继续术中监测（ECG、动脉压、CVP、PCWP 和肺动脉压等）；继续输注正性肌力（β 受体兴奋药）药物 3 ~ 4 日，以改变收缩速率和收缩力，给予血管扩张药以控制高血压和降低左室射血的阻力。血流动力学稳定和无外科并发症，停止机械通气支持和尽早拔除气管导管。

2. 免疫抑制治疗　典型的药物有环孢素、硫唑嘌呤和泼尼松等。停用正性肌力药物后逐渐撤除有创监测，引流减少后可拔除纵隔引流管（在 24 h 以后），通常需 2 ~ 3 日转出 ICU。

3. 早期并发症

（1）急性或超急性排异反应：超急性排异反应极少见但具毁灭性，由患者对供体心脏抗原的细胞毒性抗体进行介导。由于微血管内血栓形成，供体心脏立即发绀并最终停止收缩，除非患者能够依靠机械支持直至重新发现合适的心脏。急性排异反应是术后早期常见的并发症，可表现为多种形式如低心排血量、心律失常等，最常发生在移植后的最初 6 h 内，主要通过心肌内膜活检来监测和确诊。发现排异反应立即采取免疫抑制冲击疗法，增加糖皮质激素剂量或将环孢素改为他克莫司（tacrolimus）、依维莫司（everolimus）等。

（2）移植后低心排血量：继发于急性排异反应、心肌损伤致功能不全、低血容量、肾上腺素能刺激不足、肺动脉高压和右心衰、心脏压塞或感染等。通过有创监测、TEE 和心肌内膜活检等诊断和指导治疗。

（3）体循环和肺循环高压：疼痛可引起体循环高压，充分镇痛、镇静和使用血管扩张药。由于术前已排除不可逆性肺动脉高压，因此移植后暂时性肺动脉高压，需要使用肺血管扩张药，如硝酸甘油、PGE_1 等治疗。

（4）心律失常：心脏移植后房性和室性心律失常很常见，发生率可达 20% ~ 40%，早期心动过缓为 30%，其中 40% 需用临时起搏器。在排除排异反应的基础上，使用抗心律失常药物治疗。大部分患者需要 β 受体兴奋药或起搏器来增加心率，而 10% ~ 20% 的患者可能需要安装永久起搏器。

（5）肾功能不全：据国外某组报道,终末期心衰患者心脏移植围手术期急性肾损伤的发生率可高达 72%，其中 1/3 需要急性肾脏替代治疗，心脏移植 1 年后仍有 1.5% 需要慢性透析治疗。原因是多方面的，通常移植后肾功能可立即改善，但免疫抑制药物如环孢素和他克莫司等都对肾功能有损害。

（6）感染：感染对使用免疫抑制药物的患者是经常性威胁。细菌性肺炎在术后早期多发，几周之后病毒和真菌所致的机会性感染变得更为常见。

第 2 节　肺移植的麻醉

一、历史回顾

1. 最早在 1963 年美国 James Hardy 医生在人进行了首例肺移植，但直到 20 世纪 80 年代中期，随着外科和免疫抑制技术等方面的进步，肺移植才成为治疗终末期肺疾病患者的选择。经过 20 世纪 90 年代的快速增长，现在肺移植的年例数趋于稳定在 1500 例左右，其中半数以上为单肺移植。肺移植的增长主要受供体短缺的限制，据估计有超过百万的晚期肺疾病患者是肺移植的潜在需要者。

2．在 1995 年北京安贞医院成功进行了国内首例单肺移植，时隔 3 年（1998 年）又成功进行了国内首例双肺移植。随着肺移植经验的增长，手术和远期死亡率都在降低，我国已成为世界上肺移植数量领先的国家。目前在非常有经验的医院，肺移植手术的 1 年生存率达到双肺移植超过 80% 而单肺移植 90%。移植后第 1 年最常见死亡原因是感染，而之后的主要原因是闭塞性纤维性细支气管炎。

3．再次肺移植手术患者可以存活是肺移植手术成熟的标志。但是再次移植后的生存率显著（1 年生存率 35%）低于第 1 次肺移植患者（1 年生存率 75%）。再次移植前的感染和多器官功能衰竭几乎是致命因素。

二、受体的选择

1．供体肺的缺乏使选择适宜的受体显得非常重要。候选者应为终末期肺疾病的患者（NYHA 分级 III ~ IV 级，预期寿命 2 年）、精神心理状态平稳、无严重的其他器官系统疾病、无严重冠状动脉粥样硬化性心脏病和右心功能不全、无使用免疫抑制剂禁忌证、能自动行走和吸氧。已经有需要机械通气的患者肺移植获得成功，但此类患者不是理想的候选者。其他因素如高龄（> 65 岁）、胸部手术史或畸形，以及类固醇激素依赖等是相对禁忌证。我国肺移植受体的选择标准在 ISHLT 指南的基础上进行了小部分修订。

2．肺移植受体候选者要接受适宜性的多标准评估，如肺活量测定、X 线检查（平片和 CT）和超声心动图检查等。年龄 > 40 岁或有肺动脉高压的患者行心导管检查，排除显著的冠状动脉硬化或心内分流。约 1/4 的严重肺动脉高压患者，可因 TEE 提供的数据（如未预料的 ASD）而改变外科计划。被接受的肺移植受体患者，要安排一定的生活饮食条件，以对抗肌萎缩和虚弱，保持体重在理想体重的 20% 以内。肺移植是急诊手术（供体肺保护时间 6 ~ 8 h），综合评估结果随时准备提供给麻醉医师。

三、供体的选择

1．供体选择标准　各个医院有所不同。预期供体年龄 < 60 岁；无慢性肺疾病和全身疾病，如恶性肿瘤或感染；胸片清晰、血气结果正常、支气管镜和痰染色无异常；肺功能正常；无吸烟史和心功能正常；供体 ABO 血型和肺大小要与受体匹配；供体血清学和气管培养将指导随后受体的抗细菌和抗病毒治疗。由于供体肺的缺乏，选择标准在放宽。

2．获取移植肺　供体在多器官获取过程中要保持肺膨胀，首先取出心脏。通过主肺动脉向肺血管床用冰冷肺保护液灌注，通常使用改良 Euro-Collins 液，加用 PGE_1 以促进血管舒张，有助于保护液的均匀分布。左房被分开以便为供体心脏和带有肺静脉的供体肺留有足够的左房套。肺膨胀后气管或支气管（单肺）被夹闭、切断并扎闭。取下移植肺装袋并浸于冰冷盐水以便转运。

四、病理生理

（一）移植前的病理生理

1. 呼气末正压通气（PEEP）

（1）肺顺应性高且有呼出气流阻塞的患者，不能完全呼出吸入的潮气量，导致整个呼吸循环期间的胸腔内正压（内源性 PEEP），静脉回流减少并引起低血压。内源性 PEEP 的存在与第 1 秒用力呼气量（forced expiratory volume，FEV_1）的预计百分数呈高度负相关，而与肺气流阻力和静息高碳酸血症高度正相关。

（2）阻塞性肺疾病的患者，肺移植期间通气过度是单肺通气的常见并发症。可通过关闭呼吸机 30 s 并将呼吸回路通大气来判断。如果血压回升到基础值，说明通气过度是低血压的潜在原因。通过降低机械通气的潮气量和（或）频率可减轻通气过度，尽管引起高碳酸血症，在无低氧血症时患者往往可以很好地耐受此时的高 CO_2 张力。

（3）由于在控制性机械通气时 PEEP 降低了呼气阻力，同时降低气体陷闭（air trapping）而滞留在肺内的气体。但给予 PEEP 需要严密监测，因为提供的外源性 PEEP 水平超过内源性 PEEP 水平，可以增加气体陷闭。

2. 肺动脉高压

（1）由于慢性右室后负荷增加，导致右室肥厚，结果右室每搏量减少并出现右室心腔扩大，最终伴有右室衰竭。

（2）严重右室功能不全的治疗谨记：①避免大幅度增加胸内压。加大 PEEP、增加潮气量和缩短呼气时间，均增加胸内压。增加胸内压可显著增加 PVR，导致右心室衰竭。②血管内容量。PVR 正常可增加前负荷，但 PVR 增高则需使用正性肌力药。前者补充容量增加 CO，后者扩充容量则增加右室舒张末压和室壁张力，从而降低 CO。因此，对 PVR 增高的患者选择具有血管扩张作用的正性肌力药，如多巴酚丁胺比增加容量更好。③α 肾上腺素能受体兴奋药。用 α 肾上腺素能受体兴奋药（如去甲肾上腺素）提高右室灌注压，可改善右室功能。④血管扩张药。轻、中度肺动脉高压，使用硝酸甘油或 PGE_1 可有效降低 PVR 和改善右室功能。但对严重终末期肺动脉高压，因体血管扩张和增加分流，明显限制其使用。吸入 NO 作为肺移植后快速降低 PVR 的手段，不改变体循环血流动力学。

（二）移植后的病理生理

1. 供体肺引起呼吸生理的显著改变

（1）单肺移植患者的通气 / 血流匹配方式取决于原发疾病。例如，肺纤维化的患者，血流和通气逐步转移到移植肺；而伴有肺动脉高压行单肺移植的患者，血流全部转移到移植肺，而通气量只有一半，自身肺几乎无效腔通气。

（2）供体肺的交感和副交感去神经，改变了气道平滑肌的生理反应。去神经肺的受体对 M 受体激动药醋甲胆碱的过度支气管收缩反应，机制涉及胆碱能突触，因为这是支气管收缩的主要介体。例如，植入支气管的电刺激（激活胆碱能受体）产生高收缩反应，提示由于增强副交感神经的反应，ACh 从胆碱能神经末梢的释放增多，或者抑制性神经分布的丧失，这些作用在起源上未必是突触后，但有关移植的供体肺的神经再分布无最终的证据。

（3）黏液纤毛功能在肺移植后暂时性地严重受损，功能抑制可达术后 1 年。因此，要积极清除移植肺的气道分泌物。

2. 肺移植显著改变血管系统

（1）肺移植手术的缺血和再灌注过程损害血管内皮细胞，冷缺血降低 cAMP 介导的血管舒张约 40%，而随后的再灌注过程降低 cGMP 和 cAMP 介导的肺血管平滑肌舒张。移植肺的血管内皮损害也引起肺泡毛细血管渗漏和进一步的肺水肿。供体肺的内皮通透性是正常志愿者的 3 倍。

（2）去神经肺血管运动的张力仅由循环的体液因素来调节。循环介质水平的变化或肺血管床对这些介质的反应变化，都可对肺血管床产生影响。前者如发现强力血管收缩因子内皮素水平在移植后显著升高（正常的 2 ~ 3 倍），且维持升高可长达 1 周。去神经肺血管床对肾上腺素能受体激动药和 PGE_1 的反应改变，以及内皮衍生舒张因子活性减低。如果需要体外循环，对循环介质的反应失调更明显。

（3）由于上述病理生理紊乱，常引起移植肺的 PVR 增高。但肺移植患者的临床表现取决于术前肺血管功能丧失的严重程度。移植前有肺动脉高压者，肺移植期间肺动脉压会有显著下降，并可维持长达数周到数月。随着肺动脉压的下降，存在肺动脉高压的患者，肺移植后右室立即缩小，室间隔恢复到正常形状。虽然超声心动图显示反映右室功能的右室室壁区域变化在移植后早期无明显改善，但在肺移植后的头几个月右室功能改善，而右室功能永久性损害与术后早期死亡率增高显著相关。

五、外科处理

1. 单肺移植　根据肺移植受者年龄、原发疾病和术中病情而定。高龄患者通常进行单肺移植，创伤小和恢复快。由于供体短缺，单肺移植被多数单位优先采用。手术切口选择前外侧切口、后外侧切口、尽量减少术中 ECMO 和体外循环转流的使用。根据术前肺功能评估，首先切除肺功能较差的单侧病肺。切除病肺前需完全分离胸腔粘连，仔细解剖肺门，鉴别并保护膈神经和迷走神经。根据供肺到达时间精确安排病肺切除手术，尽量缩短供肺冷缺血时间。供肺修剪与病肺切除同时进行，以缩短肺动脉阻断时间。肺门修剪后依次吻合支气管、肺动脉和左房袖口，左房袖口吻合结束肺部分膨胀，控制性开放肺动脉，冲洗移植肺内残留的灌注液并排气，松开左房阻断钳，收紧左房缝线打结后撤除左房阻断钳。恢复通气和灌注，检查所有吻合口缝线处和心包切缘并止血。

2. 双肺移植　双肺移植时采用前外侧或后外侧切口完成单肺移植，需再次翻身行对侧肺移植；蚌式或胸骨正中切口（体外循环）则不需要再行翻身，同样的操作完成对侧病肺切除和肺移植。

六、麻醉管理

（一）术前评估和准备

1. 术前评估

（1）移植前对与围手术期管理有关的情况再做评估，包括病史和体检，以确定影响麻醉管理的问题有无恶化或异常。特别注意近期状况，尤其是上次评估在半年以上，最大活动量比首次评估下降，是进行性肺疾病或右室功能恶化的标志。

（2）大部分患者需维持鼻导管吸氧。卧床或谈话时必须中间停顿休息的患者，表明几乎没有肺功能储备，麻醉诱导期间维持血流动力学稳定，避免任何加重缺氧的操作。

（3）询问患者最后进食的时间和内容，以决定恰当建立气道的措施。

（4）体检注意对气道的评估，避免困难气道，使气管插管过程更顺利，注意任何使肺功能恶化的情况，如支气管痉挛和心衰表现；麻醉开始前往往最新的检验结果尚不可得；特别注意胸片有无气胸、渗出或通气过度的征象，因为影响到后续的麻醉管理。

2. 术前准备

（1）手术设备与任何体外循环手术相同。肺移植需要完善的肺隔离技术，准备单肺通气。双腔支气管导管最常用，常用型号有 35 F、37 F 和 39 F。优点在于易于进行单肺通气、利于非通气肺的吸引和术后双肺单独通气。左侧双腔支气管导管适合于所有的肺移植患者。也可以使用单侧支气管球囊阻塞（Univent 管）和支气管内插管，单肺通气完全，但非通气侧不能进行分泌物吸引。必须准备纤维支气管镜，以快速确定气管导管位置、评估支气管吻合情况和清理气道分泌物。对限制性肺疾病或再灌注损伤供体肺的患者，要给无顺应性的肺足够的通气，需要内在顺应性低的呼吸机。对于高顺应性肺的单肺移植患者，移植后需要两台呼吸机给双肺分别单独通气。

（2）常规准备 Swan-Ganz 导管，指导正性肌力药或血管扩张药的使用，以及观察右室对夹闭肺动脉的反应，使用评估右室射血分数（right ventricular ejection fraction, RVEF）的肺动脉导管有助于判断右室衰竭，但在明显三尖瓣反流或位置错误时，RVEF 导管不准确。连续混合静脉氧饱和度监测，有利于评估术中严重心脏代偿失调患者的氧供需平衡。

（3）利用光纤电极的连续动脉内血气，可以提供即刻的数值，有助于因再灌注损伤、肺内出血或外科技术导致的并发症而引起通气变化的快速呼吸管理。

（4）吻合口漏、纵隔旁血管结扎不足、胸壁粘连或体外循环后凝血功能障碍均可引起大量出血，准备快速输液通路和较粗（如 8.5 F）的静脉导管。

（二）麻醉诱导和维持

1. 术前用药　紧急手术术前可以不给麻醉前用药，对于慢性低氧血症和（或）高碳酸血症的患者，镇静药的呼吸抑制有时非常危险。因此，即使在手术室内也应非常谨慎地使用咪达唑仑或麻醉性镇痛药。由于镇静程度较轻，麻醉诱导前进行任何有创操作都须给予足够的局麻药，以减轻患者的痛苦和焦虑。

2. 监测　体外循环心脏手术的标准监测。必须建立直接动脉内测压以便获得动脉血气标本，条件具备者可以使用连续动脉血气监测。避免使用股动脉，以备体外循环插管，经常需要经股动脉插管建立部分体外循环，进行上、下半身不同的灌注。虽然桡动脉或肱动脉可用于单肺移植患者，但对要接受体外循环的患者（如双肺移植或有严重肺动脉高压）不是最佳选择，因为体外循环后可能存在外周和中心动脉压的反转现象，上臂的位置也影响压力的准确性，选择腋动脉插管可能更佳。经颈内静脉置入肺动脉导管监测，气管插管后放置 TEE 探头。

3. 建立静脉通路　需要建立深静脉通路，由于肘部的固定并悬吊，外周静脉通路有时不能保证。通常放置至少两条大口径静脉通路（外周 14 G ~ 16 G 套管针和 8.5 F 中心静脉导管）。

4. 麻醉诱导三原则

（1）气道保护：肺移植手术常备急诊，患者可能近期进食而呈饱胃状态，诱导期间误吸可能致命，做好所有措施以保护气道。已知或怀疑困难气道，可表面麻醉行清醒气管内插管。

（2）渐进式静脉麻醉诱导：渐进式静脉给予麻醉药物，持续环状软骨加压，行快速顺序插管。通常大部分患者可以很好地耐受依托咪酯 0.2 ~ 0.3 mg/kg、小剂量麻醉性镇痛药（芬太尼 5 ~ 10 μg/kg 或舒芬太尼 0.5 ~ 1 μg/kg）和肌松药（罗库溴铵或顺式阿曲库铵）的常规顺序静脉快速麻醉诱导。但注意严重右室功能不全的患者，有时表现出明显的血流动力学不稳定，推荐缓慢分次使用较大剂量麻醉性镇痛药加持续环状软骨加压。肺大疱或肺纤维化的患者有时需要较高的通气压力，正压机械通气的初始阶段可能出现气胸，出现急性 SpO_2 下降伴有肺通气困难和顽固性低血压，要高度怀疑张力性气胸。

（3）避免心肌抑制和增加右室后负荷：右室衰竭的患者避免肺充气过度，以免增加右室后负荷。麻醉诱导期造成心肌抑制和后负荷增加，以及继发于急性右室扩张的缺血，均可损害右室功能。麻醉用药不足、慢性低氧血症和高碳酸血症，以及正压通气引起的胸内压增高，都可导致右室后负荷增加。由于右室舒张末压增高使右室冠状动脉灌注压减小，患者不能耐受体循环低血压。

5. 调整呼吸　肺顺应性增加、呼气性阻塞和有肺大疱疾病患者，需避免肺充气过度。使用小潮气量、低呼吸频率和吸呼比，可以耐受容许性高碳酸血症。如果正压通气伴发血流动力学不稳定，可以使患者暂时脱开呼吸机 10 ~ 30 s，因充气过度引起的低血压会得到改善，然后以可以接受的潮气量和（或）频率重新开始机械通气。

6. 麻醉维持　中等剂量的麻醉性镇痛药（芬太尼 10 ~ 20 μg/kg 或舒芬太尼 1 ~ 2 μg/kg）合用丙泊酚持续输注，可以保持血流动力学稳定、适宜的麻醉深度和术后早期气管拔管。严重右室功能不全的患者，不能耐受即便是低浓度的吸入麻醉药，可以使用全凭静脉麻醉技术。禁忌使用氧化亚氮，整个手术过程吸入高浓度氧。

（三）术中管理

1. 单肺通气（one-lung ventilation，OLV）

（1）潮气量和呼吸频率：通常在游离肺门之前建立 OLV。肺顺应性正常或降低（如原发性肺动脉高压、肺纤维化）的患者，可以耐受正常潮气量的 OLV，对血流动力学无明显影响。肺顺应性和气道阻力增加（如慢性阻塞性肺疾病）的患者，经常出现显著的血流动力学变化，除非降低潮气量和延长呼气时间。低氧血症通常在开始 OLV 后 20 min 达到高峰，如果怀疑低氧血症与通气侧肺的分流有关，通气肺可以给予 PEEP 治疗，使用 PEEP 可相应增加非通气肺的分流。通过给非通气侧肺持续正压通气（continuous positive airway pressure, CPAP）可以减少分流，但可能会影响外科术野的暴露。非通气肺一侧的分流，最终需要快速分离并夹闭肺动脉来解决。注意 OLV 期间潮气量过大，可导致非手术侧气胸。

（2）维持氧合作用：病肺单肺通气的管理，要保证足够的氧饱和度（$SaO_2 > 90\%$）。吸入 100% 氧；通气肺 PEEP 5 ~ 10 cmH_2O；非通气肺 CPAP 5 ~ 10 cmH_2O；需要时给予间歇的过度充气；非通气侧肺动脉外科结扎。警惕非手术侧出现气胸，出现 SaO_2 和 $P_{ET}CO_2$ 急剧下降、气道峰压急剧升高。合并肺大疱疾病的患者危险性增加。移植肺开放后的机械通气管理，采用低潮气量的肺保护性通气策略（4 ~ 6 mL/kg），可预防移植肺缺血再灌注损伤，通常保持适当的 PaO_2（70 ~ 100 mmHg）和 FiO_2（50% ~ 70%）即可，PEEP 6 ~ 8 cmH_2O、气道峰压 < 30 cmH_2O、正常或容许性高碳酸血症、保持气管内无分泌物。

2. 维护右室功能　除非有肺动脉高压合并右室储备下降，通常患者可以耐受夹闭肺动脉。若不能确定右室损害的程度，可尝试夹闭肺动脉 5 ~ 10 min，然后通过 CCO、RVEF 和 TEE 检查来评估右室，患者 CO 显著下降提示需要体外循环的支持。严重肺动脉高压（超过体循环压力的 2/3）的患者，在夹闭肺动脉前准备好体外循环。使用 NO（20 ~ 40 ppm）吸入可使某些手术得以在非体外循环下进行。

3. 体外循环的使用

（1）肺移植通常可在无体外循环的情况下进行，即使是双侧顺序的肺移植，使用体外循环的概率仅为 1/4。若低氧血症持续不能纠正，$PaCO_2 > 80$ mmHg，出现血流动力学不稳定或心律失常，应考虑使用体外循环或 ECMO。虽然体外循环提供了稳定的血流动力学保证，但可能增加移植肺的损伤，需要更长时间的机械通气。

（2）需要体外循环的几种情况：严重肺动脉高压，因夹闭肺动脉引起急性右室衰竭和非夹闭侧肺的过量灌注；同时存在心脏畸形需要修补（卵圆孔未闭或 VSD）；血流动力学不稳定和气体交换障碍。通常可以耐受容许性高碳酸血症，本身无体外循环需要。

（3）用股动脉 – 股静脉插管进行体外循环转流，可引起静脉引流不足和（或）上、下半身的差别灌注，而且自身的肺血流持续存在，体外循环期间产生肺内分流。此时上半身（脑血管）接受部分未充分氧合的血液，而下半身接受来自体外循环的充分氧合的血液，不同部位的动脉血气和 SpO_2 监测可以发现。处理措施有增加静脉回流和循环血流，如果可行在右房放置静脉引流管，提高吸入氧浓度和增加 PEEP，以减少肺内分流，最后措施是主动引发室颤。

（4）移植肺吻合完成后脱离体外循环支持。重新建立机械通气，辅以低水平 PEEP（5 ~ 10 cmH_2O），使用 TEE 评估和指导支持右室功能，如果有明显右室功能不全（室壁运动减少或障碍），使用多巴酚丁胺或肾上腺素等正性肌力药物支持，并加用硝酸甘油、吸入 NO 或米力农扩张肺血管。

（5）凝血功能障碍在双肺移植比单肺移植多见，与游离范围更广和体外循环时间更长有关。肝素的作用可以用鱼精蛋白来拮抗，华法林引起的凝血障碍需要给予 FFP，必要时输注新鲜血小板。体外循环期间可以持续静脉输注氨甲环酸，以减少围手术期出血。

4. 再灌注性低血压　非体外循环的再灌注常伴有轻、中度的体循环低血压，偶见严重低血压。通常是因为体循环血管过度舒张的结果。具体原因尚不清楚，可能是由保护液中的离子负荷（如 K^+）、添加物（如 PGE_1）或缺血再灌注期间产生的血管活性物质而引起。可以使用肾上腺素能受体激动药来治疗。

5. 肺顺应性改变　肺顺应性增加的患者（如慢性阻塞性肺疾病患者）单肺移植后肺顺应性可表现出很大的差异。根据再灌注损伤程度，供体肺通常表现出肺顺应性正常或降低，引起自体肺的相对通气过度和供体肺的通气不足。自体肺通气过度可由于纵隔移位引起血流动力学不稳定，特别是使用 PEEP。所以，单肺通气期间患者有通气过度的表现，调低机械通气参数来改善，并在再灌注后使用两肺单独机械通气。当所有吻合完成后供体肺以正常潮气量（6 ~ 8 mL/kg）和频率机械通气，初始 PEEP 给予 $10\ cmH_2O$，根据血气调整设置，绝大部分的气体交换发生在供体肺。自体肺给予低潮气量（2 ~ 3 mL/kg）和低频率（2 ~ 4 次/min）的机械通气，不用 PEEP。目的是防止肺过度通气或产生大量肺内分流。CO_2 交换主要发生在供体肺。

6. 再灌注肺水肿　移植肺术后检查常见一定程度的肺水肿，再灌注后即刻发生严重的肺水肿很少见，但一旦发生明显的再灌注肺水肿，结果具有致命性，可见大量粉红色泡沫分泌物，并伴有严重的气体交换和顺应性异常，需要持续吸引以维持开放的气道。治疗包括患肺高水平 PEEP 机械通气、利尿药和限制容量。偶尔需要 ECMO 支持数日，直到再灌注损伤消除。

7. 外科相关并发症

（1）肺静脉梗阻：表现为移植肺持续的急性肺水肿。TEE 彩色血流多普勒超声显示肺静脉口狭窄、高速湍流等，需要及时手术处理。

（2）肺动脉吻合口狭窄：移植肺再灌注后肺动脉压不下降，高度怀疑有肺动脉吻合口狭窄。右肺动脉狭窄 TEE 检查容易发现，而左肺动脉狭窄使用 TEE 做到充分检查有些困难，通过在吻合口两侧分别测压或者预先放置跨越吻合口的肺动脉导管测定跨吻合口的压差可明确诊断。不要在对侧肺动脉夹闭时测量，因为整个 CO 都通过一侧肺，将高估压力梯度。血管造影和核素灌注扫描可以作出诊断，但在手术室内不能即刻实现。

（3）支气管破裂或梗阻：早期罕见，可用纤维支气管镜检查发现和评估。

（4）血胸伴有通气/血流完全不匹配：肺移植后少见并发症。因为肺移植使右室后负荷急剧降低，在肺高压和右室肥大的患者偶尔可发生动力性右室流出道梗阻，TEE 可以确诊。

（5）气胸：发生在非手术侧，多与麻醉操作有关。开胸术中诊断非手术侧的气胸极为困难，特征是通气压力突然增高并伴有气体交换的恶化，可出现低血压。然而，相同的变化可能也出现在通气量过高、黏液栓堵或支气管内导管位置改变。短暂停止机械通气并迅即进行纤维支气管镜检查可以排除。张力性气胸时在术野可观察到纵隔向上移位。如果高度怀疑，紧急措施是胸腔穿刺引流，或者外科医师直接通过纵隔切开行非手术侧胸腔减压。

七、术后管理

1. 常规处理　到达 ICU 继续术中的监测，如 Swan-Ganz 导管持续监测肺动脉压、CO 和混合静脉氧饱和度等；正压通气或 PEEP 辅助呼吸至少要持续数小时；由于再灌注损伤、淋巴回流丧失和通气/血流比值的保护性机制，移植肺易发生肺水肿，因此，要严格限制液体入量和速度，积极使用利尿药；胸腔引流量满意、胸片清晰，血气、血流动力学符合常规拔管指征，无外科并发症，即可拔除气管导管；到 ICU 即可开始启动术后合理的免疫抑制治疗方案，同时进行预防性的抗细菌、抗真菌和抗病毒治疗。

2. 急性排异反应　常见，可发生在移植后的前几天。排异反应经常表现为气体交换恶化，胸片出现新的渗出。经纤支镜和支气管活检排除其他病因，证明急性排异反应的病理变化。冲击剂量的皮质类固醇激素治疗如大剂量甲泼尼龙，试改免疫抑制剂（如环孢素改为他克莫司或相反）。

3. 移植肺功能衰竭　围手术期早期最常见的死亡原因，因再灌注损伤引起移植肺的功能衰竭。通常表现为低氧血症、肺渗出、肺顺应性差、肺动脉高压和右室衰竭。发现无技术原因可解释的肺高压和右室衰竭，应高度怀疑。目前主要是支持性治疗，尚无专门改善移植肺功能衰竭的良好办法。

（1）血管扩张药：降低 PVR 及右室后负荷，改善血流动力学，部分患者可以改善气体交换。PGE_1 和硝酸甘油均可用于肺移植后的严重低氧血症和肺动脉高压，前者可改善动脉氧张力，后者可减弱低氧引起的血管收缩基因（如内皮素和血小板衍生生长因子）转录的增加。

（2）NO：吸入性肺血管扩张剂，改善患者的肺血流动力学和气体交换，缩短机械通气时间，降低气道并发症和病死率。血流动力学和气体交换的改善，反映 NO 对肺移植后释放的内皮衍生因子活性降低的代偿能力。

（3）ECMO：以上措施不能改善，使用 ECMO 支持直到患者恢复足够的肺功能。

4. 感染　由于免疫抑制药物的使用，所以感染是持续存在的威胁。医源性和吸入性肺部感染因素在供体很常见，因此需重点关注预防性抗生素的覆盖面，根据供体气管病原微生物的培养结果，随时修改。对囊纤维变性的患者针对移植前自体肺所发现的细菌选用抗生素。胸片所见的任何渗出，特别是伴有发热或白细胞升高，都应考虑到感染。但有时区别再灌注损伤或排异反应引起的感染非常困难，诊断性支气管镜和支气管肺泡灌洗对于确定治疗方案和鉴别感染性质很有帮助，偶尔需要开胸肺活检来确诊。尽管患者的血清为阴性，但供体的病毒（如巨细胞病毒）血清为阳性，也需要预防性抗病毒治疗。

5. 闭塞性细支气管炎　肺移植最严重的并发症之一，发生较晚。特征为由同种免疫损伤导致的纤维瘢痕性小气道梗阻。患者表现为咳嗽、进行性呼吸困难、肺气流阻塞和胸片显示肺间质渗出。处理措施：增强免疫抑制；细胞溶解药（有不同程度的效果）；顽固性病例可再行肺移植。

6. 术后镇痛　可以促进术后早期气管拔管、行走和提早锻炼肺活量，对增强和保护肺功能非常必要。腰部或胸部硬膜外麻醉药镇痛，可以提供极好的镇痛效果，术前一定时间放置硬膜外导管很安全，也可在手术结束以后放置，但使用体外循环或出现凝血功能障碍，需推迟到凝血功能正常后再放置。患者自控镇痛(PCA)也是目前常用的镇痛方法，其他还有胸膜间神经阻滞、肋间神经阻滞和椎旁神经阻滞等。

第 3 节　心肺联合移植的麻醉

一、历史回顾

1. 发展史　世界上首例心肺移植由美国 Denton Cooley 在 1968 年完成，患儿存活 14 日。相隔 10 年之久的第 4 例，在 1981 年美国 Stanford 大学医学院由 Bruce Reitz 完成并得到长期存活。世界范围内心肺移植数量在 1989 年达到顶峰的 287 例，随后数年持续下降。最近 10 年来心肺移植的减少反映出其正在被肺移植所取代，等待心肺移植的患者不到等待肺移植患者的 10%。到 2012 年全世界进行心肺移植已达 4458 例，现在每年在 100 例左右，小儿数量在增加。国内 1992 年牡丹江心血管病医院刘晓程首次进行 1 例并成活 3 日。1994 年阜外医院进行第 2 例，成活 16 日。现在国内开展数量有限，长期存活仍然是最大问题。心肺移植最常见的指征是不可逆的肺动脉高压、先心病和肺囊性纤维化。

2. 生存率　心肺移植后的 1 年生存率是 60%，显著低于单纯的心脏移植或肺移植。随后的每年死亡率约为 4%。心肺移植后增高死亡率的危险因素有呼吸机依赖、男性和供体捐献者 > 40 岁。早期死亡最常见的原因是移植器官功能衰竭或出血，中晚期死亡的主要原因是感染和闭塞性细支气管炎。因为再次心肺移植的 1 年生存率很低（28%），再次心肺移植罕见。

二、受体选择

1. 因为大部分肺动脉高压和肺囊性纤维化的患者可以接受单肺移植，所以心肺联合移植的指征被限制。通常局限在伴有不可逆性肺动脉高压而肺移植无法弥补的先心病，或肺动脉高压和严重左室功能衰竭并存者。

2. 等待者要接受类似肺移植受体的术前评估。

三、供体选择和移植物获取

1. 心肺供体要满足心脏供体和肺供体的两个标准。

2. 移植心肺的获取和携带同心脏移植类似。在大血管和气管松解后，通过阻断血流和向主动脉根部灌注冷停跳液诱使心搏骤停。肺保护通常用含有 PGE_1 的冷保护液（改良 Euro-Collins 肺保护液）肺动脉灌注。横断升主动脉、上腔静脉和气管，在与食管分离后整体取出心肺，夹闭气管。将移植器官用冷保护液浸泡，迅速转运。

四、病理生理

（一）移植前的病理生理

1. 心肺移植患者的病理生理见本章前半部分。通常是伴发肺动脉高压的终末期双心室衰竭患者。

2. 心脏的解剖特征多为复杂型先天性畸形。如果存在肺气流梗阻，使用正压通气后有肺过度膨胀的危险。

（二）移植后的病理生理

1. 心脏　与心脏移植患者一样，心肺移植患者的病理生理特征也是心脏去神经支配和在器官采取、运输和移植过程中的心肌缺血损伤，以及对进行性血管病变和排异反应的长期易感性。

2. 肺　同肺移植患者，心肺移植患者有去神经的肺血管和气道平滑肌反应、短暂的肺缺血损伤、肺淋巴回流改变和黏液纤毛的清除功能损伤。

五、麻醉管理

1. 体外循环前期　心肺联合移植需要体外循环，因此麻醉管理更类似于心脏移植。建立与心脏移植相同的监测，可以选择心脏移植或肺移植的麻醉诱导方式。避免心肌抑制，保护和控制气道。虽然双腔气管导管不是必需，但有助于脱离体外循环止血时暴露后纵隔。其他体外循环前的麻醉管理同心脏移植。

2. 脱离体外循环　开放升主动脉时单次给予糖皮质激素（如甲泼尼龙 500 mg），复温后开始静脉持续输注小剂量正性肌力药。可以使用 TEE 评估和诊断心脏功能，保证心腔内充分排气。在脱离体外循环前设定机械通气，给予正常潮气量和呼吸频率，可以加 5 ~ 10 cmH_2O 的 PEEP。成功脱离体外循环后，将 Swan-Ganz 导管重新置入肺动脉，待血流动力学平稳后给鱼精蛋白拮抗。根据动脉血气和氧饱和度监测，确定吸入氧浓度。

3. 体外循环后期　脱离体外循环后遇到的问题和单独心脏移植或肺移植类似。肺再灌注损伤和呼吸功能不全可损害气体交换，因此严格限制晶体液入量。发生再灌注后肺水肿可能需要在手术室内给予较高水平的 PEEP 和提高吸入氧浓度支持。心室衰竭通常增加兴奋 β 肾上腺素能受体药物。与单独的心脏移植或肺移植不同，除非肺保护显著不足，明显的右室衰竭在心肺移植后早期并不常见。心肺移植后出现凝血功能异常很常见，如有指征可以补充鱼精蛋白、输注血小板和给予 FFP 等积极治疗。

4. 术后管理　心肺移植患者术后早期监护和治疗的原则是单独心脏移植和肺移植的结合。继续手术室内监测，持续正性肌力药支持心脏；机械通气支持类似肺移植，使用达到目标氧分压和氧饱和度的最低有效吸入氧浓度以避免氧毒性；血流动力学稳定数小时、出血停止和气体交换满意，逐步脱离机械通气；目标导向液体治疗，适当限制液体入量，积极利尿；开始选择的免疫抑制方案。除非出现并发症，患者可在数天后转出 ICU。

六、并发症

1. 感染　心肺移植患者与心脏移植患者相比，感染更为常见和严重。在移植后第 1 个月多为细菌和真菌感染，随后的几个月可能发生病毒或其他病原体（如卡氏肺囊虫和诺卡菌等）感染。

2. 排异反应　排异反应常发生在心肺移植后的早期，可单独发生在心脏或肺。治疗同单独心脏移植或肺移植。

3. 其他　同单独心脏移植情况类似，同样也有进行性冠状动脉血管病变的倾向。与肺移植一样，晚期并发症也是闭塞性细支气管炎，大约有 1/3 患者出现此过程。

（于钦军　陈　雷）

参考文献

［1］ ANTON J M, ROTHER A L, COLLARD C D, et al. Anesthetic management of cardiac and pulmonary transplantation[M]//GRAVLEE G P, SHAW A D, BARTELS K. Hensley's Practical Approach to Cardiothoracic Anesthesia. 6th ed. Philadelphia: Wolters Kluwer, 2019: 507-545.

［2］ GUPTA T, SELIM R, KRIM S R. Cardiac transplantation: update on a road less traveled[J]. Ochsner J, 2019, 19: 369-377.

［3］ 国家心脏病中心中国医学科学院阜外医院. 心衰及移植 [R/OL]. 外科年度报告 (2018), 2019, 43-44.

［4］ TAN Z, ROSCOE A, RUBINO A. Transesophageal echocardiography in heart and lung transplantation[J]. J Cardiothorac Vasc Anesth, 2019, 33(6): 1548-1558.

［5］ MEHRA M R, CANTER C E, HANNAN M M, et al. The 2016 International Society for Heart Lung Transplantation listing criteria for heart transplantation: A 10-year update[J]. J Heart Lung Transplant, 2016, 35(1): 1-23.

［6］ NEETHLING E, MORENO-GARIJO J, MANGALAM T K, et al. Intraoperative and early postoperative management of heart transplantation: Anesthetic implications[J]. J Cardiothorac Vasc Anesth, 2020, 34(8): 2189-2206.

［7］ BARROS L N, UCHOA R B, MEJIA J A C, et al. Anesthetic protocol for right ventricular dysfunction management in heart transplantation: systematic review, development and validation[J]. BMC Anesthesiol, 2021, 21(1): 46.

［8］ ROMEO F J, VARELA C F, VULCANO N, et al. Acute kidney injury after cardiac transplantation: Foe or common innocent bystander?[J]. Transplant Proc, 2018, 50: 1489-1495.

［9］ FORTRIE G, MANINTVELD O C, CALISKAN K, et al. Acute kidney injury as a complication of cardiac transplantation: Incidence, risk factors, and impact on 1-year mortality and renal function[J]. Transplantation, 2016, 100: 1740-1749.

［10］中华医学会器官移植分会. 中国肺移植术操作规范 (2019)[J/OL]. 中华移植杂志 (电子版), 2019, 13(2): 91-93.

［11］GALIE N, HUMBERT M, VACHIERY J L, et al. 2015 ESC/ERS Guidelines for the diagnosis and treatment of pulmonary hypertension: The Joint Task Force for the Diagnosis and Treatment of Pulmonary Hypertension of the European Society of Cardiology and the European Respiratory Society.Endorsed by: Association for European Paediatric and Congenital Cardiology, International Society for Heart and Lung Transplantation[J]. Eur Heart J, 2016, 37: 67-119.

［12］WEILL D. Lung transplantation: indications and contraindications[J]. J Thorac Dis, 2018, 10(7): 4574-4587.

［13］GUST L, D'JOURNO X B, BRIOUDE G, et al. Single-lung and double-lung transplantation: technique and tips[J]. J Thorac Dis, 2018, 10(4): 2508-2518.

［14］陈志高 , 黄洁 , 胡盛寿 . 心肺联合移植现状 [J/OL]. 实用器官移植电子杂志 , 2014, 2(6): 336-339.

［15］LE-PAVEC J, HASCO T S, FADEL E. Heart-lung transplantation: Current indications, prognosis and specific considerations[J]. J Thorac Dis, 2018, 10(10): 5946-5952.

第 13 章

梗阻性肥厚型心肌病外科的麻醉处理

第 1 节　肥厚型心肌病的病理生理

一、病因和病理生理

（一）患病率和病因

1. 患病率　肥厚型心肌病（hypertrophic cardiomyopathy，HCM）是以非对称性心肌肥厚（左室、室间隔为主）为主要特征的遗传性心肌疾病，绝大部分呈常染色体显性遗传，明显家族史者占半数以上。HCM 属全球性疾病，可见于任何年龄、性别和种族，世界上超过 122 个国家都有过报道。流行病学调查证明 HCM 患者并不少见，成人 HCM 美国的患病率为 0.2%，日本的患病率为 0.17%，国内据阜外医院调查成人 HCM 的患病率为 0.16%，据此保守估计我国 HCM 患者有 100 万 ~ 200 万。

2. 病因

（1）心肌肌节收缩蛋白（sarcomeric contractile protein）及其相关结构（如粗肌丝、细肌丝、Z 盘结构蛋白或钙调控相关蛋白等）的基因突变是主要的致病因素，成年 HCM 患者 60% ~ 80% 可检测到明确的致病基因变异。目前发现至少有 27 个心肌收缩蛋白的致病基因与之相关，其中 β 肌球蛋白重链（β-myosin heavy chain，MYH7）、肌球结合蛋白 C（myosin-binding protein C，MYBPC3）、肌钙蛋白 T（troponin T，TNNT2）或 I（troponin I，TNNI3）、α 原肌球蛋白（tropomyosin，TPM1）等基因变异占 90% 以上。发病机制目前仍不清楚，推测基因突变导致心肌细胞钙调控相关蛋白异常，使细胞内 Ca^{2+} 再摄取异常、延迟失活，肌细胞对钙敏感性增强，心肌能量代谢受到影响，从而代偿性出现心肌增生肥厚、纤维化和肌纤维排列紊乱，导致肌纤维收缩功能异常和舒张功能障碍。儿茶酚胺代谢异常、细胞内钙调节异常、高血压、高强度运动等均可作为本病的促发因素。

（2）其他遗传性或病因不明的心肌肥厚性疾病。国际上对 HCM 的定义和诊断标准略有不同，中国和欧洲心脏病学会的定义和诊断标准基本相同，包括由其他基因变异性遗传或非遗传性疾病如遗传性代谢性疾病（如糖原沉积病、肉碱代谢疾病和溶酶体贮积病）、神经肌肉疾病（如家族性共济失调）、线粒体疾病和部分基因性综合征（豹斑综合征、Costello 综合征等）等合并心肌肥厚性表现，以及 25% ~ 30% 不明原因的心肌肥厚。美国心脏协会和美国心脏病学院则认为 HCM 同此类疾病从发病机制、病理生理、自然病史和治疗策略都不相同，需排除这些合并左室心肌肥厚性表现的明确系统性或代谢性（不论是否有基因病变）疾病和其他心脏疾病，但包括其他病因不明的以左室肥厚为特征的心肌疾病。

（二）病理和病理生理

1. **病理**　HCM 患者 90% 以上心室壁呈不规则性、非对称性肥厚，心脏肥大。左心室壁向心性肥厚，可以涉及室间隔、后壁和心尖部等室壁，使心腔狭小，肥厚程度常重于右心室。组织病理和心肌亚微结构改变可见肌小节结构异常，心肌纤维排列紊乱、无序、形态异常和细胞器数量增多等，心肌细胞肥大、间质纤维化。冠状动脉微血管床功能失调，肌间小冠状动脉结构异常，管壁增厚、管腔缩小，管壁和管腔比值是正常的 2 倍多。此类变化在出现临床症状以前就已经开始，并且不仅仅局限于左室肥厚区域。

2. **病理生理**

（1）左室流出道梗阻：心室肥厚往往呈非对称性，可以发生在任何心肌节段，但以左心室为主，尤其是以室间隔心肌肥厚为甚（> 90%）。由于收缩期肥厚的室间隔心肌凸入左心室腔，同时乳头肌和二尖瓣瓣叶前向移动与室间隔相接触，使左心室流出道狭窄，HCM 患者 60% ~ 70% 在心肌收缩时引起左室流出道动力性梗阻，左室流出道梗阻加速心肌肥厚，但通常心室腔不大。流出道梗阻在收缩期造成左心室腔与流出道之间压力差，通常把静息或运动时收缩期左室流出道峰值压差 ≥ 30 mmHg 者称为梗阻性肥厚型心肌病（obstructive hypertrophic cardiomyopathy，OHCM）。在左心室射血早期，流出道梗阻轻，射血约 30% 每搏量，其余 70% 在梗阻明显时射血，因此动脉波呈迅速上升的升支，下降后再度向上成一切迹，然后缓慢下降。此类患者常常出现乳头肌异常增厚、粘连和异常腱索，可见二尖瓣前叶或后叶增厚、增大或冗长，在心肌收缩力增加和心率增快时，收缩期肥厚的室间隔使处于流出道的二尖瓣前叶与室间隔靠近而向前移位，加重左心室流出道狭窄并引起二尖瓣关闭不全，导致二尖瓣反流，将这种收缩期二尖瓣前向运动（systolic anterior motion，SAM）征象称为 SAM 征。由于左室射向主动脉的高速血流产生的文丘里效应（Venturi effect）和异常血流对二尖瓣叶的推撞力，在收缩中、后期 SAM 征最明显，这是导致二尖瓣反流的主要原因，但 OHCM 有 10% ~ 20% 的患者涉及二尖瓣叶及其相关结构本身的病变。

（2）心室舒张功能不全：由于心肌异常肥厚，肌纤维排列紊乱、结缔组织增生，使心腔僵硬度增加，心肌收缩和舒张不协调，导致心肌顺应性减低，高心腔内压导致心室负荷改变，使心室舒张期充盈发生障碍，左室舒张末压增高，这些都是引起心室舒张功能不全的重要原因。心肌肥厚的严重程度明显改变心室腔的形状和每搏量，因左室扩张度减低，使每搏量减少。正常人左心室舒张压在等容舒张期降至最低点，随之心室快速充盈，而此类患者等容舒张期延长，舒张压下降延长到舒张中期，使心室充盈时间缩短，相应在心室充盈时对心房收缩的依赖性增加，心房的容量和压力负荷增加，加上二尖瓣反流，致使左房扩大。

（3）心肌缺血：因心肌肥厚、纤维化，供血心肌的细小动脉密度不足，动脉壁中层增厚，使心肌微血管功能失调，损害了冠状动脉血流的储备，同时心肌收缩功能增加，过高的心室腔内压使室壁内冠状动脉受压，心肌氧需超过冠状动脉的氧供，引起无症状性或有症状性心肌缺血。部分患者因肥厚增生的心肌对冠状动脉前降支形成肌桥（肌桥发生率为 15% ~ 40%），收缩期压迫冠状动脉造成相应区域的心肌缺血。

（4）心律失常：由于心肌肥厚、心肌缺血、左室流出道梗阻和心房扩大等因素，常伴发房颤、室上性或室性心动过速等心律失常，甚至发生心源性猝死（sudden cardiac death，SCD）。随着心肌肥厚和心肌缺血的进一步发展，可以导致心肌坏死、纤维化和瘢痕形成，这是形成室性心动过速和心室纤颤的病理基础。心律失常以房颤最为常见，OHCM 合并房颤者可达 20% ~ 30%，出现房颤影响预后，可以促发心衰、脑卒中和 SCD 等。

（5）心室收缩功能不全：此类患者通常收缩功能正常或增强，左室射血分数或缩短分数正常或轻度增加。但随着病情的进展，心肌坏死、纤维化和瘢痕形成的加重，使心室壁变薄，收缩末期容量增加，晚期导致心室扩大或形成心尖部室壁瘤，左室 EF 最终减少。HCM 有 2% ~ 5% 的患者心肌收缩功能逐渐恶化，引起左室收缩功能不全相关性心衰。当左心室 EF < 50%，SCD 明显增加，此类患者年死亡率 > 10%，最终发展为终末期扩张型心肌病。

二、临床特征、诊断和分型

（一）临床特征

1. 临床症状　临床症状和 HCM 分型、流出道狭窄的程度、心室功能、心肌缺血和心律失常等因素密切相关。轻型患者可以长期无明显症状，而有些患者首发症状就是猝死。最常见症状是劳力性呼吸困难，表现为活动后胸闷、气短，甚至出现胸痛、晕厥等，严重者可出现心衰症状，小部分重度梗阻的患者剧烈活动可引起猝死。未经治疗的 HCM 患者年死亡率可达 2% ~ 4%，SCD、心衰和脑卒中是 HCM 死亡的主要原因。SCD 多与致命性心律失常，如室性或室上性心动过速、心室颤动、房室传导阻滞等有关，是 HCM 青少年患者死亡的主要原因；而心衰死亡多发生于中年患者；HCM 患者房颤的发生率可高达 20% ~ 30%，是导致老年患者脑卒中的主要原因。

2. 体征　无或梗阻轻的患者可无明显的阳性体征。室间隔肥厚引起左心室流出道梗阻和二尖瓣反流者，胸骨左缘第 3 ~ 4 肋间可以听到粗糙的喷射性收缩期杂音。屏气时左室容量负荷减低，使左室流出道峰值压差增大，从而使杂音增强。

（二）临床诊断

1. 超声心动图　形态学诊断和评估的金标准。所有 HCM 患者均需进行全面的超声心动图检查，包括左心室舒张功能、左心室流出道梗阻、二尖瓣反流、肺动脉收缩压等心脏结构、功能和病理生理进行全面的综合评价。静息时无左心室流出道梗阻而有症状的患者，可做运动负荷试验（限制性 Bruce 试验）检查，以排除隐匿性梗阻。成人 HCM 的超声心动图诊断标准：心脏舒张末期室间隔或左心室心肌任何节段或多个节段室壁厚度 ≥ 15 mm，有明确遗传学证据（家族遗传史或基因诊断）者左心室壁厚度≥ 13 mm，排除其他（心脏负荷增加）导致心室肥厚的心脏或系统性疾病，如高血压、瓣膜病和先天性主动脉瓣下隔膜等。

2. 心脏磁共振（CMRI）检查　可以评估心肌纤维化的程度，并对超声心动图不能清晰显示的二尖瓣和乳头肌等解剖结构做进一步的诊断和鉴别诊断。确诊或疑似 HCM 的患者应进行 CMRI 检查，其中钆对比剂延迟增强（late gadolinium enhancement，LGE）是识别心肌纤维化最有效的方法。LGE 与死亡、SCD 等风险呈正相关，约 65% 的 HCM 患者出现 LGE，表现为肥厚心肌内局灶性或斑片状的增强，以室间隔与右心室游离壁交界处局灶状增强最为典型。

3. 冠状动脉 CTA 或冠状动脉造影　由于常合并肌桥病变，拟行心脏手术的患者，需常规进行冠状动脉 CTA，必要时冠状动脉造影，进行冠状动脉评估。

4. ECG 检查　OHCM 患者 85% 以上 ECG 异常，表现为复极异常、电轴左偏、ST 段改变、异常 P 波、下壁和侧壁导联出现病理性 Q 波等。合并完全性右束支传导阻滞者容易出现完全性房室传导阻滞，对外科处理有警示意义。需做 24 ~ 48 h 动态 ECG 和血压监测，以评估心律失常和猝死风险。

5. 基因筛查和诊断　基因突变是绝大部分 HCM 患者的病因，致病基因的外显率（即携带致病基因患者最终发生 HCM 的比率）为 40% ~ 100%。HCM 患者都要询问家族遗传病史，通过遗传咨询收集其他家庭成员的相关信息，进而完善家系图谱，为病因学检测提供证据和线索。基因诊断对明确诊断、判断预后、建立患者及家系基因诊断程序、对患者和家系成员的患病风险评估都具有重要价值。基因检测结果对先证者的临床危险分层和预后判断同样具有评估价值。

（三）临床分型

1. 根据梗阻程度　临床最常用的分型方法，易于指导临床治疗方案的选择。通过超声心动图测量收缩期左心室流出道与主动脉间的峰值压差（left ventricular outflow tract gradient，LVOTG），将 HCM 分为梗阻性和非梗阻性两种类型。通常把静息或负荷运动时收缩期 LVOTG ≥ 30 mmHg 者称为梗阻性，而只在负荷运动时 LVOTG ≥ 30 mmHg 为隐匿梗阻性；静息或负荷运动时收缩期 LVOTG < 30 mmHg 者称为非梗阻性。梗阻性、隐匿梗阻性和非梗阻性比例约各占 1/3，前两者相加占 HCM 的 60% ~ 70%，据此估计国内成人 OHCM 现患为 50 万 ~ 100 万。

2. 根据肥厚部位　分为左心室基底部（室间隔）肥厚、左心室中部（乳头肌）肥厚、心尖部肥厚、右心室肥厚和双心室肥厚等。约 3% 的患者表现为左心室中部梗阻，而左心室流出道可以无梗阻；5% ~ 10% 的患者由于心肌组织发生缺血性坏死和纤维化，可以形成室壁瘤，导致左心室扩张，称为 HCM 扩张期，多发生在 HCM 的终末阶段，类似于扩张型心肌病。

第 2 节　梗阻性肥厚型心肌病的治疗

一、药物治疗

1. 控制或缓解症状，改善心脏舒张功能

（1）β 受体阻滞药：治疗呼吸困难、心绞痛等症状，减轻左室流出道梗阻。非梗阻性无症状者，不需要药物治疗，尚无证据表明药物治疗可以改变患者的自然病程。静息或运动时出现左心室流出道梗阻的无症状患者，可考虑使用 β 受体阻滞药治疗，以减轻左心室压力。静息或运动时出现左心室流出道梗阻症状，首选无明显血管扩张作用的 β 受体阻滞药，如比索洛尔、阿替洛尔，合并高血压者美托洛尔作为首选，控制目标心率静息时在 55 ~ 65 次 /min，可以用至有效剂量或最大耐受剂量。

（2）钙通道阻滞药：使用 β 受体阻滞药无效、不能耐受或禁忌证的有症状性 OHCM 患者，非二氢吡啶类钙通道阻滞药（如维拉帕米或地尔硫草）则是 β 受体阻滞药的有效替代品，合并高血压者也可加用，以控制症状、缓解流出道梗阻、减少心肌缺血和改善左室舒张功能。但注意此类药物的血管扩张作用，左室流出道重度狭窄（LVOTG > 80 mmHg）、心衰或窦性心动过缓的患者可能危及生命，慎用。

（3）丙吡胺（disopyramide）：具有弱的钙通道阻滞作用，通过 Na^+/Ca^{2+} 交换，减弱心肌收缩力，降低左室流出道峰值压差，改善左心室流出道梗阻患者的症状。使用 β 受体阻滞药或钙通道阻滞药治疗效果不佳者，可以加用丙吡胺，使用时需注意丙吡胺可显著增加房室结的传导，容易增快房颤患者的心室率。

（4）肌球蛋白变构调节剂：新型心肌肌球蛋白变构调节剂 mavacamten，通过靶向抑制心肌肌钙 – 肌球蛋白结合，改善 HCM 患者的心肌重构，抑制心肌的过度收缩，进而改善心肌的舒张功能和顺应性，从而改善患者的临床症状（LVOTG 明显下降、NYHA 分级改善）和结局。基于 EXPLORER-HCM 等临床证据，美国 FDA 近期（2022 年 4 月）批准用于治疗 NYHA 心功能 II ~ III 级的症状性 OHCM 成年患者。

2. 维持窦性心律和防止心律失常

（1）频发室上性心动过速或合并房颤者，在使用 β 受体阻滞药的基础上可以使用胺碘酮来控制心律失常和减慢心室率，预防猝死。药物不能控制的室上性或室性心律失常，也可以考虑经导管射频消融治疗。房颤患者需要口服抗凝药物治疗，以预防发生血栓栓塞事件（如脑卒中），必要时需考虑经导管射频消融。

（2）植入型转复除颤起搏器（implantable cardioverter-defibrillator, ICD）：HCM 家族猝死史；心搏骤停或非持续性室性心动过速病史；静息或运动时怀疑心律失常引起的晕厥史；左心室室壁厚度 > 30 mm；心尖部室壁瘤、左室 EF ≤ 50% 和左室心肌弥漫性纤维化（LGE 范围 ≥ 15%）等。存在以上一个或数个 SCD 高风险因素，经 HCM 团队风险评估可以考虑 ICD，以降低 SCD 的发生率。

3. 维持循环功能，防止出现并发症

（1）OHCM 患者发生急性低血压，既要增加心脏前、后负荷，又要避免增加心率和心肌收缩力。在容量治疗的基础上，可以静脉给予去氧肾上腺素、甲氧明等单纯血管收缩药物，而使用多巴胺、多巴酚丁胺等正性肌力药物治疗有害，可以加重左室流出道梗阻。但 HCM 患者一旦出现左心室扩大、EF 下降等左心收缩功能不全症状，须使用正性肌力药和利尿药等处理。

（2）避免使用血管扩张药物，如硝酸酯类、磷酸二酯酶抑制剂和血管紧张素转化酶抑制剂等，避免使用地高辛等洋地黄类药物，慎用利尿药。使用 β 受体阻滞药等一线治疗药物，仍有明显劳力性呼吸困难等症状者，且临床证据表明容量超负荷或左心室腔内压过高，可谨慎使用低剂量襻利尿药或噻嗪类利尿药。

二、室间隔心肌酒精或射频消融术

1. 经导管酒精室间隔心肌消融（transcatheter alcohol septal ablation，TASA）　通过导管将酒精注入确定的冠状动脉前降支的相应目标间隔支，造成该支支配区域引起左室流出道梗阻的肥厚部分心肌缺血梗死，使室间隔基底部变薄，以减轻或消除 LVOTG 和梗阻，从而改善症状。TASA 的临床适应证受限，仅适应于冠状动脉解剖合适、NYHA 心功能 III 级以上和不适合外科手术（高龄、高风险）的高危患者。由于造成室间隔局部心肌损伤和心肌瘢痕，容易发生围手术期室性心律失常，相关死亡率在 1% ~ 2%，右束支和左束支传导阻滞发生率高达 50%，高度或三度房室传导阻滞的发生率达 2% ~ 10%，需要安装永久起搏器。残留梗阻需要再次干预或外科手术的概率达 7% ~ 20%，近期或远期效果都不如外科手术。来自阜外医院、美国梅奥诊所和波士顿塔夫茨医学中心的研究表明，TASA 对 LVOTG 和临床症状的缓解效果不佳，而且与较高的死亡率相关。因此，不应将其视为药物治疗效果不佳的 OHCM 患者的常规治疗选择。

2. 经皮射频室间隔心肌消融（percutaneous septal radiofrequency ablation，PSRA）　最早因无法用 TASA 而使用 PSRA 成功，经过近年来的发展，已经在心内三维超声指导下进行心内膜 PSRA，首先经股静脉途径将心内超声导管送至右心室，用三维超声沿左心室长轴和短轴逐层扫描重建左心室心腔三维超声解剖结构，将室间隔收缩期前向运动时与游离壁心肌的接触面扫描标识，即确立梗阻区的确切待消融的区域的解剖位置，再通过经股动脉途径经主动脉逆行或经房间隔穿刺途径，进行梗阻区心肌的消融，近期效果良好，但远期效果有待观察。经皮心肌内室间隔射频消融术（percutaneous intramyocardial septal radiofrequency ablation）即丽文术式，由我国西京医院刘丽文医生国际首创，该术式是在经胸超声心动图指导下经皮从左心室心尖部直接穿刺将特制消融针刺至室间隔肥厚部位，进行内膜下心肌的射频消融，使局部梗阻的心肌坏死、萎缩和变薄，达到缓解或解除左室流出道梗阻的效果，近期效果肯定，但操作技术要求高，容易损伤冠状动脉，学习曲线较长，不容易普及，远期效果也有待观察。

三、扩大心肌切除术

（一）适应证

1. 经标准内科药物治疗症状不能缓解，收缩期左室流出道峰值压差（静息或运动时）≥ 50 mmHg；酒精或射频消融失败的 OHCM，NYHA 心功能 III ~ IV 级，症状仍然明显的患者。

2. 症状不明显但左室流出道重度梗阻，LVOTG ≥ 100 mmHg；合并重度二尖瓣关闭不全的 SAM 征 OHCM 患者；合并其他需要心脏外科手术的 OHCM 患者（如冠状动脉旁路移植、瓣膜置换手术）；标准药物治疗无效，静息时 LVOTG ≥ 50 mmHg 的小儿患者。

（二）手术方法和并发症

1. **手术方法**　世界上外科行室间隔心肌切除术治疗 OHCM 最早（1961 年）由 Morrow AG 和 Brockenbrough EC 发表文献和描述。因此，常被称作经典 Morrow 手术。经过最近十几年的发展，形成了比较成熟的扩大室间隔心肌切除术即改良扩大 Morrow 手术，是目前治疗 OHCM 的金标准。手术在体外循环下经主动脉切口，行室间隔肥厚心肌的切除，以疏通左室流出道。通常切除范围上缘在主动脉瓣右冠瓣瓣环下方 3 ~ 5 mm，右侧在右冠瓣中点下方，左缘到左、右冠瓣交界下方和二尖瓣前交界附近，下缘根据肥厚室间隔的形态而定。如果仅仅是室间隔基底部肥厚，通常切除至二尖瓣乳头肌体部水平即可。如果左室中部梗阻，和（或）心尖部收缩期闭塞，则需要切除室间隔中部和心尖部位肥厚的心肌组织。前乳头肌和左室前侧壁之间常有粗大的肌束，在收缩期限制了前乳头肌的活动，需要一并切除。术中需要 TEE 的指导和评估（图 3-13-1）。患者术后收缩期峰值压差和 SAM 征消除（或激发试验 LVOTG < 25 mmHg、无 SAM 征），左心室内腔增大，二尖瓣反流消失或微少量，提示手术效果满意。小部分患者可能需要二尖瓣成形，仅少数患者二尖瓣病变严重，即使左室流出道疏通满意，二尖瓣反流也不会改善，需要二尖瓣置换。另外，近年国内已经开始尝试微创（小切口或腔镜）行扩大室间隔心肌切除术。

2. **并发症**　左室扩大心肌切除术已经比较成熟，国内外有经验的心脏中心围手术期死亡率 < 1%，成功接受外科手术治疗的 OHCM 患者，远期生存率已接近于正常人群。国内阜外医院朱晓东院士在 1984 年完成首例经典 Morrow 手术，到 2019 年 12 月阜外医院手术总例数达 2205 例，总死亡率 < 0.5%。近年来开展此类手术的医院和手术数量逐渐增多，但估计国内总例数在 3000 例左右，手术数量远远不能满足需求。主要并发症为完全性房室传导阻滞，发生率约为 1%，需要安装永久起搏器，术前合并右束支传导阻滞是高危因素；由于 TEE 的普及和应用，室间隔穿孔已很少见；其他有心肌梗死、主动脉瓣或二尖瓣损伤等并发症。

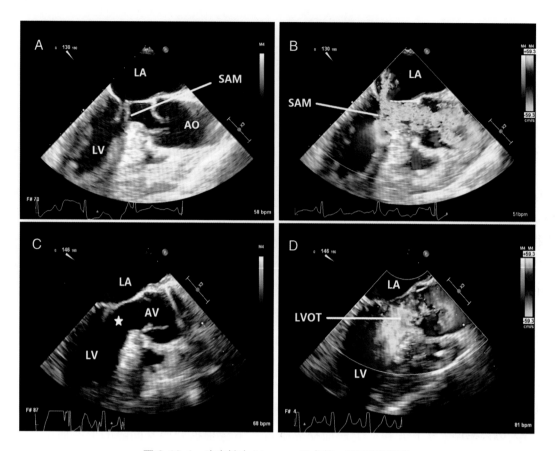

图 3-13-1 改良扩大 Morrow 手术前、后 TEE 图像

食管中段左心室长轴切面。LA：左心房；LV：左心室；AO：升主动脉；SAM：收缩期二尖瓣前向运动；LVOT：左室流出道；AV：主动脉瓣；图 A、B：术前 SAM 导致梗阻；图 C（☆）、D：术后 LVOT 通畅。

四、非梗阻性或终末期 HCM 的外科治疗

1. 非梗阻性 HCM 症状明显的非梗阻性 HCM 在治疗上具有挑战性，控制基础疾病（如高血压、肥胖症、冠心病和糖尿病）和结合药物治疗可以最大程度地缓解症状。但某些保留射血分数的心尖部肥厚 HCM 患者，尽管接受了最大程度的药物治疗，仍有严重呼吸困难或心绞痛等症状，NYHA 心功能 III ~ IV 级，左室严重肥厚，左室腔较小（舒张末期容积 < 50 mL/m^2 和每搏量 < 30 mL/m^2），在有经验的外科团队可以行心尖部肥厚心肌切除，以扩大左室容积，使左室逆重构和改善左室功能，从而减轻或消除症状。

2. 终末期 HCM 临床表现为左心室扩大、严重心肌收缩功能不全（EF < 30%），最后发展成终末期扩张型心肌病。对常规治疗均无反应的患者，尤其是 NYHA 心功能 III 或 IV 级，需要进行心脏再同步化治疗（CRT）、左心室辅助装置（LVAD）和心脏移植的评估，拟行心脏移植的 HCM 患者约有 5% 属难治性室性心律失常。美国和欧洲接受心脏移植的患者中有 5% ~ 7% 为 HCM 患者。

第 3 节　梗阻性肥厚型心肌病的麻醉

一、术前准备和评估

1. 严重程度和 NYHA 分级　临床症状的严重程度和 NYHA 分级是评估患者心功能的重要指标。需要外科手术的 OHCM 患者，多数 NYHA 分级 Ⅲ ~ Ⅳ级，出现明显的心衰症状和体征，药物往往难以控制，住院后需要平卧休息和间断吸氧。

2. 超声心动图和 CMRI　超声心动图是决定手术方式和评估风险的重要手段，CMRI 是必要的补充。室间隔的肥厚程度和左室流出道阻塞程度是独立的危险因素，心肌肥厚的部位和范围也与手术风险和预后密切相关。单纯室间隔肥厚梗阻患者的手术效果和远期预后最好；左室扩大、心尖部室壁瘤和左室 EF ≤ 50% 意味着左心收缩功能不全；二尖瓣反流程度、成因和病变的性质决定手术方式和体外循环时间。

3. SCD 的危险因素　尽管整个 HCM 患者 SCD 的年发生率在 1% 左右，但在高危患者 SCD 的年发生率可高达 2% ~ 10%，这是增高死亡率的主要原因。

（1）遗传基因、家族病史和发病年龄：基因筛查对先证者（家族中首个确诊患者）的临床危险分层、预后判断有评估价值。HCM 属常染色体显性遗传性心肌疾病，具有较高的外显率，故筛选评估受影响的一级亲属或可获得该病的遗传信息，如高危的基因类型和猝死的风险。家族一级直系亲属有 40 岁以前的猝死病史；同时携带两个或以上的基因变异，常导致更为严重的临床表型，使风险增加；发病年龄越小猝死的风险越大，青少年 SCD 五年累计发生率在 8% ~ 10%，风险明显高于年龄大者。

（2）不明原因的晕厥病史：半年内出现晕厥的患者 SCD 风险是无晕厥患者的 5 倍。

（3）非持续性室性心动过速：SCD 的独立危险因素。动态 ECG 监测发现 HCM 患者约 20% 发生非持续性室性心动过速，尤其年龄 ≤ 30 岁的患者。

（4）左心室重度肥厚：心室壁的肥厚程度和左室流出道阻塞程度是 SCD 的独立危险因素。左室室壁厚度 ≥ 30 mm，SCD 的年发生率为 1.8%，厚度每增加 5 mm，则 SCD 的发生率增高 1 倍；左室流出道峰值压差 > 100 mmHg，SCD 风险明显增加。

（5）LGE 和心尖部室壁瘤：LGE 的程度或范围（ ≥ 15%）同死亡或 SCD 风险呈正相关；心尖部室壁瘤是独立的危险因素。

4. 肺动脉高压　由于评估的方法和标准不同，肺动脉高压的发生率范围较大（10% ~ 30%）。女性、高龄、房颤和二尖瓣重度反流是 OHCM 患者发生肺动脉高压的独立危险因素，合并严重肺动脉高压的患者临床预后不良、围手术期死亡率较高。

5. 其他高危因素　高龄（ ≥ 68 岁）、左心房内径增大（ > 46 mm）、频发性心律失常，或其他合并症，如糖尿病、肥胖、肾功能不全等，都是增加外科风险的高危因素。另外，作为评估心衰严重程度的血清标志物，NT-proBNP 也是预测和分层评估外科风险的独立危险因素。

6. 麻醉前用药 术前使用的 β 受体阻滞药继续用至术日，必要时增加剂量。术前晚和术日适当给予镇静药物，以消除患者的紧张和恐惧情绪，保持心律和心率的稳定。通常成人术前 1 h 口服地西泮 10 mg 或咪达唑仑 10 mg。

二、术中监测

1. Swan-Ganz 导管 由于存在左室顺应性异常和二尖瓣反流，使 PCWP 反映左室前负荷的价值受限，插入和保留导管期间也容易引起室上性和室性心律失常，不建议常规使用。但对术前合并左室收缩功能不全（EF ≤ 50%）或严重肺动脉高压者，Swan-Ganz 导管仍然具有重要的指导价值，尤其对指导术后容量治疗、维持体循环阻力和心排出量尤为重要。但在左室肥厚严重、心室顺应性较差的患者，停机时左房压或 PCWP > 18 mmHg 并非罕见，不能仅凭左房压或 PCWP 的绝对值来指导治疗。

2. TEE 围手术期 TEE 是改良扩大 Morrow 手术监测的金标准，在降低围手术期并发症、死亡率和提高患者远期预后诸多方面，都离不开 TEE 的指导和帮助。术中需全程 TEE 监测（表 3-13-1）：术前再次确认诊断和修正手术方案；即时评估手术效果；检查瓣膜的形态和功能；评价心室收缩、舒张功能和左心室充盈程度；指导排气。停机后如果左室流出道峰值压差为 20 ~ 30 mmHg，需要进行药物激发试验，以确定手术效果和检查是否需要再次手术矫治（扩大流出道或处理二尖瓣）。通常使用异丙肾上腺素 [1 μg/（kg·min）] 来增加心肌收缩、降低负荷（容量和压力）和增快心率（> 120 次 /min），从而激发出流出道残余梗阻，也可以使用小剂量麻黄碱（3 ~ 5 mg）来增加心肌收缩和增快心率，使收缩压升至 100 mmHg 以上，心率增快至 90 次 /min 以上，以检查左室流出道是否存在残余梗阻（SAM 征）或判断二尖瓣反流程度。左室流出道疏通的满意程度，可以改善左室的逆重构和远期预后。

表 3-13-1　改良扩大 Morrow 手术 TEE 的使用

术前 TEE 评估	术后 TEE 评估
（1）室间隔形态：测量室间隔肥厚的部位、厚度和节段长度，确定是否存在异常肌束。	（1）LVOT 残余梗阻、收缩期峰值压差（峰值流速 < 2 m/s 为佳）。
（2）二尖瓣的评估：是否合并原发性二尖瓣病变（瓣环的扩张、瓣叶的粘连或脱垂、瓣叶或腱索的冗长、瓣下器异常），SAM 征和血流对二尖瓣瓣叶的作用（二尖瓣反流）。	（2）二尖瓣结构和功能：二尖瓣反流量的变化，瓣叶或腱索的功能、SAM 征。
（3）LVOT 梗阻的分析：收缩期峰值压差和梗阻的类型（中晚期峰值），明确梗阻部位（除外瓣下隔膜、主动脉瓣病变），是否存在左室中部梗阻，进一步确定切除的部位和范围。	（3）并发症：是否存在室间隔穿孔，主动脉瓣的结构和功能。
	（4）左室中部、心尖部室腔的形状。

LVOT：左室流出道；SAM：收缩期二尖瓣前向运动。

3. 中心静脉压 在大部分轻、中度左室肥厚的 OHCM 患者，可以基本反映左室充盈压，但左室肥厚严重、心室顺应性较差的患者，左、右心充盈压差别很大，故不能机械地以 CVP 值来估计前负荷，应结合动脉压等循环指标，观察 CVP 的动态变化对容量的估计更有价值。

三、术中管理

1. 麻醉的诱导和维持　麻醉处理要考虑到对心肌收缩力、心率、前负荷、后负荷和交感神经活性的影响。任何交感神经的刺激，如焦虑、疼痛、气管插管或麻醉药物对上述因素的改变，都可能恶化血流动力学。由于此类患者心肌肥厚，收缩功能增强，EF 正常或偏高，可以很好地耐受偏深的麻醉。麻醉偏浅可使心肌收缩力增强，心率增快，加重流出道梗阻。因此，需要保持适当的麻醉深度，避免应激反应，以保持血流动力学稳定。由于术前普遍重视 β 受体阻滞药的使用，术中快速型心律失常已很少见，试图通过增加吸入麻醉药的浓度来抑制心肌收缩力反而首先引起血管扩张，容易导致血压下降。

（1）麻醉诱导：通常使用依托咪酯、芬太尼或舒芬太尼、罗库溴铵或顺式阿曲库铵诱导插管，插管前可以先行咽喉部和气管内表面麻醉，最大限度地降低气管插管反应，既要避免动脉压明显下降，又要防止气管插管引起的高动力学反应。入室后可以给予小剂量地佐辛镇静，防止依托咪酯引起的肌颤，尽量不复合使用咪达唑仑，更要避免使用丙泊酚，以避免发生诱导期严重低血压。

（2）麻醉维持：避免恶化流出道梗阻的因素，保持足够的动脉压和前负荷。选择中、大剂量阿片类药静脉麻醉复合丙泊酚输注镇静、吸入低浓度七氟烷辅助为最佳。为避免心率增快，肌松药选择维库溴铵、哌库溴铵或顺式阿曲库铵为宜。此类患者的流出道梗阻属动力性且程度较易变化，不同于瓣膜狭窄引起的固定性梗阻，凡增强心肌收缩力、减少心室容量负荷、降低血压的因素均可加重流出道梗阻；而抑制心肌收缩力、增加前负荷和后负荷的因素均可减轻流出道梗阻；血管扩张药物（尤其是以扩张静脉血管为主的药物），将增大主动脉和左心室间的压力差，加重 SAM 征，而使用缩血管药可以减少梗阻和二尖瓣反流量。

2. 保持足够的前负荷

（1）前负荷下降可使左心室腔容积缩小而加重流出道梗阻，维持较高前负荷以增加 CO。通常在体外循环前期需要输注 8 ～ 10 mL/kg 液体。此类患者通过 CVP 来估计左室舒张末期压的价值受限，不要以 CVP 的绝对值来估计前负荷，在基本保持患者液体出入量的基础上，综合血压、心率、CVP 等动态变化，来调节液体的输入量，以维持稳定的血流动力学。

（2）机械通气时高气道压将使静脉回心血量减少，应设置较低潮气量（6 ～ 8 mL/kg）和稍快呼吸频率（12 ～ 14 次/min）。

3. 维持较高的后负荷　降低后负荷不仅反射性增强心肌收缩力，而且增加左心室与主动脉间的压差，从而加重流出道梗阻，因此须维持较高的后负荷。但术中血压较高者，首先加深麻醉（吸入七氟烷或静脉丙泊酚、咪达唑仑），血压仍高者可以选择具有扩血管作用的 β 受体阻滞药或钙通道阻滞药，两者均可减弱心肌收缩力，减少心肌氧耗，改善心肌顺应性，尽量避免使用单纯的血管扩张药物。

4. 维持窦性心律　积极预防和治疗室上性心律失常等异位心律，避免使用增快心率的药物。维持心率在 50 ～ 70 次/min 较佳，心率增快使舒张期缩短，心室充盈减少，加重流出道梗阻，同时减少肥厚心肌的氧供和增加氧耗量，但心率过慢使左室腔内压力过高，容易引起心内膜下心肌缺血，CO 下降。降低心率的药物首选阿替洛尔或美托洛尔，如血压也高可静注艾司洛尔。因该类患者的心房收缩对左心室充盈至关重要，可达每搏量的 30% ~ 50%，如新出现房颤等异位心律，须积极治疗（必要时同步直流电复律）以恢复窦性心律。如果游离腔静脉时血流动力学极不稳定，建议外科医师先行主动脉插管，以便输血和快速建立体外循环。

5. 保证足够的灌注压　此类患者通常血流动力学波动较大，收缩压需要维持在 80 mmHg 以上，术中出现血压下降，在补充容量的同时首选小剂量 α 受体兴奋药来提高血压，如去氧肾上腺素 0.05 ~ 0.1 mg 或甲氧明 1 ~ 2 mg（心率 > 60 次 /min），心率较慢者（< 55 次 /min）可以用去甲肾上腺素 2 ~ 4 μg。少数严重肺动脉高压（肺动脉压甚至超过主动脉压）的患者收缩压需要维持在更高（≥ 90 mmHg）水平，为避免单次使用 α 受体兴奋药引起的肺动脉压急性增高，建议持续输注小剂量去氧肾上腺素或去甲肾上腺素来维持血压。对于因左室流出道梗阻引起的血压下降，可以联合使用 α 受体兴奋药和 β 受体阻滞药。如果术中左室流出道疏通满意，二尖瓣无明显反流，心肌保护满意，大部分患者不需要正性肌力药物。但小部分左室收缩功能不全（EF ≤ 50%）、室壁瘤切除、反复二尖瓣成形而使转机时间明显延长致心肌保护不良者，往往停机时 LAP 过高（≥ 18 mmHg）而脱离体外循环困难，可以使用小剂量去甲肾上腺素或多巴胺等正性肌力药物支持。

6. 心肌保护　由于此类患者心肌肥厚，冠状动脉结构异常（管壁增厚、管腔缩小），冠状动脉微血管床功能失调，容易心肌灌注不良，导致心肌缺血性损伤和再灌注损伤，故术中要注重心肌保护。通常心肌停搏液的灌注量较其他患者要大，间隔时间要缩短。大部分患者开放后心脏自动复跳，但难复性室颤发生率相对偏高，在排除其他原因后，此时可首选 β 受体阻滞药（阿替洛尔或美托洛尔），其次可选胺碘酮（容易引起血压下降，此类患者不作首选），再电击除颤可成功转复。所有患者均需安装心外膜临时起搏。

7. 合并肺动脉高压　据阜外医院统计住院手术的 OHCM 患者，使用超声改良伯努利（Bernoulli）公式来评估肺动脉收缩压，发现合并肺动脉高压者 11.2%。对严重肺动脉压者体外循环前必须保持足够的灌注压，防止低血压，任何试图用扩血管药物去降低肺动脉压的做法极其危险。改良扩大 Morrow 手术可以降低肺动脉压和改善预后，由于吸入 NO 对体血管阻力几乎无影响，术后吸入 NO 是有益的选择。对脱离体外循环机困难者，必要时使用 IABP、ECMO 可以使患者获益。

四、术后处理

1. 维持血流动力学稳定　同术前、术中的管理原则相同。保持窦性心律，继续和尽早使用 β 受体阻滞药控制心率，预防室性或室上性心律失常；仔细评估容量状态，保证术后早期有足够的前负荷；维持足够的灌注压，保持收缩压 > 90 mmHg，必要时使用甲氧明、去甲肾上腺素等升高血压，但对残存左室流出道梗阻的患者慎用正性肌力药物，如果出现左室收缩功能不全，则处理原则同其他心衰患者相同。此类患者术后容易发生左或右束支传导阻滞、房颤、室上性心动过速等心律失常，对新发房颤可以使用胺碘酮治疗和复律，必要时使用直流同步电复律。

2. 超声心动图　术后出现低血压而原因又难以判断时，尽早使用超声心动图检查，不但可以判断低血压的原因，也可以及时发现如残存左室流出道梗阻等手术并发症。

3. 镇静、镇痛　使用多模式镇痛方式和必要的镇静药物，如右美托咪定等，减少过度的交感神经刺激，以免增加心肌耗氧量，避免发生心动过速，防止心肌缺血和心律失常。

（于钦军　王古岩）

参考文献

［1］MARON B J, ROWIN E J, MARON M S. Global burden of hypertrophic cardiomyopathy[J]. JACC: Heart Failure, 2018, 6(5): 376-378.

［2］OMMEN S R, MITAL S, BURKE M A, et al. 2020 AHA/ACC guideline for the diagnosis and treatment of patients with hypertrophic cardiomyopathy: A report of the American College of Cardiology/American Heart Association Joint Committee on clinical practice guidelines[J]. Circulation, 2020, 142: 1-74.

［3］FREY N, LUEDDE M, KATUS H A. Mechanisms of disease: Hypertrophic cardiomyopathy[J]. Nat Rev Cardiol, 2011, 9(2): 91-100.

［4］MACIVER D H, CLARK A L. Contractile dysfunction in sarcomeric hypertrophic cardiomyopathy[J]. J Card Fail, 2016, 22(9): 731-737.

［5］REN X, HENSLEY N, BRADY M B, et al. The genetic and molecular bases for hypertrophic cardiomyopathy: the role for calcium sensitization[J]. J Cardiothorac Vasc Anesth, 2018, 32(1): 478-487.

［6］宋雷, 邹玉宝, 汪道文, 等. 中国成人肥厚型心肌病诊断与治疗指南 [J]. 中华心血管病杂志, 2017, 45(12): 1015-1032.

［7］ELLIOTT P M, ANASTASAKIS A, BORGER M A, et al. 2014 ESC Guidelines on diagnosis and management of hypertrophic cardiomyopathy: The task force for the diagnosis and management of hypertrophic cardiomyopathy of the European Society of Cardiology[J]. Euro Heart J, 2014, 35: 2733-2779.

［8］HENSLEY N, DIETRICH J, NYHAN D, et al. Hypertrophic cardiomyopathy: A review[J]. Anesth Analg, 2015, 120: 554-569.

［9］WANG S Y, CUI H, YU Q J, et al. Excision of anomalous muscle bundles as an important addition to extended septal myectomy for treatment of left ventricular outflow tract obstruction[J]. J Thorac Cardiovasc Surg, 2016, 152: 461-468.

［10］TANG B, SONG Y H, CUI H, et al. Prognosis of adult obstructive hypertrophic cardiomyopathy patients with different morphological types after surgical myectomy[J]. Euro J Cardio Thorac Surg, 2018, 54(2): 310-317.

［11］WOLF C M. Hypertrophic cardiomyopathy: genetics and clinical perspectives[J]. Cardiovasc Diagn Ther, 2019, 9(S2): S388-S415.

［12］TANG B, SONG Y H, CUI H, et al. Prognosis of adult obstructive hypertrophic cardiomyopathy patients with different morphological types after surgical myectomy[J]. Euro J Cardio Thorac Surg, 2018, 54(2): 310-317.

［13］贾玉和, 林瑶, 刘俊, 等. 在心内三维超声指导下经皮心内膜室间隔射频消融术治疗肥厚型梗阻性心肌病合并晕厥的临床应用研究 [J]. 中国循环杂志, 2020, 35(7): 638-644.

［14］LIU L, LI J, ZUO L, et al. Percutaneous intramyocardial septal radiofrequency ablation for hypertrophic obstructive cardiomyopathy[J]. JACC, 2018, 72(16): 1898-1909.

［15］MORROW A G, BROCKENBROUGH E C. Surgical treatment of idiopathic hypertrophic subaortic stenosis: technic and hemodynamic results of subaortic ventriculomyotomy[J]. Ann Surg, 1961, 154: 181-189.

［16］MARIAN A J, BRAUNWALD E. Hypertrophic cardiomyopathy: Genetics, pathogenesis, clinical manifestations, diagnosis,and therapy[J]. Circ Res, 2017, 121(7):749-770.

［17］MARON B J, MARON M S. Contemporary strategies for risk stratification and prevention of sudden death with the implantable defibrillator in hypertrophic cardiomyopathy[J]. Heart Rhythm, 2016, 13: 1155-1165.

［18］GAJEWSKI M, HILLEL Z. Anesthesia management of patients with hypertrophic obstructive cardiomyopathy[J]. Progress Cardiovasc Dis, 2012, 54: 503-511.

［19］田鹏声, 于钦军, 王水云, 等. 改良扩大 Morrow 手术的麻醉处理 [J]. 临床麻醉学杂志, 2016, 32(3): 217-220.

［20］常硕, 王水云, 于钦军, 等. 肥厚型梗阻性心肌病的外科治疗及围手术期治疗策略 [J]. 中国分子心脏病学杂志, 2014, 14(2): 875-878.

［21］周程辉, 于钦军, 王水云. 肥厚型梗阻性心肌病外科的围手术期处理 [J]. 中国循环杂志, 2018, 33(6): 622-624.

［22］伍熙, 崔颢, 肖明虎, 等. 梗阻性肥厚型心肌病患者发生肺高血压的病例对照研究 [J]. 中华心血管病杂志, 2016, 44(12): 1010-1014.

［23］YANG K, SONG Y Y, CHEN X Y, et al. Apical hypertrophic cardiomyopathy with left ventricular apical aneurysm: prevalence, cardiac magnetic resonance characteristics, and prognosis[J]. Eur Heart J Cardiovasc Imaging, 2020, 21(12): 1341-1350.

［24］HERRERA E L, LAWRIE G M. Surgical approaches to hypertrophic cardiomyopathy and implications for perioperative management[J]. Int Anesthesiol Clin, 2018, 56(4): 47-63.

［25］CUI H, SCHAFF H V, WANG S, et al. Survival following alcohol septal ablation or septal myectomy for patients with obstructive hypertrophic cardiomyopathy[J]. JACC, 2022, 79(17): 1647-1655.

［26］OLIVOTTO I, OREZIAK A, BARRIALES-VILLA R, et al. Mavacamten for treatment of symptomatic obstructive hypertrophic cardiomyopathy(EXPLORER-HCM): a randomised, double-blind, placebo-controlled, phase 3 trial[J]. Lancet, 2020, 396(10253): 759-769.

第 14 章

心包疾病外科的麻醉处理

第 1 节　心包疾病的病理生理

一、急性心包炎的病理生理

（一）病因

1. 急性心包炎是由心包脏层和壁层急性炎症引起的综合征。临床特征包括胸痛、心包摩擦音、特征性 ECG 异常和心包积液，大部分患者 1 个月内自发缓解或保守治疗痊愈。病程 < 6 周是急性心包炎；超过此病程但在 3 个月内为持续性心包炎；急性心包炎症状缓解 4 周后又再次出现新的心包炎症状和体征称复发性心包炎；病程 > 3 个月则转为慢性心包炎。

2. 急性心包炎的病因可来自心包本身疾病，也可以是系统性疾病的一部分。以感染性病因最为常见，部分病因未知的特发性患者，多数被认为是病毒感染所致。

（1）感染性：病毒、细菌、真菌、寄生虫等，以病毒性感染最多见。

（2）系统性疾病累及：风湿热、类风湿性关节炎、系统性红斑狼疮等。

（3）恶性肿瘤：原发性恶性肿瘤（间皮瘤、血管肉瘤）；转移性恶性肿瘤（肺癌、乳腺癌、骨癌、淋巴瘤、黑素瘤）。

（4）代谢性：肾功能不全或尿毒症、甲状腺功能减退。

（5）药物性：青霉素、普鲁卡因胺、抗高血压药（肼苯哒嗪、米诺地尔）、色甘酸钠、细胞毒类抗肿瘤药：阿霉素（adriamycin）、免疫抑制剂、口服抗凝药等。

（6）其他：急性心肌梗死、心肌梗死后心包炎（Dressler 综合征）；放射线照射，如放疗后；心脏手术或安装起搏器等心脏介入操作后；主动脉夹层；胸壁外伤等。

（二）病理生理

1. 心包包裹在心脏表面，是心脏与纵隔其他部分相隔离的组织，其外层是纤维性心包膜，内层是浆液性心包膜。内层分为两层：脏层心外膜（包裹心脏和大血管）和壁层心包膜（覆盖纤维性心包膜），脏层和壁层之间为心包腔。尽管心包不直接参与维持心脏功能，但心包病变可导致很严重的临床结局。

2. 急性心包炎早期表现为心包脏层和壁层的炎性反应，出现含有纤维蛋白沉积和多核白细胞聚集组成的黏稠液体，称为纤维蛋白性心包炎。由于病因或病程进展的不同，随着渗出物中液体的增加，渗液可表现为纤维蛋白性、浆液血性或化脓性等不同，液量为 100 mL ~ 3 L，统称为渗出性心包炎。炎性反应常累及心包下表层心肌，少数严重者可累及深部心肌，称为心肌心包炎。心包炎愈合后可残留细小斑块或遗留不同程度的粘连。急性纤维素性心包炎的渗出物，可完全溶解吸收，也可能机化为结缔组织瘢痕，甚至引起心包钙化，最终发展成慢性缩窄性心包炎，慢性缩窄性心包炎的发展与致病原因有关。

3. 急性心包积液是急性心包炎引起系列病理生理改变的主要原因。急性心包炎约 2/3 的患者可以出现心包积液，大多数积液量不大，大量积液（超声显示大于 20 mm 宽）仅见于极少数患者。心包积液的临床表现主要取决于积液产生的速度和积液总量。如果渗液进展缓慢，心包逐渐伸展，心包腔内虽容纳 1 ~ 2 L 液体而不增加腔内压力，此缓慢而不伴有心脏压塞的心包积液，患者临床症状可以不明显。心包积液是否导致心脏压塞在很大程度上取决于液体渗出的速度。如果渗液急速或大量蓄积，使心包腔内压力急剧上升，则心室舒张期充盈减少，致使心搏量降低，血压下降。此时机体的代偿机制通过升高静脉压以增加心室的充盈，增加心肌收缩力和加快心率使 CO 增加，升高周围小动脉阻力以维持血压。如果心包渗液继续增加，一旦心包腔内压力和右室压力升至左室舒张压水平，则上述代偿机制衰竭而出现急性心脏压塞表现。

4. 临床表现

（1）症状和体征：典型的胸痛为锐痛和胸膜痛，吸气或咳嗽时加重，坐位和身体前倾可缓解。听诊心包摩擦音，胸骨左缘听诊最为清晰。如果出现心包积液，查体可见颈静脉压增高、心音遥远和低血压，即贝克（Beck）三联症，出现奇脉、Kussmaul 征（吸气时颈静脉明显扩张）等，甚至心源性休克或无脉电活动。

（2）检查：由于心包腔内压力高于右房和右室舒张压，超声心动图可发现心脏压塞的典型征象，即表现为舒张末期右房游离壁塌陷、舒张早期右室塌陷，二尖瓣流速明显变异（舒张期血流 E 峰明显减低）。超声心动图也可用于鉴别诊断，排除主动脉夹层或心脏游离壁破裂导致的心脏压塞，可以发现新发或恶化的心包积液。但超声心动图无上述阳性发现也不能除外急性心包炎。右房压力波形的典型改变是明显变钝的 A 波和 Y 降支。典型的 ECG 改变为广泛导联的 ST 段呈弓背向下型抬高，PR 段压低，T 波高、倒置、减低或变平等。

二、急性心脏压塞的病理生理

（一）病因

1. 心脏手术　术后 48 h 内急性心脏压塞的发生率为 0.56% ~ 1.60%，主要原因有各种因素导致的出血、纵隔或心包引流不畅、纵隔或心包腔内血块局部压迫等。

2. 非心脏手术　由于心脏或血管破裂，如心脏外伤、冠心病心肌梗死、主动脉夹层动脉瘤破入心包、深静脉穿刺心脏穿孔、各种心血管介入检查治疗的并发症等。此外，相对于特发性心包炎而言，肿瘤性、结核性和甲状腺功能减退等导致的心包炎，更容易产生心脏压塞。

（二）病理生理

1. 急性心脏压塞是心包积液短时间内骤增所导致的综合征。当心包内液体急速增加，而心包不能随之迅速扩展，心包腔内压力明显升高。急剧上升的心包腔内压力压迫心脏，导致舒张期心室充盈障碍，致使腔静脉血不能顺利回流右心室，临床上出现 CVP 增高、CO 减少和低血压等循环障碍综合征。

2. 当心包积液产生时，心包腔内压力的上升不仅取决于积液量，更取决于积液的速度，即使只有 200 ~ 300 mL 就可发生急性心脏压塞。急性心脏压塞的主要病理生理改变：积液在心包腔内聚积，影响舒张期心室充盈；早期心脏前负荷下降，而心肌收缩性无明显影响；由于静脉回流受阻，CVP 和右房压明显升高；因每搏量减少代偿性引起心率增快和血管收缩，以期维持有效 CO 和血压；晚期出现明显低血压、休克和心肌缺血，心肌收缩开始减弱，迷走神经张力增高，出现心率减慢，如果不及时解除压迫，可迅速导致循环衰竭、心搏骤停和死亡。

3. 临床表现：当发生急性心脏压塞时，Beck 三联症是典型表现，最容易出现心动过速，而奇脉具有特异性。

（1）血压下降：血压可持续降至测不到，出现休克征象，烦躁、焦虑、皮肤湿冷、面色苍白，甚至意识丧失。伴心动过速和脉压缩小（< 30 mmHg）。

（2）CVP 上升：可达 15 ~ 20 cmH$_2$O，颈静脉明显怒张，肝可不增大。心音弱、遥远而低沉，心尖搏动减弱。

（3）奇脉：吸气时收缩压显著降低。心脏压塞时吸气期收缩压比呼气期降低 10 mmHg 以上，脉搏明显减弱。机制是吸气时右室不能相应地舒张和充盈，因而不能与肺血管床容量保持平衡，左室充盈量与排出量明显减少，即出现奇脉。

三、慢性缩窄性心包炎的病理生理

（一）病因

1. 感染性　多由急性心包炎发展而来，有病毒、细菌（结核常见）、真菌感染等。结核性心包炎是发展中国家最为常见的病因，占 20% ~ 30%。患者心包内找到结核性或化脓性的肉芽组织则可提供病因诊断依据。

2. 心脏手术　美国梅奥医学中心发现心脏手术后是近年来缩窄性心包炎最常见的病因，约占 30%。

3. 慢性全身性炎症性疾病　系统性红斑狼疮、类风湿性关节炎、尿毒症、结节病和肿瘤等，属慢性全身性疾病的心包表现。

4. 其他　纵隔放疗或创伤所导致的也越来越多；普鲁卡因胺、肼屈嗪、异烟肼、环孢素等药物因素；原因不明的特发性病变。

（二）病理生理

1. 慢性缩窄性心包炎是由于心包的慢性炎性病变，引起心包增厚、粘连、纤维化和钙化，使心脏的舒张活动受限，从而降低 CO，继而引起全身循环障碍。缩窄性心包炎是进行性恶化疾病，往往最终导致右心衰。缩窄性心包炎的诊断率并不高，容易误诊。

2. 慢性缩窄性心包炎的心脏大体形态在正常范围或有萎缩，心包病变常累及心外膜下心肌，病程较长和较重者导致心肌萎缩、纤维变性、脂肪浸润和钙化。心包脏层和壁层广泛粘连，心包增厚，通常厚度可达 0.3 ~ 0.5 cm，有时心包腔被纤维组织完全压塞成纤维瘢痕组织外壳，并伴有钙化。多数患者的瘢痕组织主要由致密的纤维组织构成，呈斑点状或片状玻璃样变性，而无提示原发病变的特征性病理改变。早期心包经过炎性浸润、渗液积聚和纤维组织形成，后期心包纤维组织逐渐增厚、收缩和硬化，导致瘢痕形成，由于钙盐沉积而形成斑块或条带状钙化，甚至形成完整的骨性外壳，压迫心脏和大血管根部而出现循环障碍。早期可以出现心外膜下心肌萎缩，晚期广泛性萎缩，心室壁厚度明显比正常薄，由于慢性炎症浸润，可以发生局灶性心肌炎，造成部分心肌纤维化。

3. 由于缩窄的心包限制双侧心室的正常活动，右心室的舒张充盈受限，腔静脉回流受阻，静脉压因而升高。上、下腔静脉入口处，特别是下腔静脉通过膈肌处常形成球形瘢痕压迫，引起体静脉扩张，颈静脉和上臂静脉明显怒张。由于慢性淤血而造成肝大、腹水、胸腔积液和下肢水肿等。当左心室舒张充盈受到限制时，引起肺循环淤血和压力增高，临床上出现呼吸困难。

4. 右房压明显增高，平均右房压常 ≥ 10 mmHg，右房压波形通常可见到 X、Y 波下降而表现为“M”或“W”形。由于在心室舒张早期血液异常迅速地流入心室，而在心室舒张的中、晚期因缩窄性心包的限制使充盈受阻，使心室腔内压力迅速上升，故心室的全部充盈基本在舒张早期完成。心室舒张期充盈异常表现在压力曲线上，呈现具有特征性的“开方根号样”压力曲线，即右室压在舒张早期下降和维持较高的舒张期平台。

5. 呼吸时胸腔压的变化不能传导到心包腔和心脏内。因此，吸气时外周静脉和右房压不下降，由静脉进入右房的血液不增加，同正常人和心脏压塞的情况相反。由于心室充盈异常，静脉压升高，每搏量下降，CO 下降，导致交感神经反射性兴奋，出现代偿性心率增快。当心率增快不足以满足机体需要时，则出现心源性休克。同时肾脏水钠潴留，使静脉压进一步增加，临床上出现肝大、下肢水肿、腹水和胸腔积液等。腹水和周围水肿的程度不成比例是本病的特点。当房室沟及大血管根部出现环形缩窄时，可以产生相应部位的瓣膜功能障碍。

6. 临床表现

（1）主要表现：由于变硬增厚的心包限制了心脏舒张期血液充盈，缩窄性心包炎往往表现为舒张性心衰，而心室的顺应性和收缩功能相对较好。患者出现下肢水肿、颈静脉怒张、全身水肿、肝增大、餐后腹胀、腹水和胸腔积液等。除右心衰外，患者也可表现为乏力、呼吸困难等低心排血量综合征。缩窄性心包炎往往具有隐匿性，但也可表现为急性起病，患者出现烦躁、心动过速和贝克三联症。检查可见吸气时颈静脉扩张（Kussmaul 征），由于快速充盈期末血流的突然终止而形成增强性第三心音，听诊可闻及舒张期敲击音，奇脉并不常见。

（2）超声心动图：可见心包增厚，左室大小和收缩功能正常，室间隔运动异常。双心房增大，舒张期室壁塌陷，下腔静脉和肝静脉扩张。呼吸时二尖瓣和三尖瓣流速受限，二尖瓣瓣环内舒张早期流速保留完好。呼气时舒张期肝静脉前向血流减少，以及舒张期肝静脉血流反转增多等。

（3）其他：ECG 无特异性，常见非特异性的 ST 段和 T 波改变。约有 1/4 患者在胸片上可发现心包钙化。CT 和 MRI 可见心包增厚（>4 mm）和钙化。

第 2 节　心包疾病的外科处理

一、急性心包炎或心脏压塞的外科处理

1. 急性心包炎以内科保守治疗为主，首选阿司匹林或非甾体类抗炎药、秋水仙碱，可以考虑糖皮质激素等抗炎治疗。外科处理主要针对难治性复发性心包炎、心包积液和心脏压塞的患者。治疗方案主要是引流出心包积液，或针对心脏压塞的病因处理，如开胸止血等。

2. 常用心包积液的外科技术包括心包穿刺、经皮导管引流、心包腹膜腔引流术、剑突下心包开窗术，以及经前外侧胸壁或胸腔镜行心包开窗术。引流术式的选择取决于病因、病情以及术者对术式的掌握程度。心包穿刺引流最好在超声引导下进行，超声也可用于心包疾病的鉴别诊断。最常用的术式是心包开窗术，可经剑突下、前外侧胸壁或胸腔镜辅助下开窗。相对于剑突下心包开窗术，经胸壁的优势是手术造成胸膜-心包窗，使心包积液可持续引流至胸膜腔，防止心脏压塞复发。心包积液的手术相对简单，术后大量出血和其他并发症并不常见。心包积液的患者心室功能通常较好，手术也不会影响心脏功能，故术后恢复往往比较顺利。

3. 因为手术后心脏出血或创伤、夹层动脉瘤引起的急性心脏压塞，情况比较复杂，大部分需要紧急开胸止血或做其他相应的外科处理。

二、慢性缩窄性心包炎的手术治疗

1. 慢性缩窄性心包炎的外科治疗与心包积液比较，无论是手术方式还是围手术期风险都不一样。慢性缩窄性心包炎的最佳治疗方式是正中开胸的心包剥脱术，正中开胸可以尽可能地完全剥离缩窄的心包，当需要时也可以比较容易地建立体外循环，但左室后壁显露不佳。经左侧开胸方式的优点是较易剥离左室后壁的心包，但无法剥离右侧房室沟，且不易建立体外循环，已很少使用。

2. 单纯心包剥脱手术大多数可在非体外循环下完成。对于需同时行其他心脏外科手术的患者需行体外循环。在体外循环下行心包剥脱术更容易控制血容量，调节内环境的稳定，手术操作也更容易，但对凝血功能影响也更大，不利于止血。

3. 术中注意剥离的顺序，应先剥离流出道再剥离流入道。按照左心室流出道→左心室→右心室流出道→房室沟缩窄环→下腔静脉环形束带→心包膈面的顺序,以防止发生急性肺水肿。剥离范围越大越好，尽量剥离所有心包，深度应达到心外脂肪水平，以达到尽量解除心包组织

对心脏活动的限制，尽可能消除心包缩窄的解剖组织学基础。同时密切注意可能出现的膈神经损伤、冠状动脉损伤和心肌破裂等手术并发症。

4. 据欧洲三个心脏中心统计，在1986—2019年共81例行心包剥脱术患者，手术死亡率为4.9%，术前CVP > 15 mmHg和使用体外循环是手术死亡的两个主要危险因素，而术前肾功能不全和心包切除不完全是中远期死亡的两个主要预测因素，而术后CVP < 10 mmHg同中远期生存密切相关。美国国家数据库资料显示，在1998—2008年共13 593例患者行心包剥脱术，手术死亡率为8%，并发症发生率高达48%，14%的患者需要输血，仅有62%的患者可正常出院而不需要其他辅助措施，需要体外循环的占9.3%，而心包钙化的患者具有较低的手术死亡、并发症、输血和出血发生率。据阜外医院在1997—2016年20年间共行297例心包剥脱术统计显示，其中70例曾做过心包剥脱术；体外循环手术48例（16.2%），其中21例同时行其他心脏手术；单纯行心包剥脱术的227例中体外循环为27例（11.9%）；手术死亡13例（4.4%），平均随访55.7个月，随访死亡13例。影响患者发生主要不良心脑血管事件的高危因素：高龄、术前房颤和再次心包剥脱术；而影响患者远期生存率的唯一因素是再次心包剥脱术。

第3节 心包疾病手术的麻醉

一、急性心脏压塞手术的麻醉

1. 急性心脏压塞患者术前评估受紧迫性时间因素的影响，往往需要快速进行。快速了解患者的基本状态，迅速考虑术式以及麻醉方式对当前血流动力学的影响。术前评估包括了解病因、明确血流动力学受损程度。需要引起注意的症状包括心动过速、呼吸浅快、端坐呼吸和胸痛等。体格检查注意生命体征和呼吸系统受损程度的评估。密切关注病情的紧急程度。

2. 若患者病情危急，立即行心包穿刺引流，同时积极进行外科减压准备。如果患者由于出血原因，须准备足够的浓缩红细胞等血液制品。清醒合作的患者进行心包穿刺和部分剑突下心包开窗术，可以采用局麻、镇静方式完成。避免麻醉前用药，防止血压下降。

3. 术中快速建立有创动脉压监测和中心静脉置管。由于术中大量失血风险，需准备较大管径的外周或中心静脉通路。

4. 需要开胸的患者需选择气管插管全麻。麻醉诱导使交感神经张力降低，可引起血管扩张，极易导致血压下降，病情危重者甚至可导致循环衰竭，正压机械通气可使循环进一步恶化。因此，如果病情允许，可在麻醉诱导前局麻下先行心包穿刺引流，减轻心包腔内压力，可明显降低麻醉诱导的风险。如果患者不合作而必须行全麻诱导，要做好出现心搏骤停和紧急开胸的准备，并备好抢救药物，在外科医师在场的情况下再进行诱导。

5. 为避免全麻诱导引起的严重血压下降，在严重心脏压塞患者，可用氯胺酮麻醉诱导，以提高心率和维持血管张力。适当补充容量，维持后负荷、心肌收缩力和心率，必要时使用血管收缩药和正性肌力药物。正压通气进一步减少心脏充盈而使血压下降，行正压通气时尽量减低吸气压，使用小潮气量和增加呼吸频率的方式。需要单肺通气的胸腔镜手术，采用支气管堵塞法对血流动力学影响较小。

6. 在心包切开前往往需要维持较高的 CVP 和较快的心率，避免抑制心肌收缩力，积极防治血压下降。心脏压塞解除后，可使右心室 CO 急剧增加，如果左室不能耐受急剧增加的前负荷，可以引起肺水肿。特别是术前需要较高 CVP 才能维持循环的患者，发生急性肺水肿的风险增大。因此，需要尽早使用正性肌力药、利尿药和血管扩张药物（如硝酸甘油）。

二、心包剥脱手术的麻醉

1. 术前要加强全身支持，低盐及高蛋白饮食，必要时谨慎地输注白蛋白。心率过快者可以使用小剂量洋地黄，控制心率 ≤ 120 次 /min。强化利尿、补钾，纠正水电解质平衡失调。由于患者术前肝淤血，常存凝血功能受损，术前可使用维生素 K 制剂。

2. 需要气管插管全身麻醉。选择对循环功能抑制最小的药物，如依托咪酯 0.15 ~ 0.3 mg/kg、芬太尼 10 ~ 20 μg/kg 或舒芬太尼 1 ~ 2 μg/kg 进行麻醉诱导。肌松药的选择根据心率来决定，避免心动过速或过缓，维持适当心率对保持 CO 很重要。麻醉维持通常持续输注丙泊酚镇静，顺式阿曲库铵持续静脉输注维持肌松，对血流动力学影响小，利于早期拔除气管插管。

3. 由于手术创面大，术后止血困难，单纯心包剥脱术尽量避免体外循环。术中严密监测动脉压、CVP 和心率的变化。手术时可能导致恶性心律失常，心包完全剥离前无法心脏表面除颤或除颤效果不佳，应常规放置粘贴式体外除颤电极。

4. 手术开始即可持续输注小剂量多巴胺维持心肌收缩力和心率，利于保持血流动力学稳定，使用适当剂量的利尿药。锯开胸骨要小心地边分离边逐渐撑开牵开器，过快或过度的牵拉可使心包更加绷紧，心室充盈骤减，导致血压下降。游离两侧胸膜附近的心包时可用手控呼吸配合外科医生操作。游离下腔静脉入口处及心尖部时的操作常引起明显的低血压，密切监测血压并随时与外科医生沟通，防止长时间低血压诱发室颤。术中密切注意剥离的顺序为：先剥离流出道，后剥离流入道，以防止发生急性肺水肿。在心包切除前需根据失血情况谨慎地补充血容量来维持血压，心包切除后严格控制输液量和速度。研究显示，相对于宽松的液体输注，术中限制性输液的患者具有更好的围手术期预后。常规给予利尿药物，维持容量负平衡，尽量维持较低的 CVP（＜ 8 mmHg）以保护心功能。慎用白蛋白、血浆、血小板和其他胶体，密切观察术野的状况，严防心脏过度充盈，必要时需使用硝酸甘油扩张静脉、减少回心血量。同时密切注意可能出现的膈神经损伤等并发症。

5. 术中宜采用适当头高体位，防止心包剥离后静脉回流骤增，使失去心包的脆弱心肌不能适应而产生急性心衰。在心包剥离过程中，由于急性心脏扩张，特别是右心室表面心包剥除后，体静脉高压的作用使心室急剧快速充盈、扩张，易产生急性低心排血量综合征。此时，密切注意 CVP，立即抬高头部，严格限制液体入量，立即使用洋地黄类和利尿药，加大多巴胺输注剂量，必要时加用肾上腺素持续输注，以维持循环平稳。

6. 因心肌长久受压，活动受限，心肌萎缩，心包剥离后室壁水肿，收缩无力易于扩张，故术后充血性心衰是死亡的主要原因。术后应严密监测 CVP，继续强心利尿，严格控制液体输入量。

血管活性药物需持续至术后 2 ~ 3 日，可适当延长呼吸支持和气管插管时间。

（贾　爱　于钦军）

参考文献

［1］GROCOTT H P, GULATI H, SRINATHAN S, et al. Anesthesia and the patient with pericardial disease[J]. Can J Anaesth, 2011, 58(10): 952-966.

［2］ISMAIL T F. Acute pericarditis: Update on diagnosis and management[J]. Clin Med(Lond), 2020, 20(1): 48-51.

［3］LEWINTER M M. Clinical practice.Acute pericarditis[J]. N Engl J Med, 2014, 371(25): 2410-2416.

［4］GOPALDAS R R, DAO T K, CARON N R, et al. Predictors of in-hospital complications after pericardiectomy: a nationwide outcomes study[J]. J Thorac Cardiovasc Surg, 2013, 145(5): 1227-1233.

［5］李汉美, 佟明汇, 王巍, 等. 慢性缩窄性心包炎行心包剥脱术的预后及危险因素: 单中心二十年经验 [J]. 中国体外循环杂志, 2018, 16(3): 160-164.

［6］MURASHITA T, SCHAFF H V, DALY R C, et al. Experience with pericardiectomy for constrictive pericarditis over eight decades[J]. Ann Thorac Surg, 2017, 104(3): 742-750.

［7］DEPBOYLU B C, MOOTOOSAMY P, VISTARINI N, et al. Surgical treatment of constrictive pericarditis[J]. Tex Heart Inst J, 2017, 44(2): 101-106.

［8］CHIABRANDO J G, BONAVENTURA A, VECCHIÉ A, et al. Management of acute and recurrent pericarditis: JACC state-of-the-art review[J]. J Am Coll Cardiol, 2020, 75(1): 76-92.

［9］APPLETON C, GILLAM L, KOULOGIANNIS K. Cardiac tamponade[J]. Cardiol Clin, 2017, 35(4): 525-537.

［10］ADLER Y, CHARRON P, IMAZIO M, et al. 2015 ESC Guidelines for the diagnosis and management of pericardial diseases: The task force for the diagnosis and management of pericardial diseases of the European Society of Cardiology endorsed by: the European Association for Cardio-Thoracic Surgery[J]. Eur Heart J, 2015, 36(42): 2921-2964.

［11］GATTI G, FIORE A, TERNACLE J, et al. Pericardiectomy for constrictive pericarditis: A risk factor analysis for early and late failure[J]. Heart Vessels, 2020, 35(1): 92-103.

［12］FANG L, ZHENG H, YU W, et al. Effects of intraoperative fluid management on postoperative outcomes after pericardiectomy[J]. Front Surg, 2021, 8: 673466.

第 15 章

慢性肺动脉栓塞外科的麻醉处理

第 1 节　慢性肺动脉栓塞的病理生理

一、慢性肺动脉栓塞和栓塞性肺动脉高压

1. 慢性肺动脉血栓栓塞症（chronic pulmonary thromboembolism）　临床并不少见，具有潜在致命性。在美国的发病率仅次于冠心病和高血压，居心血管疾病的第 3 位，病死率高达 20%～35%，占全部疾病死亡原因的第 3 位，国内目前尚无精确的统计。病因不完全明确，通常认为由急性肺栓塞发展或肺动脉原发血栓形成而来，最常见的栓子是来自静脉系统中脱落的血栓。肺动脉被血栓阻塞或肺动脉内膜进行性炎性反应，经过神经体液等诸多因素的作用，最终导致肺动脉高压等肺部病理和生理改变。

2. 慢性血栓栓塞性肺动脉高压（chronic thromboembolic pulmonary hypertension，CTPH）慢性肺动脉栓塞典型的病理生理变化为进行性肺动脉高压，肺动脉血栓机化、肺血管重构致血管狭窄或闭塞，使肺动脉压力进行性升高，最终导致右心室肥厚和右心功能衰竭等特征性改变，是急性肺栓塞的严重远期并发症。中国《肺血栓栓塞症诊治与预防指南（2018）》明确 CTPH 的诊断标准：经过 3 个月以上规范抗凝治疗，影像学证实存在慢性血栓，右心导管检查平均肺动脉压（mean pulmonary arterial pressure，MPAP）≥ 25 mmHg，且除外其他病变，如血管炎、肺动脉肉瘤等，属于肺动脉高压的第四大分类。

二、病理生理

1. 呼吸系统的改变

（1）肺泡无效腔增加：由于肺内血流重新分布，栓塞区域出现无血流灌注，而未阻塞血管灌注增加，使通气/血流比失调，不能进行有效的气体交换，故肺泡无效腔增大，表现为低氧血症。

（2）通气受限：栓子释放的 5-HT、组胺、缓激肽等，均可引起支气管痉挛，表现为中心气道直径减小，气道阻力明显增高，使通气下降，引起呼吸困难。

（3）肺泡表面活性物质丧失：表面活性物质主要是维持肺泡的稳定性。当肺毛细血管血流

中断 2 ～ 3 h，表面活性物质即开始减少；12 ～ 15 h 后，损伤明显加重；血流完全中断 24 ～ 48 h，肺泡可变形及萎陷，呼吸面积减少，肺顺应性下降，肺体积缩小，出现肺不张、表面活性物质减少又促进肺泡上皮通透性增加，间质和肺泡内液体渗出或出血，出现充血性肺不张，局部或弥漫性肺水肿，使肺通气和弥散功能进一步受损。

（4）低氧血症：由于上述原因，低氧血症常见。当肺动脉压明显增高时，原正常低通气带的血流充盈增加，通气 / 灌注明显失常，严重时可出现分流。右心功能衰竭使混合静脉血氧分压下降而使缺氧进一步加重。

（5）低碳酸血症：为补偿通气 / 灌注失调产生的无效通气，造成过度通气，使动脉血 $PaCO_2$ 下降。

2. 血流动力学改变　取决于栓塞血管的数量和程度，以及患者的心肺功能状态。肺血管栓塞引起肺血管床减少，机械阻塞、神经体液和缺氧等因素均使肺毛细血管阻力增加，肺动脉压增高，甚至发生急性右心衰。血流动力学改变程度取决于以下因素。

（1）血管阻塞程度：肺毛细血管床的储备能力非常大，理论上只有 50% 以上的血管床被阻塞，才会出现肺动脉高压。但由于神经体液因素的参与，实际上肺血管阻塞 20% ～ 30% 就可以出现肺动脉高压。

（2）神经、体液因素：除引起肺动脉收缩外，也引起冠状动脉、体循环血管收缩而危及生命，甚至呼吸、心搏骤停。

（3）栓塞前心肺疾病状态：可直接影响 CTPH 的严重程度。

3. 神经体液介质的变化　新鲜血栓上面覆盖有大量的血小板及凝血酶，其内层有纤维蛋白网，网内具有纤维蛋白溶酶原。当栓子在肺血管网内移动时，引起血小板脱颗粒，释放各种血管活性物质，如腺嘌呤、肾上腺素、核苷酸、组胺、5-HT、儿茶酚胺、TXA_2、缓激肽、前列腺素及纤维蛋白降解产物（fibrin degradation products，FDP）等，可以刺激肺的各种受体，包括肺泡壁上的 J 受体和气道的刺激受体，从而引起呼吸困难、心率加快、咳嗽、支气管和血管痉挛、血管壁通透性增加。同时也损伤肺的非呼吸代谢功能。

三、临床表现

1. 症状和体征

（1）呼吸困难：肺栓塞最常见的症状，出现在 80% 以上的患者，活动后明显，静息时缓解，轻重不一，可以反复。由于诊断时常常已发生严重肺动脉高压，因此要尤为重视轻度呼吸困难者。

（2）胸痛：突然发生，与呼吸有关，咳嗽时加重，约占 70% 以上。表现为胸膜性疼痛者占 60% 以上，可能与肺梗死有关。因为缺氧，常伴有恐惧和烦躁。

（3）咳嗽、咯血：咯血为肺梗死表现，发生在梗死后 24 h 内，开始呈鲜红色，数天后变暗红。慢性栓塞性肺动脉高压的出血主要是黏膜下支气管动脉代偿性扩张破裂所致。部分患者可有咳嗽，多为干咳，可伴有喘息。

（4）其他：大面积肺栓塞引起脑供氧不足，出现晕厥，有时是慢性栓塞性肺动脉高压唯一或最早的症状。晚期常突然发生或加重充血性心衰。

（5）体征：呼吸频率增快（＞ 20 次 /min）、窦性心动过速（100 次 /min 以上）、固定的肺动脉第二音亢进及分裂。部分患者可以出现室上性心律失常、局部湿性啰音及哮鸣音。仅 35% 的患者有深静脉炎表现。因肺内分流或卵圆孔开放，可出现发绀，也可出现其他慢性肺动脉高压和右心功能不全的表现。

2. 辅助检查

（1）肺动脉 CT 血管造影（CTPA）：无创性检查，简单方便。通过外周静脉注入造影剂用 CT 三维重建使肺动脉显影。直观显示肺动脉内血栓形态、部位及血管堵塞程度，对慢性肺动脉血栓栓塞诊断的敏感性和特异性均较高，已成为确诊慢性肺动脉血栓栓塞的首选检查。直接征象为肺动脉内充盈缺损，部分或完全包围在不透光的血流之间（轨道征），或呈完全充盈缺损，远端血管不显影；间接征象包括肺野楔形、条带状密度增高影或盘状肺不张，中心肺动脉扩张及远端血管分支减少或消失等。CTPA 可同时显示肺及肺外的其他胸部病变，具有重要的鉴别诊断价值。

（2）磁共振和 X 线摄片：MRI 类似导管造影，灵敏度和特异度很高。普通 X 线摄片显示肺动脉段突出，主肺动脉扩张和右心室扩大，诊断价值有限。

（3）肺动脉造影：是诊断肺栓塞的金标准。肺动脉造影是有创检查，通过穿刺股静脉将造影导管经下腔静脉插入至肺动脉及其分支，向导管内注射造影剂，使肺动脉显影以了解肺血管病变的部位、性质等。表现为肺动脉内充盈缺损、肺动脉阻塞、肺野无血流灌注、肺动脉分支充盈和排空延迟等。但在严重肺动脉高压者，肺动脉造影具有一定的危险性。

（4）超声心动图：直接或间接显示肺栓塞征象。前者显示肺动脉主干及其左、右分支栓塞；后者显示肺动脉高压的继发性改变，如肺动脉增宽，右室扩大，室间隔左移和三尖瓣反流等。

（5）V/Q 显像：肺灌注显像是无创且有效的肺栓塞诊断手段，典型征象为呈肺段分布的灌注缺损。

（6）ECG：表现为右心扩大。电轴右偏，II、III、aVF 肺型 P 波，右束支传导阻滞和心律失常等。

（7）实验室检查：肺血管床的阻塞＞ 20% 即可出现 PaO_2 下降，但约 20% 的患者仍可表现为氧合正常。D- 二聚体用于排除急性肺栓塞，具有很高的特异性。

第 2 节　慢性肺动脉栓塞的外科治疗

一、外科适应证

1. 肺动脉血栓内膜剥脱术（pulmonary thromboendarterectomy，PTE）　外科治疗 CTPH 的主要手段。通过剥脱肺动脉栓塞内膜，解除肺血管阻塞，增加肺血流量，降低肺动脉压力，从而改善右心功能，可挽救部分患者的生命。近年来随着术前诊断、手术技术、围手术期处理水平的不断提高，手术并发症及死亡率明显降低。据国外报道 1990 年前手术死亡率为

16% ~ 30%，而 1990 年后已经降至 5% ~ 10%，6 年生存率达到 75% 以上。根据 2018 年阜外医院外科年度报告，1997—2018 年开展 PTE 手术共 213 例，近 5 年围手术期死亡率为 1%，已跻身世界先进行列，并在国内率先开展 PTE 联合序贯式肺动脉球囊扩张杂交治疗 CTPH，已完成 17 例患者，是开展此类治疗的全球最大中心之一。

2. 手术适应证　手术是治疗 CTPH 最有效的方法，部分 CTPH 患者通过手术可完全治愈。手术评估需要在有经验的中心进行，对单中心评估不能手术治疗的患者，建议到更有经验的中心进行第二次评估。药物和介入治疗仅限于不适合行 PTE 的患者，对于可以手术治疗的患者不能因药物治疗而延误手术时机。慢性肺动脉栓塞病变位于外科可及部位是 PTE 的基本条件。

（1）肺动脉造影或 CT 造影等检查，显示病变位于手术可及部位。如起始于肺叶动脉起始处或近端。血栓位于支气管肺段也可手术，但有肺血管阻塞解除不全的可能。PTE 的适应症经 CTPA、肺扫描和肺动脉造影证实肺动脉主干和大分支（手术可及范围）血栓栓塞 > 50%，支气管动脉造影显示远端血管床内无血栓存在，伴随血流动力学损害。

（2）肺动脉高压：安静时 MPAP > 20 mmHg 或活动后 > 30 mmHg；肺血管阻力（PVR）> 300 dyn/（s·cm^5）[1 mmHg/（s·L）=1.33 dyn/（s·cm^5）]。

（3）有明显慢性进行呼吸衰竭症状、低氧症与低碳酸血症，经抗凝治疗 6 个月无效，心功能（NYHA）III 或 IV 级。

二、禁忌证

1. 肺段动脉以远的阻塞，广泛的肺小动脉栓塞。
2. 严重心衰（NYHA 分级 IV 级）。
3. 合并严重肝、肾衰竭及其他危及生命的疾病，如恶性肿瘤不宜手术者。

三、外科技术

1. 体外循环结合深低温低流量或停循环技术　肺动脉栓塞范围广泛者，需要在深低温低流量或深低温停循环下施行手术，以避免支气管动脉分流过来的大量血液对术野造成影响。尽量限制停循环时间，间断使用低流量技术，以利于重要脏器（脑）的保护。深低温可以显著提高大脑对缺氧的耐受性，中心温度（膀胱或直肠温度）可以降低到 15 ~ 20℃，并继续降温使脑温（鼻咽温）维持稳定。

2. 清除血栓和机化内膜　在肺动脉中层膜面上将血栓和内膜完整切除，不宜过深以避免损伤肺动脉壁。尽量完全切除远端的栓塞，直至支气管动脉有大量鲜红色血液流出。

3. 处理伴随的心脏病变　探查三尖瓣，必要时行三尖瓣成形术，因肺动脉高压导致的功能性轻度三尖瓣关闭不全一般不用处理。探查房间隔，同期修补房间隔缺损或卵圆孔未闭。

4. 外科并发症　①副损伤：膈神经损伤；②肺出血：确认剥离层面，防止损伤肺动脉壁；③肺动脉狭窄：横切纵缝，必要时心包补片扩大肺动脉。

第 3 节　慢性肺动脉栓塞手术的麻醉

一、麻醉前准备和评估

1. 术前准备　团队协作，多学科评估（呼吸内科、外科、影像学科室和麻醉科），确定手术适应证和方案。详细了解术前的检查资料，尤其是肺动脉造影、心导管检查资料，如心排出量、肺血管阻力（PVR）、右心室功能等资料，这对麻醉药物的选择和术中管理非常重要。当存在右室舒张末期压抬高（> 14 mmHg）、严重的三尖瓣反流、PVR 超过 1000 dyn/（s·cm^5）时，是右室功能失代偿的危险征象，此类患者必要时在麻醉前期就应该考虑使用正性肌力药物（如多巴胺、肾上腺素）和血管加压药（去甲肾上腺素）支持。

2. 麻醉前用药　谨慎，轻度镇静以不抑制呼吸为原则。尽管 CTPH 患者 PVR 相对固定，但仍易受到许多因素的影响，缺氧、二氧化碳蓄积、酸中毒、疼痛和焦虑均可引起肺动脉压升高。注意即使小剂量镇静药也有引起呼吸抑制的风险，导致灾难性的 PVR 升高。因此，在进入手术室前使用镇静药物应考虑吸氧，以便顺利转入手术室内。

二、麻醉监测

1. 常规 ECG、桡动脉压、CVP 和温度监测。另外，常规加用股动脉置管监测血压，因为深低温、低流量以及体外循环时间延长，容易出现外周和中心动脉压反转现象，深低温停循环后桡动脉压比中心动脉压低 20 ~ 30 mmHg。此类患者的 $P_{ET}CO_2$ 与 $PaCO_2$ 相关性差，因此要坚持及时的动脉血气监测。中心静脉置管时注意头低位有加重右心衰的风险。

2. 使用 TEE 评价右心功能和指导术中治疗。通常在置入 Swan-Ganz 导管前先行 TEE 检查，尤其是经胸超声心动图怀疑右房或右室有血栓者，以指导肺动脉导管的放置。

3. 常规放置 Swan-Ganz 导管，监测肺动脉压、CCO 和 SvO_2 等，以便更全面地观察患者的血流动力学指标，尤其是肺动脉压力的变化。放置 Swan-Ganz 导管通常在麻醉诱导以后，由于右室和右房扩大、三尖瓣反流和肺动脉的病变，可能造成置入困难。TEE 检查怀疑右心房或肺动脉近端有血栓者，导管头端可先放在上腔静脉（约 20 cm）内，以避免血栓脱落，术后再置入肺动脉。

4. 量化 EEG 监测在常温可提示患者意识状态（如 BIS），在深低温时可以指导确定停循环的时机。常规使用脑氧饱和度监测，$rScO_2$ 可以反映脑代谢和脑血供间的关系，对脑保护有益，深低温停循环时对间断低流量的间隔时间具有指导意义。如果 $rScO_2$ < 40% 持续 10 min 以上，术后神经认知功能障碍的发生率明显增高。$SjvO_2$ 监测可以发现快速复温对脑的不良影响，减少术后神经系统并发症，但由于技术操作困难且并发症发生率高，不宜常规使用。

三、麻醉技术

1. 麻醉诱导 诱导前建立动脉内直接测压，外周静脉放置较粗（14 G 或 16 G）的静脉留置。麻醉诱导要平稳，避免高动力学反应引起肺动脉压进一步升高，同时警惕药物对体循环的影响。建议采用小剂量咪达唑仑、依托咪酯、舒芬太尼、罗库溴铵或顺式阿曲库铵复合诱导。诱导期间要避免或积极处理低血压，CTPH 患者多合并右心功能不全，左心功能大多正常。因此，麻醉诱导和血流动力学管理以右室功能为中心。维持适当的 SVR、心肌收缩力和正常的窦性心律，有助于维持血流动力学稳定和右室冠状动脉灌注。右心室血供与动脉压成正比，因此，诱导期和体外循环前应积极处理低血压，可以使用去甲肾上腺素或去氧肾上腺素等缩血管药物，以维持全身血管阻力和右室灌注。多数 CTPH 患者因机械性梗阻而 PVR 固定，但仍可因缺氧、高碳酸血症、酸中毒、疼痛和焦虑而进一步增高。因此，诱导期和体外循环前期尽量避免这些不利因素。体外循环前不要使用降低肺动脉压力的药物，如硝酸甘油等，这类药物降低 CTPH 患者 PVR 的作用有限，相反由于其降血压作用降低了右室灌注压，容易导致心血管状态快速恶化。而直接肺血管扩张剂，如一氧化氮和前列腺素 E_1 等对其他类型的肺动脉高压有益，但对此类患者同样弊大于利。使用双腔气管插管有利于双肺隔离通气，分泌物分别吸引，避免因一侧肺损伤渗出过重而影响到另一侧肺通气，可以保证健侧供氧，避免低氧血症。

2. 麻醉维持 由于右室肥厚和扩大、右心压力的增加，冠状动脉对右室的血供减少。因此，维持足够的外周血管阻力、正性肌力状态和正常的窦性节律，对保持体循环稳定和右室灌注很重要。通常以中、大剂量芬太尼（10 ~ 30 μg/kg）或舒芬太尼为主，辅以间断低浓度吸入麻醉药或持续输注丙泊酚。要保证有足够的麻醉深度，避免肺动脉压升高，同时要维持血流动力学的稳定。肌松药的选择主要依据药物对气道和血流动力学的反应，哌库溴铵、罗库溴铵、维库溴铵和顺式阿曲库铵均可选择。

四、体外循环技术

1. 体外循环预充以胶体液（白蛋白、琥珀酰明胶）为主。需要在深低温停循环或深低温低流量下完成手术。建立体外循环后就开始降温，降温的梯度（血液温度和膀胱或直肠温度差）应 < 10℃。降温过程中要监测 SvO_2，通常随温度的下降而逐渐升高。鼻咽温在 25℃时，SvO_2 可达 80%；鼻咽温在 20℃时，SvO_2 可达 90%。通常中心温度在 20℃或鼓膜温度 16 ~ 18℃时可以阻断主动脉。血液中度稀释（Hct 21% ~ 25%），停循环时间 < 20 min，如果需要继续增加停循环时间，保持中心温度在 18℃，维持 $SvO_2 > 90\%$，再次灌注 l0 min。在脑氧饱和度（50% 以上）监测指导下采用间断低流量灌注技术，更有利于脑保护，必要时采用经上腔静脉逆灌，以保证大脑的血供。

2. 术前肝素的使用使极少数患者产生肝素诱导的抗血小板抗体，引起肝素诱导性血小板减少症（heparin-induced thrombocytopenia，HIT）。若 HIT（HIT 特异性 IgG 抗体阳性）诊断明确，建议停用肝素或低分子量肝素，更换为阿加曲班或比伐卢定。

五、术中管理

1. 术中管理原则　维护右心功能、改善肺气体交换和氧合功能、降低肺动脉压力及肺血管阻力、避免增加肺动脉压及损害右心功能的因素。积极处理手术并发症，注意脑、肺等重要器官的保护。

2. 维护右心功能　患者大部分合并右心功能不全，需使用正性肌力药物辅助循环以顺利脱离体外循环。由于在增加心排血量的同时不增加肺动脉压，多巴酚丁胺列为首选，常用多巴酚丁胺 $3 \sim 20$ μg/（kg·min）静脉输注。其他可供选择的药物：多巴胺 $2 \sim 8$ μg/（kg·min）、米力农 $0.3 \sim 0.75$ μg/（kg·min），必要时加用肾上腺素 $0.05 \sim 0.15$ μg/（kg·min）、左西孟旦 $0.05 \sim 0.2$ μg/（kg·min）。由于右室压较高，影响右室的血供，因此要注意维持足够的体循环张力、足够的正性肌力状态和维持窦性节律，以保证足够的右室冠状动脉的灌注。必要时使用去甲肾上腺素持续输注来治疗低血压，通过升高灌注压来维持血流动力学稳定，改善肺动脉高压患者的右室顺应性。

3. 降低肺动脉压　术中和术后常需联合使用肺血管扩张药，以降低肺动脉压。常用 $PGE_1 0.3 \sim 2$ μg/（kg·min）或硝酸甘油 $0.5 \sim 1$ μg/（kg·min）持续输注，可较好地降低肺动脉压而对血压影响较小。吸入 NO $20 \sim 40$ ppm 可有效降低肺动脉压，而不影响血压。降低肺血管阻力的非药物方法非常重要，积极纠正缺氧和酸中毒，适当过度通气，维持 $PaCO_2$ 维持在 $28 \sim 35$ mmHg。但注意肺血管过度扩张，使肺血过多，加重再灌注肺水肿。

4. 抗纤溶药物　因为此类患者基本都处于高凝状态，所以通常不需要使用抗纤溶药物。

5. 脑保护

（1）深低温停循环下的脑损伤与停循环（脑缺血）时间的长短密切相关，故尽量缩短停循环或低流量时间。停循环时必须满足下列条件：EEG 保持在等电位；鼓膜温度必须 $\leqslant 18$ ℃，膀胱或直肠温度 $\leqslant 20$ ℃；DHCA 持续时间每次不超过 20 min，如果需要额外时间，恢复循环 10 min，然后再次停循环。必要时使用颈总动脉插管选择性脑灌注或通过上腔静脉逆行灌注，以延长全身停循环的安全时限。

（2）尽量缩短主动脉阻断时间，术中维持循环平稳，保证脑血流量。采取头低位，麻醉诱导后头部加用冰帽，可以保持到术后。保证良好的上腔静脉引流。

（3）快速复温增加术后神经系统并发症，与复温时脑氧供/需失衡导致脑氧合不足有关。控制复温速度，避免头部复温过快，尽量将血液温和直肠温或膀胱温差控制在 10 ℃以下，鼻咽温和直肠温差控制在 6 ℃以下。恢复灌注流量后使上腔静脉血氧饱和度达到 70% 以上（需要 $5 \sim 10$ min）再复温。复温期间的 pH 管理趋向于小儿常用的 pH 稳态，而非成人常用的 α 稳态，控制 $PaCO_2$ 在正常上限水平。

（4）体外循环前静脉输注甲泼尼龙 15 mg/kg，体外循环预充甲泼尼龙 15 mg/kg，复温后再给甲泼尼龙 500 mg，稳定细胞膜，对抗全身性炎性反应；深低温停循环前给予甘露醇 12.5 g，促进渗透性利尿，减轻细胞水肿；丙泊酚 2 mg/kg 静注引起 EEG 呈短暂爆发抑制，继续输注 $0.1 \sim 0.3$ mg/（kg·min）维持；体外循环期间给予苯妥英钠 15 mg/kg，可以提供脑保护和有效地预防术后抽搐；给予足够剂量的长效肌松药，确保全身肌松弛以减少组织氧耗。

6. 肺保护

（1）预防再灌注性肺水肿：术中限制液体入量，尤其是晶体液，适当利尿，补充白蛋白，增加胶体渗透压，体外循环预充液中增加胶体含量，复温时超滤并应用利尿药，及时输入血浆或人血白蛋白。停机后麻醉医师应检查气管内有无血性渗出或出血，尤其是泡沫性痰，提示出现再灌注性肺水肿。

（2）机械通气时使用PEEP：体外循环后常规给予较高的分钟通气量，潮气量8～10 mL/kg，可以使用压力控制或容量控制加PEEP通气模式（PEEP > 5 cmH$_2$O）。严重肺出血合并低氧血症患者，有时机械通气难以满足机体气体交换和氧合的需要，须暂时改用手控通气。手控通气可采取大潮气量、高气道压（40～50 cmH$_2$O）和吸气末停顿，以延长吸气时间使气体较好地氧合和交换。术后机械通气应使SaO$_2$ > 95%，PaCO$_2$ < 35 mmHg。早期需吸入高浓度氧（80%～100%），同时给予PEEP 8～10 cmH$_2$O。

（3）清理肺和呼吸道：纤维支气管镜吸引是严重肺出血时必不可少的治疗措施。术中给予甲泼尼龙（前述），术后给予补充剂量，以减少细胞因子的产生，减轻炎性反应及氧自由基的作用；加强呼吸道护理，清理气管及支气管内的分泌物，保证气道通畅；严重肺出血的患者，需要使用纤维支气管镜，明确出血部位。对于难以控制的出血，采用双腔气管插管或支气管球囊隔离出血侧肺，以保护正常肺。通过支气管镜在出血部位外用血管升压素或肾上腺素对肺出血严重的患者有一定的效果。

7. 保护胃黏膜 由于手术创伤以及药物（如甲泼尼龙）等刺激，容易发生胃肠道出血，可以在体外循环前使用奥美拉唑、兰索拉唑等药物予以保护。

8. 肝素的中和 使用鱼精蛋白中和时注意预防其不良反应。使用前加深麻醉，使用微量泵持续静脉输注（首次量 > 10 min）可以明显减少不良反应。如果发生血压降低、肺动脉压力升高等征象，立即停止给药，快速降低肺动脉压（丙泊酚30～50 mg或硝酸甘油5～10 μg），静脉给予钙剂等必要处理。

9. 避免严重心律失常 肺动脉高压及右心衰极易导致严重心律失常，尤其是恶性室性心律失常。术中及时纠正电解质紊乱，放置心外膜临时起搏器，有助于及时控制心律失常。

六、术后处理

1. 再灌注性肺水肿 最常见和最严重的并发症，多发生于术后72 h以内，伴发严重低氧血症、气道内血性渗出，发生率 > 10%。与外科处理技巧有很大关系，同时与术前肺动脉栓塞程度、持续时间及肺动脉压呈正相关。严格控制出入量，维持循环稳定，加强利尿，维持Hct > 30%，使用白蛋白等提高血浆胶体渗透压，加用呼气末正压通气以减少肺泡渗出。当气道内血性分泌物增多时，使用纤维支气管镜加强吸引。

2. 降低肺动脉高压 严重肺动脉高压是术后死亡的主要原因。残余性肺动脉高压的发生率 > 5%，少数可能长期存在，是增加术后并发症和死亡率的主要危险因素。术后继续使用降低肺动脉压的措施，如PGE$_1$持续输注、血管紧张素转换酶抑制剂胃管注入、吸入NO和伊洛前列素（iloprost）等。

3. 低氧血症　近半数患者术后出现低氧血症。因此，在保持呼吸道通畅的同时，采用呼吸机容控加 PEEP 或压控方式，根据血气指标调节潮气量，在维持血氧分压的前提下，尽量降低吸入氧浓度，以减少氧自由基的产生。通常给予高潮气量过度通气，维持 $PaCO_2$ 在 30 mmHg 左右。必要时采用 PEEP 及反比通气，以期纠正低氧及高碳酸血症。掌握好拔除气管插管的指征，大部分患者在术后第 1 日可以顺利脱机拔管，小部分（10% 以下）患者需要延长呼吸机通气时间。

4. 右心功能不全　术前心功能不全的患者，尤其是病史长、肺动脉高压严重或有其他心脏合并症的患者易并发右心衰。根据 Swan-Ganz 导管测量数据，指导临床治疗，调整正性肌力药物和血管扩张药物。必要时使用体外膜肺氧合支持。

5. 减少神经系统并发症　由于深低温停循环的影响，术后注意预防神经系统并发症。首先维持血流动力学稳定和纠正低氧血症；当出现谵妄、躁动时，给予丙泊酚等药物充分镇静，适当使用甲泼尼龙等糖皮质激素治疗脑水肿，甘露醇脱水降低颅内压；可用冰帽等局部降温措施控制体温；控制血糖。

6. 预防再栓塞　由于术中不可避免的肺动脉损伤，术后易局部继发血栓形成。当纵隔、心包、胸腔引流无明显出血征象时，尽早（术后 4 ~ 6 h）使用肝素 100 U/（kg·12 h）抗凝，术后 12 h 胃管内注入或气管拔管后口服华法林。

7. 抗感染　只要满足拔管条件，尽早拔除气管插管、Swan-Ganz 导管和导尿管等。鼓励早期活动，鼓励咳嗽排痰、锻炼呼吸。监测体温，检查血象，使用敏感抗生素预防肺部感染。

（袁　素　于钦军）

参考文献

[1] 中华医学会呼吸病学分会肺栓塞与肺血管病学组. 肺血栓栓塞症诊治与预防指南 [J]. 中华医学杂志，2018, 98(14): 1060-1087.

[2] GALIÈ N, HUMBERT M, VACHIERY J L, et al. 2015 ESC/ERS Guidelines for the diagnosis and treatment of pulmonary hypertension: the joint task force for the diagnosis and treatment of pulmonary hypertension of the European Society of Cardiology and the European Respiratory Society: Endorsed by: Association for European Paediatric and Congenital Cardiology,International Society for Heart and Lung Transplantation[J]. Eur Heart J, 2016, 37(1): 67-119.

[3] SHENOY V, ANTON J M, COLLARD C D, et al. Pulmonary thromboendarterectomy for chronic thromboembolic pulmonary hypertension[J]. Anesthesiolog, 2014, 120(5): 1255-1261.

[4] MANECKE G R J. Anesthesia for pulmonary endarterectomy[J]. Semin Thorac Cardiovasc Surg, 2006, 18(3): 236-242.

[5] KRAMM T, EBERLE B, GUTH S, et al. Inhaled iloprost to control residual pulmonary hypertension following pulmonary endarterectomy[J]. Eur J Cardiothorac Surg, 2005, 28(6): 882-888.

［6］SHETTY D P, NAIR H C, SHETTY V, et al. A novel treatment for pulmonary hemorrhage during thromboendarterectomy surgery[J]. Ann Thorac Surg, 2015, 99(3): 77-78.

［7］DAROCHA S, PIETURA R, PIETRASIK A, et al. Improvement in quality of life and hemodynamics in chronic thromboembolic pulmonary hypertension treated with balloon pulmonary angioplasty[J]. Circ J, 2017, 81(4): 552-557.

［8］NGUYEN L, BANKS D, MANECKE G, et al. Plasma vasopressin levels in patients with right-sided heart dysfunction and chronic thromboembolic pulmonary hypertension[J]. J Cardiothorac Vasc Anesth, 2014, 28(3): 601-607.

［9］JENKINS D, MADANI M, FADEL E, et al. Pulmonary endarterectomy in the management of chronic thromboembolic pulmonary hypertension[J]. Eur Respir Rev, 2017, 26(143): 160111.

［10］HSIEH W C, JANSA P, HUANG W C, et al. Residual pulmonary hypertension after pulmonary endarterectomy: a meta-analysis[J]. J Thorac Cardiovasc Surg, 2018, 156(3): 1275-1287.

［11］CANNON J E, SU L, KIELY D G, et al. Dynamic risk stratification of patient long-term outcome after pulmonary endarterectomy: results from the United Kingdom National Cohort[J]. Circulation, 2016, 133(18): 1761-1771.

［12］VANINI B, GRAZIOLI V, SCIORTINO A, et al. Neuropsychological outcomes after pulmonary endarterectomy using moderate hypothermia and periodic circulatory arrest[J]. J Heart Lung Transplant, 2018, 37(7): 860-864.

第 16 章

原发性心脏肿瘤外科的麻醉处理

第 1 节　原发性心脏肿瘤的病理生理

一、临床特征

1. 概述　原发性心脏肿瘤是指起源于心肌内或心腔的肿瘤，不包括心脏转移瘤。据国外连续尸检发现心脏原发性肿瘤的发生率为 0.01% ~ 0.28%。尽管心脏继发性肿瘤约为原发性肿瘤的 16 倍，但在心脏外科临床实践中，则以心脏原发性肿瘤的构成比例较高。据阜外医院早年统计，至 1987 年年底在连续 18 298 例心血管手术中，发现心脏原发肿瘤 192 例，占 1.05%，其中 148 例为黏液瘤，另外有脂肪瘤和畸胎瘤等。

2. 分类　良性和恶性。前者占 70% 以上，又分为黏液瘤和非黏液性瘤两大类；后者以肉瘤为主。我国 90% 以上为左房黏液瘤，其他有右房瘤（5%）和心室瘤（1%）。心脏非黏液性瘤有横纹肌瘤、纤维瘤、脂肪瘤和心脏嗜铬细胞瘤等。

3. 临床表现　取决于瘤体所在的位置、性质、大小、瘤蒂长短及活动度等。

（1）心脏黏液瘤：瘤体阻塞静脉回流或者房室瓣膜口，会影响心脏功能，表现为胸闷、气短和心悸等。突入二尖瓣口可以出现端坐呼吸，往往与体位有明确的关系，严重者导致晕厥和猝死。栓塞是黏液瘤的主要特征，在左房黏液瘤患者的发生率 > 30%，左室黏液瘤患者的发生率 > 50%，以脑卒中最为常见。可以伴有全身症状，如贫血、消瘦和发热等。最主要的特点是心脏杂音随体位的改变而变化。

（2）非黏液性良性肿瘤：通常瘤体较小时无明显症状。合并心律失常时有心悸、胸闷等症状。心脏嗜铬细胞瘤患者罕见，具有心悸、头痛等因儿茶酚胺分泌增加所致的临床症状，特征性表现为阵发性或持续性高血压，反复发作的心动过速可以引起心衰。纤维瘤可能阻塞或使冠状动脉移位，患者可以表现为充血性心衰和心绞痛，因为常侵犯传导通路，有发生致命性心律失常的危险。

（3）心脏恶性肿瘤：通常瘤体较小时无明显症状，合并心律失常时有心悸、胸闷等症状。肿瘤进行性增大可以影响瓣膜或心脏收缩功能，具有相应的临床表现，症状可进行性加重，迅速恶化而出现心衰。

4. 辅助检查　超声心动图检查是明确诊断的基本检查。嗜铬细胞瘤患者最佳的定性诊断是血、尿中儿茶酚胺明显增高。CT、MRI 检查对心脏恶性肿瘤的占位性病变及其对周围组织的侵噬具有确诊意义。

二、病理生理

1. 概述　肿瘤的性质与位置不同，所引起的病理生理与血流动力学改变亦不同。较小的心脏肿瘤可无临床症状，肿瘤广泛浸润心肌时，可损害心功能而出现心衰，肿瘤位于房室结区或传导束附近时，可引起心律失常，当肿瘤突出入心腔时，则引起流入道或流出道梗阻。小儿最常见的心脏肿瘤有横纹肌瘤（约占 50%）、黏液瘤（约占 20%）和纤维瘤（约占 10%）。横纹肌瘤多位于室间隔及左、右心室壁的心肌内，并可向心腔内突出；黏液瘤发生于心内膜并向心腔内生长。纤维瘤多位于左室壁及室间隔肌壁内，质地坚实、界限分明，肿块的体积较大，易向心腔内突出。

2. 心脏黏液瘤　腔内肿瘤，可发生在任何心腔，左房黏液瘤占 75% 以上，位于右房者占 20%，不足 10% 位于心室。黏液瘤通常带蒂，呈乳突状，胶冻或黏液样，突入心腔，质脆，瘤组织易脱落引起栓塞。瘤体可随血流方向在心腔内运动，导致瓣膜启闭异常和血流动力学障碍，表现为体位相关性梗阻，如左房黏液瘤因体位变动堵塞二尖瓣口，引起左房压及肺静脉压升高，可致急性肺水肿，瘤组织突然脱落可引起脑卒中，甚至猝死；右房黏液瘤则因静脉回流受阻，引起肝大、腹水，双下肢或全身水肿，反复发生的肺动脉栓塞可导致肺动脉高压。

3. 非黏液性良性肿瘤　横纹肌瘤常位于室间隔和室壁的心肌内，病变的心肌细胞常常与周围的心肌组织分界不清，其中 90% 见于小儿患者，常合并结节性硬化症，由于横纹肌瘤实际上是胎儿的错构瘤，因此在婴幼儿期有随时间自发消除的可能。纤维瘤可发于心室和室间隔，由纤维母细胞、胶原和弹性纤维组成，通常不突出入心腔，但经常侵犯传导通路，室性心律失常多见。不同的是乳头状弹性纤维瘤，多发于主动脉瓣或二尖瓣瓣叶上，瘤组织脱落或形成血栓可以导致栓塞。脂肪瘤由成熟的脂肪细胞组成，多发于房间隔。值得注意的是心脏嗜铬细胞瘤，常位于心包和心脏外膜，由于经常误诊而导致延误治疗，因血流动力学的剧烈变化经过凶险。良性肿瘤的位置和大小决定其病理生理，瘤体较大挤压心脏影响心脏的舒缩功能，突入心腔造成血流受阻，侵犯瓣膜则出现相应改变和心律失常等。

4. 心脏恶性肿瘤　多来源于间叶细胞，以肉瘤为主，如血管肉瘤、平滑肌肉瘤、纤维肉瘤等，常发于右心系统。肿瘤可挤压或浸润心肌，引起心脏舒缩功能障碍或心律失常，突入心腔能使血流梗阻，从而影响血流动力学和心脏功能，肿瘤浸润周围器官和组织引起相应器官组织的功能改变。一些肿瘤能导致心包积液，产生心脏压塞症状。

三、外科处理及其并发症

1. 心脏黏液瘤　由于病变进展性和栓塞的危险，一旦确诊就有外科指征，建议尽早手术。瘤体阻塞瓣膜口或脱落栓塞的患者，需急诊手术。手术在体外循环下切除，瘤蒂部要清除彻底，将黏液瘤及其附着的房间隔或心房壁一同切除以免复发，房间隔用涤纶片修补，房壁可用自体心包修补，破碎和脱落的组织要清除干净，以免栓塞和种植转移。通常手术成功率高，死亡率为 0 ~ 3%，有家族性肿瘤史者复发率高。

2. 非黏液性良性肿瘤　一旦确诊就有外科指征，越早手术越有利于肿瘤的彻底切除和心脏缺损的修复。纤维瘤及横纹肌瘤行肿瘤完全切除术或部分切除术（保留心腔内的重要结构及重要心肌组织），阻塞严重的患者即使只能部分切除，但可以改善血流动力学和改善心脏功能。横纹肌瘤在婴幼儿期有自发消除的可能，仅 25% 的患者需要手术治疗，但位于心室的横纹肌瘤常造成血流梗阻和心律失常，需要考虑手术切除。肿瘤发展很大，以至于不能切除或切除后使心脏结构遭到破坏，心脏移植是最后选项。通常手术成功率较高，但横纹肌瘤手术结果不佳。

3. 心脏恶性肿瘤　早期发现因为瘤体较小，有切除的可能性，应尽早手术。但临床实践中往往发现较晚，手术目的在于确定病理诊断。肿瘤局限在心肌或尚未浸润周围器官和组织且无转移的患者，心脏移植是可以考虑的选项。由于大部分心脏恶性肿瘤不能彻底切除，手术结果不佳，并发症和死亡率较高，风险高，预后极差。

4. 常见并发症　心房黏液瘤手术并发症有肿瘤碎片引起的栓塞及低心排血量综合征；心功能不全多见于心室肌间的较大心脏肿瘤切除术；房性心律失常见于心房黏液瘤切除术。

第 2 节　原发性心脏肿瘤手术的麻醉

一、术前准备和用药

1. 术前准备　外科常规准备和检查。改善全身营养状态。心功能不全者适当进行强心利尿治疗。因肿瘤突入瓣口造成梗阻或大量心包积液发生心脏压塞时，常需急诊手术，术前准备可能不完善。绝大多数心脏原发性肿瘤为良性，少数恶性肿瘤依据其恶性程度、侵袭或转移特性等决定手术的治疗原则。术前要充分了解手术的复杂性，积极准备。要有肿瘤切除或同时行心脏结构重建失败的计划，即计划切除肿瘤之前考虑到必要时心脏移植的准备。

2. 心脏嗜铬细胞瘤　术前根据瘤体分泌成分的不同，选择应用恰当的 α、β 受体阻滞药，控制好血压、心率。

3. 术前用药　根据术前患者情况选择是否用术前药。有心衰表现或肺高压者慎用，以免进一步抑制心功能或因呼吸抑制而加重肺高压；在避免抑制呼吸循环的前提下，为消除患者的紧张情绪，通常口服地西泮或小剂量咪达唑仑即可；部分精神过度紧张患者，可以肌注吗啡；急诊患者麻醉前用药可省略。

二、术中监测

1. TEE 监测　除体外循环心脏手术常规监测外，同时监测 TEE。TEE 可确定肿瘤位置，以及随血流运动情况，对于右房肿瘤患者，可指导手术医生静脉插管，以免肿瘤脱落引起栓塞等并发症。

2. 密切监测 ACT　左房黏液瘤患者常发生肝素耐药，原因是血浆抗凝血酶 III 的含量和活性降低，导致使用常规肝素化剂量的肝素而 ACT 时间达不到体外循环阈值。

3. 其他　大部分心脏肿瘤患者不需要肺动脉导管监测，尤其是右心肿瘤，更要避免放置 PAC，以防瘤体脱落造成栓塞。

三、麻醉管理

1. 因病而异　因肿瘤位置、大小等不同，血流动力学的改变不同，手术的复杂程度也不相同，麻醉管理因病而异。肿瘤引起的心室流入道阻塞按房室瓣狭窄处理，心室肌壁间肿瘤切除后因心肌收缩功能受损，术后多需使用正性肌力药物支持。

2. 左房黏液瘤　麻醉处理原则同二尖瓣狭窄相似。体位的变动可能使肿瘤脱入瓣口，引起低血压甚至晕厥。因此，在麻醉诱导至建立体外循环期间，尽量避免使患者体位过多变动。麻醉诱导时手术医师应到手术间，体外循环机器要准备好，以备发生严重血流梗阻时紧急建立体外循环。部分左房黏液瘤患者会发生肝素耐药，遇此情况在追加肝素的同时可以给予 FFP 至少 2 U。体外循环期间缩短监测 ACT 的间隔时间，及时追加肝素或补充 FFP。体外循环开始时避免血压过高并尽早阻断升主动脉使心搏骤停，对防止肿瘤脱落有益。大部分黏液瘤的患者在肿瘤切除后并不需要正性肌力药物，合并瓣膜病变或存在心脏功能不全的患者，可以适当使用儿茶酚胺类药物。肺动脉高压患者可以使用硝酸甘油扩张血管，以降低肺动脉压力，来改善右室功能。

3. 心脏嗜铬细胞瘤　以嗜铬细胞分泌大量儿茶酚胺为特点，围手术期易导致血流动力学的剧烈波动。因此，要保持整个手术过程平稳，除满意的术前准备外，要考虑到瘤体的营养血管大都来源于冠状动脉分支，术中的分离和挤压可导致儿茶酚胺直接大量释放到心脏，引起血流动力学的剧烈变化，术中要求外科医师动作轻柔尽量减少挤压，同时密切观察生命体征变化，并作及时相应的处理。体外循环可使心脏在手术过程中与体循环分开，减少血管活性物质对体循环的影响，有助于避免和减少术中出现大的血流动力学波动。触及瘤体的操作尽可能在建立体外循环后进行。如果在手术操作触及瘤体时发生严重高血压，可通过静脉注射或输注酚妥拉明控制血压，而肿瘤切除后患者体内儿茶酚胺骤减可出现严重低血压，需及时使用 α 受体兴奋药（如去甲肾上腺素）处理。术后也要注意补充儿茶酚胺类药物，力求术后血流动力学平稳。个别出现严重心脏嗜铬细胞瘤切除后危象者，可以考虑 ECMO 和 IABP 辅助，以安全渡过术后危险期。

4. 右房或右室肿瘤　右房或右室肿瘤可以阻塞三尖瓣或右室流出道，产生右心功能不全，注意患者体位的变化，通常表现为严重低血压和心律失常，尤其是房颤或房扑，同时静脉压升高，有时需要紧急建立体外循环。必要时采用股静脉插管，使肿瘤脱落和破碎的风险降至最小，建立体外循环后再在上腔静脉直角插管，这对房间隔肿瘤经双房路经切除是必要的。

5. 血液和神经保护　心脏肿瘤手术死亡的主要原因是大出血，尤其是涉及多个瓣膜的患者，体外循环期间常发生凝血功能障碍，同时外科手术切除部分心肌组织不易止血，故围体外循环期间常规给予抗纤溶药物，如静脉输注氨甲环酸 3 ~ 5 g。由于心腔内肿瘤易于脱落，尤其是恶性肿瘤伴明显浸润时，为减少肿瘤碎片脱落引起栓塞，建立体外循环后尽快使心搏骤停，及时阻断升主动脉，围手术期注意观察和监测患者的中枢神经功能，尽量避免脑卒中。

6. 肾脏保护　心脏术后急性肾损伤是较为重要的并发症，严重患者需行肾脏替代治疗，目前对心脏肿瘤手术后肾损伤的发生报道较少，但也不容忽视。术前、术中可采用急性肾损伤模型对患者术后肾损伤风险进行初步估计，术后需密切注意血清肌酐及尿量监测，必要时采用常规肾损伤治疗策略。

（王越夫　于钦军）

参考文献

［1］ ROEVER L, CASELLA-FILHO A, MARTINS-DOURADO P M, et al. Cardiac tumors: a brief commentary[J]. Front Public Health, 2014, 2: 264-267.

［2］ BEH P, BYARD R W. Cardiac tumors and sudden death[J]. Forensic Sci Med Pathol, 2014, 10(2): 269-271.

［3］ ZHOU X, LIU D, SU L, et al. Pheochromocytoma crisis with severe cyclic blood pressure fluctuations in a cardiac pheochromocytoma patient successfully resuscitated by extracorporeal membrane oxygenation: a case report[J]. Medicine, 2015, 94(17): 790-791.

［4］ BURKE A, TAVORA F. The 2015 WHO classification of tumors of the heart and pericardium[J]. J Thorac Oncol, 2016, 11(4): 441-452.

［5］ ESSANDOH M, ANDRITSOS M, KILIC A, et al. Anesthetic management of a patient with a giant right atrial myxoma[J]. Semin Cardiothorac Vascu Anesth, 2015, 4: 1-6.

［6］ 田宇, 刁晓林, 袁靖, 等. 不同人群心脏术后急性肾损伤评分的建立和进展[J]. 中国分子心脏病学杂志, 2019, 19(3): 2944-2948.

［7］ WANG C R, FU P, WANG Y F, et al. Epidemiology of acute kidney injury among paediatric patients after repair of anomalous origin of the left coronary artery from the pulmonary artery[J]. Eur J Cardiothorac Surg, 2019, 56(5): 883-890.

［8］ D'ANGELO E C, PAOLISSO P, VITALE G, et al. Diagnostic accuracy of cardiac computed tomography and 18-F Fluorodeoxyglucose with positron emission tomography in cardiac masses[J]. JACC Cardiovasc Imaging, 2020, 13(11): 2400-2411.

［9］ RAHOUMA M, ARISHA M J, ELMOUSLY A, et al. Cardiac tumors prevalence and mortality: A systematic review and meta-analysis[J]. Int J Surg, 2020, 76: 178-189.

［10］ ROSÁRIO M, FONSECA A C, SOTERO F D, et al. Neurological complications of cardiac tumors[J]. Curr Neurol Neurosci Rep, 2019, 19(4): 15.

第 17 章

微创和其他心脏外科的麻醉处理

第 1 节 微创（腔镜）心脏外科的麻醉

一、微创心脏外科

1. 微创心脏外科（minimally invasive cardiac surgery，MICS） 尚无统一的分类标准，相对于传统心脏外科来讲，在保证安全完成心脏操作的前提下，避免或减少较大创伤的心血管手术，都可以广义地称为微创心血管手术，如胸壁小切口、不纵断胸骨或避免体外循环等。

（1）避免体外循环非生理状态对机体的损害：非体外循环 CABG 等。

（2）避免传统的胸骨正中切口：如小切口不纵断胸骨（胸骨旁或肋间小切口）或部分纵断胸骨（胸骨上段或下段小切口）用于房间隔或室间隔缺损修补、心脏瓣膜置换或 CABG 等。

（3）使用现代微创技术：胸腔镜三维成像、闭式体外循环和机器人辅助技术等，新技术促使微创心脏外科迈向新高度。

2. 电视腔镜心脏外科技术 电视胸腔镜技术进入心脏外科始于 20 世纪 90 年代初期，胸腔镜手术需在胸壁上做小切口，然后将视频摄像头和手术器械置入胸腔内完成心脏手术操作，避免胸骨正中劈开或缩小手术创口，从而减少胸骨感染、肌肉神经损伤和术后疼痛等，具有创伤轻、恢复快等优点。目前已经能够进行心脏外科领域里的部分常规手术，是现代微创心脏外科比较有前景的领域。

（1）机器人辅助心脏外科（robot-assisted cardiac surgery）：已经有成熟的技术和设备，手术效果满意。机器人辅助系统能够完成不开胸全胸腔镜下的心脏外科手术。主要设备有 DA·VINCI（达·芬奇）设备和 AESOP（伊索）设备。① DA·VINCI 设备：外科医师可以坐在远离患者的地方，用 3D 视频设备，机械臂可自由活动。达·芬奇机器人手术系统真正实现了外科医生期待已久的梦想，主刀医生远离手术台，通过操控机器臂，非常惬意地完成心脏手术。仿真手腕使人手的全部动作实时转化为精确的机械手的动作，可以运用开放式术中使用的任何技巧。三维立体图像数码摄像系统具有真正的三维景深和高分辨率，不但为外科医生提供与开放手术相同的视觉感受，而且进一步拓展了外科医生的视野。完美的影像控制使全景到特写的转移自然平稳，不同术野间平稳转移时可提供连续的手术图像。达·芬奇机器人辅助 CABG 无须使用体外循环，可以在封闭的胸腔内高质量的获取双侧乳内动脉，并在腔镜下完成前降支、对角支和部分回旋支的吻合。对于多支病变患者，还可以与心内科联合开展杂交手术，由心外科医生首先完成机器人辅助乳内动脉至前降支搭桥，然后经介入完成其余病变血管的血运重建，既保证了患者前降支较高的远期通畅率，又最大限度地降低了手术风险。② AESOP 设备：没有 3D 视频和 DA · VINCI 设备机械臂的自由度，但有语音激活影像移动系统。这些设备都可以开展杂交技术，进行体外或非体外循环的心脏手术，如房间隔缺损修补术、二尖瓣成形术、CABG 和房颤的外科治疗等。

（2）胸腔镜辅助心脏外科：以胸壁三孔法全胸腔镜心脏外科手术为代表。使用设备为电视胸腔镜（2 D 或 3 D 影像）和特制微创心脏外科手术器械；切口多采用右胸壁三孔技术（图 3-17-1），右腋中线第 7 肋间、右胸骨旁第 4 肋间、右腋中线第 4 肋间各打直径为 2 cm 左右的孔；手术操作可在完全胸腔镜术野显示屏指引下进行。胸腔镜心脏外科现可完成各类型房间隔缺损修补、室间隔缺损修补、二尖瓣成形或置换、房颤心外膜射频消融和 off-pump CABG 等。

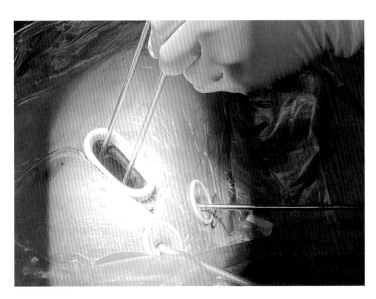

图 3-17-1　胸壁三孔二尖瓣修复切口

二、体外循环和心肌保护技术

1. 体外循环（extracorporeal circulation，ECC）　根据患者的年龄、体重和手术需要决定建立 ECC 的方式。动脉插管通常选择股动脉。静脉插管：①下腔静脉插管（经股静脉入路）和上腔静脉插管；②经股静脉入路用双极静脉插管经下腔、右心房到达上腔静脉，如果单用双极静脉插管引流不足则加右颈内静脉插管。闭式体外循环（heart port）技术即经股动脉插管、经股静脉途径腔静脉插管和右颈内静脉插管建立 ECC，使用主动脉内气囊阻断技术灌注心肌保护液。在体外循环过程中注意监测静脉回流情况及主动脉内球囊阻断的位置，同时严密监测泵头阻力，避免动脉管路阻力过高影响体外循环的安全性和灌注流量。由于胸腔镜心脏手术需要操作者较长的学习曲线、负压辅助静脉引流的并发症和外周动静脉插管的危险性，ECC 的管理需要额外重视。

2. 心肌保护　四种心肌保护液灌注方法：①用特制长柄阻闭钳或分体式阻闭钳经腋下孔在心包横窦处阻闭升主动脉，经主动脉根部顺行灌注；②经冠状静脉窦逆行灌注；③经股动脉插管利用球囊导管在主动脉窦和无名动脉间球囊内阻断，通过球囊导管远端开口灌注；④主动脉根部切开直接进行左、右冠状动脉灌注。

三、微创（胸腔镜）心脏外科的麻醉

（一）术前评估和准备

1. 术前评估　术前准备尽早在入院前完成，如禁烟。心血管评估重点注意病变的范围和严重程度，需评估外周动脉插管的部位，拟主动脉球囊内阻断者需排除主动脉瓣关闭不全和升主动脉病变。需要单肺通气者注意肺部疾病情况，积极控制易导致术后呼吸并发症的因素。当 COPD 患者 FEV_1（1 s 用力呼气容量）或一氧化碳弥散量＜预计值的 40% 时，术后肺部并发症明显增加。通常认为术前 PaO_2 ＜ 60 mmHg 或 $PaCO_2$ ＞ 50 mmHg，不能使用单肺通气。尽管肺动脉高压不是单肺通气的禁忌证，但可增加肺动脉压和右心后负荷。食管静脉扩张、活动性上消化道溃疡和食管裂孔疝是 TEE 的三大禁忌证。肥胖和胸廓畸形可能妨碍 MICS 和 ERACS 的实施。

2. 术前用药　当前的治疗药物通常持续至手术当日，如冠心病患者术日晨根据心绞痛的性质、发作时间和心功能状况，适量调整 β 受体阻滞药的用量；适当镇静以解除焦虑、减少麻醉药用量。

3. 准备单肺通气物品　需要单肺通气设备和物品，准备双腔气管插管或支气管封堵器（支气管气囊阻塞导管）、纤维支气管镜。由于不能使用体内心脏除颤，需准备粘贴式体外除颤电极。

（二）麻醉选择

1. 快通道或超快通道麻醉原则

（1）ERACS 贯穿在多学科、多部门协调合作和精准医疗的整体过程。通过术前教育、完善快速恢复的麻醉和镇痛技术、减少外科创伤（微创）、积极的术后恢复措施，促使患者尽早康复，缩短 ICU 停留和住院时间，降低医疗费用。快通道心脏麻醉（fast track cardiac anesthesia）是 ERACS 的重要组成部分，争取患者早期气管拔管（手术室或术后 4 ~ 6 h 内），在手术室内的安全气管拔管称为超快通道心脏麻醉。

（2）体现微创（腔镜）心脏外科快速恢复的特点，争取早期气管拔管。避免气管导管刺激引起的血压高、心率快和氧耗增加；避免长时间机械通气影响呼吸功能恢复，减少呼吸道并发症；使患者更舒服，明显提高对手术的满意度；患者需要更少的血管活性药物，而不增高围手术期死亡率和发病率；缩短 ICU 和住院时间，提高医疗资源利用率。

2. 麻醉药物和方法

（1）麻醉药物：选用短效、速效的麻醉药物。尽管不支持绝对无阿片类药麻醉（opioid free anesthesia），但可以从较大剂量转变为更趋保守（opioid sparing anesthesia）的剂量，可以选用瑞芬太尼持续输注，减少舒芬太尼（1～3 μg/kg）或芬太尼（10～30 μg/kg）间断静注的剂量，原则是既能满足术中镇痛，又要避免大剂量阿片类药所致的术后呼吸抑制延长，利于早期气管拔管。使用持续或靶控输注丙泊酚联合右美托咪定镇静，少用或不用苯二氮䓬类药。以吸入麻醉药七氟烷作为麻醉维持主要辅助用药。选用中短效肌松药顺式阿曲库铵、维库溴铵等。

（2）麻醉方法：大部分需要气管内插管全身麻醉和单肺通气技术。少量短时间杂交手术或创伤轻的短时间手术，也可以选用喉罩全麻。尽管可以减少全麻药用量，降低应激反应，完善术后镇痛，但由于存在硬膜外血肿的风险，不建议选择全麻复合硬膜外阻滞麻醉。但术中或术后可以结合超声指引区域神经阻滞技术，如椎旁、肋间和胸骨旁神经阻滞，从而减少阿片类镇痛药的用量，利于患者早期恢复。

（三）术中监测

1. 微创心脏外科监测　选择左侧颈内静脉建立中心静脉通路，预先置入右颈内静脉套管（18 G）备导丝导引法进行上腔静脉插管。如果使用升主动脉内球囊阻断，必要时可监测双侧桡动脉压，有助于判断球囊的位置，防止球囊导管移位。使用 BIS 监测有助于保持足够的镇静深度和利于早期气管拔管。推荐使用脑氧饱和度监测，在股动脉插管并行体外循环时，因外科需要或其他原因使肺不通气或通气不足，可以出现体外循环氧合血和心脏射出的低氧血在主动脉弓远端混合，导致上半身低氧血症，出现上肢 SpO_2 和 $rScO_2$ 下降，称为小丑或南北综合征（Harlequin syndrome），该现象也可以发生在股动脉插管 ECMO 或其他外周动脉插管体外循环过程中。

2. TEE　是机器人辅助或腔镜心脏外科的常规监测。补充术前诊断、指导和评估手术效果；引导和检查心脏和大血管内所有留置导管的安置，如指导建立经冠状静脉窦置入逆行灌注管、静脉插管和确立主动脉内阻断球囊的位置等；监测心脏功能指导循环调控和发现心肌缺血；发现 ASD 或卵圆孔未闭等。

（四）术中管理

1. 麻醉诱导　选用依托咪酯和（或）催眠剂量的咪达唑仑（1～2 mg）使患者入睡，静注罗库溴铵 0.5～1 mg/kg 或顺式阿曲库铵 0.1～0.2 mg/kg 满足肌松，加小剂量芬太尼（5～10 μg/kg）、舒芬太尼（0.5～1 μg/kg）或瑞芬太尼 5～10 μg/kg 完成气管插管。气管插管前用利多卡因咽喉、气管内喷雾，可以减少插管时的加压反应。

2. 麻醉维持　采用平衡麻醉技术。选择持续输注丙泊酚和右美托咪定镇静，辅助间断七氟烷吸入麻醉，以中、小剂量中效（舒芬太尼）或持续输注短效（瑞芬太尼）麻醉性镇痛药镇痛，持续输注顺式阿曲库铵维持肌松。超快通道麻醉需要在关胸时停止吸入麻醉，闭合胸骨后停丙泊酚，术毕短时间内气管拔管。

（1）吸入性麻醉药：无证据表明选择何种吸入性麻醉药有明显优势，超快通道心脏麻醉用七氟烷、地氟烷可能获益。

（2）麻醉性镇痛药：瑞芬太尼、舒芬太尼和芬太尼都适用。瑞芬太尼的维持剂量为 0.1～2 μg/（kg·min）；舒芬太尼维持剂量为 1～3 μg/kg；芬太尼维持剂量为 10～20 μg/kg。

（3）肌松药：优选顺式阿曲库铵 2～5 μg/（kg·min）持续输注或罗库溴铵 0.1～

0.5 mg/kg 间断静注。使用哌库溴铵则注意剂量蓄积，拔管前可以用新斯的明配合阿托品拮抗。

（4）辅助药物：根据患者的不同情况，选用硫酸镁、硝酸甘油、尼卡地平、艾司洛尔等，控制血压和心率，降低应激反应，预防心律失常，从而减少麻醉药的用量。

（5）区域麻醉：缝皮前局麻药胸骨旁阻滞并渗透至胸骨伤口和纵隔引流管部位。成人用 0.75% 罗哌卡因 10 ~ 20 mL 或小儿用 0.375% 罗哌卡因 2.5 mg/kg。

3. 循环调控　维持动脉血压，保证重要脏器的灌注。off-pump CABG 需要搬动心脏或压迫心脏，允许短时间的低血压，在此期间确保心肌得到基本有效的灌注，避免引起不良紧急事件（如室颤）的发生，收缩压至少要 > 70 mmHg、CVP 维持在 12 mmHg 以下，必要时给予小剂量正性肌力药物和 α 受体兴奋药物。调整好前、后负荷，适当限制容量负荷，既要保证容量不至于明显影响血压，又要保证心脏舒张末期压不高。根据决定心率的病理生理因素来控制心率，必要时给予适量 β 受体阻滞药来调节。静脉输注硝酸甘油有助于控制 ST 段改变或 PCWP 升高，同样补钾、补镁和给予利多卡因可以降低心肌的应激性。

4. 通气管理　大部分微创（腔镜）手术需要单肺通气。

（1）单肺通气方法：使用双腔气管导管，以左侧双腔气管导管为佳，管理相对安全、方便，但手术结束时要更换为单腔气管导管；支气管封堵器（支气管内球囊阻塞）封堵一侧支气管，单肺通气完善，但非通气侧不能进行 CPAP 和分泌物吸引，可通过中间细孔进行高频喷射通气，手术结束时不用更换气管导管；在小儿可以直接使用单侧支气管内插管进行单肺通气。以上 3 种方法均需要光纤维支气管镜定位。

（2）呼吸参数设定：单肺通气期间要尽量接近双肺通气时的通气量，故在保持足够的潮气量的同时需要较快的呼吸频率，使通气侧肺膨胀完全，不致产生局限性 HPV 而降低 V/Q 比值。在潮气量、呼吸频率和气道压力之间寻求平衡，使 PaO_2 和 $PaCO_2$ 维持在合理的状态。必要时使用高频通气改善呼吸功能，合理的高频通气不会影响患者的心率、血压和 CO。

（3）监测：单肺通气开始后通常 PaO_2 可能持续降低 30 ~ 45 min，期间持续监测 SpO_2、$P_{ET}CO_2$，同时间断动脉血气监测，避免缺氧和 CO_2 蓄积。持续监测气道压力，以保持在 30 cmH_2O 以下为宜。

（4）低氧血症：首先提高吸入氧浓度直至纯氧通气，提高通气侧肺动脉血氧分压，促使非通气侧因 HPV 而转移到通气侧更多血流，改善通气 / 血流比值；用纤支镜检查和调整导管位置，气道压力突然增高常提示导管移位；清理气道分泌物，保持通气侧气道通畅和通气良好；通气侧 CPAP 或 PEEP，但 PEEP 也增加肺泡内压，增加 PVR，促使血流向塌陷肺转移，从而增加肺内分流，偶可加重低氧血症；非通气侧肺使用高频喷射通气或持续正压（5 ~ 10 cmH_2O）吹入纯氧，使术侧肺泡不至于完全塌陷，改善残气中氧浓度，有效减少肺内分流；低氧血症仍不改善，立即实施双肺通气，直至低氧血症、低血压、心律失常等不稳定因素被纠正。

（5）其他：保持充分的肌松，使下侧肺及胸壁顺应性增大，以便通气侧肺内压、气道压不致过高而减少血流；不滥用血管活性药物，尽量使用静脉麻醉药或吸入较低浓度的挥发性麻醉药，预防 HPV。

5. 二氧化碳气胸　腔镜或机器人辅助需要使用 CO_2 吹入造成人工 CO_2 气胸，使术野清晰，保持非通气侧肺塌陷，并且利于排除气栓。适当限制 CO_2 充入的压力和量，避免引起血流动力学不稳定。存在一过性高碳酸血症和呼气末二氧化碳分压升高的可能性。注意 CO_2 可透过损伤的血管引起 CO_2 气栓。

6. 体外除颤　由于心包分离、CO_2 的阻隔和粘贴式电极的位置（分别贴在右肩背部和左腋中线侧胸部）的影响，体外除颤的阻抗增加，通常双相波体外除颤电量需要 150 ~ 200 J，偶尔需要暂时全肺通气以利于除颤。

7. 出血　出血过多会延长机械通气时间和延迟拔管时间。由于腔镜状态下胸腔的限制，外科止血有时困难，体外循环中常规使用氨甲环酸可以减少出血量。

8. 保持体温　体外循环停机前或脱机后中心温度要维持在 36℃ 以上；非体外循环常温手术要采取变温毯等保温措施，维持中心温度在 36℃ 以上。

（五）术后管理

1. 镇痛　镇痛使患者可以舒适地耐受机械通气，利于自主呼吸运动，减少肺部并发症。提倡多模式联合镇痛方式，如患者自控镇痛、用长效局麻药切口或肋间神经局部阻滞、静脉或肌内注射麻醉性镇痛药，如吗啡、口服非甾体类抗炎镇痛药物等，以期通过药物的相加和协同作用，减少药物各自的剂量及其不良反应，从而达到理想的镇痛效果。

2. 镇静　适度镇静有利于抑制应激反应、控制心动过速和高血压、预防心肌缺血和避免突然清醒或激动所致的不良后果。持续输注丙泊酚 0.5 ~ 1.5 mg/（kg·h）并根据病情随时调整输注速率，停用 10 ~ 20 min 即可拔除气管导管。持续输注右美托咪定 0.2 ~ 1 μg/（kg·h）可以保持与自然睡眠相似的镇静，对呼吸无明显抑制，减少心动过速、寒战和高血压反应，减少镇痛药的需要量，苏醒和呼吸恢复快，容易撤机拔管。

3. 保温　避免低温和寒战，要求控制适度的环境温度（23 ~ 25℃），必要时使用变温毯或保温被，拔管前还可考虑经呼吸道升温。

4. 气管拔管和早期活动　手术开始即遵循快通道麻醉原则，为早期拔管创造条件。提倡早期活动、加速恢复过程，手术当日可活动腿部，气管拔管后在护理人员帮助下坐起和站立，术后 1 日下地走动，24 h 内拔除胸部引流管。手术次日患者可回病房，术后 5 ~ 7 日即可出院。

四、不同微创心脏手术的麻醉特点

1. 微创 off-pump CABG　胸骨下端或胸骨旁肋间小切口、机器人辅助或胸腔镜辅助两种 off-pump CABG 术式。两者均不纵断胸骨，用特制的冠状动脉固定器和开胸手术器械。经胸骨下端或胸骨旁肋间小切口、或经胸壁打孔直视下或电视腔镜辅助进行乳内动脉与冠状动脉吻合，适用于单支或双支病变（双乳内动脉与前降支和右冠状动脉吻合）且血管条件良好者。

（1）麻醉管理：管理原则同纵断胸骨 off-pump CABG 一样。术前评估、用药和监测与常规 CABG 相同。常规使用粘贴式体外除颤电极，备体外循环机以便急需时能迅速建立体外循环。需要单肺通气，按单肺通气管理，避免低氧血症和二氧化碳蓄积。保持合适的麻醉深度，调整心脏前、后负荷，保持足够的灌注压。术后需要继续机械通气者，术毕换气管插管。

（2）预防心肌缺血：围手术期持续使用硝酸甘油或硝酸异山梨酯输注；阻断冠状动脉

吻合时，密切观察 ECG 和血流动力学变化，吻合前降支等重要分支使用冠状动脉分流栓，保证远端血供；维持灌注压，如发生心肌缺血，需加大硝酸甘油用量；术中控制心率在 50 ~ 75 次 /min，必要时使用 β 受体阻滞药，偶尔不便使用冠状动脉固定器，需控制心率在 40 ~ 50 次 /min。

（3）微创大隐静脉剥离：若用二氧化碳显露技术可出现一过性高碳酸血症及呼气末二氧化碳分压升高，有发生二氧化碳气栓栓塞的危险。

2. 胸腔镜动脉导管钳闭、腔镜房颤射频消融、房间隔和室间隔缺损修补

（1）遵循超快通道麻醉原则，争取在手术室内气管拔管。常规全麻监测，使用粘贴式体外除颤电极。全麻用吸入七氟烷或静脉麻醉诱导，使用丙泊酚或右美托咪定持续输注镇静，辅助吸入七氟烷麻醉，由于右美托咪定对呼吸的影响很小，可保持患者在气管导管拔管后保持安静。减少中、长效阿片类药物剂量或术中持续输注瑞芬太尼，利于早期气管拔管。

（2）胸腔镜动脉导管钳闭不需要体外循环。胸腔镜下动脉导管钳闭术对单肺通气要求严格，由于大多数为非成年患者，常用单侧支气管内插管技术，将大小适合的常规气管插管（选择小于适合患儿的气管插管 0.5 ~ 1 号的气管内插管）直接送入右侧支气管，行右侧单肺通气，术毕将插管退至主气管行双肺通气。由于右肺上叶支气管独自发自右支气管近端，所以采用单右侧支气管内插管单肺通气易导致右肺上叶通气不良。因手术时间短，患儿可以保持良好的血氧饱和度，仅个别患儿发生通气障碍和低氧血症，可将气管插管退至主气管内进行双肺通气，待低氧血症纠正后重新送入右支气管单肺通气。无法恢复单肺通气者采用手控低潮气量通气，使肺的运动不影响或尽可能少影响手术操作。

（3）房间隔和室间隔缺损修补需要建立体外循环。成人可以使用双腔气管插管或支气管封堵器（球囊阻塞）行单肺通气，小儿可以用单腔气管导管插入左侧支气管进行单肺通气，但导管位置不易固定，且随体位变动易发生移位。单肺通气量较双肺通气量可以减少 20% 以上，SaO_2 下降 1% ~ 3%，加上 ASD、VSD 存在左向右分流，尽管肺血多但通气 / 血流比值（V/Q）较低，使更多肺血流未经氧合进入循环，造成静脉血掺杂，肺内分流增加，易发生低氧血症。高频喷射通气具有高频率、低气道压、小喷射气量、肺动度小等特点，行高频喷射通气时肺内分流显著低于间歇正压通气，CO 改善，故适用于胸腔镜下房、室间隔缺损修补术的麻醉，高频通气期间注意血气监测，依据监测结果调整呼吸参数，防止二氧化碳蓄积。同时保持 $FiO_2 >$ 70%，可保证单肺通气状态下充分的氧合和稳定的血流动力学。

（4）胸腔镜辅助下房颤射频消融不需要体外循环。采用双侧胸壁小切口，在胸腔镜辅助下进行房颤消融，使用双极射频消融钳对双侧肺静脉进行隔离，同时使用射频消融笔对左心房等周围目标消融靶位进行接触消融，术中切除左心耳，消除来源于左心耳的局部驱动灶和减少术后发生血栓的风险。遵循快通道麻醉的原则，选用双腔气管插管或支气管封堵器行单肺通气。在用双极射频消融钳对肺静脉进行钳夹隔离消融时，特别容易造成低氧血症，可能与通气 / 血流比失衡有关，通过提高 FiO_2 和增加 PEEP 往往不能奏效，在不影响手术操作的前提下，可以临时交替进行双肺低潮气量通气和单肺通气，以纠正低氧血症。射频消融结束后，可以通过同步体外电击（输出功率 75 ~ 100 J）房颤复律恢复窦性心律，少数心率过快或心律不稳定者，可以给予伊布利特或胺碘酮。全部安置心外膜临时起搏器，必要时启用。术后心律不稳定者可以

使用索他洛尔治疗。

　　3. 先心病简单缺损经胸骨旁微创切口封堵

　　（1）常规全麻手术监测：根据年龄、封堵难易程度和体外循环的可能性进行术前评估，决定是否需要侵入性（有创）动脉压和中心静脉压监测，大部分需要直接动脉压监测和中心静脉置管。使用粘贴式体外除颤电极。

　　（2）TTE 或 TEE：用于指导 ASD、VSD 或动脉导管未闭缺损的封堵操作，确定缺损的大小和位置，指导栓堵器定位、释放和评估封堵效果。

　　（3）麻醉方法：大部分为简单先心病患者，经胸超声指导可以使用监护麻醉或喉罩全麻，使用 TEE 的患儿需要气管插管全麻。全麻按超快通道麻醉准备，尽量减少麻醉性镇痛药的用量，缩短不必要的带管时间，可以在手术室气管拔管。

　　（4）麻醉管理：全麻用吸入七氟烷或静脉麻醉诱导，使用镇静剂量的丙泊酚或右美托咪定持续输注，辅助吸入七氟烷麻醉，右美托咪定对呼吸的影响小，可保持患儿拔除气管导管后安静舒适。术中注意封堵操作对心室的机械刺激，容易出现房性、室性期前收缩或房颤等，当出现房扑、房颤影响血流动力学时，可以用伊布利特药物转复或直接体外同步电复律。

第 2 节　经导管主动脉瓣置入术的麻醉

一、经导管主动脉瓣置入术流程

（一）经导管主动脉瓣置入术（transcatheter aortic valve implantation，TAVI）

　　1. TAVI 通过微创导管介入技术，经股动脉或者经心尖部，将特制的人工心脏瓣膜输送至主动脉瓣区打开，完成人工瓣膜置入以替代原有主动脉瓣，从而恢复瓣膜功能。主要用于不能耐受外科手术换瓣的主动脉瓣狭窄的高危患者。近年来趋向称为经导管主动脉瓣置换术（transcatheter aortic valve replacement，TAVR）。

　　2. 世界首例 TAVI 在 2002 年由 Alain G. Cribier 等在法国成功完成。国内首例在 2010 年 10 月于上海中山医院完成，仅隔 2 个月阜外医院成功完成 2 例。国际首项 TAVI 的前瞻性随机对照研究（PARTNER 队列研究）于 2010 年在美国发布，次年正式在美国《新英格兰医学杂志》发表，TAVI 是高危外科手术风险患者的良好选择。迄今为止（到 2020 年）世界上累积已完成超过 70 万例，随着 PARTNER 3 等研究的陆续发布，TAVI 已由高危向高、中危风险患者过渡。

　　3. 国内进口主要使用美国 Edwards 公司置入式人工生物瓣膜（Cribier-Edwards、Edwards SAPIEN 和 SAPIEN XT）和 CoreValve 置入式人工瓣膜。国产有 Venus-A plus 可回收置入自膨式瓣膜和苏州 J-Valve 置入式人工生物瓣膜（可用于主动脉瓣反流的患者）。

　　4. TAVI 需要在杂交手术室内进行。需要多学科协作的团队，通常由心内科、心外科、放射科、麻醉科、超声科、手术室和体外循环科医护人员等组成，团队人员必须经过相关系统培训，密切合作。

（二）TAVI 适应证

1. 老年有症状的重度 AS 患者，主动脉瓣口面积 ≤ 1 cm^2、和（或）跨瓣平均压差 ≥ 40 mmHg、和（或）主动脉瓣最大血流速度 ≥ 4 m/s。

2. 外科手术禁忌（如主动脉根部硬化、胸部放射治疗后和极度虚弱等）、高龄（≥ 75 岁）或手术风险中高危患者，STS 评分 ≥ 4%。外科主动脉生物瓣膜毁损且再次外科手术高危或禁忌的患者。外科手术中、低危且年龄 ≥ 70 岁或 60 ~ 69 岁患者经过临床综合评估认为更适合行 TAVI 手术者。

3. 解剖结构符合 TAVI 的患者（主动脉瓣环内径、外周动脉内径在合适范围内）。

（三）TAVI 操作流程

1. 建立入路　大部分选择经右股动脉入路或经心尖部入路，只有少数经腋动脉、右锁骨下动脉或颈动脉入路。以 X 线透视导向，经胸超声心动图（TTE）或 TEE 监测，经右侧股动脉入路送入直头导丝跨主动脉瓣。经左心室心尖部入路是通过外科肋间切口开胸，经左心室心尖部使用专用输送导管进行。

2. 球囊扩张和置入瓣膜　放入鞘管（22 Fr 鞘管对应 23 mm 瓣膜、24 Fr 鞘管对应 26 mm 瓣膜），并依次进行解剖测量、瓣膜球囊扩张成形、置入套管。通过预先经右颈内静脉置入的临时起搏器实施快速（心率 160 ~ 180 次/min）心室起搏，降低心排血量和血压，利于置入瓣膜和防止移位，通过套管将人工生物瓣膜定位和释放。

3. 评估结果和退出输送系统　置入瓣膜后经 TTE 或 TEE 确认瓣膜位置和评估瓣膜功能，最后进行升主动脉造影和撤出输送系统。

（四）TAVI 的并发症

1. 瓣周漏　轻度以下瓣周漏 > 70%，通常无须处理。明显的瓣周漏可能与瓣膜选择或置入不当、瓣膜移位、瓣叶严重钙化或主动脉瓣二瓣化有关。重度瓣周漏可能导致血流动力学恶化，甚至需要重新置入或其他介入治疗（瓣中瓣技术或封堵）。

2. 血管损伤　血管损伤的发生率通常在 10% 以下，如动脉夹层、破裂穿孔、血肿等。通过动脉造影可以发现和诊断，以确保穿刺部位动脉畅通、无动脉破口等。出现不明原因的血压急剧下降，警惕大血管发生破裂的可能，尤其发生在拔除鞘管时，必要时行介入或外科修补。

3. 心包积血或压塞　置入导管时不慎引起心室穿孔、动脉损伤等，可以引起急性心脏压塞，导致循环功能衰竭，甚至危及生命。通过 X 线和心脏超声可以发现，迅速进行穿刺引流或外科修补手术。

4. 房室传导阻滞　由于主动脉瓣环靠近房室传导束，TAVI 操作容易导致传导障碍，尤其是左束支传导阻滞，房室传导阻滞与人工瓣膜对左室流出道及室间隔心内膜下传导束的机械性压迫、牵拉或损伤心脏的传导系统有关，房室传导阻滞往往不能自行恢复。完全性房室传导阻滞的发生率约为 15%，这部分患者需要植入永久起搏器。

5. 心肌缺血　因 AS 患者心肌肥厚、冠状动脉灌注不足，术中低血压、心率增快等都可以引起心肌缺血。最大的风险是瓣膜堵塞两侧或一侧的冠状动脉开口，造成急性心肌梗死。冠状动脉开口阻塞的发生率约为 1%，以左冠窦开口阻塞最为常见（> 80%）后果往往是灾难性的，死亡率高。通过冠状动脉造影即可诊断。需要紧急 PCI 或开胸行 CABG。

6. 血栓形成和脑卒中　脑卒中的发生率在 3% 以下，主要与血管内操作导致血栓形成、钙化斑块脱落和低血压有关。TAVI 脑血管事件的发生率高于外科瓣膜置换，术中发生脑卒中具有致命性，可明显增高术后死亡率。

7. 其他　瓣膜异位或脱落；急性肾损伤等。

二、TAVI 的围手术期管理

（一）麻醉前评估

1. 病史和体检　患者大多属高龄和高危，外科手术风险高，术前评估需经心内科、心外科等相关科室共同讨论。全面了解患者的现病史、既往史，要关注患者重要系统或器官的合并症（如冠心病、心衰史、心律失常、高血压、糖尿病和脑卒中等）和功能。重点行心、肺检查，了解心脏功能和呼吸功能的表现。了解能否配合手术，有无 TEE 禁忌证等。

2. 辅助检查　超声心动图重点关注主动脉瓣口面积、主动脉瓣口压差、左室 EF 值和肺动脉压等；冠状动脉造影了解是否伴有冠状动脉狭窄；主动脉、股动脉、锁骨下动脉、双侧颈动脉、椎动脉及其他外周血管的造影和 CT 结果；ECG 了解心律情况。

3. 其他　术前评估的极高危患者、NYHA 心功能分级 III ~ IV 级或有严重 COPD 等合并症，为保证患者的安全，必要时可在 ECMO 辅助下实施 TAVI。

（二）麻醉前准备和用药

1. 麻醉前准备　常规心脏外科全麻准备，如气管插管和呼吸管理设备、喉罩和氧气面罩等，麻醉药物和急救药物准备；常规体外循环准备；粘贴式体外除颤电极和除颤仪连接备用。

2. 麻醉前用药　患者术前都使用阿司匹林、氯吡格雷治疗；酌情给予小剂量吗啡、咪达唑仑等镇静药物，但应考虑患者高龄和高危状态，避免出现呼吸和循环抑制。

（三）术中监测

1. 标准的心脏麻醉监测　ECG、直接动脉测压、CVP、SpO_2、$P_{ET}CO_2$、中心温度和尿量等。在左心功能不全和（或）肺动脉高压患者，选择性使用 Swan-Ganz 导管监测。经右颈内静脉安置右心室临时起搏器。

2. TTE 或 TEE 监测　用于实时评估心脏收缩功能、容量状况和血流动力学状态；在 TAVI 定位和置入过程中发挥指导和评估作用，如球囊成形效果（瓣叶并发症、关闭不全）、确定瓣膜安放的位置、置入后的评估（面积、压力梯度、瓣叶状况和反流程度）、发现并发症（如心包积液、医源性二尖瓣关闭不全）等，迅速指导相关事件的处理。

3. 其他　推荐常规进行 BIS 监测，评估麻醉或镇静深度；选择性监测脑氧饱和度（如颈动脉狭窄、颈动脉入路）以反映脑组织缺血、缺氧情况。

（四）麻醉处理

1. 麻醉选择　全麻气管插管、局麻加镇静（local anesthesia with sedation，LAS）或监护麻醉（monitored anesthesia care）。经心尖部位需要全麻，经股动脉通路早期使用全麻，近年随手术技术的提高用 LAS 的比例增高，两项死亡率和并发症无明显差异，但 LAS 恢复快，可明显缩短患者的 ICU 和住院时间。

（1）LAS：精神放松、合作的患者，术中保持清醒、轻度镇静和镇痛。局部浸润麻醉（利多卡因或罗哌卡因）辅助小剂量咪达唑仑和阿片类镇痛药（舒芬太尼 0.05 ~ 0.1 μg/kg 或芬太尼 1 ~ 2 μg/kg）；或右美托咪定 0.2 ~ 0.8 μg/（kg·h）持续输注镇静，辅助小剂量阿片类镇痛药。保持患者自主呼吸和呼吸道通畅，防止缺氧和二氧化碳蓄积，使用 BIS 镇静监测或 Ramsay 镇静评分 3 ~ 5 分或者 RASS 镇静评分 2 ~ 4 分，必要时使用口咽通气道。

（2）全麻：经心尖部进行的 TAVI；患者有认知障碍，不能与医生正常沟通；患者不能耐受长时间静止仰卧，如端坐呼吸、严重肺动脉高压、胸腔积液、肌疼痛、慢性咳嗽、烦躁不安等；严重肥胖伴呼吸睡眠暂停综合征，或严重胃食管反流；患者紧张不接受 LAC 或者麻醉医师认为全麻更安全。全麻同其他心脏麻醉基本一致，需要注意的是患者为高龄伴随多器官衰竭，药物剂量要酌情减少，必要时给予循环支持。

2. 肝素化　首次肝素用量 200 U/kg，术中维持 ACT 在 300 s 以上。手术结束可以给予鱼精蛋白拮抗。大部分不需要输血，保持 Hct ≥ 30%，需要时输入浓缩红细胞。

3. 保持血流动力学稳定　保证足够的前负荷，以维持 CO，注意出血量或 Hct 的变化，避免低血容量，当出现难以解释的低血压时，及时排除隐性出血（如腹膜后出血）；维持窦性节律，控制心率，避免出现心动过速，必要时给小剂量阿替洛尔；维持外周血管阻力，保证足够的灌注压，快速心室起搏（rapid ventricular pacing）前保持收缩压 > 90 mmHg，必要时持续静脉输注去甲肾上腺素维持血压，或间断给予小剂量甲氧明、去氧肾上腺素静注，仅少数球囊扩张后出现低血压需要正性肌力药物（如多巴胺）支持；经心尖入路的 TAVI，瓣膜置入后有时出现高血压，需要调整麻醉药物用量或使用小剂量降压药物（如尼卡地平）适当控制血压，避免高血压增加左心室破裂和出血风险。

4. 快速心室起搏　通过放置在右心室的临时起搏器，进行心室快速起搏（160 ~ 180 次/min，持续 10 ~ 20 s），诱导心脏出现功能性停搏，使平均主动脉压保持在 30 ~ 40 mmHg。在球囊扩张过程时稳定球囊位置，便于球囊扩张，瓣膜释放时利于瓣膜精确定位、防止瓣膜移位。长时间低血压会引起心肌缺血和 CO 下降，甚至引起室颤。需要避免心室快速起搏后长时间低血压，适当限制次数和持续时间，循环功能恢复慢者，可以给予加快输液、缩血管药物纠正低血压，协助患者快速恢复，但注意在瓣膜释放过程中的一过性低血压，需密切观察，切忌盲目给予升压药，以防瓣膜释放后出现严重高血压。

5. 预防心律失常　导丝置入、心尖操作、快速心室起搏和球囊扩张过程，最容易出现心律失常，严重者出现室颤。维持血钾、血镁水平，降低心肌兴奋性。快速心室起搏持续时间不宜过久，以免引起心肌缺血。室性心律失常，如室性期前收缩或室速，可给予利多卡因、胺碘酮等药物处理，一旦发生室颤，立即体外除颤。如果在瓣膜释放过程中发生室颤，需要加快操作速度，放置到位后立即除颤。难复性室颤可以给予胺碘酮、阿替洛尔等除颤，此类患者慎用肾上腺素，必要时小剂量（50 ~ 100 μg）开始。如果不能奏效则立即肝素化，快速建立体外循环支持。球囊扩张钙化的瓣膜或置入瓣膜时，需要密切观察 ECG 变化，出现心肌缺血性改变往往提示发生冠状动脉阻塞。

（五）术后管理

1. TAVI 多在 LAS 监护麻醉下完成，全麻气管插管的患者可在手术室拔除气管导管。不论全麻或 LAS 均需送 ICU 进一步治疗和观察，维持最佳的术后血流动力学状态，注意术后可发生迟发型房室传导阻滞，避免发生心、脑血管不良事件。注意术后出血等。

2. 经心尖入路全麻患者，需要 PCA。预防和治疗感染，防止肾损伤。患者需要双联抗血小板治疗（阿司匹林和氯吡格雷），置入球囊扩张型瓣膜后服用氯吡格雷 6 个月，自膨型瓣膜服用 3 个月。

第 3 节　经导管置入 MitraClip 装置术的麻醉

一、经导管 MitraClip 装置置入术流程

（一）经导管 MitraClip 装置置入术

1. 概述　我国需要干预治疗的二尖瓣反流患者约 750 万，重度患者约 550 万，外科手术矫治仍然是主要的治疗方案。但由于包括手术风险过高在内的各种原因，高达 50% 的患者无法得到矫治。缘对缘（edge-to-edge）技术即 Alfieri 双孔法二尖瓣修复技术，通过把二尖瓣前、后叶相对应的区域进行缘对缘缝闭来解决瓣叶脱垂和反流问题，对于适合的二尖瓣病变可以起到有效减少反流、缓解症状和改善心功能的作用。基于这一思路，美国雅培公司（Abbott Laboratories，USA）设计的经皮穿刺导管二尖瓣反流介入治疗技术即 MitraClip 装置得以实现。该装置 2003 年临床首次成功报道，2013 年获得美国 FDA 批准治疗外科高危退行性二尖瓣反流患者，2020 年获得中国国家药品监督管理局认证进入临床应用。据估计（截至 2021 年）世界上约有 11 万名患者从中获益。

2. MitraClip 装置介绍　MitraClip 装置现在已经发展到第四代产品，分为以下几个部分（图 3-17-2）。①可操控指引导管（steerable guide catheter）：用于 MitraClip 术中为 Clip 钳夹输送提供轨道支持和部分调整方位功能；②钳夹装置输送系统（clip delivery system，CDS）：通过预先放置好的指引导管，通过调整角度和方位，实现将钳夹装置放置到心室内，通过 TEE 超声和 X 线影像指导，捕捉并固定二尖瓣叶；③钳夹装置或称钳夹器（clip）：分为持夹臂（arm）

和夹子（gripper）两组对称的活动部件，术中可以呈现不同的角度和状态，送达到安全工作位置，抓捕二尖瓣叶病变部位、锁紧二尖瓣叶和最后施放钳夹器。

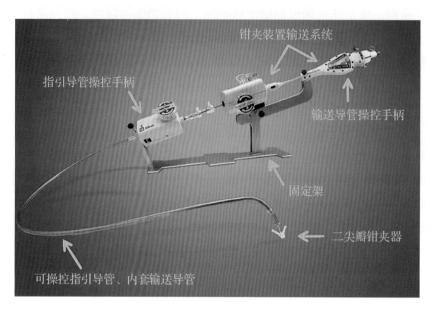

图 3-17-2　MitraClip 装置示意图

3. 置入 MitraClip 装置适应证　经团队评估一致同意。①外科手术高危或禁忌；②明显症状性（NYHA 分级 III/IV 级）和原发性二尖瓣反流（中、重度），符合二尖瓣缘对缘修复的解剖结构标准，预期寿命 > 1 年；③左室收缩末内径 ≤ 55 mm，LVEF > 25%，心功能状态稳定，可以耐受平卧位心导管操作过程；④超声评估：首选病变类型为 Carpentier 分型 II 型病变，且病变位于中部（2 区）最为理想，瓣环扩张或收缩期瓣叶运动受限的二尖瓣反流。定量确定二尖反流程度为中、重度（≥ 3+）。在二尖瓣短轴测量二尖口面积 ≥ 4.0 cm²，排除二尖瓣狭窄（钙化或风湿性）或平均跨瓣差压 ≥ 5 mmHg。确认原发性二尖瓣反流脱垂的节段部位和是否存在适合的解剖结构（捕获区 ≥ 10 mm 并且无钙化、脱垂或连枷宽度 < 15 mm、瓣叶间隙 < 10 mm 和单纯中部脱垂）。确认继发性二尖瓣反流是否存在适合的解剖结构（捕获区 ≥ 10 mm 并且无钙化、瓣叶交界处深度 < 11 mm、瓣叶交界处的重叠长度 > 2 mm）。

（二）MitraClip 装置关键操作步骤

1. 建立右或左侧股静脉入路，置入 8F 带侧支鞘管，进行房间隔穿刺。经 TEE 和 X 线透视导向，经股静脉入路进行房间隔穿刺，房间隔穿刺点要求定位准确、严格，穿刺位置直接决定手术成败，使用 TEE 联合 X 线透视仔细确定，穿刺点位置在房间隔卵圆窝后上方，确定位置进行穿刺。

2. 放置可操控指引导管，为 MitraClip 手术建立理想的操作平台。可操控指引导管的尖端在 X 线下显示具有特征性的强回声双环征，而扩张器的尖端为 TEE 容易观察到的具备螺纹线的圆锥形。在操作过程中，当观察到扩张器尖端进入左心房后，操作应仔细、缓慢，以降低左心房损伤风险。安全将导管置于左心房内合适的位置，撤出扩张器后可见操控指引导管位于左心房内，其末端距离房间隔 2 cm 为宜。

3. 将 CDS 输送至左心房。在体外无菌操作台组装钳夹输送系统，反复调试各个活动部件完成准确动作。在 X 线透视和 TEE 监测下，将准备完毕的钳夹输送系统，沿外鞘管缓慢送至左心房内。注意此步骤需要 3D TEE 持续监测，控制 CDS 尖端与左心房游离壁保持安全距离。

4. 调整 MitraClip® 器械位置，捕捉二尖瓣叶。在心房内对钳夹装置进行不断调整角度和方位。首先可能需要回撤导管和系统来帮助进行钳夹装置的准确定位。将持夹臂展开 60°，在外科视角的二尖瓣 3D 超声视图下监测调整合适的角度，需要将钳夹装置的展开平面和二尖瓣 2 区闭合缘垂直。然后在双平面 TEE 切面（二尖瓣交界联合切面 + 左心长轴切面）下，将钳夹装置缓慢、精确地放至二尖瓣病变部位。准确定位 MitraClip 后在 TEE 引导下器械臂捕捉瓣叶，调整夹子的位置，确认病变部位的前叶和后叶分别进入张开的臂中，释放夹子捕捉瓣叶。

5. 评估 MitraClip 结果。使用 MitraClip 成功捕获二尖瓣前后叶后闭合夹子，使用 TEE 长轴切面评估夹子周围的瓣叶形态，测量夹子捕获的瓣叶长度，同时评价二尖瓣的结构变化，观察二尖瓣反流量和反流位置的变化。如果器械放置正确，反流量较术前会明显减少（图 3-17-3、图 3-17-4），在双平面超声视图下完成 MitraClip 的释放。再次评价是否需要放置第二枚夹子，通常放置第二枚 MitraClip 夹子的难度明显下降。使用 X 线透视可以为放置第二枚夹子提供更加容易的视角。

（三）置入 MitraClip 装置的并发症

1. 发生率　随着 MitraClip 装置的改进和置入技术的提高，已经证明了其有效性和安全性，主要不良事件发病率从 2005 年的 15% 降至 2020 年的 3.5% 以下。近几年住院死亡率在 1% 以下，危险因素有贫血、脑卒中、感染性心内膜炎、肺栓塞和心包积液等，死亡原因为严重心衰、慢性肾疾病、三尖瓣关闭不全和肺动脉高压。

2. 血管并发症　发生率为 1.4% ~ 4.0%。包括穿刺部位出血、血肿、血管腔狭窄、血管撕裂、血栓形成、动静脉瘘和假性动脉瘤等。

3. 心脏并发症　医源性房间隔缺损，大部分在 1 年内闭合，是否需要介入闭合存在争议，有人认为可以减轻左房压和改善症状；房、室穿孔造成心包积液或心脏压塞。

4. 手术失败　二尖瓣夹合失败、夹子脱落，持续二尖瓣反流；二尖瓣瓣叶撕裂、腱索断裂。

5. 其他　由于 TEE 探头需要反复移动位置，容易引起胃、食管损伤，严重出血（需要输血）的发生率为 0 ~ 17%；血、气栓栓塞的发生率为 3% ~ 7%，其中心肌梗死为 0 ~ 3%、脑卒中为 0 ~ 1%；感染性心内膜炎的发生率为 0 ~ 2.6%。

二、置入 MitraClip 装置的围手术期管理

（一）麻醉前评估和准备

1. 患者大多属高龄、心功能不佳（NYHA 分级 III 级或 IV 级），或有肺部疾病、糖尿病、肾功能不全和肺动脉高压等合并症，因手术高危而选择置入 MitraClip 装置。由于涉及心脏外科、

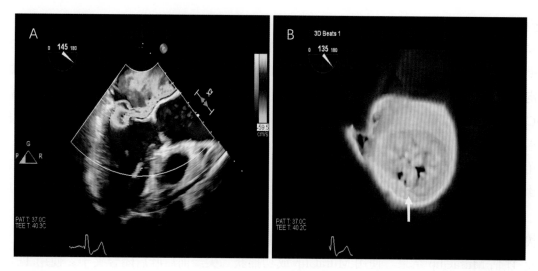

图 3-17-3　术前 TEE 图像

A：左心室长轴切面彩色多普勒显示二尖瓣重度反流；B：外科视角下的二尖瓣 3D 视图，箭头所示二尖瓣 P2 区脱垂和腱索断裂。

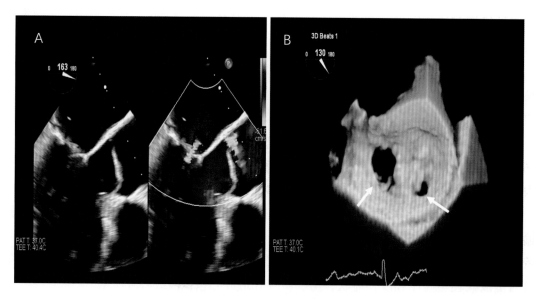

图 3-17-4　术后 TEE 图像

A：MitraClip 手术后左心室长轴切面下彩色多普勒所示二尖瓣仅有微量反流；B：外科视角下的二尖瓣 3D TEE 视图，箭头所示二尖瓣开放呈双孔样。

内科介入、放射影像等多个学科，国内刚刚处于学习曲线的起始阶段，麻醉管理也处在探索学习的过程。因此，要考虑突然发生未预见到的紧急事件的可能性。

2. 常规心脏外科全麻准备，包括气管插管和气道管理设备；麻醉药物和急救药物准备；常规体外循环准备；粘贴式体外除颤电极和除颤器的准备等。麻醉前适当镇静，以不影响呼吸和循环为原则。

（二）术中监测和 TEE

1. 标准的心脏麻醉监测，如 ECG、直接动脉压、CVP、SpO_2、$P_{ET}CO_2$、温度和尿量等。经右颈内静脉放置中心静脉导管，由于操作 MitraClip 装置导管容易相互干扰，不建议选用 Swan-Ganz 导管。推荐常规 BIS 监测，评估镇静深度，利于早期气管拔管。

2. TEE 监测指导必不可少，尤其是 3D TEE 的指导，在 MitraClip 装置置入中不可替代。在确定房间隔最佳穿刺点、放置可操控指引导管进入左心房、指导钳夹输送系统的安置、调整 MitraClip 器械的正确位置、钳夹装置的闭合和释放、评估术后效果等方面，都离不开 TEE 的监测和指导。

（三）麻醉管理

1. 麻醉前准备　做好麻醉前准备，遵循 ERACS 原则，选择超快通道麻醉，争取在手术室气管拔管。由于在手术操作的关键时点（精细操作）需要保持患者安静不动和控制呼吸（暂停机械通气），术中全程都需要 TEE 的精确监测、评估和导引，因此需要气管插管全麻。

2. 麻醉诱导和维持　麻醉诱导：宜选用依托咪酯、小剂量舒芬太尼（0.5 µg/kg）、罗库溴铵或顺式阿曲库铵，完成气管插管和机械通气。麻醉维持：静脉持续输注丙泊酚和右美托咪定镇静，维持 BIS 值为 40 ~ 60，间断吸入七氟烷或持续输注小剂量瑞芬太尼辅助，持续输注顺式阿曲库铵维持肌松，即可满足手术要求。由于右美托咪定对呼吸的影响不大，易于拔出气管导管后患者安静，可以按照肌松药、吸入麻醉药、丙泊酚、瑞芬太尼、右美托咪定的顺序依次停药，必要时在气管拔管前给予新斯的明拮抗残余肌松作用，当 BIS 值恢复到 70 以上时患者可以被唤醒，利于早期气管拔管。手术结束大部分患者可以在手术室气管拔管，部分有严重合并症、并发症和血流动力学不稳定者，需要带管送回 ICU。

3. 抗凝及其拮抗　鞘管置入成功后通过中心静脉注入肝素 150 ~ 200 U/kg，根据 ACT 每 40 ~ 60 min 追加上次肝素用量的一半，维持 ACT 为 250 ~ 350 s 即可。手术结束，拔出引导管后体内剩余肝素效应可用鱼精蛋白拮抗。

4. 保持血流动力学稳定　由于多数患者左室扩大、心功能不佳，术中宜通过中心静脉通路持续输注小剂量多巴胺，以维持血流动力学平稳。术中大部分情况下血流动力学可以保持稳定，当导管刺激心房或心室时可能出现房性或室性期前收缩，多为良性，通常不需要处理，刺激停止可自然消失。当 MitraClip 夹通过二尖瓣时可能出现一过性低血压，必要时可以给予小剂量血管活性药物处理，根据心率和病因可给予小剂量去甲肾上腺素 2 ~ 4 µg 或麻黄碱 1 ~ 3 mg 单次静注。MitraClip 夹释放评估时可以把血压升至麻醉前水平，以评估二尖瓣残余反流的程度，决定是否需要再放第二个夹子。对因出血导致心脏压塞的患者，要做好开胸和输血的准备。

5. 术后管理　不论是否拔除气管导管，都建议送 ICU 做进一步治疗和观察。除维持最佳血流动力学外，注意避免术后发生延迟性呼吸抑制、出血和心脑血管不良事件等。

第4节 再次心脏手术的麻醉

一、围手术期的危险因素

1. 随着时间推移及医疗技术的不断提高，近年再次心脏手术的患者不断增加，因首次心脏手术的原发疾病不同，其病理生理各不相同。再次手术的原因多为原发疾病的继续治疗或恶化，较常见的有：瓣膜置换后远期并发症、复杂先心病二期手术、大血管病的二期手术、再次CABG等。

2. 同初次手术时相比，再次手术的并发症和死亡率风险明显增高。

（1）基础病情恶化：患者年龄增加，原有疾病（先心病、瓣膜病和冠心病）的病情常常恶化，多伴有不同程度的心功能不全，血流动力学处于不稳定状态，有时需要急诊手术，准备时间不足。

（2）渗血及大出血：术前抗凝药物应用不当或患者自身凝血机制障碍；术中游离粘连组织致创面广泛渗血；开胸时容易损伤右房、右室或主动脉，造成致命性大出血。

（3）体外循环前室颤：胸壁与心脏表面粘连在一起，游离操作困难，从切皮开始，使用电刀就有引起室颤的危险，电刀刺激是引起室颤的主要原因；术中发生大出血、变态反应，灌注压下降，也可导致室颤；术前消化系统淤血引起营养不良，长期应用利尿剂使内环境紊乱（低钾、低镁），也是诱发室颤的原因。值得注意的是在心脏粘连完成游离前体内除颤很困难，需术前放置好体内除颤电极。常需心脏按摩和紧急建立体外循环，导致心功能再次受损，围手术期循环衰竭，使死亡率增高。

（4）心功能受损：术前心功能差，术中游离心脏表面造成心肌损伤，分离粘连过程中血流动力学波动明显，开始体外循环和体外循环的时间延长，使心肌保护困难，容易引起心肌缺血。心脏前负荷在分离粘连的过程中容易改变，类似于缩窄性心包炎剥脱后或瓣膜置换后的心室前负荷突然增加。

（5）变态反应发生率增高：再次手术患者是发生变态反应的高危人群，尤其是半年内再次使用如鱼精蛋白等药物。

（6）其他：由于心脏疾病迁延，肺、肾、肝和脑等重要脏器合并症增多，使用药物和机械支持循环的概率增高，不良事件的发生率增高，死亡率增高。阜外医院早期总结再次二尖瓣置换术62例，死亡率为3.2%，大出血发生率为1.6%，变态反应发生率为3.2%，体外循环前室颤发生率为9.7%。手术麻醉风险、术中突发心血管事件和死亡率都明显高于初次手术。

二、外科和体外循环准备

1. **体外循环准备** 术前需要经CT等检查，确定胸骨与心脏的粘连程度，结合患者的病理生理改变，术前评估粘连程度较轻、无严重肺动脉高压、右室无明显增大者，可以游离好股动脉、股静脉，做好体外循环准备，然后再切皮、摇摆锯开胸骨，先游离主动脉根部，再游离右房，建立体外循环。

2. 预先建立体外循环　麻醉后先游离右侧股动、静脉，肝素化后股动脉插管，经股静脉插入双极静脉管道至右房，建立体外循环，自然降温，维持中心温度 ≥ 35℃，适当放空心脏，收缩压维持在 70 ~ 90 mmHg，MAP > 50 mmHg，并行循环下开胸分离粘连，游离完成后，再插上腔静脉引流管，将股静脉双极静脉插管从右房退入下腔静脉即可。

三、麻醉管理

1. 麻醉前准备　备好抢救药物和体外循环准备。准备并连接体外除颤设备，推荐使用粘贴式体外除颤电极。

2. 术中监测　常规心脏麻醉监测，最好同时监测两个导联的 ECG（II 和 V_5）并注意 ST 段的变化，以便早期发现心肌缺血。直接动脉压监测部位选择上肢动脉，因为通常需要备用股动脉建立体外循环或备 IABP。选择性使用肺动脉导管，但不推荐常规使用，存在发生恶性心律失常不能快速建立体外循环的风险。建议常规使用 TEE，补充术前诊断的不足，即时评价手术效果，使心室排气（左室壁与心包壁层粘连）更干净。

3. 准备血液制品　建立较粗大的外周静脉通路，中心静脉通路使用 8.5 F 导管，以便快速补液和输血。术前积极治疗凝血功能异常，准备足够的浓缩红细胞、血浆和新鲜血小板等血液制品。

4. 麻醉选择　选择全身麻醉、遵循精准化治疗原则。优选以大剂量阿片类（芬太尼或舒芬太尼）麻醉为主，有利于血流动力学稳定，具有潜在抗心肌缺血作用，利于维持心律的稳定，减少分离粘连时因心肌兴奋性高而可能引起的恶性心律失常，在充分镇痛的基础上持续输注镇静药物，以防止术中知晓。

5. 警惕室颤　维持血流动力学稳定，防止体外循环前室颤。由于分离粘连压迫心脏，容易引起血压的剧烈波动，建议持续输注小剂量多巴胺或去甲肾上腺素，以维持血流动力学的稳定。备体外粘贴式除颤电极或消毒好的体外除颤电极，外科医生需要提前游离出股、动静脉，以便一旦出现室颤和复苏困难或致命性大出血，可以尽快建立体外循环。开胸或开胸分离粘连过程中，有大的出血，如动脉破裂、右室破裂等，转机后行快速深低温停循环再继续开胸，避免继续开胸时血液从破裂口流出，而无有效的血液循环。注意有无右向左的分流，如 VSD、ASD 等，空气可以通过心脏破口进入左心系统，造成大面积气体栓塞。术中小心使用电凝和电刀，避免引发室颤，尤其在游离心包粘连时，及时提醒外科医师。术前调整好心功能，稳定内环境，积极预防及处理术中突发心血管事件，如大出血、变态反应。避免浅麻醉，降低心肌兴奋性，及时追加足够剂量的芬太尼或舒芬太尼。

6. 血液保护　术前积极治疗凝血机制异常，及时停用抗凝药物。全程使用血液回收装置回收失血。肝素抗凝给药时需征求外科医师的意见，注意监测 ACT，警惕肝素从破裂的心脏或大血管流失造成抗凝不足，此时可在体外循环机中预充肝素。合理使用抗纤溶药，有效减少体外循环和术后出血量，通常在麻醉诱导后经中心静脉持续输注氨甲环酸 10 mg/（kg·h）至关胸，总量 ≤ 5 g（80 ~ 100 mg/kg）。维持足够的麻醉深度，适当控制血压能有效减少出血。体外循环后机器余血应全部直接或浓缩后回输，注意输注肝素血的中和。鱼精蛋白中和后适时补充血小板和 FFP 等，维持 Hct ≥ 24%，必要时输注浓缩红细胞。

第 5 节　合并糖尿病心脏外科的麻醉

一、糖尿病的病理生理

（一）糖尿病的分型

1. 糖尿病（diabetes mellitus，DM）　因胰岛素绝对或相对缺乏而引起的糖代谢紊乱性疾病，主要特征是高血糖和糖尿。根据 2017 年国际糖尿病联盟（IDF）发布的第 8 版 DM 地图，我国 DM 患病率约为 10.4%，现患超过 1.14 亿。冠心病患者易合并 DM，据阜外医院近几年统计，CABG 患者合并 DM 者约占 1/3（30% ~ 35%）。中国冠心病患者的糖代谢异常（DM 前期和 DM）患病率约为 80%，高于西方国家。

2. 分型

（1）1 型：胰岛素依赖型 DM，在我国占 DM 的 5%。显著的病理学特征是胰岛 β 细胞数量显著减少和消失所导致的胰岛素分泌显著下降或缺失。发病年龄通常 < 20 岁，必须用胰岛素治疗。此型 DM 易发生酮症酸中毒。

（2）2 型：非胰岛素依赖型 DM。显著的病理生理学特征为胰岛素调控葡萄糖代谢能力的下降（胰岛素抵抗）伴随胰岛 β 细胞功能缺陷所导致的胰岛素分泌减少（或相对减少）。此型 DM 占 DM 总数的 90% 以上，患者年龄大，肥胖，几乎不发生酮症酸中毒，但易出现高渗性并发症。可应用单纯饮食、口服降糖药和（或）胰岛素治疗。

（3）其他：妊娠性 DM、营养不良、继发于胰腺疾病、某些内分泌疾病（嗜铬细胞瘤、原发性醛固酮增多症等）和药物等。

（二）病理生理特点

1. 糖代谢异常　由于胰岛素减少，肝糖原分解和异生增多而合成减少，组织对葡萄糖的利用障碍，使血糖增高，当血糖 > 10 mmol/L 时就出现糖尿。

2. 蛋白质代谢异常　胰岛素不足导致蛋白质的分解代谢增快，而合成受到抑制，同时由于糖原异生作用的增强，大量氨基酸转化为葡萄糖，呈负氮平衡。血中非蛋白氮增加，尿素氮和有机酸增加，引起水和电解质紊乱。

3. 脂肪代谢异常　DM 时脂肪合成减少而分解加强，由于糖酵解异常，脂肪分解代谢产物氧化不全，酮体大量形成而出现酮血症和酮尿，严重时发生 DM 性酮症酸中毒。

（三）DM 的慢性并发症

1. 动脉粥样硬化　DM 患者极易患有各种血管疾病。DM 的并发症分为微血管并发症和大血管并发症，其发生与遗传、年龄、性别、血糖控制水平、DM 病程以及其他心血管危险因素等很多因素相关。冠状动脉、脑血管和周围血管均可出现病变。DM 患者冠心病的发病率是常人的 2 倍，合并高血压者约 30.2%、脑血管病 12.6%、心血管病 17.1%、下肢血管病 5.2%。此类患者心肌梗死、脑卒中的发病率也较高。微血管的并发症可以导致视网膜病变、DM 性肾病等。

2. 神经系统疾病　合并 DM 性神经病变占 DM 的 4% ~ 6%，病变可以累及中枢神经和周围神经。自主神经病变可以引起无痛性心肌缺血、体位性低血压，甚至心搏骤停或猝死。外周神经病变可以引起疼痛和麻木等。

3. 感染和伤口愈合不良　免疫功能受损，易并发各种感染，并导致术后伤口愈合不良。

（四）围手术期血糖的变化及影响

1. 外科对血糖的影响　围手术期血糖的调节不同，主要是可以发生应激性高血糖（stress hyperglycemia）。术前焦虑、手术创伤、麻醉和术后疼痛等应激因素，可造成胰岛素拮抗激素（如儿茶酚胺、皮质醇、胰高血糖素、生长激素等）分泌增加，炎性因子（白细胞介素 1、氧自由基、肿瘤坏死因子等）释放，而胰岛素分泌减少，糖原分解增加，糖异生增强，同时出现靶细胞胰岛素抵抗（insulin resistance），从而导致围手术期高血糖症，加重糖代谢紊乱。

2. 高血糖对外科的影响　DM 合并症（心、脑、肾）增高手术的死亡率，围手术期禁食、手术创伤及术后分解代谢增加，导致蛋白质、脂肪的迅速动员和分解利用，也使 DM 患者发生酮症酸中毒的危险增加。血糖的调节紊乱（高血糖、低血糖），使内皮细胞、细胞线粒体损伤，炎性因子的释放加重了脏器（心、脑、肾）损伤；免疫和代谢的损伤导致感染、伤口愈合不良。国内外的许多研究表明，围手术期高血糖是围手术期死亡率和并发症的独立危险因素，合并 DM 患者 CABG 的死亡率是非 DM 的 2 ~ 3 倍，并发症 4 ~ 6 倍。

二、DM 的治疗

（一）抗 DM 药物

1. 口服降糖药

（1）双胍类药：不刺激胰岛素分泌（作用点不在胰岛 β 细胞上），通过促进外周组织对糖的利用，提高对胰岛素的敏感性，可能促进受体后效应和葡萄糖运载体的作用，有抑制葡萄糖异生和延缓糖的肠道吸收作用，无低血糖反应，是 2 型 DM 的一线治疗用药。临床应用有二甲双胍（metformin）和苯乙福明（phenformin）。

（2）磺脲类药：胰内刺激胰岛 β 细胞释放胰岛素，胰外强化胰岛素与其受体结合促进糖的利用，用后有低血糖反应，是 2 型 DM 的二线治疗用药。目前国内上市的主要有格列本脲（glibenclamide）、格列美脲（glimepiride）、格列齐特（gliclazide）、格列吡嗪（glipizide）和格列喹酮（gliquidone）。

（3）α- 葡萄糖苷酶抑制药：通过竞争抑制小肠黏膜刷膜内的 α- 葡糖苷酶，延迟蔗糖、糊精、麦芽糖等多糖分解为单糖和肠道吸收。有阿卡波糖（acarbose）。

（4）胰岛素增敏药：曲格列酮（troglitazone）等。

2．胰岛素　根据来源和化学结构的不同，胰岛素可分为动物胰岛素、人胰岛素和胰岛素类似物，人胰岛素比动物胰岛素抗原性低。根据作用特点的差异，胰岛素又可分为超短效胰岛素类似物、常规（短效）胰岛素、中效胰岛素、长效胰岛素（包括长效胰岛素类似物）和预混胰岛素（包括预混胰岛素类似物）。胰岛素类似物与人胰岛素相比控制血糖的能力相似，但在模拟生理性胰岛素分泌和减少低血糖发生风险方面，胰岛素类似物优于人胰岛素。使用途径可经皮下、肌内或静脉注射，中效及长效者均不可静注，仅可经皮下或肌内注射，围手术期最常用的常规胰岛素，可以静注。

（二）急性并发症的处理

1．DM 酮症酸中毒　由于胰岛素缺乏或应激（如手术、创伤和感染等）引起的糖、脂肪和蛋白代谢严重紊乱综合征，临床以高血糖、高血酮和代谢性酸中毒为主要表现。1 型 DM 有发生的倾向，2 型 DM 亦可发生。酮症酸中毒可抑制心肌收缩力并使外周血管扩张，出现高血糖（通常 < 28 mmol/L）、细胞内脱水和渗透性利尿，导致严重低血容量和电解质失衡，如高钾血症和低钠血症，但体内总钾浓度减少。

（1）首先单次注射胰岛素 0.3 U/kg，然后持续输注胰岛素 0.1 U/（kg·h）。至少每小时查血糖 1 次。

（2）补充血容量：初始时给予生理盐水，待血糖降至 14 mmol/L 以下时，可给予 0.45% 的氯化钠或 5% 葡萄糖和 0.45% 的氯化钠糖盐水。

（3）肾功能正常时，注意补充电解质（钾和镁等），当 pH < 7 时考虑输注碳酸氢钠溶液。

2．高血糖高渗性综合征　临床以严重高血糖而无明显酮症酸中毒、血浆渗透压显著升高、脱水和意识障碍为特征。常因脱水、手术、创伤、心血管事件和感染等诱发，多见于老年患者和 2 型 DM。

（1）临床表现：高血糖高渗性综合征时，血糖明显增高，常 > 30 mmol/L，由于渗透性利尿导致低血容量、电解质失衡、血液浓缩（血浆渗透压显著增高）及中枢神经系统功能紊乱（如昏迷）。胰岛素水平尚足以防止脂肪分解和酮体生成，一般不至于发生酮症酸中毒。

（2）处理措施：大量补充生理盐水可迅速降低血糖水平；单次注射胰岛素 0.3 U/kg，然后持续输注胰岛素 0.2 ～ 0.3 U/（kg·h）；监测容量状况和补充电解质。

三、合并 DM 的麻醉处理

（一）术前评估和准备

1．根据中华医学会麻醉分会建议，既往有 DM 病史者，术前应当明确 DM 的类型、病程、目前的治疗方案、血糖水平是否达标、低血糖发作情况、有无 DM 并发症以及并发症的严重程度。术前检查糖化血红蛋白（HbA1c）可以反映术前 3 个月的平均血糖水平，是血糖长期控制的可靠指标。DM 患者除监测空腹、三餐后、睡前血糖外，建议术前常规检测 HbA1c。DM 患者术前大多数保留有血糖测量记录，回顾分析可以确定病情的稳定性。同时注意 DM 患者中约 1/3 未得到诊断，与已经确诊并接受治疗的 DM 患者相比，这类患者围手术期风险更高。对既往无 DM 病史者，如果年龄 ≥ 45 岁或 BMI ≥ 25 kg/m^2，同时合并高血压、高血脂、心血管疾病、DM 家族史等高危因素，术前都应该检查 HbA1c。HbA1c ≥ 6.5% 诊断 DM；HbA1c < 6.5%，合并血糖升高者，提示应激性高血糖；DM 患者 HbA1c ≤ 7%，提示血糖控制满意。

2. DM 患者的管理，包括调节饮食、口服降糖药物和使用胰岛素。择期手术通常血糖要达到良好控制，术前空腹血糖控制在 7 ～ 10 mmol/L、随机或餐后 2 h 血糖 ≤ 12 mmol/L；合并 DM 高血糖危象（DM 酮症酸中毒、高血糖高渗性综合征）的患者推迟择期手术；长期血糖控制良好，应激性血糖升高的患者可以行择期手术；血糖长期控制欠佳的患者，应当根据伤口愈合不良和伤口感染等潜在风险的大小，有无心血管疾病等 DM 并发症，综合评估以选择最佳手术时机；HbA1c > 8.5% 者建议考虑推迟择期手术。非择期手术根据病情、手术迫切性和 DM 严重程度综合评估，术前 HbA1c > 9% 或空腹血糖 > 10 mmol/L、或餐后 2 h 血糖 > 13.0 mmol/L，继续加强血糖控制，同时纠正内环境紊乱、改善支持治疗，查明并发症和合并症，积极纠正酮症酸中毒和高血糖高渗性综合征等，适当延缓手术时间；手术急需进行（如大出血）且过去胰岛素需要量不明者，快速检查血糖、酮体、pH 或 CO$_2$ 结合力、钠、钾、氯等，必要时给胰岛素 – 葡萄糖静滴，常规胰岛素：葡萄糖比例为 1 U ∶（2 ～ 3）g，胰岛素输注速度为 6 U/h，每 1 ～ 2 小时检查尿糖、尿酮及血糖、血酮与 CO$_2$ 结合力等。

3. 手术当日停用口服降糖药和非胰岛素注射剂，双胍类（二甲双胍）、磺脲类和格列奈类药物可能引起低血糖，术前至少停用 24 h，停药期间使用常规胰岛素控制血糖。入院前已使用胰岛素者，入院后继续使用，多为控制基础血糖的中长效胰岛素加控制餐后血糖的短效胰岛素的联合方案，该类患者手术安排应在当日第一台，术前禁食后停用胰岛素，再根据监测的血糖水平确定是否使用常规胰岛素，并且剂量至少减半，防止禁食期间低血糖。注意术前血糖波动大或强化胰岛素治疗的患者容易出现低血糖，而低血糖的危害比高血糖的危害更大。

（二）术中的管理

1. DM 患者胃排空延迟，麻醉诱导期注意预防误吸。术中不输含糖液体，体外循环特别在低温时内源性胰岛素分泌降低，预充液要无糖预充。

2. 围手术期血糖管理的重点在于控制高血糖的同时避免出现低血糖。目前心脏外科围手术期血糖的控制水平没有完全的统一标准，按照美国胸外科学会的建议标准，术中血糖控制在 7.8 ～ 10 mmol/L 较为适宜，血糖水平 > 10 mmol/L 启动胰岛素治疗（表 3-17-1）。持续输注胰岛素给药明显优于间断单次给药，注意监测血糖，开始每 30 min 检查血糖，然后至少 1 次 /h（随血气监测）检查并注意补钾。

3. 围手术期低血糖的危害比高血糖更大。控制高血糖的同时要积极防治低血糖，低血糖明显增高围手术期死亡率，其危害比高血糖更大。当血糖 ≤ 2.8 mmol/L 时可出现认知功能障碍，血

糖长时间 ≤ 2.2 mmol/L 可造成脑死亡。低血糖危险分层：血糖 ≤ 3.9 mmol/L 为警惕值，需要及时调整降糖方案剂量；血糖 < 3.0 mmol/L 是临床显著低血糖，提示有严重临床意义的低血糖；严重低血糖未特定血糖界限，伴有严重认知功能障碍且需要其他措施快速恢复的低血糖。但术中并不建议常规输注葡萄糖，除非有低血糖的倾向和酮症酸中毒的危险，确实需要补充葡萄糖者，则以成人 5 ~ 10 g/h 的速度输注，同时按比例给短效胰岛素［葡萄糖和胰岛素比例（2 ~ 4）g∶1 U］，至少 1 次 /h 监测血糖，避免高血糖并注意补钾。术中使用过胰岛素治疗的患者增加术后低血糖的风险，需要同 ICU 相关医师交班。

4. DM 患者合并自主神经疾病，术中易发生严重低血压，围手术期发生心搏骤停的风险也增加，需要使用血管加压药物，维持必要的灌注压和预防心律失常。用过中性鱼精蛋白锌胰岛素者，使用鱼精蛋白时变态反应的发生率增高。注意肾功能情况，合理进行液体管理和选择药物。

表 3-17-1　围手术期普通胰岛素治疗参考方案

血糖（mmol/L）	胰岛素单次静注剂量（U）	胰岛素输注初始剂量（U/h）
< 4	50% 葡萄糖 25 mL	0
4 ~ 6	0	0
6 ~ 8	0	0
8 ~ 10	0	2
10 ~ 12	2	4
12 ~ 14	4	6
14 ~ 16	6	8
16 ~ 18	8	10
18 ~ 20	10	12
> 20	12	14

血糖控制目标 7.8 ~ 10 mmol/L，根据血糖监测 0.25 ~ 1 U/h 递增或递减。

（三）术后处理

1. 机械通气（ICU）的患者在恢复正常饮食以前仍需输注胰岛素，控制血糖水平在 7.8 ~ 10 mmol/L，少数重症患者既往血糖控制良好，可考虑更为严格的血糖控制。ICU 住院时间 ≥ 3 日的危重患者，推荐血糖目标值 ≤ 8.4 mmol/L。注意术中使用过胰岛素治疗的患者术后低血糖的风险增加。

2. 恢复正常饮食后，使患者尽早恢复到术前的管理。但部分患者应激或疼痛明显，胰岛素用量需增加 20% 左右。餐前、睡前、早晨床旁监测血糖，按需要调整胰岛素用量。开始全胃肠营养则需要增加胰岛素用量，血糖监测的基础值也做适当调整。

3. DM 患者术后心肌梗死的发生率增高，可能由于内脏传导到心脏的感觉神经发生病变，更易发生无症状性心肌缺血。DM 患者伤口愈合延迟和感染的危险性增加，首先可能出现的症状是胰岛素抵抗。在联合抗感染的同时，连续监测血糖，适时调整胰岛素用量。

（于钦军　张　磊）

参考文献

［1］WHITE A, PATVARDHAN C, FALTER F. Anesthesia for minimally invasive cardiac surgery[J]. J Thorac Dis, 2021, 13(3): 1886-1898.

［2］KANDA H, KUNISAWA T, KITAHARA H, et al. Cerebral hypoxia caused by flow confliction during minimally invasive cardiac surgery with retrograde perfusion: A word of caution[J]. J Cardiothorac Vasc Anesth, 2018, 32(4): 1838-1840.

［3］ENGELMAN D T, ALI W B, WILLIAMS J B, et al. Guidelines for perioperative care in cardiac surgery Enhanced Recovery After Surgery Society recommendations[J]. JAMA Surgery, 2019, 154(8): 755-766.

［4］WANG G, GAO C. Robotic cardiac surgery: An anaesthetic challenge[J]. Postgrad Med J, 2014, 90(1066): 467-474.

［5］JHA A K, MALIK V, HOTE M. Minimally invasive cardiac surgery and transesophageal echocardiography[J]. Ann Card Anaesth, 2014, 17(2): 125-132.

［6］OTTO C M, KUMBHANI D J, ALEXANDER K P, et al. 2017 ACC expert consensus decision pathway for transcatheter aortic valve replacement in the management of adults with aortic stenosis: A report of the american college of cardiology task force on clinical expert consensus documents[J]. J Am Coll Cardiol, 2017, 69(10): 1313-1346.

［7］BALANIKA M, SMYRLI A, SAMANIDIS G, et al. Anesthetic management of patients undergoing transcatheter aortic valve implantation[J]. J Cardiothorac Vasc Anesth, 2014, 28(2): 285-910.

［8］YAMAMOTO M, MEGURO K, MOUILLET G, et al. Effect of local anesthetic management with conscious sedationin patients undergoing transcatheter aortic valve implantation[J]. Am J Cardiol, 2013, 111: 94-99.

［9］中国结构性心脏病介入治疗进展报告编写组 . 中国结构性心脏病介入治疗进展报告 2020[J]. 中国循环杂志 , 2021, 36: 833-840.

［10］KOTHANDAN H, KIAN H V, KEONG Y K, et al. Anesthesia management for MitraClip® device implantation[J]. Ann Card Anaesth, 2014, 17(1): 17-22.

［11］GUARRACINO F, BALDASSARRI R, FERRO B, et al. Transesophageal echocardiography during MitraClip® procedure[J]. Anesth Aalg, 2014, 118(6): 1188-1196.

［12］SCHNITZLER K, HELL M, GEYER M, et al. Complications following MitraClip® implantation[J]. Curr Cardiol Rep, 2021, 23: 131.

［13］雷迁 , 陈雷 , 于钦军 , 等 . 再次冠状动脉旁路移植术的麻醉和围手术期处理 [J]. 临床麻醉学杂志 ,2007,23(8): 677-678.

［14］中华医学会糖尿病学分会 . 中国 2 型糖尿病防治指南 (2017 年版)[J]. 中华糖尿病杂志 , 2018, 10(1): 4-67.

［15］GALINDO R J, FAYFMAN M, UMPIERREZ G E. Perioperative management of hyperglycemia and diabetes in cardiac surgery patients[J]. Endocrinol Metab Clin N Am, 2018, 47: 203-222.

［16］LAZAR H L, MCDONNELL M M, CHIPKIN S, et al. Effects of aggressive versus moderate glycemic control on clinical outcomes in diabetic coronary artery bypass graft patients[J]. Ann Surg, 2011, 254(3): 458-463.

［17］中华医学会麻醉学分会 . 围手术期血糖管理专家共识（快捷版)[J]. 临床麻醉学杂志 , 2016, 1: 93-95.

［18］NAVARATNARAJAH M, REA R, EVANS R, et al. Effect of glycaemic control on complications following cardiac surgery: Literature review[J]. J Cardiothorac Surg, 2018, 13: 10-18.

第 18 章

体外循环手术的麻醉管理

第 1 节　麻醉诱导期间管理

一、麻醉诱导前期

（一）麻醉诱导前准备

1. 预先准备　患者，特别是主动脉夹层急诊患者，进入手术室甚至转运过程随时可能发生意外，必要时进入手术室前即建立动脉监测和中心静脉通路，出现意外可迅速抢救和建立体外循环。因此，麻醉机、监护设备、抢救设施和急救药物都必须提前准备妥当，以便需要时可以立即使用。

2. 再次评价　患者入手术室后立即检查呼吸情况，要确保呼吸道通畅，面罩吸氧。核对信息，询问患者有无不适，同患者谈话以减轻患者的焦虑，注意患者清醒时医疗保护的原则。

3. 建立监测　常规建立 ECG、SpO$_2$ 和血压等无创监测，并打开 ECG 声音，以便在进行穿刺操作时随时倾听患者的心律和心率的变化。

4. 静脉通路　局麻下建立外周静脉通路，常用右手或前臂，尽量置入大口径（14 G 或 16 G）静脉套管针，以备快速输血。手或前臂建立通路困难，可选用颈内、颈外或股静脉通路，以便完成麻醉诱导。成人特别是老年患者输液用无糖液体，以避免体外循环期间发生高血糖。体外循环手术需要选择右颈内静脉置入三腔静脉导管，该操作大都在麻醉诱导后完成。婴幼儿或高危患者需要备输液、输血加温设备。

5. 动脉通路　麻醉诱导前成人通常在局麻下选择非利手桡动脉建立直接动脉测压，肘、足背或股动脉备选，具体穿刺部位还要根据手术需要来确定。

（1）涉及右锁骨下动脉或无名动脉，选用左侧桡动脉；涉及左锁骨下动脉（如胸主动脉瘤、主动脉缩窄等）或冠状动脉旁路移植术需要用左桡动脉作为移植血管，选用右桡动脉；动脉导管未闭手术选择下肢动脉和右侧桡动脉，避免手术涉及左锁骨下动脉、降主动脉缩窄或遭遇误扎等。

（2）需要分别建立上、下肢压力监测，如胸（腹）主动脉瘤、主动脉缩窄等，按手术需要确定选择左侧或右侧。

（3）查看四肢血压，避免在锁骨下动脉狭窄侧监测动脉压，如果两侧血压测量不一致，选择血压高的一侧。

6. 其他　患者从导管室急诊入室，往往带有介入监测导管（动脉鞘管、肺动脉导管），可以直接将动脉内导管连接换能器进行监测，使用已有静脉通路进行麻醉诱导；急性心肌梗死患者的血流动力学尚平稳，先建立无创监测和静脉通路，宜选用较粗易穿刺的动脉（如股动脉）迅速建立动脉压监测；患者呈心源性休克状态，可以先在无创监测下紧急建立体外循环，同时伺机建立动脉测压、放置中心静脉导管或肺动脉导管。

（二）镇静

1. 镇静药物　术前准备充分（心理和药物）的大部分患者，入室后并不需要额外的镇静药物。针对镇静不足的紧张、焦虑患者，入室后适当给予小剂量镇静药物，使患者的病情稳定，易于合作；降低应激反应，避免出现心动过速、血压升高，甚至心肌缺血；使麻醉诱导过程顺利，血流动力学指标更趋稳定。通常通过外周静脉注射咪达唑仑 1 ~ 2 mg 或小剂量镇痛药物，如地佐辛 3 ~ 5 mg 静注，后者可以同时防止依托咪酯、舒芬太尼引起的肌颤、胸壁僵直和咳嗽等不良反应。

2. 注意事项

（1）注意氧合：意识减弱或消失、呼吸减慢的肥胖患者，有气道梗阻导致缺氧的危险；镇静使患者对 CO_2 反应迟钝，一过性 $PaCO_2$ 增加可以升高肺动脉压（使先心病右向左分流增加）；偶见镇静过度，需要手动面罩给氧，甚至紧急启动诱导程序而进行气管插管。

（2）循环抑制：某些交感神经张力很高、同时血容量不足的危重患者，可以引起外周血管扩张，导致血压下降。

（三）调整和稳定循环

1. 根据患者的情况酌情选择是否在麻醉诱导前放置肺动脉导管。肺动脉导管可以提供非常有用的血流动力学信息，但存在潜在风险，要权衡利弊。

2. 患者诱导前的血流动力学状态不理想，宜作适当调整。

（1）调整心脏的充盈状态：通过调整心脏充盈容积可改变心肌前负荷，以优化心脏的工作状态。根据 LaPlace 定律，容积低则室壁张力低，射血所需能量少，在满足 CO 时充盈压不需维持太高。但因麻醉诱导时外周血管扩张，常引起血压下降，故处理因人而异，少数需适当补充容量。充盈压过高提示或有充血性心衰，应限制容量，适当头高位。

（2）心率和心律：心动过缓可以引起 CO 降低，必要时使用小剂量抗胆碱药物治疗或临时心脏起搏。心动过速易导致心肌缺血，可选择使用镇静药（咪达唑仑 1 ~ 2 mg 静注）、阿片类药（芬太尼 25 µg 或舒芬太尼 5 µg 静注）、或小剂量 β 受体阻滞药（艾司洛尔、美托洛尔或阿替洛尔）。瓣膜病快速房颤（心率＞ 120 次 /min）患者，可静脉使用去乙酰毛花苷（0.2 ~ 0.4 mg）或 β 受体阻滞药降低心率。大部分心律异常和心动过速多因精神紧张所致，经适当处理多可改善，必要时尽快开始麻醉诱导程序。

（3）心肌收缩力：即使心脏充盈压、外周阻力和心律均正常，少数重症患者因心肌收缩力受损，可导致低 CO，此时可使用正性肌力药，以保证诱导期平稳。

（4）后负荷：如果 SVR 明显升高，血压升高，心脏充盈压升高，而 CO 下降，适当使用扩血管药物如硝酸甘油。

3. 正在使用或需要使用血管活性药物的特殊患者，如主动脉夹层动脉瘤控制血压使用硝普钠，心衰患者使用多巴胺、肾上腺素等正性肌力药。麻醉诱导时根据患者的血压等血流动力学变化酌情加量、减量或停用，但不可在无任何血流动力学监测的情况下突然或盲目停药，否则可能导致灾难性后果。

（四）麻醉诱导前的常规检查程序（checklist）

1. 检查所有麻醉和急救设备，准备所有拟用的麻醉药及急救药物，确保麻醉安全。

2. 核对患者的信息和手术名称，快速复习病历，熟悉重要的检查结果，了解患者的一般状况，特别是近 8 h 的病情。

3. 建立直接或间接动脉压监测，注意患者的心率、心律、ST 段改变和 SpO_2 变化。

4. 保证充分镇静，面罩吸氧。

5. 进行外周静脉穿刺置管，建立所需的静脉通路。

6. 调整患者体位，核对换能器平面，校零。

7. 记录血流动力学基础值，并优化血流动力学指标。

8. 急诊或危重患者要求外科医师、体外循环医师和护士在场，发生意外时可立即开胸，建立体外循环，特别是严重冠状动脉左主干病变、严重主动脉瓣狭窄或主动脉夹层患者。

9. 尽量不干扰患者，保持手术室内安静，减少人员流动。

10. 开始麻醉诱导程序。

二、诱导插管期间

（一）麻醉诱导药物

1. **镇静、催眠药** 联合诱导药物，使患者意识消失，呈睡眠状态。选用对心血管抑制较轻的药物，如咪达唑仑、依托咪酯等，依托咪酯对心肌的抑制最轻。有时为减轻气管插管的高动力学反应，适当选用有扩血管作用的药物，如丙泊酚来降低血压。

2. **麻醉性镇痛药** 无明显心肌抑制，对血流动力学的影响较小，可引起不同程度的血管扩张和心动过缓，是心脏麻醉诱导和维持的基本用药。诱导剂量的芬太尼（5～15 μg/kg）或舒芬太尼（0.5～1.5 μg/kg）的血流动力学改变不明显，而对有些患者（特别是老年和容量不足者）可导致明显心动过缓或低血压。先给予小剂量观察，再决定后继剂量，防止单次剂量过大产生意外。用药前预注小剂量非除极化型肌松药或诱导前给予地佐辛，都可以减轻肌颤、胸部僵直等不良反应。通常在给予镇静催眠药物患者入睡后，先使用肌松药再给阿片类药。

（1）优点：麻醉诱导过程平稳；减慢心率，心肌抑制轻，降低心肌对儿茶酚胺的敏感性；

抑制气管插管的刺激反应明显；术后镇痛效果好；无肝、肾毒性，可拮抗；无手术室内麻醉气体污染。

（2）缺点：躯干肌僵硬降低胸壁顺应性，增加机械通气时的气道压；术后延长机械通气时间；可发生术中知晓。

3. 吸入性麻醉药　麻醉维持的辅助用药，尤其适合控制气管插管后或术中高血压。吸入七氟烷麻醉诱导常用于小儿麻醉，诱导期间可保持自主呼吸。

（1）优点：剂量相关性降低心肌及脑氧耗量；麻醉深度易于控制，极少发生术中知晓；增强肌松药的作用；利于术后早期拔管；利用某些不良反应，如异氟烷的血管扩张作用，来控制性降压。

（2）缺点：心肌抑制，导致低血压；降低外科刺激反应的预期性差；使心肌对儿茶酚胺的敏感性增加，易引起心律失常；有肝（氟烷）、肾（恩氟烷）毒性；无术后镇痛作用；麻醉机无废气排出系统可造成手术室污染。

4. 肌松药　根据病情合理选择肌松药。婴幼儿可选用不减慢心率的肌松药，如泮库溴铵。冠心病或严重瓣膜狭窄的患者不宜选择增加心率的药物，可选顺式阿曲库铵、哌库溴铵或维库溴铵。罗库溴铵起效迅速，尤其是咽喉部肌松满意，利于快速插管，但刺激外周静脉易引起注射痛，可先注射利多卡因或给予小剂量镇痛药物。顺式阿曲库铵几乎无组胺释放，对血流动力学的影响小，但插管速度慢，增加剂量可以加快起效时间。

5. 药物相互作用　给药剂量和速度依赖其效应和药物间的相互作用。注意术前用药，尤其是术前服用 β 受体阻滞药和钙通道阻滞药，对麻醉诱导时心率和血压的影响，复合大剂量阿片类药后，极少数患者可引起严重心动过缓。麻醉诱导药物选择得当，对循环的抑制可以减少，在某些患者循环指标反而可以改善。

6. 麻醉诱导方法　临床上单独使用任何一种药物来完成麻醉诱导都不可取。目前普遍使用复合麻醉技术，镇静催眠药、阿片类药、肌松药和吸入麻醉药相结合，取长补短。随着快通道麻醉技术的成熟，阿片类药的诱导剂量逐渐减少。

7. 麻醉诱导速度　基于患者的心室功能，通常使用缓慢诱导以保证血流动力学的平稳，衰弱伴心室功能不全者，通常靠内源性交感神经张力来维持血压，此类患者更宜缓慢诱导，但诱导期过长因不能确保有效通气而易导致意外，保持呼吸道通畅和有效通气在麻醉诱导期极其重要。

（二）麻醉诱导程序

1. 麻醉诱导顺序　分为两个阶段。从诱导前嗜睡状态到意识消失，使患者能够耐受人工通气；通过加深麻醉，稳定血流动力学，使患者耐受气管内插管。麻醉医师在全面了解患者病理生理的基础上，使患者意识消失，保证顺利气管插管和血流动力学稳定，安全进入无痛、无记忆、无体动的状态。

2. 麻醉诱导程序

（1）面罩吸入 100% 氧，给氧去氮。但此时患者清醒，不易扣紧面罩，以免导致患者紧张和高动力学反应。

（2）与患者保持语言交流。

（3）预注 1/10 插管剂量的肌松药，可以防止阿片类药引起的躯干肌僵硬，泮库溴铵有抗迷走作用，可对抗其心动过缓。但罗库溴铵有很强的血管刺激作用，不能预注给药且给药前宜先给一定剂量的镇痛药或利多卡因。

（4）静脉缓慢注射镇静、催眠药，直至患者意识消失；面罩进行人工通气；给完插管剂量的肌松药；再缓慢给完诱导剂量的阿片类药。

（5）密切观察血流动力学变化，及时调整用药量。必要时调整容量或使用必要的药物处理，稳定血流动力学，严防不良事件的发生。

（6）肌松和血流动力学满意后进行气管内插管。要求轻柔、快速和准确。插管后检查呼气末二氧化碳分压波形和数值，及时听诊双肺呼吸音，调整深度，固定插管。调整已设定的机械通气参数，并确定麻醉机机械通气工作正常。

（7）麻醉诱导完成后外科医师可进行导尿，放置膀胱或直肠温度探头。

（8）诱导期间勿用抗生素，避免与诱导药发生相互作用，改变血流动力学变化。注意 ECG 和动脉压监测，防止只专心技术操作忽视监测而出现意外。

（9）诱导后血流动力学平稳，进行中心静脉穿刺，放置中心静脉导管或 Swan-Ganz 导管。放置其他监测（鼻温、经食管超声探头、胃管等）。抽取血样本，记录诱导情况等。

（10）安置手术体位。检查放置在躯干两侧手臂的位置，注意双肘等骨性凸出部位的保护，避免潜在的尺神经损伤。

三、气管插管后期

1. 气管插管后首先检查呼气末二氧化碳分压，双肺听诊确保气管导管位置正确，保证双肺有足够的通气，同时查看其他重要的麻醉监测，如呼吸道压力、SpO_2、ECG 和动脉压等。防止此时忙于其他操作而忽视管理，以致发生严重血流动力学变化而未发现。

2. 建立机械通气，完成中心静脉通路，进行下一步计划（导尿、安置体位、血气分析等）。

3. 注意气管插管后，建立中心静脉通路期间，经常由于缺少刺激而血压下降，因此而忽略麻醉深度，此时易发生术中知晓。

（1）减少吸入麻醉药的浓度易造成患者切皮时镇痛不全，切皮前注意加深麻醉。

（2）有些患者为维持恒定的麻醉深度而发生低血压，需要给小剂量血管收缩药，如去甲肾上腺素或甲氧明以维持血压，但对肺高压、严重瓣膜关闭不全、左室功能不全的患者，可改用小剂量麻黄碱。

（3）为维持稳定的麻醉深度，有时需补充容量来保持血压；但冠心病患者既要维持血流动力学平稳，又要维持较低的舒张末容积，可使用小剂量的血管收缩药。

四、常见问题及处理

（一）低血压

1. 低血压原因　因麻醉药物的血管扩张作用，在麻醉诱导给药的过程中，血压都有不同程度的下降，而气管插管后血压往往有所回升。准确判断患者对低血压的耐受程度，且注意不同患者的特殊性。低血压主要与心功能、SVR 和血容量绝对或相对不足有关。

2. 低血压的处理

（1）容量不足：大多数麻醉药可以引起外周血管扩张，尤其咪达唑仑和阿片类合用，此时若患者已存在血容量不足，可以引起严重低血压。二尖瓣狭窄患者术前使用大剂量利尿药，可以存在血管内容量相对不足；禁饮时间过长的接台手术未及时静脉补液，血容量绝对不足。此时表现为心率增快，CVP 下降，血压下降。经短暂快速补液、头低位，血压多可回升，必要时可以给予小剂量缩血管药（如去甲肾上腺素 2 ~ 5 μg 或去氧肾上腺素 1 ~ 2 μg/kg）。

（2）心肌收缩力下降：许多麻醉药物（地西泮、吸入麻醉药等）呈剂量依赖性心肌抑制，但因心肌抑制引起的低血压并不多见。大多与患者原发心脏疾病的病理生理改变，如左室功能不全、主动脉瓣狭窄和心肌缺血等异常有关；或与机体的全身状态（低血容量、低氧血症、高碳酸血症和酸中毒等）有关；或因血压降低和心率减慢，引起心肌缺血和左室舒张末期压升高，导致心肌收缩力下降。①术前存在严重左室功能不全或左室舒张末期内径 > 70 mm 者，可以在局麻状态下完成中心静脉置管，麻醉诱导前持续输注小剂量正性肌力药（多巴胺、肾上腺素），诱导过程中根据血压变化调整剂量。②因使用阿片类药物引起严重心动过缓而导致的血压下降，可以静脉给予麻黄碱 1 ~ 3 mg 或山莨菪碱 1 ~ 2 mg 处理。③冠心病或主动脉瓣严重狭窄者，麻醉诱导期要特别注意血压下降的程度和 ECG 的改变，确保足够的灌注压，必要时给予小剂量甲氧明或去甲肾上腺素。④因心肌梗死、心肌缺血引起的低血压，在积极使用正性肌力药提升血压的同时，给予硝酸甘油或硝酸异山梨酯持续静脉输注。

（3）外周阻力下降：大多数麻醉药都可以引起外周血管扩张，导致 SVR 下降。需要特别注意的是术前存在左心室功能不全者，部分患者内源性交感神经张力很高，即使给予小剂量咪达唑仑（1 ~ 2 mg）就可引起血压严重下降，甚至导致室颤，尤其是主动脉瓣严重病变的患者。此类患者要及时给予正性肌力药或血管收缩药。

（二）高血流动力学反应

1. 原因　患者入室后高度紧张，麻醉诱导过程放置喉镜、紧扣面罩、气管内插管均可引起。因体内儿茶酚胺、肾上腺皮质激素、抗利尿激素、血糖及急性反应性蛋白升高，出现高血压、心动过速、甚至心肌缺血。高质量的麻醉诱导过程，通过选择合适的药物，使诱导时的高血流动力学反应降到最低程度。

2. 预防为主，及时处理

（1）术前用药：冠心病患者可以调整术前用药，术前使用的 β 受体阻滞药、钙通道阻滞药术日不停或加量。

（2）表面麻醉：气管插管前用 2% 的利多卡因表面麻醉，阻断口咽、喉及气管处的感觉神经。

（3）药物处理：供选择的药物很多，以速效、安全为优。丙泊酚 1 ~ 2 mg/kg 静注；追加芬太尼 5 ~ 10 μg/kg 或舒芬太尼 1 ~ 2 μg/kg 静注，即可减弱气管插管的血流动力学反应；合并心率增快者，艾司洛尔 500 μg/kg 静注 1 min 后气管插管；其他如硝酸甘油 0.5 ~ 1 μg/kg 或尼卡地平 1 ~ 2 μg/kg 静注控制高血压。

（4）熟练插管技术：插管时尽量避免喉镜片刺激会厌后部，保证轻柔、准确，尽量缩短气管插管时间。

（三）肺动脉高压

1. 原因　常见于左心梗阻性疾病（如二尖瓣狭窄）、左心衰或肺血管阻塞性疾病（如慢性肺动脉栓塞）等。急性肺动脉高压见于缺氧、高碳酸血症、酸中毒和因胸内压增高导致反应性肺血管收缩，此类患者通常肺血管的反应性增高。

2. 临床特点　肺动脉压力升高常伴 CO 下降，CVP 升高，甚至右心衰竭，在先心病则右向左分流增加。

3. 预防和治疗　诱导前面罩吸氧，鼓励患者过度通气；选择咪达唑仑镇静或加深麻醉，麻醉诱导时避免心肌抑制和阿片类药的胸壁僵硬；用纯氧过度通气，维持呼吸性碱血症，肺泡内高浓度氧比血中高分压氧更有助于肺血管舒张；降低气道压力，用高频低阻通气；肺血管扩张剂：前列腺素 E_1 0.1 μg/（kg·min）静脉输注，或吸入 NO，或硝酸甘油 1 ~ 2 μg/（kg·min）静脉输注。

（四）困难气管插管

1. 心脏外科困难气管插管并不少见，主要因为气道解剖异常。面部解剖异常或牙齿缺损可以造成面罩漏气，给充分通气造成困难。下颌活动受限、颈部强直、前位喉（anterior larynx）、牙齿外突、大舌头、特殊心脏病患者（如 Pickwickian 综合征、Down 综合征）等均会造成气管插管困难。

2. 须具备困难气道处理预案或程序，并配置必要的气管插管设备，如可视性咽喉镜、纤维支气管镜、经皮穿刺气管内逆行插管、喉罩、环甲膜气管穿刺或气管切开物品。启动困难气道处理程序。

（五）心搏骤停

1. 因心脏外科原发病的特殊性，心搏骤停的危险性增加，但临床上往往与麻醉医师对病情认识不足，在发生低血压或心率（律）改变时处理有误或不及时有关，以冠心病和左室流出道阻塞性病变最常见。

2. 心搏骤停是麻醉诱导期最严重的危机事件，一旦发生，迅速采取心脏复苏措施，如体外电击除颤、心脏按压和快速建立体外循环等。胸外按压对主动脉瓣或二尖瓣狭窄患者，因血流不能通过狭窄瓣膜，不可能产生足够的 CO，而对冠心病左主干病变患者，胸外按压不可能提供足够的心肌血供，预后取决于体外电击除颤、开胸和快速建立体外循环的速度。

第 2 节　体外循环前期管理

一、外科操作和麻醉管理

（一）切皮和劈胸骨

1. 切皮、锯开胸骨和牵开胸骨时，由于剧烈疼痛刺激，常见高血压和心动过速。在进行这些操作前，需预先追加阿片类药加深麻醉。对于心功能良好的患者，单独加用镇痛药有时不够，可以加用短效药物如丙泊酚、艾司洛尔和 10% 硫酸镁来控制血压和心率，必要时追加血管扩张药物。也可通过增加吸入麻醉药浓度来加深麻醉，但注意吸入浓度过高的心肌抑制作用。

2. 劈开胸骨或胸骨后牵拉心包时，偶见迷走反射出现心动过缓和低血压，可以使用山莨菪碱或暂停操作。在胸骨劈开时，断开气管导管与螺纹管的连接，使双肺排气，此时不能关闭呼吸机，以避免忘记重新开机。

（二）获取乳内动脉和切开心包

1. 获取乳内动脉（internal mammary artery，IMA）期间的外科刺激较小，但注意胸骨牵开器对心脏的压迫、罂粟碱等药物引起的血压下降，同时注意胸腔内隐形失血。

2. 切开心包时可以直接观察心脏的收缩运动，见到的主要是右心室，跳动有力的心脏在收缩期表面有"皱纹"，提示心肌收缩性良好。运动幅度小而扩张的心脏，提示心肌缺血或收缩功能不良。直接观察心脏的充盈状态，有助于确定输液的量和速度。

3. 未使用肺动脉导管的患者，术者直接触摸和观察主、肺动脉的压力和比例，可以大体估计肺动脉高压的程度。

4. 观察心房和心室收缩以及在收缩时间上的关系，有助于解释监护仪受干扰时的心律。因开胸后胸壁的变化、V_5 导联向更外侧移位、心脏与周围组织接触关系的改变，ECG、T 波可以发生变化，需要与心肌缺血鉴别。

（三）肝素化

1. 通常在劈开胸骨后给肝素，二次手术患者则在游离出主动脉插管部位再给药，CABG 者在取完和剪断 IMA 前给药。给肝素前要征得外科医生的同意。

2. 首次肝素剂量为 400 U/kg，经中心静脉注入给药前应回抽见血，确认肝素被注入循环系统。给药 5 min 抽血测 ACT 和检查血气。

3. ACT 是监测肝素化效果的金标准。肝素化后 ACT > 300 s 即可开始主动脉插管，但必

须 > 480 s 方可开始体外循环。如果 ACT 时间达不到，需要追加肝素，直至 ACT 达标。

（四）动、静脉插管

1. 动脉插管　先行主动脉插管，插管时控制收缩压在 80 ～ 100 mmHg，防止主动脉夹层、出血和神经系统并发症。插管过程可能发生血液丢失，成功放置后可以直接通过插管输液，同时提醒体外循环医师注意检查动脉管道压力，排除插入动脉管腔外（夹层）或插管过深。小儿、微创小切口手术进行主动脉插管时操作困难，引起低血压时间较长，提醒术者暂停操作。连接主动脉插管和体外循环管道，协助术者检查和排出气泡。

2. 静脉插管　有腔房单管或上、下腔静脉分别插管。静脉插管时常出现心律失常，如期前收缩、房颤等，短暂和数量较少的心律失常不必处理，较多并严重影响血流动力学时提醒术者，尽快完成插管或开始体外循环。

（五）常见问题和处理

1. 应激反应、高血压和心律失常　通常与麻醉深度不够、心肌灌注不良、低血钾或外科操作刺激有关。频繁出现心律失常并影响血流动力学，告知术者暂停操作；如果与心脏操作无关，要警惕心肌缺血、缺氧，尽快找出原因并处理，如加深麻醉、使用血管扩张药、补足血容量、纠酸补钾等。劈胸骨时给 10% 硫酸镁 1 ～ 2 g，有助于降低应激反应、高血压和心律失常的发生。

2. 低血压　血容量不足往往发生在转机前操作时间过长或插管时血液丢失过多者，注意补充血容量，主动脉已插管者，可通过体外循环机输血补液。麻醉过深者，适当减浅麻醉，必要时使用缩血管药物和钙剂。心律失常特别是房性期前收缩或室上性心动过速多与刺激心房有关，刺激心脏或牵拉大血管，也会影响血流动力学。吸入麻醉药可引起交界性心律，尽量减少刺激，必要时停止吸入麻醉药。药物的变态反应，如抗生素、肝素引起的组胺释放，轻者可以给予钙剂或抗组胺药物。严重低血压或存在恶性心律失常，药物治疗失败者，要立即建立体外循环。

3. 心肌缺血　高血压、低血压或心动过速，均易发生心肌缺血，主要与心肌氧供需失衡相关。ECG 是监测心肌缺血的主要方法，TEE 检查发现室壁运动异常是缺血指征。保持血流动力学平稳，尤其是防治低血压、避免心动过速，可以避免心肌缺血。必要时可使用硝酸甘油、正性肌力药（心功能受损者）或血管收缩药物（提高灌注压）。

二、准备开始体外循环

（一）体外循环相关检查

1. 确保体外循环的安全性。体外循环机、管道和人员准备，通常由体外循环的灌注医师进行系列检查、核对。

2. 协查、沟通。同外科、体外循环医师沟通，协助术者检查体外循环管道（核对管道的颜色标记等），确保管道连接正确、通畅、无扭转或钳夹，主动脉管道内无气泡。

3. 将抽血检查的 ACT（达到标准方可转机）、血气分析、Hct 和血糖水平等报告，转交体外循环灌注医生，便于体外循环开始后计算血液稀释度、纠正酸碱平衡和电解质紊乱。

4. 通过动脉插管输注适量预充液体，补充容量和检查插管的位置（压力）。

（二）麻醉准备和检查

1. 麻醉　体外循环前期的管理就是使患者安全顺利过渡到体外循环期，无剧烈血流动力学波动，严防严重不良事件的发生，要求对某些较强的手术刺激或操作进行干预和处理。体外循环前补充麻醉药和肌松药，关闭麻醉机吸入麻醉药挥发罐，停止输液。检查患者的瞳孔，了解麻醉深度和脑功能。

2. 监测　检查动脉压、CVP波形，确认其准确性；回撤肺动脉导管1 cm，以免其嵌紧而损伤肺动脉；术者准备用逆行灌注者，准备好测压管道和换能器；检查是否放置温度监测，并确保准确。

3. 体外循环开始　当所有准备完毕，同外科医师再次核对和检查体外循环管道，体外循环医师慢慢开启动脉泵，同时放开静脉管路，开始并行体外循环。

第3节　体外循环期间管理

一、体外循环期间的基本管理

（一）麻醉和通气

1. 体外循环开始后，为避免机械通气对手术操作的影响，必要时可以改为手控通气。当体外循环建立足够的动脉流量和静脉引流，或阻断上、下腔静脉后可以停止通气，以保持术野安静无血。将 FiO_2 降至21%、氧流量降至0.5 L/min以下持续静态膨肺，并将放气阀放至半开放位，保持气道压在5 cmH_2O 以下，注意防止双肺过度膨胀而影响手术。尽管无证据表明体外循环期间间断膨肺与体外循环后呼吸并发症有明确相关性，但在不影响外科操作的前提下，对长时间体外循环者，适当间断膨肺对防止肺萎陷有益，许多临床研究也提示在体外循环期间给予适当潮气量或CPAP，可以明显改善术后肺的气体交换和降低低氧血症的发生率，但通气对外科手术操作会产生明显影响。

2. 在整个体外循环期间，麻醉医师担负着带领整个团队的中心作用。时刻严密监测和观察，尤其注意术野、体外循环机、体外循环管道等，及时发现意外事件并协调处理。帮助外科医师和体外循环灌注医生之间的沟通。并行循环期间，提醒灌注医师避免心脏"过空（静脉引流过多）"或"过涨（静脉引流不畅）"。动脉管路的颜色应鲜红，若颜色变暗或呈黑色，提示氧合不足，若发生在非主动脉阻断期间，继续机械通气，维持心脏跳动，并迅速查明原因。密切观察监测指标的动态和瞬时变化，持续动态的观察非常重要，但瞬时的突然变化往往预示操作失误或发生意外情况。

3. 维持麻醉深度，保证术中无知晓发生，肌松满意（无体动反应、无颤抖）。麻醉药的追加主要依靠血流动力学的变化，BIS 监测仅供参考，由于低温等因素的影响，BIS 数值通常趋于较低水平（< 50），故 BIS 数值有助于预防术中知晓但并不可靠。血压升高时首先要考虑麻醉变浅，应及时追加麻醉药物。复温期间患者代谢加快，最易发生麻醉变浅，为防止出现术中知晓和体动，注意补充镇静药和肌松药，在此基础上酌情考虑使用血管扩张药物。

4. 检查患者的头面部，尤其注意上腔静脉压的变化，体外循环期间静脉压不应超过 10 mmHg，发现问题及时调整。注意眼球结膜有无水肿，观察面部颜色有否变红、变暗、前额皮肤水肿、指压颜色变白，提示上腔静脉回流受阻，提醒术者检查插管及管道，排除梗阻。

5. 当心脏开始射血、腔静脉阻断开放时，血液通过肺循环，即可以考虑恢复通气。恢复机械通气前，手动膨肺使双肺膨胀，避免肺不张。注意潮气量不应过大，以免干扰手术操作，手术操作完成，调整体外循环流量（降低）时，给予正常通气量。使用 IMA 作移植血管者，适当减少潮气量，增加呼吸频率，以避免牵拉 IMA。

6. 建议全部使用呼吸滤器，特别是小儿患者，应设法湿化呼吸回路，必要时安装湿化器。监护手术的整个过程，记录重要操作步骤，需要时与术者密切配合完成某些操作，如肺动脉或心室内测压等。协助调节合适的手术体位。

（二）血流动力学管理

1. **动脉压**　基本可以反映全身和脑的灌注压。

（1）低血压：体外循环开始时通常由于血液稀释、灌注流量不足、血管扩张等原因，造成暂时性低血压。注意避免急性主动脉夹层或主动脉插管位置不当，此时泵压过高，离心泵表现为同转速而泵血少，刚启动体外循环时异常立即停泵检查。其他原因有静脉插管或静脉通路的扭结、阻塞，使静脉回流受阻，体外循环流量下降；外周血管扩张，低血容量；泵头松，泵流量较低；桡动脉插管扭曲、手术台的改变、零点平面的改变和通路阻塞，使传感器测量错误。分析原因，对因处理，必要时暂时使用受体兴奋药，如去氧肾上腺素、去甲肾上腺素等升高血压，调整血压到适当水平（> 50 mmHg）。颈动脉狭窄患者 MAP 应保持在较高水平（60 ~ 80 mmHg），且避免低碳酸血症。如果出现持续严重的低血压并伴有静脉回流量明显减少，警惕发生严重变态反应，尤其是使用琥珀酰明胶预充者，可以重复使用小剂量肾上腺素等抗过敏治疗。

（2）高血压：原因有泵流量太高；浅麻醉和（或）与复温相关的中枢性应激反应，引起血管收缩；注意排除传感器错误。处理措施首先加深麻醉（地西泮、咪达唑仑、丙泊酚等），适当调整流量，必要时使用血管扩张药物（硝酸甘油、尼卡地平或乌拉地尔）。

2. **静脉压（上腔）**　反映头颈部的静脉压力，间接反映颅内静水压。全流量转流后 CVP 降低，阻断上腔后应该在 5 mmHg 以下或负值。若 CVP 持续升高，提示静脉回流受阻，同时检查患者的头面部，提醒术者检查静脉管道系统，排除梗阻。

3. **肺动脉导管**　转机前后退 1 ~ 2 cm。转机后肺动脉压应该下降，升高则提示静脉引流受阻，或有主动脉瓣反流或阻断不全，提醒术者挤压左室或插入左室引流管。

（三）化验检查

1. 抗凝监测　整个体外循环期间保证足够抗凝的 ACT 值。根据 ACT 值及时追加肝素抗凝。注意温度对 ACT 值的影响。

2. Hct 和离子检查　注意血液稀释，Hct 保持在 20% 以上。体外循环期间用含钾停搏液反复多次灌注者，易产生高钾血症，而瓣膜病或长期使用利尿药易合并低钾血症，检查血钾并调整。

3. 血气监测　每隔 20 ~ 30 min 检查动脉血气，及时对异常进行调整。动、静脉氧饱和度可以在动、静脉管道上实时测得。混合静脉血氧饱和度的监测对了解组织灌注、氧代谢和调整复温速度具有意义。

4. 血糖　体外循环期间血糖通常需要控制在 10 mmol/L 以下。

（四）心肌保护和其他

1. 心肌保护　阻断升主动脉以后，立即通过主动脉根部、或直接通过左右冠状动脉开口、或冠状静脉窦逆行灌注心脏停搏液。灌注停搏液时，观察心脏和 ECG，心脏快速而完全停止，说明灌注效果良好，如果不能使心搏骤停，迅速寻找原因。

（1）检查主动脉瓣：主动脉关闭不全可导致灌注到冠状动脉的停跳液减少，并引起左室扩张。停止灌注，切开主动脉直接进行左、右冠状动脉灌注，或经冠状静脉窦逆行灌注。

（2）检查灌注系统：温度、管道连接、三通方向及灌注压力等，排除灌注系统错误。

（3）检查停搏液：复查核对配制的灌注液成分、K$^+$ 浓度等，必要时重新配制。

（4）逆行灌注或桥灌：严重冠状动脉左主干病变，进行经冠状静脉窦逆行灌注，或在狭窄远端搭桥经血管桥灌注。

2. ECG

（1）使用停搏液心脏灌注期间，ECG 表现为 ST 段抬高、QRS 增宽、心动过缓和最终电活动静止。如果有持续电活动出现，表明心肌停跳液成分、容量、灌注过程的不完善，或灌注时间已到。

（2）心肌缺血：开放主动脉或心脏操作时经常发生 ST 段的变化，通常比较短暂。如果 ST 段改变持续存在，检查发生的导联，排除心肌缺血。

3. 温度　主要测量鼻咽温、直肠或膀胱温度，有时监测食管温度、鼓膜温度。复温以逐渐、缓慢复温为宜，水温与血温温差不应超过 10℃，以免因温差过大气体析出而形成气栓。鼓膜、鼻咽和食管等是高血流量组织，温度变化较快；而直肠及四肢的血流量相对较低而变化较慢。复温时鼻咽温和膀胱温度温差不宜超过 5℃，混合静脉氧饱和度监测有助于控制复温的速度，对脑保护有益。停机前要参考直肠和四肢温度，否则温度平衡后可发生体温过低，导致寒战。体外循环复温期间结合变温毯，特别是对深低温停循环者，有助于加快复温速度。变温毯温度的设置不应过高，与皮肤温差不应大于 5℃，否则可能导致烫伤。

4. 尿量

（1）在体外循环期间温度下降时，患者尿量可以减少。注意完全无尿时，要寻找原因，如尿管或引流管是否有机械阻塞，要排除主动脉缩窄或降主动脉阻断。尿量下降至最低限度以下，可以给予呋塞米，但在复温期间可导致多尿。多尿对使用大量心脏停搏液引起的高钾血症有益，但增加术后容量和离子管理的难度，不如使用超滤。

（2）体外循环以及血液吸引对红细胞的机械性损伤，可产生血红蛋白尿。严重者给予碳酸氢钠 0.5 ~ 1.0 mmol/kg 碱化尿液。

（五）心脏复苏

1. 排气　开心手术在开放主动脉钳夹前必须充分排除心腔内气体。在打开心腔以前，术野持续吹入二氧化碳，可以明显减少心腔内气栓的数量。尽管术者采用的排气方法各不相同，但原则是将左心腔的气体排除干净。TEE 可以确定心脏内气体的位置和数量，对指导排气非常重要。在开放前挤压心腔排气时采取适当头高位，开放前再降回头低位，使左心排气部位适当高位有利于排气。利用体外循环机控制回流量，反复几次向心脏还血再放回，在此过程中加大左心吸引，也有利于排气。

2. 起搏和除颤　开放主动脉后心脏灌注恢复，多数心脏（90% 以上）可自动复跳。持续心室颤动则需要电击除颤（10%），反复电击（3 次以上）难以除颤者称难复性室颤（1% ~ 2%）。预计或存在难复性室颤，不要继续反复电击，以免造成心肌损伤，积极寻找病因和对症处理，用药后再除颤。

（1）祛除诱发因素：此类患者往往存在左室肥厚，以主动脉瓣病变最为常见。注意排除灌注压过低、温度过低、高钾血症、低镁血症、心肌保护不良、左室过涨和心肌缺血（冠状动脉痉挛、进气、栓塞等）等因素。如钾浓度过高（> 7 mmol/L）时心脏疲软，可用胰岛素 10 ~ 15 U 和葡萄糖 50 g（根据血糖水平决定剂量），促进 K^+ 向细胞内转移，促使心脏复苏。

（2）用药后除颤：因心肌兴奋性不足，心肌处于抑制性舒张状态，心肌顿抑、心肌收缩软弱乏力，EEG 显示细颤或宽大波，可以试用小剂量麻黄碱 2 ~ 3 mg 或肾上腺素 2 ~ 10 μg（< 0.2 μg/kg）静注，兴奋心肌或使细颤转为粗颤后电除颤。大部分表现为心肌心奋性过高，ECG 呈现粗颤、室性心动过速或各种快速型心律失常，往往存在心肌缺血和再灌性损伤，可静注胺碘酮 150 ~ 300 mg 再电击除颤，除颤仍未成功者加用 β 受体阻滞药（艾司洛尔 200 mg 或阿替洛尔 5 mg），对缺血性心脏病或梗阻性肥厚型心肌病可以直接选用 β 受体阻滞药，以降低心肌兴奋性再电击除颤，多可成功。

（3）重新阻断灌注：极少数患者经以上处理仍未成功者，需要重新阻断主动脉，灌注心肌保护液直到心脏完全静止，再重新开放后心脏一般自动复跳。如心脏仍未复跳则要考虑是否存在妨碍心脏复跳的手术问题。

（4）安装临时起搏器：心脏不颤不跳呈房室传导阻滞或严重心动过缓，药物处理无效可直接安装临时心外膜起搏器行心脏起搏。

（六）复苏后处理

1. 初步判断心脏功能　心脏复苏后，观察心肌收缩力、心肌颜色、心律或心率，结合血流动力学监测和术前心脏功能，作出评估。通过 TEE 观察心肌缺血情况，了解心脏收缩、舒张功能，判断瓣膜功能及畸形矫正情况等，全面了解心脏功能。根据患者的病理生理和心脏功能评估，确定使用血管活性药物。

2. 辅助并行循环　逐步顺利脱离体外循环是心脏手术的关键，需要体外循环医师、麻醉医师及外科医师三者之间的紧密联系和相互配合。在心脏复苏后需要体外循环机辅助循环，辅助循环时间通常是主动脉阻断时间的 1/5 ～ 1/3。

二、体外循环期间的特殊问题

（一）外科操作或体外循环失误

1. 主动脉插管夹层或误入无名动脉　转机时泵头压力很大而左桡动脉或股动脉压力很低，在小儿多因主动脉插管过深而引起。立即停机，调整插管位置，采取脑保护措施。

2. 大量气体栓塞　泵头反转、主动脉插管内气体、体外循环动脉导管未闭缝合时流量过低的虹吸作用等。处理措施：立即停机；头低位；立即排出主动脉插管内气体；通过上腔静脉低温血液（20 ～ 24℃）逆行灌注，速度 1 ～ 2 L/min，维持 1 ～ 2 min，主动脉内继续逸气则再灌注 1 ～ 2 min；头部低温，维持低温（20℃）体外循环 40 ～ 50 min；使用缩血管药，维持高血压；给甲泼尼龙 30 mg/kg；术后 100% 氧机械通气至少 6 h 以排 N_2；严重者尽早给予高压氧舱治疗。

3. 氧合器故障和凝血　希望永远不要发生的致命性事件。立即停机，更换氧合器，重新肝素化，采取全身器官保护措施。

（二）体外循环期间血压控制

1. 理想的血压（MAP）　没有理想的血压，只有合适的血压。部分人认为体外循环中保持足够的灌注流量而不用过分强调血压，而另外部分人认为必须使用血管活性药物使 MAP 保持在理想的范围。体外循环中涉及的因素很多，理想的 MAP 并不存在，其实追求所谓理想的 MAP 就是要保证对脑、心和肾等重要器官的损害程度降至最低，当然涉及温度、灌注流量、MAP、脏器的自动调节功能，甚至血气的管理（pH 稳态或 α 稳态）等很多因素。基于此点，著者认为保持足够的泵流量是前提，而 MAP 并不是整个大脑灌注的决定因素，但对于保持脏器局部足够的血流非常重要。因此，需要强调的是在体外循环的不同时期对血压的要求和调整不同。

2. 体外循环初期，此时主动脉尚未钳夹阻断，温度未明显降低

（1）调节血压的依据是重要脏器局部血流的自身调节功能：①器官血管病变。初期心脏仍在跳动，左心室壁张力下降，心脏前负荷和氧耗量减少。尽管远端血管床已呈扩张状态，但部分冠状动脉狭窄者在低血压时冠状动脉的自身调节功能不足以维持心肌远端的足够灌注，仍然可以发生心肌缺血。因此，器官灌注血流呈压力依赖性。同样道理可以发生在脑、肾等器官（如糖尿病、动脉硬化和高龄患者）。②慢性高血压。由于血压自动调节的阈值趋向于更高，低血压时器官的局部血流的压力依赖性变大，MAP 对脑、肾的灌注尤其重要。③心肌肥厚。由于肥厚的心肌容易发生缺血，低血压时冠状动脉通过自身调节不能维持足够的血流。

（2）MAP 的管理：此期对器官自动调节功能良好的患者，需维持 MAP 在 40 mmHg 以上（小儿稍低些也可耐受）。但对器官自动调节功能受损的患者，尽量避免低血压，维持 MAP 在

50 ~ 80 mmHg，但不可能确定血压的低限，必须强调血压的个体化因素，如血管病变的程度、侧支循环的建立、术前基础血压、血液稀释、心肌肥厚、主动脉关闭不全和左室引流等。在确定维持的血压水平以后，要检验假设，通过 ECG、EEG、尿量、瞳孔、血乳酸等变化，以发现重要器官有无缺血改变。著者不主张单纯给予过多的血管收缩药物，使血压看起来正常，但体外循环的泵压也在增加，说明外周血管阻力过度增加，反而对组织器官的灌注不利。

3. 低温体外循环期，此时主动脉钳夹阻断

（1）冠状动脉循环与体循环在此期间被隔断，体外循环管理是维持脑、肾器官灌注的关键。因少量血液通过肺静脉和心脏非冠状动脉循环的侧支进入心脏，这些温度相对较高的侧支血流，冲洗掉冷的心肌保护液，可以降低心肌缺血的保护效果，故应避免较高的血压（MAP > 85 mmHg）。对脑、肾等重要脏器而言，温度的降低使氧需减少，对血压的依赖性相对降低，而组织器官的血流灌注更多地依靠小血管的开放（外周阻力适当下降）。

（2）MAP 的管理：尽管组织器官的自动调节功能受损但仍然存在，在自动调节功能良好的患者，低温体外循环时允许 MAP 降到 30 ~ 40 mmHg，小儿 MAP 允许降到 20 ~ 30 mmHg。无尿或少尿并不意味着发生肾缺血，但有尿表明肾灌注良好。如果血压过低时尿少，用血管收缩药提高灌注压后尿量增加，表明肾灌注压回到自动调节范围。

4. 体外循环复温初期，此时主动脉钳夹阻断或开放后部分钳夹

（1）随着温度的升高，药物的代谢加快，氧需增加，此期最易麻醉偏浅，SVR 升高，血压偏高，设法适当降低 SVR，以保证组织的氧供。因 CABG 静脉移植血管尚未开放，但 IMA 移植血管的开放和主动脉部分钳夹，可以提供心肌部分血流，但心脏未得到完全的血供，相当于体外循环初期未降温，心脏仍有缺血的危险，要保持足够的灌注压同时避免过高血压。

（2）MAP 的调整：开放主动脉时，由于降低流量和开放后代谢物质的释放，引起血管扩张，使 MAP 短暂下降。可以不予处理，随着流量恢复，MAP 逐渐回升，但对持续时间长达数分钟不回升者，及时升高血压。此期对明显冠状动脉狭窄和自动调节功能异常者，维持 MAP 在 60 ~ 80 mmHg 最佳。

5. 体外循环复温后期，主动脉完全开放

（1）此期因准备停机，注意调节 SVR 和心肌收缩力在合适的范围，任何过高或过低的血压都要及时处理。既要维持合适的前负荷，又要维持恰当的后负荷。腔静脉已经开放者，通过调节体外循环的灌注流量和控制静脉引流量来调整 MAP。

（2）MAP 的调整：此期要维持 MAP 比预期停机时的理想血压稍低些，MAP 在 50 ~ 80 mmHg 较为合适，撤机时再适当提高收缩压。

6. 体外循环期间调节血压的措施

（1）调整灌注流量：通过调整灌注流量可以改变血压，但很少可以达到要求，同时带来血液破坏增加或灌注不足等不良后果。提高灌注流量来补偿因 SVR 降低引起的血压下降，可以损害维持血压的其他因素；降低灌注流量来适应过高的 SVR，可以引起组织灌流不足和代谢性酸中毒。因此，调整灌注流量改变血压的作用有限。但对因急性严重血管收缩引起的高血压（MAP 甚至超过 110 mmHg），短暂地降低泵流量不失为暂时有效的措施，给予血管扩张药降低 SVR 后再恢复流量。

（2）升高 SVR：给予血管收缩药来提升血压是体外循环中升高 SVR 的基本手段。最常用的是 α 受体兴奋药，如去氧肾上腺素 100 ~ 200 μg 或甲氧明 3 ~ 5 mg 单次注入氧合器，直至 MAP 达到理想水平。去甲肾上腺素（单次 4 ~ 8 μg）也经常选用，注意有 β_1 受体心脏效应。高度怀疑过敏原因引起的低血压，可以使用葡萄糖酸钙、苯海拉明等抗过敏药物，严重者使用肾上腺素单次 10 ~ 20 μg 处理（必要时加大剂量）或持续静脉输注。

（3）降低 SVR：处理高血压的基本方法。①静脉麻醉药：即使已经证明麻醉深度足够，有时也需要适当使用麻醉药物来达到降低 SVR 的目的。以地西泮、咪达唑仑、丙泊酚最常用。在此基础上可以加用阿片类药：芬太尼 200 ~ 500 μg 或舒芬太尼 1 ~ 2 μg/kg，降低 SVR 后者更有效，通过体外循环机单次注射，但注意快速耐受性（封顶效应）。②吸入麻醉药：异氟烷、地氟烷、七氟烷降低血压均呈量依赖性，通过交感神经阻滞和直接血管扩张作用。通过体外循环机给氧管道端的挥发罐吸入即可达到满意的降压效果。注意在主动脉开放后必须关闭，利于排出和停机。③血管扩张药：常用的血管扩张药有尼卡地平、硝酸甘油和乌拉地尔等。硝酸甘油常在复温后静脉输注，注意体外循环中可能蓄存在右房或上腔静脉内；小儿选择 α 受体阻滞药，如酚妥拉明单次量 0.1 ~ 0.5 mg/kg，或尼卡地平 0.125 ~ 0.5 mg 单次静注也很常用。

（三）体外循环血气的管理

1. 温度校正：即 pH 稳态。降温时向氧合器中吹入 CO_2，通过调整 $PaCO_2$ 使其在低温时数值校正到 35 ~ 40 mmHg。血液中 CO_2 含量增加，扩张脑血管，增加脑血流。pH 稳态用于小儿或深低温停循环利于脑保护。

2. 不做温度校正：即 α 稳态。降温时不补充 CO_2，按 37℃ 血温调节 $PaCO_2$，使其保持在 35 ~ 40 mmHg（实际温度下 $PaCO_2$ 要低）。优点是维持血液电化学中性，使体内酶处于最佳功能状态，缺点是可能减少脑血流，降低 $PaCO_2$，氧离曲线左移妨碍氧的组织释放。

第 4 节　脱离体外循环过程

一、停机前的准备

（一）脱机过程的管理

1. 脱机是从人工心肺机产生的体外循环向自然生理循环的转换，即从腔静脉 → 氧合器 → 主动脉循环，转换到腔静脉 → 右心 → 肺 → 左心 → 主动脉循环。转换过程需要平稳过渡，体外循环流量逐渐降低，患者心室前负荷逐渐增加，开始射血并逐渐承担心泵功能，最终阻断体外循环通路。逐步顺利脱机是心脏外科的关键，需要麻醉医师、灌注医师和外科医师三者之间的紧密联系和相互配合。

2. 体外循环心脏辅助时间与心肌收缩功能的恢复，在一定范围内呈反相关。当心肌收缩力抑制或减弱时，需要延长辅助循环时间，以便逐步调节左室容积。在此过程中，根据血流动力学评估，确定使用血管活性药物并调整其剂量，使心脏功能逐渐恢复。

3. 停机后心脏功能不全且对血管活性药物反应不敏感，应立即恢复辅助循环，使心脏在低负荷下收缩，防止心脏过胀而造成心肌损伤。调整药物及其剂量使其发挥作用，然后以分段逐步方式停机，以便心脏有足够时间来适应增加的负荷。

4. 血流动力学状态取决于前负荷、后负荷、心肌收缩力和心率（律）等决定因素。停机前只有把上述生理参数调整至最佳状态，才能维持机体满意的氧供需平衡，顺利完成停机。

（1）保持足够的冠状动脉灌注压，通过调整外周血管阻力，维持满意的血压。

（2）维持合适的 LVEDP，特别对心室功能较差的患者，停机时心室充盈要适度，防止前负荷过高，否则会增加心肌氧耗和减少氧供，破坏心脏的氧供需平衡。当难以增加每搏量时，需要适当增加心率，满足理想的 CO。随着调整，心肌收缩力逐渐增强，逐步增加容量来提高每搏量，达到增加 CO 的目的。以较低的心室内压力来维持足够的每搏量，在此条件下脱离体外循环机较为理想。在 CABG 患者，停机时需维持 LAP < 12 mmHg，LAP 过高不但不增加每搏量，反而增加心肌氧耗和减少心肌氧供，易发生心肌缺血。

5. 脱机困难的危险因素

（1）术前左室 EF ≤ 45% 或明显室壁运动异常者；体外循环前发生心肌梗死或心肌缺血加重。

（2）手术效果或心脏畸形矫正不满意；冠状动脉呈弥漫性病变，不能完全再血管化；左心室小或左室极大；长时间体外循环。

（3）心肌保护不良：体外循环期间 ECG 持续显示电活动，提示心脏舒张期停搏不完全；阻断前室颤时间过长；左室肥厚；冠状动脉严重狭窄，狭窄远端心肌得不到停跳液灌注；室壁瘤切除后左室容积过小。

6. 高危患者需做特殊准备，放置漂浮导管；准备血管活性药物（肾上腺素、多巴胺、米力农或左西孟旦）；预置股动脉穿刺导管以备 IABP。

（二）脱机前调整

1. 温度　停机前中心温度（肛温、膀胱温）> 35℃。鼻咽温变化较快，在快速复温期间很快与血液温度平衡，不能反映低血流的组织、器官的温度，不作为判断停止体外循环时的温度标准，但要求保持鼻咽温在 36.5 ~ 37℃，四肢温暖。通常认为鼻咽温比脑温低 1 ~ 2℃，故不要超过 37℃，预防脑高温。

2. 心率与心律

（1）心率：因停机早期每搏量较低，心率维持在 70 ~ 100 次 /min 为佳，以维持足够的 CO。冠心病患者需要控制过快的心率，以免心肌缺血；每搏量受限的患者，如巨大室壁瘤切除术，需要维持较快的心率，以维持一定的 CO。①窦性心动过缓：阿托品、山莨菪碱治疗或安装临时起搏器；②窦性心动过速：成人 > 120 次 /min 须处理，常见诱发因素有缺氧、药物（正性肌力药）、浅麻醉和贫血等，对因处理；③三度房室传导阻滞：手术造成的单独左或右束支传导阻滞，不用特殊处理，但出现三度房室传导阻滞，要安装临时起搏器，以房室顺序起搏对心脏功能的恢复更为有利。

（2）心律：术前为窦性心律者要维持窦性心律，正常时心房收缩可增加 CO 的 20% ~ 30%。复苏初期常有一过性心律失常，快速型比慢速型更难处理。持续出现的室性心律失常多与心肌缺血有关，必须处理。

（3）ST 段改变：根据导联判断缺血部位，分析造成 ST 段改变的原因，排除冠状动脉痉挛、栓塞或心肌缺血等。广泛 ST 段抬高，同时伴室性心律失常，不能耐受增加前负荷，通常是冠状动脉气栓，可以提高灌注压并使用硝酸甘油，或通过主动脉根部注射小剂量尼卡地平。

3. 血流动力学

（1）检查压力监测：停体外循环前检查所有换能器，确保工作正常。调零点、显示最适压力波。通过压力波形可以得到重要信息，肺动脉压和 CVP 波形可反映右室做功，动脉压波形的上升支可反映左室收缩功能，通过检查 CVP、PCWP 或左房波判断瓣膜反流（左房波和 PCWP 产生 V 波预示二尖瓣反流）等。

（2）动脉压：收缩压反映心脏的收缩性，平均压反映体外循环流量和血管张力情况，收缩压与平均压之差反映心脏所做机械功，当心脏承受更大负荷时压力差增加。左心室衰竭时两者之差降低，当静脉回流管道部分阻断时充盈压升高，收缩压与平均压之差缩小，预示停机困难。注意复温后桡动脉压可能低于主动脉压，此压力反转现象的发生机制尚不清楚，比较两者压力差别，并以主动脉压为标准管理，必要时术后换股动脉测压。不明原因的桡动脉压力持续低或变化较大，也可能存在锁骨下动脉狭窄。

（3）肺动脉压和 LAP：观察肺动脉压波形，调整导管位置，确认远端无嵌顿，出现时回撤肺动脉导管 1 ~ 2 cm 直至出现肺动脉压波形。停机困难时须用左房管直接测压来指导整个脱机过程。

（4）CVP：反映停机前的右心充盈。通过 CVP 和肺动脉平均压差，估测右室所作机械功，压差消失提示可能有严重右心衰，此时 CVP > LAP。

4. 通气

（1）血气分析：通气效果以动脉血气结果为判断标准，通过调节体外循环的气流量和呼吸机通气量，将各项血气指标调整在正常水平。

（2）膨肺：停机前进行膨肺，用手动控制，将气道压升至 30 cmH$_2$O，维持 5 ~ 10 s，重复 2 ~ 3 次，观察双肺来确定完全膨开，证实双肺活动正常，听诊呼吸管道，清除呼吸道分泌物，以消除肺不张。用 IMA 作前降支旁路移植血管的患者，膨肺时注意对 IMA 的影响。

（3）通气：停机前关闭麻醉气体挥发罐，确认已开始机械通气，检查呼吸机参数设置、SpO$_2$、P$_{ET}$CO$_2$ 和气道压等呼吸监测。开始肺通气时间最晚在降低体外循环流量开始，原则是既不影响术者操作，又防止低流量引起的低氧血症和高碳酸血症。脱机时吸入纯氧，尤其是小儿患者，停机后血流动力学平稳，再根据血气结果，适当调整吸入氧浓度。

5. 调整容量　请体外循环医师预先泵出备用机血，以备停机后扩容；无机血可用人工合成胶体或晶体液暂时代替。

6. Hct　复温过程中逐渐把 Hct 调整到 21% ~ 25%。高龄、高危心肌缺血或低 CO 者、婴幼儿患者，保持 Hct 在更高水平。

7. 凝血　复温加速肝素代谢，注意补充肝素。高危出血患者（二次手术、血小板减少症、大血管外科）提前准备 FFP、血小板等血液制品。

8. TEE　评价手术效果、心室容积、室壁运动、瓣膜解剖、指导排气等，可以为判断脱机困难、停机后低 CO 等原因提供强有力的信息。

（1）心肌收缩力及心肌缺血：通过四腔心及左室短轴观察心脏收缩情况，同时根据室壁运动异常判断心肌缺血。

（2）心腔和瓣膜：用二维或三维影像了解心脏各心腔的大小，评估心室前负荷；结合彩色多普勒图谱，判断各瓣膜功能、瓣膜手术效果和并发症。

（3）排气：对气体极其敏感，提高探测心腔内、肺动脉和肺静脉内气体，指导排气，特别是还血过程中逐渐溢出，气体会向高处移动甚至进入主动脉插管，影响停机后紧急还血。

9. 血管活性药物　准备可能使用的正性肌力药物（多巴胺、多巴酚丁胺、肾上腺素、米力农等）和血管扩张药物（硝酸甘油、尼卡地平），均用微量泵配制给药，以提高准确性。

10. 电解质　停机前检查血常规、生化指标。大量、反复灌注心脏停搏液，特别是合并肾功不全的患者易发生高钾血症；低钾血症容易发生室性心律失常，通常要求停机后血钾为 4.5 ~ 5.5 mmol/L；检查血糖并进行相应处理；检查血钙浓度，纠正低钙血症。

二、脱离体外循环

（一）脱机前确认程序

1. 纯氧通气，检查气道压力、氧流量、潮气量和设置通气报警，观察双肺活动度，氧合良好，血气正常。关闭吸入麻醉气体挥发罐。

2. 心脏、大血管、移植血管已经充分排气；复温满意，患者处在最佳代谢状态。

3. 血管活性药物已使用或准备好，体外循环并行辅助时间已够。

4. 检查监测设备和监测指标（压力、ECG 和 TEE）调整满意，达到脱机条件。

5. 麻醉医师、外科主刀医师和体外循环医师协商一致。

（二）减少静脉回流，心脏还血

1. 减少静脉回流　开放阻断的上、下腔静脉，逐渐使静脉管道回流（体外循环机）减少，使右房压逐渐升高，血液流入右室，右心室前负荷逐渐增加，根据 Frank-Starling 曲线，随前负荷增加心脏充盈扩大，心脏收缩射血，使 CO 增加。

2. 前负荷　调节阻断静脉管道的口径，维持最佳前负荷。

（1）前负荷评估：除非使用 TEE，不能直接测量左室充盈容积，但可用充盈压（PCWP、LAP）来评估。由于体外循环后继发的舒张期顺应性改变，如心肌水肿、缺血引起的顺应性降低，体外循环后期要考虑到用 PCWP 评估前负荷的误差。

（2）最佳前负荷：维持 CO 的必要条件。若前负荷大于正常值，可引起心室扩张和增加室壁张力，增加心肌氧耗，降低冠状动脉灌注压，从而降低 CO，甚至导致急性肺水肿。

（3）理想的充盈压：左心功能良好者，LAP 或 PCWP 为 8 ~ 12 mmHg、CVP 为 4 ~ 8 mmHg。心肌收缩性异常或舒张功能不全，有时需保持较高的充盈压（PCWP 达 18 mmHg 或更高），最好通过肺动脉导管或左房管监测左室充盈压。

（4）CVP/LAP 比值：通常 CVP 比 LAP（可以 PCWP 代替）要低，即 CVP/LAP < 1，如果 CVP/LAP > 1，则室间隔向左侧移位，限制左室充盈和降低 CO，需要改善右心功能。

（三）降低主动脉灌流量

1. 辅助并行，逐渐增加前负荷，使心脏射血，保持一定的 CO，并行辅助循环，使心脏逐渐恢复正常功能。

2. 逐步降低体外循环流量，仔细监测心功能和血流动力学指标，使心脏负荷逐渐增加，做功增加，患者 CO 逐渐增加。

（四）停机

1. 当心肌收缩良好，收缩压达到（成人）80 mmHg 以上，体外循环泵流量 < 1 L/min，前负荷合适，血压、心率稳定，静脉回流管和主动脉完全阻断，停机。

2. 停机后严密监测患者的血流动力学变化，特别是 CVP 和动脉压，TEE 可以检查容量、心肌收缩情况，调整心脏前负荷，必要时经动脉输血，调整血管活性药物，维持最佳心功能状态。

三、脱机后的进一步调整

（一）调整前、后负荷

1. 前负荷　若血压保持在停机时的水平或以下，而此时 CVP 不高，心脏充盈程度下降，检查主动脉管路无气泡、无钳夹，从主动脉插管缓慢输血，成人 50 ~ 100 mL、小儿 10 ~ 50 mL，观察血压、充盈压和心脏形状变化，输血反应良好，血压回升而静脉压不高，可继续缓慢输血，将前负荷调整到最佳状态。输血时避免过快、过多，避免心脏过胀或抽空氧合器引起空气栓塞。如果前负荷增加而血压和 CO 不变，此时心肌可能处在 Frank-Starling 曲线的顶部，立即暂停输血，使用正性肌力药。

2. 后负荷　避免增加后负荷使血压过高，以免主动脉缝合口出血，同时为拔出主动脉插管创造条件。成人收缩压维持在 90 ~ 100 mmHg 足够。左心室功能损害或瓣膜反流患者，降低 SVR，提高左心室射血，降低收缩期左心室壁张力，减少心肌氧耗，增加 CO。

（二）调整血流动力学

1. CO　不能单纯靠血压来判断，血压有时是低 CO 和高 SVR 的结果。PAC 或 TEE 可以测量 CO 和心脏指数（CI），正常 CI > 2.0 L/（min·m²）。当每搏量低但增加心率可代偿，CO 可以正常。因此，每搏量指数（CI/ 心率）有一定的价值。

2. 组织灌注　停机后 5 ~ 10 min 检查血气，同时了解血浆乳酸水平、混合静脉血氧分压等，可以提示全身氧供需平衡状态。组织灌注良好，尿量通常增加。

3. 调整血压　满足组织灌注的血压因人而异，停机后最佳收缩压维持在 90 ~ 120 mmHg，大部分患者可以短暂（3 ~ 5 min）耐受收缩压 70 ~ 80 mmHg，而肾功能不全、脑血管疾病、冠心病或高血压病患者，要求更高的灌注压。

（1）低血压：常因低血容量和外周血管阻力降低所致。其他：使用钙通道阻滞药、血管扩张药或麻醉药物过量；过敏因素；酸中毒或电解质异常；心脏功能不佳，心肌收缩力降低；体外循环血管扩张性休克综合征；体温过高等。对因处理：补充血容量；使用小剂量血管加压药物提高外周阻力，如甲氧明、去甲肾上腺素或去氧肾上腺素，或持续静脉输注去甲肾上腺素；减浅麻醉，使用小剂量麻黄碱、抗过敏药物或钙剂；纠正酸中毒和电解质异常；使用小剂量正性肌力药（如多巴胺、肾上腺素）持续输注。

（2）高血压：常因麻醉偏浅、应激反应和血管加压药剂量过大而引起，此时心室充盈压低或正常而 CO 减少。加深麻醉、给予血管扩张药物，以降低全身血管阻力，同时注意补充容量。

4. 心率与心律　最佳心率通常是 70 ~ 100 次 /min。避免心动过缓（心率 < 60 次 /min）和心动过速（心率 > 120 次 /min）。

（三）左室功能不全

1. 原因

（1）术前因素：术前心脏功能严重受损、左室功能不全；心肌炎活动期或扩张性心肌病，心肌收缩力下降。

（2）心肌缺血或损伤：心肌保护不良；冠状动脉痉挛、正常冠状动脉损伤；冠状动脉栓塞（气栓、动脉粥样硬化斑块）；再血管化效果不佳、血管桥吻合口不通、桥血管扭曲、IMA 血流不足；外周血管阻力严重下降，冠状动脉灌注不足；前负荷过高（心脏过胀）导致心肌损伤。

（3）心脏瓣膜：人工瓣膜位置不当影响瓣叶活动、卡瓣；瓣周漏；瓣膜成形不满意或手术修复失败；体外循环时间（> 120 min）过长。

（4）其他：机械通气意外，呼吸回路脱开；严重支气管痉挛；急性肺水肿；严重变态反应；再灌注损伤；严重心律失常；体外循环血管扩张性休克综合征。

2. 临床表现　低血压、低 CO，LAP、PCWP 和肺动脉压升高，TEE 显示心脏收缩无力，左室 EF 降低，严重者发生急性肺水肿。

3. 处理

（1）正性肌力药：正性肌力药物的选择因人而异，取决于术前心脏疾病、外科手术状况和心肌损伤的程度，正性肌力药可提高心肌收缩力，增加 CO，逐渐恢复组织灌注，改善心室功能。根据具体情况采取联合用药，可供选择的药物很多，如多巴胺、多巴酚丁胺和肾上腺素、左西孟旦、米力农等。给药前可以先给麻黄碱 1 ~ 3 mg 或小剂量肾上腺素，激活顿抑的心肌细胞，以了解心脏对药物的反应。心率正常、外周阻力低或正常，选择多巴胺较适合；如果心率快或外周阻力增加，选择肾上腺素、多巴酚丁胺更为适当，可以加用左西孟旦 0.05 ~ 0.2 μg/（kg·min）、米力农，增加心肌收缩力的同时降低外周血管阻力。

（2）调节前负荷：保守和慎重，通常增加容量反而有害。

（3）血管扩张药：使用血管扩张药减轻后负荷，促进 CO。选用硝酸甘油、硝普钠或酚妥拉明持续输注。

（4）重新转机：血流动力学继续恶化，及时重新转机，是保护心脏和重要器官的重要手段。

（5）心肌缺血：保证足够的灌注压，使用硝酸甘油扩张冠状动脉，β 受体阻滞药控制心率，维持氧供需平衡。

（6）机械支持：必要时尽早使用 IABP。左心辅助设备是除心脏移植以外的最后心脏支持形式。

（四）右心功能不全

1. 病因　右室的收缩功能对维持最佳的心血管功能状态非常重要，特别是在肺动脉高压的情况下，右室占主导地位，PVR 是决定右心室后负荷的最主要因素。

（1）原发性或继发性肺动脉高压，常见于慢性二尖瓣疾病；左向右分流的先心病；肺动脉栓塞或肺梗死；广泛的空气栓塞。

（2）急性二尖瓣反流（瓣膜功能不全、乳头肌撕裂）；左心室舒张功能不全；右心室流出道阻塞；肺动脉瓣反流。

（3）右室缺血或梗死；体外循环期间右室保护不良；右冠状动脉损伤。

2. 临床表现　具有体循环低血压和低 CO 的特征。右室过度充盈，CVP 升高，三尖瓣反流，低氧血症，气道压升高。左室前负荷减少，肺动脉压升高，PCWP 不高（合并左心功能不全除外），右室每搏量减少。TEE 显示右室容量和压力超负荷，三尖瓣和肺动脉瓣反流，室间隔向左心侧移位。

3. 处理　维持体循环血压，确保右室舒张期得到足够的冠状动脉灌注，同时降低右室后负荷（关键）。

（1）正性肌力药：增加右心室收缩力的同时又降低 PVR，从而增加 CO，首选多巴酚丁胺、米力农和左西孟旦。即使伴有 PVR 升高，也可以使用多巴胺 [< 8 μg/（kg·min）] 和肾上腺素，以提高双心室功能。洋地黄类可以增加收缩力和控制房性心律失常。

（2）降低 PVR：①一般措施。过度通气，保持 $PaCO_2$ 为 25 ~ 30 mmHg 和 pH 7.45 ~ 7.5，但以增加呼吸频率而不以增加潮气量的方式；避免低氧血症，防止 HPV；避免酸中毒；加深麻醉；保持正常体温。②非选择性血管扩张药。大剂量可以引起体循环低血压。常用硝酸甘油 0.2 ~ 5 μg/（kg·min）、硝普钠 0.1 ~ 4 μg/（kg·min）和酚妥拉明 1 ~ 10 μg/（kg·min）。③部分选择性血管扩张药。首次通过肺部就有相当部分被代谢，对肺循环有特异的血管扩张作用，但通过静脉通路给药，仍可导致体循环低血压。常用药物有前列腺素 E_1 0.05 ~ 0.4 μg/（kg·min）和依前列醇 2.5 ~ 10 ng/（kg·min）。④特异性肺血管扩张药。通过吸入给药，立即扩张肺血管，而对体循环血压无明显影响。通过 NO 输送设备吸入 NO 0.5 ~ 40 ppm，可以用于各种类型的肺动脉高压，因为 NO_2 的毒性，需要监测 NO 和 NO_2 比例，突然停用有肺动脉高压反跳的风险。吸入雾化 PGI_2 的代谢产物无毒性，不需要特殊监测，用于小儿治疗肺动脉高压和心脏移植患者，优于传统的血管扩张药物。⑤混合性。增加细胞内 cAMP 水平，发挥正性肌力作用，增加血管系统的 cGMP 水平，引起血管扩张。米力农单独雾化吸入或同 PGI_2 吸入合用，可以增强后者的效果而无体循环作用。其他药物有双嘧达莫（dipyridamole）、西地那非（sildenafil）和波生坦（bosentan）等，可以特异性地增加肺循环 cGMP 浓度，已经被用于治疗肺动脉高压，特别是对吸入 NO 治疗无效者。

（3）保持灌注压：保证右心冠状动脉血流。特别是当使用非特异性血管扩张药来降低肺动脉压时，必须维持体循环血压和冠状动脉灌注。除考虑使用中小剂量肾上腺素以增加心肌收缩力外，有时使用血管加压药物是必要的，常用去甲肾上腺素 0.05 ~ 0.2 μg/（kg·min）或血管升压素 0.01 ~ 0.04 μg/（kg·min）输注，为避免直接的肺血管收缩，条件具备者可通过左房输注。

（4）最佳前负荷：通常在 CVP < 10 mmHg 时才增加容量负荷。但在 PVR 升高时，增加右室前负荷效果不佳，实际上在右室舒张末期压较高时再增加容量负荷，可能减少了左室的前负荷。

（5）重新转机：经过药物处理右心室功能仍不好转，循环功能不能维持，需重新建立体外循环。注意已给鱼精蛋白拮抗的患者，体外循环前必须充分肝素化，时间允许应进行 ACT 监测。

（6）右心辅助设备：IABP 是通过改善左心功能来改善右心功能，ECMO 也是围手术期心肺辅助的选项。右心辅助装置（RVAD）常被用于恢复或心脏移植前的过渡，严密监测 RVAD 血流，避免超过左心室血流。RVAD 可以单心室或双心室辅助，而美国 ABIOMED 双心室支持装置是短期辅助支持的理想装置。

第 5 节　体外循环后期管理

一、肝素的拮抗

1. 拔管　右房或腔静脉插管影响静脉血回流，若血流动力学平稳，宜尽早拔除。拔管前观察右房压并和静脉压作比较。拔除的左房引流管和腔静脉插管，必须等肝素中和及血流动力学平稳再撤台。

2. 准备鱼精蛋白　鱼精蛋白应在停机后准备并贴上标签单独放置，以避免意外。按肝素总量:鱼精蛋白比例 1:1.5 准备。给鱼精蛋白前要征得外科医师的同意，并要求外科医师回收吸引术野和胸腔内积血，且告知体外循环医师。常规静脉输注鱼精蛋白可以明显减少鱼精蛋白的不良反应，首次量为计算量的一半，输注速度为 30 ~ 50 mg/min，剩余半量在 1 ~ 1.5 h 内输入，必要时再小剂量追加。

3. 鱼精蛋白反应　主要与给药速度、肺动脉压力和敏感性有关。其中以急性肺血管收缩比较常见，多见于肺动脉高压患者。鱼精蛋白引起特殊内源性活性物质释放，如补体激活和血栓素，导致右心室后负荷急性升高，CVP 升高，右室每搏量急剧减少，可见右室扩张，左室前负荷减少，表现为体循环低血压，经验不足者常作出变态反应（血管扩张或低血容量）的错误判断。因此，给鱼精蛋白时要密切观察气道阻力和血流动力学变化，注意监测 CVP、肺动脉压和心脏外观。对高危患者更应谨慎地通过静脉输注或稀释后静滴给药，鱼精蛋白首次量的输注速度降至 20 ~ 40 mg/min。

（1）一旦发生，立即停止注射鱼精蛋白，立即静注丙泊酚、硝酸甘油等以降低肺动脉压，谨慎给予正性肌力药，如麻黄碱等，直到右心功能恢复，此时血压多缓慢回升，右心负荷下降。此类型反应通常短暂（5 ~ 10 min），当血流动力学恢复正常时，再缓慢给予鱼精蛋白。很少需要重新开始体外循环。当血压下降、灌注压不足引起心肌缺血和（或）左心衰时，常见于心室功能不全者，立即增加正性肌力药和使用血管扩张药。

（2）注意：上述反应同变态或类变态反应不同，后者是因为外周血管扩张引起血压下降，此时 CVP 下降，心脏充盈不足，通过主动脉插管还血，同时给予钙剂和苯海拉明，必要时可以给予小剂量麻黄碱、去甲肾上腺素和肾上腺素等药物。

二、外科手术操作

1. 拔除主动脉插管　肝素中和以后，根据血压、CVP 和心脏充盈程度，确定是否通过主动脉插管输血。控制收缩压在 95 ~ 100 mmHg，拔除主动脉插管。因主动脉插管周围出血需要在肝素中和前拔管者，可保留右房荷包线以备紧急时经右房插管输血。

2. 搬动心脏　抬高心脏检查远端吻合口、止血、关胸等外科操作，均可影响血流动力学，必要时提醒术者轻柔或暂停操作。

3. 闭合心包　利于再次手术。闭合心包限制了心室舒张、影响右心向肺动脉的射血，或存在容量不足，关闭心包有时明显影响血流动力学，引起血压下降和心室充盈压增加。心脏在适应 2 min 后多可恢复正常，必要时需要给予少量正性肌力药，处理无效时需重新打开心包。

4. 关胸　血流动力学的变化和闭合心包相似，有时会造成移植血管的扭曲，出现心肌缺血。极少数患者由于心脏、纵隔水肿难以闭合胸骨，此类患者可以暂时不缝合胸骨，无菌手术膜覆盖或仅仅缝合皮肤，在血流动力学改善后，再用钢丝缝合胸骨。

5. 持续出血　持续外科出血意味着越来越多的心脏操作，及时补充容量对于维持血压很关键。反复搬动心脏也影响心脏功能，可用正性肌力药物。因凝血功能障碍引起的出血，检查 TEG 查明原因，对因处理。

三、麻醉管理

（一）麻醉用药

1. 镇痛　根据患者的心脏功能和血流动力学变化，追加适量麻醉药物，维持一定的麻醉深度，控制高血压和避免心动过速。通常在穿钢丝闭合胸骨前，给予适量阿片类药（芬太尼、舒芬太尼）镇痛，或间断吸入低浓度七氟烷。

2. 镇静　继续静脉输注丙泊酚或加用右美托咪定输注延续至术后镇静，利于术后早期恢复和顺利气管拔管。

（二）血流动力学

1. 严防不良事件　大部分血流动力学事件发生在鱼精蛋白中和、闭合心包或关闭胸腔时。有时尽管需要大量血管活性药物支持才能脱离体外循环，但停机 30 min 内趋势应该逐渐好转，很少需要增加血管活性药物的剂量，甚至逐渐减少。通过不断增加血管活性药物来维持必要的灌注压，意味着即将发生危险，如果未发现其他病因，建议早期使用 IABP。

2. 移植血管的扭曲、阻塞或冠状动脉痉挛　出现明显突发的血流动力学恶化，并伴有 ECG 的改变，立即开胸检查，重新测量桥血管流量，并进行血流动力学支持。冠状动脉或移植 IMA 的痉挛频率和严重程度难以预料，往往开始是心律失常和 ST 段抬高，继之血流动力学发生改变。警惕给予钙剂治疗时注射过快可诱发冠状动脉痉挛。首先维持灌注压，经静脉输注或冠状动脉血管桥注入硝酸甘油、钙通道阻滞药（尼卡地平）是防治冠状动脉痉挛的有效方法。

3. 心律失常　突然出现新的室性、室上性心律失常应引起重视，除排除外科操作对心脏的刺激外，警惕心肌缺血、低钾血症的发生，要积极寻找和排除病因，注意可能是发生恶性心律失常、右心或左心功能不全（心肌收缩乏力）的前兆。

（三）低氧血症

1. 通气设备故障、机械通气参数设置不当，甚至忘记打开呼吸机等。原有肺部疾病，加上肺不张、通气 / 血流比失调和体外循环的损伤，此类通常使用膨肺或 PEEP 效果差或者无效。尽快查明引起低氧血症的原因，首先提高 FiO_2，手法膨肺和清理气道，对于体外循环对肺的损伤，提高血浆胶体渗透压（输注白蛋白）、小剂量利尿剂和肺保护性通气策略（低潮气量、PEEP）。

2. 肺不张、液气胸，前者通过膨肺、吸痰使肺叶复张，后者往往有明显的胸膜膨胀，在术野清晰可见，打开胸膜吸出积存的血液，检查胸膜顶部排除深静脉穿刺并发症，查看取乳内血管床的外科出血点并止血。关胸时放置胸腔引流管。合并 COPD 的患者，体外循环时间过长，容易发生肺水肿，肺顺应性下降（肺弹性回缩不良），引起低氧血症，停机时体外循环使用超滤，及时使用纤支镜清理和检查呼吸道，有时需要使用支气管扩张药物（氨茶碱、二羟丙茶碱）、糖皮质激素和肺保护性通气策略（低潮气量、PEEP），初始时可使用压力支持通气逐渐过渡到容量支持方式。

3. 低 CO 并伴有严重混合静脉血氧饱和度下降；存在残余右向左分流或卵圆孔未闭未修补，当右房压高于 LAP 时，发生右向左分流；使用血管扩张药，如硝酸甘油，通过抑制 HPV，增加肺内分流，都可引起氧饱和度下降。

4. 非心源性肺水肿由药物（鱼精蛋白）、血液制品的变态反应所致。临床表现为粉红泡沫样痰、含高蛋白成分的肺水肿，肺顺应性下降，肺动脉压和 CVP 升高。因左心容量相对不足，左室充盈压和全身血压下降。积极恢复血容量，输注白蛋白以提高胶体渗透压，通过正性肌力药物（肾上腺素）支持，维持心脏和肾功能，直到肺和右室功能恢复。

（四）其他

1. Hct 转入 ICU 前 Hct 要达到 25% ~ 30%。少数年轻、全身状况良好和手术简单的患者，从血液保护的角度考虑不输异体血液，可以略低于此值。但高龄、心功能差或全身血管阻力较低者，可能需要保持在 25% 以上。

2. 补钾 大量利尿和体外循环后细胞内转移，可发生低钾血症，脱离体外循环时尽量达到正常血钾的偏高水平。根据血清钾的测定及时补钾。

四、转运过程

1. 警惕 麻醉和外科手术的终止，并不标志着建立了稳定的循环和呼吸，过渡期是最不稳定的时期。手术结束时医护人员经常有某种程度上的松懈，此时麻醉医师更要提高警惕。

2. 切记 在心脏外科术后转送途中，发生任何问题都会很快危及患者的生命，转送过程是麻醉过程不可忽视的组成部分。

3. 评估 在外科手术结束后，麻醉医师和外科医师都必须对手术和心肺稳定性作出评估。手术刺激的结束，尤其在血容量不足或血管稳定性差的情况下，简单的操作，如将患者从手术台移动到转运床上，就可能发生血流动力学的突然改变或出现严重的心律失常（心搏骤停）。

4. 事先通知 事先通知恢复室，使 ICU 在患者到达前，已准备好呼吸机、监测设备和必要的药物。通知电梯已等候。

5. 搬动前准备 保证输注循环支持药物的输注泵有足够的蓄电量；必要时特殊药物，如硝普钠，可以临时关闭；整理所有的通路和管道（输液通道、测压管道、起搏导线、尿管、胸腔引流管等），确保安全，避免脱落；搬运过程至少要保证患者有持续的直接动脉压和 SpO_2 监测；准备好通气和输氧设备；选择性地准备几种急救药，如去氧肾上腺素、肾上腺素、多巴胺等。

6. 平稳转移 确定准备就绪，麻醉医师保护患者头部安全（气管插管和静脉通路），搬运之前，以麻醉医师的口令为准，外科医师负责移动躯体，护士负责患者腿部（注意尿管），同心协力，把患者轻轻地从手术台搬到床上。观察血压无明显变化，脱离麻醉机和连接运输呼吸机或简易呼吸器通气。

7. 运送 携带听诊器；使用 100% 氧维持通气，避免肺过度膨胀；时刻注意通气和血压；尽量缩短运送时间。

（王伟鹏　于钦军）

参考文献

［1］GIBBS N M, MATZELLE S J, LARACH D R. Management of Cardiopulmonary Bypass[M]//GRAVLEE G P, SHAW A D, BARTELS K. Hensley's Practical Approach to Cardiothoracic Anesthesia. 6th edition. Philadelphia: Wolters Kluwer, 2019: 213-238.

［2］VEGAS A. Weaning from Cardiopulmonary Bypass[M]//CHENG C H D, DAVID T E. Perioperative Care in Cardiac Anesthesia and Surgery. Toronto: Lippincott Williams & Wilkins, 2005: 135-1441.

［3］CUI W W, RAMSAY J G. Pharmacologic approaches to weaning from cardiopulmonary bypass and extracorporeal membrane oxygenation[J]. Best Pract Res Clin Anaesthesiol,2015,29(2): 257-270.

［4］SNIECINSKI R M, LEVY J H. Anticoagulation management associated with extracorporeal circulation[J]. Best Pract Res Clin Anaesthesiol, 2015, 29(2): 189-202.

［5］BARRY A E, CHANEY M A, LONDON M J. Anesthetic management during cardiopulmonary bypass: A systematic review[J]. Anesth Analg, 2015, 120(4): 749-769.

［6］BECHTEL A, HUFFMYER J. Anesthetic management for cardiopulmonary bypass: update for 2014[J]. Semin Cardiothorac Vasc Anesth,2014, 18(2): 101-116.

［7］SHORE-LESSERSON L, BAKER R A, FERRARIS V, et al. STS/SCA/AmSECT Clinical practice guidelines: anticoagulation during cardiopulmonary bypass[J]. J Extra Corpor Technol, 2018, 50(1): 5-18.

［8］NETO C N, LANDONI G, CASSARÀ L, et al. Use of volatile anesthetics during cardiopulmonary bypass: A systematic review of adverse events[J]. J Cardiothorac Vasc Anesth, 2014, 28,(1): 84-89.

第 19 章

手术室外麻醉处理

第 1 节　手术室外麻醉的特性

一、工作环境

1. 手术室外麻醉指麻醉医师应召离开熟悉的手术室环境，为诊断性检查特别是创伤性检查或心血管介入治疗提供必要的监护、镇静或全身麻醉。手术室外麻醉是临床麻醉工作的重要组成部分。

2. 手术室外开展麻醉工作，工作性质不同于手术室，需要多科室相互配合，要求麻醉医师技术和业务熟练、具有良好的工作作风和高度责任心。

（1）工作环境和人员相对陌生，麻醉监测、急救设备、药品准备，不如手术室完备、便捷。

（2）部分检查和介入治疗要求调暗室内光线，周围大型医疗仪器密集且存在电磁干扰，给麻醉医生观察患者的生命体征和麻醉操作造成不便。

（3）各类检查或介入治疗的时间长短不可预测，有时需要患者长时间保持特定体位，对呼吸或循环功能可能造成不良影响。

（4）绝大部分检查或介入治疗存在有害电离辐射，麻醉维持期间麻醉医师通常需在无射线的隔离观察区，远离患者进行监护。

（5）远离麻醉科和手术室，麻醉期间出现突发或紧急事件，无法得到其他麻醉医生的及时帮助。

（6）可能不具备完善的麻醉苏醒室，而绝大部分检查或介入治疗要求患者恢复快速，缩短在检查室或导管室的停留时间。因此，麻醉医生要根据具体情况做到精准麻醉。

3. 麻醉医师必须学习和遵守电离辐射相关工作制度，进入射线环境时穿戴防护服、防护帽和防护眼镜等。在保障麻醉安全的前提下，尽量避免非必要的电离辐射接触。

二、患者特点

1. 患者年龄跨度大，从婴幼儿到高龄患者。介入封堵患者多为简单分流型先心病小儿；而介入治疗的心律失常、冠心病和瓣膜病患者,高龄患者比例较高,通常伴发多种基础性疾病。因此,麻醉医生必须兼顾各种不同年龄、不同病变领域的麻醉管理。

2. 诊断性检查绝大多数为学龄前复杂型先心病患儿,相关检查旨在明确诊断、解剖结构和血流动力学改变,确定手术指征、手术方式或预后,病情重且病变复杂,机体发育和心脏储备差,麻醉期间易发生意外。

三、工作职责和内容

1. 工作职责　通过实施麻醉或监护,保证患者的安全,消除患者在检查或治疗中出现的不适和疼痛感,以便于检查或介入治疗的顺利进行。心血管介入治疗有时会因出现严重并发症而转为传统开胸心脏手术,要求人员相对固定,需要具有独立承担麻醉和急救经验丰富的心脏麻醉主治医师以上人员担任,才能为患者提供安全的麻醉管理。

2. 辅助人员　需要至少配备一名护士,负责建立外周静脉通路、准备各种药品和物品,以及仪器的消毒和保养工作。

3. 主要内容　左、右心导管检查;瓣膜狭窄经皮球囊扩张;室间隔缺损、房间隔缺损、动脉导管未闭封堵;主动脉瘤腔内隔绝术;经皮冠状动脉介入治疗;心律失常介入消融治疗;植入式心脏起搏器和除颤器治疗;MRI、CT 和 TEE 检查。

四、麻醉设备和药物

1. 麻醉机是实施麻醉必需的核心设备,同时配置有应急供氧设备(氧气瓶)。

2. ECG、SpO_2、有创和无创血压是必备的基本监测。可供选择的麻醉监测包括体温监测、$P_{ET}CO_2$、BIS 监测等。

3. 急救设备包括除颤器、负压吸引器、全套气管内插管设备、喉罩、加压呼吸面罩和简易呼吸器等。

4. 急救药物包括正性肌力药、血管扩张药、血管收缩药、抗心律失常药和抗过敏药物等。备有常用的局麻、全麻药物,包括镇痛、镇静和肌松药。

五、麻醉管理的基本要求

1. 基本要求　保持患者围手术期安静、无明显痛苦和体动,生命体征和内环境稳定。根据患者的年龄、疾病严重程度、疼痛敏感性,以及检查或介入治疗操作要求,精准选择麻醉方式和使用麻醉药物。既能满足检查或介入治疗要求,又能快速恢复。牢记高水平的麻醉管理和严谨细致的工作态度是保证手术室外麻醉安全的核心要素。

2. 术前准备和访视　为保障麻醉的顺利实施,最大限度地降低患者围手术期的风险,麻醉之前完善各项准备工作,必须进行麻醉前访视,必要时与检查或介入医生一起商讨并确定麻醉方案、制订相应应急预案和合理安排麻醉前禁饮食时间。

3. 麻醉前准备　根据检查或介入治疗的技术特点、拟实施的麻醉方案，以及患者的具体病情来准备麻醉监测设备和急救药品，以保障患者围手术期的安全。所有仪器、设备的检查，急救药品的准备（按常用剂量和浓度配好备用）等，同手术室的麻醉管理。

4. 常用的麻醉方式　监护麻醉（monitored anesthesia care）和全身麻醉。监护麻醉不同于传统的"局麻＋镇静"，是建立在麻醉评估基础上的围手术期麻醉管理方式。麻醉医生除对患者实施镇静和（或）镇痛外，还要对患者的呼吸、循环和内环境进行监测和维护。实施监护麻醉时，患者保留自主呼吸，需要时能对检查或介入医生的指令做出回应。而实施全身麻醉时，患者的意识完全丧失，可以保留自主呼吸或者机械控制通气。

5. 特殊人群的麻醉　诊断性检查或介入治疗的绝大多数成人和学龄期小儿，都可以在监护麻醉下完成。但学龄前小儿或婴幼儿、精神过度紧张或疼痛特别敏感的成人、要求无痛检查或介入治疗的患者、精神或智力障碍患者、病情严重介入治疗时间长、创伤大或血流动力学不稳定的治疗，则需要深度镇静或全身麻醉，以保证检查或介入治疗的顺利进行。

6. 感染控制和抗凝　实施手术室外麻醉时，围手术期感染控制和抗凝也属于麻醉医生的职责范围。麻醉医生应熟悉感染控制的具体措施和掌握抗凝的具体要求。

7. 术后管理　术毕患者通常被送往普通病房或监护室。未完全清醒的患者应给予肩下垫高以保证呼吸道通畅，头向一侧倾斜以防止患者呕吐后误吸。创伤较大介入治疗的术后早期，根据患者对疼痛的耐受情况，给予恰当的镇静和镇痛，以减少患者肢体过度活动造成的穿刺部位出血或心脏植入装置的移位脱落。

第2节　诊断性检查和介入治疗的麻醉

一、左、右心导管检查及造影的麻醉

（一）左、右心检查和造影操作

1. 右心导管检查及造影主要用于复杂型先心病的诊断和评估，尤其是合并严重肺动脉高压患者的评估。通过股静脉插入导管到右心房、右心室及肺动脉，依次抽取血样测量各部位的氧饱和度，并通过测量肺动脉压力来判断有无手术指征及预后。因此，为了保证各种测量数据的准确性，麻醉时应尽可能避免使用对数据结果有明显影响的药物和通气策略。通过将导管置于心脏和大血管的不同位置，注入造影剂并摄影，以对心脏结构的异常进行诊断。

2. 左心导管检查及造影主要用于诊断后天性心脏病和大血管病变，患者多为成人，心血管功能可能受损严重，检查和造影期间易发生心律失常或血压异常波动。通常左心导管检查及造影的风险大于右心导管检查及造影。

（二）麻醉处理

1. 麻醉前准备和用药　常规禁食、禁水，根据食物种类和年龄确定麻醉前禁食、禁水的时间。婴幼儿代谢旺盛、体液丢失较快，易发生脱水和低血糖，禁饮、禁食时间不宜过长。如果麻醉不能在预定时间开始，可通过静脉补液，避免脱水和内环境紊乱。婴幼儿无需麻醉前用药。检查前过度紧张的成人可口服镇静药，如咪达唑仑或地西泮。麻醉前准备麻醉机、负压吸引器、给氧设备、喉罩和气管插管物品等。

2. 术中麻醉管理

（1）患者入室后完善 ECG、SpO$_2$ 和无创血压监测，并予面罩吸氧。做好紧急气管插管的准备。青少年或成人患者一般仅需轻度镇静，配合局麻即可完成检查和造影。

（2）由于不能合作，低龄小儿需深度镇静或全身麻醉，可以保留自主呼吸。时间较短的检查和造影，麻醉诱导可用氯胺酮 6 ~ 8 mg/kg 肌注或氯胺酮 1 ~ 2 mg/kg 静注。麻醉维持可以间断（20 ~ 30 min）追加氯胺酮 0.5 ~ 1 mg/kg，使用咪达唑仑 0.05 ~ 0.1 mg/kg、右美托咪定辅助镇静，可以适当延长追加氯胺酮的时间。

（3）预计检查和造影时间较长、呼吸道管理困难者，可以使用喉罩，保留自主呼吸者术毕即可拔除喉罩。丙泊酚或氯胺酮静注诱导，可单纯输注右美托咪定 0.2 ~ 0.5 μg/（kg·h）或联合丙泊酚 10 ~ 50 μg/（kg·min）持续输注维持。根据 BIS 值（40 ~ 60）、呼吸状态和体动反应，调整输注剂量。使用喉罩时，可以控制呼吸，可加用七氟烷吸入麻醉。

（4）检查和造影期间密切观察患者的呼吸和循环变化，保持呼吸道通畅，维持循环平稳。在观察区既可通过监视器查看 SpO$_2$、ECG 和血压数值，也可结合 X 线透视影像直接观察呼吸频率和幅度。

（5）小儿的体温调节机制尚不健全，容易出现体温下降。因此，婴幼儿患者检查和造影时注意保温，避免出现围手术期低体温。合并重度肺动脉高压或复杂型先心病小儿，在检查或造影中根据监测指标的变化，及时补充容量。对于发绀型先心病，可适量输注碳酸氢钠纠酸。

3. 特殊情况处理

（1）使用氯胺酮麻醉，患儿往往出现呼吸道分泌物明显增多，也可能出现屏气、叹气样呼吸等现象，此时应保持呼吸道通畅，及时吸走分泌物，但注意吸痰不要过深，以免吸痰管过度刺激喉部引发喉痉挛。

（2）肺动脉重度狭窄或法洛四联症患者，导丝或导管通过右心室流出道时会堵塞血流，诱发漏斗部痉挛，导致患儿急性缺氧发作。表现为呼出气二氧化碳、脉搏氧饱和度和动脉血压快速下降，如不及时治疗可危及生命。对有缺氧发作史的患儿，麻醉中避免心率过快或血压过低，以预防缺氧发作。出现缺氧发作，立即吸入高浓度氧气、维持麻醉深度、心率过快者降低心率、纠正低血压。

（3）造影剂过敏并不罕见，可出现头痛、恶心呕吐、荨麻疹、支气管痉挛，甚至心搏骤停等。一旦发生严重过敏立即对症抢救，并根据当时的严重情况给予抗过敏治疗（钙制剂、糖皮质激素等）和维持生命体征。

（4）极少数情况下，操作导丝或导管可能会造成血管破裂或心脏穿孔，继而出现严重的低血压。立即启动应急预案，做好开胸准备。肺动脉高压和肺动脉栓塞造影时，警惕发生急性右心衰或心搏骤停。左心导管检查期间，可因心律失常、血压过低、造影剂用量过大等因素，诱发心肌缺血甚至急性心肌梗死，应密切监护和维持灌注压。

（5）检查或造影后可能会出现血管内血栓形成，通常与术前患者自身存在高危因素、穿刺点压迫力度过大或时间过长、术中抗凝不当有关。如果发现血管内血栓形成，可实施抗凝或溶栓治疗，情况严重时联系外科医生处理。

二、瓣膜狭窄球囊扩张和心脏缺损封堵的麻醉

（一）球囊扩张和封堵治疗操作

1. 瓣膜球囊扩张是通过经皮介入导管送入球囊，将狭窄的心脏瓣膜扩张成形，从而达到减轻心脏瓣膜狭窄程度的目的。

（1）二尖瓣球囊扩张成形术：可在 X 线和（或）经胸超声心动图（transthoracic echocardiography，TTE）的引导、监测和评估下，经股静脉入路，穿刺房间隔送入球囊，对狭窄的二尖瓣膜扩张成形。此介入治疗操作的主要潜在风险包括心脏压塞（出血导致）、血栓形成和二尖瓣反流。

（2）肺动脉瓣球囊扩张成形术：单纯肺动脉瓣狭窄的首选治疗方式，通常以跨瓣压差 ≥ 30 mmHg 为介入治疗指征。同样需要 X 线和（或）TTE 的引导、监测和评估。经股静脉入路，通过三尖瓣送入球囊，对狭窄的肺动脉瓣膜扩张成形。球囊扩张的并发症和死亡率均低于手术治疗，近期和远期疗效同手术治疗相近。并发症包括穿刺部位的血管并发症、三尖瓣受损和肺动脉瓣关闭不全等。

（3）主动脉瓣球囊扩张成形术：适用主动脉瓣狭窄伴有症状、跨瓣压差 ≥ 50 mmHg 的成人患者或伴充血性心衰的婴幼儿患者。治疗前需行左心导管检查和左心室造影，以评价狭窄的性质和严重程度。在 X 线和（或）TTE 的引导下，经股动脉送入球囊，扩张狭窄的主动脉瓣。并发症有主动脉瓣反流、穿刺血管并发症、左心室或升主动脉穿孔、二尖瓣损伤、心律失常和栓塞等。

2. 先心病介入封堵治疗主要用于 ASD、VSD 和 PDA 的封堵。在 X 线引导下，通过导管将伞状封堵装置送至缺损或分流处，释放并固定，以达到封闭缺损和阻断分流的目的。通常选择经股静脉（ASD）或经股动脉（VSD、PDA）入路完成介入封堵治疗。

（二）麻醉处理

1. 绝大多数年幼小儿不能合作，需要实施深度镇静或全身麻醉。如果需要 TEE 引导和评估，则建议行气管插管。介入过程中需用肝素 100 U/kg 抗凝，维持 ACT 在 250 ~ 350 s 即可。由于介入治疗时间相对较短、创伤轻微，通常不需要追加肝素和使用鱼精蛋白拮抗。

2. 进行肺动脉瓣狭窄球囊扩张治疗的患者多为幼儿，而接受二尖瓣狭窄球囊扩张治疗的患者则多为成人。对于监护麻醉或保留自主呼吸的全身麻醉，可参考本章心导管检查及造影的麻

醉内容。

3. 使用球囊加压扩张狭窄的肺动脉瓣或二尖瓣时，短暂阻断右心室至肺动脉或左心房至左心室的血流。此时，患者的血压和心率可能会出现较大波动，且有可能出现 SpO_2 的一过性下降。建议使用有创动脉压监测，并提前准备好血管活性药物。一旦患者血压和心率出现明显异常，且在球囊释压以后无恢复的趋势，立即使用药物维持患者的血压和心率。另外，建议在球囊加压扩张前提高吸入氧浓度和氧流量，以保证机体有充足的氧储备。

4. 使用球囊加压扩张狭窄的主动脉瓣之前，需要使用临时起搏器进行快速起搏，患者循环的波动往往比较剧烈，建议经皮主动脉瓣球囊扩张使用全身麻醉，并通过气管内插管或喉罩进行机械通气。需要有创动脉血压连续监测，提前建立右颈内静脉通路，以便起搏器导线植入和使用急救药物。

三、经皮冠状动脉介入治疗（PCI）的麻醉

（一）PCI 治疗操作

1. PCI 治疗通过经皮穿刺外周动脉送入球囊导管，通过血管造影确定病变部位、程度和侧支供血情况，以及狭窄上、下方的压力等血流动力学改变，将球囊置于狭窄区扩张狭窄的冠状动脉，或在血管狭窄病变处置入支架支撑血管腔，使冠状动脉血流基本恢复正常。

2. 冠状动脉严重钙化病变和慢性完全闭塞病变（chronic total occlusion）是 PCI 治疗的难点。对于导丝可以通过闭塞段，但球囊无法通过或扩开闭塞段的冠状动脉严重钙化或慢性完全闭塞病变，介入医生可能会选择旋磨技术。旋磨术是通过高速旋转的磨头将钙化斑块磨碎，扩大管腔，以利于后续球囊扩张或支架置入。但使用旋磨术会显著延长介入操作时间及射线曝光时长，造影剂用量亦明显增加，同时更易出现介入相关并发症。

（二）麻醉处理

1. 大多数冠心病患者由介入医生实施局部浸润麻醉。如果条件允许，建议麻醉医生给予轻度镇静和（或）镇痛，以减轻患者治疗期间的不适和疼痛，既增加舒适性，也减少由于不适和疼痛引起的不良反应。

2. 对于过度紧张、疼痛敏感或无法合作的患者，需要深度镇静或全身麻醉。对于接受旋磨术的冠状动脉严重钙化或慢性完全闭塞病变患者，由于治疗时间长、风险高，也可实施深度镇静或全身麻醉。上述患者均应按照全身麻醉进行术前访视并准备监测和药物。麻醉前评估冠状动脉病变、心功能和伴发疾病情况，麻醉中保证呼吸道通畅，持续吸氧，严密监测 ECG、SpO_2 和血压的变化。

3. PCI 治疗麻醉期间可能出现的并发症包括心律失常、血栓形成、冠状动脉痉挛、冠状动脉穿孔、支架脱落等。一旦发生冠状动脉急性闭塞、室颤、心脏压塞等严重并发症，可能需要立即实施电复律、心肺复苏、心包穿刺或急诊心脏外科手术。严重并发症并不多见也无法预测，因此必须准备好紧急气管插管和呼吸支持设备。出现紧急事件可使用介入治疗的动脉通路直接

监测动脉压，同时尽快建立深静脉通路。

四、介入消融治疗的麻醉

（一）经皮介入消融治疗操作

1. **手术操作**　介入消融治疗是在心内放置消融导管或冷冻球囊并传递能量、破坏心律失常相关的心肌（异常通路）组织。通常电生理诊断和消融治疗同期进行。多数介入消融治疗需要穿刺右（或左）股静脉和（或）右颈内静脉。根据消融治疗方案，选择性地将电极、导管或球囊送入心脏内的不同位置，一些治疗还需要穿刺房间隔或心包。然后实施心脏电生理检查、射频导管消融或冷冻球囊消融。

2. **适应证**　常用于房室结折返或旁路折返引起的阵发性室上性心动过速、房颤或房扑、预激综合征、阵发性室性心动过速等。小儿常因心脏传导系统先天性发育异常所致，解剖学上存在房室间的异常传导通路或心腔内异常起搏点（房扑、阵发性室性心动过速和室性期前收缩）。快速型心律失常的发作引起血流动力学改变，使心室舒张期短、充盈不足，致使体循环血压下降，导致脑供血不足而出现晕厥；长期发作使心脏做功增加，破坏心脏的氧供需平衡，造成心肌细胞急、慢性缺氧性病变，进而损害心功能，最终可造成心衰。

（二）麻醉管理

1. 在导管室行射频消融的小儿，由于技术及手术风险原因，年龄都在3岁以上，此类患儿术前多需要适当镇静，以消除紧张、焦虑情绪，在条件允许的情况下可以由患儿家属陪伴入室。成人患者可以在术前口服咪达唑仑镇静，消除紧张情绪。

2. 麻醉可以选择监护麻醉或全身麻醉（全麻）。大部分成人可以在局麻下完成，疼痛敏感或合并高血压的成人患者，需充分镇痛、镇静，避免因疼痛引起血压剧烈升高，必要时可选择深度镇静或全麻。不合作的小儿也需要深度镇静或全麻，有时候需要长时间寻找异位起搏点，操作时要求安静不动。保留自主呼吸的全麻，在心律失常介入消融治疗期间安全可行。面罩或鼻导管吸氧，常规进行呼吸、循环监测。术中需使用肝素抗凝。全麻选择超快通道麻醉，常用麻醉药物，如舒芬太尼、咪达唑仑、丙泊酚和右美托咪定等。给药方式有静脉持续输注、静注或靶控输注（TCI）。高危或全麻患者建议行BIS、体温和$P_{ET}CO_2$监测。

3. 抗心律失常药物可以影响术中对异位心律起搏点及传导旁路的确定。因此，麻醉期间不宜使用抗心律失常药物。依托咪酯对血流动力学的影响小，但有部分患者会发生肌阵挛而干扰ECG。吸入麻醉药可能会影响电生理标测数据的准确性，应慎用。

4. 镇静和全麻期间，密切注意并及时发现因舌后坠导致的呼吸道梗阻，出现梗阻时可使用口咽通气道开放气道。介入治疗中如果出现血压明显升高，可使用尼卡地平或硝普钠静脉输注来控制血压。心包积液和心脏压塞是消融治疗围手术期的严重并发症，通常需要心包引流，持续大量出血则需要急诊心脏外科止血。

五、植入式自动心脏除颤起搏器植入的麻醉

（一）植入式自动心脏除颤起搏器

1. 适应证　植入式自动心脏除颤起搏器（automatic implantable cardioverter defibrillator，AICD）的主要适应证是反复发作的致命性室性心律失常（室性心动过速、心室颤动）的患者。有将近一半的折返性室性心动过速或室颤药物治疗无效，死亡率较高。若该类心律失常不适合于外科治疗，或者并存的疾病使手术风险极高，植入 AICD 可以提供姑息性救命治疗，预防猝死，明显提高生存率。

2. AICD 的特性

（1）室颤或室速时，通过对心电活动进行感知、识别和确认后触发除颤器，使其自动放电转复心律。该装置有两对电极，均为双极经静脉或心外膜电极，用于感知、起搏和放电除颤。该装置在感知室性节律失常后 35 s 内发放 25 J 的除颤电脉冲，如果未终止室性心动过速或室颤，将再次发放 30 J 的电脉冲，可放电 4 ~ 5 次，在再次放电之前将感知窦性节律。目前设备所有的能量部分均设定为无创性，一旦 AICD 被触发，将充电然后放电，通常需要 5 ~ 10 s 来感知室性心动过速或室颤，然后 5 ~ 15 s 充电和放电。

（2）AICD 有两种方式感知快速性心律失常。概率密度功能（PDF）的设定是用于测量跨心脏的 ECG 信号达到等电位的时间（QRST），室颤或许多 QRS 增宽的心动过速，其等电位的时间减慢，符合这一标准；心率切断模式的设定是任何超过标准范围的心动过速（120 ~ 200 次 /min）可以使该检测标准发挥作用，同时有进一步的程式来识别 QRS 波群。

（二）外科技术

1. 非开胸技术　根据 AICD 或起搏器的工作方式，经皮穿刺腋静脉或锁骨下静脉，通过导管将电极导线选择性送入右心房、右心室和（或）左心室，测试各类参数后固定电极导线，导线经皮下穿行经锁骨下区域连接脉冲发生器。绝大多数治疗心律失常的心脏电子装置植入在左侧或右侧锁骨下区域，切开皮肤制作皮下囊袋，将脉冲发生器置入囊袋内埋于皮下，缝合切口，加压包扎。

2. 胸廓切开术　正中胸骨切开可以较容易地放置一个或两个心外膜电极，以及两个双极感知节律的起搏电极，可以在心脏外科（如 CABG）的手术中联合操作；左侧开胸径路对放置 AICD 的电极有利，但不能联合进行外科操作；剑突或肋骨下径路只能放置一个或两个心外膜表面电极。

（三）术中测试

1. 检测感知功能　植入的感知电极需要进行测试。双极感知电极和除颤电极非滤过性信号中的 QRS 波群波幅应是 5 mV，持续时间 < 120 ms。AICD 有大约 150 ms 的短暂不应期。为了避免重复感知一个室性的 ECG，QRS 必须 < 150 ms，T 波必须足够小。

2. 检测除颤功能　植入的除颤电极也需要测试和检查。用体外除颤器发放 1 ~ 40 J 的测试电流，用标准临时电极引发室性心动过速和室颤。由于 AICD 的最大能量输出是 30 J，因而理想状态下的除颤阈应在 20 J 或以下。除颤阈最好比第一次放电能量低至少 10 J，如果除颤阈在 25 J 以上，移动电极或改变极性以提高阈值。在体外电震测试完成以后，AICD 发生器接到 4 个电极上，再次诱发室颤以检验系统功能的完整性。

（四）麻醉处理

1. 抗心律失常药　许多安置 AICD 的患者围手术期服用了抗心律失常药物，须注意抗心律失常药物与其他药物（包括麻醉药物）间的相互作用，如胺碘酮的负性变时和血管扩张作用，同扩血管药合用可能导致顽固性心动过缓或低血压。

2. 充血性心衰　室性心律失常常与缺血性心脏病、心室功能衰竭或室壁瘤伴发。如果是安置三腔或四腔起搏器进行心脏再同步化治疗（cardiac resynchronization therapy，CRT），患者往往存在严重左心室功能障碍（EF ≤ 35%）或晚期心衰，通过 CRT 协助双室同步收缩来改善和恢复左心室功能，还通过房室顺序起搏以提高 CO。因此，为保证患者的安全，需要建立完善的血流动力学监测，根据循环状况选择深度镇静或全麻，并精准调控麻醉和治疗用药。

3. 麻醉技术　安装 AICD 可以在局麻下完成，通常不需要全麻，但术前准备和术中监测同全麻。ACID 置入体内检测功能时需要诱发室颤或室速，进行放电除颤，清醒状态常不能耐受，需要间断静脉给予丙泊酚镇静，检测后 1 ~ 2 min 即可清醒。开胸植入者需要全麻，使用短效药物利于早期气管拔管，也可选用喉罩。无导线全植入起搏器或全皮下除颤器治疗等新型技术，操作创伤和时间不能预测，宜选择全麻。

4. 心律失常的处理　在 AICD 复律后（或是阈值测试期间）偶尔需要临时起搏；当新植入的 AICD 处于失活状态时，可能发生室性心动过速或室颤，因而必须备有体外除颤器；新发的快速室率房颤并不少见，需要药物或体外同步直流电复律。

5. 并发症　很少见但包括心搏骤停、心肌梗死、脑卒中、心脏血管损伤（如穿孔）或气胸等，须有完备的处理预案。严重左心室功能不全或充血性心衰患者，术后需转入 ICU 监护。

六、MRI、CT 和 TEE 检查的麻醉

（一）MRI、CT 和 TEE 检查

1. MRI 主要用于结构性心脏病、心肌病、心脏肿瘤、心室附壁血栓、血管内膜剥离等的诊断，可作多个切面图，空间分辨率较高，可显示心血管病变全貌及其与周围结构的关系；CT 扫描或造影（CTA）可显示检查部位的横断面影像，用于冠状动脉、大血管病变或心脏瓣膜钙化的检查和诊断；TEE 检查避免了诸如肺气肿、肥胖、胸廓畸形等因素对心脏结构的影响，能够对心脏、大血管结构和功能方面作出更准确的诊断。

2. MRI、CT 和 TEE 检查通常要求患者尽可能配合检查或保持不动，时间通常不会超过 1 h。绝大多数成人或年龄较大的小儿基本不需要麻醉，不合作的成人（如精神或智力障碍患者）或

小儿则需要镇静或全麻。超高速 CT 增强扫描或造影检查需要建立静脉通路，连接压力注射器注入对比造影剂，婴幼儿往往需要做股静脉穿刺，需要深度镇静或全麻。TEE 检查时因为探头置入的刺激和不舒适也需要深度镇静。

（二）麻醉处理

1. 麻醉前准备和监测同全麻，包括 SpO_2、ECG 和血压。CT 检查时使用对比增强剂，注意变态反应的风险，需备有急救设备和药物。MRI 检查磁场环境的特殊性，注意麻醉设备要符合磁兼容性，需要配备符合 MRI 检查专用的特殊监护设备和麻醉急救设备。

2. 首先需要建立静脉通路。MRI 和 CT 检查期间以镇静为主，成人合作者可以不需要任何药物或仅仅对精神特别紧张、焦虑者口服或静注小剂量咪达唑仑镇静即可；不合作的小儿可供选择的镇静、镇痛药物有咪达唑仑、丙泊酚、氯胺酮、右美托咪定等，检查期间保持自主呼吸平稳。若检查时间较长，适当补充容量，保持静脉通路直至清醒。

3. TEE 检查可在镇静的基础上加用少量镇痛药。TEE 检查患者会有明显的不适感觉，特别是对于高血压病患者，可因不适而继发明显的血压升高，建议在条件允许的情况下，可以深度镇静或全麻。根据检查时间的长短，选择单次给药或者微量泵持续输注镇静药物，如丙泊酚或右美托咪定等。

（张　喆　于钦军）

参考文献

［1］YOUN A M, KO Y K, KIM Y H. Anesthesia and sedation outside of the operating room[J]. Korean J Anesthesiol, 2015, 68(4): 323-331.

［2］宋翔，李轶楠，张喆，等. 成人心脏介入术中的麻醉管理 [J]. 中国分子心脏病学杂志，2019, 19(1): 2789-2792.

［3］FAWCETT W J, THOMAS M. Pre-operative fasting in adults and children: Clinical practice and guidelines[J]. Anaesthesia, 2019, 74(1): 83-88.

［4］BARTELS K, ESPER S A, THIELE R H, et al. Blood pressure monitoring for the anesthesiologist: A practical review[J]. Anesth Analg, 2016, 122(6): 1866-1879.

［5］ODEGARD K C, VINCENT R, BAIJAL R, et al. SCAI/CCAS/SPA Expert consensus statement for anesthesia and sedation practice: recommendations for patients undergoing diagnostic and therapeutic procedures in the pediatric and congenital cardiac catheterization laboratory[J]. Catheter Cardiovasc Interv, 2016, 88(6): 912-922.

［6］FORT A, RUBIN L A, MELTZER A J, et al. Perioperative management of endovascular thoracoabdominal aortic aneurysm repair[J]. J Cardiothorac Vasc Anesth, 2017, 31(4): 1440-1459.

［7］杨永涛，郭孟孟，张东亚.123 例婴幼儿快速型心律失常行导管射频消融的麻醉管理 [J]. 国际麻醉学

与复苏杂志 , 2017, 10: 891-894.

［8］ZHANG Z, ZHAO X, WANG Y F. Dexmedetomidine for transesophageal echocardiography-guided percutaneous closure of an atrial septal defect in an infant without endotracheal intubation[J]. Chin Med J, 2018, 131(17): 2137-2138.

［9］李慧先 , 张东亚 . 喉罩在小儿心律失常射频消融术中的应用 [J]. 临床麻醉学杂志 , 2014, 6: 613-615.

［10］SANDHU A, NGUYEN D T. Forging ahead: Update on radiofrequency ablation technology and techniques[J]. J Cardiovasc Electrophysiol, 2020, 31(1): 360-369.

［11］ARORA L, INAMPUDI C. Perioperative management of cardiac rhythm assist devices in ambulatory surgery and nonoperating room anesthesia[J]. Curr Opin Anaesthesiol, 2017, 30(6): 676-681.

［12］CRONIN B, ESSANDOH M K. Update on cardiovascular implantable electronic devices for anesthesiologists[J]. J Cardiothorac Vasc Anesth, 2018, 32(4): 1871-1884.

第 20 章

心脏病患者非心脏手术的麻醉处理

第 1 节　非心脏手术的一般麻醉处理

一、术前评估

1. 由于外科疾病本身、手术创伤和麻醉等因素的影响，心脏病患者接受非心脏手术，很容易加重原有心脏病情，使手术风险显著增加，围手术期麻醉管理相对于单纯做心脏手术更加困难和复杂。因此，麻醉医师需要了解患者心脏疾病的病理生理，当前手术对心脏疾病的影响，要与外科医师协商，充分做好术前准备和评估，维护术中循环功能，既达到当前手术之目的，又保证患者围手术期的生命安全。

2. 麻醉手术的危险性取决于心脏疾病的性质、当前的心功能状态、现在的外科疾病对循环的影响、手术创伤的大小、麻醉处理的条件和技术水平等。相对而言，心脏病患者进行非心脏手术的麻醉手术危险性和病死率较高，围手术期总体死亡率为 0.2% ~ 2%，其中主要心血管不良事件（major adverse cardiovascular events，MACE）或并发症是增高死亡率的主要因素。

3. 通过病史、体检和辅助检查，判断病情并对手术风险作出初步评估。详细询问心脏病史和仔细进行体格检查，仍然可以发现阅读病历不能得到的遗漏信息。重点了解当前的心、肺功能状态，注意有无心衰、缺氧发作和心绞痛等表现，注意有无重要合并症，如高血压、糖尿病、慢性阻塞性肺病、阻塞性睡眠呼吸暂停综合征和肾功能不全等。阅读辅助检查资料，如胸部 CT、ECG、超声心动图或其他相关影像学检查，了解有无心律失常、心肌缺血、心肌肥厚等改变。根据循证医学的证据和指南，谨慎选择必要的侵入性检查（冠状动脉造影、心导管检查）等，进一步了解血流异常情况、心脏病变范围和程度等。生化检查重点注意某些特异性生化标志物，如血清 cTn T 或 cTn I 的变化，高危患者建议术前进行血清 hs-cTn 检测，以了解心肌损伤的程度，后者将发现急性心肌损伤的时间提前到 1 ~ 3 h，建议对心脏储备功能差的高风险手术患者检查 BNP 和 NT-proBNP 水平，以评估心衰程度及其预后。

4. 进行心脏风险分层评估。

（1）最早的 Goldman 指数（表 3-20-1）：Ⅰ级为 0 ~ 5 分；Ⅱ级为 6 ~ 12 分；Ⅲ级为 13 ~ 25 分；Ⅳ级为 ≥ 26 分。Ⅰ、Ⅱ级手术危险性同普通患者无明显差别；Ⅲ级手术危险性增大，需给予适当治疗以改善心功能；IV 级手术危险性很高，只做挽救生命性手术。

表 3-20-1　Goldman 危险因素评估

危险因素	记分（分）
奔马律，颈静脉压增高	11
心肌梗死 ≤ 6 个月	10
室性期前收缩 ≥ 5 次 /min	7
非窦性心律或房性期前收缩	7
年龄 ≥ 70 岁	5
急诊手术	4
主动脉瓣狭窄	3
全身情况差	3
胸腔或腹腔手术	3

（2）改良 Lee 指数（Lee index）：在 Goldman 评估基础上发展而来，以术后心脏事件（心肌梗死、肺水肿和心搏骤停等）作为预测风险指标，经修订产生的心脏风险评估指数（revised cardiac risk index，RCRI）。风险指数包含 6 个变量：手术类型、缺血性心脏病、心衰病史、脑血管病、需胰岛素治疗的糖尿病、肾功能不全（术前肌酐 > 170 μmol/L）。RCRI 在 I 级或 II 级（无或 1 项）为较低风险（心脏事件风险 < 1%）；RCRI III 级（2 项）为中等风险（心脏事件风险为 6.6%）；RCRI IV 级（≥ 3 项）为高风险（心脏事件风险 > 11%）。

（3）美国外科学院国家改善外科质量项目（national surgical quality improvement program，NSQIP），以围手术期心肌梗死和心搏骤停为预测风险事件，提出 5 个风险变量：外科类型、功能状态、肌酐水平（> 130 μmol/L）、ASA 分级和年龄。RCRI 和 NSQIP 评估是目前非心脏手术评估心脏风险的两个优化评估。美国医师学院确认的增加心脏危险的八大因素：高龄（> 70 岁）、心绞痛、心肌梗死病史、充血性心衰、脑卒中病史、需胰岛素治疗的糖尿病、肾功能不全和因心脏疾病引起的功能状态不佳。

5. 欧洲心脏病学会与欧洲麻醉学会联合发布的 2014 年指南，按照手术 30 日内心脏事件（心源性死亡和心肌梗死）的发生率，将常见外科手术的风险性分为低风险（< 1%）、中等风险（1% ~ 5%）和高风险（> 5%）3 类（表 3-20-2）。

6. 杜克活动指数（Duke activity status index，DASI）相当于代谢当量阈值［metabolic equivalent thresholds，METs；1 MET = 氧耗量 3.5 mL/（kg·min）］，可以用来评估患者的心脏功能耐量（表 3-20-3），量化指数越大，则心脏功能状态越佳。DASI 问卷是术前心肺健康的有效测量方法，但尚不清楚围手术期风险升高阈值分数，普遍认为 DASI 评分 34 分是识别外科患者存在心肌损伤、心肌梗死、中重度并发症和新致残风险的阈值。

表 3-20-2　外科手术风险评估

低风险	中等风险	高风险
表浅手术	腹膜内（脾切除、食管裂孔疝、胆囊切除）	主动脉和大血管外科
乳腺外科	手术	开放式下肢血运重建、截肢或血栓栓
牙科、眼部手术	有症状性颈动脉（CEA 或 CAS）手术	塞清除手术
甲状腺外科	外周动脉手术	十二指肠 – 胰腺手术
整容外科	血管内覆膜支架置入术	肝部分切除和胆管手术
无症状性颈动脉（CEA 或	头颈部手术	食管切除术
CAS）手术	较大的神经和骨科（膝或髋关节）手术	肠穿孔修复术
骨科小手术（如半月板切除）	较大的妇科、泌尿科手术	肾上腺切除术
妇科小手术	肾移植	膀胱全切术
微创泌尿外科（如经尿道	非大型胸腔内手术	肺切除术
前列腺切除）手术		肺或肝移植

CEA：颈动脉内膜剥脱；CAS：颈动脉支架置入。

表 3-20-3　杜克活动指数评估

杜克活动指数（METs，分）	活动行为
1 ~ 4	标准的轻度居家活动；绕房屋四周走动；自我照顾（饮食、洗澡和如厕）
5 ~ 9	登飞机、爬坡；地面走行 1 ~ 2 个街区；短距离跑步；中度活动（打高尔夫、跳舞和爬山）；性生活
> 10	剧烈的体育活动（游泳、网球和自行车）；重体力专业或家庭工作（擦地、搬运较重的家具）

METs：代谢当量阈值

二、术前准备和用药

1. 一般准备　纠正全身状态，控制炎症，纠正水、电解质功能紊乱。改善心功能，控制心衰，提高心血管系统的代偿能力，使心功能处于最佳状态。改善呼吸功能，戒烟至少 4 周，以 6 ~ 8 周为佳。准备必要的设备和药物，如心脏监测设备、微量泵、急救药品（肾上腺素、去氧肾上腺素或去甲肾上腺素、多巴胺等）和抗心律失常药物等。

2. 术前治疗用药

（1）心血管用药：抗高血压药物宜用至术日晨，但使用长效抗高血压药物宜改为短效，为避免术中出现顽固性低血压，ACEI 宜术前 24 h 停药。围手术期使用 β 受体阻滞药可减少发生 MACE 的风险，但会增加脑缺血、低血压和心动过缓等风险，因此，需按个体化的治疗原则权衡利弊，通常正在服用 β 受体阻滞药的患者围手术期可继续服用。若患者诊断为缺血性心脏病或存在心肌缺血、提示中危或高危心肌缺血风险、RCRI ≥ 3 项，可考虑术前尽早开始（非术日开始）给予 β 受体阻滞药治疗，首选阿替洛尔或比索洛尔，合并高血压者可选用美托洛尔，根据心率和血压调整剂量，围手术期目标心率宜控制在静息 50 ~ 70 次 /min。无证据表明在非心脏手术围手术期静脉输注硝酸甘油可以预防心肌缺血和降低 MACE 的发生率，反而容易导致心动过速和低血压。

（2）其他用药：抗凝药物的用药或停药见本章第 2 节内容；口服的活血化瘀中草药（如人参等）至少需要术前 2 周停药；抗精神病药物或抗抑郁药物需要继续用药，但单胺氧化酶抑制剂至少需术前 2 周停药，锂制剂（如碳酸锂）至少需要术前 72 h 停药。

3. 麻醉前用药　充分镇静，消除对手术的恐惧和焦虑，以减少心肌耗氧量，避免因此而发生的严重不良事件，如缺血性心脏病患者诱发心绞痛或心肌梗死、重度二尖瓣狭窄患者诱发急性肺水肿等。镇静药物不应对呼吸和循环产生明显影响，尽量使用口服途径给药。

三、麻醉选择

（一）麻醉方法的选择

1. 局部浸润或神经阻滞　适用于体表短小手术和精神不易紧张的患者。局部阻滞要完善，避免患者过分紧张，禁止局麻药液中加用肾上腺素，以免引起血流动力学的剧烈波动和心律失常。

2. 椎管内阻滞　适用于中、下腹部及以下部位手术。选用连续硬膜外阻滞麻醉，镇痛完全，肌松良好，如能控制好阻滞平面，对血流动力学影响较小，因阻滞范围的外周血管扩张，外周阻力下降，回心血量减少，可能改善肺淤血患者的症状。但对于上腹部手术需慎重选择，如阻滞平面足够对血压影响较大，阻滞平面不够则牵拉反应对心血管可以产生不良影响。

3. 全身麻醉　适用于手术创伤较大和精神紧张者。全麻时应充分了解各种全麻药对心血管系统直接或间接的影响。全麻药抑制心肌收缩力的程度与麻醉药的血浆浓度成正比。由于疼痛和不良反射的作用，麻醉过浅刺激交感神经兴奋，心率加快，心肌氧耗增加；随着麻醉加深，外周血管扩张，心肌收缩力逐渐减弱，可使 CO 下降，这些作用可因交感神经反射和激素的释放而得到不同程度的代偿；麻醉过深代偿作用受到抑制，对心血管的影响就更加明显。

（二）麻醉药物的选择

1. 吸入性麻醉药

（1）氟烷：显著抑制心肌收缩力，减慢心率，降低外周血管阻力，使 CO 减少，血压下降。氟烷能防止手术刺激引起的心率增快和血压升高，使心肌耗氧量减少，对缺血性心肌有保护作用，因此适用于冠心病患者，但麻醉过深容易产生循环过度抑制。氟烷降低儿茶酚胺诱发室性心律的阈值，故氟烷麻醉增加肾上腺素诱发室性心律失常的危险。

（2）恩氟烷：对心肌收缩力、冠状动脉血流量和心肌耗氧量的影响与氟烷相似，但不增加心肌对儿茶酚胺的敏感性，引起血压下降是抑制心肌和血管扩张的结果。

（3）异氟烷：抑制心肌的作用较恩氟烷和氟烷轻，相同 MAC 异氟烷使动脉压下降的幅度与氟烷相似，而 CO 几乎不减，说明异氟烷降低血压主要是外周血管阻力下降所致。异氟烷降低心肌耗氧量和冠状动脉阻力，但不改变冠状动脉血流量，冠状动脉窃血问题尚无定论。

（4）七氟烷：抑制心肌收缩力的程度与异氟烷相似，但比氟烷轻。七氟烷不增加心肌对儿茶酚胺的敏感性，血压下降主要与扩张阻力血管有关，只有增加较大的吸入浓度才引起心功能抑制。因此，适合心脏病患者的麻醉。

（5）地氟烷：降低外周血管阻力，抑制心肌收缩力轻，浅麻醉时心率不变，深麻醉时心率呈剂量相关性增加，对循环影响小。

（6）氧化亚氮：吸入 40% 的氧化亚氮可以使心肌收缩力减弱，同时使心率减慢，从而使 CO 减少。但由于外周血管阻力增加，MAP 变化不大。氧化亚氮可使 PVR 进一步增加，在 PVR 升高（如二尖瓣狭窄）的患者不用或慎用。由于氧化亚氮增加其他麻醉药物的效能，减少药物用量，从而减轻麻醉药物的心血管抑制作用，无禁忌可以作为辅助用药。

2. 静脉麻醉药

（1）咪达唑仑：对血流动力学影响小，表现为心率轻度增快，使每搏量和 MAP 轻度下降，对心肌收缩力无影响，可用于心功能不佳的患者。但同阿片类药合用，由于充盈压和外周阻力下降，可引起低血容量患者血压明显下降。

（2）依托咪酯：对心血管系统无明显影响，可保持心血管系统的稳定性。对冠状动脉有轻度扩张作用，使冠状动脉血流量增加而心肌耗氧量不增加，心肌收缩力无明显变化。因此，依托咪酯常作为心功能差和危重患者的麻醉诱导用药。

（3）丙泊酚：对心血管系统有一定程度的抑制作用。丙泊酚引起的血压下降主要是降低外周血管阻力，程度大于等效量的硫喷妥钠。丙泊酚对心血管系统的抑制作用与年龄和注射速度有关。

（4）氯胺酮：对心肌本身有抑制作用，由于兴奋交感神经中枢而出现心脏兴奋作用，表现为心率增快，心脏指数增加，外周血管阻力增加，动脉压和肺动脉压增高。当交感神经兴奋性减弱时，心肌抑制作用就显示出来，导致血压下降。由于对心血管系统的兴奋作用，心肌耗氧量增加。因此，冠心病、缩窄性心包炎和肺动脉高压患者避免使用。

（5）羟丁酸钠：对心搏量无影响或略有增加，使心率减慢，脉压增加，外周循环改善，并提高心肌对缺氧的耐受力。羟丁酸钠在代谢过程中使血钾向细胞内转移，导致血钾下降，容易诱发心律失常，低钾血症患者慎用。

（6）阿片类药：芬太尼和舒芬太尼对心肌收缩力和血压无明显影响，使心率减慢，可保持血流动力学的稳定性，对心脏储备较差的心脏病患者，使用芬太尼或舒芬太尼麻醉是较优的选择。吗啡镇静作用强，对心肌收缩力无直接抑制作用，兴奋迷走神经和抑制窦房结作用使心率减慢；对血管平滑肌的直接作用和组胺释放的间接作用，引起外周血管扩张而致血压下降，对低血容量患者不利；在瓣膜性心脏病患者，由于外周血管阻力下降使后负荷减小，心脏指数反而增加；吗啡不能充分抑制应激反应，手术刺激可引起内源性儿茶酚胺释放，使血压升高和心率增快，心肌耗氧量增加，对缺血性心脏病患者不利，通常只用于术前镇静和术后镇痛。

（7）右美托咪定：属 α_2 受体激动药，由于抑制交感神经应激反应、镇痛、镇静、减少麻醉药用量、潜在的神经保护、对呼吸无明显抑制等效应，已被广泛用于心脏或非心脏手术的围手术期。临床上已经在小儿麻醉、无创或有创检查（心导管、CT 或 MRI）镇静、术后镇静等方面显示出良好效果。

3. 肌松药　泮库溴铵在临床应用剂量范围无神经节阻滞和组胺释放作用，但有轻度阻滞心脏 M 受体作用，使心率增快和血压轻度升高，可拮抗大剂量芬太尼减慢心率的作用，对依赖心率来维持 CO 的患者，如婴幼儿和瓣膜关闭不全的患者有益。罗库溴铵起效迅速，肌松可靠，无组胺释放和不良血流动力学影响，迷走阻滞作用可以使心率增快，适合于需要增快心率的患者气管插管。哌库溴铵和维库溴铵无心血管不良反应，不产生神经节阻滞，不引起组胺释放，与大剂量芬太尼合用可使心率减慢，适合缺血性心脏病患者的麻醉。顺式阿曲库铵几乎无组胺释放，对血流动力学影响很小，通过霍夫曼消除，利于早期气管拔管和快速恢复，用于心脏病患者有优越性。

四、术中管理

1. 加强监测　常规监测 ECG、血压、SpO_2、温度、$P_{ET}CO_2$（全麻气管插管）和尿量。因为需要瞬时了解心血管功能的变化和及时发现心肌缺血等情况，必要时监测直接动脉压、CVP、肺动脉导管和 TEE 等。ECG 常用导联 II 和 V_5 同时监测，导联 II 的 P 波明显，有助于发现心律失常，联合 V_5 导联可发现下壁、前壁和侧壁心肌缺血。TEE 监测心肌缺血非常敏感，在 ECG 的 ST 段未发生变化前即可发现室壁运动异常。

2. 平稳诱导　避免麻醉诱导期出现激动、屏气、呛咳、血压剧烈波动等情况，防止发生急性心肌缺血、肺水肿、严重心律失常和心搏骤停等危急事件。静脉麻醉诱导药物要小剂量分次注入，防止发生心肌抑制和低血压。麻醉诱导前静脉给予地佐辛 3 ~ 5 mg，可以减弱罗库溴铵的注射痛，有利于防止和减弱依托咪酯、阿片类药物引起的肌颤、胸壁僵直等不良反应。保证一定的麻醉深度，防止浅麻醉下气管插管引起血压和心率的剧烈波动。

3. 保证通气　通气不足和过度通气对心血管患者都不利，通过 $P_{ET}CO_2$ 或血气监测及时调整呼吸参数。

4. 维护心血管功能相对稳定　由于心血管病变未解除，麻醉中不可能达到正常的血流动力学状态，管理目标的最低要求是维持血流动力学的稳定，处理得当有时可能比麻醉前有所改善。根据不同患者的病理生理变化，维持适当的血容量，保证足够的前负荷是维持 CO 的先决条件，术中根据各项监测指标及时调整输液量和速度，必要时配合使用多巴胺、去甲肾上腺素等药物，以增加心肌收缩力和提升灌注压。

五、术后处理

1. 术后镇痛、镇静　充分镇静、镇痛对缺血性心脏病尤为必要，可以减少心肌耗氧量，预防心肌缺血事件的发生，有益于患者的转归。联合应用不同镇痛技术和不同种类的镇痛药（阿片类药和非阿片类），采用多模式镇痛方式，可以发挥镇痛的相加或协同作用，局部麻醉药切口浸润、超声引导下的区域阻滞或外周神经阻滞与全身性镇痛药的联合应用。患者自控镇痛也是较常用的方式。术中使用硬膜外阻滞麻醉的患者，硬膜外导管可以保留到术后，通过硬膜外导管给予长效局麻药，如罗哌卡因和（或）阿片类药物镇痛。

2. 术后监测　术中的监测要延续到术后，以保证及时发现和处理可能出现的心脏不良事件。

第 2 节   不同类型心脏病患者的麻醉

一、先天性心脏病

（一）病理生理特性

1. 先天性心脏病（先心病）多数见于小儿患者，常见的小儿外科疾病同样发生在先心病患儿身上，据统计超过 25% 有症状的先心病患儿需要进行非心脏手术。由于小儿心脏外科的发展，生存率不断提高，许多患儿已经做过先心病根治或姑息手术，此类患儿进行非心脏手术的数量在增加，麻醉管理相对比较复杂。在围手术期心搏骤停、死亡率或主要并发症等方面，先心病患儿比非先心病患儿的风险明显增高，尽管由于介入、微创等外科技术的提高，现在同过去比较已明显下降，但死亡率仍然增高 1 ~ 2 倍。

2. 先心病多种多样，病理解剖各不相同，麻醉处理要以先心病的病理生理和临床表现为基础，某些高危患者，如功能单心室、严重肺动脉高压、左室流出道梗阻和扩张型心肌病等尤其需谨慎对待。根据病理生理和血流特征，从麻醉的视角做以下简单的分类，以便于麻醉管理。

（1）肺血流增多，肺循环容量和压力负荷增加：ASD、VSD、PDA、部分型房室间隔缺损、冠状动脉起源异常、大动脉转位、肺静脉异位引流、共同动脉干、单心室等。肺血流增多往往存在左向右的分流，为维持正常的体循环血流和增加心排血量，心室容量负荷增加，心脏储备下降；肺血流增加导致肺血管增粗，压迫大小气道，增加左房容量和压力，扩大的左房可以压迫左总支气管；由于 LAP 升高和肺淤血，使间质和肺泡含水量增加，肺顺应性下降；肺血管的渐进性病变导致肺动脉高压。

（2）肺血流减少，导致氧合不足：如法洛四联症、肺动脉闭锁、埃布斯坦畸形、大动脉转位、单心室等。患者多数存在发绀，见于心内存在右向左的分流（如法洛四联症）或完全性动静脉血混合（如大动脉转位）。由于发绀患者长期低氧血症，红细胞生成素增加，导致红细胞增多症，此类患者血管侧支循环丰富，血容量增加，血液黏滞性增高，氧的摄取和交换受损，造成局部酸中毒。血液黏滞性增高的患者多伴有凝血功能异常，机制可能与红细胞增多程度（尤其是 Hct > 65%）、血小板减少和某些凝血因子缺乏有关。

（3）流出道梗阻、心脏做功增加：如主动脉瓣下狭窄、肺动脉瓣狭窄、主动脉缩窄、向心性室间隔肥厚等。左室流出道梗阻者，由于体循环缺血，可出现晕厥、疲劳、心律失常或胸痛等症状，由于左室肥厚、缺血，使左室储备下降，氧供需平衡失调，有室颤或猝死的危险。右室流出道梗阻者，多有高压性肥厚右室，容易引起心肌缺血，如果右室压超过左室压，使心内缺损成为瘘口，产生右向左的分流，如艾森门格综合征。肺血管阻塞性病变，使 PVR 急性升高，容易发生右心衰。

3. 在先心病的自然发展过程中，心内分流的方向可以发生进行性改变。例如 VSD 患者，若不及时进行手术矫治，随着年龄的增加，肺血流过多和肺动脉压持续升高，导致肺血管阻塞性病变和不可逆的肺动脉高压，最初的左向右分流逐渐下降，最终可变为右向左分流。复杂分流畸形患者，由于存在异常循环通道，使体循环和肺循环血流产生混合，例如血管转位（大动脉转位或肺静脉异位引流）或体循环、肺循环共有血管腔（单心室、三尖瓣闭锁），可以存在双向分流，其中以某一方向分流占主导地位。由于肺循环阻力比体循环阻力小，在无肺血流阻塞时，表现为肺血流增多，但如果合并右向左分流，使氧合不足的体循环静脉血到达动脉系统，可以发生功能性肺血流减少。当肺血流阻塞时，进入肺循环的血流阻力较体循环相对要大，右向左分流程度也加重，又由于同时存在左向右分流，使重新循环的氧合血进入肺循环，肺血流在量和功能上均下降。故对存在复杂分流的缺损，要对肺血流的升降和阻塞程度进行分析。

（二）术前评估

1. 首先确定先心病缺损、麻醉和非心脏手术之间的相互影响，尤其是手术时的心脏外科情况。详细阅读可以得到的任何相关资料，了解不同先心病的病理生理，预估围手术期可能出现的问题并制订处理预案，可以减少或避免并发症，使患者安全度过围手术期。

2. 先心病经心脏外科根治术完全纠正者，例如 PDA、VSD 和 ASD 患者，若具有正常的心血管储备功能，麻醉风险性与其他患者无明显差别。无症状或轻微症状的先心病，虽未经手术治疗但心功能良好者，如很小的 ASD 或 VSD，可以很好地耐受麻醉和外科手术，危险性与其他患者也无明显区别。但严重或复杂型先心病患者，尤其拟择期实施较大的手术，围手术期发生主要心血管不良事件的风险增大，建议可先进行心脏手术。

3. 矫治或姑息心脏手术有很大不同。矫治术通常预期寿命延长，但仍存在一定程度的心血管异常，而姑息手术明显存在显著的心血管异常。主动脉缩窄术后有高达 10% 的患者仍有残存缩窄，部分患者远期将并发高血压。大动脉转位患儿实施房内隔开术（Mustard 或 Senning 术），可能长期存在的问题有残留 ASD、右室功能障碍、传导异常、室上性快速型心律失常、腔静脉或肺静脉梗阻以及三尖瓣反流等。因为通过右室向体循环供血，心血管对运动的反应能力明显异常，采用心房调转术（Jatene 手术）患者的并发症较前减少，但仍存在左室功能障碍、双心室流出道梗阻、主动脉瓣反流和冠状动脉供血不足等情况。经治疗后的 TOF 通常右室压和肺动脉收缩压的梯度正常，但大多数患者有残留的右室功能障碍和左束支传导阻滞，少数患者有左室功能障碍、肺动脉狭窄或肺动脉瓣关闭不全等。

4. 先心病患儿常伴有其他解剖异常，最常见的是声门下狭窄，而肺动脉扩张、右房扩大或全心增大者均可压迫气道。支气管和血管结构之间的解剖异常（如形成血管环）可导致呼吸道阻塞，患儿可以表现为反复发作的呼吸困难，出现喘鸣、吞咽困难和呼吸暂停等症状，需引起足够警惕，提示仔细进行术前气道评估和加强术中气道管理的重要性。通过 CT 或 MRI 可以对气管、支气管和肺血管进行高清晰度的三维重建，为围手术期处理提供可靠依据。任何先心病缺损均存在继发亚急性细菌性心内膜炎的风险。

5. 预示心肺功能受损具有较大风险的临界指标有慢性缺氧（$SaO_2 < 75\%$）；重度肺动脉高压（超过体循环压的 50%），肺 / 体血流比 > 2/1；左室或右室流出道梗阻，收缩期峰值压差 > 50 mmHg；红细胞增多症（Hct > 60%）；严重心律失常；功能性单心室、左心发育不良综合征，例如做过房坦（Fontan procedure）类、诺伍德（Norwood procedure）手术等。

（三）麻醉管理

1. 术前用药　根据外科手术类型、先心病患儿年龄和发育程度、现存疾病状态等而确定，但需保留呼吸和保护性反射。大部分患儿可以省去麻醉前用药，尤其是 1 岁以内的小儿、呼吸困难和危重患者。年龄稍大的不合作儿童，可以口服或直肠给予镇静药物，如咪达唑仑（0.5 ~ 1 mg/kg）或 10% 水合氯醛（0.5 mL/kg）。建议在病房预先建立外周静脉给药通路（静脉留置针），便于术前经静脉给予基础麻醉药物，如氯胺酮等。

2. 麻醉前禁食　根据患者年龄和心脏情况确定禁食方案。保持恰当的前负荷对维持小儿心排血量和防止低血压非常重要，红细胞增多症患儿有形成血栓的风险，故术前尽量缩短禁饮时间或通过静脉输液补充容量。麻醉前 2 h 进适量（≤ 5 mL/kg）清饮料（清水、糖水）对先心病小儿残余胃容量和酸度无不良影响，有助于防止患儿脱水和保持循环稳定。

3. 麻醉技术　尽量选用对心肌无明显抑制的全麻药物，无论静脉麻醉诱导或七氟烷吸入麻醉诱导，只要使用得当都同样安全。发绀型先心病（如 TOF）选用氯胺酮麻醉诱导，可以增加外周血管阻力，减少心内分流。预估可以耐受一定程度心肌抑制的患者，可以选用吸入麻醉诱导。麻醉维持方式要根据病情、手术情况和麻醉医师的经验来选择，但都应以保持围手术期血流动力学平稳、术后快速恢复为前提。

4. 术中管理

（1）肺血流增多者：通过升高 PVR/SVR 比值可以减少分流，从而增加体循环灌注。使用稍高的呼吸道压力通气，如轻度 PEEP，适当降低吸入氧浓度，从而使肺血流减少，以维持适当的 PVR，但应避免缺氧、高二氧化碳血症和使用肺血管收缩药物等。麻醉药物或血管扩张药物对体、肺血管均有作用，但不改变 PVR/SVR 比值，浅麻醉可导致交感神经张力升高，尽管不改变 PVR/SVR 比值，但使肺动脉压力增高，右室压力负荷增加。严重肺动脉高压者，如平均肺动脉压 > 25 mmHg 或超过体循环压的 50%，需警惕发生肺动脉高压危象的风险，当缺氧、高二氧化碳血症、酸中毒和交感神经刺激（如麻醉过浅）等因素，致使肺动脉压和 PVR 急剧增加，继而发生右心衰，而右向左分流可以进一步加重低氧血症，造成心肌缺血、低心排血量和呼吸道阻力升高，呈现恶性循环，甚至导致心搏骤停和死亡，因麻醉导致心搏骤停的发生率为 1% ~ 6%。因此，术中需维持血流动力学稳定，保证足够的氧合，维持足够的麻醉深度，必要时给予降低肺动脉压的药物，如吸入 NO。

（2）肺血流减少者：维持肺血流，防止 PVR 增加和 SVR 降低。过度通气、提高吸入氧浓度和避免高呼吸道阻力，可使 PVR 下降，促进肺血流。维持正常的功能残气量，及时纠正酸中毒，可避免 PVR 升高。低血容量、麻醉过深和酸中毒等均可降低 SVR，术中需注意补充容量、维持适当的麻醉深度和及时纠正酸中毒。术中需要维持一定的体循环阻力，必要时可给予 α 受体激动药，如去氧肾上腺素或去甲肾上腺素来纠正低血压、提高 SVR 和增加肺血流。TOF 患者注意预防和及时治疗急性缺氧发作，引起缺氧发作的因素很多，低血压、低血容量使 SVR 降低，导致右向左分流增加，SaO2 明显下降；交感神经刺激增加或外科操作刺激、压迫右室流出道，导致肺动脉漏斗部痉挛，使肺血明显减少。当 MAP < 60 mmHg 时，需适当补充血容量，给予

α受体激动药，如去氧肾上腺素（1～2 μg/kg）多可缓解，在婴幼儿也可以通过直接压迫腹主动脉来逆转。去氧肾上腺素通过增加 SVR 迫使血液通过狭窄的右室流出道，对肺动脉痉挛引起的缺氧发作也有效果，但理论上使用 β 受体阻滞药，如阿替洛尔或艾司洛尔来缓解漏斗部痉挛更合理。格林（Glenn）术后患者仍然存在发绀，通常 SaO$_2$ 维持在 85% 左右的基线水平，因左心室未承担充足的容量负荷，体循环上半身的静脉回流被动进入肺循环，故避免低血容量仍然非常重要，高二氧化碳血症、疼痛、咳嗽和呕吐都会使 PVR 升高而肺血流降低，使 SaO$_2$ 下降，但过度通气也使脑血流下降而使上半身静脉回流下降，同样使肺血流减少而导致 SaO$_2$ 下降。房坦类手术，如全腔静脉肺动脉吻合术，所有体循环静脉回流直接进入肺动脉，无房间隔开窗的患者通常氧饱和度正常，但心排血量完全依赖于被动进入肺动脉的静脉回流量，避免低血容量和 PVR 升高也相当重要，正压通气降低肺血流，导致心排血量下降，保留自主通气有优势，同时备好容量和血管收缩药物，争取早期气管拔管。

（3）流出道梗阻者：左室流出道梗阻包括主动脉缩窄、主动脉瓣狭窄和梗阻性肥厚型心肌病等，当发生心动过速、低血容量、体循环低血压、心肌收缩力增加或过度抑制时，导致心肌缺血、低心排血量。麻醉药物对心肌的轻度抑制对缓解流出道梗阻有益，体血管阻力下降可以反射性加快心率和增加心肌收缩力，从而降低每搏量，故需维持足够的容量和适当的体循环血管阻力。对左室流出道梗阻者，保持正常或稍慢的窦性心律，保持正常的心肌收缩力，维持体血管阻力，保证冠状动脉灌注压，增加容量负荷，促进前向血流，防止心肌缺血；对右室流出道梗阻者，保持右室灌注压、降低肺血管阻力和促进肺血流。

二、心脏瓣膜疾病

（一）二尖瓣狭窄

1. 病理生理　瓣膜狭窄致左室充盈不足，左室腔变小，使心排血量受限；左心房容量超负荷，左房扩大，LAP 升高，多伴有房颤，部分患者有左房血栓；肺循环淤血，继发肺动脉高压，发生右室功能障碍或右心衰。

2. 术前评估

（1）详细询问病史，了解有无风湿活动、目前心功能状态（能否平卧、活动度）、有无栓塞等合并症等，尤其注意有无充血性心衰症状（颈静脉怒张、肝大和下肢水肿）及其严重程度。超声心动图可以提供瓣膜狭窄程度、心脏房室大小、左房血栓和肺动脉压等情况。ECG 提示有无心动过速、心房扩大和房颤情况。胸部 X 线检查提示心脏改变、肺血增多和有无间质性肺水肿等。

（2）轻度二尖瓣狭窄、NYHA 分级 I～II 级的患者，通常对麻醉和手术的耐受性同其他患者无显著差别；严重二尖瓣狭窄、NYHA 分级 III～IV 级的患者，手术危险性增大，情况允许的择期手术可考虑先调整心功能至最佳状态或先行二尖瓣手术，再行非心脏手术；有左室功能不全者，围手术期极易发生急性肺水肿；有心衰病史者，围手术期再发心衰的概率是无心衰史者的 2 倍；左房血栓者围手术期有栓塞的危险。

3. 麻醉管理

（1）术前准备：控制心衰，使心功能处于最佳状态；长期使用强心、利尿药物者，注意纠正电解质紊乱；心室率快的房颤，给予洋地黄类治疗以降低心室率；控制合并症，如呼吸道感染。

（2）麻醉前用药：术前充分镇静，避免心率增快，使患者处于理想的嗜睡状态，但以不影响呼吸、循环为前提。常选择吗啡肌内注射、地西泮或咪达唑仑术前口服。

（3）麻醉选择：根据患者的心脏功能状态、手术类型、手术范围、是否服用抗凝药和全身其他脏器功能状态，选择局部麻醉、区域阻滞麻醉或全麻。

（4）监测：根据患者的心功能状态和手术范围确定监测项目。保证麻醉的基本监测项目（ECG、SpO_2、温度和血压等）；实施较大手术或存在心功能不全者，进行桡动脉直接测压和中心静脉置管测压；留置导尿管监测尿量；必要时放置肺动脉导管或其他无创血流动力学监测；建议辅助使用 TEE 监测。

（5）围手术期控制心率：因心率增快使心室舒张期缩短更为显著，使心室充盈减少，CO 进一步下降。通常可以维持血流动力学稳定的心率即为合适的心率，以 55 ~ 85 次 /min 为宜。对心室率过快的房颤，在充分镇静或适当的麻醉深度下，可以给予洋地黄类药控制心率，必要时使用阿替洛尔或美托洛尔；同时也应防止心动过缓，过慢的心率也会减少 CO，使血压下降，可用小剂量山莨菪碱来提高心率，必要时可以微量泵静脉持续输注小剂量多巴胺以维持循环，从小剂量开始调整到适当水平即可。

（6）其他：保持足够的血容量，但注意输入的量和速度，并监测 CVP，以免发生急性肺水肿。注意体位对血流动力学的影响，头低足高位对重症患者不利，可以增加右心室前负荷，增加肺淤血，甚至引起急性肺水肿。合并肺动脉高压者，避免进一步升高肺动脉压的因素，如缺氧、二氧化碳蓄积、镇痛不全和酸中毒等。

（二）二尖瓣关闭不全

1. 病理生理　左室容量超负荷，左室扩大、离心性肥厚，顺应性增加；左房扩大，LAP 升高；肺淤血、肺循环高压，右心衰和肺水肿；若反流量超过每搏量的 60%，就会发生充血性心衰；多伴有房颤。

2. 术前评估　轻度二尖瓣反流、NYHA 分级 I ~ II 级的患者，通常对麻醉和手术的耐受性同其他患者无显著差别；重度二尖瓣反流、NYHA 分级 III ~ IV 级的患者，手术危险性较大，如非急诊手术可考虑先行瓣膜手术，再择期行非心脏手术；二尖瓣关闭不全患者发生急性肺水肿的危险比二尖瓣狭窄患者要少，但如心肌收缩功能不良，则手术的危险性增加。

3. 麻醉管理

（1）术前准备：术前维持稍快的心率或患者自感舒适的心率水平。

（2）术前用药：术前充分镇静，但以不影响呼吸、循环为前提，通常在麻醉前至少 1 h 口服地西泮或咪达唑仑即可。

（3）围手术期维持稍快的心率：以术前患者自感舒适的心率水平为准，通常在 70 ~ 90 次 /min 为宜。心率慢影响血压时可给予山莨菪碱或静脉持续输注多巴胺，以保持合适的心率和血压。

（4）防止高血压：高血压可使反流量增加，此时宜选用有扩血管作用的麻醉药，如异氟烷，必要时使用血管扩张药物（如硝普钠）降低后负荷，减少反流，增加前向血流。

（5）保持足够的血容量，适当增加心肌收缩力：此类患者左心室明显扩大，尤其是合并左心室功能不全者，通常需要使用正性肌力药物（多巴胺或肾上腺素）来保持血流动力学的平稳。

（6）其他：肺动脉高压的患者，避免进一步升高肺动脉压的因素。

（三）主动脉瓣狭窄

1. 病理生理　左室明显肥厚或轻度扩张，室壁张力升高，左室压力超负荷，LVEDP升高，左室顺应性下降，导致舒张功能不全；每搏量固定或受限，CO降低，血压主要依靠外周血管张力；室壁肥厚伴有心内膜下缺血；心肌做功增大，心肌需氧量增高但血供不足。

2. 术前评估　主动脉瓣狭窄患者有高达15%～20%的潜在猝死风险，此类患者发生室颤或心搏停止后心脏复苏困难，术前需高度重视。轻度狭窄患者可无临床症状，对麻醉和手术的耐受力良好；由于心肌需氧量增加而供氧减少致使心肌氧供需失衡，严重狭窄的患者可产生心绞痛、晕厥等临床症状，一旦出现症状意味着手术风险增大，围手术期死亡率增高。主动脉瓣狭窄的严重程度需结合瓣膜病变、血流动力学改变和临床表现等因素综合考量，药物治疗的作用有限，必要时可考虑安装IABP以增加冠状动脉灌注。非急诊手术可以考虑先行瓣膜球囊扩张或进行瓣膜置换，再择期行非心脏手术。

3. 麻醉管理

（1）术前有心绞痛者给予抗心绞痛治疗如服用β受体阻滞药。术前充分镇静，避免精神紧张出现心动过速。全麻诱导时避免使用丙泊酚等引起明显血压下降的药物。

（2）保持窦性心律，避免心动过速或心动过缓，维持稍慢的心率（50～70次/min）为宜。保持窦性心律非常重要，可以增加30%～40%的每搏量。心动过速可增加心肌耗氧量，缩短冠状动脉充盈时间，极易产生心肌缺血。因每搏量固定或受限，严重心动过缓也可导致CO下降，引起突然心搏停止或室颤且难以复苏。

（3）由于左室肥厚、顺应性下降和舒张功能不全，保持足够的前负荷是维持CO的前提。因此，要维持足够的容量负荷，避免低血容量。

（4）维持一定的SVR，避免使用血管扩张药物，以保证足够的冠状动脉灌注压，必要时使用α受体兴奋药，如去氧肾上腺素或持续输注去甲肾上腺素来维持安全水平的动脉压。

（四）主动脉瓣关闭不全

1. 病理生理　左室容量负荷增加，左室扩张，心室顺应性增加，心室做功增加；每搏量增加，主动脉收缩压升高而舒张压降低，使脉压变大，过低的舒张压使冠状动脉血流量下降；继发性二尖瓣瓣环扩大，导致二尖瓣关闭不全，左房扩大；晚期出现LAP增高、肺淤血和左心衰。

2. 术前评估　主动脉瓣轻度至中度关闭不全而无左心衰者，对麻醉和手术的耐受力良好；因细菌性心内膜炎等原因引起的急性主动脉瓣关闭不全，则可迅速发展为心衰，对麻醉、手术的耐受力差；主动脉瓣严重反流或合并左心衰者，术前需控制心衰，非急诊手术需考虑先行换瓣手术再择期行非心脏手术。

3. 麻醉管理

（1）积极术前准备，纠正左心衰，改善临床症状。适当控制高血压，既要防止收缩期血压过高而增加射血阻力，又要防止舒张期血压过低导致冠状动脉供血减少。

（2）保持正常心率或轻度增快，以 80 ~ 90 次 /min 为宜。防止心动过缓，心动过缓使舒张期延长、主动脉瓣反流、左室容量负荷和压力负荷增加，而且使舒张压减低，引起冠状动脉供血不足。

（3）维持心肌收缩力，降低外周血管阻力，促进前向血流以减少反流量。必要时可持续静脉输注多巴胺以维持血流动力学稳定。

（4）保证足够的血容量，维持一定的前负荷，从而保持心排血量。

（五）联合瓣膜病变

1. 瓣膜性心脏病涉及的往往不是单一瓣膜，即使同一个瓣膜也可以存在两种病变，所产生的病理生理变化是综合作用的结果，麻醉选择和处理比单个瓣膜的单种病变要复杂。首先重视精准和个体化治疗，针对病变最重、对血流动力学影响最大的瓣膜和病变进行处理，同时又要尽量考虑到其他瓣膜病变的综合影响。

2. 只要维持血流动力学平稳，保证充分氧供，用药合理，镇痛完全，积极预防和纠正心律失常，稳定机体内环境，避免过度增加心脏负荷的因素，便可保证患者安全渡过围手术期。

三、冠状动脉粥样硬化性心脏病（冠心病）

（一）病理生理

1. 概述　冠心病或称缺血性心脏病，由于冠状循环病变而引起的冠状动脉血供和心肌氧需之间不平衡而导致的心肌损害。可以是急性暂时性或慢性，也可由功能性改变或器质性病变而引起。合并冠心病的患者进行非心脏手术，可增高围手术期心肌缺血、心肌梗死、心衰、心律失常的发生率，尤其是近期心肌梗死或不稳定型心绞痛需要紧急手术的患者，明显增加围手术期的并发症和死亡率。围手术期死亡率是正常人的 2 ~ 3 倍。围手术期发生心肌缺血主要由心肌氧供需失衡或急性血栓形成所致。手术创伤和麻醉过程引起的促炎反应、高凝状态和血流动力学不稳定都是重要的触发因素。

2. 心绞痛的分型　当冠状动脉因粥样硬化病变而致管腔狭窄达到或超过冠状动脉直径的50% 时，心肌需氧量的增加超过病变冠状动脉的供血能力，就会发生心绞痛，即为劳力性心绞痛。冠状动脉功能性改变即痉挛，使冠状动脉供血减少导致心肌缺血为自发性心绞痛，心绞痛发作与心肌需氧量的增加无明显关系。在冠状动脉固定狭窄的基础上，同时存在冠状动脉张力改变或冠状动脉痉挛，所致的心绞痛为混合性心绞痛。根据心绞痛自然病程又分为稳定型心绞痛、不稳定型心绞痛和变异型心绞痛。

（二）术前评估

1. **病史和体检** 了解冠心病的类型、严重程度、心肌梗死病史，目前心脏功能代偿情况和目前治疗用药等。合并 DM、COPD、吸烟、肥胖和高龄等，都是增加患者 MACE 的危险因素。左心室功能严重受损的指标：两次以上心肌梗死史；有心衰症状与体征；左室 EF < 40%；超声心动图发现多部位局部室壁运动异常；左室扩大（左室舒张末期内径 > 65 mm）等；此类患者围手术期 MACE 的发生率明显增高。另外，术前 BNP 和 NT-proBNP 水平也是预测术后发生MACE 的独立因素。要密切关注心脏功能状态，调整心脏疾病的管理措施，治疗可以改变的风险因素。

2. **心绞痛的性质** 稳定性心绞痛：日常活动就可诱发心绞痛、静息 ECG 持续存在 ST 段下移和 T 波改变、合并高血压等因素，都可增加围手术期急性心肌缺血的危险性。不稳定性心绞痛：初发劳力性心绞痛有逐渐加重的趋势，易发生心肌梗死和猝死；恶化劳力性心绞痛的重型即休息时即可发生心绞痛，又称为心肌梗死前状态。此类患者如外科情况允许，需要推迟手术进行规律有效的内科治疗，控制和改善症状，待心绞痛稳定后再进行手术，或循证优先进行冠状动脉血运重建术。

3. **冠状动脉狭窄的范围和程度** 冠状动脉造影是评估、诊断冠心病的金标准，术前通过冠状动脉造影资料，可详细了解冠状动脉狭窄的范围、病变部位、严重程度、侧支循环情况、EF、室壁运动情况等。但大多数非心脏手术患者术前无冠状动脉造影资料，对于下列情况推荐冠状动脉造影检查：①急性 ST 段抬高型心肌梗死患者；②非 ST 段抬高型急性冠状动脉综合征；③明确的心肌缺血和不稳定性心绞痛患者；④拟行颈动脉内膜剥脱等血管手术患者。对术前合并高血压、DM、ECG 显示 ST 段改变，准备接受中高危手术的患者，尤其存在胸痛、胸闷等症状，建议术前先行冠状动脉 CTA 检查。CTA 也可识别无明显临床症状的冠状动脉狭窄患者，若CTA 提示左主干病变和（或）主要分支存在严重病变，推荐再进行冠状动脉造影。

4. **围手术期心肌梗死** 围手术期心肌梗死常发生在非心脏手术 2 ~ 3 日内。既往无心肌梗死病史的患者，围手术期心肌梗死的发生率为 0.1% ~ 0.7%。有心肌梗死病史者围手术期再梗死的危险性明显高于无心肌梗死病史者，并且再梗死的发生与首次心肌梗死距离手术的时间关系密切，3 个月内手术再梗死的发生率约为 5.7%，6 个月以后再梗死的发生率则降低到 1.9%。通常认为急性心肌梗死在 6 周内是发生心脏事件的高风险阶段，在 6 周 ~ 3 个月内为中度风险阶段，再血管化 5 年内无症状者为低风险阶段。因此，择期手术尽量延至心肌梗死 6 个月或至少 6 周 ~ 3 个月以后，手术时间的选择还要结合心功能的恢复情况。但存在冠状动脉多支病变、多枚支架置入、左心功能不全、肾功能不全、DM 等高危心肌缺血风险因素的心肌梗死患者，至少 6 个月后再考虑非心脏手术。溶栓再通、PCI 者根据心功能恢复情况而定，不必机械地限制在 6 个月以后，如限期非心脏手术（如肿瘤）患者可以适当缩短。

5. **冠状动脉血运重建术** 了解手术性质、时间、治疗效果和术后恢复情况。不论是 PCI 还是 CABG，都可以降低中、高危患者非心脏手术围手术期心脏缺血事件的发生率。冠状动脉旁路移植术后行非心脏手术围手术期心肌梗死的发生率为 0 ~ 1.2%，心脏病病死率为 0.5% ~ 0.9%，同无心肌梗死病史者相似。患者在接受双联抗血小板治疗期间，需要根据血栓风险、出血风险、手术类型及距 PCI 术后的时间，权衡利弊决定。择期非心脏手术通常推荐：至少 PTCA 2 周、裸支架置入术至少 1 个月、药物洗脱支架至少 6 个月。

6. 综合考虑 MACE（心源性死亡和心肌梗死）的风险　如果是急诊手术，则需积极做好围手术期安全靶控，必要时需要心内科、心外科积极干预，包括药物、IABP 等各种手段。择期或限期手术，充分权衡手术时间与冠状动脉血管重建后的间隔时间，选择最佳的手术时机，以保证患者最大程度获益。围手术期通过最佳优化检查、监测、管理流程和治疗策略，可以明显降低围手术期 MACE 的发生率。围手术期冠心病患者非心脏手术心脏风险的临床评估见表 3-20-4。

表 3-20-4　围手术期冠心病患者非心脏手术心脏风险的临床评估

MACE 风险水平	临床风险指标
高风险（> 5%）	不稳定性冠状动脉综合征；失代偿性充血性心衰；症状明显的心律失常；合并严重瓣膜疾病
中等风险（1% ~ 5%）	轻度心绞痛；心肌梗死病史；代偿性或心衰史；需要胰岛素治疗的糖尿病；肾功能不全
低风险（< 1%）	高龄；ECG 异常；非窦性心律；功能状态欠佳；脑卒中史；控制不佳的系统性高血压

MACE：主要心血管不良事件。

（三）麻醉管理

1. 术前治疗用药

（1）使用肾素 – 血管紧张素转换酶抑制剂的患者，增高术中低血压的发生率，宜在术前 24 h 停用。他汀类药物可以有效降低术后心肌损伤的发生率，改善患者短期或长期预后，对于长期服用他汀类药物的患者围手术期继续服用。硝酸酯类、β 受体阻滞药和钙通道阻滞药，主要用于降低心肌氧耗、增加冠状动脉血流和改善心肌缺血，调整心肌的氧供需平衡，从而改善心脏功能，术前不宜停用，需用药至术日。缺血性心脏病或存在心肌缺血的高危患者，术前应尽早启动 β 受体阻滞药治疗，阿替洛尔和比索洛尔为首选。

（2）是否桥接治疗（bridging therapy）需权衡血栓和出血的风险，接受双抗治疗（dual anti-platelet therapy，DAPT）期间又不宜停止抗凝者，进行高危出血风险手术，为减少围手术期出血，可使用短效抗血小板药物，如替罗非班（tirofiban）、依替巴肽（eptifibatide）、坎格雷洛（cangrelor）或低分子肝素桥接，替罗非班和依替巴肽术前 4 ~ 6 h 停药，坎格雷洛只需要术前 1 ~ 1.5 h 停药即可，但这些药物都需要静脉给药。中、高危心血管事件患者不需停用阿司匹林，但口服氯吡格雷或替格瑞洛至少需要提前 5 日停药，并准备血液制品。急诊患者如果单独使用阿司匹林者可不停用，DAPT 者可保留阿司匹林，此类患者不宜采用神经阻滞，禁忌使用椎管内麻醉。某些特定的闭腔（例如脊髓和眼科）手术，需酌情停用阿司匹林 1 周。出血风险很少的较小软组织外科手术，华法林可以不停药。

2. 麻醉前用药　在不影响呼吸和循环的前提下需充分镇静，避免由于过度紧张、恐惧引起的心动过速和高血压，防止使心肌氧耗增加而诱发心绞痛甚至心肌梗死。进入手术室再根据患者的心率、血压等临床表现适当调整，必要时静脉给予镇静药、硝酸甘油或 β 受体阻滞药等药物治疗。

3. 术中监测　必要的监测对发现心肌缺血、心律失常和保持血流动力学的稳定非常重要，根据手术类型、患者病情等因素综合考虑和选择。

（1）标准的无创监测：血压、ECG、SpO$_2$、P$_{ET}$CO$_2$、温度、尿量等常规使用。ECG 可以发现心肌缺血和心律失常，多导联监测分析 ST 段的变化可以增加敏感性，导联 II 和 V$_4$ 联合可以发现 80% 的缺血事件，再加上导联 V$_5$ 可以超过 95%。

（2）直接动脉压、CVP 监测：预估创伤较大、出血量多、需要大量输液或使用血管活性药物的手术。直接动脉压监测比无创间接测压更可靠，CVP 可以对容量和心脏功能状态提供参考。

（3）Swan-Ganz 导管：在左心功能不全、严重肺动脉高压、血流动力学变化较大的高危手术选择性使用。通过监测 CO、SVR、PVR、心脏做功等指标，更方便地进行目标导向治疗、指导血管活性药物的正确使用和较早提示心肌缺血（PCWP 的变化早于 ECG 改变）表现。

（4）TEE：全麻患者可以选择性使用，对发现心肌缺血、评估容量状态和心肌收缩力等有更大优势，节段性室壁运动异常较 ST 段的改变出现更早。

4. 术中管理　冠心病患者的基本矛盾是心肌氧供与氧需之间的矛盾，若供需之间失衡，轻则引起心绞痛，重则导致心肌梗死。心肌对氧的摄取率远高于其他组织器官，安静时心肌从冠状动脉可摄取 70% ~ 90% 的氧，当心肌氧耗量增高时则进一步提高氧摄取率的能力有限，只能通过提高冠状动脉血流量来增加供氧，正常冠状动脉血流量可在短时间内增加 4 ~ 5 倍，但冠心病患者的冠状动脉血流量不能随心肌需氧量的增加而相应增加。因此，麻醉管理要精心维护氧供需之间的脆弱平衡，既要防止减少心肌氧供的因素，如低血压、冠状动脉痉挛、心动过速和增加前负荷，更要尽力避免增加心肌氧需的因素，如情绪激动、麻醉应激、外科刺激和心动过速，从而降低心肌缺血和 MACE 的发生率。麻醉技术要围绕保持心肌氧供大于氧需来进行。

（1）维持灌注压：冠心病患者心肌血流灌注的自动调节机制受损，心肌血流量呈压力依赖性，故围手术期血压需维持在适当的较高水平，强调目标血压管理的个体化，合并高血压患者更应如此。但血压过高会增加心肌耗氧量，调整血压和心率之间的关系对维持氧供需平衡非常重要。积极治疗低血压，维持收缩压 > 90 mmHg 或 MAP > 60 mmHg，保持 MAP 和 PCWP 的差值（相当于冠状动脉灌注压）> 55 mmHg，必要时可以使用 α 受体兴奋药，如甲氧明或去氧肾上腺素，或持续输注去甲肾上腺素维持血压。

（2）控制心率和心律失常：心率增快不仅导致心肌耗氧量增加，而且缩短舒张期减少冠状动脉血供。保持一定的麻醉深度可以减少应激反应，使用恰当的麻醉性镇痛和镇静药物，降低交感神经兴奋性，可以间接降低心率，而使用 β 受体阻滞药可以直接降低心率。围手术期避免低温寒战反应，注意保温和补充血容量。通常术中控制心率在 55 ~ 75 次 /min 为宜，使 MAP 和心率的比值 > 1，避免心率增快的同时血压下降。积极治疗威胁生命的心律失常，如室上性或室性心动过速、多源性室性期前收缩、新发房颤和严重心动过缓等，注意纠酸、补钾和补镁，对影响血流动力学稳定的新发房颤、室上性或室性心动过速，必要时快速实施体外同步直流电复律。

（3）预防和治疗心肌缺血：在维持血压和控制心率的同时，必要时持续输注硝酸甘油或谨慎使用小剂量钙通道阻滞药，以扩张冠状动脉和降低前负荷，增加冠状动脉血流量，防止冠状动脉痉挛和治疗心肌缺血。在维持足够血容量的同时，注意血液血红蛋白含量，通常要保持 Hct 在 24% 以上，以增加携氧能力。避免低氧血症，必要时提高吸入氧浓度以增加氧分压（> 100 mmHg）。

（4）IABP：近期心肌梗死并左室功能不全的患者，必要时尽早使用 IABP 辅助。通过 IABP 增加舒张压，增加冠状动脉灌注压，降低左室射血阻力，降低左室内径和室壁张力，从而改善心肌缺血，增加 CO。

5. 硬膜外麻醉　胸部硬膜外麻醉（TEA）对冠心病患者有益，但腰部硬膜外麻醉（LEA）可能对危重心脏病患者的心功能和冠状动脉灌注产生有害影响。因为 TEA 可将血液优先分布到有缺血危险的心内膜下，缩小心肌梗死范围，降低应激反应，使心肌耗氧量下降，同时还可提高外源性肾上腺素引发心律失常的阈值，显著降低急性心肌缺血致室性心律失常的发生率；而 LEA 降低血压使心肌氧供减少并不伴氧需减少，甚至反而使未阻滞区域的交感活性增强而加重心肌缺血。但 TEA 降低冠状动脉血流可通过降低心肌氧需和心脏做功所代偿，即使 MAP 下降也不伴发心室壁节段运动异常，而且 TEA 还能改善左室室壁运动。不论是 TEA 还是 LEA 都应注意阻滞平面不宜过广，以免引起血管过度扩张导致血压下降。

6. 术后管理　管理目标是降低 MACE 的发生率，改善患者的短期和长期预后。

（1）高危患者需要加强术后监测，中、大型手术要及时进行术后 ECG 和 48 ~ 72 h 内的血清 hs-cTn 检查，以便及时发现和治疗心肌缺血，防止发生心肌梗死，尤其是术前合并高血压、有心肌梗死病史或术中血压剧烈波动者。多数缺血性并发症发生在术后 1 周内，在术后 2 ~ 3 日最为常见，症状常不明显，部分为无痛型，表现为严重低血压、低氧血症、心律失常或出现充血性心衰，病死率较高。连续 ECG 多导联 ST 段监测，可以检出与心肌梗死独立相关的无症状性心肌缺血。

（2）控制围手术期交感神经应激反应可以使患者受益。要避免和预防术后发生心脏不良事件，既要防止心肌氧供不足，又要防止心肌氧耗增加，需要预防和及时处理低血容量、低血压、高血压和心动过速等状况，避免高热、寒战，消除疼痛、焦虑等因素。围手术期有效的疼痛管理可以明显降低 MACE 的发生率，选用硬膜外麻醉的患者可以持续用至术后，以便提供 12 h 的术后镇痛。避免使用非甾体类抗炎药物和选择性环氧合酶 2 抑制药物，以避免血栓形成的风险。

（杨　静　于钦军）

参考文献

［1］FLEISHER L A, FLEISCHMANN K E, AUERBACH A D, et al. 2014 ACC/AHA Guideline on perioperative cardiovascular evaluation and management of patients undergoing non-cardiac surgery: executive summary: A report of the American College of Cardiology/American Heart Association task force on practice guideline[J]. Circulation, 2014, 130(24): 2215-2245.

［2］KRISTENSEN S D, KNUUTI J, SARASTE A, et al. 2014 ESC/ESA Guidelines on non-cardiac surgery:

Cardiovascular assessment and management: The Joint Task Force on non-cardiac surgery: Cardiovascular assessment and management of the European Society of Cardiology and the European Society of Anaesthesiology[J]. Eur Heart J, 2014, 35: 2383-2431.

［3］GUARRACINO F, BALDASSARRI R, PRIEBE H J. Revised ESC/ESA Guidelines on non-cardiac surgery: cardiovascular assessment and management. Implications for preoperative clinical evaluation[J]. Minerva Anestesiol, 2015, 81(2): 226-233.

［4］NISHIMURA R A, OTTO C M, BONOW R O, et al. 2014 AHA/ACC guideline for the management of patients with valvular heart disease: A report of the American College of Cardiology/American Heart Association task force on practice guidelines[J]. Circulation, 2014, 129: 521-643.

［5］WIJEYSUNDERA D N, BEATTIE W S, HILLIS G S, et al. Integration of the Duke Activity Status Index into preoperative risk evaluation: A multicentre prospective cohort study[J]. Br J Anaesth, 2020, 124(3): 261-270.

［6］FROGEL J, GALUSCA D. Anesthetic considerations for patients with advanced valvular heart disease undergoing noncardiac surgery[J]. Anesthesiol Clin, 2010, 28: 67-85.

［7］于钦军, 邓硕曾. 先天性心脏病非心脏手术的麻醉处理 [J]. 临床麻醉学杂志, 1995, 11(3): 156-159.

［8］GOTTLIEB E A, ANDROPOULOS D B. Anesthesia for the patient with congenital heart disease presenting for noncardiac surgery[J]. Curr Opin Anesthesiol, 2013, 26: 318-326.

［9］CAO D, CHANDIRAMANI R, CAPODANNO D, et al. Non-cardiac surgery in patients with coronary artery disease: Risk evaluation and periprocedural management[J]. Nat Rev Cardiol, 2021, 18: 37-57.

［10］FELLAHI J L, GODIER A, BENCHETRIT D, et al. Perioperative management of patients with coronary artery disease undergoing non-cardiac surgery: Summary from the French Society of Anaesthesia and Intensive Care Medicine 2017 convention[J]. Anaesth Crit Care Pain Med, 2018, 37(4): 367-374.

［11］STEFAN D H, STAENDER S, FRITSCH G, et al. Pre-operation evaluation of adults ongoing elective noncardiac surgery: Updated guideline from the European Society of Anaesthesiology[J]. Eur J Anaesthesiol, 2018, 35: 407-465.

［12］TIMUR Y, REKA H, MIODRAG F. Biomarker-based preoperative risk stratification for patients undergoing non-cardiac surgery[J]. J Clin Med, 2020, 9(2): 351-360.

［13］DUCEPPE E, PARLOW J, MACDONALD P, et al. Canadian Cardiovascular Society guidelines on perioperative cardiac risk assessment and management for patients who undergo noncardiac surgery[J]. Can J Cardiol, 2017, 33: 17-32.

［14］BLESSBERGER H, KAMMLER J, DOMANOVITS H, et al. Perioperative beta-blockers for preventing surgery-related mortality and morbidity［DB/CD］. Cochrane Database Syst Rev,2018,3: CD004476.

［15］SELLERS D, SRINIVAS C, DJAIANI G. Cardiovascular complications after non-cardiac surgery[J]. Anaesthesia, 2018, 73(S1): 34-42.

［16］HEDGE J, BALAJIBABU P R, SIVARAMAN T. The patient with ischaemic heart disease undergoing non cardiac surgery[J]. Indian J Anaesth, 2017, 61(9): 705-711.

［17］CHILDERS C P, MAGGARD-GIBBONS M, ULLOA J G, et al. Perioperative management of antiplatelet therapy in patients undergoing non-cardiac surgery following coronary stent placement: A systematic review[J]. Syst Rev, 2018,7: 4-16.

Part 4

第 4 篇

循环支持和器官保护

第 21 章

体外循环

第 1 节　体外循环装置

一、体外循环的方式和目的

（一）基本概念

1. 广义体外循环（extra-corporeal circulation，ECC）　将人体血液由体内引至体外，经过物理和化学处理后再注入体内，主要用于生命支持、器官替代和功能调控等目的。

2. 狭义体外循环（cardiopulmonary bypass）　又称心肺转流，是指将人体血液由体内引至体外进行气体交换和循环，从而代替或辅助循环和呼吸功能，主要用于心脏直视手术。

（二）方式和目的

1. 体外循环是通过体外循环装置将静脉血经一根或两根静脉插管引流至体外，血液在氧合器内进行有效的气体交换，再经机械泵（滚压泵或离心泵）通过动脉插管注入机体。在体外循环中需要各种插管和各种管道与患者连接，体外循环产生的各种栓子通过滤网和滤器滤除。

2. 体外循环可分为完全性或部分性。完全性体外循环指心脏停止跳动，全部静脉血引流至体外氧合再注入体内，主要用于心脏手术，目的是形成良好的手术视野；部分性体外循环指在心脏跳动的同时，将部分血液引流至体外氧合再注入体内，可用于部分不停跳心脏手术，更多用于心肺支持，目的是减轻心肺负担，促进其功能恢复。

3. 体外循环的基本目的是通过人工心肺装置提供有效的循环和呼吸支持，暂时代替整个或部分心肺功能，从而为外科医生创造必须和良好的手术条件，或使心肺得以充分休息，促进心肺功能的恢复。

二、体外循环管道

（一）动脉插管

1. **插管类型与选择** 动脉插管是血流灌注入体内的重要管道。临床使用的动脉插管有多种类型，如直角动脉插管、金属丝加强型动脉插管和延伸型动脉插管等。根据患者的年龄和体重有不同型号的动脉插管可供选用。根据不同的病情决定插管的位置。

2. **升主动脉根部插管**

（1）升主动脉是最常用的动脉插管部位，易于显露和操作，并发症少。

（2）根据患者的体重、所需流量和主动脉根部直径选择合适的动脉插管型号。

（3）插管部位在主动脉瓣置换术时应尽量靠上，以利于手术视野的暴露。因插管时易造成斑块脱落引起栓塞，注意插管部位动脉壁的质量，避开严重动脉粥样硬化的部位。

（4）荷包缝合起防止漏血和固定插管的作用。荷包的大小要适中，在小儿如果缝合过大，拔管后结扎荷包可导致主动脉狭窄，但荷包过小不利于插管操作。

（5）插管时血压不宜过高或过低，过高时插管易发生出血，过低时插管操作困难。

（6）插管必须在全身肝素化后，ACT 至少达 300 s。体外循环结束鱼精蛋白拮抗后，如果不能及时拔管，应尽量通过动脉插管不断少量地将氧合器内的肝素血输入体内，以避免主动脉插管尖端产生血栓。

（7）确保插管在动脉腔内，体外循环前可试输 50 ~ 100 mL 液体，检查泵压是否急剧升高或插管部位有无异常包块，避免引起主动脉夹层。

（8）主动脉阻断时血压不宜过高，否则易造成动脉管壁损伤或斑块脱落，流量可减至原流量的 1/2 以下。转流中注意监测泵压（动脉管道内压），泵压较高或与动脉压差值 > 100 mmHg，须快速检查：动脉插管是否在移动中扭折；流量超出插管允许的范围；管道内出现血栓；插管出口顶住动脉壁。

3. **股动脉插管**

（1）股动脉插管在特殊情况下选用，如微创心脏手术、主动脉瘤、再次手术粘连严重等，循环支持治疗插管时经常选用该部位。

（2）股动脉插管是逆行灌注，加上此部位血管较细，难以插进口径较大的管道，有时血流动力学难以维持。股动脉细小或粥样病变严重者可选用髂外动脉进行插管。

（3）股动脉插管可影响同侧的下肢血流，若插管时间过长，有产生下肢缺血综合征的风险，出现酸中毒、肌细胞和神经细胞坏死等。

4. **其他插管部位** 锁骨下动脉、腋动脉、颈总动脉、无名动脉等，根据病情和手术方式而定。

（二）静脉插管

1. **静脉插管的种类** 根据手术方式的不同，选择上下腔静脉引流管、右房插管、带囊内阻断腔静脉引流管、直角静脉引流管等。不同口径的插管有不同的流量范围。

2. 静脉插管要求

（1）充分的静脉引流：体外循环中应保证约 3 L/（m^2·min）的引流量。例如，体表面积 1.8 m^2 的患者总静脉引流量为 5.4 L/min，在 60 ~ 80 cm 落差时，上腔静脉应选 30 Fr 以上，下腔静脉应选 34 Fr 以上的静脉插管，才能保证上腔静脉 1.8 L/min 和下腔静脉 3.6 L/min 的引流量。

（2）良好的手术视野：新生儿手术用直头上下腔静脉插管有时妨碍操作，可选用直角静脉插管和（或）较小尺寸的插管配合负压辅助静脉引流装置（vacuun assisted venous drainage, VAVD）充分引流，以利于手术操作。

（3）减少创伤：上下腔静脉插管切口大，操作烦琐，用于有心内分流或需进入右心腔的手术。右房插管操作简便，损伤小，用于主动脉瓣置换、CABG、大血管手术等。

3. 静脉插管注意事项

（1）再次手术者，因组织粘连使上下腔静脉游离困难，可能引起心腔和血管破裂出血，必要时可使用带囊静脉引流管。

（2）保证引流通畅，静脉插管不宜过深，特别是小儿更应注意；静脉回流室和心脏保持一定的落差，利于引流，或在插管位置合适的前提下利用 VAVD 增加引流；上腔静脉插管过深，可造成对侧静脉回流受阻，静脉压增加、结膜充血水肿、颜面发绀肿胀，应及时纠正以防脑水肿；下腔静脉插管过深，可造成下肢或腹腔脏器的静脉回流困难，引起腹腔脏器淤血，氧合器液面下降。

（3）静脉插管可以引起血流动力学的改变，静脉插管建立后须尽快进行体外循环。

（4）中心静脉测压管放置过深，阻断上腔静脉时可导致管腔闭合，此时压力监测不准确，通过回抽血液不畅可确证，同时观察面部，并与灌注医师沟通。

（5）有 2% ~ 4% 的先心病存在左上腔静脉，直接开口于右房或冠状静脉窦。左上腔回流量不多，不影响术野，可不处理；手术时间短可阻断，并监测上腔静脉压，若静脉压 > 15 mmHg，应松开阻断带，待静脉压降低后再阻断；手术时间长，回流量大，应插管引流。

（三）心内吸引管

1. 心内吸引管或心腔减压管（左心吸引管），主要作用是对心腔内进行减压或吸引，以创造良好的术野。在心脏直视术中来自肺静脉、冠状静脉窦的血液不仅会影响术野，而且使心腔内压和静脉压增高，甚至造成体外循环后低心排血量综合征和灌注肺。

2. 左心引流管的常用插管部位为房间沟下部或房间隔，其他插管部位有右上肺静脉、升主动脉、肺动脉和左心室等。

3. 主动脉瓣关闭不全的患者在心搏骤停前一定要插好心内吸引管。否则心搏骤停后血液反流至左心腔，而心脏不能收缩射血，进而心脏过度膨胀，心肌纤维过度牵拉，可引起心肌超微结构的严重破坏，此种心肌损伤可造成心脏术后心肌收缩无力。

4. 许多医院将心腔减压管和心脏停搏液灌注管组成一个管道系统，利用主动脉停搏液灌注管在恢复冠状动脉血流后进行负压吸引，使心腔内的气体排出。这种心腔排气方法比较简便、损伤小和排气完全。体外循环停止后继续使用吸引排气，再通过主动脉插管补充相应的容量。

5. 心内吸引管是一种负压吸引，在心脏直视术中不宜负压过度，否则可使心内膜损伤（婴幼儿更易发生），或阻塞吸引孔如同活瓣关闭，使心腔内血液淤滞，影响手术操作。此时灌注师可适当调节吸引力度，而外科医生适当调节置管角度。

6. 心腔减压管在心脏跳动时可避免心脏压力过高，此时要注意不宜将心腔内血液吸空。因为心脏舒张早期心腔呈负压状态，在无血液充填时，空气易于进入，危险性在于外科医生和灌注医生因不能直接观察到而常被忽视。

7. 心腔减压管血流量太大，要考虑下列因素并积极纠正。

（1）肺内支气管血流增加：在心脏停跳时回心血流的主要来源是支气管动脉，正常支气管动脉血流只占全身血流的 1%～2%。发绀患者，如法洛四联症、右室双出口等的支气管动脉流量代偿性增加使肺氧合血增加，长期肺部感染的患者，这种回流量亦较大。通常血色鲜红，来自肺静脉。处理的方法是低温低流量，减少分流，通过低温降低机体代谢，减少灌注流量进而使肺内支气管血流减少。

（2）动脉导管未闭：即主动脉和肺动脉之间存有通道。此时血液鲜红并且量大，大部分来自肺动脉，肺静脉亦可见回流，当切开肺动脉时，可见动脉导管开口有大量血液涌出。应尽快阻塞动脉导管血流，在确定没有主动脉弓中断的情况下闭合动脉导管。

（3）冠状动脉循环阻断不全：血液可来自冠状静脉窦或主动脉，呈红色或暗红色（根据心肌代谢状况而定），心脏不易停跳。应再次阻断冠状循环和再次灌注心肌停搏液。

（4）冠状动脉窦漏：表现为心肌停搏液不能进入心肌，心脏不停跳，此时应切开升主动脉，通过冠状动脉窦直接灌注停搏液。

（5）左上腔静脉：可见暗红的血液来自冠状静脉窦或右房。

8. 其他用途如下。

（1）测左房压：当 LAP 过高时尚可通过此管放血，简单、实用，可有效调节左心室的前负荷。

（2）左心辅助：可作为泵前的吸引管使用，辅助流量可达 1～2 L/min。

（3）暂代心外吸引：主要遇到意外出血而心外吸引器不够用时，效果确实。

（四）心外吸引管（右心吸引管）

1. 心外吸引管又称自由吸引、右心吸引管，主要功能是将术野中的血液吸至心肺机内，保证心脏术野的清晰。原则上是将血液吸至氧合器，使用时尽量不要将其他液体（如冲洗液等）吸至氧合器。

2. 使用时有以下注意事项。

（1）避免过度负压：可造成血液中细胞胀破，是体外循环中血液破坏的主要途径。

（2）泵转速不宜过高：高转速中泵管不易回弹，难以产生负压的吸引作用。

（3）全身肝素化：ACT 应 > 480 s。如果术中胸膜破裂，鱼精蛋白拮抗前应将心外吸引器置入胸腔内吸引，避免拮抗后造成胸腔内潴留血液的浪费。

三、膜式氧合器（膜肺）

1. 工作原理　以人工高分子半透膜模拟人体气体 / 血液屏障，特点为气体可因膜两侧分压的不同而自由通过膜，液体却不能通过。将特制的化纤物质制成中空纤维，在中空纤维内气体通过而纤维外血液流通。当静脉血液通过中空纤维时由于气体分压的不同而进行了气体交换变为动脉血。

2. 膜肺的性能特点

（1）良好的气体交换，接近人体生理呼吸模式，明显改善脏器功能。

（2）明显的血液保护作用：研究证实，膜肺在减轻血细胞激活和破坏、降低补体激活程度等方面明显优于鼓泡肺，目前鼓泡肺已经不再使用。

（3）明显减少体外循环中栓塞的发生。

3. 膜肺操作注意事项

（1）气体交换：近年来连续氧饱和度监测装置和完善的气体混合装置为膜肺的合理使用提供了重要保障，一般是通过气体流量来调节二氧化碳分压，通过调节吹入氧浓度来调节氧分压。随温度的降低，机体氧耗减少，可降低氧浓度。

（2）使用时须保持出气口的通畅：否则气相压力高于液相压力，可致气栓形成。

停循环时：开放膜肺的旁路装置持续不断循环，以免血球沉淀，或膜肺下部血液浓缩使阻力增加，再次转流时因血流分布不均而影响氧合；在恢复循环时一定要记住阻断膜肺的旁路装置，否则会造成动 – 静脉短路，使机体灌注不足甚至血液倒流。

四、血泵

（一）滚压泵

1. 泵的组成

（1）泵管：主要有硅胶、硅塑和塑料三种管道。硅胶管弹性好、耐压耐磨性强，但在滚压时易产生微栓脱落；塑料管不易产生微栓脱落，但弹性差、耐磨性差；硅塑管介于两者之间。

（2）泵头：分滚压轴和泵槽两大部分。泵管置于泵槽中，通过滚压轴对泵管外壁的滚动方向挤压，推动管内的液体向一定的方向流动，要求泵管有很好的弹性和抗挤压能力。

（3）泵的流量和泵的转速成正比，转速太高时泵管不能及时回弹则无此正比关系，泵槽半径越大，泵管内径越大，每圈滚压灌注的流量越多，即"容量依赖性"。如果泵后管道扭曲或夹闭，管内压力会急剧增高至崩脱。

2. 操作要点

（1）在泵接通电源后如果状态正常，指示灯持续发亮，如有异常会闪亮或报警。

（2）在灌注的过程中要备好摇把，以防泵头突然停止。如果泵头突然停止，立即使用摇把，此时应注意摇的方向。摇泵时要注意转速，避免流量过低或过高。

（3）电源故障时应注意将流量旋钮回零，否则在电源恢复时泵会突然启动，有些泵具有该方面的安全装置。

（4）泵管内径对流量有明显影响，通常大口径泵管适用于成人，小口径泵管适用于小儿。

（5）泵每分钟流量是泵管在滚压轴滚压一圈排出的血量乘以每分钟的转速，由于泵管内径不一样，在更换新的泵管时，需对流量进行校正。

（6）泵管在泵槽内放置应舒展，在泵槽进出口两端应固定牢靠，一般用专用垫片和特定锁扣装置固定。

（7）泵管的安装时须注意方向，如果装反会产生严重后果。如主动脉泵管装反将使血液回抽，心内吸引泵装反将使气体输入心腔内。

（8）滚动轴对泵管挤压的松紧度非常重要，过紧或过松都可加重血液破坏，增加泵管微栓脱落，且泵管过松可使血液倒流。最佳挤压度是将泵管液平面调至距泵 1 m 高，液平面下降速率为 1 cm/min。

（9）新型体外循环机在泵盖掀开时泵自动停止。在泵运转中盖子不要开启，以免异物进入泵槽，发生意外。

（10）泵的其他辅助装置有气泡监测、液平面监测、压力监测等，可以和主泵相关联，并事先设定报警限，超过范围即报警，并出现主泵转速减慢或停止转动。

（二）离心泵

1. 原理　物体在作同心圆运动时产生一向外的力，即离心力，其大小与转速和质量成正比，离心泵即是根据此原理设计的。在密闭圆形容器（即泵头）的圆心和圆周部各开一孔，当其内叶轮高速转动时，圆心部为负压，可将血液吸入，而圆周部为正压，可将血液泵出。

2. 结构

（1）驱动部分：由电机和泵头组成。电机具有体积小、重量轻、噪声小、磨损小等优点。电机带动磁性转子高速旋转，转子磁力带动密封泵头内的磁性轴承及其上的叶轮旋转产生离心力。较为早期的泵头为涡流剪切力式，分层塔状锥体形设计，利用液体剪切应力使其产生流动。为了增加液体运动，减弱转速，减少产热，新型的离心泵头内设计有转子叶片，泵效高。离心泵的转子与控制器用导线连接，增加了活动性，可进行远距离操作。泵头内采用了生物涂层技术，生物相容性好，可不用或少用肝素，更增加了离心泵的安全性。

（2）控制部分：要求操作简便、调节精确、观察全面。所有的离心泵均采用计算机技术以达到上述要求，可对自身状态进行自检，一旦出现问题，及时报警并出现提示符以利调整，且所有离心泵都有流量、转速二窗同时显示。为了预防意外断电，离心泵还备有内部电池，断开交流电时能在 5.0 L/min 流量下工作 30 min ~ 1 h。为了使灌注更接近生理，靠微处理机控制电机在高速和低速交替运转而使血流形成脉冲，离心泵还可进行搏动灌注。每个离心泵配有一个流量传感器，分为电磁传感和超声多普勒两种类型。电磁流量传感器精确度高，干扰因素小，但需要一次性消毒特制探头；超声多普勒传感器不需要探头，可反复使用，但当血液稀释、用不同管道或温度变化时，测定的流量有变异，在转流开始时管道内流动的是晶体液，超声探头不敏感，此时要根据氧合器内液平面判断流量。

3. 离心泵的性能特点

（1）血液损伤小：离心泵的流量和转速、压力呈非线性正相关，血液破坏较滚压泵轻，尤其适合长时间的灌注，如心脏辅助支持。

（2）压力缓冲大：离心泵为非阻闭型泵，泵的转速越高，产生压力越大，泵输出量就越高，而泵后阻力升高，流量会相应减少，即"转速－阻力依赖性"；如果泵后管道扭折闭合，因离心泵是开放性的，故不会在接头处崩脱。滚压泵可视为阻闭型泵，其流量和转速、泵管内径呈线性正相关，即"容量依赖性"；如泵后管道扭折闭合，管内压力会急剧增高至崩脱。

（3）安全性高：离心泵因中心为负压且气体质量小，转流时泵头出口在最低处，故不易将进入泵头内的气体泵入体内，而滚压泵无此特点。离心泵表面光滑、结构坚硬，很少产生固体微栓，而滚压泵的泵管在滚轴挤压时产生较大的摩擦，泵管内可有微栓脱落。离心泵泵后管道不会因扭折而破裂或崩脱。离心泵与滚压泵的基本性能比较见表4-21-1。

表 4-21-1　离心泵与滚压泵的基本性能比较

项　目	离心泵	滚压泵
流量	和转速、压力非线性正相关	和转速呈线性正相关
类型	开放、限压	闭合、限量
血液破坏	较轻	较重
微栓产生	不易	可以
意外排空	不能	可以
远端阻塞	管道压力增高有限	泵管压力增高至崩裂
长期灌注	适合	不合适
机动性能	良好	较差
血流倒流	转速不够时可发生	不会发生

4. 操作时注意事项

（1）由于离心泵是开放性的，要求在体外循环开始和停止前维持一定的转速（1500 r/min），不能用滚压泵逐渐加速和减速，否则外周阻力高于泵压力，易形成血液倒流。

（2）在灌注过程中，外周血管阻力（主要是MAP）不断变化，转速相同时流量却会不断变化，这就需要随时调整流量；为防止意外和停机后能精确地输血，可将离心泵并联滚压泵，需要时应用。

（3）在小体重患儿、深低温低流量的患者不宜使用离心泵，因为离心泵需要小流量的精细调节，但有灌注师在这方面提出不同的看法。

五、滤器

（一）体外循环微栓来源

1. 固体和液体栓子的主要来源　预充库血中含有大量的变性血小板和白细胞形成的微栓；

管道和接头净化度不高而残存的微栓；硅油栓、心内的赘生物、碎片组织，甚至纱布、小线头等；血液在体外循环的异物表面接触中发生变性产生微栓。

2. 气体栓子的主要来源　鼓泡式氧合器产生的微气泡；复温时当温差过大（血温和水温温差＞10℃）会有大量微气栓溢出；血液从管道变径处或搏动灌注时易产生湍流，可产生微气栓。

（二）微栓滤除的机制

1. 渗透式滤器　由纤维或细孔海绵状物质组成，可为液体提供不规则的流动路途，同时在流动中吸附滤除一些栓子。栓子滤除是逐渐的，大栓子在流经滤器开始就被滤除，小栓子则在滤器流动中嵌顿。在纤维或海绵性物质上涂上一种特殊物质还可起吸附作用，如对变性白细胞、血小板的吸附。渗透式滤器涂上硅油尚可降低血气泡表面张力，达到祛泡作用。这种滤除方式阻力低，滤除栓子吞吐能力大，一般用于静脉或吸引回流室。现在经过改进亦有用于动脉管路上。

2. 滤网式滤器　由纤维编成的网状物，网孔大小决定滤除微栓的大小。这种方式是直接的。在网孔一定的条件下，增加其滤栓能力靠加大滤网面积来实现。网孔大小直接决定滤器的跨膜压力和流量，如果孔径增加 1 倍，则流量增加 16 倍，压力减少 16 倍。滤网式尚有滤除气泡的作用。一方面是滤网为亲水性的物质，对于气泡有排斥性；另一方面是血中微气栓的表面张力阻止气体以低密度形式穿过网孔。滤网式滤器主要用作动脉滤器。

3. 混合式滤器　主要过程为：直接阻断，即阻止气源中的一些大的颗粒成分；内部截获，即在滤网内将一些中小颗粒滤除；吸附作用，即滤除更小的物质（如细菌或病毒仅有 0.01 μm）。混合式滤器主要用于气体滤器，目的是滤除一些微栓和病原体。

（三）体外循环微栓滤器的应用

1. 动脉微栓滤器　是体外循环血液进入体内的最后一道关口，动脉滤器应用可明显减少心脏手术的脑并发症。滤器的网状结构易储存气体，排除较困难，应预吹 CO_2，因 CO_2 可以溶解形式储存于血液中。

2. 回流室滤器　是体外循环中微栓的主要滤除装置。可以滤除来自心腔内或术野吸引的微栓，如组织碎片、赘生物、滑石粉、小线头等。对于鼓泡式氧合器来说，还有消泡功能。回流室滤器一般为渗透式，其特点表现为滤过量大、压力低，要求滤网吸附水能力小，动态预充量小，流量高而压力低。

3. 晶体液滤器（预充滤器）　氧合器、泵管、晶体预充液都含有一些微栓，大小在 5 ～ 500 μm，包括插头、玻璃、纤维、化学结晶、塑料、毛发、蛋白等。体外循环前滤除这些物质可明显减轻栓塞，还可降低感染的发生率。体外循环管道预充时加 5 μm 的滤器，在流量 5 ～ 6 L/min 条件下滤除 5 μm 以上的微栓，预充完毕后须将此滤器废弃。

第 2 节　常用的体外循环技术

一、常温体外循环

1. 适应证　用于少数简单心脏畸形矫正或 CABG，手术可在短时间内完成。

2. 方法　体外循环中保持体温正常（因受预充液温度的影响，体外循环转机后体温会有所下降，若要保持正常体温，需有复温装置），但通常鼻咽温保持在 35 ～ 37℃。高流量灌注，成人流量 > 2.4 L/（min·m²）或小儿流量 > 3.2 L/（min·m²）。轻度血液稀释，Hct 维持在 30% 左右。

3. 注意事项

（1）全身常温：心肌保护采用心表及心腔内局部深低温，阻断升主动脉后应特别注意心脏的低温保护，或常温持续停搏液灌注。

（2）足够灌注压：保证 MAP 在正常范围 60 ～ 80 mmHg，保证脑等重要脏器的足够灌注。

（3）不足之处：高流量灌注使手术视野不清晰，高温炎性介质活跃，神经并发症较多。

二、浅低温体外循环

1. 适应证　用于病情不重、心内畸形不太复杂和心功能良好者，手术可在较短时间内完成，如轻症房间隔缺损修补、室间隔缺损修补、单瓣置换术和 CABG 等。

2. 方法　体外循环中鼻咽温降至 32 ～ 34℃。较高流量灌注，成人流量 2.0 ～ 2.4 L/（m²·min）或小儿流量 2.8 ～ 3.2 L/（m²·min）。中度血液稀释，Hct 在 24% ～ 27%。心肌保护方法为从主动脉根部灌注含血或晶体含钾停搏液，每间隔 30 min 灌注 1 次；心表及心腔内冰盐水浸泡。阻断升主动脉期间要求 ECG 始终呈直线，心脏无电活动。

3. 注意事项

（1）注意控制降温速度，以免在停止降温后温度继续下降过多，给复温造成困难。

（2）提前将变温水箱升温，心内操作近完成时开始复温，保证心脏复苏时复温至鼻咽温 > 32℃，使心脏易于复跳。

（3）保证较高水平的 MAP，成人 MAP > 50 mmHg 或小儿 MAP > 40 mmHg。

三、中度低温体外循环

1. 适应证　用于病情严重、心内畸形复杂和心功能较差的患者，如重症单瓣置换术、双瓣置换术、二次手术、CABG 和部分大血管手术等。

2. 方法　体外循环中鼻咽温降至 28℃，肛温降至 30℃。中等灌注流量，成人流量 1.6 ～

2.0 L/（m^2·min）或小儿流量 2.4 ~ 2.8 L/（m^2·min）。中度血液稀释，Hct 维持在 24% 左右。

3. 注意事项

（1）对心功能差的患者采用冷的含血高钾停搏液灌注（钾离子浓度为 ±20 mmol/L），首次灌注量为 20 mL/kg 或酌情加量，有良好的心肌保护作用，可以显著提高心脏的自动复跳率。

（2）冠状动脉旁路移植术中除了单纯的顺行灌注停搏液的心肌保护方法，还可以结合使用冠状静脉窦逆行灌注、血管桥灌注等多种心肌保护方法。

（3）对某些需要维持较高 MAP 的患者，如 CABG 患者，可适当增加灌注流量，保证并行循环时心肌的足够灌注，也有助于升主动脉阻断期间脑、肾的灌注。

四、深低温低流量体外循环

1. 适应证　用于病情严重、心内畸形复杂、侧支循环丰富、心内手术时有大量回血者，如发绀型先天性心脏病矫治术、大的动脉导管未闭直视缝合术、部分大血管手术等。目的是减少心内回血，减少血液有形成分的破坏，防止气栓的发生，同时避免重要脏器的缺血。

2. 方法　为使体表和内脏降温均匀，麻醉诱导后可用变温毯进行体表降温（体温不宜过低，以免引起室颤），体外循环中鼻咽温降至 20℃，肛温降至 25℃。低流量灌注（流量 < 30 mL/kg），必要时可进行微流量灌注（流量 5 ~ 10 mL/kg），此时目的不是进行脏器灌注，而是防止气栓进入动脉系统。中度或中深度血液稀释，Hct 在 21%，心脏复苏阶段加用加浓缩红细胞、滤水、利尿等方法，将 Hct 提高至 24% ~ 30%。

3. 注意事项

（1）复温中注意水温与血温差 < 10℃，预防由于大的温差而形成气栓；水温最高不能超过 38℃，防止血液蛋白变性；复温速度不宜过快，避免氧债急剧上升造成严重的缺氧、酸中毒。

（2）深低温体外循环时机体的氧债大，复温中流量要充分，尽量使静脉氧饱和度（SvO_2）保持在 60% 以上，以还氧债。

（3）心内手术期间，如处理动脉导管、动脉瘤时，为减少心内回血、使术野清晰，必要时可采用深低温微流量灌注（流量 5 ~ 10 mL/kg），让少量血液自心脏缺损或血管开口处缓缓溢出，既创造良好的手术条件，又避免空气进入动脉系统造成栓塞。

五、深低温停循环体外循环

1. 适应证　用于婴幼儿心脏直视手术，使术中心内无血无插管，便于手术操作，缩短体外循环时间；用于成人部分大血管手术和少数操作非常困难的手术，可以保证无血的手术视野。

2. 方法　麻醉诱导后尽早头部放置冰袋，全身变温毯体表降温，但温度控制在 32℃以上。体外循环鼻咽温降至 15℃，肛温降至 20℃。停止循环时先停止主动脉灌注，术者挤压患者腹部，静脉放血至氧合器内，阻断腔静脉，拔除右房插管，进行心内手术；开放氧合器自体循环，避免血栓形成；恢复循环时先开放升主动脉，缓慢灌注血流，再开放静脉引流，逐渐提高灌注流量。中深度血液稀释，Hct 在 18% ~ 21%，复温后应用利尿、加浓缩红细胞、滤水等方法提高 Hct

至 24% ~ 30%。

3. 注意事项

（1）保证预充液的晶胶比（0.4 ~ 0.6），婴幼儿患者更应保证胶体的补充。

（2）体外循环预充甲泼尼龙 15 mg/kg、甘露醇 0.5 g/kg。使用地塞米松时注意 ACT 时间缩短现象。

（3）停循环时间 ≤ 45 min，可减少神经系统并发症。

（4）主动脉瘤手术停循环时采用头低位，防止气栓从开放的动脉系统进入脑部。

（5）恢复循环时用高流量灌注，等 SvO_2 上升至 90% 以上再进入复温阶段，方法同深低温低流量。

六、上、下半身分别灌注体外循环

1. 适应证　用于主动脉弓降部瘤、主动脉弓中断、主动脉缩窄、重症法洛四联症患者。

2. 方法　上半身灌注可在升主动脉插管，头部灌注可在无名动脉、颈总动脉插管；下半身灌注可在股动脉、髂动脉、降主动脉插管。上、下半身灌注流量分配为 1 : 2，但主要根据静脉血氧饱和度、上、下肢血压来调整灌注流量，分别用两个泵灌注来保证流量。心内手术完成后，逐渐减少下半身灌注，过渡到完全升主动脉灌注。一般采用中度低温、中度血液稀释的方法。

3. 注意事项

（1）若采用泵后型膜肺氧合，存在主分泵的问题，要求分泵流量始终小于主泵流量，否则将形成负压，造成气栓。

（2）经无名动脉、颈总动脉脑灌注时流量控制在 10 ~ 15 mL/kg，既可保证脑的供血，又不会造成脑的奢侈灌注，引起脑的并发症。

七、部分体外循环

1. 适应证　用于部分动脉导管未闭、主动脉瘤手术等，保持患者的心跳及体外循环并行；也用于各种与心跳并行的心室辅助过程。该方法可保证在出现大出血时或心功能差时维持和辅助循环；部分手术需要中断下半身循环，如降主动脉瘤、腹主动脉瘤手术，可采用部分体外循环方法，经股动脉灌注下半身，而上半身仍由心脏供血。

2. 方法　可选择升主动脉、降主动脉、股动脉插管灌注，静脉引流部位可选择腔静脉、股静脉、左房（即左心辅助）等。体温不宜低，保持在 35℃ 左右，以免引起室颤。灌注量可根据 MAP（上、下肢血压）、CO、静脉血氧饱和度等来调节。轻度血液稀释，Hct 保持在 30% 左右。

3. 注意事项

（1）并行循环时 MAP 维持在 60 ~ 80 mmHg，避免血压过低。

（2）从并行循环到心脏独立做功要缓慢过渡，以免心脏负担突然加重引起心衰。

（3）控制静脉回流，维持一定的前负荷，保证心肌收缩力和血流动力学的稳定。

八、微创体外循环

1. **适应证** 用于微创心脏外科手术或体重较轻、血容量较少或术前贫血患者的体外循环手术，也可用于手术时间较短的常规患者体外循环手术。该方法由于预充量少，故血液稀释少，可减少输血从而避免输血带来的不良后果，另外人工材料表面生物涂层技术的应用及血液接触面积的减少也可减轻炎性反应。血小板消耗和蛋白的变性也较少，有利于患者的预后。

2. **方法** 一般选择外周插管配合使用 VAVD 技术，可经皮穿刺或切开血管插管。可由股动脉或腋动脉、股静脉加上腔静脉插管或颈内静脉插管建立体外循环，转流开始前打开 VAVD 并将负压调节至 –40 mmHg 左右，转流停止后关闭负压。根据手术时间长短，控制术中体温，不宜降得过低，以免造成复温困难。

3. **注意事项**

（1）外周动脉插管较细，灌注压力可略偏高；静脉引流依赖 VAVD，注意保持系统的密闭性并监测液平面的变化，引流充分时可适当减小 VAVD 负压。

（2）由于体外循环灌注血流与生理血流逆向，并行循环时流量不宜太大，避免心脏胀满，血压过高。

（3）并行循环期间常因手术需要行单肺通气，需注意氧供充足，避免低氧血症。

（4）胸腔镜心脏手术时难以在心腔和心表放置冰屑降温，故主要依靠冷高钾含血停搏液进行心肌保护，可酌情提高停搏液钾离子浓度或缩短灌注间隔时间。

（5）尽管术中心内和心外吸引的部分血液可以经洗血球机处理后回输，但东亚人种体型相对较小，血容量较少，心内吸引和心外吸引的血液经过滤后可直接进入循环以减少血液丢失。

第 3 节　体外循环中的管理

一、平均动脉压（MAP）

1. 动脉压是反映血容量、有效灌注流量和血管阻力三者关系的指标，也是体外循环中评价循环功能最重要的指标之一，但不能完全反映组织灌注的状况。

2. 成人桡动脉的 MAP 应维持在 50 ~ 80 mmHg，过高或过低的血压均会造成组织的灌注不足。高龄、DM 等患者因基础血压较高、脑血流的自主调节功能差，应维持相对较高的动脉压。婴幼儿的动脉压可适当降低，MAP 维持在 30 ~ 70 mmHg。研究表明，脑血流的自动调节阈值在低温时下移，深低温时成人的阈值由 50 mmHg 降至 30 mmHg，小儿的阈值降至 20 mmHg，故低温时动脉压可适当降低。

3. 体外循环初期动脉压过低的原因如下。

（1）出入量不平衡，腔静脉引流量多于灌注流量；腔静脉引流不畅，影响动脉灌注流量。

（2）血液稀释导致血液黏滞度下降，血流阻力下降；搏动血流消失，微循环血液淤滞，有效循环血量下降。

（3）血管活性物质快速稀释，血管张力下降，外周阻力下降。

（4）合并其他畸形，如动脉导管未闭、肺静脉异位引流等，造成血液分流，使动脉灌注流量不足。

（5）小儿血容量较少、缓冲能力差，当预充液温度过低或 pH 不当时，易造成心缩无力，使血压下降。

（6）动脉插管位置异常，如插入夹层、过深或过浅。常伴有泵压和血压的明显改变。

4. 体外循环中动脉压过高的原因如下。

（1）术前精神过度紧张，体内蓄积过多的儿茶酚胺等血管活性物质；麻醉深度不够，应激反应强烈，外周血管阻力升高；儿茶酚胺等血管活性物质增多，引起外周血管阻力持续升高；静脉麻醉药被体外循环管道吸附，或吸入麻醉药被析出排放使麻醉变浅。

（2）出入不平衡，灌注流量过高；晶体液向细胞间质转移，利尿等造成血液浓缩，温度下降使血液黏滞度升高。

5. 对于过高或过低的血压首先应积极纠正原发因素，在此基础上使用血管活性药物。体外循环中的低血压以血管 α 受体兴奋药为主；高血压以加深麻醉为主，效果不佳时可辅以血管扩张药物。

二、中心静脉压（CVP）

1. 体外循环中通过 CVP 可了解血容量的情况、判断右室功能、反映上、下腔静脉的引流状况，并通过测压管路补液或给药。

2. 体外循环中尽量选用上腔静脉测 CVP，目前多采取右侧颈内静脉穿刺测定 CVP，因其解剖关系明确、插管容易、并发症少。

3. 体外循环中由于落差虹吸效应，静脉引流通畅时 CVP 应为零或负值。体外循环近结束时 CVP 过低，提示低血容量；CVP 过高提示静脉引流不畅，原因可能是插管型号不当、大量气体栓阻、引流路径阻塞或落差不足等；上腔引流管插入过深，可至一侧头臂静脉，影响对侧静脉引流。下腔静脉管插管过深可越过肝静脉，易造成腹腔脏器水肿。或插入肝静脉则肾及下肢静脉回流受阻。右房插管过深，第二级引流口被下腔静脉壁闭塞，使上腔静脉引流不佳。

三、左房压（LAP）

1. LAP 是反映左室前负荷的可靠指标，体外循环中的 LAP 可以通过左房插管获得。根据 LAP 可以调节最适的左室充盈度，以期达到合适的 CO。在左心功能不全、左室发育不良和完全性大动脉转位矫治术患者，监测 LAP 具有特殊意义。

2. 体外循环中 LAP 最高不宜超过 10 mmHg。但重症瓣膜病或复杂型先心病患者，常需维持较高的 LAP 才能保持动脉压。

3. LAP 过低常提示前负荷不足，可补充容量；LAP 过高，无论 CVP 如何，均说明前负荷已超阈值，此时盲目扩容可导致左心衰，需适当应用正性肌力药物和血管扩张药物。

四、温度

1. 鼻咽温近似脑温，反映大脑基底环血流区域的温度，是常用的监测部位。膀胱和直肠温主要反映腹腔脏器的温度，体现下半身的血运状况。在婴幼儿必要时可以监测鼓膜温度，可准确反映大脑的温度。手指、足趾等皮肤温度反映周围组织灌注状态。混合静脉血的温度反映全身平均温度。

2. 降温时应控制降温速度，减少组织温差。浅低温体外循环鼻咽温降至 28 ~ 30℃；中低温时鼻咽温降至 26 ~ 28℃；深低温时鼻咽温降至 20℃以下，肛温降至 20℃。升主动脉阻断期间，心表温度维持在 15℃以下。

3. 鼻咽温与肛温温差过大的原因是降温、复温速度过快，通常是水温与血温温差过大而致。也见于法洛四联症、动脉导管未闭者上半身血运丰富，而主动脉缩窄或中断致下半身血流减少者。

4. 复温时监测 SvO_2 变化，如 SvO_2 下降很快小于 50%，需控制复温速度或进一步提高流量，复温变温器水温与血温差值应小于 10℃，水温最大不超过 38℃，升主动脉开放前鼻咽温应达 30℃，但最好不超过 34℃，复温过早不利心脏局部低温维持，过晚延长转流时间。复温时麻醉不要太浅，否则外周血管收缩，延长复温时间。

5. 临床常见关胸期间温度下降 2 ~ 3℃，可能由于复温不够或复温不均造成，可导致术后寒战、心律失常、外周血管阻力上升，可用提高室温和变温毯体表加温来改善。

五、抗凝与拮抗

1. 体外循环主要用肝素抗凝，肝素在体内和体外都有抗凝作用，对凝血过程的各个环节均有抑制作用。肝素抗凝的效果主要通过 ACT 监测来反映。

2. ACT 的生理值一般在 80 ~ 120 s，反映全血凝血因子及血小板凝血状态的综合程度。体外循环中肝素抗凝使 ACT 维持在 480 s，基本检测不出纤维蛋白单体。当 ACT 小于此值时，则须及时追加肝素，追加剂量视具体情况（ACT、温度、流量等）而定，建议每相差 50 s 追加肝素 50 ~ 60 U/kg。

3. 脱离体外循环后，通过鱼精蛋白拮抗肝素的抗凝作用。强碱性的鱼精蛋白可与强酸性的肝素以离子键按 1:1 的比例结合，即 1 mg 鱼精蛋白可中和 100 U 肝素。鱼精蛋白中和应以 ACT 恢复或接近转流前生理值为标准。体外循环后将氧合器和管道内的剩余血回输时用鱼精蛋白（3 ~ 5 mg/100mL）拮抗。

六、流量

1. 体外循环中机体氧耗是决定最佳灌注流量的标准。适宜的灌注流量可以保证组织的充分灌注，pH 正常，产生的乳酸量最少，混合静脉氧饱和度＞ 60%。

2．成人常温灌注流量应维持在 2.2 ～ 2.8 L/（m^2·min）范围，婴幼儿维持在 2.6 ～ 3.2 L/（m^2·min）或 100 ～ 150 mL/kg 的流量较为合适。低温机体代谢率下降，氧耗减少，相应的流量可以适当降低。中浅低温时灌注流量：成人 1.6 ～ 2.2 L/（m^2·min），婴幼儿 2.0 ～ 2.4 L/（m^2·min）较为安全。当鼻咽温在 20℃左右时，灌注流量在 1.2 L/（m^2·min）可以避免组织灌注的不足。

3．流量过高可以使心内回血增多，影响手术操作，导致液体负荷过重，造成脏器水肿（如脑水肿）和血压过高。

4．组织的灌注与血管的张力有很大关系，体外循环中调整适宜的血管张力对确保组织合适的灌注十分重要。

七、血气

1．体外循环中维持正常的酸碱平衡和血气指标有利于内环境相对稳定，以提供良好的组织氧供。低温血气分析有 pH 稳态和 α 稳态两种方法，目前多采取 α 稳态。

2．SvO_2 是体现组织灌注的指标之一，正常应＞ 65%，降温过程代谢率降低，动静脉短路大量开放，SvO_2 往往较高，但组织氧供不一定充分。复温阶段代谢率上升且毛细血管床开放，SvO_2 下降。

八、电解质

1．钙　为降低引起缺血再灌注损伤的钙超载，体外循环中钙离子浓度维持在 0.6 ～ 1.0 mmol/L，复跳后 5 ～ 10 min 再补钙使之达正常值。

2．钾　补钾过多、回收灌注停搏液过多、严重溶血、酸中毒和少尿，往往导致高钾血症。在心脏复跳时补钾要小量多次给予，补钾前需仔细核对；动脉泵的松紧度要适宜，避免红细胞破坏过多。发生高钾血症，可以通过体外循环机补充钙剂和碳酸氢钠，超滤和利尿使之排出，补充葡萄糖和胰岛素使之向细胞内转移。

九、红细胞压积

1．通常红细胞压积（Hct）在 30% 时的血液携氧能力最强；Hct 在 20% 和 45% 时的携氧能力相近，但全血黏滞度仅为 45% 时的一半。全血黏滞度在 Hct 为 20% 以下时不再下降，而携氧能力却会急剧下降，故血液稀释时应维持 Hct ＞ 18%。在 Hct ≥ 20% 时一般无心肌缺血表现。鼻咽温在 37℃、MAP 在 60 mmHg，稀释至 Hct 在 20% 时可能出现神经细胞缺氧症状。长时间重度或极度血液稀释则可能导致肾小管发生缺血性损伤。

2．体外循环中 Hct 维持在 20% ～ 25%，过低不但不利于组织供氧、导致缺血缺氧损伤，且加重水钠潴留、引起脏器水肿。需大量利尿或超滤排出多余水分，同时补充浓缩红细胞和相关电解质。Hct 过高使血液破坏增加，需补充液体稀释，必要时稀释前放出部分自体血。

3. 根据病种、年龄、体外循环进程和时间的不同，Hct 需适当调整。术前发绀型患者有代偿性红细胞增多症，应维持 Hct 在 25% ~ 30%，深低温低流量 Hct 可以低至 20%，高龄患者 Hct 适当提高，在转流初期或低温期 Hct 可以稍低而复温期应提高到 24% 以上。

十、体外循环水代谢的管理

（一）积极预防组织水肿

1. 制订合理的预充计划

（1）小儿和老年人水代谢能力差，应予以足够的重视。稀释度不宜过大，应尽量使稀释度保持在 30 ~ 50 mL/kg，Hct 在 21% ~ 24%。

（2）维持体外循环中合适的血红蛋白浓度，只能保证血液的氧供能力，而不能保证血管的保水能力。若患者营养状况很差，血浆白蛋白很低，应预充一定量的胶体。

（3）预充胶体对减少婴幼儿体外循环中的液体渗出有很重要的作用。预充一定量的胶体可增加血浆的胶体渗透压，减轻水的外渗。体外循环中血浆总蛋白量不宜 < 40 g/L，晶胶比维持在 0.5 ~ 0.6，成人可稍高。体外循环结束时血浆胶体渗透压不能 < 1.9 kPa，婴幼儿可稍偏低。

2. 体外循环常用的胶体

（1）白蛋白：常用白蛋白溶液的浓度为 20%，5 g 白蛋白可代替 100 mL 血浆，半衰期为 15 h。体外循环中若晶体液过多，白蛋白可有效提高胶体渗透压，对总体血容量的影响很小，但白蛋白价格比血浆贵。

（2）右旋糖酐：高分子量多糖聚合物，每克右旋糖酐可结合 20 ~ 25 mL 的水分。低分子右旋糖酐可将两倍的水分从血管外带至血管内，大量使用可引起肾小管阻塞、血管内皮损伤和凝血机制紊乱。用量为 1 g/kg。肾功能不全者慎用。

（3）羟乙基淀粉：人工合成胶体物质。6% 羟乙基淀粉相当于 5% 白蛋白的渗透压，可在血管内保留 24 ~ 36 h。与右旋糖苷相比，对凝血机制的影响较小。但 0.1% 的患者对羟乙基淀粉有变态反应。用量过多损伤肾功能，肾功能不全者慎用或禁用。

（4）琥珀酰明胶：明胶类血浆代用品，从牛胶原中分离出的小分子多肽，分子量为 30 000 Da。可以在血管内停留 4 h，胶体渗透压和血浆相同，电解质成分也和血浆相似。突出优点是大剂量（> 1000 mL）使用不影响凝血机制，可经肾排出，无肾毒性，成人预充不需再加血液配置，避免了血源性感染。

3. 体外循环中肾的充分灌注

（1）体外循环开始时低血压使肾灌注减少，尿量减少。短暂的低血压可暂不处理，因为随着体外循环的运行，血液中血管收缩物质增高，血压可逐渐升高，肾血流恢复，加上稀释性利尿，尿量逐渐接近或超过正常。

（2）体外循环中 MAP 过高，往往是小血管收缩、循环阻力过高的结果，对微循环灌注和心肌保护均有不利影响，使肾血流减少，尿液生成减少。

4. 改善心脏功能

（1）心功能不全造成静脉淤血是形成体外循环后期和术后水肿的主要原因之一。在辅助循环期间要逐渐控制体外循环静脉回流量，同时减少动脉灌注，使心脏射血从体外循环机做功逐渐向自身心脏做功过渡。在此过程中要随时监测 CVP 和心脏充盈情况。

（2）法洛四联症、成人巨大房间隔缺损或冠心病左心功能不全者，应监测 PCWP、LAP 等指标，单纯根据右房压或 CVP 输血输液易出现左室容量超负荷，严重者可造成急性肺水肿。

5. 维持酸碱平衡的稳定

（1）体外循环并发酸中毒可加重组织水肿。体外循环常规进行血气监测，随时纠正酸中毒等异常。低温期间通常不依靠给 CO_2 来调节 pH，而以 α 稳态为宜。复温时要有足够的流量使 $SvO_2 > 60\%$。

（2）体外循环中液平面过低需补充液体，要注意晶胶比例和液体本身成分。除林格液、平衡盐液外，其他大部分液体的 pH 偏低，大量补充时需要注意。

（3）补充葡萄糖溶液应慎重，因为体外循环使体内的儿茶酚胺分泌增多，胰岛素分泌抑制，糖原大量分解，血糖利用障碍，易造成高血糖。

（4）使用乳酸林格液有许多优点。乳酸盐对血液的氢离子有缓冲作用；电解质成分和血清相似；乳酸比葡萄糖更易进入线粒体加入三羧酸循环，利于 ATP 的产生；大量输入葡萄糖液可造成低钠、低氯血症。

6. 减轻血液和组织的破坏

（1）体外循环中使用膜肺避免了气体和血液的直接接触所造成的损伤；减少左心回流血液吸引是减轻水肿的积极措施。法洛四联症患者左心回流量大，采用低温低流量的方法可减少吸引，从而减轻血液的破坏。

（2）体外循环中使用糖皮质激素，可稳定溶酶体膜，减少炎性介质的释放，降低血管通透性，减少渗出，对保护组织细胞、减轻水肿具有积极意义。使用地塞米松可缩短 ACT，可选用甲泼尼龙。

（二）加强液体的排出

1. 增强肾对水的排出

（1）肾功能良好对体外循环期间和术后液体的排出有重要作用。体外循环早期大多少尿或无尿，复温时或心脏复跳后尿液逐渐增多，如果此时仍无尿，则需及时处理。

（2）体外循环常用甘露醇进行利尿。甘露醇静注后主要分布于血管内，不易透过毛细血管，迅速提高血浆渗透压，使组织间隙水分向血管内移动。甘露醇在肾小球不被吸收，高渗作用阻止肾小管对原尿的再吸收，增加尿液的排出。渗透性利尿使肾小管中的管型和毒性物质被冲走，减轻肾组织在体外循环中形态学损伤的程度，在低血压状态时可维持一定的肾血流，保证肾滤过。甘露醇对预防脑水肿也具有积极意义。预充液内给予甘露醇的量为小儿 0.5 g/kg 或成人 1 g/kg。每毫升甘露醇可增加 4 mL 血浆容量，注意脱离体外循环后会增加心脏前负荷。

（3）尿少或无尿时使用呋塞米作用快速，抑制髓襻升枝粗段对氯离子的主动再吸收，Na^+ 的再吸收也随之减少，使髓质间高渗状态不能维持，肾的尿浓缩能力下降，促进水分的排出。

呋塞米还可促进远曲小管 Na^+ 和 K^+ 的交换，增加尿钾的排出。通常在低温或体外循环开始无尿或少尿时给药，但不宜太过积极，在复温、心脏复跳后无尿则需积极给药，剂量不宜过大。但小儿对其不敏感、剂量可偏大，如 10 kg 以下的小儿，呋塞米可给至 1 mg/kg。成人无肾功能损害，在心血管病变纠正后，随着血流动力学的改善，肾排尿功能自然恢复，实属尿少时才考虑给药。维持良好的血流动力学可增加呋塞米的疗效，在动脉压偏低时肾灌注减少，药效难以发挥。呋塞米给药后电解质通过大量尿液排出而丢失，易发生电解质平衡紊乱。

2. 超滤和改良超滤

（1）血液浓缩器的原理：遵从 Starling 定理，当血液通过滤过膜时，一侧为正压而另一侧为大气压和负压，液体因跨膜压差而滤出。滤出液体的分子量为 2000 ～ 20 000 Da，不含蛋白质成分，相当于原尿。影响滤水的因素：跨膜压差、Hct、血浆蛋白浓度和温度等。用血液浓缩器排除过多的水分可减轻肾的负担，消除水肿。特别是婴幼儿的肾功能代偿能力差，提倡积极尽早使用。血液浓缩器在 20 min 内可排出 1 L 液体，对减轻水肿、排除毒素具有积极意义。血液浓缩器对血液有一定的破坏作用，如异物表面接触、机械损伤等，对水负荷轻、肾功能和心功能良好者可不用。

（2）常规超滤（conventional ultrafiltration）：在使用时超滤器与体外循环通路并联，其入口端与动脉管路连接，常与动脉微栓滤器顶端的出口或采动脉血标本的旁路相连，出口端与静脉回流室连接。通常只要依靠体外循环管路动、静脉两端的压差即可。超滤的时机一般在开始复温后，从鼻咽温达到 28℃ 开始至停机，常在体外循环结束前 20 min 左右进行。转流中如大量晶体停搏液回收，或由于术前器官（肺、肝等）淤血，使体外循环开始后大量的液体到回流室，也可以在体外循环开始就超滤，直到达到预期目标。

（3）改良超滤（modified ultrafiltration）：指在体外循环停止以后再进行超滤。改良超滤的进口端可接在动脉或静脉管路上，但由于静脉有进气的可能，临床上大多数将其进口端通过"Y"型接口与靠近主动脉插管的动脉端相连，同样出口端与静脉回流管路或静脉插管连接，血液回输到右心房，并在出口端分出一个测压管来监测右房压，由泵来控制流量在 100 ～ 150 mL/min，整个环路密闭。进行超滤的时机是在脱离体外循环后 10 ～ 15 min 进行，必要时也可以如常规超滤在复温时进行。改良超滤的特点：体外循环结束后短时间内直接滤出体内多余水分，在浓缩血液和提高 Hct 的同时，使胶体渗透压和凝血因子的浓度增加。超滤过程中因容量不足而血压下降时，可直接从主动脉泵将氧合器内余血回输体内。由于该技术在外循环结束后进行，所以在体外循环中只要能保证满足相应温度下患者氧供的 Hct 即可，对于稀释度大、容量多的患者，如心脏停搏液回收过多时，也可在体外循环中随时进行超滤。实施改良超滤时，由于整个体外循环管道处于预充状态，若发生意外，也可迅速恢复常规体外循环。

3. 尿量　不但反映微循环是否充分灌注，还可以反映下腔静脉的引流情况。在低压、低流量体外循环时可以表现为无尿，但在灌注充分时尿量应 > 2 mL/（kg·h）。通过调节排尿速度可以达到预期稀释度，并维持转流中的液体平衡。

十一、脱离体外循环

脱离体外循环是指从机械循环和呼吸支持过渡到患者心肺维持循环呼吸功能状态。当患者心肺功能恢复，容量合适，血流动力学稳定，正性肌力药物或其他血管活性药物已准备就绪或已开始输入，无影响循环的心律失常，或已安装和调试好临时起搏器，血气分析报告基本正常，鼻咽温复温至 36 ～ 37℃，中心温度复温至 35℃以上，缓慢调整辅助流量，可逐渐脱离体外循环支持，并将系统内剩余机血收集和回输。在此期间，外科、麻醉、灌注医师和手术室护士之间必须进行适当的规划并保持密切沟通，以便能够及时应对并充分解决出现的任何问题。如脱机困难，则应及时分析原因并作相应处理，必要时过渡至 IABP 或 ECMO 等机械辅助装置。

（刘　刚　龙　村）

参考文献

［1］HESSEL E A. What's new in cardiopulmonary bypass[J]. J Cardiothorac Vasc Anesth, 2019, 38(8): 2296-2326.

［2］ONO M, BROWN C, LEE J K, et al. Cerebral blood flow autoregulation is preserved after hypothermic circulatory arrest[J]. Ann Thorac Surg, 2013, 96(6): 2045-2050.

［3］TSAI J Y, PAN W, LEMAIRE S A, et al. Moderate hypothermia during aortic arch surgery is associated with reduced risk of early mortality[J]. J Thorac Cardiovasc Surg, 2013, 146(3): 662-667.

［4］HAJJAR L A, VINCENT J L, GALAS F R, et al. Transfusion requirements after cardiac surgery: the TRACS randomized controlled trial[J]. JAMA, 2010, 304(14): 1559-1567.

［5］ALEVIZOU A, DUNNING J, PARK J D. Can a mini-bypass circuit improve perfusion in cardiac surgery compared to conventional cardiopulmonary bypass?[J]. Interact Cardiovasc Thorac Surg, 2009, 8(4): 457-466.

［6］HESSEL E A. Cardiopulmonary bypass: Equipment, circuits, and pathophysiology[M]//GRAVLEE G P, SHAW A D, BARTELS K. Hensley's practical approach to cardiothoracic anesthesia. 6th edition. Philadelphia: Wolters Kluwer, 2019: 594-629.

［7］American Society of Extracorporeal Technology. American Society of Extracorporeal Technology: standards and guidelines for perfusion practice[EB/OL]. http://www.amsect.org/p/cm/ld/fid=1617(Approved May 2017).

［8］BAUER A, HAUSMANN H, SCHAARSCHMIDT J, et al. Is 300 seconds ACT safe and efficient during MiECC procedures?[J]. Thorac Cardiovasc Surg, 2019, 67: 191-202.

［9］VEDEL A G, HOLMGAARD F, RASMUSSEN L S, et al. High-target versus low-target blood pressure management during cardiopulmonary bypass to prevent cerebral injury in cardiac surgery patients: a randomized controlled trial[J]. Circulation, 2018, 137: 1770-1780.

［10］OLSSON A, ALFREDSSON J, RAMSTROM S, et al. Better platelet function,less fibrinolysis and less hemolysis in retransfused residual pump blood with the Ringer's chase technique-a randomized pilot study[J]. Perfusion, 2018, 33: 185-193.

第 22 章

心肌保护

第1节　心肌保护的基础知识

一、心肌的血供及其影响因素

1. 心肌的血供　冠状动脉供给心肌血供，位于心外膜下 3/4 至 4/5 心肌的血液由冠状动脉直角分支斜行穿入，侧支丰富。位于心内膜下 1/4 至 1/5 心肌经室壁内小动脉直角穿入心肌，侧支较少，在心肌受压时此处血流容易中断，但心内膜心肌代谢较高，所以易遭受缺血性损害。

2. 影响心肌供血的因素　心肌的血供可用公式表达，即 $Q = (Pc-Pim) / R$，其中 Q 为心肌血流量，Pc 为冠状动脉压，Pim 为局部心肌内压，R 为血流阻力。左心室舒张期的 Pim 值最小，为心内膜血供主要时期，而收缩期近乎停止。成人心率过快，舒张期相对缩短，不利于左心室心内膜血供。右心室因收缩时压力较低，所以是收缩期和舒张期双期供血。

3. 心肌超微结构对心功能的影响　心肌肌原纤维主要有四种参与收缩的蛋白质，即肌球蛋白、肌动蛋白、向肌球蛋白和向凝蛋白。四者排列有序，是心肌收缩的结构基础，过度扩张可使心肌超微结构受到破坏，直接影响心肌收缩。心脏手术要避免心肌过度膨胀和过度牵拉，否则造成心肌收缩和舒张功能障碍。

二、心肌缺血时的能量代谢

1. 缺血心肌的能量主要来源于无氧代谢的糖酵解，且不受限于糖原，而受限于 ATP，而 ATP 的合成只有在磷酸肌酸尚未耗竭的情况下方能进行。缺血心肌的恢复主要决定于细胞内的 ATP 和磷酸肌酸。心脏手术心肌保护的关键环节是通过停止心肌的电机械活动而有效地降低能耗，其次是通过低温进一步使代谢率降低。现在采用的连续灌注停搏液是为了保证心脏停跳时能继续保存 ATP。

2. 心肌血流丰富，氧代谢旺盛，当心肌缺血时，氧供减少抑制了脂肪的 β 氧化，结果使线粒体内缺乏足够的羟基辅酶 A 来合成 ATP。线粒体占心肌重量的 35%，其 ATP 的主要来源是脂肪酸有氧氧化（占 70%），缺氧时以糖酵解为主，但只能提供正常时 5% ~ 7% 的 ATP。

3. 当心肌供血不足时，心肌的代谢产物不能被充分清除，结果抑制了葡萄糖的酵解，可以加重缺血心肌的损伤。

三、心肌缺血再灌注损伤

（一）心肌缺血再灌注损伤的概念

1. 在心内直视手术中，为获得安静无血的术野，需要暂时阻断冠状动脉循环血流。心肌在阻断冠状动脉灌注后，通过低温和心肌保护液的灌注，在缺血缺氧期细胞内的生化反应及超微结构的改变并不十分明显。当解除主动脉阻断重新恢复冠状动脉血流后，则可出现严重的病理性心肌细胞损害和顽固性心律失常，心肌肥厚或术前存在冠状动脉供血不足的患者更为明显。这种在缺血期心肌改变不明显，而在重新灌注后才充分表现出来的心肌损害称为心肌缺血再灌注损伤。

2. 心肌缺血再灌注损伤，轻者损害血管内膜及细胞膜的完整性，出现细胞水肿、线粒体变性，损害呈可逆性；重者发生肌原纤维断裂、线粒体破裂和细胞膜崩解，造成不可逆性损害。

（二）心肌缺血再灌注损伤的表现

1. 再灌注心律失常　可能与再灌注细胞内钙超载及细胞外钾减少有关。

2. 细胞内钙超载　动物实验表明，结扎冠状动脉 60 min 未见细胞内钙离子含量增多，再灌注 10 min 后细胞内 Ca^{2+} 含量增多 10 倍。

3. 超微结构的变化　血流再灌注心肌细胞的突发性水肿，细胞质膜破坏，线粒体肿胀、破裂，肌纤维收缩带坏死。而未灌注的缺血梗死区只见苍白松弛的肌纤维，细胞结构仍保存。

4. 心肌酶漏出增加　缺血再灌注后，冠状静脉窦及体静脉血中的 CK-MB、乳酸脱氢酶（LDH）均增高。

5. 无再流现象（no-reflow phenomenon）　血流再通后的心肌组织再灌注不完全或无再灌注，再灌注区可见微血管痉挛、栓塞或血栓形成，部分小血管内皮细胞肿胀、白细胞堵塞，呈无再流状态。

6. 心功能减退　心肌急性水肿、顺应性降低，表现为心室收缩力、血压及 CO 下降，严重者循环难以维持。

（三）心肌缺血再灌注损伤的机制

1. 细胞内 Ca^{2+} 超载

（1）正常心功能有赖于心肌细胞内的钙稳态。心肌缺血期细胞内 Na^+ 增高是再灌注时 Ca^{2+} 超载的基础。细胞内 Na^+ 增高激活了细胞质膜上的 Na^+-Ca^{2+} 交换蛋白，再灌注时随着 Na^+ 向细胞外移动，大量的 Ca^{2+} 通过 Na^+-Ca^{2+} 交换机制进入细胞内，造成细胞内 Ca^{2+} 超载现象。

（2）细胞内 Ca^{2+} 超载导致细胞损伤的机制，表现在 Ca^{2+} 激活膜磷脂酶 A_2，使膜磷脂分解，细胞质膜及细胞器膜均受损。膜磷脂分解时产生的溶血磷脂，抑制线粒体内 ATP 的合成，而

Ca^{2+} 又激活 ATP 酶，促进 ATP 的分解，导致能量急剧减少。细胞内 Ca^{2+} 增高使肌纤维挛缩，增加能量的消耗。

　　2. 氧自由基大量产生

　　（1）缺血时细胞内自由基清除剂超氧歧化酶（SOD）的活性降低，再灌注时对氧自由基不能及时清除。在心肌缺血时能量消耗，ATP 降解为 AMP 和腺苷，导致组织中次黄嘌呤堆积，在黄嘌呤氧化酶的作用下生成黄嘌呤，从而为超氧化物阴离子自由基的生成创造了条件。缺血时局部白细胞激活，再灌注后氧耗量急剧增加，氧分子不能还原生成水，而是经还原型辅酶 II 释放大量的自由基。缺血心肌线粒体电子传递障碍，再灌注时正常氧化还原途径转化为自由途径，生成大量的自由基。当再灌注恢复氧供时，氧分子进入缺血组织，导致氧自由基的大量生成。氧自由基与细胞质膜上的多链不饱和脂肪酸反应，发生脂质过氧化，导致细胞受损或死亡。

　　（2）自由基使蛋白变性，破坏酶活性，虽然心肌已恢复供血，但心肌氧代谢障碍，膜结构破坏，使其通透性增加，细胞膜破裂。自由基使细胞膜上的多链不饱和脂肪酸发生脂质过氧化，细胞膜结构破坏，膜通透性增加，导致细胞肿胀、破裂和死亡。

四、心肌抗缺血的自身保护

（一）心肌顿抑（myocardium stunning）

　　1. 心肌顿抑是指心肌经短暂缺血后，当冠状动脉血流恢复正常或接近正常时，尽管心肌形态和超微结构正常，但心功能和心肌代谢异常长时间持续存在。缺血后出现心室功能异常，缺血心肌血流的恢复与机械功能的恢复不相匹配。

　　2. 心肌顿抑常发生于短时间缺血后的再灌注，局部心肌血流正常或几乎正常，心肌局部能量物质储备降低，属可逆性心功能障碍。发生机制与氧自由基产生、钙超载、热休克蛋白的释放等有关，造成冠状动脉内皮细胞功能失调，心肌氧的利用障碍等。

（二）心肌冬眠（myocardium hibernation）

　　1. 心肌冬眠是指由于冠状动脉血流减少和（或）心肌需氧量增加，引起静息时左室功能持久性减退，当心肌再灌注或氧需减少，氧供需重新恢复平衡后，心肌功能可完全恢复正常。缺血心肌血流的恢复与机械功能的恢复呈低匹配状态。

　　2. 心肌冬眠时同样出现可逆性心功能障碍，尽管降低的心肌血流尚足以维持组织的存活，但导致持续性收缩功能障碍。原因为心脏缺血后，心肌通过主动调节机制降低心功能，进而降低缺血心肌对代谢底物的需求量，残余血流所能提供的营养物质甚至可以超过心肌对代谢底物的需求量。通过侧支循环的建立，心肌的低代谢，从而防止心肌坏死。

（三）缺血预处理（ischemic preconditioning）

　　1. 缺血预处理是指心脏经过短暂缺血后，可以使心肌对较长时间的后续再缺血产生耐受性，是一种内源性心肌保护作用。国内外的大量研究已经在不同种属的动物实验中得到证实；在模拟心外科全心缺血时，证明缺血预处理有显著的心肌保护作用；缺血预处理与晶体心肌保护液相结合，对心脏的缺血再灌注损伤有保护作用，且常温下的缺血预处理保护作用比低温下的缺血预处理的保护作用明显增强。

2．缺血预处理的保护机制主要是内源性保护物质的释放，如腺苷等。心肌经缺血预处理后心肌细胞释放腺苷等内源性物质，除直接与 Na^+/K^+-ATP 酶有关外，也间接与阿片受体和蛋白激酶 C 有关。腺苷与存在于心肌细胞膜上的腺苷受体结合，通过抑制性 G 蛋白激活磷酸脂酶 C，促进蛋白激酶 C 亚型 δ 和 ε 向细胞膜移位并激活，而蛋白激酶 C 通过底物磷酸化使 ATP 敏感性钾通道开放，使 K^+ 外流细胞膜超极化，从而缩短动作电位时程，减少钙内流，减少心肌细胞的机械活动和能量消耗，从而缩小心肌梗死范围，减轻心律失常的严重程度，减轻内皮细胞的损伤，改善心功能。

3．缺血预处理理论目前已经被应用于临床，为体外循环中全心缺血的心脏保护提供了新的途径，对不停跳心脏手术尤其是 CABG 的心肌保护，提供了新的依据。

五、冠状静脉逆行灌注的生理基础

1．冠状静脉逆行灌注　通常心肌停搏液从主动脉根部经冠状动脉窦（左、右冠状窦）顺行灌注，但在冠状动脉严重病变或不能顺行灌注时，可以将心肌停搏液从右房经冠状静脉窦逆行灌注，进行冠状静脉逆行灌注心肌保护。冠状静脉逆行灌注能提供正常心肌需氧量的14% ~ 25%，在 15℃ 的低温停搏状态，心肌仅需正常情况的 3% 需氧量，结合心肌局部低温，完全可以保证心脏停搏期间心肌的需氧量。

2．解剖基础　冠状静脉系统是无瓣膜管道，静脉通过毛细血管及窦状隙与心肌细胞交通，粥样硬化病变不累及冠状静脉系统，通过冠状静脉逆行灌注完全可以达到同样甚至超过顺行灌注的心肌保护效果。冠状静脉逆行灌注时心肌停搏液一部分经毛细血管床从冠状动脉窦（主要是左冠状窦）流出，另一部分则经窦状隙血管系统直接引流至右心腔，两者之比为 1 : 3，前者是营养心肌的主要途径，后者在冲掉无氧代谢产物方面具有较大的意义，另有小部分由窦状隙血管流入左室，由心前静脉流入右房。

六、婴幼儿未成熟心肌的特点

1．婴幼儿未成熟心肌的结构、代谢和功能与成人有很大差异

（1）结构特点：未成熟心肌细胞较小，细胞内肌原纤维少，肌质网稀疏，横管密度较低，排列无序，肌节不完整。心肌细胞含水量高，糖原颗粒丰富，心肌内非收缩物质（质膜、细胞质、细胞核）所占比重高，质膜面积和细胞容积的比值高。线粒体数量少，线粒体嵴发育不完全等。心肌细胞微小结构的成熟度直接影响心脏的代谢和功能。

（2）代谢特点：未成熟心肌内缺乏氧化磷酸化酶，高能磷酸盐含量高，糖原分解和无氧酵解的能力强，能量来源主要依靠葡萄糖或糖原的有氧分解和无氧酵解。而成熟心肌主要依靠游离脂肪酸的 β 氧化供能。由于糖原含量高，糖酵解能力强，缺血时心肌产生的 ATP 可维持较长

时间的细胞内环境及结构的稳定，故对心肌缺血、缺氧的耐受性高。不成熟心肌内钙调节系统尚未成熟，肌质网稀少，心肌内钙较少，故对细胞外钙依赖性大。不成熟心肌收缩力较弱，心肌收缩所消耗的能量较少，心肌耐受酸中毒的能力较强。心肌缺血缺氧后更易恢复收缩力和顺应性。

（3）功能特点：未成熟心肌的收缩力较弱，室壁张力高，顺应性较差，功能储备较少。新生儿的血液循环途径从胎儿型向成人型过渡需要新的适应过程，当心室容量增多或排血阻力增高时，心室不能相应地提高功能储备，易导致心衰。新生儿心肌的自主神经系统虽已有传入和传出纤维，但交感纤维远未发育完全，对应激的适应能力差。

2. 婴幼儿心肌保护的特殊性

（1）未成熟心肌的心脏体积较小，心室壁较薄，心脏表面积和体积之比值较成熟心脏更大，心肌降温比成熟心肌快而均匀。因此，低温保护效果好，单独低温对不成熟心肌的保护作用明显优于成熟心肌。

（2）因未成熟心肌缺血缺氧耐受力强，晶体停搏液能减少心肌的能量消耗，保存心肌功能，可以增加低温对不成熟心肌的保护作用，通过灌注晶体停搏液是传统的心肌保护方法，但灌注间隔频繁可以加重心肌水肿。

（3）婴幼儿心肌的保护方法和心肌停搏液的组成与成人有所不同，保持晶体停搏液中适当的钙离子浓度对未成熟心肌保护有更积极的作用。至于采用含血停搏液的利弊尚待进一步阐明。

七、老年患者的心肌保护

（一）心脏变化的特点

1. 心脏形态

（1）解剖结构：心脏重量随年龄增大而增加，女性更为明显。老年人心脏从基底到顶点的长度变短，主动脉根部右移和扩张，左房扩大，左室壁厚度随增龄而增加。

（2）细胞结构：心肌细胞及其间质出现退行性变化，心肌细胞数量减少，体积增大，细胞核增大而不规则。心肌细胞核出现脂褐质，心脏呈棕色萎缩。线粒体酶的活性减低。心肌间质胶原和弹性硬蛋白增加，心内膜和心肌弥漫性纤维化，增加了心肌的僵硬度。

2. 心脏功能

（1）左室顺应性减低：心脏的等容舒张期延长，引起舒张早期充盈不足，导致心脏舒张功能不全，使左室舒张早期顺应性减低。老年人心包胶原束随增龄而变直，心包变厚并出现僵硬，亦使老年人左室舒张期顺应性降低。

（2）心室舒张晚期充盈增加：虽然左室舒张早期充盈度降低，但左室舒张末期容量不随年龄增长而降低，舒张末期左室充盈的增加，部分是由于心房加强收缩而辅助左室充盈量的适应性机制。虽然舒张末期容量不随年龄增长而降低，但由于心室顺应性减低，故老年人常有舒张末期压力升高，特别是在运动时更为明显。

（3）CO：随年龄增长，静息时 CO 减低或无变化，因为动脉压增高甚至 CO 减少，静息时每搏做功随年龄增长而增加。

3. 心脏瓣膜的改变　老年人心脏主动脉瓣和二尖瓣叶的厚度随年龄呈进行性增加，特别是沿瓣膜关闭的周缘部分尤为明显。胶原沉积、类脂物积聚、病灶性营养不良性钙化，侵袭主动脉瓣和二尖瓣的瓣叶和瓣环。

4. 冠状动脉　老年人冠状动脉扭曲、扩张，冠状动脉侧支的数量和大小也可随年龄而增加。尽管普遍认为动脉粥样硬化是疾病过程，而动脉中层钙化则是与年龄有关的退行性变。

（二）心肌保护的特点

1. 含镁停搏液与老年心肌保护　老年心肌缺血后可明显表现为细胞内的 Ca^{2+} 增多，同成年心肌相比，心脏功能的恢复受到很大影响，虽然目前关于老年心肌细胞中的钙积聚会减低心功能恢复的机制尚未阐明，但大量研究证实，含 K^+、Mg^{2+}（分别为 20 mmol/L）的心肌停搏液可明显改善细胞内的钙积聚现象，并有利于缺血心肌在术后的功能恢复。

2. Ca^{2+} 与老年心肌保护　成熟心肌细胞几乎全部依赖有氧代谢产生 ATP，以供细胞生存及做功的需要。ATP 的产生和储存在线粒体内进行。线粒体也利用底物氧化中获得的 Ca^{2+} 排出于胞质中。当心肌细胞缺血受损时，能量的产生发生障碍，钠泵与钙泵功能降低，同时大量细胞外液中的 Ca^{2+} 沿着浓度差移动，冲入细胞内并进入线粒体，造成线粒体内钙超负荷。研究表明，在含 Mg^{2+} 心肌保护液组线粒体内的 Ca^{2+} 比单纯缺血组明显减少，说明 Mg^{2+}（20 mmol/L）在心肌保护液中起到了调节钙离子水平的作用。

3. 其他影响因素　Na^+-H^+ 交换对缺血再灌注损伤中细胞内的钙负荷具有重要影响，通过使用选择性的 Na^+-H^+ 交换抑制剂，可以明显减少老年心肌缺血后肌挛缩现象，并增强收缩力。超极化成分，如 K^+ 通道开放剂替代除极成分用于心肌保护液，可明显增加老年心肌术后的功能恢复。持续冠状静脉逆行灌注温血停搏液也可作为老年患者心肌保护的方法。

第 2 节　围体外循环期的心肌保护

一、心肌保护的基本概念

1. 通常所说狭义的心肌保护概念，是指体外循环期间的心肌保护，主要是灌注心脏停搏液对心肌的保护，是体外循环心脏手术的重要措施。现在的心肌保护措施（心肌停搏液）已经被常规使用数十年，其安全性和有效性得到了保证。

2. 真正意义上的心肌保护涉及整个围手术期，术前主要为改善心脏功能和增加心肌能量储备；术中保证心肌氧供需平衡、减轻心肌缺血损伤和维护心脏功能；术后维持血流动力学稳定和促进心肌功能的恢复。整个麻醉手术过程的心肌保护是麻醉医师维护的重点。

二、体外循环前的心肌保护

1. **维持血流动力学稳定**　体外循环前既要保证冠状动脉有足够的灌注压，又要防止过度应激反应对心肌的损害。在切皮、锯胸骨等强烈外科刺激时，要保持足够的麻醉深度，避免内源性儿茶酚胺过度释放对心肌的损害。

2. **纠正电解质和酸碱平衡紊乱**　心脏患者通常术前使用大剂量的利尿药物，如果不注意补充往往存在或多或少的低钾和低镁水平，要纠正低镁、低钙和低钾血症，积极纠正酸中毒，尤其注意对低镁血症的纠正。据阜外医院麻醉科临床经验，术前存在低镁血症的比例相当高（＞80%），可以在锯胸骨前补充 10% 硫酸镁 1～2 g，既达到补镁的目的，又防治应激反应。

3. **输血补液**　维持 Hct 在合适范围，以保证血液的携氧能力，合理输液有助于维持血流动力学的稳定，纠正血容量的绝对和相对不足，既不过分强调液体的限制，又不过度使血液稀释。

三、主动脉阻断前的心肌保护

1. 体外循环开始后在主动脉阻断前心肌仍在跳动或处于短暂室颤状态，此时心肌保护应以增加心肌能量储存，减少心肌能耗为主。

2. 保持一定的 Hct，若 Hct ＜ 20%，易造成心肌氧供不足，此时若灌注压不足，可加重心肌缺血。维持合适的血液温度，低温使心内膜血流减少，温度＜32℃，易发生室颤。随年龄的下降，心肌对低温的耐受性增强。

3. 保持心肌适度充盈，心脏过胀可造成心脏结构的损伤，术后易发生心肌收缩无力。心脏过空，前负荷降低，则不能保证有足够的灌注压。主动脉瓣关闭不全患者要充分心内引流，主动脉阻断前避免血压过高、心率过慢，减少主动脉瓣反流，此类患者的心内吸引管应在阻断前心脏跳动时置入，否则心脏停跳左室会过度膨胀。

4. 避免长时间室颤，因为室颤使心肌内膜循环阻力增加，心肌血流减少，同时心肌氧耗明显增加。同时避免心率过快，对缺血性心脏病患者尤为重要，过快心率可明显增加心肌氧耗。

5. 保持心肌灌注压，特别是冠心病患者，心肌血供受限，血压降低将加剧矛盾。成人冠状动脉灌注压宜维持在 50 mmHg 以上，对心肌灌注比较有利。

6. 主动脉阻断时血管张力要低，通过短暂降低泵流量可以解决，避免在血管高张力状态下造成血管损伤和主动脉内膜粥样斑块脱落导致栓塞。

四、主动脉阻断期间的心肌保护

（一）心脏停搏液的原理和组成

1. **心脏停搏液的原理**　通过高浓度钾灌注心肌的化学诱导，降低跨膜电位，使动作电位不能形成和传播，致心脏处于舒张期停搏状态，迅速使心肌电机械活动终止，最大限度地减少心肌能量需求和消耗，尽可能保存心肌的能量储备，保持心肌细胞结构和功能在恢复血供后的完整性，延缓心肌缺血性损害的发生，从而延长心肌耐受缺血的安全期限。同时结合血液降温和心肌局部降温，可以进一步降低心肌的基础代谢，减少氧和能量的消耗。心肌电机械活动的终止可以使心肌的能量消耗降低 90% 以上，而心脏停搏液的基本目的就是保持心肌 ATP 的储备，保证心肌细胞生理和功能的完整性。

2. 心脏停搏液的组成

（1）K^+：心肌细胞的静息电位取决于跨膜 K^+ 浓度梯度，细胞外 K^+ 浓度升高后，跨膜 K^+ 梯度下降使膜电位的负值下降，Na^+ 流入细胞内的速度减慢，结果使动作电位的上升速度、幅度及传导速度均减少。当膜电位降至 50 mV 时则 Na^+ 通道停止工作，Na^+ 被阻止在细胞外，不能产生及传播动作电位。维持电位在此水平可使心脏处于舒张期而停搏。晶体停搏液中 K^+ 最佳浓度为 15 ~ 20 mmol/L，含血停搏液中 K^+ 为 20 ~ 30 mmol/L。

（2）Mg^{2+}：Mg^{2+} 是细胞内许多酶的激活剂，也是许多酶的辅助因子。细胞外高镁时，Mg^{2+} 可通过竞争心肌细胞膜上 Ca^{2+} 通道上的受体，阻止 Ca^{2+} 进入细胞内而产生停搏作用。研究表明，晶体停搏液中理想的 Mg^{2+} 浓度为 15 mmol/L。

（3）Ca^{2+}：Ca^{2+} 是肌凝蛋白相互作用时不可缺少的因子，而且保持细胞膜的完整性及细胞内的许多生理作用都需要 Ca^{2+} 参与。要适当控制 Ca^{2+} 在停搏液中的浓度，婴幼儿心肌停搏液含有适当 Ca^{2+} 对未成熟心肌的保护有益，晶体停搏液中适宜 Ca^{2+} 浓度为 0.5 ~ 0.6 mmol/L，成人含血停搏液中可以不含 Ca^{2+}。

（4）Na^+：停搏液中 Na^+ 适宜浓度为 100 ~ 120 mmol/L。细胞外 Na^+ 浓度过高会引起心肌细胞水肿，而细胞外 Na^+ 过低会影响心肌细胞 Na^+-Ca^{2+} 的交换机制，导致细胞内 Ca^{2+} 的大量积聚。

（5）膜稳定剂：普鲁卡因、糖皮质激素等有一定的细胞膜保护作用，可以增强心肌保护的效果。

（6）能量代谢底物：心肌缺血期间提供一定的能量代谢底物，如葡萄糖、高能磷酸化合物（ATP、cAMP）、谷氨酸、天门冬氨酸以及磷酸肌酸等，有助于对细胞形态及功能的保护，减轻缺血再灌注损伤，明显减轻缺血、缺氧对心肌所造成的损害。

（7）钙通道阻滞药和氧自由基清除剂：心肌缺血再灌注损伤的主要机制是钙超载和氧自由基的作用，在停搏液中加入钙通道阻滞药（维拉帕米、硝苯吡啶）或氧自由基清除剂（甘露醇、别嘌呤醇等）具有良好的心肌保护效果。

（二）心脏停搏液的种类

1. 低温晶体停搏液

（1）改良 St.Thomas 停搏液：20 世纪 50 年代开始提出低温心肌保护，随后英国的 Melrose DG 等最早研究使用高钾液使心肌电机械活动停止，从此保护心肌的低温高钾晶体液便应运而生。很早期国内外都采用 St.Thomas 医院的 St.Thomas 停搏液来保护心肌，主要成分为氯化钾、硫酸镁、氯化钙、碳酸氢钠、甘露醇、葡萄糖、地塞米松等，停搏液温度为 4℃左右。该停搏液的心肌保护效果被临床充分肯定，经改良后至今仍然被很多医院使用。优点：使心脏迅速停跳，立即降低和停止心肌的电机械活动，最大限度地减少心肌的能量消耗；降低心肌温度使心肌代谢进一步减少；可提供代谢底物以稳定心肌细胞膜；可加入缓冲碱以中和酸中毒；具有高渗透压以减轻细胞水肿。缺点：低温通过影响酶的功能而影响细胞膜的稳定性、糖利用、ATP 的生成和利用，以及 pH 和渗透压的平衡等因素，造成缺血性再灌注损伤；晶体停搏液不能为心肌提供氧和其他营养物质；心肌在阻断循环后仍处于无氧代谢，会导致严重代谢性酸中毒；不含胶体成分易导致心肌水肿；大量灌注时回收可造成血液过度稀释；不能满足严重心肌损伤的心肌保护需要。

（2）HTK 停搏液：因含有组氨酸（histidine）、色氨酸（tryptophane）和酮戊二酸（ketoglutarate）等成分，因此取首字母称 HTK 液。最早由 Bretschneider HJ 教授于 1975 年创制，开始仅作为心脏停搏液使用，随后发现 HTK 液在热缺血状态下对器官具有保护功能，既可用于体外循环心脏手术中心肌保护，也可用于移植脏器（心、肾、肝等）的供体保护。HTK 液是电解质混合液，所含钠、钾、钙等成分与细胞内水平相似，属于细胞内液型心脏停搏液。HTK 液的基本成分有氯化钠、氯化钾、酮戊二酸、氯化镁、盐酸组氨酸、组氨酸、色氨酸、甘露醇和氯化钙等。优点：通过清除细胞外钠和钙使细胞功能失活而发挥作用，K^+ 浓度（9 mmol/L）低，避免了高浓度钾对心肌及冠状动脉内皮的损伤；同其他心肌保护液相比，突出特点是组织相容性、温度范围宽、组氨酸 / 盐酸组氨酸缓冲对的强大缓冲能力，使糖酵解顺利进行，保证了心肌的 ATP 水平，延长了心肌缺血的耐受性；色氨酸增强膜的稳定和完整性，避免微循环通透性增加，减轻心肌水肿；酮戊二酸促进心肌细胞获氧、获能，明显提高心脏自动复跳率；维持时间长（2 ~ 3 h），减少反复灌注对手术的影响。缺点：为使血管腔隙和组织腔隙得到平衡灌注，灌注量相对其他停搏液量要大，灌注时间长；灌注过程需保持 HTK 液在 4 ~ 8℃；大量回收可能造成低钙、低钠血症，对婴幼儿不利，需监测血钙水平，及时补钙。

2. 低温血停搏液　最早 1978 年由 David Follete 等用于临床，在低温晶体停搏液的基础上加充氧合血组成，相当于冷晶体停搏液和血液冠状动脉灌注的联合，对心肌保护作用除具有低温、高钾外，还具有氧合血的特点。冷晶体停搏液对缺血性心肌的保护效果优于单纯晶体停搏液，尤其是对长时间缺血心肌的保护作用。主要是由于该停搏液能使心脏停搏充分，同时受到低温的保护，并能携带部分氧和营养物质，即对阻断主动脉后的心肌能周期性地提供低温下心肌代谢所需的氧及底物，保证了心肌的有氧代谢，减轻了心肌的代谢性酸中毒，使心肌的高能磷酸盐储备得到保护，从而改善缺血后的心功能，另外冷血停搏液的胶体渗透压（360 mmol/L）较高，可防止心肌水肿，并能产生较高的灌注压，有利于灌注梗阻远端的心肌。缺点仍然是低温灌注，必然存在低温弊端，如氧离曲线左移、Na^+/K^+-ATP 酶活性降低、血液黏滞度增加等。

3. 温血停搏液　主要理论基础：①心肌能量消耗主要用于心肌收缩时的电机械活动，心搏骤停以后氧耗量仅为工作状态的 10%；低温虽然能降低心肌的基础代谢率，增加心肌对缺血的耐受性，但在心脏电机械活动停止以后，温度要降低到 11℃才具有进一步减少心肌氧耗的作用。②低温可降低细胞膜脂质液态性，抑制细胞膜酶的功能，影响其通透性及运输功能，抑制心肌能量产生和利用等；低温下血红蛋白氧离曲线左移，冠状动脉血管反应能力下降，阻力增加；红细胞变形能力差，限制冷血停搏液的供氧作用，并易造成微血管栓塞，影响微循环灌注等。③通过温血停搏液诱导停跳及开放升主动脉前温血灌注，减少心肌缺血再灌注损伤，有利于心肌能量的保存、再生及心功能的恢复。

（三）心脏停搏液的灌注技术

1. 低温晶体停搏液间断灌注　停搏液以 ST. Thomas 停搏液为基础，温度在 4℃ 左右，每次灌注 10 ~ 20 mL/kg，间断时间为 20 ~ 30 min。心肌保护效果确实，操作简单、实用。HTK 液在灌注过程中温度需保持在 5 ~ 8℃，灌注时间通常需要维持 8 ~ 10 min。初始灌注压比较高，需和主动脉根部压力相当（100 ~ 110 mmHg）直至心脏停搏，然后压力减半继续灌注至结束，灌注量小儿为 30 ~ 50 mL/kg、成人为 1500 ~ 2000 mL，维持时间可达 3 h。

2. 低温血停搏液间断灌注　使心脏有氧停搏，避免心脏停搏前短时间内电机械活动对 ATP 的消耗；停跳期间有氧氧化过程得以进行，无氧酵解降到很低，有利于 ATP 的保存；容易偿还停搏液灌注期间的氧债；含血停搏液含有丰富的葡萄糖、乳酸、游离脂肪酸等，为满足心肌有氧氧化和无氧酵解提供物质基础；血液中的胶体缓冲系统、生理水平的电解质，有利于维持离子的正常分布和酸碱平衡的稳定；血液中的红细胞可改善心肌微循环，对消除氧自由基等有害物质有益。

3. 温血停跳技术

（1）温血停搏液连续灌注：大多数医院采用温血停搏液（37℃）和晶体停搏液按 4：1 比例混合，首次采用高钾（K^+ 浓度 20 ~ 25 mmol/L）诱导停跳，灌注速度为 300 mL/min，共 5 ~ 7 min；然后用低钾（K^+ 浓度 7 ~ 9 mmol/L）维持，灌注速度为 75 ~ 125 mL/min。根据术中心电有无活动可持续或间断灌注。利用高钾使心肌电活动终止可降低心肌氧耗的 90%，若降低心肌氧耗至 95%，则需深降温至 11℃ 以下，因此深低温只降低了很少的心肌氧耗。基于此，Lichtenstein SV 等提出温血停搏液持续灌注心肌的方法，心肌保护液是由温血与高钾晶体液按 4：1 的比例配制，连续灌注使心脏处于常温有氧状态下停跳，既保证心肌处于静止状态，又使心肌细胞得到氧合温血的连续灌注，使心肌细胞在最小的氧需下得到最大的氧供，而且温血携带和运输氧、缓冲 pH、提供适当的渗透压和代谢底物的功能也处于最佳。但实际操作往往不能保证连续灌注，为了保证术野清晰，在冠状动脉旁路移植近端吻合期间，不得不短时间中断灌注，但通常中断时间短于 15 min 对心功能的完全恢复影响不大。利用温血连续灌注确实大大缩短了心肌缺血期，限制了再灌注期，完全消除了低温的有害反应。缺点为所需灌注的流量较大，回心血量较多，影响手术视野；同时大量吸引也造成血液有形成分的破坏；当冠状动脉梗阻或狭窄时，温血灌注会加重缺血区心肌的损伤；中枢神经系统受损的危险性增大。

（2）温血停搏液诱导停跳、低温晶体或冷血停搏液间断灌注：主动脉阻断后首次灌注用温血停搏液使心脏停搏，后续心肌保护采用冷晶体液或冷血停搏液间断灌注。

（3）低温晶体停搏液间断灌注、开放前温血停搏液灌注：低温晶体停搏液间断灌注，在主动脉开放前用温血停搏液灌注后再开放。

（4）温血诱导停跳、冷停搏液维持和升主动脉开放前温血停搏液灌注。

（5）温血诱导及复苏再灌：在冷氧合血或冷晶体停搏液间断灌注的基础上，加用温氧合血停搏液诱导停搏及复苏早期再灌注，简称温血诱导复苏再灌。优越性在于温血停搏液诱导可使阻断升主动脉后心脏在有氧代谢状态下停搏，减少了心肌储能的消耗，复苏再灌注可控制复灌开始时的流量，使心脏短暂静止，有利于偿还氧债及代谢的恢复，减轻缺血再灌注损伤；与持续温血灌注不同，术中手术视野清晰，失血量少，且具有中度低温体外循环的优点。

（6）温血停跳存在的问题：持续温血停搏液灌注可造成手术视野不干净，影响手术操作；连续高钾停搏液灌注，可以引起高钾血症，影响心脏复苏；术中为维持灌注压或灌注量，使用较多的晶体液可导致低钠性血液稀释；炎性介质活动性高，神经并发症发生率增高。

4. 常温体外循环　通常使用温血停搏液持续或间断灌注、温血停搏液冠状静脉逆行灌注等灌注方法来保护心肌。

（四）停搏液灌注途径

1. 经升主动脉根部灌注（顺灌）　停搏液从主动脉根部经冠状动脉窦顺行灌注，是最常用的灌注方法。在主动脉根部切开的手术（主动脉瓣置换、升主动脉手术）可以直接经左、右冠状动脉开口灌注。

2. 经冠状静脉窦逆行灌注（逆灌）　停搏液从右房经冠状静脉窦逆行灌注。有直视和闭式插管两种方法，前者在主动脉阻断后，于右房前壁距房室沟 1 cm 处做 2 ~ 3 cm 的平行切口，直视下置导管于冠状静脉窦；后者在右房壁或右心耳先做荷包缝合，然后通过荷包插导管于冠状静脉窦。注意导管切勿插入过深，以免气囊堵塞心小静脉开口，影响灌注效果。通过主动脉根部插管引流心脏停搏液，灌注总量每次 250 ~ 800 mL，每间隔 20 ~ 30 min 补充灌注，灌注压力不能超过 50 mmHg，否则静脉窦可因压力过高而破裂出血。

（1）优点：在冠状动脉严重狭窄（狭窄＞ 90%）或阻塞，顺灌会导致停搏液在心肌内分布不匀，造成对阻塞冠状动脉辖区的心肌保护不良，选择逆灌能有效克服上述不足，降低心肌内部温度，不依赖冠状动脉的通畅情况，在保护左室危险心肌方面优于顺灌；避免了冠状动脉严重阻塞时因强行高压灌注对冠状动脉的损伤；逆灌可以冲出气栓或其他栓子；可连续灌注而不中断手术；改善心内膜灌注，减轻坏死和酸中毒；再次冠状动脉旁路移植术患者操作更方便；主动脉瓣关闭不全或冠状动脉解剖异常时保证灌注效果，以防不测。

（2）缺点：右心室和室间隔灌注效果不理想，结合顺灌效果更好；操作显得繁琐，心搏骤停慢；压力过高可造成心肌水肿；冠状静脉窦易损伤，尤其是造成冠状动脉静脉窦的撕裂；ECG 可产生房室传导阻滞；逆灌管价格高，短时间或轻症患者不宜采用。

3. 顺、逆灌注结合　用于冠状动脉严重阻塞的患者，可有效解决阻塞两端的心肌保护问题。

4. 经搭桥血管灌注　冠状动脉桥远端吻合后，可采用经桥血管灌注，以改善阻塞远端的心肌保护。

（五）其他

1. 心肌的保护效果以心肌电机械活动（ECG）静止为标准，注意可能引起心肌不停跳的原因并及时处理。常见原因有灌注液钾浓度过低、主动脉阻断不全或主动脉瓣关闭不全、灌注量不足（＜ 10 mL/kg）或间隔时间过长、左心回血增多、静脉回流不佳（右房插管）、严重冠状动脉阻塞使顺灌困难、心脏过大或有渗漏等。

2. 心肌电机械活动静止时，间断灌注的间隔时间＜ 30 min（小儿＜ 40 min），使心肌代谢产物及时得到冲洗并补充底物。在灌注间歇时限内出现电机械活动需及时重新灌注。肉眼观察心肌处于静止舒张状态，但 ECG 出现无规律的心电活动，要排除机械或电的干扰。手术过程中尽量减少对心肌的机械性损伤，如不要过度牵拉，防止过度的心内吸引，避免对一些关键性部位的损伤。

3. 间断低温停搏液灌注应使心肌温度在 12 ~ 16℃，温度过低不利于细胞膜功能的维持，温度过高则加速缺血期间的代谢，使 ATP 减少。因温度高（鼻温＞30℃或心肌温度＞20℃）引起心脏电机械活动，应及时局部冰屑或全身降温。

4. 在辅助循环和（或）体外循环时，通常需使心肌处于较松弛的状态，使淋巴回流通畅而减轻心肌细胞水肿。当患者须避免使用 K⁺ 或主动脉根部不能阻断时，β 受体阻滞药可以作为心肌保护的另一选择。

五、主动脉开放后的心肌保护

1. 主动脉阻断开放后的心肌保护以减少心肌再灌注损伤、促进心肌功能恢复为重点。心肌再灌注损伤的主要原因是缺血，缩短心肌的缺血时间是解决问题的关键。在心肌缺血和再灌注时，心肌氧供需、能量供需失衡，开放后要保证心肌得到充分灌注，维持较低的心脏前负荷，使心脏空搏，空搏心脏氧耗仅是正常前负荷搏动时的 60%，同时使舒张期心肌各部分保持良好的血供，辅助时间通常为阻断时间的 1/4 ~ 1/3。

2. 心肌供血恢复后室颤，不要反复电击，反复电击除颤使心肌挛缩，消耗大量的 ATP，不利于心肌功能的恢复。除心室严重肥厚的患者外，除颤功率不宜＞30 J，否则易发生心肌灼伤。在心脏不复跳时应首先分析具体原因，然后对因处理。

3. 心肌缺血再灌注损伤可以引起较长时间（数小时或更长）的可逆性心肌收缩功能下降，即心肌顿抑，这是心肌在低能耗条件下的保护反应。此时不能一味盲目使用正性肌力药物和收缩血管药物，因为这可能加重心肌的能量消耗，加重心功能不全。应积极考虑延长体外循环辅助时间，或尽早使用 IABP 等辅助支持，减少心脏做功，同时保证心肌得到休息，促进心功能的恢复。

4. 开放升主动脉后冠状动脉血流恢复，此时灌注压不宜过高，高灌注压可以加重再灌注损伤，适度的灌注压在 50 mmHg 左右即可，当心脏搏动接近正常后（＞3 min）再提高灌注压力。

5. 对于重症心脏功能不全者，开放前 3 ~ 5 min 可给一次半钾（9 mmol/L）温血停搏液，以利心脏内环境恢复，使心肌有一定的能量储备，在一定程度上可减少再灌注损伤。

6. 再灌注损伤易发生在阻断开放后的 5 min 内，此时不应补充钙剂，否则可增加心肌细胞的钙内流，从而加重再灌注损伤。通常在开放心搏恢复 5 min 以后再补钙较为适宜。

六、体外循环后的心肌保护

1. 维持足够的麻醉深度　由于体外循环的血液稀释，容易使麻醉变浅，体外循环后注意维持足够的麻醉深度，减少机体的应激反应和氧耗量。

2. 防止心肌缺血　注意避免使用增加心脏负担的药物，谨慎使用具有正性肌力和正性频率作用的药物。体外循环后 Hct 要维持在 24% 以上，以保证有足够的携氧能力。闭合胸骨时注意血压和 ECG 的变化，排除胸骨闭合对桥血管的压迫。要特别注意在体位或搬动心脏时出现右冠状动脉气栓，导致暂时性心肌缺血，需要硝酸甘油和正性肌力药物的联合治疗。脱离体外循环后要加强呼吸的管理，及时清理气道分泌物，保证足够的氧供，减少呼吸道并发症的发生。

（龙　村　姚允泰）

参考文献

［1］DEL R D P, AMGALAN D, LINKERMANN A, et al. Fundamental mechanisms of regulated cell death and implications for heart disease[J]. Physiol Rev, 2019, 99(4): 1765-1817.

［2］CATARINO P, JENKINS D, VALCHANOV K. Intraoperative myocardial protection[M]//Gravlee GP, Shaw AD, Bartels K. Hensley's Practical Approach to Cardiothoracic Anesthesia. 6th edition.Philadelphia: Wolters Kluwer, 2019: 677-687.

［3］MELROSE D G, DREYER B, BENTALL H H, et al. Elective cardiac arrest[J]. Lancet, 1955, 269: 21-22.

［4］YAMAMOTO H, YAMAMOTO F. Myocardial protection in cardiac surgery: A historical review from the beginning to the current topics[J]. Gen Thorac Cardiovasc Surg, 2013, 61(9): 485-496.

［5］LICHTENSTEIN S V, ASHE K A, Dalati H, et al. Warm heart surgery[J]. J Thorac Cardiovasc Surg, 1991, 101(2): 269-274.

［6］周伯颐. 体外循环中的心肌保护 [M]// 龙村, 李景文, 主编. 阜外心血管体外循环手册. 北京: 人民卫生出版社, 2013: 136-149.

［7］GUARICCI A I, BULZIS G, PONTONE G, et al. Current interpretation of myocardial stunning[J]. Trends Cardiovasc Med, 2018, 28(4): 263-271.

［8］FRANGOGIANNIS N G. Myocardial hibernation: clinical and pathological perspectives[J]. Minerva Cardioangiol, 2003, 51(3): 261-274.

［9］ANNACHHATRE A S, ANNACHHATRE S R. Preconditioning in cardiac anesthesia…where are we?[J]. Ann Card Anaesth, 2019, 22(4): 412-421.

［10］SCHAEFER M, GEBHARD M M, GROSS W. The efficiency of heart protection with HTK or HTK-N depending on the type of ischemia[J]. Bioelectrochemistry, 2019, 125: 58-69.

［11］KUNST G, KLEIN A. Perioperative anaesthetic myocardial preconditioning and protection-cellular mechanisms and clinical relevance in cardiac anaesthesia[J]. Anaesthesia, 2015, 70: 467-482.

第 23 章

脑 保 护

第 1 节　脑生理

一、脑的基本生理特点

（一）脑对缺血、缺氧敏感

1. 脑的生理特点决定了预防脑缺血、缺氧的重要性。尽管脑重量在成人仅占体重的 2%，但血流量却占 CO 的 15%，而氧耗量更占全身氧耗量的 20%。因此，脑组织的新陈代谢率明显高于其他组织。

2. 脑对能量的需求非常高，而脑能量贮备却很少，而且仅能通过外源性物质的氧化分解来满足，主要依赖脑血流提供的氧和葡萄糖。脑组织无氧贮备，无氧酵解产生的能量不能维持大脑的正常功能。当常温脑缺血时，仅能提供不到 3 min 的正常脑代谢率水平的能量。

3. 脑容积相当固定，脑血管舒缩程度有限，脑血流量的变化较其他器官相对要小，脑组织的毛细血管大都处于开放状态。因此，单位容积内脑组织灌注的毛细血管数量基本不变。

4. 脑内不同部位的脑血流量和脑代谢率差别很大，脑灰质约为脑白质的 4 倍，而胶质虽占脑体积的一半，但所需能量却最少，故大脑皮质最容易缺血。

（二）脑血流量的调节

1. 正常生理状态下，MAP 在 50 ~ 150 mmHg 范围内，脑组织可通过脑血管的自动调节功能，使脑血流量（CBF）保持相对恒定在 50 mL/（100 g·min）。但脑血管的自动调节功能受许多因素的影响，因而脑血管自动调节曲线可变，即在不同的病理状态和脑代谢情况下，有不同的脑血管自动调节范围。例如，在麻醉或低温状态时，由于脑氧代谢率（cerebral metabolic rate of oxygen consumption，$CMRO_2$）下降，CBF 同样下降，从而达到新的平衡。脑血管的自动调节功能部分由内皮舒张因子介导。

2. 脑氧代谢率（$CMRO_2$）是影响 CBF 的重要因素。局部的代谢因素对局部 CBF 的调节起决定作用，如组织 H^+ 浓度、细胞外钾和 Ca^{2+} 浓度、腺苷等。低氧是强力的脑血管舒张因素，

$PaO_2 < 50$ mmHg 时 CBF 明显增加。在 $CMRO_2$ 和 CBF 之间的平衡关系是两者耦联的反映。

3. 血液中的 CO_2 通过介导细胞外液 pH 变化，再通过 NO、前列腺素和钾通道，调节细胞内钙离子浓度而起作用，从而导致脑血管张力的改变。在生理范围内 $PaCO_2$ 每增减 1 mmHg，CBF 则增减 1 ~ 2 mL/（100 g·min），$PaCO_2$ 降至 20 ~ 30 mmHg，CBF 减少 40% ~ 50%，进一步降低 $PaCO_2$，则 CBF 不再减少。麻醉动物 $PaCO_2$ 增至 80 mmHg，CBF 可增加 100% ~ 200%，而由于内源性儿茶酚胺的作用，清醒动物可以增加 6 倍。当 $PaCO_2$ 急性升高达到 50 ~ 60 mmHg 时，脑血管自动调节功能减弱，当升高至 70 ~ 90 mmHg 时，脑血管剧烈扩张而自动调节功能消失。

二、体外循环对脑血流的影响

（一）温度

1. 温度是决定体外循环期间 CBF 和 $CMRO_2$ 的重要因素，低温是体外循环期间脑保护的主要措施。降温初期 $CMRO_2$ 呈指数曲线下降，使脑能量储备成倍数增加，从而增加脑对缺血、缺氧的耐受性。体温降至 28℃时，脑氧耗量不足常温时的 50%；体温降至 20℃时，脑氧耗量仅为常温时的 25%。

2. 在中度低温（28 ~ 30℃）体外循环时，脑血管自动调节机制基本保持完整，即脑灌注压在正常范围内变化而 CBF 基本保持不变。深低温（< 20℃）时 CBF 显著减少，脑的自动调节功能消失，过深低温（< 18℃）反而有脑损伤效应，使神经细胞膜的完整性受到破坏。深低温停循环发生神经功能异常的危险性明显大于低流量体外循环。

3. 体外循环下脑血流与脑代谢的关系失衡。常温下 CBF 的自动调节与代谢耦联，但低温下 CBF 呈线性降低而 $CMRO_2$ 呈指数下降。中度低温体外循环期间，脑血管自动调节功能仍保持完整。$CBF/CMRO_2$ 比值增加则引起奢侈灌注。如果由于深低温或 DM 导致脑血管自动调节机制丧失，体外循环期间复温时 CBF 将不能随代谢需要的升高而增加，此时容易发生脑氧合不足（DM 患者可达 20%），颈内静脉血氧饱和度（$SjvO_2$）可降至 50% 以下。脑氧合不足的发生率与复温速度密切相关。

4. 酸碱平衡的管理低温时对酸碱平衡处理的方法不同，则对 CBF 的影响不同。体外循环期间的血气分析处理方法有 3 种，即 α 稳态、pH 稳态或 α 稳态与 pH 稳态相结合。

（1）α 稳态：脑温影响 CBF 和脑循环对 $PaCO_2$ 的反应，血温下降则 CO_2 溶解度增加，$PaCO_2$ 下降。因细胞内 pH 总接近于相应温度下水的中性点（pN）而保持中性状态，随着温度的降低使水的解离减弱，而 H^+ 浓度下降，pN 进行性增高，即细胞内 pH 逐渐增高。低温时血液碳酸氢盐和磷酸氢盐系统的解离常数不随温度下降而升高，因此使缓冲作用减弱；同水的 pN 增高一致，蛋白质组氨酸咪唑基的解离常数随温度下降而升高，因此使缓冲作用增强。咪唑基参与多数酶类活性中心的构成，解离出的 α 咪唑的比例代表蛋白质的解离状态，α 稳态是指能保持稳定蛋白质组氨酸 α 咪唑基恒定解离的状态。α 稳态对温度变化导致的 H^+ 浓度变化起到缓冲作用，使细胞外液 ［OH^-］/［H^+］比值保持稳定，从而使正常的跨膜 pH 梯度实际不变（大约 0.6

pH单位），以保持各种细胞内酶系统的功能不受温度的影响。这是α稳态pH管理的理论基础，即不作温度矫正，而维持以37℃时测得的pH 7.4和$PaCO_2$ 40 mmHg的状态，不加用CO_2，使组织实际温度下的血气结果呈碱血症。但在复温时保持$PaCO_2$在上限水平有利于脑灌注。在成人中度低温体外循环中多数倾向于使用α稳态管理，更利于脑保护。

（2）pH稳态：需要温度矫正，即维持低温时pH 7.4和$PaCO_2$在40 mmHg的状态，而以37℃时测得的血气结果则呈高碳酸血症。因而需要在体外循环低温时补充CO_2，则CO_2总量比α稳态增高，CBF增多，脑血管扩张。此状态有利于脑灌注和维持脑氧供需平衡，但损害CBF和$CMRO_2$匹配，导致脑血管自动调节机制受损，CBF转呈压力依赖性。因脑血管扩张导致进入脑的微栓增多，同时可能存在局部脑组织微循环功能失调，当体外循环时间较长（> 90 min），术后神经认知功能不全增加。在小儿深低温时使用α稳态管理，脑损害可能加重，故多数主张使用pH稳态管理。

（3）pH稳态结合α稳态：在成人深低温时采用何种血气管理尚无定论，pH稳态可以增加脑血流，同时利于氧向脑组织的释放，脑组织的轻度酸中毒可以减少兴奋性递质的神经毒性，在深低温时采用pH稳态似乎更佳。但更多的证据表明，在深低温时降温过程使用pH稳态管理，而在复温以后使用α稳态管理，可能更利于脑保护。体外循环时根据不同患者的不同情况，使用pH稳态结合α稳态管理，精准个体化，可能有更显著的脑保护效应。

（二）灌注流量、灌注压和灌注方式

1. 体外循环中CBF受多种因素的影响，正常影响CBF的生理因素在此时并不发生明显改变。在脑的自动调节功能存在的情况下，CBF不完全依赖于灌注流量和压力，可以相对保持恒定。但DM患者、深低温时或长时间深低温停循环后，脑的自动调节功能减弱或丧失，则CBF依赖于灌注流量，长时间的低流量灌注可以造成脑的灌注不足，但过高的脑局部灌注流量（奢灌），同样可以引起脑的水肿和损伤。

2. 尽管在中度低温体外循环对脑的自动调节功能影响不大，但在某些情况下同样存在脑血管自动调节曲线的移动和丧失。因此，在存在高血压、脑动脉粥样硬化、DM和高龄等危险因素时，需要保持较高的MAP。

3. 体外循环灌注方式对CBF的影响尚无定论。非搏动性灌注并不明显影响CBF，但可能造成脑血流的异常分配而使之下降；搏动性灌注可以改善脑的微循环，促进组织对氧的利用，有助于因低流量灌注或停循环造成的组织缺血、缺氧性损伤的恢复，但临床效果尚缺乏循证医学的证据。

4. 血液稀释使血液黏滞度下降，可以改善脑微循环，故体外循环中适度的血液稀释，对脑组织的灌注有益，但稀释过度（Hct < 18%）易造成脑缺氧，使术后谵妄（delirium）和神经认知功能障碍（postoperative neurocognitive dysfunction，PNCD）明显增加。

第 2 节　脑损伤

一、发病率

1. **神经功能障碍**　体外循环心脏外科围手术期严重脑损伤（明确局灶性神经功能障碍，如脑卒中）的发生率，据国内外统计报道为 1%～6%。但许多轻度的神经损害，如意识状态、原始反射、视觉改变和运动感觉损害等，可以高达 30%～50%，数月后下降到 10% 以下，半年后 80% 的患者基本恢复，仅 1%～3% 持续 1 年以上。

2. **认知功能障碍**　体外循环心血管手术最为常见，主要是神经心理等方面的改变，被称为术后认知功能障碍（postoperative cognitive dysfunction，POCD），表现为注意力、行为、记忆、智力、视觉维度和运动管理等方面的改变。据国外报道，心脏外科术后第 1 周认知功能或神经心理功能损害可以高达 80%，例如，出现记忆力、注意力和视觉定向力等方面的障碍。神经认知方面的改变大多数在半年内恢复，但有相当高的比例（20%～30%）可持续 1 年以上。

3. **谵妄**　急性神经行为学异常的临床综合征，属病理性反复性神经活动障碍，表现为明显的意识（兴奋、抑制和思维混乱）、无目的行为异常、注意力不集中、日夜颠倒和觉醒改变、感知觉异常等。诊断标准的差异使发病率变动范围较大（10%～50%），通常根据美国精神病学会制订的 DSM-5（Diagnostic and Statistical Manual of Mental Disorders, 5th edition, DSM-5）来诊断。谵妄与术后认知功能障碍有所不同，但可导致认知功能明显下降。谵妄的确切病因和病理生理尚不明确，可能与脑缺血、神经递质的改变、神经炎性介质等诸多因素相关，既往脑卒中病史者发生率增高。谵妄明显影响心脏外科的快速康复，增加并发症和死亡率。

4. **全麻知晓**　早期在心脏外科使用大剂量阿片类药物和大剂量肌松药麻醉，镇静、催眠药物缺乏或使用不足，致使心脏外科术中知晓的发生率最高（1%）。随着心脏外科快通道麻醉技术的开展，减少了阿片类药物的剂量，增加了吸入性麻醉药和（或）镇静催眠药的使用，术中知晓发生率显著下降（仅 0.2%）。知晓可以导致患者术后心理和行为伤害，诸如睡眠障碍、焦虑多梦以及精神运动性癫痫等精神症状，可持续数月或数年，严重者出现精神失常。

5. **小儿脑损伤**　小儿术后中枢神经系统并发症难以准确统计，深低温停循环术后的发病率为 4%～25%。脑损伤的主要表现为惊厥、意识和运动功能障碍、震颤、阵发性痉挛、舞蹈病和手足搐动症等。

二、病因

1. **病理生理基础**　脑缺血、缺氧是体外循环脑损伤的主要病理生理基础，而脑灌注不足和栓塞是最常见的病因，其他原因包括氧合不足、血液过度稀释、脑血管痉挛、脑水肿、再灌注损伤等。体外循环脑损伤往往是多因素共同作用的结果。脑损伤的突出特点是体外循环的影响，导致脑血流、代谢、功能诸方面的显著变化。在体外循环死亡病例脑组织的研究发现，局部蛛网膜下腔出血、神经元水肿、轴突变性、微栓（气或微粒）等病理变化均可见到。

2. 脑灌注不足　保持血流动力学的稳定是脑保护的前提。体外循环意外而引起的全脑缺血已十分罕见，但因麻醉管理不当引起的低血压和心搏骤停却并不少见，由于解剖的特殊性，脑分水岭区域最容易出现灌注不足。

（1）低温体外循环期间，灌注压与术后脑损伤的关系至今尚无定论。在麻醉、中度低温（28 ~ 30℃）体外循环，pH 用 α 稳态管理，无脑血管疾病，脑自动调节功能存在，保证体外循环的灌注流量，脑灌注压范围为 20 ~ 100 mmHg。但在某些情况下，例如 pH 稳态管理、深低温（< 20℃）、长时间深低温停循环（DHCA）、高龄、药物和疾病（如 DM、脑血管疾病）等，脑血管的自动调节功能受损和消失，低血压时依赖于压力的 CBF 减少，导致脑的低灌注。

（2）脑的低灌注可使大脑主要动脉供应范围的边缘地带，即分水岭区域产生缺血性损害。最易受损的部位是位于大脑前、中、后动脉交界区的顶枕沟。尽管低灌注是全脑性的，但交界区的脑损伤可以呈局灶或不对称性。体外循环上腔静脉回流不畅时，脑静水压增高，脑灌注压显著下降，呈平均动脉压与脑灌注压分离。

（3）非搏动性灌注使体外循环后脑间质的液体潴留，可能造成脑微血管的灌注不足。用 MRI 观察到体外循环后有脑肿胀，脑沟回减少甚至消失。

（4）常温体外循环对灌注压的影响尚待进一步研究。不论在 CABG 或瓣膜置换术，使用常温似乎表现出对心脏的较好保护作用，但常温与低温比较，术中脑静脉血氧饱和度下降和术后脑卒中的发生率增高，不利于脑保护。

3. 脑栓塞

（1）栓子的来源：阻断主动脉或主动脉插管时，粥样硬化的碎片脱落形成栓子，可造成脑栓塞。其他栓子来源有心肌梗死、瓣膜病变和房颤患者的心内膜附壁血栓；瓣膜钙化行瓣膜置换术时脱落在心腔内的瓣膜碎片；残留在心腔和主动脉内的气泡、血栓和组织碎片；以及体外循环中来自氧合器的微气泡和血小板凝聚物等形成的微栓等。值得注意的是著者在临床观察到来自静脉系统的气泡（上、下腔静脉引流管进气）增加时，尽管安装了 20 ~ 40 μm 的动脉滤器，但经颅多普勒仍然可以在大脑中动脉内观察到微栓（高密度信号）增加。

（2）栓子的危害：体外循环期间栓子的大小、性质和来源不同，引起脑缺血和脑损害的程度也不同。患者脑血管的情况不同，造成脑损害的情况也不同。如来自术野的大的栓子，不论气泡或固体颗粒都可栓塞脑小动脉引起局灶性脑缺血或梗死，当然固体栓子引起的神经系统损害更严重。来自体外循环机的微栓子、微气栓可致多灶性脑缺血，如腔隙性脑梗死等，是引起术后神经认知功能障碍的主要原因。微栓还可导致脑水肿，引起毒性产物增加，使神经细胞受损。著者在临床研究中观察到，体外循环中的微栓与术后神经认知功能紊乱相关，但术后明显的神经并发症与微栓的绝对数量无必然的联系，而与相关的危险因素有绝对的关系，可能栓塞的位置比栓子的数量更重要。

三、病理生理

1. 乳酸性酸中毒　糖是脑产生能量的基本和唯一的物质，在有氧情况下 1 mol 葡萄糖产生 36 mol 的 ATP。但缺血时有氧氧化转化为无氧酵解，只产生 2 mol 的 ATP，导致乳酸和氢离子堆积，产生不可逆性神经元损伤。无氧酵解是缺血性酸中毒的基本原因。研究表明，pH 从 7.0 降到 6.0 时，脑脂质过氧化速度增加 10 倍。乳酸的堆积与缺血前的葡萄糖浓度有关，高血糖加重缺血后和再灌注期局部或全脑的神经学损害。

2. 离子梯度的变化　神经元的功能和结构的完整性主要依靠膜内外离子的梯度。静息状态下神经元产生的 ATP，75% 由 Na^+/K^+-ATP 酶和钙依赖性 ATP 酶所利用。缺血时 ATP 产生减少，乳酸堆积，损害了跨膜的离子泵，降低了细胞的电化学梯度，导致细胞除极。过多钾外溢使邻近的神经元除极，阻碍了突触的传递，同 Ca^{2+} 一道，促进邻近血管床的收缩。

3. 细胞内钙超载　缺血、缺氧时 ATP 消耗，依赖能量的离子泵受损，细胞内过量钙不能泵出，引起细胞内 Ca^{2+} 的堆积，激活钙依赖性蛋白水解酶和磷酸酯酶，神经递质释放增加，线粒体氧化磷酸化脱耦联，蛋白和脂质的分解代谢增强，细胞功能严重受损，导致神经元凋亡。钙内流可被 Ca^{2+} 拮抗剂减弱。

4. 游离脂肪酸增加　脑缺血时细胞内钙超载，激活钙依赖性磷脂酶 C 和 A_2，使膜磷脂降解，产生游离脂肪酸，如花生四烯酸等。花生四烯酸进一步氧化，产生 PG 和白三烯。这些活性物质可引起血管收缩，促使脑水肿形成，加重缺血性神经元的损伤。钙离子拮抗剂可以降低游离脂肪酸的形成。

5. 兴奋性氨基酸毒性　谷氨酸和天冬氨酸是中枢神经系统的兴奋性递质。有三种不同的突触后离子型受体亚型，即 N- 甲基 -D- 天冬氨酸受体（N-methyl-D-aspartate，NMDA）、红藻氨酸盐谷氨酸受体（ kainate，KA ）、α氨基羟甲基异噁唑丙酸（ α-amino-3-hydroxyl-5-methyl-4-isoxazole propionic acid，AMPA ）受体来介导 Ca^{2+}、Na^+ 和 K^+ 的通道开放。缺血时脑内谷氨酸和天冬氨酸等兴奋性氨基酸释放增加，激活突触后受体，引起离子通道的开放，造成 K^+ 外流、Ca^{2+} 和 Na^+ 内流，引起急性神经元肿胀坏死。同时细胞内游离钙增加，导致迟发性神经元损伤。兴奋性氨基酸同时也使氧自由基的形成增多。低温（＜35℃）可以抑制缺血引起的兴奋性氨基酸的释放。

6. 再灌注损伤　脑复灌期恢复部分氧供，氧成为几种重要反应的底物，线粒体的环氧酶、黄嘌呤氧化酶和脂质过氧化酶，使氨基酸、黄嘌呤、游离脂肪酸等氧化，产生氧自由基。氨基酸代谢产生血管活性物质 PG 和白三烯，又引起继发性缺血。脂质的过氧化破坏了细胞膜的完整性，造成细胞损伤。同时血 – 脑脊液屏障的完整性、脑血管的阻力和脑自主调节功能均受损。

7. 脑高温　脑缺血期间大脑呈反应性高温的机制尚不清楚。脑缺血即刻引起炎性反应，表现为中性粒细胞转移入脑细胞实质，并伴有白三烯的生成增加。轻度低温（比正常体温降低 2 ~ 3℃）就可对大脑缺血的结局产生深刻影响，机制并非简单的降低脑代谢率，而可能是某些尚未完全弄清的复杂机制。

8. 细胞凋亡　缺血时能量的迅速耗竭，导致兴奋性神经递质的释放，产生自由基、蛋白激酶的激活，从而启动细胞凋亡。脑细胞凋亡是程序性细胞死亡，细胞皱缩而细胞膜和线粒体完整。

体外循环期间大脑的缺血、缺氧，增加脑细胞凋亡的过程，加速神经元的损伤，甚至进一步发展为神经细胞的坏死。细胞凋亡主要存在于缺血的边缘区域。不同脑细胞区域对缺血损伤的敏感性不同，海马、大脑皮质、小脑和纹状体等区域较易受到损伤。

9. 系统性炎性反应　系统性炎性反应综合征（systemic inflammatory response syndrome，SIRS）同术后谵妄和认知功能障碍密切相关。组织创伤和体外循环导致损伤相关分子模式（damage associated molecular patterns）、趋化因子（chemokines）和细胞因子的释放，这些介质通过激活模式识别受体引起 SIRS 和继之而来的神经炎性反应，因而产生 IL-1、IL-6、TNF-α、高迁移率族蛋白 B1（high mobility group box-1，HMGB1）和 S100 钙结合蛋白 β（S100 calcium binding protein β，S100β）的释放，构成对血 - 脑脊液屏障的进一步的破坏，引起或加重神经细胞损伤，导致大脑认知、记忆、意识和行为等方面的改变。

四、相关危险因素

1. 高龄　高龄往往伴有如 DM、高血压等更多合并症。年龄越大则术后中枢神经系统的并发症发生率越高。据国外在 CABG 的调查证明，75 岁以上的患者发生率接近 10%，而 65 岁以下者不到 1%。

2. 脑血管疾病　原有脑血管疾病，如脑动脉粥样硬化引起的颅内或颅外动脉狭窄、闭塞或脑卒中等，明显增高术后脑卒中或再发脑卒中的发病率，与动脉压降低引起局部脑组织低灌注、脑血管硬化脑自动调节能力下降、脑组织对缺血更为敏感，以及动脉硬化斑块脱落形成栓子的可能性增加等很多因素有关。著者在 CABG 的研究，术前有脑梗死病史者术后再发脑梗死的发生率为 7.4%，而不稳定性心绞痛、LVEF ≤ 50%、低血压和房颤是术后脑卒中发生率增高的独立危险因素。

3. 主动脉粥样硬化　围手术期脑卒中的主要危险因素。在升主动脉和主动脉弓部的不稳定性斑块，经常因游离、插管和钳夹而脱落。在成人心脏外科主动脉壁有中、重程度的硬化病变者达 10% 以上。减少主动脉钳夹的次数和使用主动脉根部冠状动脉搭桥吻合器可以减少斑块的脱落。

4. 颈动脉狭窄　颈动脉狭窄者 CABG，术后神经功能障碍明显增加，且与颈动脉狭窄的严重程度相关。有症状的严重颈动脉狭窄者，体外循环后出现明显的神经功能障碍可达 3% ~ 15%。

5. DM 和高血糖　合并 DM 的患者术后神经功能障碍明显增加，高血糖在缺血性脑损伤中的有害作用已被肯定，围手术期血糖水平或波动幅度与术后神经并发症明显相关。值得重视的是低血糖的危害，低血糖同样是增加神经并发症的独立危险因素。

6. 其他　体外循环时间 > 90 min 是增加术后神经系统并发症的独立危险因素，而合并高血压、房颤、不稳定型心绞痛、再次手术和 IABP 等，都是围手术期神经并发症增加的危险因素。

第 3 节　脑监测

一、脑电图（EEG）监测

1. 普通 EEG　国际 EEG 学会制定 10/21 标准电极放置，共 21 个电极，描记分单极和双极两种。EEG 表现为频率、振幅和时间范围的变化。振幅正常一般不超过 100 μV，频率很少超过 30 Hz。通常将频率在 8～13 Hz，振幅在 25～75 μV 的波形称为 α 波；频率在 15～30 Hz，振幅在 20～30 μV 的快波称为 β 波；频率在 4～7 Hz，振幅在 5～20 μV 的漫波称为 θ 波；频率在 0.5～3 Hz，振幅不等（< 75 μV）的慢波称为 δ 波。脑电暴发抑制（burst suppression）、棘波等为 EEG 的特殊表现。临床监测电极的放置呈简单化，监测电极帽可以达到国际 EEG 学会的电极安置标准。梅奥诊所（Mayo Clinic）在心脏手术中采用更简单的四通道（Fp_1-T_7、Fp_2-T_8、C_3-O_1 和 C_4-O_2）EEG 监测，理论依据为电极覆盖主要的皮质分水岭区域。

2. 量化 EEG（quantitative electroencephalogram, qEEG）　将原始 EEG 通过数字化处理和傅立叶换算，以脑电功率频谱（power spectrum analysis，PSA）形式显示出来。目前常用的显示方式有压缩谱阵（compressed spectral array，CSA）、密度谱阵（density modulated spectral array，DSA）、边缘频率（spectral edge frequency，SEF）、各波的绝对或相对功率和 BIS 等监测指标。

（1）qEEG 监测的特性：保留原始 EEG 的全部信息，使 EEG 变化有了量化标准，显示直观简单，可初步推测中枢神经系统功能的异常。

（2）qEEG 参数：PSA 把波幅随时间变化的 EEG 变换成功率（波幅）随频率变化的谱图。CSA 和 DSA 是以横轴表示频率、纵轴表示功率和时间的脑电功率谱阵，可以观察 EEG 频率和波幅的变化。绝对或相对功率是将 EEG 信号的频率分布以及每一频率成分（δ、θ、α、β）量化，使脑电功率（波幅和频率）分布直观。SEF 50% 或 SEF 95% 是指有 50% 或 95% 的 qEEG 频率在该范围之内。BIS 从 0～100 表示 EEG 从清醒到出现等电位时脑的功能状态，反映镇静程度，能部分表示麻醉深度。

3. 脑电地形图　将大脑的功能变化与形态定位相结合，在分析功率谱的基础上通过计算推算出大脑未安放电极部位的功率值，显示 EEG 功率谱在头皮表面的空间分布，用色彩或灰度差表达其强弱，即构成功率谱地形图。检测局灶性脑缺血有较大优越性，特别对检测早期脑缺血和轻型脑缺血有一定的敏感性。

4. 临床意义　体外循环中进行 EEG 监测几乎同体外循环的历史一样长，但是否有助于预防术后神经系统的并发症尚无定论。尽管 qEEG 的出现，使围手术期脑功能的监测有了进一步的发展，但到目前为止，EEG 监测仍然属临床上仅供参考和科研的项目。

（1）EEG 对脑缺血敏感：EEG 主要由大脑皮质锥体细胞产生，锥体细胞对缺血选择性的相对易损性是 EEG 对脑缺血特别敏感的基础。在脑缺氧早期仅仅察觉到糖酵解速度加快或乳酸含量增加时，EEG 就可表现出异常并与组织乳酸含量的升高相关，而此时 ATP 含量尚保持正常。

因此，在脑组织 ATP 水平下降之前，EEG 提示脑功能已发生改变。脑缺血、缺氧时，EEG 特征性的病理改变是慢波活动（δ 波增多）伴随着波幅降低，严重时 EEG 呈直线。EEG 对全脑和局灶性脑缺血都很敏感。急性脑缺血时，缺血区域的 δ、θ 功率明显增高。大脑左、右半球的 EEG 对称性是判断局灶性缺血的特性，判断的依据主要依靠其左右不对称性和前后不同的变化。

（2）体外循环中 EEG 监测的特异性不强：由于体外循环涉及一系列病理生理变化，很多因素都能影响 EEG。尽管 EEG 监测的敏感性很高，但特异性不强。麻醉、低温、脑缺血缺氧的 EEG 均以慢波和低频为主要改变，相互很难区别，需结合其他临床证据（如血压下降等）加以判断，但 EEG 的突然变化在监测方面的作用仍然不可替代。

（3）EEG 需动态监测：监测不同于诊断，需要根据 EEG 动态变化的前后对照，排除影响因素。当 EEG 出现某些特征性异常时，再结合病情来确定是否存在脑缺血改变。如常温下颈动脉内膜剥脱术，当阻断一侧颈动脉时，可通过 EEG 的变化推测脑局部缺血的程度，辅助决定是否需要建立临时旁路；在常温非体外循环 CABG 术中，EEG 监测可提示低血压的允许阈值及判断麻醉深度；体外循环中 EEG 监测可间接判断插管位置是否合适，当主动脉或上腔静脉插管不当造成一侧颈动脉灌注或颈静脉回流不良时，会出现相应的 EEG 改变；EEG 监测还可以反映高危患者的单侧脑血管病引起的脑灌注不足、栓塞等；深低温停循环时，EEG 监测可用于指导某些脑保护药物的应用，如丙泊酚或硫喷妥钠对 EEG 产生的暴发抑制，来保证脑电活动趋于静止；而在复温时通过 EEG 的逐渐变化可判断脑功能的恢复。总之，EEG 监测为麻醉深度、脑缺血缺氧和脑功能恢复的判断提供了直接和客观的监测手段。

（4）BIS：在非体外循环、非心脏手术中使用 BIS 监测，维持 BIS 在 40 ～ 60 的麻醉（镇静）深度，可以降低术中知晓的发生率，并可能减少麻醉过深所致的不良预后。但同 EEG 一样，由于体外循环低温的影响，BIS 无论在麻醉深度或是脑缺血监测的敏感性和特异性方面均受到限制，尽管如此，如果结合其他监测手段，BIS 仍然是提示脑缺血事件发生的重要线索。

5. 诱发电位（evoked potentials，EPs）　机体的自发电活动可以被直接或外界的某些确定性刺激（如电、光、声等）所影响，从而产生另外的局部电位变化称为 EPs，又称事件相关电位。由于 EPs 的改变受许多因素的影响，尤其是麻醉药物和低温的影响，其与术后神经系统并发症（不可逆性损伤）的相关性尚不能完全确定。因此，就 EPs 的性质、幅度和持续时间都需要做进一步研究，这些潜在的变异性限制了其临床实践性。

（1）感觉 EPs：是中枢神经系统应答外周神经或颅神经的刺激所产生的电位，根据刺激的不同，分为体感 EPs、听觉 EPs 和视觉 EPs。感觉 EPs 是刺激外周神经记录脊髓或脑皮质的 EPs。通常用于胸、腹主动脉手术时监测脊髓的缺血性损伤。刺激通过传导通路从外周向中枢（脑）传导，记录所产生 EPs 的波幅和潜伏期（开始刺激到拾取电位到达所记录的时间）。正常时提示传导通路完整，传导通路的损害证据是波幅降低和潜伏期明显延长，提示脊髓的缺血性损伤。

（2）运动 EPs：电或脉冲刺激中枢神经系统的皮质运动区产生的电活动，通过脊髓或周围神经的电极记录，或观察肌运动和拾取肌电活动而测得。在检查脊髓运动功能受损方面比感觉 EPs 更敏感。

二、经颅多普勒超声监测

1. 经颅多普勒超声（transcranial Doppler ultrasound，TCD）监测　利用超声波的多普勒效应，通过对颅内、颅外主要血管的血流速度等进行检测，从而对颅内大血管的血流动力学进行研究。由于脑血流中血细胞相对声波探头有正反两个方向的运动，所以反射回来的声波速率产生相应的改变，这种波源和接受器之间相对运动而引起的接收到的频率与发射频率之间的差值称为多普勒频移（Doppler frequency shift），TCD 可自动将多普勒频移值换算为血流速度。TCD 的输出方式有音频和视频（频谱）两种。音频输出以声音信号输出，反映了血流的特性，例如，流速分布均匀则出现笛样乐音，血流形成湍流则声音粗糙，出现涡流则声音噪杂，音调愈高愈尖锐则血流速度愈快，音调低而沉闷则血流速度较慢。频谱显示是多普勒频移信号的主要输出方式，是多普勒信号的振幅、频率和时间的三维显示。常用的监测指标有大脑中动脉的血流速度（单位：cm/s）、血管搏动指数（PI）和栓子（高密度信号）的数量。

2. 扫描窗口　超声波能够穿透颅骨而无严重衰减的通道称为窗口。经颞骨窗口是术中监测的最常用窗口，位于颧弓上方、眼眶外缘和耳朵之间的范围。颞窗分为前、中、后三部分。经颞窗可以检测大脑前动脉、大脑中动脉、颈内动脉终末段、大脑后动脉和基底动脉分叉处的血流。围手术期多采用大脑中动脉的血流测定，从而获得最佳脑血流信号。

3. 围手术期监测　主要通过监测大脑中动脉的血流速度、栓子的数量，结合脑氧饱和度、EEG 等监测，提供术中脑功能的有用信息。

（1）血管外科：颈动脉内膜剥脱或涉及主动脉弓部等手术，有时需要暂时阻断血管、选择性脑灌注、上腔静脉逆灌等，TCD 在判断、定位、了解侧支循环情况、决定手术方式，以及减少脑缺血损害等方面具有举足轻重的地位。例如，颈动脉内膜剥脱术需暂时阻断颈动脉血流，大部分患者如果大脑基底动脉环和交通支循环功能良好，阻断一侧颈动脉不会严重影响脑部血供。但一侧颈动脉阻断后，如果大脑中动脉的平均血流速度 < 15 cm/s，并且在大脑自动调节功能发挥作用后，随阻断时间的延长不逐步增加，提示需要建立临时旁路。通过术前压迫颈总动脉也可以辅助判断侧支循环情况，决定是否建立临时旁路。在颈动脉内膜剥脱术后，可以观察到短暂高血流量引起的高灌注综合征（hyperfusion syndrome）和判断手术效果。TCD 可以了解选择性脑灌注和上腔静脉逆灌时的双侧脑血流情况，了解阻断大血管后脑高灌注压和开放大血管后脑低灌注压时脑血流的改变。在高危 CABG 前，通过检查双侧颈动脉，确定是否存在颈动脉狭窄及其程度。

（2）栓子：TCD 对进入脑血流的栓子非常敏感，非常微小的栓子就能观察到，并可检测栓子数量。著者的研究发现，体外循环心脏术中所有患者的大脑中动脉均可探及高密度信号（栓子），并且与主动脉的操作如插管、阻断、开放和拔管有关联，多为来自心室、肺静脉和体外循环机的气泡，但也不能排除异物微粒或微血栓。膜式氧合器的栓子数量明显少于鼓泡式氧合器。通过 TCD 监测可以及时观察到栓子情况，提醒外科医生重视，及时改进手术操作方法和处理。

（3）脑血流：低流量体外循环时，TCD 监测有助于确定不至于引起脑灌注突然停止的最低流量。但低温体外循环时脑血流速度与脑血流量无固定的关系，影响脑血流速度的因素很多，包括麻醉、低温、血液稀释、脑自身调节功能的变化、非搏动性灌注和血管活性药物等。脑血流速度的高低并不能反映脑的灌注量。但深低温时脑的自动调节功能丧失，脑血流速度基本反映脑的灌注量。TCD 在舒张末流速（最低）与脑血管阻力的变化成反比，舒张末流速突然下降说明在超声介入点远端有阻塞，提示静脉插管位置不佳或发生脑水肿。

（4）其他：TCD 对诊断脑血管痉挛具有非常重要的价值。正常管径的大脑中动脉的血流速度基本恒定，平均血流速度为（62±12）cm/s。一般认为当血流速度 > 120 cm/s 时，提示存在脑血管痉挛，> 200 cm/s 提示发生严重痉挛，著者在美国做研究时发现此现象在体外循环后早期可以见到。TCD 也可作为临床颅内循环停止和脑死亡的支持或证实性诊断。当至少在两支颅内动脉（基底前循环左右两侧各一支，或一支前循环动脉和基底动脉）出现收缩和舒张期交替血流或非常小而尖锐的收缩期信号等"特征性"改变时，结合 EEG 和临床表现，即可判断颅内循环停止和脑死亡。

三、脑血氧饱和度监测

1. 原理　脑血氧饱和度（regional cerebral oxygen saturation，$rScO_2$）监测是使用近红外光谱脑血氧饱和度仪器（near infrared spectros-copy，NIRS）连续监测大脑局部的 $rScO_2$，测量大脑局部血红蛋白的混合氧饱和度，主要代表静脉部分，反映的是脑氧供需平衡的指标。基本原理和脉搏血氧饱和度仪类似，但 $rScO_2$ 不受低温、无搏动血流和停循环的明显影响，是深低温停循环时监测脑氧合的有效方法。

2. 优势　麻醉手术期间脑氧饱和度监测脑缺血和缺氧可能较 EEG 更灵敏，因为 $rScO_2$ 是脑组织氧含量的直接测量值，而 EEG 出现异常波形为脑缺氧的继发改变。常温时 $rScO_2$ 一般不应低于 60%，缺氧时 $rScO_2$ 值下降。过度通气时脑血管收缩，$rScO_2$ 值也下降。吸入麻醉药，如异氟烷扩张脑血管，$rScO_2$ 值可增加 10%。当发生脑不可逆损伤大脑耗氧显著减少时，则 rSO_2 值可能异常增高。

3. 体外循环脑监测　当其他监测（MAP、SpO_2 和 SvO_2）不能反映脑的氧供或氧耗的改变时，$rScO_2$ 值可以较敏感地监测脑缺血。由于 $rScO_2$ 值 80% 来自静脉血，又不受低温、无搏动血流和停循环的影响，为深低温低流量或停循环期间提供了良好的连续脑监测的方法。双侧额区 NIRS 监测 $rScO_2$ 已经成为脑缺血高危患者或大血管手术局部脑灌注期间的常规监测。在深低温低流量或停循环期间，尤其是大血管外科局部脑灌注期间，为保证低温低流量局部脑灌注的有效性和防止奢灌（过度灌注）提供了保障，通常要求 $rScO_2$ 值保持在 50% 以上或降低幅度不超过基础值的 20%，当 $rScO_2$ 值 < 40% 时提示脑氧合明显不足，预示出现术后神经系统并发症的高风险。将多种脑监测手段结合起来，可以提高灵敏度和特异度，如低温时 EEG 抑制而 $rScO_2$ 不变，病理性的 EEG 改变同脑 $rScO_2$ 降低相结合等。脑逆行灌注时，TCD 监测证实存在逆灌血流，而监测局部 $rScO_2$ 可帮助调节合适的流量。

4. 脑血流动力学监测　利用近红外光谱技术，$rScO_2$ 仪还可无创监测大脑血流动力学。将红外线示踪剂吲哚花青绿（indocyanine green）注入右房，示踪剂以"弹丸"形式进入大脑循环，通过对大脑的光强度测量，作出时间活性曲线，得出大脑平均皮质输送时间（cerebral mean

cortical transit time）, 再回归求出脑血流量。

四、颈内静脉血氧饱和度监测

1. 颈内静脉血氧饱和度（$SjvO_2$）监测是有创监测，通过颈内静脉逆行穿刺，放置带有光纤探头的导管至颈内静脉球部，可连续监测 $SjvO_2$ 值。$SjvO_2$ 反映脑的氧供需平衡。体外循环期间动脉氧供充分而麻醉平稳时，$SjvO_2$ 可反映脑的代谢率和脑血流量。而单纯监测脑血流量并不能说明血流和代谢是否相匹配。$SjvO_2$ 反映全脑的氧合程度，无论是左侧还是右侧颈内静脉血，都不是真正完全混合的脑静脉血，不能观察到局部缺血。

2. 深低温停循环前降温时，$SjvO_2$ 可以提供非常良好的临界点，即 $SjvO_2$ 增加到稳定的最大值时，$CMRO_2$ 最低。复温时监测 $SjvO_2$，提示脑的氧供需失衡情况，通过减慢复温速度、升高血红蛋浓度或加深麻醉等措施来改善脑保护。

五、脑温度监测

1. 由于脑温对脑的 $CMRO_2$ 和脑对缺血耐受性的重要意义，准确的脑温监测是脑保护的基础。临床上最常用的脑温监测位置是鼻咽温和鼓膜温度，而后者的易损伤性确立了前者的优越性。测量鼻咽温度探头的深度应是同侧鼻翼到耳垂的距离。

2. 由于体外循环降、复温期间各部位的温度有较大的差别，因此而确定了测量脑温的独立和不可替代。通常复温时颈静脉血的温度要比鼻咽温高 1℃，此时根据鼻咽温来复温，实际脑温会偏高，具有引起脑损伤的潜在危险，故鼻咽温以不超过 37℃为宜。

六、颅内压监测

1. 体外循环期间不可能直接监测颅内压，因此上腔静脉压的监测非常重要。体外循环期间的颅内压是通过上腔静脉压和颜面部体征来反映的。如果上腔静脉引流不畅，如搬动心脏、静脉插管位置改变、静脉引流管阻塞等，可以引起脑静水压升高，甚至脑水肿。

2. 值得注意的是体外循环期间尽管有足够的 MAP，如果因静脉引流不畅引起脑水肿，则颅内压增高，此时的有效脑灌注压反而下降。

第 4 节   脑保护

一、保证脑的有效灌注

1. 维护心血管功能的完整性，保持血流动力学的稳定是最好的脑保护。麻醉医师力保大脑在最佳灌注状态，外科医师确保手术效果满意，体外循环时间尽量缩短。同时加强神经功能的监测，经颅双侧 $rScO_2$ 监测并在出现异常时采取正确的干预措施，可以明显改善神经并发症的结局，干预措施有提高血压、增加体外循环流量、加深麻醉、输血和必要时进一步降温等。其他管理措施包括注意避免出现继发性脑损伤、血糖的控制（既要控制高血糖又要避免低血糖）和温度的管理等。

2. 保护体外循环下脑血管的自动调节功能的完整，将明显增强对低血压的耐受能力。在中度低温、pH 采用 α 稳态管理，如果体外循环期期间有完好的脑血管自动调节功能，可以耐受 50 mmHg 以下甚至更低（20 mmHg）的脑灌注压。但高龄或其他高危患者因体外循环使脑血管的自动调节机制受损，在刚开始降温或鼻咽温恢复到 30℃ 以上时，尽量避免 MAP < 50 mmHg，尤其是复温时要维持满意的血压以保证脑的足够灌注。

3. 保证良好的上腔静脉引流，避免脑静脉高压，等于相对提高了脑的灌注压。体外循环期间可以通过监测上腔静脉压来保证上腔静脉的引流通畅，以确保和避免脑水肿。

4. 在主动脉外科经常需要进行选择性脑灌注来保证大脑的供血和扩展全身停循环的安全时限。

（1）顺行脑灌注：通过无名动脉、左颈总动脉或右腋动脉插管进行脑灌注。由于深低温状态下脑自动调节功能丧失，高灌注压和高流量可以导致脑出血和脑水肿等并发症，为避免大脑的奢灌和缺血，使用前额双侧 $rScO_2$ 监测指导，使流量控制在 6 ～ 15 mL/（kg·min）。脑灌注的有效性还依赖于大脑 Willis 环的完整性，局部脑卒中的风险主要是来自插管脱落的斑块或气栓，前额双侧 $rScO_2$ 监测有助于了解动脉插管对侧的脑灌注情况。

（2）逆行脑灌注：通过上腔静脉内单独的插管低温（10 ～ 15℃）氧合血逆行灌注，灌注压为 20 ～ 40 mmHg，流量为 250 ～ 400 mL/min［10 ～ 15 mL/（kg·min）］，通过吸引主动脉和术野的血液回流进入氧合器。逆行脑灌注技术也可以用来冲洗出通过主动插管灌注误入脑内的大量微气栓，并且减少可能因动脉插管脱落斑块引起的脑栓塞。

二、低温脑保护

1. 病理生理　低温是脑保护的重要措施，轻度低温（降低 2 ～ 3℃）就可对大脑缺血的结局产生重大影响，此时虽然对脑代谢影响很小，但却显著地减少缺血后脑梗死容积，甚至在缺血发生之后数小时降温仍有明显疗效。脑温 < 35℃ 可明显抑制兴奋性氨基酸（excitatory amino acids，EAA）的释放，同时在保护细胞结构完整性方面也有独特作用。尽管许多临床研究表明"常温"体外循环与中度低温体外循环对术后脑卒中和认知功能的损害无明显差别，但实际上许多所谓"常温"体外循环允许体温自然降至 34℃ 甚至更低，严格控制的常温体外循环不可取，术后局灶性脑损伤的发生率明显高于低温组。

2. 复温　快速复温增加高危患者的术后神经系统并发症，与复温时脑氧供需失衡导致脑氧合不足有关。控制复温速度，避免脑高温十分必要。通常至少要将鼻咽温和直肠温差控制在 6℃ 以内。实际上体外循环复温时，脑温上升的速度明显高于常规监测的鼻咽温。因此，脱离体外循环时鼻咽温维持在 37℃ 为宜，体外循环后再通过体表复温和保温。

3. 深低温停循环　深低温停循环常用在成人主动脉弓、肺动脉内膜剥脱、新生儿和婴幼儿复杂型先心病等手术。深低温可以使 $CMRO_2$ 明显减少，显著提高大脑的缺氧耐受性。深低温停循环通常将中心温度（膀胱或直肠温度）降低到 15 ~ 20℃，并继续降温使脑温（鼻咽温）维持稳定。深低温停循环下的脑损伤与停循环（脑缺血）时间的长短密切相关（表 4-23-1），并且经常采取下列脑保护措施，但深低温低流量［10 ~ 20 mL/（kg·min）］能明显改善术后大脑的结局。在成人主动脉弓部手术，经常使用顺行性或逆行性选择性脑灌注，从而明显延长手术时脑保护的安全时限数倍，并且随着外科材料和技术的提高，温度大部分情况下只需降到 23 ~ 25℃即可。

表 4-23-1　低温、脑氧代谢率下降和停循环时间

温度（℃）	$CMRO_2$（%）	安全停循环时间（min）
32	70	8
28	48	10
25	37	14
20	24	21
18	17	25
15	14	31

$CMRO_2$（%）：脑氧代谢率。

（1）一般措施：取头低位（Trendelenburg position）、头部冰帽和开放上腔静脉引流，以增加脑灌注和延长脑耐受缺血的时间。

（2）肌松药：给予足够剂量的长效肌松药，确保全身肌肉松弛，减少组织对氧的消耗。

（3）药物性脑保护：旨在增强脑的抗缺血损伤和减轻脑水肿。尽管有证据表明高剂量甲泼尼龙（15 mg/kg）可以减少体外循环心血管手术的全身性炎性反应，但并不预防或减弱神经炎性反应和具有血-脑脊液屏障保护作用，临床上也缺乏循证医学的有效证据。通常选择性给予甲泼尼龙 10 ~ 30 mg/kg（仅小儿）、丙泊酚 2 ~ 3 mg/kg 和甘露醇 0.25 g/kg 等。

（4）低流量灌注：条件许可时可以间断地使用深低温、低流量灌注，以缩短停循环的绝对时间。

（5）复温：脑部灌注恢复后使上腔静脉血氧饱和度达到 70% 以上（需要 5 ~ 10 min）再开始复温。体外循环复温期间的 pH 值管理尚有争议，趋向于小儿用 pH 稳态而成人用 α 稳态，保持 $PaCO_2$ 在正常上限水平。

（6）控制血糖：高血糖加剧脑损伤，但深低温停循环期间合适的血糖水平尚难确定，深低温停循环前期的血糖水平控制在 6 ~ 8 mmol/L 为宜。注意低血糖的危害更大。

三、预防脑栓塞

1. 体外循环　膜式氧合器可减少体外循环中栓塞的形成。动脉端最好使用 25 μm 滤器，回

流端用 20 ~ 40 μm 滤器，防止来自术野的组织和其他颗粒进入人体循环。在体外循环前使用预充滤器，预循环至少 30 min 以祛除安装过程的微屑。体外循环前加温预充液排气，保持动脉输入端血温与患者的中心温度差 < 10℃。由于高糖对脑的有害性，无糖预充已经达成共识。另外，提高转机的安全性和防止意外事件的发生，是减少脑损伤的前提条件。

2. 外科操作　首先要明确术中各种栓子的可能来源。主动脉插管操作、主动脉阻断或开放，以及调整流量还血期间，都是栓塞的危险期。TEE 对主动脉壁探查的灵敏度受限，主动脉粥样硬化严重者可经术野主动脉壁超声检查或手法触摸，选择合适的插管部位，必要时行股动脉插管；根据患者的年龄和主动脉壁情况，控制动脉收缩压在 80 ~ 90 mmHg 为宜；尽量减少主动脉钳夹的次数；升主动脉钙化或粥样斑块的患者行 CABG，不能钳夹主动脉侧壁，建议使用主动脉根部冠状动脉搭桥吻合器。开心手术尤其是开放左心者要充分排气，注意在心脏还血充盈时加强左心吸引。有左房血栓者应在阻断主动脉后再插左房管和清理左房血栓。使用 TEE 探测残留在心脏内的气体或异物，指导达到充分排气。术野吹入 CO_2 气体有助于减少心腔内气栓的形成和数量。

3. 麻醉配合　麻醉医师要和外科、体外循环互相配合。开放主动脉之前采取反复膨肺、充分使用左心吸引、暂时头高位再转头低位开放、TEE 协助、短暂减低静脉引流量使心脏还血反复数次、抖动左房等心脏腔室排气措施。要同术者协调配合，尽可能达到充分排气和除去可能的栓子，以减少开放主动脉时脑栓塞的危险性。开放复跳后注意肺动脉排气，右心气泡同样可以经肺动静脉短路途径进入左心系统。输血输液和注射药物时也应注意排气，尤其对存在右向左分流者。

四、药物性脑保护

1. 麻醉药物　麻醉药的脑保护作用不是简单的降低脑代谢，而是有更复杂的机制。相对于低温来说，麻醉药物的脑保护作用非常有限。通过麻醉药物引起 EEG 暴发抑制，对缺血的耐受性仅仅延长几十秒到几分钟。但由于降低了 $CMRO_2$ 使 CBF 减少，体外循环期间到达脑内微栓的数量可能减少。

（1）硫喷妥钠：高量硫喷妥钠（40 mg/kg）可在轻度低温（32℃）体外循环主动脉阻断期间维持 EEG 呈暴发抑制，减少术后神经并发症，但大剂量硫喷妥钠可以对心血管功能产生明显抑制，导致术后需要更多的正性肌力药物。常温下硫喷妥钠 5 ~ 8 mg/kg 可以使 EEG 呈 5 min 暴发抑制，CBF 和 $CMRO_2$ 同时下降，要维持 EEG 呈暴发抑制需要继续输注硫喷妥钠 0.5 ~ 1.0 mg/（kg·min），必然延长苏醒和气管拔管时间。因此，尽管硫喷妥钠具有一定的脑保护作用，但临床实践中实不可取。

（2）丙泊酚：丙泊酚 2 ~ 3 mg/kg 可以引起 EEG 呈短暂暴发抑制，CBF 和 $CMRO_2$ 同时下降，继续输注 0.1 ~ 0.3 mg/（kg·min）可以维持 EEG 呈暴发抑制。丙泊酚代谢快，不延长苏醒和气管拔管时间，脑保护机制可能还与抗自由基、抑制细胞内钙超载和缺血后处理等多因素相关。

（3）吸入麻醉药：异氟烷、七氟烷、地氟烷等吸入麻醉药均可减少缺血性脑损伤，临床研究显示其脑保护作用优于静脉麻醉药，但脑保护作用与使用剂量、持续时间和脑缺血损伤的程度密切相关。吸入异氟烷 1.5 ~ 2 MAC 可以引起 EEG 呈暴发抑制，而 CMRO$_2$ 下降的同时不引起 CBF 减少，并且可以很快排出。有关吸入麻醉药脑缺血预处理或后处理的临床研究，也呈现出一定程度的脑保护作用趋势。与此相反，吸入麻醉药也被指控有神经毒性，尤其对神经发育期的婴幼儿和大脑结构退行性病变的高龄患者，有研究指出异氟烷损害大脑海马区域的学习功能，并引起持续时间较长的认知和学习缺陷；七氟烷诱导细胞凋亡和升高 β 淀粉样前体蛋白（amyloid precursor protein）裂解酶水平；长时间暴露高浓度吸入麻醉药可能损害血 – 脑脊液屏障、记忆和认知功能。因此，麻醉医师应根据患者的年龄调整吸入麻醉药浓度，维持最佳的脑灌注压，监测高龄患者的脑功能（如 EEG），尽量避免通过增加吸入麻醉药浓度来控制血压，要监测麻醉深度，减少不必要的长时间吸入高浓度麻醉药，从而改善患者的结局。

（4）右美托咪定：循证医学的证据表明，心脏外科术后使用右美托咪定镇静，可以控制和明显降低谵妄的发生率，改善患者术后早期的认知功能。但术中使用右美托咪定并未明显表现出对术后谵妄的预防作用。

2. 钙通道阻滞药　神经细胞缺血性损伤的最终共同通路是导致大量的钙内流。临床研究证实，尼卡地平（nicardipine）和尼莫地平（nimodipine）可以减轻蛛网膜下腔出血后的脑血管痉挛和降低体外循环后认知功能障碍的发生率，但在心脏外科脑保护作用的循证医学证据不足。

3. 兴奋性神经递质拮抗剂　突触后 EAA 受体特异性拮抗剂可明显缓解和抑制缺血性脑损伤，如 NMDA 受体拮抗剂地佐环平（dizocilpine）和氯胺酮（非竞争性），有证据表明氯胺酮也减缓巨嗜细胞的激活和细胞因子 IL-1β、IL-6 和 TNF-α 的释放。AMPA 受体拮抗剂，如 CNQX 在动物实验被证实有脑保护作用，但临床应用尚待时日。

4. 其他　术中给予利多卡因可以使患者术后认知功能障碍的发生率下降，可能与减少脑缺血后神经细胞膜除极和随后的兴奋性氨基酸递质释放有关，有研究表明其改善术后认知功能可能与明显降低 IL-1β、IL-6、IL-8 和 TNF-α 的水平有关。Mg^{2+}（如硫酸镁制剂）作为脑保护药物，给予升高血清 Mg^{2+} 水平正常值 1.5 ~ 2 倍的剂量，术后早期的认知功能和短期神经系统并发症都有所改善。

（李慧先　于钦军）

参考文献

［1］CALDAS J R, HAUNTON V J, PANERAI R B, et al. Cerebral autoregulation in cardiopulmonary bypass surgery: A systematic review[J]. Interact Cardiovasc Thorac Surg, 2018, 26(3): 494-503.

［2］REVES J G. Toward understanding cerebral blood flow during cardiopulmonary bypass implications for the central nervous system[J]. Anesthesiology, 2019, 130: 609-613.

［3］BERGER M, TERRANDO N, SMITH S K, et al. Neurocognitive function after cardiac surgery from phenotypes to mechanisms[J]. Anesthesiology, 2018, 129: 829-851.

［4］HOOVER L R, DINAVAHI R, CHENG W P, et al. Jugular venous oxygenation during hypothermic cardiopulmonary bypass in patients at risk for abnormal cerebral autoregulation: Influence of alpha-stat versus pH-stat blood gas management[J]. Anesth Analg, 2009, 108(5): 1389-1393.

［5］MCDONAGH D L, BERGER M, MATHEW J P, et al. Neurological complications of cardiac surgery[J]. Lancet Neurol, 2014, 13: 490-502.

［6］于钦军，曹莉 . 老年病人冠状动脉搭桥术后神经功能障碍的初步探讨 [J]. 中华麻醉学杂志 , 2002, 22(5): 261-263.

［7］CAO L, LI Q, YU Q J, et al. Risk factors for recurrent stroke after coronary artery bypass grafting[J]. J Cardiothoracic Surg, 2011, 6: 157-162.

［8］YU Q J, SUN L Z, CHANG Q, et al. Monitoring of antegrade selective cerebral perfusion for aortic arch surgery with transcranial Doppler ultrasonography and near-infrared spectroscopy[J]. Chin Med J, 2001, 114(3): 257-261.

［9］LIU Y H, WANG D X, LI L H, et al. The effects of cardiopulmonary bypass on the number of cerebral microemboli and the incidence of cognitive dysfunction after coronary artery bypass graft surgery[J]. Anesth Analg, 2009, 109(4): 1013-1022.

［10］LINARDI D, FAGGIAN G, RUNGATSCHER A. Temperature management during circulatory arrest in cardiac surgery[J]. Ther Hypothermia Temp Manag, 2016, 6: 9-16.

［11］HERVEY R E. Neurological outcomes and neuromonitoring in cardiac surgery[J]. Int Anesthesiol Clin,2018,56(4): 21-46.

［12］DENAULT A Y, SHAABAN-ALI M, COURNOYER A, et al. Near-infrared spectroscopy[J]. Neuromonitoring Techniques, 2018, 179-233.

［13］DANIELSON M, REINSFELT B, WESTERLIND A, et al. Effects of methylprednisolone on blood-brain barrier and cerebral inflammation in cardiac surgery-a randomized trial[J]. J Neuroinflamm, 2018, 15(1): 283.

［14］SALAMEH A, DHEIN S, D HNERT I, et al. Neuroprotective strategies during cardiac surgery with cardiopulmonary bypass[J]. Int J Mol Sci, 2016, 17(11): 1945-1951.

［15］LIU Y, CHEN K, MEI W. Neurological complications after cardiac surgery: Anesthetic considerations based on outcome evidence[J]. Curr Opin Anesthesiol, 2019, 32: 563-567.

［16］PIERI M, DE S A, ROSE S, et al. Trials focusing on prevention and treatment of delirium after cardiac surgery: A systematic review of randomized evidence[J]. J Cardiothorac Vasc Anesth, 2020, 34(6): 1641-1654.

［17］LI X, YANG J, NIE X L, et al. Impact of dexmedetomidine on the incidence of delirium in elderly patients after cardiac surgery: A randomized controlled trial[J]. PLoS One, 2017, 12(2): 170757.

［18］LOMIVOROTOV V V, MOROZ G, ABUBAKIROV M, et al. Volatile and intravenous anesthetics for brain protection in cardiac surgery: Does the choice of anesthesia matter?[J]. J Cardiothorac Vasc Anesth, 2022, 36(2): 567-576.

［19］CHEN F, DUAN G, WU Z, et al. Comparison of the cerebroprotective effect of inhalation anaesthesia and total intravenous anaesthesia in patients undergoing cardiac surgery with cardiopulmonary bypass: A systematic review and meta-analysis[J]. BMJ Open, 2017, 7(10): 14629.

第 24 章

肺 保 护

第 1 节　肺生理

一、肺通气

1. **肺通气**　肺与体外环境之间的气体交换过程。呼吸道是沟通肺泡与外界的通道，肺泡是肺泡气同血液气交换的场所，胸廓节律性呼吸运动是实现通气的动力。

2. **呼吸道的主要功能**　随着呼吸道向下的不断分支，气道数目逐渐增多而口径变小，总横断面积增大而管壁变薄，结构和功能逐渐发生变化。

（1）调节气道阻力：通过呼吸道收缩、舒张调节气道阻力，从而调节进出肺的气体量、速度和呼吸做功。

（2）保护功能：对吸入气体进入加温、湿润、过滤、清洁作用和防御反射等保护功能。气管插管后失去或削弱了上述功能，可使呼吸道上皮、纤毛及腺体等受到损伤。

3. **肺通气动力**　呼吸运动是肺通气的原动力。胸廓、膈肌的舒缩运动使肺内压周期性交替升降，造成肺内压和大气压之间的压力差，推动气体进出肺脏。

4. **肺内压**　指肺泡内的压力。在呼吸动作暂停、声带开放、呼吸道畅通时，肺内压与大气压相等。平静呼吸时，吸气期肺内压较大气压低 $1 \sim 2$ mmHg，呼气期较大气压高 $1 \sim 2$ mmHg。

5. **胸膜腔内压**　胸膜腔内压比大气压低，为负压，由刚性胸壁及弹性肺的回缩力造成。胸膜腔内负压不仅有利于肺扩张，也作用于胸腔内其他器官（如腔静脉），促进静脉血的回流。

6. **肺通气阻力**　肺和胸廓的弹性阻力约占总阻力的 70%，是平静呼吸时主要阻力；非弹性阻力包括气道阻力、惯性阻力和组织黏滞阻力，约占总阻力的 30%，其中又以气道阻力为主。

7. **肺顺应性**　肺在外力作用下弹性组织的可扩张性，反映肺的弹性阻力。肺顺应性大是指肺容易扩张而弹性阻力小；肺顺应性小则指肺不易扩张而弹性阻力大。

8. **肺表面张力**　肺泡内衬液和肺泡气之间存在液－气界面，从而产生肺泡表面张力。肺组织的弹性阻力仅占肺总弹性阻力的 1/3，而肺表面张力约占 2/3，表面张力对肺的膨胀和回缩有重要作用。肺泡存在降低表面张力作用的表面活性物质，具有重要的生理功能。

9. 肺泡表面活性物质 脂蛋白混合物，主要成分是二棕榈酰卵磷脂（dipalmitoyl lecithin），由肺泡 II 型细胞合成并释放。由于分子的一端是非极性疏水的脂肪酸，而另一端有极性易溶于水，形成单分子层分布在液 – 气界面，并随肺泡的张缩而改变密度。正常肺泡表面活性物质不断更新，降低肺泡液 – 气界面的表面张力，使肺泡表面张力降至 10^{-4} N/cm 以下，比血浆的 5×10^{-4} N/cm 低得多，从而减弱表面张力对肺毛细血管中液体的吸引作用，防止液体渗入肺泡。由于肺泡表面活性物质的密度大，降低表面张力的作用强，表面张力变小使小肺泡内压力不致过高，防止了小肺泡的塌陷；大肺泡表面张力则因表面活性物质分子的稀疏而不致明显下降，维持了肺内压力与小肺泡相等，不致过度膨胀，保持了大小肺泡的稳定性，有利于吸入气在肺内得到较为均匀地分布。表面活性物质减少容易发生肺不张、肺水肿。

10. 气道阻力 气道阻力受气流流速、气流形式和管径大小的影响。流速快则阻力大，流速慢则阻力小；层流阻力小，湍流阻力大，气流太快和管道不规则容易发生湍流，例如当气管内有黏液、渗出物或异物时。气道管径大小是影响气道阻力的另一重要因素，管径缩小阻力大增，气道管径受许多因素的影响。

（1）跨壁压：呼吸道内外的压力差。呼吸道内压力高，跨壁压增大，管径被动扩大，阻力变小；反之，气道管径则增大。

（2）肺实质对气道壁的外向放射状牵引：小气道的弹力纤维和胶原纤维同肺泡壁的纤维彼此穿插，犹如帐篷的拉线一样对气道发挥牵索作用，以保持无软骨支持的细支气管的通畅。

（3）自主神经系统对气道管壁平滑肌舒缩活动的调节：呼吸道平滑肌受交感、副交感双重神经支配。副交感神经使气道平滑肌收缩，管径变小，阻力增加；交感神经使气道平滑肌舒张，管径变大，阻力降低。呼吸道平滑肌的舒缩还受自主神经释放的非乙酰胆碱的共存递质的调制，如神经肽（血管活性肠肽、神经肽 Y、舒激肽等），通过作用于接头前受体调制递质的释放、接头后受体调制对递质的反应或直接改变效应器反应。

（4）化学因素的影响：儿茶酚胺可使气道平滑肌舒张；变态反应时由肥大细胞释放的组胺和慢反应物质使支气管收缩；吸入气 CO_2 含量增加，刺激支气管、肺的 C 类纤维，反射性地使支气管收缩，气道阻力增加。气道上皮合成、释放的内皮素，可使气道平滑肌收缩。

二、肺换气

1. 肺换气 混合静脉血流经肺毛细血管，此处血液 PO_2 是 40 mmHg，比肺泡气 PO_2（104 mmHg）低，肺泡气 O_2 便由于分压差而向血液扩散，血液 PO_2 便逐渐上升，最后接近肺泡气 PO_2。由于混合静脉血 PCO_2 是 46 mmHg，肺泡气 PCO_2 是 40 mmHg，CO_2 则从血液扩散到肺泡。O_2 和 CO_2 的扩散都极为迅速，仅需约 0.3 s 即达到平衡。通常情况下血液流经肺毛细血管的时间约为 0.7 s，所以当血液流经肺毛细血管全长约 1/3 时，已经基本完成气体交换过程。

2. 影响肺换气的因素 取决于肺的扩散距离、扩散面积和通气 / 血流比值。

（1）呼吸膜厚度：肺泡气通过呼吸膜（肺泡 – 毛细血管膜）与血液进行气体交换，气体扩散速率与呼吸膜厚度成反比。呼吸膜由含表面活性物质的液体层、肺泡上皮细胞层、上皮基底膜、肺泡上皮和毛细血管膜之间的微间隙、毛细血管基膜和毛细血管内皮细胞层 6 层结构组成，总厚度不到 1 μm，最薄处只有 0.2 μm，气体易于扩散通过。因为呼吸膜的面积极大，而肺毛细血管总血量只有 60 ~ 140 mL，血液少而分布面积大，故血液层极薄。肺毛细血管平均直径不足 8 μm，因此，红细胞膜可以接触到毛细血管壁，O_2 和 CO_2 不必经过大量的血浆层就到达红细胞或进入肺泡，扩散距离短，交换速度快。任何使呼吸膜增厚或扩散距离增加的疾病，都降低扩散速率和减少扩散量，如肺纤维化、肺水肿等，从而出现低氧血症。

（2）呼吸膜面积：气体扩散速率与扩散面积成正比。正常成人肺有 3 亿左右的肺泡，总扩散面积约为 70 m^2。平静呼吸状态时呼吸膜扩散面积约为 40 m^2，故有相当大的贮备面积。肺不张、肺实变、肺气肿或肺毛细血管阻塞，均使呼吸膜扩散面积减少。

（3）通气 / 血流比值：通气 / 血流比值是分钟肺通气量（V）和分钟肺血流量（Q）之间的比值（V/Q），正常成年人安静时约为 0.84。如果 V/Q 比值增大，说明通气过剩而血流不足，部分肺泡气未能与血液充分气体交换，致使肺泡无效腔增加。如果 V/Q 下降，说明通气不足而血流过剩，部分血液流经通气不良的肺泡，混合静脉血中的气体未能得到充分氧合，发生功能性动 - 静脉短路。由于 CO_2 的扩散系数是 O_2 的 20 倍，所以 CO_2 不易潴留，而易导致缺氧。肺气肿患者的许多细支气管阻塞和肺泡壁破坏，两种 V/Q 异常都可以存在，致使肺换气速率受到极大损害，从而造成肺换气功能异常。肺内肺泡通气量和肺毛细血管血流量的分布并不均匀，因此，局部通气 / 血流比值各不相同，用整个肺的 V/Q 就不易反映出来。虽然正常情况下存在肺泡通气和血流的不均匀分布，但总体来说，由于呼吸膜面积远远超过气体交换的实际需要，所以并未明显影响到 O_2 摄取和 CO_2 排出。

（4）肺扩散容量：呼吸气体在每毫米汞柱分压差作用下每分钟通过呼吸膜扩散的气体毫升数为肺扩散容量，反映呼吸气通过呼吸膜的能力。正常安静时氧的肺扩散容量平均约为 20 mL/（min·mmHg），CO_2 是 O_2 的 20 倍。肺扩散容量可因有效扩散面积减小、扩散距离增加而降低。

三、肺循环

（一）肺循环的生理

1. 肺血管　肺循环与体循环不同，肺循环来自肺动脉和支气管动脉两个血管系统。肺动脉及其分支管径较粗、管壁较薄，肺动脉将混合静脉血引到肺毛细血管床进行气体交换，并且可以为肺实质提供足够的氧和代谢需求，而支气管动脉则向传导性气道和肺血管供血，支气管静脉和肺静脉之间有 2% ~ 5% 的解剖分流。肺循环全部血管都位于胸腔，而胸腔内的压力为负压。

2. 血流阻力和血压　肺动脉管壁厚度仅为主动脉的 1/3，分支短而管径粗，故肺动脉的可扩张性高而血流阻力小。肺循环动脉和静脉两部分总的阻力大致相等，肺循环毛细血管压大致在右室压和 LAP 数值的中位数。由于肺循环血管对血流的阻力小，虽然右心室的分钟排血量和左心室的分钟排血量相等，但肺动脉压远较主动脉压低。正常人右心室收缩压平均约为 20 mmHg，舒张压 0 ~ 4 mmHg。肺动脉的收缩压和右心室收缩压相同，舒张压为 5 ~ 10 mmHg，平均压约为 12 mmHg，肺循环毛细血管平均压约为 7 mmHg，肺静脉和 LAP 为 1 ~ 4 mmHg。

3. 肺血容量　肺部血容量约为 450 mL，占全身血量的 9%，鉴于肺组织和肺血管的扩张性，肺部血容量的变化范围较大。用力呼气时肺部血容量减少至 200 mL；而在深吸气时可增加到约 1000 mL。由于肺血容量及其变化范围较大，故肺循环血管起着贮血库的作用。当机体失血时，肺循环可将一部分血液转移至体循环代偿。肺循环的血容量随呼吸周期发生周期性变化，并对左心室排血量和动脉血压发生影响。吸气时由腔静脉回流入右心房的血量增多，右心室射血量增加，而肺扩张时将肺循环血管牵拉扩张，使其容量增大而容纳较多的血液，肺静脉回流入左心房的血液则减少，呼气时则发生相反的过程。因此，吸气开始时动脉血压下降，到吸气相的后半期降至最低，以后逐渐回升，在呼气相的后半期达到最高。呼吸周期中出现的这种血压波动称为动脉血压的呼吸波。

4. 肺循环毛细血管外的液体交换　肺循环毛细血管压平均约为 7 mmHg，而血浆胶体渗透压平均约为 25 mmHg，故将组织中的液体吸收入毛细血管的力量较大。肺部组织液的压力为负压，使肺泡膜和毛细血管管壁互相紧密贴合，有利于肺泡和血液之间的气体交换。组织液负压还有利于吸收肺泡内的液体，使肺泡内无液体积聚。某些病理情况，如左心衰时肺静脉压力升高，肺循环毛细血管压随之升高，使液体积聚在肺泡或肺组织间隙，形成肺水肿。

（二）肺循环的调节

1. 神经调节　肺循环血管受交感神经和迷走神经的支配。交感神经兴奋，肺血管收缩，血流阻力增大。但从整体情况来看，交感神经兴奋时体循环血管也收缩，将部分血液挤入肺循环，使肺循环内血容量增加；迷走神经兴奋则使肺血管舒张。

2. 肺泡气的氧分压　明显影响肺部血管的舒缩活动。低氧使肺血管收缩，血流阻力增大，肺血管收缩的原因是肺泡气氧分压低而不是血管内血氧张力低。当肺泡气 PCO_2 升高时，低氧引起的肺微动脉收缩更加显著。肺血管对低氧发生缩血管反应，即缺氧性肺血管收缩（HPV），同低氧时血管内皮产生缩血管物质有关。HPV 可以保持肺的 V/Q 比值。

3. 血管活性物质对肺血管的影响　肾上腺素、去甲肾上腺素、血管紧张素 II、TXA_2 等可以使肺循环的微动脉收缩，而组胺和 5-HT 使肺循环静脉收缩。

第 2 节　肺功能监测

一、肺容量、肺通气和肺换气功能

（一）肺容量

1. 潮气量（VT）　呼吸时每次吸入或呼出的气量为 VT。平静呼吸时 VT 为 400 ~ 600 mL，运动时 VT 增大。机械通气时通常按 6 ~ 8 mL/kg 设定，当气道梗阻、呼吸抑制或气道漏气时 VT 减少。

2. 补吸气量　平静吸气末再尽力吸气所能吸入的气量为补吸气量或吸气贮备。正常成年人为 1500 ~ 2000 mL。

3. 补呼气量　平静呼气末再尽力呼气所能呼出的气量为补呼气量或呼气贮备。正常成年人为 900 ~ 1200 mL。

4. 功能残气量（FRC）　平静呼气末尚存留于肺内的气量为 FRC，是残气量和补呼气量之和。正常成年人约为 2500 mL。肺气肿患者的 FRC 增加，肺实质性病变时减小。FRC 的生理意义是缓冲呼吸过程中肺泡气 PO_2 和 PCO_2 的过度变化，以保持肺泡气和动脉血的 PO_2 和 PCO_2 不会随呼吸而发生大幅波动。

5. 残气量或称残气容积（residual volume）　用力呼气后肺内残余的气量，即等于功能残气量减去补呼气容积。正常成人为 1000 ~ 1500 mL。支气管哮喘和肺气肿患者，残气量增加。

6. 深吸气量　从平静呼气末作最大吸气时所能吸入的气量为深吸气量，是潮气量和补吸气量之和，是衡量最大通气潜力的重要指标。胸廓、胸膜、肺组织和呼吸肌等病变，可使深吸气量减少而降低最大通气潜力。

7. 肺活量　最大吸气后从肺内所能呼出的最大气量称作肺活量，是潮气量、补吸气量和补呼气量之和。正常成年男性平均为 3500 mL，女性为 2500 mL。肺活量反映肺一次通气的最大能力，在一定程度上可作为肺通气功能的指标。但由于测定肺活量时不限制呼气时间，所以不能充分反映肺组织的弹性状态和气道的通畅程度，即通气功能的好坏。尽管某些患者的肺组织弹性降低或呼吸道狭窄，通气功能已经受到损害，但是如果延长呼气时间，肺活量可以正常。

8. 肺总量　肺所能容纳的最大气量为肺总量，肺活量和余气量之和。数值因性别、年龄、身材、运动锻炼和体位不同而异。成年男性平均为 5000 mL，女性 3500 mL。

9. 残气量 / 肺总量比值　临床上为排除体表面积对残气量绝对值的影响，以残气量占肺总量的百分比作为肺泡内气体滞留的指标。正常为 20% ~ 30%，> 35% 为异常，见于肺气肿等疾病。残气量 / 肺总量比值与年龄有关，随年龄增加而增加。

（二）肺通气

1. 每分通气量　每分钟进或出肺的气体总量，等于呼吸频率乘潮气量。平静呼吸状态下，正常成年人呼吸频率为 12 ~ 18 次 /min，VT 为 500 mL，则每分通气量为 6 ~ 9 L。每分通气量随性别、年龄和活动量不同而有差异。尽力作深快呼吸时，每分钟所能吸入或呼出的最大气量为每分最大通气量（MVV），反映单位时间内充分发挥的全部通气量，是估计运动量的生理指标。通常只测量 10 s 或 15 s 最深最快的呼出或吸入量，再换算成 MVV。MVV 可达 70 ~ 120 L。MVV 可以测定呼吸肌耐力，间接反映胸 – 肺顺应性和气道阻力。阻塞性肺病患者的 MVV 明显降低，而限制性肺病的 MVV 基本正常。

2. 无效腔和肺泡通气量　部分吸入的气体留在呼吸性细支气管以上的呼吸道内，该部分气体不参与肺泡与血液之间的气体交换，故称为解剖无效腔，其容积约为 150 mL。进入肺泡内的气体，部分也因血流在肺内分布不均而未能与血液进入气体交换，该部分肺泡容量称为肺泡无效腔。肺泡无效腔与解剖无效腔合称生理无效腔。健康人平卧时生理无效腔等于或接近于解剖无效腔。因此，要计算真正有效的气体交换量，须以肺泡通气量为准。肺泡通气量是每分钟吸入肺泡的新鲜空气量，即（潮气量 – 无效腔气量）× 呼吸频率。如潮气量是 500 mL、无效腔气量是 150 mL，则每次呼吸仅使肺泡内气体更新 1/7 左右。潮气量和呼吸频率的变化，对肺通气和肺泡通气有不同的影响。在潮气量减半和呼吸频率加倍或潮气量加倍而呼吸频率减半时，肺通气量保持不变，但是肺泡通气量却变化明显。故就气体交换而言，浅而快的呼吸更为不利。

3. 用力肺活量（FVC）　最大吸气后尽可能快速并用力呼出的气体容量。正常 FVC 和肺活量相等。用力呼气时胸腔内压明显增加，而气道压改变很小。慢性阻塞性肺病患者，即使肺活量接近正常，FVC 也可能减少。几乎所有限制性肺病患者的 FVC 均降低。因不能进行有效咳嗽，FVC < 15 mL/kg 的患者术后肺部并发症显著增加。FVC 的准确测定在很大程度上依赖患者的努力与合作。

4. 用力呼气容量（FEV）　在测定 FVC 过程中一定时间内所呼出的气体容量，实际上是流速测定，相当于时间肺活量。通过 FEV 的测定，可以确定气道阻塞的程度。正常成人 0.5 s 内呼出 FVC 的 50% ~ 60%，1 s 内呼出 75% ~ 85%（FEV_1），2 s 内 94%，3 s 内 97%。FEV_1 是最常测定的数值，通常 FEV_1/FVC ≥ 0.75。阻塞性肺病患者的 FEV_1/FVC 降低，限制性肺病患者的 FEV_1/FVC 一般正常。注意测定 FEV_1/FVC 时的指导不足，可以造成人为偏差。

5. 通气储备百分比　比较平静呼吸时的每分通气量和 MVV，可以了解通气功能的贮备能力。用 MVV 减去平静呼吸时的每分通气量，其差值占 MVV 的百分比，即为通气储备百分比。正常 > 93%，< 86% 为通气功能不佳，< 70% 为通气功能严重损害。

6. 最大呼气中期流速（$FEF_{25\% ~ 75\%}$）　测量 FEV 中段（25% ~ 75%）流速的平均值，即 50%FVC 除以呼出 FVC 中间半量气体所需的时间。正常男性：3.36 L/s，女性：2.38 L/s，或实测值占预计值的百分比 > 75% 为正常。限制性肺病患者一般正常，阻塞性肺病即使早期也相当敏感，流速降低说明有中等程度的气道梗阻，较 FEV_1/FVC 可靠且重复性高。

（三）肺换气功能

1. 肺泡 – 动脉氧分压差（$A\text{-}aDO_2$）　吸空气时 $A\text{-}aDO_2$ 为 4 ~ 10 mmHg，而在吸纯氧时为 25 ~ 75 mmHg。反映肺的气体交换能力。

2. 肺内分流量　通过肺动脉导管（PAC）和动脉置管，同时抽取肺动脉血和动脉血（吸纯氧 15 ~ 20 min），进行动脉血气分析，通过计算得到肺内分流量。肺内分流量 =（肺毛细血管血氧含量 – 动脉血氧含量）/（肺毛细血管血氧含量 – 混合静脉血氧含量），正常值 < 5%。临床上为迅速作出判断，将上式简化为估算：肺内分流量 =（$700\text{-}PaO_2$）× 5%/100。

3. 通气 / 血流比值　见本章第 1 节。

4. 肺弥散功能　换气功能的测量指标，反映氧和二氧化碳在肺内通过肺泡及肺毛细血管壁进行气体交换的过程和效率。其对早期检出肺气道病变、评估病情的严重程度和预后、评定药物等治疗措施的疗效、鉴别呼吸困难的原因、评估肺功能对手术的耐受力等方面具有重要意义。通常用一氧化碳弥散量来表示，通过单次呼吸进行测定。患者吸入一定量的一氧化碳，屏气 10 s 后呼气，测定呼气末肺泡气样本，计算呼吸时吸收的量。正常值：男性为（28.84 ± 4.84）mLCO/（mmHg · min），女性为（22.13 ± 3.09）mLCO/（mmHg · min）。弥散量除以肺容量即为单位肺容量的弥散力。血红蛋白含量正常和 V/Q 匹配者，限制气体弥散的主要因素是肺泡 –

毛细血管膜。肺纤维化、氧中毒和肺水肿所致的肺泡纤维化,可导致肺弥散功能降低。阻塞性肺病、肺炎、血气胸等因弥散面积减少,弥散量降低。严重贫血时因血红蛋白含量不足以结合吸入的一氧化碳量,弥散量非常低。但肺容量或毛细血管床灌注不足,弥散量也降低。在红细胞增多症以及肺血流增加时可上升,表现在心衰的早期。弥散功能障碍主要表现为低氧血症,测定结果降低多数是由于 V/Q 失调所致,真正限制性氧弥散的病变少见。

5. 分钟耗氧量　测量每分钟的氧耗量,反映肺对氧的摄取情况。正常为 250 ~ 300 mL。

二、肺的呼吸动力学

1. 气道压力　气道压力受潮气量、气道阻力和胸肺顺应性等许多因素的影响。在机械通气时指呼吸机给予气道的压力,正常气道吸气峰压在 10 ~ 20 cmH$_2$O,峰压过高可以引起气压伤。

2. 胸肺顺应性

(1)顺应性是指单位压力下肺容量的变化,反映了压力、弹性阻力和肺扩张度三者之间的关系,是弹性阻力的倒数。即:顺应性(mL/cmH$_2$O)= 容量变化(ΔV)/ 压力变化(ΔP)。

(2)胸肺顺应性(C)由胸廓和肺组织弹性形成,包括肺顺应性(C$_L$)和胸廓顺应性(C$_T$)。测定 C$_L$ 时,ΔP 为跨肺压的变化,即肺内压和胸内压之差的变化;而测定 C$_T$ 时,ΔP 为跨壁压的变化,即胸内压和胸壁外表面大气压之差的变化,临床常以食管下 1/3 的压力来间接代表胸内压。正常成人 C$_L$ 和 C$_T$ 均为 200 mL/cmH$_2$O,因总弹性阻力为肺和胸廓两者的弹性阻力之和,故 C 为 100 mL/cmH$_2$O。

(3)机械通气患者的 C 是 V$_T$ 除以经胸扩张的压力。在稳流吸气平台期,吸气末屏气 1 ~ 2 s 无气流状态时,气道压力降至平台,此时 C 为 V$_T$ 除以平台压力,计算公式:C=V$_T$/ 平台压力。如果患者接受 PEEP 或存在隐性 PEEP,则必须用平台压力减去 PEEP,得到通气时的静态胸肺顺应性(静态 C):静态 C=V$_T$/(平台压力 –PEEP),正常值为 60 ~ 100 mL/cmH$_2$O。在机械通气呼吸不中断的情况下,往往要计算有效动态胸肺顺应性(动态 C),因气道峰压包括所使用压力的阻抗部分,得到的数值并非真正的 C 的测定,动态 C 可能更正确地反映此时的胸肺扩张度,是通气时有效吸气阻抗的有用指标:动态 C= 潮气量 /(气道峰压 –PEEP)。

(4)通过对 C 的监测,可以了解气道阻塞、肺间质水肿、肺纤维化和肺不张的程度。C 下降常见于心肺疾病时肺组织弹性减退、长期机械通气肺表面活性物质减少和胸廓活动受限等。

3. 气道阻力　气流通过呼吸道时的摩擦阻力,反映压力与通气流速的关系。平静呼吸时气流速度较慢,气道阻力很小;当呼吸加深加快时,气道阻力不仅因流速加快而增大,还因涡流产生的增多而上升。呼吸道管径的变化是影响气道阻力的重要因素,管径变小则阻力增大,管径变大则阻力减小。正常值为 0.1 ~ 0.3 kPa/(L·s)。气道阻力的计算:气道阻力 =(大气压 – 肺泡压)/气流速度;机械通气时,气道阻力 = 气道峰压 / 气流速度。通过对气道阻力的监测,可以了解气道的通畅程度、估计肺支气管的病理变化和判断支气管扩张药物的疗效等。气道阻力升高的常见原因有支气管痉挛、分泌物阻塞、呼吸道黏膜水肿、气管导管扭曲、气管导管插入过深、单肺通气、肺水肿和气胸等。

4. 呼吸功　呼吸运动克服肺弹性阻力(肺顺应性)和非弹性阻力(气道阻力和呼吸器官位

移时的惯性阻力）使肺通气所做功。通常以单位时间内压力变化和容量变化的乘积来计算。正常人在平静呼吸时的呼吸功为 0.3 ~ 0.6（kg·m）/min，主要克服弹性阻力，而克服非弹性阻力所做功不到 1/3。自主呼吸时呼吸做功指呼吸肌收缩将一定量的气体送入肺内所做功，可以通过计算胸内压和气道压的压力 – 容量环的面积测定，或计算吸气期食管负压（代替胸内压）和气流速度乘积的微积分加上胸壁所做功，监测患者呼吸做功可以发现和纠正增加呼吸功的因素，如气道阻塞、胸肺顺应性减退等。机械通气时呼吸机做功指呼吸机输送一定量的气体至患者肺内所做功，可以经呼吸机参数计算呼吸机做功，其数值为吸气时的平均气道压与 VT 的乘积，因大多数呼吸机只能测定平均气道压而不能测定吸气时的平均气道压，所以可以通过压力 – 容量环来计算，监测呼吸机做功可以反映机械通气的方法和对患者呼吸的支持程度，对呼吸机支持治疗有指导作用。应该指出的是机械通气患者自主呼吸时，必须接受气管插管、呼吸机环路、呼吸活瓣等附加设备，将明显增加呼吸功，可达正常值的 1 ~ 5 倍，在小儿更明显。

三、脉搏血氧饱和度监测

1. 基本原理　SpO_2 监测是麻醉的标准监测。利用光电比色的原理，根据血红蛋白的光吸收特性而设计。主要基于两点：①氧合血红蛋白与还原血红蛋白有不同的吸收光谱（光谱测量）；②通过动脉血流产生脉冲信号（容积分析），但与静脉和其他组织相对无关。SpO_2 测得的是函数饱和度：函数氧饱和度 = 氧合血红蛋白 /（氧合血红蛋白 + 还原血红蛋白）× 100，正常情况下其他血红蛋白（正铁血红蛋白和碳氧血红蛋白）的浓度可以忽略不计，因此函数饱和度近似地反映血气测得的氧饱和度。

2. 临床应用　连续、无创地监测 SpO_2 和脉搏，易于发现低氧血症。用 SpO_2 监测氧合虽不能完全代替动脉血气，但其在临床症状和体征出现之前最快速发现低氧血症的作用无可替代。通常正常人 $SpO_2 > 90\%$，$SpO_2 < 90\%$ 为轻度缺氧，$SpO_2 < 85\%$ 为严重缺氧，健康志愿者可短暂耐受 SpO_2 降到 60%，但在心功能较差者 $SpO_2 < 60\%$ 达 90 s 就可能引起心搏骤停。

（1）术前：吸氧前测定基础 SpO_2，利于和术中、术后作对比，用来辅助判断呼吸问题，尤其对发绀型先心病（如法洛四联症）的连续监测，可以提示缺氧发作和手术效果。用于 Allen 试验可以辅助判断桡、尺动脉供血情况。

（2）术中、术后：连续监测 SpO_2 易快速发现低氧血症，便于及时发现和预防麻醉失误、呼吸机故障和肺部并发症等呼吸问题，对心血管病患者的意义更大。运送患者途中 SpO_2 监测可以及早发现低氧血症。麻醉苏醒期评估呼吸功能的恢复，指导安全气管拔管。

（3）估计组织灌注：在控制性低血压时，结合 MAP 和 ECG 的 ST 段变化，可评估外周组织和心脏灌注情况，判断控制性低血压的下限。评估血管修复后的效果及其侧支循环，辅助判断末梢循环情况。

（4）准确性评价和局限性：SpO_2 和动脉血氧饱和度（SaO_2）有很好的相关性（$r = 0.95 \sim 0.99$），SpO_2 稍高于 SaO_2。但在发绀型先心病 $SpO_2 < 80\%$ 时估计值过高，准确性下降，需动态观察其变化，同时结合脉搏波形和显示的心率正确作出判断。贫血（$Hct < 21\%$）、低温、低血压（$MAP < 50$ mmHg）、使用血管收缩药、光线干扰、正铁血红蛋白和碳氧血红蛋白异常、

黄疸（胆红素 > 342 μmol/L）、涂指甲油、体外循环平流灌注、外周血管疾病、脉搏细弱和探头位置的改变等均能影响其准确性。注意 SpO_2 数值的延迟（< 5 s）显示。

四、呼气末二氧化碳分压监测

1. 基本原理　呼气末二氧化碳分压（$P_{ET}CO_2$）监测是全麻机械通气的标准监测，须同时显示二氧化碳波形和数值。通常使用二氧化碳气体分析仪无创、连续地监测 $P_{ET}CO_2$ 的变化，二氧化碳气体分析仪主要有红外线、质谱和拉曼散射三种。采样方式有主流和旁流两种，前者直接将传感器探头放在气管导管或面罩与呼吸管道连接之间；后者则通过采样管不断从气道抽气分析测定。

2. 临床应用

（1）估计 $PaCO_2$：$P_{ET}CO_2$ 测量呼气末 CO_2 分压，反映全部肺泡 CO_2 分压的平均值。$P_{ET}CO_2$ 可以间接估计 $PaCO_2$，在正常心肺功能患者两者相关性良好（$r = 0.80 \sim 0.95$），通常 $PaCO_2$ 较 $P_{ET}CO_2$ 高 3 ~ 5 mmHg，注意在部分心脏外科患者两者差距可以更高。

（2）调节通气量：在心肺功能正常的患者，$P_{ET}CO_2$ 维持在 30 ~ 40 mmHg。肺动脉高压者通过连续监测 $P_{ET}CO_2$，可更便利地维持合适的过度通气。$P_{ET}CO_2$ 升高可见于通气量不足、发热、高血压危象、应激性儿茶酚胺释放增多等；而 $P_{ET}CO_2$ 降低可见于过度通气、低温和气道阻塞等。

（3）机械通气意外：迅速发现麻醉机或呼吸机故障、气管导管位置异常和呼吸道阻塞情况。钠石灰失效，吸入气出现 CO_2，$P_{ET}CO_2$ 逐渐升高；麻醉呼吸机停止工作或管道脱落，$P_{ET}CO_2$ 数值立即下降为零，同时 CO_2 波形消失；气管导管误入食管，则无 CO_2 波形，$P_{ET}CO_2$ 衰减至零；呼吸道部分阻塞，$P_{ET}CO_2$ 逐渐升高，同时伴有气道压力增高，波形高尖而平台降低。

（4）评估肺灌注（肺血流）：肺血流减少时，$P_{ET}CO_2$ 下降。围手术期肺通气功能正常，突然空气、脂肪或血栓造成肺动脉栓塞，$P_{ET}CO_2$ 可突然降低，是辅助诊断肺动脉栓塞的特异和敏感性指标；肺动脉融合术后如果 $P_{ET}CO_2$ 降低较大，往往预示肺血流减少，预后不佳；在肺动脉环缩术通过固定通气指标，来评估肺动脉环缩的效果（通常 $P_{ET}CO_2$ 数值降低 5 mmHg）；当发生心搏骤停，则 $P_{ET}CO_2$ 突降为零；在心肺复苏心脏按压的气管插管患者，通过 $P_{ET}CO_2$（> 20 mmHg）可以判断心脏按压的效果。

（5）影响 $P_{ET}CO_2$ 准确性的因素：由于心血管外科影响 $P_{ET}CO_2$ 的因素很多，临床上以 $P_{ET}CO_2$ 来估计 $PaCO_2$ 误差可能较大，强调连续监测并与血气对照。病理因素包括二氧化碳弥散障碍、通气/血流（V/Q）比例失调和右向左分流等，在左向右分流的先心病患者，$P_{ET}CO_2$ 值与正常人相似。麻醉、体外循环、低温、机械通气时 PEEP、通气频率过快等，可以使 $P_{ET}CO_2$ 值低估 $PaCO_2$ 值。年龄 > 50 岁的急慢性呼吸和循环系统疾病患者，$P_{ET}CO_2$ 明显大于 $PaCO_2$。二氧化碳气体分析仪故障、采样管漏气和校正错误，可以使 $P_{ET}CO_2$ 值发生偏移，故仪器要定时用标准气体校正。

第3节　肺损伤

一、肺损伤病因和相关危险因素

（一）缺血、缺氧性肺损伤

1. 缺血、缺氧可以发生在围手术期的任何时候，如麻醉诱导期间、围体外循环期、机械通气的任何阶段。体外循环期间肺的缺血性损伤几乎不可避免。

2. 急性缺氧常见于呼吸功能异常、气管插管位置异常、气道梗阻、通气不足、过度通气、功能残气量降低、右向左分流、血液过度稀释等。

（二）机械性肺损伤

1. 外科操作　直接对肺及肺血管进行牵拉、挤压，造成肺及血管的机械性损伤。常见于大血管外科，如胸腹主动脉瘤手术。

2. 机械通气不当　肺过度膨胀（容量损伤）和进展性肺不张（低气压伤）。容量损伤是在压力容量的作用下组织过度牵引，迅速破坏肺泡的完整性，并且诱导蛋白质和液体渗出，肺顺应性下降、表面活性物质减少，影响气体交换，主要损伤正常肺组织；低气压伤是受累肺泡通气压力在呼气过程中低于使肺泡闭合的压力，接着在下次通气过程中肺泡上皮的表面之间重新建立液 – 气界面，该过程会对组织产生比气道实际压力高几倍的切应力。因此，肺在每个通气周期中出现反复的再膨胀和闭合过程，引起进展性肺损伤。

（三）外源或内源性刺激物

1. 误吸胃内容物　不仅仅发生在急诊饱胃麻醉诱导期间。围手术期药物（包括麻醉药物）或应激反应刺激，引起食管下端括约肌张力下降，出现继发性胃食管反流，造成胃内容物误入肺部。

2. 吸入有害气体　麻醉机、呼吸机气源误接；吸入 NO 过程氧化反应产生的毒性产物 NO_2 等。

3. 炎性介质　体外循环时血液与外源性物质接触，引起炎性介质的释放，如补体反应、炎性反应、变态反应等导致肺损伤。

4. 肺栓塞　气栓、组织碎屑和微血栓对肺血管的栓塞。

（四）肺损伤相关危险因素

1. 术前因素　吸烟，尤其是 8 周之内；合并肺部疾病，如慢性阻塞性肺病；肥胖和（或）DM；高龄；心源性肺水肿、充血性心衰；再次手术、感染等。

2. 手术因素　胸膜破裂；肺不张；气体、血液或其他液体进入胸膜腔，压迫肺组织；膈神经损伤造成膈肌麻痹；肺组织挫伤等。

3. 麻醉因素　机械通气损伤；麻醉药物或麻醉方式的影响；吸痰不彻底或吸痰时引起支气管黏膜损伤；气道分泌物或血块脱落，导致小支气管栓塞等。

4. 体外循环因素　体外循环相关炎性反应，引起肺间质水肿；体外循环时肺缺血、肺不张和渗出，引起肺表面活性物质减少。

5. 术后因素　吸痰不彻底；出血或血块滞留于胸腔压迫肺组织；疼痛导致咳嗽和深呼吸次数减少；机械通气不当引起的肺损伤等。

二、急性肺损伤（ALI）的发病机制

（一）体外循环相关的肺损伤

1. 血液机制　体外循环引起炎性反应的过程比较复杂，许多因素参与其中，血液直接与人工材料表面接触只是触发因素。肺损伤机制涉及组织细胞学（细胞系统）和化学（体液系统）的复杂反应，导致各种致炎性细胞因子的激活，表现为系统性炎性反应综合征（systemic inflammatory response syndrome, SIRS）。

（1）体液系统：组织损伤、内毒素或缺血再灌注，激活补体系统、凝血系统、激肽系统和纤溶系统等，引起炎性介质诸如白细胞介素因子（IL-1、IL-6、IL-8）、肿瘤坏死因子（TNF-α）、白三烯、血小板活化因子（PAF）、补体因子（C5a）、前列腺素和氧自由基等的释放，导致瀑布放大效应。

（2）细胞系统：白细胞尤其是中性粒细胞激活后脱颗粒，导致中性粒细胞弹性蛋白酶、β 葡糖苷酸酶等细胞内酶的释放，引起组织损伤；巨噬细胞和其他促炎细胞被激活，释放 TNF，是血中较早存在的细胞因子；补体的激活使肥大细胞脱颗粒，引起致敏介质组胺、白三烯、血栓素、TNF 和 PAF 的释放，导致血管内皮损伤、组织间隙水肿。

（3）多因素相互作用：体液因子和白细胞、血小板相互作用，相互促进，使白细胞增多、趋化和免疫黏附，继而细胞膜溶解释放更多的细胞因子，最终导致微血管闭塞、毛细血管渗漏，肺血管的通透性发生改变，造成肺功能损伤。

2. 技术相关机制

（1）微栓：体外循环发展初期，气栓、变性蛋白质、聚集的血小板、损伤的中性粒细胞和脂肪微粒等微栓，是引起术后肺部并发症的最初原因。

（2）肺内血流：体外循环中的肺血流，不论是肺动脉或支气管动脉血流，理论上利于体外循环中的肺保护，改善体外循环中的肺缺血，减少再灌注损伤，但肺血流过多而缺乏相应的心内引流措施，可直接导致肺淤血、肺水肿。

（3）液体平衡和胶渗压：维持大致正常的胶渗压可减少肺血管外水量，尤其在婴幼儿可预防体外循环后的肺水肿。但过多的预充胶体，体内存留时间长，对肺水肿的治疗反而不利。体外循环入量过多或术中输液过多，都可因增加心脏前负荷而引起肺水肿，尤其在左心室发育不

良或存在左心功能不全者。

（4）体外循环时间和心肌阻断时间：体外循环和心肌阻断时间越长，体外循环产生的炎性反应和肺缺血程度越重，肺部并发症发生率增加。

（二）麻醉相关的肺损伤

1. 缺氧性肺血管收缩

（1）缺氧引起的肺血管收缩主要是肺阻力血管，结果导致肺动脉压升高。低氧和 CO_2 蓄积在体循环与肺循环发挥的作用不同，以适合各自不同的需要，对需要更多血供的体循环器官扩张血管，但却使肺循环血管收缩，提高肺部氧供较充分区域的血流，以提高肺泡气体交换的效率。

（2）影响 HPV 的因素：主要决定因素是肺泡氧分压（P_AO_2），混合静脉血的氧分压大约要起 1/5 的作用。酸中毒、肾上腺素能受体阻滞、小剂量 5- 羟色胺及环氧化酶抑制剂（阿司匹林、吲哚美辛）或 NO 合酶等，可使 HPV 加剧；外周化学感受器刺激药和抗抑郁药芬氟拉明，可以加剧 HPV；扩血管药物（钙通道阻滞药和吸入麻醉药）抑制 HPV。

2. 麻醉药和肺损伤

（1）吸入麻醉药：通过影响肺功能可改变某些疾病的发展。吸入麻醉药可以刺激肺上皮细胞，从而影响支气管扩张。完整气道上皮细胞是氟类吸入麻醉药扩张支气管的必要条件，在气道上皮细胞完整而无损伤时，氟烷、七氟烷和地氟烷显示扩张支气管，但患有气道上皮细胞不完整的疾病，如哮喘，吸入麻醉药却不能使支气管完全扩张，机制可能与抑制肺泡上皮内 Na^+/K^+-ATP 酶和肺泡上皮清除功能有关。据在体外循环心脏手术的研究，同静脉麻醉药物比较，吸入麻醉药物（七氟烷）可以降低肺炎性反应介质水平，具有潜在的肺保护特性。

（2）静脉麻醉药：对 HPV 无影响，尚未见到明确肺损伤的相关报道。

第 4 节　肺保护

一、体外循环相关肺保护

（一）体外循环装置的改进

1. 肝素涂抹（heparin-coated）技术　改善体外循环管路与血液的生物相容性，减轻血液与异物表面接触引起的炎性反应。目前通过共价键和（或）离子键与肝素相结合的体外循环装置有体外循环管道、膜肺和各种插管。但是，体外循环中尚有很多部分无法用肝素涂抹技术，如回流室、各种滤器等，故仍需对传统体外循环技术进行改进，以减少凝血激活的可能性和炎性反应。除肝素涂抹技术外，其他涂抹材料有聚丙烯酸酯（poly-2-methoxyethyl acrylate）、人工合成蛋白（synthetic protein）等。

2. 白细胞滤器　理论上对体外循环中的肺保护有益，使用白细胞滤器可以减少体外循环中氧自由基等炎性介质的产生，降低肺再灌注损伤，改善术后肺功能。临床研究结果表明，白细胞滤器能改善体外循环后早期的肺功能，使术后患者更早气管拔管，但并不降低并发症和改善临床结局。到目前为止尚缺乏循证医学的证据支持白细胞滤器的常规使用。

3. 膜肺和动脉微栓滤器　膜肺减少体外循环中微粒形成和血液破坏，使体外循环相关肺部并发症明显减少。动脉微栓滤器减少了微粒相关的脑并发症和肺损伤，但增加血液有形成分的破坏，增加血液与异物表面的接触，激活补体、中性粒细胞而诱发炎性反应。

4. 超滤或改良超滤　祛除体外循环血液中多余的水分，减少液体负荷，提高胶体渗透压，减少肺水肿，降低肺动脉压，改善肺顺应性，明显改善术后氧合，减少肺部并发症。超滤同时可移除炎性介质、毒性代谢产物，降低白细胞介素（IL-6、IL-8）水平。尽管对成人的临床结局（机械通气时间、ICU 时间和住院时间）的影响有限，但对婴幼儿尤其是低体重小儿，可明显改善肺部预后。

（二）药物性肺保护

1. 乌司他丁（ulinastatin）　人尿液中提取的一种糖蛋白，为广谱蛋白酶抑制药，具有抑制胰蛋白酶等作用，同时证实有稳定溶酶体膜、抑制心肌抑制因子的产生和抑制炎性介质的释放等作用。体外循环前通常用乌司他丁 8000 ～ 12 000 U/kg 用生理盐水稀释至 100 ～ 200 mL 静脉输注。对体外循环诱发的全身炎性反应均有抑制效应，尤其可以抑制肺炎性介质的产生，包括中性粒细胞数量、白细胞介素（IL-6、IL-8 和 IL-10）、氧自由基的产生。对肺缺血再灌注损伤也有保护作用。

2. 吲哚美辛　促进 HPV 的作用，改善体外循环后 PaO_2。临床研究发现与白细胞滤器有相似效果，但循证医学证据不足。

3. 糖皮质激素和其他　部分临床研究证明，体外循环使用甲泼尼龙，可以抑制炎性反应，降低 IL-6、IL-8 和 TNF-α 水平，提高 A-aDO_2、降低 PVR 和细胞外肺水量，但另有部分研究未证明可以改善肺部预后。尽管如此，临床上许多医师仍然将甲泼尼龙用于高危患者，作为快速恢复肺保护的基础方案。其他如补体抑制性药物、中性粒细胞激活抑制药物、丝氨酸蛋白酶抑制剂和自由基清除剂等，均可抑制体外循环中的炎性反应，对减少体外循环相关肺损伤有益，但都缺乏明确的循证医学证据。

（三）体外循环管理技术

1. 无血预充　减少库存血的肺损伤，有利于保护肺泡表面活性物质，减少微栓形成和白细胞的破坏等，血液稀释对肺保护有益。

2. 胶体预充　对减少体外循环后肺水含量有益，尤其对婴幼儿发绀患者。在成人非发绀患者的临床意义有待证实。

3. 灌注流量　对肺有双重影响，低流量可能促使肺缺血性损伤，但低流量可以减少白细胞破坏、减少血液与异物的表面接触，有益于肺保护。

4. 强调心内引流　避免左心膨胀引起的肺淤血，左心引流通畅对术后肺功能的影响甚至较灌注流量本身的影响还要重要。

二、术后早期肺损伤

（一）灌注后肺损伤

1. 肺组织结构的变化　体外循环后灌注性肺损伤的肺泡结构变化类似于出血性休克、内毒血症。肺毛细血管数减少，微动脉 – 静脉短路形成，血管内胶体渗透压减少，通透性增高。光镜下可见到微血管栓塞，内皮细胞、肺泡细胞肿胀，肺间质水肿、出血，肺血管床充血。电镜下可见血管腔内中性粒细胞聚集，内皮细胞、线粒体和内质网肿胀。肺损伤的机制与微栓栓塞、补体激活和炎性反应等有关。

2. 临床表现　轻度肺损伤仅表现为肺换气（低氧血症）功能障碍，重度类似 ARDS。典型表现为术后早期（1 ~ 2 日）A-aDO$_2$ 升高，PaO$_2$ 下降，轻度过度通气。X 线显示片状浸润和小范围的炎症病变。进一步发展，在 36 ~ 48 h 内 V/Q 比值出现严重失调，肺顺应性降低，呼吸频率明显增快，X 线表现为肺水肿和肺浸润。术后 3 ~ 4 日，整个肺部病理改变和缺氧加重，肺顺应性进一步降低，气道压持续升高甚至超过 50 cmH$_2$O 才能维持通气，X 线表现为整个肺部基本上一片白色。通常将此种体外循环后肺并发症称为灌注肺综合征。

3. 防治措施　随着手术技术的提高及体外循环时间的缩短，灌注后肺损伤的发生率明显下降。新技术，如白细胞滤器、改良超滤和高生物相容性材料的使用，都为体外循环肺保护提供了良好的基础。治疗措施主要是通气支持，保护性肺通气策略［低潮气量（≤ 6 mL/kg）复合 PEEP（≥ 5 cmH$_2$O）］和俯卧位通气对患者有益，可明显改善预后。

（二）输血相关性急性肺损伤

1. 输血相关性急性肺损伤（transfusion- related acute lung injury, TRALI）　通常指发生在输注血液制品（FFP、全血或浓缩红细胞）后 6 h 内引起的暂时性相关急性肺损伤，但在 2 h ~ 2 日内均可以发生。TRALI 发生率为 1/1000 ~ 1/4500，死亡率为 5% ~ 8%，甚至可达 10%，是输血引起相关性死亡的主要原因之一。大量输血引起的急性肺损伤是引起 ARDS 的危险因素，但输血作为单独病因很难诱导急性肺损伤，通常有其他诱发因素的参与。

2. 临床表现　非特异性呼吸困难、低血压（甚至对补液无反应）、发热、寒战和非心源性肺水肿，表现为低氧血症（SaO$_2$ < 90%、PaO$_2$/FiO$_2$ < 300 mmHg），肺部听诊可闻及细湿啰音，X 线可见双侧肺浸润。通常在 24 ~ 48 h 缓解，即有自限性，80% 的患者在 96 h 内症状可完全缓解，但也可持续 1 周。

3. 发病机制　供者血浆存在人类白细胞抗原（HLA-I 和 HLA-II）或其他储存血生物活性物质（没有 HLA 也可发生 TRALI），当输注含 HLA 的血液制品时，HLA 接触宿主边缘池中的粒细胞（主要位于肺内）并激活补体系统，使中性粒细胞黏附和聚集，产生系列炎性反应，引起内皮损伤和毛细血管渗漏，从而发生急性肺损伤。但有 5% ~ 10% 的患者是受者 HLA 与供者相互作用的结果。

4. 防治措施　使用白细胞滤器；输入洗涤红细胞；供者宜为男性；既往 TRALI 的供者、

多次妊娠不宜继续成为献血者。如果发生 TRALI，立即停止任何输血；吸氧或通气支持；供者行 HLA 或中性粒细胞特异性抗体检测；排除心源性肺水肿、其他急性肺损伤和 ARDS；给予糖皮质激素可能减轻 TRALI 的进一步损伤。

（三）急性心源性肺水肿

1. 发生机制　通常体外循环心脏手术都有不同程度的亚临床型肺水肿，急性心源性肺水肿主要由左心室功能不全或左心衰所致。LAP 增高使肺微循环压力增加，血浆渗入血管间隙形成肺间质水肿，进一步使肺毛细血管灌注逐渐降低，V/Q 比值失调并不断恶化，发生低氧血症。肺间质水肿较轻时可通过淋巴管回流得到一定程度的代偿，当左心衰不断恶化，淋巴回流失代偿时发生肺泡水肿，引起肺实变，肺顺应性下降，呼吸做功增加。

2. 预防措施　维护患者的心功能，保证满意的手术效果和良好的心肌保护，脱离体外循环时监测 LAP，防止 LAP 过高，需要时及时给予正性肌力药物。如果肺水肿发生在体外循环管道撤离之前，应迅速重新转机并行循环，进行左心辅助，待肺水肿缓解和左心功能稳定后，再缓慢撤除体外循环机。在 ICU 发生肺水肿，及时强心利尿，控制输液量，密切监测 LAP 和血流动力学变化，必要时行气管插管机械通气，积极纠正低氧血症。

（四）非心源性肺水肿

1. 发病机制　非心源性肺水肿发生于肺毛细血管通透性增加时，造成突发性血管内水分和蛋白漏出。严重时可突然发生富含蛋白的水肿液经气管导管喷出。呼吸道阻力增加，肺顺应性明显下降。发病机制尚不清楚，因经常发生在体外循环后鱼精蛋白中和肝素或给予血浆制品时，并且在供体及受体血液内分离出抗白细胞抗体，推测其发病机制可能与变态反应有关。

2. 临床表现　同心源性肺水肿类似。呼吸困难（呼吸频率增快），呼吸道阻力增加，肺部湿性啰音，胸部 X 线透光度降低，低氧血症。但非心源性肺水肿时 LAP 和 PCWP 不高或低于正常，渗出液蛋白含量比心源性肺水肿高。

3. 处理原则　补充血容量，正压辅助通气，保护心功能，使用糖皮质激素。非心源性肺水肿有大量富含蛋白水肿液漏出，并常伴有外围血管的外漏，往往会影响循环血量，建议在 LAP 或 CVP 监测下适当补充液体，特别是补充适量的胶体液。非心源性肺水肿也是引起低 CO 综合征的死亡原因之一，因此要及时使用正性肌力药物，维护心脏功能。正压通气的主要目的是改善功能残气量、恢复 V/Q 比值和尽早脱离高浓度氧疗。糖皮质激素的使用尽管尚存争议，但短期冲击理论上有抗过敏、抗应激和抗炎作用。

（五）肺不张

1. 概述　肺不张是心血管外科常见的并发症，可以发生在围手术期的任何阶段。肺不张使肺功能残气量下降，肺顺应性降低，A-aDO$_2$ 增加，经常出现低氧血症。肺不张在开胸情况下很容易发现；关胸以后出现严重肺不张，首先出现肺顺应性下降，机械通气时气道峰压增加（> 30 cmH$_2$O），并伴有 A-aDO$_2$ 增加（吸纯氧时 > 75 mmHg）；术后肺部听诊时可发现支气管呼吸音及爆破音，及时做 X 线胸片以便早期诊断。

2. 病因及其相关因素　术前相关因素有吸烟、慢性支气管炎和肥胖等，使肺的支气管清洁功能下降，表面活性物质耗竭，过度肥胖引起功能残气量下降。急性肺不张可由于手术时肺受压（暴露术野）或胸腔内压力增强（如气胸、胸腔积液）所致，气道梗阻而远端肺泡中空气被吸收也可以引起急性肺不张。心源性肺水肿、膈肌麻痹、被动通气和开胸后肺塌陷，均可以发生肺不张。体外循环时肺缺血，肺表面活性物质活性降低，肺血管外水增加，心脏对左下肺叶的压迫等，都可造成不同程度的肺不张。体外循环期间几乎所有患者都有不同程度的肺泡性肺不张。术后肺黏液清洁功能抑制、分泌物潴留、机械通气（丧失叹气功能）、咳嗽反射降低、膈肌功能失常等因素，都与术后肺不张有关。

3. 防治措施

（1）体外循环停止机械通气后继续向肺内吹入空气或低浓度氧，使气道压力保持在 5 ~ 8 cmH$_2$O 称为静态膨肺（static inflation）。静态膨肺可以维持肺泡细胞在缺血时的有氧代谢，防止细胞超微结构破坏，预防肺泡的完全塌陷，但这些改变未能使体外循环后肺功能有明显改善。值得注意的是体外循环中不论进行机械通气、静态膨胀或使肺塌陷，肺顺应性均会降低。

（2）关胸前膨肺是防治肺不张的重要步骤。停止机械通气，用手挤压呼吸囊，使气道压力升到 25 ~ 30 cmH$_2$O，维持 3 ~ 5 s，必要时重复数次，使塌陷的肺重新膨起，改善肺的顺应性。膨肺时气道压力不宜过高，否则会造成肺气压伤或肺泡破裂。

（3）气管拔管前发现肺不张，清理气道和肺内分泌物，反复膨肺，并使用 PEEP（5 ~ 8 cmH$_2$O）。在 PEEP 影响心功能时，导致 CO 减少、血压下降，可以使用小剂量正性肌力药物。拔管后发现肺不张，鼓励患者咳嗽、排痰，成人可做屏气动作（Valsalva 动作），小儿可用吹气球等方法，严重低氧血症及时行气管插管。

（六）支气管痉挛

1. 病因　支气管痉挛比较少见，但一旦发生处理不及时会造成严重后果。相关危险因素有慢性阻塞性肺疾患、变态反应、体外循环补体激活、左心功能不全、药物因素（组胺释放和 β 受体阻断药）等。通常表现为呼气性呼吸困难，术中发作时哮鸣音，气道压力骤增，肺回缩困难并逐渐胀大，出现低氧血症。

2. 处理措施　术中出现支气管痉挛，首先将机械通气转换为纯氧手控辅助呼吸，延长呼气时间，防止或减少肺内气体潴留，改善后改压力支持方式机械通气。体外循环时发作，继续转机直至痉挛缓解，避免缺氧，也可行纤维支气管镜检查，排除机械性梗阻等因素。药物治疗：直接经气管内给支气管扩张药或 β$_2$ 受体兴奋药［沙丁胺醇（albuterol）气雾剂］；无效者可静注 5 ~ 10 μg 肾上腺素，并持续以 0.01 ~ 0.02 μg/（kg·min）维持；利多卡因虽然不能直接解除痉挛，但可降低支气管各种操作引起的不良反应；糖皮质激素，如甲泼尼龙起效较慢，给药后 4 ~ 5 h 显效，用于防止再发作；氯胺酮（100 ~ 150 mg）有支气管扩张作用，并可增强肾上腺素的治疗作用；氨茶碱或二羟丙茶碱对已使用肾上腺素、β$_2$ 受体兴奋药的患者的支气管扩张作用有限，在酸中毒时易引起毒性反应（如心动过速），可谨慎使用。

（七）机械通气性肺损伤

1. 病因　机械通气是心血管手术必要的生命支持措施，但通气不当可造成许多并发症，较常见的肺损伤是肺气压伤。肺气压伤指肺泡内压力过高使肺泡损伤，气体进入肺泡外组织。肺气压伤主要见于用大潮气量、高气道压的机械通气，机械通气时气道压力的高低与肺气压伤的发生率之间有因果关系。当气道峰压（PIP）> 40 cmH$_2$O 或 PEEP 接近 16 cmH$_2$O 时，肺气压伤的发生率明显增高，但上述参数下通气的患者多数是因为有程度严重的肺部病变，因此，肺气压伤与患者本身的肺部疾患密切相关。临床表现常见的有肺间质气肿、肺纵隔气肿、气胸、皮下气肿、动静脉气栓、胸膜支气管瘘等。

2. 预防　机械通气患者要重视气道压监测，只要能满足机体需要，设定各呼吸参数不宜过高（潮气量 < 15 mL/kg、PEEP < 15 cmH$_2$O）。临床研究证实，低潮气量通气有肺保护作用。特殊需要高气道压或大潮气量通气的患者要严密观察，情况改善后立即恢复低潮气量通气。

（八）氧中毒

1. 由于吸入高浓度的氧而导致的肺损伤即氧中毒。氧毒性与使用时间和浓度密切相关，FiO$_2$ 为 100% 不宜超过 12 h，80% 不宜超过 24 h，60% 不宜超过 36 h，长时间用氧 FiO$_2$ 宜 < 50%。氧毒性机制复杂，集中在氧对代谢的影响，高浓度氧使许多代谢酶失活，特别是含氢 – 硫基团的酶。中性粒细胞也参与并释放大量炎性介质，加速内皮细胞损伤，破坏肺表面活性物质系统。氧中毒的病理变化过程：从气管、支气管炎到肺泡间质水肿，最后发展为肺纤维化。

2. 临床表现无特异性，通常很难与其他肺损伤和疾病鉴别。可表现为胸骨后压迫感，开始时较轻并伴有间断性咳嗽；继续发展则疼痛逐渐增强，咳嗽频繁，呼吸加深；如果继续吸高浓度氧，咳嗽加剧，呼吸困难，肺活量减少，继而发生肺顺应性降低，血气分析结果恶化。在有明显的长时间高浓度氧治疗时，逐渐出现呼吸功能减退或衰竭，血气分析结果恶化，提醒氧中毒。

3. 临床诊断和处理非常困难，临床医师要有氧中毒的概念，在制订麻醉计划和围手术期管理时，对可能需要长时间手术和机械通气的患者，尽可能使用低浓度氧（FiO$_2$ < 50%），以减少或防止氧中毒。

三、术后肺损伤的治疗进展

1. 吸入一氧化氮（NO）

（1）作用机制：NO 是由内皮细胞中的精氨酸代谢产生的血管舒张因子，是不稳定的自由基，有内皮松弛因子的活性，其舒张作用通过升高血管壁平滑肌细胞 cGMP 水平而介导。cGMP 同时还具有介导神经递质的释放、气管舒张和抑制血小板聚集作用。当吸入 NO 时，在肺的通气局部产生血管舒张，并且解除由于低氧和其他刺激因素引起的肺血管收缩。NO 在组织中很快降解为几乎无生物活性的硝酸盐和亚硝酸盐。当 NO 释放入血管中，很快与循环中的血红蛋白结合而失活。这些生物特性使 NO 成为理想的药物，即可选择性地舒张肺部血管却不引起体循环血管的收缩。

（2）NO 选择性地舒张通气好的肺部血管，提高 V/Q 比值：在美国和欧洲的许多医疗中心已经把 NO 作为急性肺损伤治疗的一部分，阜外医院对合并严重肺动脉高压的心脏外科患者在术中和术后也经常使用。ARDS 患者最常见的 PVR 增高，在大约 70% 的 ARDS 吸入低浓度的 NO 时，就使 PaO_2 升高，肺动脉压力至少降低 20%，从而允许降低机械通气支持的条件（降低 FiO_2 或 PEEP），减少肺损伤。尽管 NO 治疗对预后的影响尚不能完全确定，但国内外的大样本统计资料已经显示获益。

2. 体外膜肺氧合（ECMO）　使用 ECMO 技术治疗急性呼吸衰竭的经验已经超过 40 年，现在 ECMO 技术已经日趋完善，静脉 – 静脉 ECMO 可用于治疗难治性低氧血症，并已成功用于新冠肺炎支持治疗。对于严重难治性心源性或混合性休克患者，可考虑静脉 – 动脉 ECMO。通过暂时性的 ECMO 氧合替代，使损伤的肺得到及时恢复。

3. 液体通气（liquid ventilation，LV）　全氟化碳（PFCs）具有惰性、稳定、无毒、不被代谢的生化特性，与气体有很高的亲和力，O_2 在 PFCs 的溶解度是水的 20 倍，CO_2 在 PFCs 的溶解可变但也很高。PFCs 在肺内分布均匀，免去了气液交界面，降低了表面张力，有助于不张肺泡再充盈，气体可通过 PFCs 液体介质迅速弥散入肺而进行气体交换。

（1）全液体通气（TLV）：整个呼吸道和通气回路充满 PFCs，通过特殊的设备提供 PFCs 潮气量。

（2）部分液体通气（PLV）：只需用常规机械通气来用 PFCs 代替功能残气量，通常是 20 ～ 30 mL/kg 可维持理想的肺扩张，因为仍存在气液交界面，通气时需稍高的气道压。利用 PFCs 实施 PLV，可显著改善急性肺损伤、ARDS 的气体交换和肺动力学特性，明显改善 ARDS 的肺部氧合功能。PFCs 有固有的抗炎作用，抑制中性粒细胞和肺泡巨噬细胞活化，增加表面活性物质，还可以从气管、支气管消除颗粒样的脱落碎片。PLV 在小儿已获肯定，但在成人尚待进一步研究。

4. 抗炎治疗　糖皮质激素（甲泼尼龙）在过去几十年里用于早期脓毒血症和 ALI 的防治，还常用于 ARDS 纤维蛋白渗出阶段的治疗，例如国内用于非典型性肺炎的治疗。但在心脏外科 ALI 的治疗尚缺乏循证医学的证据，反而增加感染的易感性。用来阻止炎性反应介质的新药物，如抗内毒素、抗细胞因子单克隆抗体和细胞因子受体阻滞剂，以及细胞氧化酶抑制剂布洛芬（ibuprofen）等药物，也都尚在进行实验或临床研究。

5. 表面活性物质　肺泡表面活性物质的替代治疗在新生儿呼吸抑制及动物模型中已有较好的应用，但对成人 ALI 目前尚未有临床统计资料。

6. 静脉内氧合器（IVOX）　经皮置入静脉内的中空聚丙烯装置，使流经的静脉血结合 O_2 而排除 CO_2，临床使用尚待时日。

7. 机械通气方式　传统的治疗 ALI 的通气方式是以较大的潮气量（10 ～ 15 mL/kg）和低 FiO_2 的通气方式，以维持正常的 PaO_2 和 $PaCO_2$。目前认为在早期 ALI 过程中肺容量明显减少，损伤部分肺组织顺应性下降。当正常肺容量只有肺总量的 30% 时，10 ～ 15 mL/kg 的潮气量过大。呼气末肺容量增加，气道压过高，可使终末小动脉塌陷，表面活性物质损害，进一步加重肺损伤。因此，避免小动脉塌陷和过度牵拉，最大幅度地减轻容量损伤，使用保护性肺通气策略（潮气量≤ 8 mL/kg、PEEP 5 ～ 15 cmH$_2$O 和吸气末峰压 30 ～ 35 cmH$_2$O）对患者有益。对有高碳酸血症的患者维持正常的呼吸频率，减少潮气量，可以保持气道峰压在压力 – 容积曲线上限以下。临床实践中尽管 PaCO$_2$ 逐渐升高，但肾有足够的时间来代偿。

8. 预防化学物质和细菌的吸入　酸性内容物的吸入是 ALI 的高发因素之一。预防措施有观察患者防护气道的能力；加强气管插管及气道的管理；使用抑制胃酸和食管反流的药物（西咪替丁、法莫替丁、奥美拉唑、兰索拉唑）；以及对口、胃肠道的净化，减少气管导管的污染，可以降低医源性肺炎和 ARDS 的发生率。

（包士葿　王伟鹏）

参考文献

［1］APOSTOLAKIS E E, KOLETSIS E N. Strategies to prevent intraoperative lung injury during cardiopulmonary bypass[J]. J Cardiothoracic Surg, 2010, 5: 1-9.

［2］LANYU Z, FEILONG H. Emerging role of extracellular vesicles in lung injury and Inflammation[J]. Biomed Pharmacother, 2019, 113: 108748.

［3］COPPOLA S, FROIO S, CHIUMELL D. Protective lung ventilation during general anesthesia: Is there any evidence?[J]. Critical Care, 2014, 18: 210-217.

［4］SERPA N A, CARDOSO S O, MANETTA J A, et al. Association between use of lung-protective ventilation with lower tidal volumes and clinical outcomes among patients without acute respiratory distress syndrome: a meta-analysis[J]. JAMA, 2012, 308: 1651-1659.

［5］MANENTI A, RONCATI L, MANCO G, et al. COVID-19 disease and cardiac surgery: Reciprocal interrelations[J]. Ann Thorac Surg, 2021, 112: 681-689.

［6］HEMMES S N, SERPA N A, SCHULTZ M J, et al. Intraoperative ventilatory strategies to prevent postoperative pulmonary complications: a meta-analysis[J]. Curr Opin Anaesthesiol, 2013, 26: 126-133.

［7］WRIGGE H, PELOSI P. Tidal volume in patients with normal lungs during general anesthesia: Lower the better?[J]. Anesthesiology, 2011, 114: 1011-1013.

［8］BALL L, COSTANTINO F, OREFICE G, et al. Intraoperative mechanical ventilation: State of the art[J]. Minerva Anestesiol, 2017, 83(10): 1075-1088.

［9］YOUNG R W. Prevention of lung injury in cardiac surgery: A review[J]. J Extra Corpor Technol, 2014, 46: 130-141.

［10］FIORENTINO F, JAALY E A, DURHAM A L, et al. Low-frequency ventilation during cardiopulmonary bypass for lung protection: a randomized controlled trial[J]. J Card Surg, 2019, 34(6): 385-399.

［11］SALAMEH A, GREIMANN W, VOLLROTH M, et al. Lung protection in cardiopulmonary bypass[J]. J Physiol Pharmacol, 2017, 68(1): 99-116.

［12］FREITAS C R, MALBOUISSON L M, BENICIO A, et al. Lung perfusion and ventilation during cardiopulmonary bypass reduces early structural damage to pulmonary parenchyma[J]. Anesth Analg,

2016, 122(4): 943-952.

[13] O'GARA B, SUBRAMANIAM B, SHAEFI S, et al. Anesthetics to prevent lung injury in cardiac surgery: a protocol for a randomized controlled trial[J]. Anesthesiology, 2019, 20: 312.

[14] BALOGH A L, PETAK F, FODOR G H, et al. Sevoflurane relieves lung function deterioration after cardiopulmonary bypass[J]. J Cardiothorac Vasc Anesth, 2017, 31(6): 2017-2026.

[15] KASKINEN A K, KESKI-NISULAJ, MARTELIUS L, et al. Lung injury after neonatal congenital cardiac surgery is mild and modifiable by corticosteroids[J]. J Cardiothorac Vasc Anesth, 2021, 35(7): 2100-2107.

[16] HU R, BROAD J D, OSAWA E A, et al. 30-Day outcomes post veno-arterial extracorporeal membrane oxygenation(VA-ECMO) after cardiac surgery and predictors of survival[J]. Heart Lung Circ, 2020, 29(8): 1217-1225.

[17] MATHIS M R, DUGGAL N M, LIKOSKY D S, et al. Intraoperative mechanical ventilation and postoperative pulmonary complications after cardiac surgery[J]. Anesthesiology, 2019, 131: 1046-1062.

第 25 章

肾 保 护

第 1 节　肾生理

一、肾的结构特点

（一）肾单位和集合管

1. **肾单位**　肾的基本功能单位，同集合管共同完成泌尿功能。人的两侧肾约有 200 万个肾单位，每个肾单位包括肾小体和肾小管两部分，前者由肾小球和肾小囊组成，后者包括近端小管、髓袢细段和远端小管 3 部分。集合管不包括在肾单位内，但在功能上与远端小管密切相关，在尿的浓缩过程中起重要作用。

2. **皮质肾单位和近髓肾单位**　肾单位根据其所在部位的不同，可分为皮质肾单位和近髓肾单位两类。皮质肾单位主要分布于外皮质层和中皮质层，占肾单位总数的 85% ~ 90%，与肾素的分泌相关。近髓肾单位主要分布于靠近髓质的内皮质层，占总数的 10% ~ 15%，在尿浓缩和稀释方面起重要作用。

（二）肾血液循环特点

1. **血液供应**　肾的血液供应占 CO 的 20% ~ 25%，正常成人约为 1000 mL/min。肾小球动脉的压力可以达主动脉的 60%，作为保持肾灌注和肾小球过滤所需要的动力。肾的氧耗仅为全身的 7%，氧供明显超过氧耗。因此肾的动静脉的氧含量差在重要脏器中最小，仅为 17 mL/L。肾的血流分布不均匀，90% 左右的血流供应皮质，髓质的血供不但量少，而且血管的阻力也比皮质层大，加上深部血管分布更稀疏的原因，氧的供应与皮质相差很多。所以，肾小管是肾最容易出现缺氧的部位。肾功能不全首先表现为物质回收障碍。

2. **肾血流的调节**　肾血流量的调节涉及两个方面，肾血流量与肾的泌尿功能相适应；肾血流量与全身的血液循环相配合。前者主要靠自身的调节，而后者主要靠神经和体液的调控。在灌注压处于 60 ~ 150 mmHg 时，肾血流依靠自身调节保持恒定，其机制目前以肌原学说为主。肾的神经支配来自交感神经的 T_{12} ~ L_2 节段。神经对肾血管的调节，以交感神经的缩血管作用为主，通常肾交感神经的紧张性活动很弱。因此，在神经调节发挥作用时，肾主要表现出缩血管反应。由于缺少副交感神经的支配，故对交感神经 β 受体兴奋而刺激肾素和血管紧张素增多的血管痉挛，以及因醛固酮释放而导致的水钠潴留，只能依靠反馈性内分泌调节，来促成生理上的平衡。体液因素在正常肾血流的调节中所起的作用尚不确切。

二、肾功能

1. 维持机体内环境的稳定

（1）泌尿功能：排泄机体代谢终末产物，保存营养物质（氨基酸、葡萄糖），调节水、电解质代谢和酸碱平衡，维持机体内环境的相对稳定。

（2）调节机制：①肾素－血管紧张素－醛固酮系统。当肾的灌注减少、交感神经活性增加和钠排出减少时，由肾球旁细胞分泌的肾素增加。肾素使血管紧张素原转化为血管紧张素 I，而后者在血管紧张素转化酶的作用下，转变为血管紧张素 II，引起小动脉收缩和醛固酮释放。醛固酮可以作用于远端小管，促进保钠排钾。②抗利尿激素。当细胞外液减少、血浆渗透压增加或应激刺激时，促进脑垂体后叶释放抗利尿激素，通过增加集合管对水的通透性，促进水的重吸收和使尿液浓缩。③心房利钠肽。由心房的特殊细胞分泌。当血管内容量增加，心房壁受到牵张时，则产生心房利钠肽，从而拮抗肾素－血管紧张素－醛固酮系统和利尿。④前列腺素和缓激肽。通过交感神经兴奋和释放肾素，促进其产生，扩张肾血管和增加尿钠的排泄。

2. 生物活性物质 肾可产生许多具有重要作用的生物活性物质。促红细胞生成素是肾缺血、缺氧时产生的促进骨髓红细胞生成的物质；肾脏也使维生素 D 转化为最具生物活性的形式（维生素 D 的活化），促进肾小管对钙离子的重吸收和胃肠道对钙、磷的吸收；肾球旁细胞分泌的肾素，构成肾素－血管紧张素－醛固酮系统；肾髓质间质细胞和血管内皮细胞可分泌几种前列腺素（如 PGE_2、PGI_2 和 PGF_2），对肾脏的主要生理作用是扩张血管、增加肾血流量，增加肾小球滤过率，抑制水、钠的重吸收，从而起到排钠利尿的作用。肾脏还有灭活某些多肽和蛋白质类激素（如胰岛素）的作用。

第 2 节　麻醉手术的肾影响

一、麻醉手术的影响

（一）麻醉药物的影响

1. 静脉麻醉药 ①阿片类药物主要在肝代谢，但大部分代谢产物要经肾清除，肾功能不全的患者作用时间延长，需要减量使用。吗啡可减少肾血流 9%，降低肾小球滤过率达 17%，有约 10% 经胆管进入肠道进行肝肠循环，是少尿和呼吸抑制延长的重要原因。哌替啶对肾的作用比吗啡大，对肾功能不全患者不利。②非阿片类静脉麻醉药物几乎都会不同程度地降低 CO 和动脉血压，结果改变肾小球周围毛细血管的静水压梯度，从而导致肾小球滤过率降低和术中尿量减少。但这些作用与手术应激或阻断主动脉相比显得微不足道，并且在麻醉结束这些影响可以很快消失。除非术前已存在肾功能异常，或术中、术后长时间血容量不足，或肾毒性损害加重，否则这些药物引起的永久性肾损伤很少发生。丙泊酚、依托咪酯和咪达唑仑等对肾功能的影响较小，可以用于肾功能不全患者。氯胺酮虽然不致增加肾素活性或导致肾缺血，但考虑到对心血管系统的影响，在合并肺动脉高压、高血压和冠心病患者伴有肾病者慎用。右美托咪定是选择性 α_2 肾上腺素受体激动剂，具有镇静、抗焦虑和交感神经阻滞作用，减慢心率和降低 CO 呈剂量依赖性，通过减少肾神经的交感传出作用，抑制抗利尿激素的分泌和促进心房利钠肽的释放，产生利尿和肾保护作用。

2.　肌松药　肌松药对肾功能的影响取决于不同药物各自的药理，通常大部分与血浆蛋白结合率不高（< 50%），而且药物的解离分子与结合分子之间的平衡很快建立，因此，血浆蛋白方面的改变对肌松药的清除影响有限。肌松药用于肾功能不全患者须警惕因排除延迟而出现的效用延长，用药后的重分布对降低血药浓度起不小的作用。因此，依靠再分布药效就能消失的单次用药量，无须顾虑肾功能不全使清除延迟的影响。肌松药代谢产物的血浆浓度有新的认识，因为在肾功能不全时，肌松药如维库溴铵、阿曲库铵和哌库溴铵等的耐量偏大。阿曲库铵本身不受肾功能不全的影响，但其代谢产物劳丹诺辛（laudnosine）则在肾衰竭时其清除时间延长 10 倍，使用时须谨慎，直接选择顺式阿曲库铵更安全。当然对于那些几乎完全靠肾排泄的肌松药，如阿库氯铵而言，肾功能不全患者当属禁忌。

3.　吸入麻醉药　恩氟烷、异氟烷可使肾小球滤过率和肾血流下降 20% ~ 50%，通常停药后很快恢复，不会加深抑制和导致恢复延长，除非发生低血压、休克或缺血、缺氧等情况。该类吸入麻醉药在体内代谢成无机氟离子，而后者有肾毒性，肾毒性的发生与无机氟离子的峰值和高浓度吸入的持续时间相关。在已知的吸入麻醉药中，以甲氧氟烷的肾毒性最强，故已被淘汰。七氟烷和地氟烷对肾血流的影响呈剂量相关性，七氟烷的肾损伤推测其与碱性钠石灰相互作用产生的降解产物 5- 氟异丙烯基 - 氟甲基醚有关，当新鲜气体流速 < 2 L/min 时，吸入量 > 2 MAC·h，可能出现蛋白尿和糖尿。故建议七氟烷麻醉长时间吸入的安全限制为 1.5 MAC·h、新鲜气体流速 ≥ 1 L/min。七氟烷对肾功能不全患者的安全性尚不能确定，此类患者慎用。

（二）麻醉技术和手术的影响

1.　正压通气　降低肾血流、肾小球滤过率、钠排出和尿流率。对肾功能的抑制程度依赖于平均气道压及经肺顺应性传导到循环的压力。高气道压可以减少静脉回流而减少 CO。高气道压也可以影响肺循环，增加右室后负荷，促使室间隔左移，减少左室充盈及降低 CO。

2.　控制性降压　对肾功能的影响取决于所选用的药物、麻醉深度和低血压的程度。通常肾功能正常的 60 岁患者可耐受 MAP 在 50 mmHg 2 h 而不至于发生肾功能不全。不同的控制性降压药物对肾功能的影响不同，神经节阻滞药消除了肾的自动调节功能，引起肾血流的大幅下降；硝普钠对肾血管阻力的影响较小，但常常会引起肾素、血管紧张素和儿茶酚胺的释放，突然停药可以引起高血压反跳；硝酸甘油对肾血流的影响低于硝普钠；辅以选择性多巴胺能受体（DA_1）

激动药物，可以在不显著降低肾血流的情况下，提供满意程度的控制性低血压。

3. 血管活性药物 血管收缩药尤其是去甲肾上腺素、去氧肾上腺素和甲氧明，可使外周血管收缩，导致肾血管强烈收缩，肾血流明显减少。仅适用部分心脏手术血流动力学高排低阻、感染性休克和短暂性升压治疗患者。

4. 心血管手术的影响

（1）心血管外科相关急性肾损伤（cardiovascular surgery associated acute kidney injury，CSA-AKI）：心血管外科对肾的主要影响是发生 AKI，通常根据血清肌酐水平和尿量来评估 AKI 的损害程度。术后 48 h 内，血清肌酐（SCr）增加高于基线 1.5 ~ 1.9 倍（AKI-I 阶段）、高于基线 2 ~ 2.9 倍（AKI- II 阶段）或高于基线 3 倍（AKI- III 阶段），同时尿量 < 0.5 mL/（kg·h）持续时间 > 12 h；或尿量 < 0.3 mL/（kg·h）持续 24 h 或无尿，即可诊断为 CSA-AKI。发病机制包括内源性和外源性肾毒性、缺血性再灌注损伤、神经激素的激活、氧化应激炎性反应等，实际上围手术期的许多影响因素（表 4-25-1）可相互协同作用增加或导致 AKI 的发生。

表 4-25-1 围手术期 CSA-AKI 的危险因素

术前	术中	术后
高龄	复杂心外手术	血管加压药物
高血压	体外循环时间	正性肌力药物
慢性肾疾病	再次转机	利尿药
肝疾病	主动脉阻断时间	输血
充血性心衰	低灌注	贫血
外周血管疾病	低血容量	低血压
脑梗死病史	静脉淤血	低血容量
COPD	栓塞	静脉淤血
糖尿病	正性肌力药物	心源性休克
贫血	低血细胞比容	肾毒性药物

CSA-AKI：心血管外科相关急性肾损伤；COPD：慢性阻塞性肺疾病。

（2）阻断主动脉对肾功能的影响：大血管手术常需不同部位、不同时长地阻断主动脉，易造成肾缺血。但不论在肾动脉以上还是以下阻断，肾血流都比正常至少减少一半，可能是肾血流的直接减少或肾动脉的痉挛所致。肾动脉以上的阻断在恢复血供后肾血流超过正常，但肾小球滤过率的恢复即使 24 h 后也只有正常值的 2/3，同时即使尿量保持正常，肾小管的功能也明显受损；肾动脉以下的阻断对肾血流的影响较小，开放后其滤过率可在 24 h 后恢复正常。

（3）手术种类的不同对肾功能的影响也不相同：体外循环手术急性肾衰竭（acute renal failure，ARF）的发生率为 1% ~ 30%，通常大血管外科比心脏瓣膜病和 CABG 的 ARF 发生率要高很多。心脏外科其他预示 ARF 的风险因素：高龄、急诊、合并外周或脑血管疾病、再次手术、合并 DM、出血和感染等。据大样本多中心研究报道，心脏外科患者需要透析的 ARF 的发生率为 1.1%，相关死亡率为 63.7%。ARF 是增高死亡率的独立危险因素，其死亡危险增加 7.9 倍。

（4）术前评估：国际上心脏手术 ARF 的风险评估主要有克利夫兰评分（Cleveland Clinic score）（表 4-25-2）、EURO 评分和梅塔评分（Mehta score）等。克利夫兰评分在预测术后发生严重 ARF（需要透析治疗）方面的准确性相对较高：①评分 0 ~ 2 分，ARF 发生率为 0.4%；②评分 3 ~ 5 分，ARF 发生率为 1.8%；③评分 6 ~ 8 分，ARF 发生率为 9.5%；④评分 9 ~ 13 分，ARF 发生率为 21.3%。

表 4-25-2　克利夫兰 ARF 评分

危险因素	评分（分）
女性	1
充血性心衰	1
LVEF < 35%	1
术前 IABP	2
COPD	1
需胰岛素治疗的糖尿病	1
心脏手术史	1
急诊	2
瓣膜手术	1
CABG+ 瓣膜手术	2
其他心脏手术	2
术前血清肌酐水平	
106 ~ 186 μmol/L	2
≥ 186 μmol/L	5

ARF：急性肾衰竭；LVEF：左室射血分数；IABP：主动脉球囊反搏；COPD：慢性阻塞性肺病；CABG：冠状动脉旁路移植术。

5. 应激反应

（1）对机体而言手术和麻醉本身无疑将产生应激反应。外科手术刺激诱发兴奋性应激反应，而麻醉属双向反应，既有兴奋也有抑制。过度的兴奋和抑制都会导致肾功能代偿不全而发展至肾衰竭。

（2）应激反应主要靠神经和体液系统来调节。在神经调节方面，应激可以导致全身血流的重新分布，为保证心、脑等重要脏器的血供，肾血流减少，从而导致肾受损。体液系统与肾血流动力学和水盐代谢存在密切的关系。肾素 – 血管紧张素 – 醛固酮系统主要调控血压和电解质的平衡。当肾动脉压下降或肾小管远段低钠，就会促进肾素的分泌。肾素进入循环后，促使血管紧张素原转化为血管紧张素 I，再经肺部的转化酶作用生成血管紧张素 II，促使血压升高，并使肾上腺皮质分泌醛固酮增加，使水钠潴留。应激反应还促使抗利尿激素大量释放，导致水潴留、低渗透压和低钠，该作用持续到术后 2 ~ 3 日。

二、体外循环的影响

1. 肾病理改变　体外循环可以引起严重的肾血流动力学改变，导致肾的缺血，缺氧性损伤，原因包括低流量、低灌注、微栓塞、肾毒性等因素。早期血管痉挛，肾小球变小，后期肾小球增大，肾小囊腔充血、炎性反应；肾小管上皮肿胀、变性或坏死，管腔内管型形成可致管腔阻塞；肾间质可以水肿、充血和炎性改变。但这些轻重程度不同的病理性变化大部分为可逆性，随着肾血流动力学的改善而恢复正常。

2. 低流量或低灌注　肾灌注压过低或低血压时间过长，可以引起肾小球的有效滤过压减低，导致肾缺血，使肾小球滤过率下降。需避免动脉流量不足，特别是老年患者、急诊和术前肾功能不全的患者。使用缩血管药物，如去氧肾上腺素、去甲肾上腺素，可以升高动脉压和脑血流量，对脑灌注有益，但却引起血流分布改变，即从身体的其他部分（腹腔脏器、骨骼肌）转移至脑，使脑血流量增加，而肾血流减少，最终结果与低灌注相似。体外循环后的低 CO，也是引起 ARF 的重要原因。某些时候的肾功能改变有时比体外循环期间更明显。据观察肾血流量最低的阶段是在体外循环前，此时尿量排出和肾小球滤过率下降，故体外循环建立前的低灌注也是术后肾衰竭的危险因素之一。

3. 非搏动性血流　体外循环过程中的非搏动性低压血流，促使肾动脉收缩及肾血流减少。体外循环过程中去甲肾上腺素水平进行性升高，醛固酮系统被激活，持续性肾素水平升高与急性 ARF 存在密切关系。使用搏动性血流灌注，在肾血流量及儿茶酚胺释放方面，显示比非搏动性血流灌注有明显优势。

4. 其他　体外循环过程产生的微栓及有毒物质，以及血细胞的破坏、游离血红蛋白和肌红蛋白大量增加，加上补体激活、白细胞释放的大量炎性介质，机体对这些细胞因子和炎性介质可以产生反应，从而触发 SIRS，导致肾小管上皮损伤、管腔阻塞和肾间质水肿，进一步加重肾缺血、缺氧性损伤。

第 3 节　肾保护

一、肾功能监测

（一）直接监测指标

1. 尿量　围手术期尿量的动态监测围手术期是评估肾功能最快捷有效的手段。正常成人尿量 1000 ~ 2000 mL/24 h，围手术期 ARF 通常伴有尿量异常，表现为无尿（< 100 mL/24 h）、少尿（< 20 mL/h）或非少尿。但一旦出现少尿，需要及时鉴别少尿的原因，正确辨别肾衰竭或肾前性原因。

2. 尿比重　反映肾小管的浓缩功能。肾灌注不足时尿比重 > 1.03，反映肾潴留水钠的功能。在急性肾小管坏死时，肾失去尿的浓缩功能，使尿比重向 1.01 转变。尿比重也受许多其他因素的影响，如高龄患者，因远段肾小管功能易受到损伤而近段肾小管功能被闲置，致使该指标的可信度下降。

3. 尿渗透压　评价肾浓缩与稀释功能的指标。肾前性少尿时尿渗透压往往超过 400 mmol/L，急性肾衰竭时因浓缩功能受损，尿渗透压在 285 ~ 300 mmol/L。

4. 血清肌酐和尿素氮　血清肌酐、尿素氮水平与肾小球的滤过率密切相关，是反映肾小球滤过功能的理想指标。但必须记住两个重要限制：①由于只有当肾小球滤过率降低到正常的 75% 时，这些指标才会超过正常值水平，因此是肾功能不全的晚期指征。②受许多非肾性因素的影响。若术前血肌酐水平 > 150 μmol/L，则心脏术后肾衰竭的发生率明显增高。

5. 肌酐清除率（CCr）　评估肾小球将肌酐从血浆清除的能力，较好地反映肾储备功能。通常需要收集 2 h 尿液标本，但要精确地测量 CCr 需要收集更长时间，收集的时间越长，CCr 的计算越精确。诸如患者含水状态、血流动力学和每日尿量的变化，可以影响结果的 10% ~ 25%。尽管用于心脏外科是否切合实际和有效尚待研究，但很显然是目前估计肾小球滤过率最简便的方法。

6. 尿钠　通常尿钠水平 < 20 mmol/L 提示肾前因素，而 > 40 mmol/L 则提示肾失去浓缩功能。肾前性少尿时，由于肾对钠的重吸收和尿浓缩功能，使远端肾小管对钠的重吸收加强，尿钠含量降至 ≤ 20 mmol/L。但急性肾衰竭时，肾小管重吸收钠的功能受损，使尿钠的含量 ≥ 40 mmol/L。钠的动态平衡是复杂的生理过程，由于肾单位的不一致性、心房利钠肽和醛固酮的作用、利尿治疗、输入含钠液体、交感神经张力和少钠状态等情况，这些因素对钠平衡都有影响，故尿钠水平的灵敏度和特异度都只有 50% 左右。

7. 排钠指数　测量钠的排泄量占肾小球滤过量的比例。最初排钠指数被认为可以更准确地区别肾前性与肾性少尿，但随后发现排钠指数并不像预计的那么敏感。在发生急性肾衰竭后，排钠指数对区分病因很有用，但对于预测急性肾衰竭帮助不大。

8. 尿蛋白　蛋白尿与肾功能障碍程度相关，测定尿中的微球蛋白（β_2 微球蛋白）可以早期发现肾功能损害。

（二）非直接监测指标

1. 肾血流量测定　通过放射性核素测定肾的有效血浆流量。正常人的有效血浆流量为 10 mL/s 左右，随年龄的增加相应下降。用双核素显影技术同时可以得到肾小球滤过率，并计算出滤过分数。通过分析肾小球、肾小管与肾血流量间的关系，可以联合判定肾功能。

2. 其他　血流动力学监测虽不能获得肾状态的直接参数，但提供的数据可以协助处理肾衰竭；血气分析在预测、分析和处理肾功能不全时，具有不可替代的地位。婴幼儿心脏体外循环手术监测肾组织氧饱和度（renal near-infrared spectroscopy）与预测术后 AKI 有一定的相关性。

3. 生物标志物　鉴于经典评估的局限性，为使 AKI 更早得到诊断，有研究推荐检测 AKI 的生物标志物，其中中性粒细胞明胶酶相关载脂蛋白（neutrophil gelatinase-associated lipocalin）和白细胞介素 -18（IL-18）比较敏感。

二、肾保护措施

（一）预防策略贯穿整个围手术期

1. 麻醉管理　围手术期发生肾衰竭的原因是多因素的。因此，麻醉中肾保护的关键在于预防，积极寻找病因、及早发现和及时处理。加强围手术期血流动力学监测，强调监测指导下的目标导向液体治疗，以保证合适的容量状态，同时合理使用血管活性药物，维持满意的 CO，避免有效肾血流的减少。对围手术期的高危患者，避免使用影响肾功能的药物，尽量缩短肾血流减少的时间，同时辅助使用脱水、利尿等措施，从而降低 AKI 的发生风险。

2. 体外循环　改进体外循环技术是肾保护的有力措施。缺血是造成急性肾小管坏死的主要原因，如低流量、低灌注及微栓塞。体外循环中更应警惕输血或转流产生的游离血红蛋白的肾毒性作用，尽量缩短体外循环的时间。

3. 外科操作　侵犯肾动脉的大血管外科，术前要制定合理的肾保护方案，尽量保持肾灌注，缩短肾缺血的时间，减少外科操作对血液的破坏。

（二）维持肾血流量

1. 提高灌注压　要维持足够的肾血流量，必须保证有足够的 CO。在扩容治疗的基础上，及时使用正性肌力药和血管加压药，纠正低 CO 和低血压。理想的肾保护血压水平并未确定，但在临床实践中要维持 MAP 在 50mmHg 以上，高血压患者可能需要维持更高的血压。遇到不可避免地需要阻断肾循环（如大血管外科）时，要预见性地采取正确的外科技术或体外循环措施，以尽量避免或缩短肾缺血时间。

2. 增加灌注流量　目前体外循环中的灌注流量无恒定标准，通常建议手术的灌注流量不应 < 2 L/（$m^2 \cdot min$），而对于长时间手术则流量要 > 2.4 L/（$m^2 \cdot min$）。

3. 纠正低血容量　快速纠正围手术期低血容量，降低 AKI 的风险。补充晶体液或胶体液对肾功能的具体影响尚不清楚。就 AKI 的风险而言，无证据表明白蛋白溶液和生理盐水在扩容治疗方面有何不同，但在低蛋白血症的患者使用白蛋白溶液可以降低 AKI 的发生率，尚不清楚是改善肾灌注还是对肾的直接作用。白蛋白和改良琥珀酰明胶在肾功能正常的患者安全有效，但羟乙基淀粉溶液对肾功能的损害作用需要重视，同使用乳酸林格液比较，在危重患者使用羟乙基淀粉溶液，ARF 的发生率和死亡率都明显增高。

4. 扩张血管　在维持灌注压恒定的前提下，避免使用过多的缩血管药物，必要时加用扩血管药物，以保持良好的微循环状态和肾组织灌注。

（三）纠正缺氧和代谢性酸中毒

1. 纠正缺氧和酸中毒　任何原因造成 PaO_2 降低，都会改变肾血流。当 $PaO_2 < 40$ mmHg 时，则在肾血流降低的同时可以发生肾血管痉挛。同样，高碳酸血症也使肾排钠和肾血流减少。因此，围手术期要通过有效的机械通气和血气监测，防止发生缺氧、高乳酸血症或高碳酸血症。

2. 补充碱性药物　高氯血症和代谢性酸中毒是增加 AKI 的独立危险因素。纠正代谢性酸中毒，维持动脉血 pH 为 7.35 ~ 7.45、PaO_2 在 100 ~ 200 mmHg 和静脉氧分压为 25 ~ 38 mmHg，并使尿液碱化，可以防止游离血红蛋白、肌红蛋白的肾毒性。

（四）适当血液稀释

1. 使用血液稀释代替库血预充，可以明显降低血液黏滞度，改善血流动力学，增加肾特别是肾皮质的血流量。肾血流量增加使肾小管的滤过率增加，降低了肾小囊和肾小管内液体的黏度，加快液体的流速，可以预防肾小管的管腔阻塞和萎缩坏死，同时增加尿量，加速毒性物质的排泄，减轻肾实质的损害。

2. 避免过度的血液稀释，在体外循环后期，使用人工肾进行超滤或改良超滤，将血容量调节至接近生理水平，脱离体外循环后 Hct 达到 24% 以上，以减轻肾负担。

（五）药物性肾保护

1. 多巴胺　通过兴奋 DA_1 受体选择性扩张肾血管，刺激 β 受体增加 CO，作用于 α 受体提高灌注压，从而使肾血流量增加，肾小球滤过率增高。循证医学的证据表明，小剂量多巴胺或过去称肾剂量 [1 ~ 3 μg/（kg·min）] 不能预防 ARF 和降低死亡率，即无临床意义上的肾保护作用。但荟萃分析表明小剂量多巴胺确实可以增加尿量和排钠，故临床上有很多单位仍联合其他药物用于危重患者肾功能的维护和改善。

2. 多培沙明（dopexamine）和非诺多巴（fenoldopam）　前者直接兴奋 $β_2$ 受体和 DA_1 受体，使肾血管扩张，肾血流增加，肾灌注改善，尿量增加，但在心血管外科围手术期使用并不提供明显的肾保护效应；后者有直接 DA_1 受体兴奋作用，同样扩张肾血管，改善肾灌注，有潜在的肾保护效应，但同样不建议在心血管外科围手术期作为预防和治疗 ARF 的药物使用。

3. 辅助使用脱水或利尿药

（1）呋塞米：髓襻利尿药。增加肾皮质血流，减低肾血管阻力，降低肾缺血和肾毒性损害，利尿作用主要为抑制肾小管对钠和水的重吸收。大量利尿应注意低钾、低镁不良反应。

（2）甘露醇：在心脏和大血管手术用甘露醇作为渗透性利尿药来保护肾的作用非常肯定。甘露醇可使肾血管阻力下降，增加缺血肾的血流量。通过渗透性利尿可以冲洗积聚在肾小管中的管型和毒素，防止肾小管堵塞。注意较大剂量的潜在肾毒性。

4. 钙通道阻滞药　据报道，大剂量地尔硫䓬可以预防体外循环相关性肾小球滤过率下降，而无明显的心血管不良反应。同样，使用地尔硫䓬可以防止肾功能的进一步恶化，产生这些有益效应可能同扩张肾血管的作用有关。但作为体外循环肾保护手段尚缺乏循证医学证据。

5. 右美托咪定　许多研究表明，右美托咪定减弱肺、心脏缺血再灌注损伤，同样参与肾缺血再灌注损伤的恢复，通过 PI3K/Akt/HIF-1α 通路对肾缺血再灌注损伤发挥保护作用。

6. 其他　体外循环复温期使用硝普钠、硝酸甘油等血管扩张药物，可以降低术后 ARF 的发生率。血管紧张素转换酶抑制剂也有一定的肾保护作用。重组人脑利钠肽（recombinant human brain natriuretic peptide，rBNP）通过增加肾小球的灌注压和滤过率而具有利尿、利钠效应，但是否预防 ARF 尚存争议，临床多中心研究证明不能降低合并 ARF 的危重患者的死亡率和透析率，但也有研究证明在早期 ARF 的心脏外科术后患者使用 rBNP 可以降低透析的需要。

第 4 节 脱水药和利尿药

一、利尿药的分类

1. 利尿药（diuretics） 指促进肾的排尿功能，使尿量和电解质特别是 Na^+ 排出增加的药物。主要药理作用是抑制肾小管的重吸收，从而增加钠和水的排出。利尿药既是治疗充血性心衰的首选药物，又是（小剂量）抗高血压药物的一线用药。

2. 利尿药的分类

（1）噻嗪类：属于中效利尿药。作用部位在髓襻升支皮质部较远端的部分，抑制 Na^+ 和 Cl^- 的重吸收而发挥利尿作用。常用药物有氢氯噻嗪（hydrochlorothiazide）、氯噻嗪（chlorothiazide）。

（2）髓襻利尿药：属高效利尿药。作用部位主要在髓襻升支皮质部，通过抑制 Na^+-K^+-$2Cl^-$ 同向转运体，从而抑制氯化物的跨膜转运，使 Na^+、K^+、Cl^- 和 H^+ 保留在管腔内随尿排出。利尿作用迅速、强而短暂，在其他利尿药无效时仍显效。该类药有呋塞米（frusemide）、依他尼酸（ethacrynic acid）和布美他尼（bumetanide）等。

（3）保钾利尿药：醛固酮拮抗药，如螺内酯（spironolactone）；直接作用于远端小管和皮质部的集合管，有氨苯蝶啶和阿米洛利。两类作用机制虽然不同，但最终的效应相似，即排出水和 Na^+，减少 K^+ 和 H^+ 的排出。

（4）碳酸酐酶抑制药：代表药有乙酰唑胺，抑制近端小管的碳酸酐酶，从而抑制 HCO_3^- 的重吸收，使肾中 H^+-Na^+ 的交换减慢，水和重碳酸盐排出增加，而产生利尿作用。

（5）渗透性利尿药：又称为脱水药。作用于髓襻升支和其他部位，是一类非电解物质，可自由地从肾小球滤过，肾小管重吸收有限，通过增加血浆渗透压、肾小球滤液和肾小管液量而产生高渗性利尿作用。代表药物为甘露醇（mannitol）、甘油果糖。

二、常用脱水药和利尿药

（一）甘露醇

【药理作用】非电解物质。通过增加血浆渗透压、肾小球滤液和肾小管液量而产生利尿作用。注射甘露醇溶液后，使血浆渗透压迅速提高，引起组织间液水分向血浆转移而产生利尿作用。同时间接抑制 Na^+、K^+、Cl^- 共同转运系统。减少髓襻升支对 NaCl 的再吸收，降低髓质高渗区的渗透压，使集合管水的再吸收减少。甘露醇还能扩张肾血管，增加髓质血流量，使髓质间液中的钠离子和尿素易随血流移走，有助于降低髓质高渗透区的渗透压而利尿。另外，血容量扩张使醛固酮、抗利尿激素分泌减少，使肾小管对 Na^+ 和水的重吸收降低。这些综合作用促使尿量增加。甘露醇同时也是体内自由基的清除剂。

【药代动力学】用药后 10 min 即出现利尿作用，2 ~ 3 h 达到高峰，维持时间 6 ~ 8 h。自由地从肾小球滤过，肾小管重吸收有限，在体内几乎不被代谢，原形从尿液排出。

【临床应用】

1. 脑水肿　成人用 20% 甘露醇溶液 125 ~ 250 mL，在 15 ~ 20 min 内静脉输注，必要时 4 ~ 6 h 重复，或与 50% 的葡萄糖溶液 60 mL 交替使用。

2. 防治 ARF　用于休克、烧伤或心脏血管手术患者。少尿者在 3 ~ 5 min 内静滴 20% 甘露醇溶液 50 mL，若在 3 h 内尿量 > 40 mL/h，则可调整速度维持滴注，使尿量达 100 mL/ h。

3. 体外循环预充　通常 20% 甘露醇溶液 0.2 ~ 0.5 g/kg 加入预充液，不但可以减少组织水肿，尚有肾保护作用。术中少尿，在扩容和尿量增加后可使用 20% 甘露醇溶液 60 ~ 100 mL，如尿量增加可继续使用。但发现肾衰竭无尿和少尿时慎用，防止其在肾小管内形成结晶，加重肾损伤。

4. 用于腹主动脉瘤等大血管手术　肾恢复循环后的少尿患者，来增加血容量，增加尿量，清除再灌注损伤产生的自由基，维护肾功能。

【注意事项】

1. 输入速度过快，可导致血容量突然增加、血压升高，引起头痛、眩晕、视力模糊和急性肺水肿。因此，在心功能不全患者慎用或禁用。

2. 活动性颅内出血、肾衰竭时禁用。

（二）噻嗪类（氢氯噻嗪、氯噻嗪）

【药理作用】

1. 利尿　抑制髓襻升支皮质部对 Na^+、Cl^- 的再吸收。远端小管 Na^+ 的增加，导致 Na^+-K^+ 交换增加，结果肾对 Na^+、Cl^- 和 K^+ 的排出均增加，随之水的重吸收减少而增加尿量。

2. 降压　减少血容量，直接降低血管阻力，对轻症高血压有降压作用，且加强其他抗高血压药物的降压效用。

3. 抗利尿作用　使尿崩症患者的尿量明显减少，但尿比重及电解质水平不变，主要用于肾性尿崩及垂体加压素无效的垂体性尿崩。噻嗪类有抑制磷酸二酯酶的作用，增加远端小管及集合管细胞内的 cAMP 含量，提高远端小管对水的通透性。噻嗪类使体内 Na^+ 减少后，导致血浆渗透压降低，从而消除口渴，也使血 Na^+ 和血容量减少，肾小球滤过率降低，近端小管对 Na^+ 和水的重吸收较完全，使到达远端小管的 Na^+ 和水减少所致。

【药代动力学】口服后 1 ~ 2 h 显效，4 ~ 6 h 达高峰，持续 10 ~ 12 h。经肾消除。

【临床应用】临床上用于各种原因导致的水肿。氢氯噻嗪每日 25 ~ 50 mg 分 2 次口服；氯噻嗪 100 ~ 200 mg，隔日口服。

【注意事项】

1. 低钾血症　长期服用注意补钾或合用保钾利尿药，同时注意低镁血症和低氯血症。

2. 潴留现象　高尿酸血症、高钙血症。主要是药物减少细胞外液，增加近端小管对尿酸的再吸收，停药后可恢复正常。

3. 代谢变化　可致高血糖、高血脂，肾素－醛固酮的过度分泌。DM 患者慎用。

4. 其他 尿素氮升高，禁用于严重肾功能严重不全者；导致肝昏迷风险，肝硬化患者慎用。

（三）髓袢利尿药（呋塞米、依他尼酸和布美他尼）

【药理作用】抑制髓袢升支髓质部及皮质部对 Na^+、Cl^- 的再吸收，使原尿 NaCl 浓度增加，影响肾的稀释机制，明显增加 NaCl 的排出量。由于髓袢升支重吸收到髓质间液的 NaCl 相应减少，使髓质高渗状态降低，肾浓缩机制遭到破坏，排出的尿液几乎等渗。至于 K^+ 排出增加，可能与大量 Na^+ 转运到远端小管促使 Na^+-K^+ 交换有关。

【药代动力学】

1. 呋塞米和依他尼酸的体内过程相似，利尿作用迅速。口服 30 min 内起效，2 h 达到高峰，持续 6 ~ 8 h；静注 2 ~ 10 min 生效，维持 2 ~ 3 h。血浆半衰期为 1.5 h。通过肾小球滤过和肾小管分泌而排泄。

2. 布美他尼起效快，作用强，持续时间短。口服后 30 min 显效，1 ~ 2 h 达高峰，持续 4 ~ 6 h。静注后数分钟内显效，0.5 ~ 1 h 达高峰，持续 2 ~ 4 h。

【临床应用】

1. 呋塞米的个体差异较大，故从小剂量开始，逐渐增量。口服每日 20 ~ 40 mg，根据需要可增加到每日 80 ~ 100 mg，当每日剂量 > 40 mg 时可分次服用，每 4 h 1 次。肌内和静注每次 20 ~ 40 mg，无效时每隔 2 h 可增加 1 次，每日最多可用 120 mg。

2. 呋塞米可使肾内血管扩张，降低肾血管阻力，使肾内血流重新分布，增加髓质血流，具有肾保护作用。以往使用失败的原因主要是用药时间过晚，及时使用大剂量呋塞米可以防止轻型肾衰竭的进展。体外循环时的用量因人而异，若转流中尿量正常，可以不用或少用，若尿量少于 1 mL/（kg·h）或术前已有肾疾患，可一次性给予 10 ~ 20 mg，以后根据尿量和电解质的结果加以调整。

3. 呋塞米、甘露醇和多巴胺的联合应用，在体外循环时对预防 ARF 有益，但在大血管外科中的使用效果不确定；呋塞米是治疗重度充血性心衰和急性肺水肿的初始用药，症状缓解后可改用噻嗪类利尿药。

4. 依他尼酸的口服剂量为每次 25 mg，每日 1 ~ 3 次，日总量不宜超过 100 mg，2 ~ 5 日为 1 个疗程。静脉给药每次 25 ~ 50 mg，偶尔每日 2 次，3 ~ 5 日为 1 个疗程。

5. 布美他尼产生的失钾情况较轻，用量仅为呋塞米的 2%，常作为呋塞米的替代品。口服每次 0.5 ~ 1 mg，每日 1 ~ 3 次，静脉给药每次 0.5 ~ 1 mg。

【注意事项】

1. 呋塞米和依他尼酸的不良作用相似，长期用药均可发生低血容量、低钠血症、低血氯性碱中毒和低钾血症，而布美他尼较少。

2. 呋塞米和依他尼酸有暂时性耳毒性（听力下降），呈剂量依赖性。依他尼酸最易发生，且可能引起永久性耳聋。

3. 布美他尼偶可引起糖耐量下降，DM 患者慎用。肝昏迷患者禁用。

4. 呋塞米是磺胺类衍生物，磺胺类过敏者不能使用。偶见白细胞下降、血小板减少和高尿酸血症。

（四）保钾性利尿药（螺内酯、氨苯蝶啶）

【药理作用】

1. 螺内酯　作用于远端小管和皮质部的集合管，竞争醛固酮受体，消除醛固酮－受体复合物对肾小管细胞 DNA 的影响，拮抗醛固酮的留钠排钾作用。使 Na^+、Cl^- 排出增加，排 K^+ 减少。

2. 氨苯蝶啶　直接作用于远端小管，降低 H^+ 的分泌和 Na^+-K^+ 的交换，减少 Na^+ 的重吸收。

【药代动力学】

1. 螺内酯　作用温和、缓慢和持久，口服后 1 日才出现作用，2 ~ 3 日达高峰，停药后药效仍可持续 2 ~ 3 日。

2. 氨苯蝶啶　服药后 1 h 即产生利尿作用，可持续 12 ~ 16 h。

【临床应用】

1. 螺内酯　常与其他利尿药合用，以发挥其保钾作用，不作为首选药。成人每次 10 ~ 30 mg，每日 3 ~ 4 次；小儿 2 mg/（kg·d）。服用 5 日后如疗效满意，可继续原量，否则宜加用其他利尿药。原发性醛固酮增多症宜用较大的剂量和疗程。

2. 氨苯蝶啶　利尿作用较弱，常与强、中效利尿药合用。可增加尿酸的排出，故适应于痛风患者的利尿。成人每次服 50 ~ 100 mg，每日 3 次，起效后改为每日或隔日 1 次，小儿每次服 2 mg/kg，每日 2 次，维持量视情况而定。

【注意事项】不良反应较少，偶见恶心、呕吐、腹泻及皮疹等。

（五）乙酰唑胺（acetazolamide）

【药理作用】抑制近端小管的碳酸酐酶，从而抑制 HCO_3^- 的重吸收，使肾中 H^+-Na^+ 的交换减慢，水和重碳酸盐排出增加，而产生利尿作用。排出含 Na^+、K^+、HCO_3^- 的碱性尿。由于不影响髓襻升支对 Na^+ 的重吸收，故利尿作用不强。

【药代动力学】口服吸收良好，2 h 达到高峰，持续 12 h。

【临床应用】临床上较少单独使用利尿，对于合并水肿的子痫有良好的利尿和降压作用。可用于青光眼的辅助治疗。常用量：利尿时每次 0.25 ~ 0.50 g，早晨口服 1 次；治疗青光眼时每次 0.25 g，每日 2 ~ 3 次。

【注意事项】常见面部及四肢麻木、食欲不振等不良反应。久用可导致高氯性酸中毒和低钾血症。

（六）甘油果糖

【药理作用】甘油果糖是高渗制剂，含甘油、果糖（100 mL 内含甘油 10 g、果糖 5 g 和氯化钠 0.9 g）的复方制剂，为高渗性脱水药。通过高渗透性脱水，减轻脑水肿，降低颅内压。甘油果糖通过血－脑脊液屏障进入脑组织，可以参与脑代谢提供能量。甘油果糖不增加肾负担，几乎无肾损伤作用，因此适用于因心功能障碍而不能耐受快速输注甘露醇和伴有肾功能损害的患者。由于甘油果糖起效缓慢，需要紧急降低颅内压时短时间难以奏效，但作用时间长，可以与甘露醇交替使用。

【药代动力学】进入脑脊液和脑组织较慢，起效也慢，静注 0.5 ～ 1 h 后颅内压才开始下降，降低颅内压作用在 2 ～ 3 h 达到高峰。清除也较慢，持续 5 ～ 8 h，大部分代谢为 CO_2 及水排出。

【临床应用】

1. 降低颅内压　用于脑血管病、脑外伤和其他原因引起的急、慢性颅内压增高和脑水肿。静脉滴注成人 1 次 250 ～ 500 mL，每日 1 ～ 2 次，每次需要持续滴注 1 ～ 3 h。根据年龄、症状可适当增减。

2. 其他　甘油果糖无肾保护作用，也不作为利尿药使用，但对合并肾功能损害的脑水肿、颅内压增高的患者，代替甘露醇制剂使用，以减少肾功能的进一步损害。

【注意事项】

1. 因血容量明显增加，可以加重心脏负荷，诱发或加重心衰，严重心功能不全患者慎用。

2. 肾衰竭、尿崩症、糖尿病和溶血性贫血患者慎用；活动性颅内出血患者慎用；滴注过快偶可发生溶血、血红蛋白尿。

（肖文静　于钦军）

参考文献

［1］TOMASSO N D, MONACO F, LANDONI G. Hepatic and renal effects of cardiopulmonary bypass[J]. Res Clin Anaesthesiol, 2015, 29(2): 151-161.

［2］FRIEDRICH J O, ADHIKARI N, HERRIDGE M S, et al. Meta-analysis: Low-dose dopamine increases urine output but does not prevent renal dysfunction or death[J]. Ann Internal Med, 2005, 142: 510-524.

［3］THAKAR C V, ARRIGAIN S, WORLEY S, et al. A clinical score to predict acute renal failure after cardiac surgery[J]. J Am Soci Nephrol, 2005, 16: 162-168.

［4］ZHOU S, FANG Z, XIONG H, et al. Effect of one-stop hybrid coronary revascularization on postoperative renal function and bleeding: A comparison study with off-pump coronary artery bypass grafting surgery[J]. J Thorac Cardiovasc Surg, 2014, 147(5): 1511-1516.

［5］周珊，王伟鹏. 心血管术后急性肾损伤临床研究进展 [J]. 临床麻醉学杂志，2012, 28(11): 1134-1136.

［6］MUTLU H, GÜNDÜZ E, TITIZ T A, et al. Investigation of AKI with early biomarkers after cardiac surgery[J]. Braz J Cardiovasc Surg, 2020, 35(5): 722-731.

［7］ABDEL-RAHMAN E M, TURGUT F, GAUTAM J K, et al. Determinants of outcomes of acute kidney injury: Clinical predictors and beyond[J]. Clin Med, 2021, 10(6): 1175-1190.

［8］SAADAT-GILANI K, ZARBOCK A, MEERSCH M, et al. Perioperative renoprotection: Clinical implications[J]. Anesth Analg, 2020, 131(6): 1667-1678.

［9］MOLINARI L, SAKHUJA A, KELLUM J A, et al. Perioperative renoprotection: general mechanisms and treatment approaches[J]. Anesth Analg, 2020, 131(6): 1679-1692.

［10］KOPITKO C, MEDVE L, GONDOS T. Renoprotective postoperative monitoring: What is the best method for computing renal perfusion pressure? An observational, prospective, multicenter study[J]. Nephron,

2018, 139: 228-236.

[11] LANDONI G, LOMIVOROTOV V V, NIGRO N C, et al. Volatile anesthetics versus total intravenous anesthesia for cardiac surgery[J]. N Engl J Med, 2019, 380: 1214-1225.

[12] LI B, LIU Y, LI Z, et al. Dexmedetomidine promotes the recovery of renal function and reduces the inflammatory level in renal ischemia-reperfusion injury rats through PI3K/Akt/HIF-1α signaling pathway[J]. Eur Rev Med Pharmacol Sci, 2020, 24(23): 12400-12407.

[13] RUF B, BONELLI V, BALLING G, et al. Intraoperative renal near-infrared spectroscopy indicates developing acute kidney injury in infants undergoing cardiac surgery with cardiopulmonary bypass: A case-control study[J]. Critical Care, 2015, 19(1): 27-38.

[14] BOJAN M, BASTO D M C, LOPEZ V, et al. Low perfusion pressure is associated with renal tubular injury in infants undergoing cardiac surgery with cardiopulmonary bypass: A secondary analysis of an observational study[J]. Eur J Anaesthesiol, 2018, 35: 581-587.

第 26 章

患者血液管理和输血

第 1 节　生理止血机制

一、血小板与止血

（一）血管收缩和血小板反应

1. 正常血管内壁衬托着一层内皮细胞，由内皮细胞组成的血管内皮系统，可以产生多种生物活性物质，包括前列环素、血小板激活因子（PAF）、内皮素（endothelin）、内皮细胞舒张因子和血管性血友病因子（von Willebrand factor，vWF）等。内皮系统及其分泌的活性物质在血栓形成、止血和调节血管张力等方面起重要作用。

2. 血小板来自骨髓巨核细胞系的无核细胞，在血液中的数量为（100 ~ 300）× 10^9/L，寿命为 7 ~ 10 日。血小板质膜由磷脂和蛋白质等组成，膜上存在胶原、凝血酶、二磷酸腺苷、肾上腺素和前列腺素等受体。膜受体由 5 种血小板膜糖蛋白（GP）组成：GP Ib、GP IIb、GP IIIa、GP IV 和 GP V。血小板具有合成、摄取和贮存多种物质的功能。胞质内含有：①致密颗粒，含有 ADP、ATP 和 5-HT 等；②α 颗粒，含有凝血因子和糖蛋白等；③溶酶体，含有各种酸性水解酶。正常情况下血小板与血管内皮彼此不发生反应。

3. 当血管内皮损伤时，胶原暴露，循环中血小板被激活，吸附于胶原纤维表面，血小板发生黏附、聚集和释放反应，血小板被活化。

（1）黏附：血管内皮下的纤维连接蛋白（fibronectin）和 vWF，与血小板表面特异性受体尤其是 GP Ib 结合，将血小板黏附在暴露的胶原上，是血小板活化的第一步。vWF 是凝血因子 VIII 的辅因子，是血小板表面受体与内皮下胶原结合的桥梁。

（2）聚集：黏附的血小板释放某些物质，激活其他未受刺激的血小板。ADP 和 TXA_2 是通过膜相互作用的最初激活剂，激活的血小板膜 GP，尤其是激活的 GP IIb/IIIa 紧密地与纤维蛋白原结合，通过血小板形态改变，彼此聚集形成血小板聚体。血小板形成血小板聚体的过程是血小板活化的第二步。

（3）释放：引起血小板聚集的物质同样刺激血小板的释放反应。被激活的血小板排出胞质内的颗粒，释放出 ADP、5-HT、血小板第四因子（PF₄）、β- 血栓球蛋白（β-thromboglobulin）、vWF、纤维蛋白原、纤维连结蛋白和因子 V 等一系列化学物质。ADP 是强效血小板聚集剂，随着血小板激活的强烈刺激，合成释放 TXA₂，进一步激活血小板，引起 ADP 的进一步释放，促进血小板进一步聚集，同时 TXA₂ 引起血管强力收缩，以达到止血目的。

4. 在血管内皮损伤的部位，通过激活血小板反应，使聚集的血小板、凝血酶（thrombin）、纤维蛋白原及纤溶酶原（plasminogen）等形成暂时性的血小板栓。

（二）血小板与凝血

1. 血管未损伤时，完整的血管内皮可以防止血小板与胶原接触，同时内皮细胞合成并分泌的许多物质也参与维持正常的止血过程。最重要的调节物质就是 PGI₂，作用与 TXA₂ 相反，扩张血管，减少 ADP 的分泌，抑制血小板聚集。由于血小板在 PGI₂ 存在的环境下不能聚集，从而使血管内皮成为非血栓源性（non-thrombogenic），以保证血液在血管内畅通。TXA₂ 和 PGI₂ 的动态平衡控制着基本的生理止血过程。

2. 在血小板表面的质膜结合有多种凝血因子，如纤维蛋白原、因子 V、因子 XI、因子 XIII 等，而 α 颗粒中含有纤维蛋白原、因子 XIII 和血小板因子（PF）等。PF₂ 和 PF₃ 促进凝血，PF₄ 中和肝素，PF₆ 则抑制纤溶。经表面激活的血小板，加速凝血因子 XII 和 XI 的表面激活过程。血小板暴露提供的磷脂表面（PF₃），可使凝血酶原的激活加快 2 万倍，部分凝血因子只能在磷脂表面上发生相互作用。因子 Xa 和因子 V 连结于磷脂表面，还可以免受抗凝血酶和肝素的抑制作用。

3. 当血小板聚集形成暂时性血栓时，血小板表面暴露的大量磷脂表面，为因子 X 和凝血酶原的激活提供了有利条件。α 颗粒中的 PF 释放，促进了血纤维的形成，并网罗血细胞形成凝块。虽然血小板逐渐解体，但止血栓子却逐渐增大，同时血凝块中留下的血小板有伪足伸入血纤维网中，这些血小板中的收缩蛋白收缩，使血凝块回缩，形成坚实的止血栓。

4. 在表面激活血小板和凝血系统时，同时也激活了纤溶系统。血小板内所含的纤溶酶及其激活物将释放出来。血纤维和血小板释放的 5-HT 等，也能使内皮细胞释放激活物。但是由于血小板解体，同时释放出 PF₆ 和其他蛋白酶抑制物质，所以在形成血栓时，不致受到纤溶活动的干扰。

二、凝血和抗凝血过程

（一）凝血过程

1. 凝血酶原激活物的形成　通过内源性和外源性两种通路。

（1）内源性通路：从激活因子 XII 开始，胶原暴露使因子 XII 活化成 XIIa，激活前激肽释放酶（pre-K）为激肽释放酶，又反过来激活因子 XII，形成正反馈。XIIa 激活因子 XI 成为 XIa，此表面激活过程需要高分子激肽原（HMWK）的参与。XIa 在 Ca²⁺ 的参与下再激活 IX 生成 IXa。IXa、因子 VIII、PF₃ 和 Ca²⁺ 组成"因子 VIII 复合物"，此复合物激活因子 X 为 Xa。其中因子 VIII 非常重要，又称抗 A 种血友病球蛋白，分子量超过 100 万 Da，是由因子 VIII 促凝活性（VIII：C）和 vWF 组成的复合物，VIII：C 具有抗原性，称为 VIII：CAg，肝和脾可能是 VIII：C 的主要合成部位。血小板内含有 VIII：CAg，VIII：C 与 IXa、Ca^{2+} 在血小板磷脂上形成复合物，在 IXa 激活因子 X 的过程中，VIII：C 起辅因子的作用，VIII：C 缺乏即发生血友病 A，而 vWF 缺乏可致血管性假血友病。

（2）外源性通路：组织损伤，内皮细胞释放组织因子（因子 III），由因子 VII 与因子 III 形成复合物，在 Ca^{2+} 的参与下激活因子 X 为 Xa。Xa 与因子 V、PF_3 及 Ca^{2+} 形成凝血酶原激活物。

2. 凝血酶形成　凝血酶原激活物激活凝血酶原（因子 II）成为凝血酶（IIa）。因子 V 为辅助因子，可以加速这一过程。因子 II、VII、IX 和 X 都是在肝的细胞核微粒合成肽链后，在维生素 K 的参与下，使肽链上某些谷氨酸残基与 γ 位羧化成 γ- 羧谷氨酸残基，构成这些因子 Ca^{2+} 的结合部位，故被称为维生素 K 依赖因子。凝血酶形成是止血的关键，既加速因子 VII 复合物与凝血酶原复合物的形成并增强其作用，又能激活因子 XIII 成 XIIIa。

3. 纤维蛋白生成　当凝血酶达到一定程度，便迅速使纤维蛋白原水解，变为纤维蛋白单体，并释放出纤维蛋白肽 A 和肽 B，同时也激活血小板和其他促凝血因子，在 XIIIa 和 Ca^{2+} 作用下互相连接，形成纤维蛋白多聚体即血纤维，完成凝血过程。

（二）抗凝血过程

1. 完整的内皮系统　首先完整的内皮细胞形成的强阴离子湿性表面，是维持局部血液畅通的基础。

2. 抗凝血酶 III（antithrombin III）和肝素　血浆内最重要的抗凝物质，其作用占血浆全部抗凝血酶活性的 75%。抗凝血酶 III 是一种丝氨酸蛋白酶抑制物，其分子上的精氨酸残基，可以与因子 IIa、VII、IXa 和 Xa 活性中心的丝氨酸残基结合，使之灭活。肝素主要由肥大细胞和嗜碱性粒细胞产生，存在于大多数组织中，尤以肝、肺等组织中更为丰富。肝素不但直接抑制凝血酶原激活，促使纤维蛋白吸附凝血酶，而且肝素与抗凝血酶 III 的 ε- 氨基赖氨酸残基结合，则抗凝血酶 III 与凝血酶的亲和力增强 100 倍，使凝血酶立即失活，若去掉血浆中的抗凝血酶 III，则肝素几乎不起作用。另外，血浆组织因子通路抑制物是另外一种调节蛋白，它与因子 Xa 结合并灭活因子 III-VII 复合物。

3. 蛋白 C（protein C）　具有抗凝作用的另一种血浆蛋白，由肝合成并依赖于维生素 K 而存在。蛋白 C 以酶原形式存在于血浆中，在凝血酶的作用下通过裂解而具有活性。激活的蛋白 C 与血管内皮表面存在的辅因子凝血酶调制素（thrombomodulin）结合成复合物，在 Ca^{2+} 存在的条件下，这种复合物使蛋白 C 的激活过程大大加快。激活的蛋白 C 的主要作用：灭活凝血因子 V 和 VIII；限制因子 Xa 与血小板结合；增强纤维蛋白的溶解。

4. 体外因素　延缓或阻止血液凝固。温度降低使参与凝血过程的酶活性下降，从而延缓血液凝固；光滑的表面，又称不湿表面，可减少血小板的聚集、激活和破坏，延缓凝血酶的形成；在体外向血液中加入枸橼酸钠等与钙结合形成不易解离但可溶解的络合物，从而减少了血浆中的 Ca^{2+}，可以防止血液凝固。

（三）纤维蛋白溶解

1. 纤维蛋白溶解系统　当出血停止和血管损伤愈合后，血管内形成的血纤维通过纤维蛋白溶解系统逐渐溶解，称为纤维蛋白溶解（纤溶）过程，与凝血系统平衡，并参与组织修复等功能。纤溶系统主要由纤溶酶原、纤溶酶和纤溶酶原激活物及纤溶抑制物组成。基本过程分为纤溶酶原的激活和纤维蛋白的降解两个阶段。

2. 纤溶酶原激活　纤溶酶原被组织或血浆的纤溶酶原激活物激活而成为纤溶酶。纤溶酶原激活物吸附于血纤维凝块上，激活与纤维蛋白原结合的纤溶酶原，并防止被纤溶酶原激活抑制物（PAI）迅速灭活，PAI 能特异性地抑制纤溶酶原激活物。纤溶酶原激活物有 3 类。

（1）血管激活物：由血管内皮细胞合成并释放于血，内皮细胞释放的大量激活物都吸附在血纤维凝块上。

（2）组织激活物：存在于很多组织中，在组织修复、伤口愈合等过程中，在血管外促进纤溶。尿激酶、组织型纤溶酶原激活物（t-PA）、链激酶等属于此类。t-PA 是存在血管内皮细胞和其他组织的精氨酸特异性的丝氨酸蛋白酶，与纤维蛋白有很强的亲和力。

（3）依赖于因子 XII 的激活物：例如前激肽释放酶被 XIIa 激活后，所生成的激肽释放酶即可激活纤溶酶原。这一类激活物可能使凝血与纤溶互相配合并保持平衡。

3. 纤维蛋白降解　纤溶酶是血浆中活性最强的蛋白酶，但特异性不高，可以水解凝血酶、因子 V、因子 VIII、激活因子 XIIa，促使血小板聚集和释放 5-HT、ADP 等，还能激活血浆中的补体系统，主要作用是水解纤维蛋白原和纤维蛋白。血管内出现血栓时，纤溶主要局限于血栓，这可能是由于血浆中有大量抗纤溶物质（即抑制物）存在，而血栓中的纤维蛋白却可吸附或结合较多的激活物所致。正常情况下，血管内膜表面经常有低水平的纤溶活动，很可能血管内也经常有低水平的凝血过程，两者处于平衡状态。纤溶酶将纤维蛋白或纤维蛋白原肽链上各部位的赖氨酸 – 精氨酸键逐步水解，分割成可溶性小肽，即 D- 二聚体和纤维蛋白降解产物（FDP）。FDP 通过抑制凝血酶与纤维蛋白的聚合作用和血小板的正常功能，使纤维蛋白形成减少。FDP 的半衰期为 9 h，由单核吞噬细胞系统吞噬，在肝代谢，通过肾排出体外。纤溶酶原还激活因子 XII，影响激肽释放酶、激肽和补体系统。

4. 纤溶抑制物　血液中存在的纤溶抑制物主要是抗纤溶酶，例如 α_2 抗纤溶酶、α_1 抗胰蛋白酶和 α_2 巨球蛋白等，通过直接抑制纤溶酶而达到抗纤溶作用。

第 2 节　患者血液管理

一、患者血液管理和血液保护

（一）患者血液管理的含义

1. 含义　患者血液管理（patient blood management，PBM）是以患者为中心，遵守预防为主和循证医学原则，应用多学科的技术和方法，使可能需要输血的患者获得最佳治疗和良好结局。围手术期 PBM 包括防治术前贫血、减少失血、自体输血、严格遵守输血适应证等。

2. 起源　PBM 的理念源于无血医学（bloodless medicine）或无输血医学（transfusion-free medicine），指通过药物和技术手段以及内科和外科的方法，在达到不输异体血的情况下为患者提供最佳治疗（包括外科手术）方案，并通过提高医疗质量来实现目标。

3. PBM 的意义　降低异体输血的风险；缓解血液短缺矛盾；通过提供更好的医疗服务以达到减少失血、减少输血的结果，最终目的是改善患者的预后。PBM 是医院层面的综合措施，通过多学科、多种方法防治贫血、减少出血和异体输血，最终目标是改善患者的预后。

（二）PBM 与血液保护的关系

1. 定义　血液保护（blood conservation）是一系列综合措施的总称，是指采取各种方法以减少患者血液丢失，血液保护并不完全排斥异体输血。而 PBM 是将合理的输血实践和血液保护工作整合在一起，目的是让患者以最小的风险得到最大的获益。PBM 的内容包含了血液保护技术，可以说 PBM 是血液保护的升级版，血液保护的概念正逐渐被 PBM 所替代。

2. PBM 组织　实施 PBM 需要有组织地开展工作，须建立 PBM 的组织，也可以依托医院用血管理委员会、医务处和输血科进行。负责制定本单位的输血指征、相关的制度和规定，以及临床各科室的 PBM 具体措施；组织医护人员进行输血知识的培训和输血观念的更新；建立临床用血评价考核体系（例如单病种输血评价）；定期检查、评估现有 PBM 措施的执行情况，提出改进措施，并始终保持管理措施的有效运行。

3. PBM 团队　医院领导、管理人员、各学科专家、医师（外科医师、麻醉医师、体外循环医师和术后 ICU 医师）、护士、输血科和其他相关人员。PBM 组织应由专人负责。PBM 要涵盖整个围手术期。

（三）心血管外科 PBM 的特点

1. 输血量居所有手术种类之首　心血管手术患者有 10% ~ 20% 发生凝血异常或过多失血，而 1% ~ 5% 的患者需要再次开胸止血。尽管输血高危人群占整个心血管外科的比例不高（15% ~ 20%），但输血量却占心血管手术总用血量的 80%。国家之间、不同医院之间甚至同一医院不同医师之间，输血率也差别巨大（10% ~ 100%）。美国成人心脏手术输血率平均为 45%，而我国高达 70%。输血可增高心脏手术患者术后感染发生率、延长 ICU 停留时间和增高死亡率。因此，输血已经成为评价心外科医疗质量的重要指标。

2. 需要多学科协作　2021 年，美国心血管麻醉医师协会、胸外科医师协会和体外循环技术协会（AmSECT）联合制定了心血管手术围手术期的 PBM 指南，特别强调多学科协作。阜外医院自 2009 年开始实施多学科 PBM，在最初 10 年间，实现手术量增长 93.5%，而平均每例手术红细胞用量下降了 68.6%（从 3.5 U 降至 1.1 U）、血浆用量减少了 81.2%（从 410 mL 降至 77 mL）。成人心血管手术输血率降低了 66.8%（从 70.5% 降低到 23.4%），血浆输注率降低了 84.1%（从 65.3% 降低到 10.4%）。手术死亡率同时也大幅（50%）降低。PBM 的措施包括术前贫血的药物治疗和凝血功能优化、减少出血的措施（药物和非药物方法）、自体输血和限制性输血策略（循证医学的输血指征）。

二、PBM 措施

（一）输血高危人群的识别和处理

1. 输血高危人群　高龄（＞70 岁）；术前贫血；体重 ≤ 50 kg；急诊手术；术前未停抗凝药物；先天或后天性凝血功能异常；再次手术；复杂手术（如心脏瓣膜置换联合 CABG、大血管手术或心脏移植等）；合并疾病：心源性休克、充血性心衰、左室功能不全、呼吸功能不全（如 COPD）、肝或肾功能不全、1 型 DM 等。

2. 输血高危人群的处理

（1）术前贫血：贫血（诊断标准：男性 Hb ＜ 130 g/L、女性 Hb ＜ 120 g/L）是异体输血的最高危因素，同时本身就是影响预后的危险因素。应查明贫血原因，缺铁性贫血患者可使用铁剂、叶酸等造血原料药物，必要时可使用重组促红细胞生成素治疗，但对于心衰合并贫血的患者，不推荐使用促红细胞生成素类药物。

（2）术前未停抗凝药物（华法林）：主要引起维生素 K 依赖性凝血因子（因子 II、VII、IX 和 X）的缺乏。择期手术应该暂停，通常停药 48 h 或更长时间（3 ~ 5 日）PT 可以恢复正常，复查凝血功能正常后再接受手术。急诊手术可以使用维生素 K 治疗，必要时输注凝血酶原复合物和 FFP 来纠正。

（3）术前服用抗血小板药物：单独使用阿司匹林不明显增加手术出血风险，但使用双联抗血小板药物明显增加手术出血风险。拟行 CABG 患者术前可以不停阿司匹林，无急性冠状动脉综合征（acute coronary syndrome，ACS）的择期非 CABG 患者，建议术前停用阿司匹林 3 ~ 5 日，氯吡格雷需要停药 5 日以上。可通过血栓弹力图进行血小板功能测定，评估抗血小板药物的残留作用，明确是否可以接受外科手术。急诊手术需要准备异体血小板。

（4）先天性凝血功能缺陷：最常见的遗传缺陷是血管性血友病（von Willebrand 病）和血友病 A。通常幼年时就因出血等并发症而就诊，临床表现可为轻微或严重出血，一旦确诊，须用去氨加压素（desmopressin）长期治疗。此类患者体外循环后出血发生率增高，需要输入 FFP、冷沉淀或 VIII 因子治疗。

（5）继发性凝血功能障碍：①肝功能不全。除因子 VIII 外，大部分凝血因子由肝合成。肝功能不全时凝血因子合成减少，由于因子 VII 半衰期最短，外源性凝血通路首先受损，表现为 PT 延长，随后 aPTT 也延长。②维生素 K 缺乏。凝血因子 II、VII、IX 和 X 酶合成的最后阶段，即因子的羧基化，需要维生素 K 的存在。维生素 K 缺乏可导致凝血功能异常，未羧基化的凝血因子不能与血小板的磷脂表面结合。引起维生素 K 不足的因素包括摄入不足（饮食不足或静脉营养等）、吸收不良（胆管阻塞、吸收障碍综合征和灌肠治疗等）、活性转化障碍（抗生素疗法肠道准备等）和拮抗剂香豆素类的使用等。特别是 2 ~ 7 日的新生儿，体内的维生素 K 贮存有限，因摄入不足及生成障碍等非常容易导致维生素 K 缺乏。维生素 K 疗法在肝功能良好者，也需要几小时才有效，用 FFP 可以很快纠正。③其他。血小板减少症、骨髓损伤和脾功能亢进等。

（6）再次手术和复杂手术：因创面大、出血多和手术时间长，致使凝血因子和血小板消耗增加，术后凝血异常的发生率随之增高。此类手术体外循环时间经常延长（＞120 min），需要大量输入异体红细胞（成人＞20 U）和回收洗涤红细胞（成人＞1000 mL），以及胶体和晶体液，可造成稀释性凝血病。因此，术前除准备红细胞外，还需准备 FFP 和血小板。

（7）心、肺功能不全患者：有时需要较高的血红蛋白水平来满足组织氧供，右心功能不全者因肝淤血也影响凝血物质的合成。

（二）凝血功能异常或过多失血的原因

1. 体外循环对凝血系统的影响

（1）血细胞的损伤：体外循环泵的机械挤压、气血界面的撞击、管路口径变化的剪切力和血液负压吸引的破坏，都可以破坏红细胞的完整性。机械作用的损伤可导致红细胞膜流动性下降，寿命缩短。体外循环血液稀释和物理性破坏，开始时白细胞浓度下降，后来随时间的延长而增加。血液与管道等人工材料的表面接触，通过直接或间接途径激活白细胞，激活的白细胞可释放白细胞介素、弹性蛋白酶、花生四烯酸代谢产物等炎性介质和酶类，释放的血小板激活因子与血小板反应，进一步诱发全身炎性反应，进而影响凝血系统。

（2）血小板损伤：体外循环可导致血小板数量减少和功能损伤。血小板数量通常在术后1周可以达到术前水平。由于血小板无细胞核，其聚集功能损伤后则无法修复。血小板数量和功能下降是导致体外循环后出血的主要原因。血小板功能损伤较血小板数量减少更为常见。①体外循环机械损伤。在体外循环初始，血小板表面受体与体外循环管道表面相互作用，血小板被激活，体外循环管道最大的接触面是氧合器，血小板附于表面形成微聚集，引起短暂的循环血小板数量下降，尽管血小板逐渐分离和回到循环，但形态和功能均已改变。体外循环过程对血液的剪切力，血液通过左、右心吸引的直接破坏，动脉和其他滤器的直接破坏均可以直接损伤血小板。此外，血液与管道的表面接触产生血小板聚集，红细胞破坏释放的 ADP，同样加速血小板的激活和聚集。这些因素均可引起血小板数量下降和功能受损。保留血小板的方法是在体外循环前提取自体血小板，体外循环后回输。②血浆纤维蛋白溶解酶（纤溶酶）激活。体外循环激活纤维蛋白溶解系统，纤溶酶通过改变血小板膜受体，引起血小板的激活和功能抑制。纤维蛋白降解产物也可与血小板表面受体结合，抑制血小板聚集。体外循环时的抗纤溶治疗机制，在于减少纤溶酶介导的血小板功能紊乱。③粒细胞激活。在体外循环时内源性凝血通路被肝素抑制，激肽介导的炎性反应产生，使补体激活，激肽释放酶和补体激活粒细胞，粒细胞及其分泌产物同样可以激活血小板。

（3）纤维蛋白溶解系统激活：体外循环时纤溶活性升高，血管内皮细胞释放 t-PA 升高，尽管进行了有效的抗凝，仍然有凝血酶生成，引起 t-PA 释放，激活纤溶酶原成为纤溶酶。纤溶酶的活性在体外循环开始时就激活，体外循环停机后数分钟停止。纤溶活性升高可引起出血，使 D-二聚体升高。

（4）血管活性物质的释放：血浆蛋白由于机械或接触因素而变性，纤维蛋白原浓度下降，纤维蛋白降解产物增加使纤溶活性增强、凝血因子消耗等，血浆成分发生变化。体外循环管道或无血管内皮细胞覆盖的人工血管，不能产生 PGI_2，可以诱发血小板的吸附、聚集和接触激活。

（5）血液稀释：体外循环预充液使血液的有形成分减少，凝血因子被稀释，尤其是纤维蛋白原的浓度明显下降。输入不包含血小板的任何液体，如乳酸钠林格液或生理盐水，都会稀释血小板的数量，大量输入异体红细胞导致稀释性血小板减少症。常规体外循环血液稀释使凝血因子适度降低，但不会导致明显出血。凝血因子 V 的最低水平在 5% ~ 20%，其他凝血因子的水平在 10% ~ 40%，可以维持正常的止血作用。临床上往往存在另外某些因素，如凝血功能缺陷、过度的血液稀释、新生儿或婴幼儿凝血因子水平较低等，都是容易引起出血的原因。

（6）低温：低温可导致凝血酶功能和细胞膜功能受损，体外循环后低体温同样可以加重凝血功能障碍。低温使血小板在内脏循环沉积，增加血小板的黏附性，抑制血小板的聚集。低温使出、凝血时间延长，血小板功能紊乱与低温程度明显相关。

（7）肝素中和不完全：中和肝素时鱼精蛋白用量不足，残余肝素的作用可使凝血时间延长，表现为以渗血为主。体外循环后输入肝素血、肝素反跳（heparin rebound）都是导致术后渗血增多的重要原因，需及时补充小剂量鱼精蛋白拮抗。

（8）鱼精蛋白过量：鱼精蛋白本身具有抗凝作用。研究发现单独给鱼精蛋白 3 mg/kg，可使凝血时间明显延长，机制在于鱼精蛋白可以干扰凝血酶原的激活，减少凝血酶的生成，缩短凝血酶的分解时间，抑制 GPIb/vWF 活性而影响血小板功能，对凝血因子 V、X 和 VII 都有影响。鱼精蛋白还可激活蛋白酶系统，使血管活性多肽物质，如 5-HT、纤溶酶、组胺和缓激肽的形成与释放增加，引起因子 VIII、纤维蛋白原和血小板减少。

2. 外科和其他因素

（1）外科因素：心血管手术过程本身非常容易出血，尤其是大血管手术经常发生止血困难，这是由心血管外科的特殊性决定的，术后出血患者大都同时存在凝血功能紊乱。心脏手术有高达 1% ~ 3% 的患者因外科原因出血需要重新开胸止血。

（2）大量输血和输液（24 h 内超过自身血容量）：大量输入库血、晶体液、白蛋白或者血浆代用品，导致血小板和凝血因子过度稀释，引发凝血功能障碍。

（3）大量输入洗涤红细胞：术中用血液回收机（如 cell saver）回收、洗涤和浓缩血液，可以得到洗涤红细胞（Hct 达 30% ~ 40%），但损失了凝血因子和血小板。在失血较多时回输了大量洗涤红细胞（成人 > 1000 mL），未及时补充 FFP 和血小板，可引起凝血功能紊乱。

（4）术后血栓形成：外科手术期间血浆纤溶活性升高，凝血因子消耗也增加，但手术后由于纤溶活性开始关闭，尤其是纤溶酶原激活物抑制物（PAI）的急剧增加，加之使用止血药，情况可能发生改变，术后 2 ~ 3 日出现继发性高凝状态，可能导致血栓形成，值得足够重视，部分高危患者尽早使用抗凝药物。

（5）弥散性血管内凝血（DIC）：罕见。很早期由于当时体外循环缺乏有效的抗凝监测手段，造成体外循环期间抗凝不足，导致凝血因子消耗和继发纤溶亢进。引起 DIC 的其他因素：输血反应、脓毒血症、休克、夹层动脉瘤大量微栓等，导致凝血和血小板激活物进入循环。因为 DIC 大量的微栓形成，造成严重的凝血功能紊乱，最后可导致多器官功能衰竭。

（三）维护凝血功能和减少出血的措施

1. 肝素抗凝和拮抗的管理　循证医学证据支持在体外循环期间要保证充分抗凝，以减少或避免亚临床凝血，从而减少凝血因子的消耗。要求体外循环期间严格监测抗凝效果，及时补充肝素。由于鱼精蛋白本身具有抑制血小板和抗凝作用，不能过量使用。建议体外循环后拮抗肝素时鱼精蛋白的首次剂量按体内肝素总用量（包括体外循环期间的用量）的 1 ∶ 0.5 计算。例如，术中肝素总用量为 40 000 U 时，鱼精蛋白首次剂量为 200 mg。在首次中和后需要间断补充或持续泵注鱼精蛋白，至手术结束时鱼精蛋白总量与肝素总用量比达到 1 ∶ 1 左右。从给鱼精蛋白开始到术后 6 h，应随时评估是否存在残余肝素的作用，并及时补充小剂量鱼精蛋白拮抗。

2. 保持合适的麻醉深度和控制围手术期高血压　不仅可为手术提供清晰的术野，也可减少因浅麻醉和手术诱发的应激反应，防止高血压造成的出血增加。控制血压应做到个体化，保证患者组织灌注。控制围手术期高血压需要完善的麻醉、镇痛和镇静，避免液体过量，必要时辅助使用具有扩血管作用的药物，如丙泊酚、钙通道阻滞药、α 受体阻滞药或 β 受体阻滞药等。

3. 合理使用止血药物

（1）抗纤维蛋白溶解药：常用氨基己酸（aminocaproic acid）和氨甲环酸（tranexamic acid，TA）。①体外循环。强调预防性负荷给药，使药物浓度在手术开始时即达到有效浓度，同时注意对肾功能的影响。通常氨基己酸负荷量 100 ～ 150 mg/kg 切皮前静脉输入，继以 10 ～ 15 mg/（kg·h）持续输注至术毕，总量可达 10 ～ 12 g；TA 负荷量 10 ～ 20 mg/kg 切皮前静脉输入，继以 10 ～ 20 mg/（kg·h）持续输注至术毕，总量可达 3 ～ 5 g（80 ～ 100 mg/kg）。研究发现，当 TA 总量 > 50 mg/kg 可能增高术后癫痫样抽搐的发生率，因此建议对非出血高危风险患者 TA 总量不宜超过 50 mg/kg。再次强调，体外循环心血管手术抗纤溶药应当预防性应用，无论选择何种药物和剂量方案，需要在体外循环开始前达到有效血药浓度，体外循环中维持有效血药浓度，体外循环结束后（如 CABG）可停止给药。②非体外循环心脏手术。非体外循环心脏手术（如 off-pump CABG）仍然存在纤溶系统激活和凝血问题，但不建议常规使用抗纤溶药物。

（2）去氨加压素（desmopressin）：促进血管内皮细胞释放因子 VIII、vWF 和因子 XII，改善血小板黏附功能，进而改善凝血。预防性使用去氨加压素可以减少体外循环后出血，适合用于合并血管性血友病（von Willebrand disease）、尿毒症和术前使用阿司匹林引起的出血，也可用于治疗体外循环后因血小板功能低下导致的出血。起效迅速，静脉 0.3 μg/kg 用药后 30 ～ 60 min，可使血浆内 VIII 因子的促凝活性增加 2 ～ 4 倍。对术前未停用抗血小板药物或体外循环时间 > 140 min 的患者，建议在体外循环复温时可以常规给药。

4. 床旁检测（point-of-care testing）　为指导临床 PBM 提供更客观的证据。体外循环复温和肝素中和后血小板的功能状态是大量失血事件的独立相关因素，可以使用床旁检测来评估。血栓弹力图（TEG）作为床旁检测的重要手段，可以评估全血的凝血状态、血小板功能和纤溶活性。欧洲心胸外科协会指南指出：TEG 用于指导心脏外科围手术期的输血并基于 TEG 的治疗策略，可以明显减少血液制品的使用量。

5. 限制性血液稀释（limiting hemodilution）　体外循环前避免不必要的过量输液、控制预充液量和心肌保护液的灌注量，尤其对术前贫血或低体重患者尤为重要。改良超滤（modified ultrafiltration，MUF）技术是用于心脏外科 PBM 的有效手段，在体外循环结束时使用改良超滤去除多余的水分、炎性介质和进行血液浓缩，以保持合理的 Hct 水平。使用微型体外循环（mini cardiopulmonary bypass）管路，可以减少管路预充量，从而减少血液过度稀释。

6.　**复温和保温**　低体温可降低机体的止血功能，充分的复温和保温可以使术后出血减少。体外循环结束后注意继续使用变温毯保暖，适当调整室温，对新生儿或体重 < 10 kg 的患儿，需使用柔软的保暖纸巾包裹四肢。在非体外循环手术更要特别重视患者的保温，防止体温过低（ < 36℃ ）。

7.　**体外循环机器余血回输**　除非体外循环时间 > 6 h 或严重溶血，体外循环结束后的机器余血，宜常规通过静脉回输给患者，每输入机器余血 100 mL 需补充鱼精蛋白 3 ~ 5 mg，以拮抗血液中的肝素，防止肝素反跳。对于长时间（ > 6 h）体外循环或严重溶血的机器余血，通过血液回收机洗涤后回输给患者。

8.　**急性等容血液稀释**（acute normovolaemic hemodilution，ANH）　指麻醉后手术前适量采集患者的血液，抗凝后手术室内常温保存（6 h 内），同时静脉输注晶体或胶体补充血容量，术中或术后需要时再回输给患者。由于采集的血液未受体外循环和低温储存的影响，红细胞和其他血液成分得以保存。ANH 可使血液中的血红蛋白含量降低，所以对于术前存在贫血、凝血异常、充血性心衰或近期心肌梗死等患者禁忌。对于有适应证的患者，ANH 可减少体外循环后异体输血。

9.　**自体富含血小板血浆单采技术**　体外循环前采集全血，分离出富含血小板的血浆保存，体外循环结束肝素中和后输入，避免了体外循环过程对血小板的损伤，改善凝血功能，减少术后出血。此类技术在临床使用尚需要更多的循证医学证据。

10.　**自体血液回收和回输**　自体血回收和回输是减少异体输血的最主要的方式。通过无菌原则下的回收吸引装置，将术野中的失血回收，再通过血细胞分离机离心、洗涤，回收浓缩的红细胞再回输给患者，但血液中的凝血因子和血小板在洗涤过程中丢失。在所有心血管术中（除外恶性肿瘤或严重感染者），无论是否使用体外循环，都应该使用自体血液回收装置。使用自体血回收机要从切皮开始直至缝皮时无明确出血时再撤离，对某些特殊出血病例可考虑用到术后早期。如果术中回收的洗涤红细胞超过自身血容量的 1/3（成人 > 1000 mL），建议补充 FFP 和血小板。

（四）术后异常出血的处理

1.　**病因治疗**　明确原因并且排除外科活动性出血因素，针对性的治疗才能提高治疗效果。确定是否存在凝血功能异常。首先检查 ACT，最快速简单，判断肝素中和情况。在此基础上进一步检查，包括血小板计数、PT、aPTT、纤维蛋白原和 TEG 等。TEG 可以帮助分析引起出血的具体原因，如血小板功能低下、凝血因子缺乏、肝素残留、纤溶亢进等，并且可以进一步评价治疗效果。

（1）补充鱼精蛋白：即使 ACT 正常，但渗血偏多，可能体内仍存在残余肝素作用，尽管不足以明显延长 ACT 时间。补充鱼精蛋白 0.5 ~ 1 mg/kg，以拮抗残余肝素的效应。

（2）对因治疗：如果继续出血，根据 TEG 检查，对因治疗。FFP 用于治疗凝血因子缺乏患者；轻度血小板功能低下或计数减少，可以给去氨加压素 0.3 μg/kg 静注，中、重度血小板功能低下需要输注血小板治疗；纤维蛋白原水平降低，可以通过输注纤维蛋白原或冷沉淀治疗；原发纤溶亢进需要抗纤溶药治疗，但很少见。

（3）PEEP：闭胸后机械通气期间，可以使用 6 ~ 8 cmH$_2$O 的 PEEP，以压闭渗血部位。

2. 输血　大量出血需要及时输血。通常把 24 h 内失血量大于或等于自身血容量（成人 70 mL/kg 或小儿 80 ~ 90 mL/kg）、或 3 h 内丧失 50% 血容量、或失血速度 > 150 mL/h 持续 20 min 以上称为大量出血，往往是外科因素引起，需要紧急开胸。大量失血需要大量输血，通常把 24 h 内输注红细胞 ≥ 20 U 称为大量输血。大量输血可导致凝血障碍、低体温和代谢性酸中毒等，增高死亡率。大量输血时血液成分的选择，早期可以采用悬浮红细胞：FFP：血小板的比例为 1：1：1 的输血策略，即维持 1 U 浓缩红细胞：100 mL FFP：1 U 浓缩血小板（或 10 U 悬浮红细胞：1000 mL FFP：1 个治疗量单采血小板），目的是再造全血的功能，维持患者凝血功能。

第 3 节　输血治疗

一、血液制品或成分输血

（一）红细胞

1. 悬浮红细胞　将全血经离心分离并除去上层富含血小板的血浆即制备出浓缩红细胞（Hct 约为 70%），加入红细胞保存液后即为悬浮红细胞。1 U 悬浮红细胞含浓缩红细胞 120 mL、抗凝剂 CPDA-1（枸橼酸磷酸盐葡萄糖加少量腺嘌呤）和 60 ~ 90 mL 血浆。悬浮红细胞可在 2 ~ 6℃保存 35 日，输注时须通过 170 μm 的滤器输用。体重 60 kg 的成年人输注 1 U 悬浮红细胞，血红蛋白可增加 5 g/L。

2. 少白悬浮红细胞　红细胞在采集或分离过程中使用白细胞滤器，能减少 99.9% 的白细胞，最终每个单位红细胞中的白细胞数 < 2.5 × 10^6。目的是减少白细胞或细胞因子引起的输血反应，降低同种异体免疫反应、感染细胞相关病毒（如巨细胞病毒）和免疫调节（癌症复发、围手术期感染）的风险。常用于慢性长期输血、心脏手术、接受器官或造血干细胞移植、既往有输血相关的非溶血性发热反应和巨细胞病毒（cytomegalovirus）阴性患者得不到巨细胞病毒血清学阴性红细胞时。

3. 辐照红细胞　输注前接受至少 25 戈瑞（Gy）γ 射线辐照，以灭活淋巴细胞，从而避免输血相关移植物抗宿主病（TA-GVHD）的发生。由于辐照对红细胞膜的影响，导致红细胞变形性下降，K$^+$ 外流，保存期降至 14 日。

（二）血浆

1. 新鲜冷冻血浆（FFP）　经成分单采获得或采集全血在 8 ~ 18 h 内经分离血小板后迅速在 −20℃下冷冻，并在 −20℃保存 1 年以内。从 1 U 全血中获得的标准 FFP 的量是 100 mL，含有所有的凝血因子（包括对温度敏感和不稳定的因子 V 和 VIII）和血浆蛋白。输用 FFP 10 ~ 15 mL/kg 通常可增加血浆凝血因子正常值的 30%。

2. 普通冷冻血浆（FP）　采血后 24 h 内分离并立即冷冻至 –20℃保存的血浆。同 FFP 相比，FP 所含因子 VIII 水平只有 FFP 的 65% ~ 80%，蛋白 C 也有所下降，其他凝血因子水平轻微减少，但所含凝血因子水平足够引起正常的凝血过程。

3. 去冷沉淀血浆　是 FFP 解冻后分离出冷沉淀所剩余的血浆，缺少不稳定凝血因子 V 和 VIII、vWF、纤维蛋白原、纤维结合蛋白及 XIII 因子。用于治疗维生素 K 缺乏、华法林抗凝引起的出血或血浆置换。

（三）冷沉淀

1. 由 FFP 制备，在 2 ~ 6℃解冻，血浆中的高分子物质沉淀，将其分离出并 –30℃冷冻保存，即冷沉淀，可保存 1 年。冷沉淀富含纤维蛋白原、因子 V、因子 VIII 和 vWF 因子。

2. 冷沉淀 1 U（10 ~ 20 mL）含 75 ~ 100 mg 纤维蛋白原和 40 IU 因子 VIII。常用剂量是 0.15 ~ 0.3 U/kg。

（四）血小板

1. 血小板的采集有两种，人工采集全血经分离获得称为浓缩血小板；在全密闭条件下，使用血细胞分离机采集分离出捐献者血小板，称为单采血小板。1 U 浓缩血小板（25 ~ 38 mL）含血小板数 ≥ 2×10^{10}，而 1 个单采治疗量（250 ~ 300 mL）含血小板 ≥ 2.5×10^{11}。因此，1 个治疗量单采血小板相当于 10 ~ 12 U 浓缩血小板。

2. 血小板在常温（20 ~ 24℃）下储存可以保持其功能，但需要持续缓慢地水平振荡，以防止聚集，储存仅限于 5 日以内。成人输 1 个治疗量单采血小板，可提高血小板数量（20 ~ 40）× 10^9/L。另外，使用深低温冷冻和冷冻干燥血小板保存技术，可以延长血小板的保存时间，也便于运输，但普遍和安全地用于临床尚待时日。

（五）凝血因子

1. VIII 因子浓缩物　由 FFP 冷沉淀经不同方法纯化而成，制备为冻干制剂，含 VIII 因子和少量血浆蛋白。使用多克隆和单克隆抗体的免疫亲和层和层析技术纯化 VIII 因子，纯化度可达 30 万倍，杜绝了制品传播病毒的危险。冻干 VIII 因子浓缩物可防治血友病 A 出血，注射前用盐水稀释。由于来源于许多捐献者的混合血浆，存在传染疾病和发生变态反应风险，可在输注前使用苯海拉明或糖皮质激素来预防。由于重组凝血因子 VIII 已经作为替代产品出现，用于治疗血友病 A 患者，VIII 因子浓缩物已不再是首选，但重组因子 VIII 仍不能彻底解决免疫原性问题。

2. 凝血酶原复合物（prothrombin complex concentrate，PCC）　由健康人混合血浆提取而成，分为 3 因子和 4 因子两种。4 因子 PCC 含凝血因子 II、VII、IX、X、蛋白 S 和蛋白 C。用于治疗维生素 K 依赖性凝血因子缺乏、肝疾病造成的严重凝血障碍和华法林引起的出血，也可用于体外循环时间过长引起的渗血。1 IU/kg 的 PCC 可以提高血浆因子 IX 浓度 1%。接受口服抗凝药物治疗的患者在围手术期出现严重出血时，建议给 4 因子 PCC 25 ~ 50 IU/kg 联合维生素 K 5 ~ 10 mg 静注。未接受口服抗凝药物的患者，若出现出血倾向或凝血时间延长的情况，PCC 剂量为 20 ~ 30 IU/kg。注意存在血栓形成和变态反应的风险。

3. **纤维蛋白原浓缩物** 纤维蛋白原缺乏是体外循环后患者出血的主要原因之一。心血管手术患者当血浆纤维蛋白原降至 1.5 ~ 2 g /L 以下时，出血风险增高。建议补充纤维蛋白原浓缩物，起始剂量为 25 ~ 50 mg /kg 体重，然后根据患者的实际情况决定是否继续使用。纤维蛋白浓缩物为冻干制剂，用灭菌注射用水稀释，使用前先预温至 30 ~ 37℃，轻轻摇动使制品全部溶解（切忌剧烈振摇以免蛋白变性），用带有滤网装置的输液器静脉滴注。用于原发性和继发性纤溶亢进引起的低纤维蛋白原血症，也可用于治疗输注淀粉类溶液引起的凝血障碍。

4. **重组活化 VII 因子**（recombinant activated factor VII, rFVIIa） rFVIIa 是通过生物基因工程技术生产制造。通常认为 rFVIIa 与损伤部位的组织因子相结合，激活因子 IX 和 X，促进纤维蛋白的形成；rFVIIa 也可直接在活化的血小板表面激活因子 X，从而提高血小板表面凝血酶的形成。常用于：血友病患者（伴随因子 VIII 抑制）、先天性因子 VII 缺乏症患者；具有 GP IIb/IIIa 和（或）HLA 抗体、既往或现在对血小板输注无效或不佳的血小板无力症患者；体外循环心脏术后难治性异常出血的挽救性治疗措施。用法：推荐在补充纤维蛋白原、FFP 和血小板的基础上，单次静注低剂量 rFVIIa（20 ~ 40 μg/kg），在发挥止血作用的同时可降低血栓并发症的风险。

二、输血指征

（一）输血适应证和成分输血

1. **概念** 现代意义的输血通常指成分输血，目的是补充血液成分及其功能。通常是因血液成分的减少（生成减少、破坏增加或丢失），或血液成分（红细胞、血小板和凝血因子）的功能异常。

2. **出血或贫血** 出血是输血的主要适应证，当出血量超过血容量的 30% 时可考虑输血。输注红细胞的主要原因是维持携氧能力，当血液的携氧能力不能满足机体需求时，用于治疗贫血导致的缺氧，也可用于红细胞置换。在血容量正常时，健康或慢性贫血患者可以耐受的 Hct 在 20% ~ 30%，即健康人 Hct > 30% 者围手术期可不用输血。最终界定输血的 Hct 需根据临床决定，体外循环结束时 Hct > 24% 为宜。

3. **血小板减少** 血小板计数小于 50×10^9/L 时，可以考虑输入或准备输入血小板。预计体外循环时间冗长、二次心脏手术、体外循环大血管手术、存在凝血功能异常、某些血小板减少性疾病，如特发性血小板减少症，应该准备输入血小板。

4. **凝血功能障碍** 首先应明确凝血功能障碍的原因，确定缺乏的凝血因子，并进行必要的凝血功能检查，以决定输血的成分来维持正常的凝血功能。

5. **特殊需要** 体外循环肝素抗凝时因抗凝血酶 III 缺乏引起的肝素耐药，需要输注 FFP。

（二）红细胞输注指征

1. **外科红细胞输注指征** 按照我国现行的《临床输血技术规范》建议，外科患者红细胞输注指征为 Hb < 70 g/L，当 Hb > 100 g/L 不建议输注红细胞。根据 TRICS-III 的研究结果，国际专家小组建议将 Hb ≤ 75 g/ L 作为心脏手术输注红细胞的指征。需要强调的是血红蛋白水平不是红细胞输注的唯一指征。决定是否输注红细胞，需要综合考虑患者和手术因素（如心功能状态、年龄、失血倾向、SaO_2、混合静脉血氧饱和度、CO 和血容量等），目的是使患者受益而风险最低。

2. 心血管外科红细胞输注指征　术中及术后如 Hb < 80 g/L，可以输用红细胞；体外循环中 Hb < 70 g/L 时可输注红细胞；危重患者和年龄 > 70 岁，如 Hb < 90 g/L，可以输入红细胞，围手术期 Hb 稳定在 90 g/L 以上，无须输入红细胞。

（三）FFP 输注指征

1. 单一或多种凝血因子缺乏的患者伴随严重出血，而更为安全的凝血因子成分不能获得时。PT > 正常 1.5 倍；INR > 1.6；APPT > 正常 2 倍，创面弥漫性渗血。

2. 大量输入库存浓缩红细胞（≥ 20 U）；回输大量洗涤红细胞时（成人 ≥ 1000 mL）。

3. 病史或临床表现有先天性或获得性凝血功能障碍；紧急对抗华法林的抗凝作用（5 ~ 8 mL/kg）；抗凝血酶缺乏引起的肝素耐药者。

4. 术后出血而 TEG 结果 R 值 > 10 min，排除肝素残留时。

5. 输注 FFP 10 ~ 15 mL/kg，可使凝血因子提高约 30%。FFP 不能用来补充血容量和提高血浆蛋白水平。

6. 普通冷冻血浆参照 FFP 输注指征。

（四）冷沉淀输注指征

1. 围手术期低纤维蛋白原血症，如大量输血发生严重微血管出血，纤维蛋白原浓度 < 1.5 g/L 者。大出血和大量输血治疗时，患者血浆纤维蛋白原 < 2 g/L 时宜输注。

2. 患先天性纤维蛋白原缺乏、血管性血友病（vWF 缺乏）、血友病 A 的出血患者。纤维蛋白原浓度在 1.0 ~ 1.5 g/L，是否给予冷沉淀视出血风险而定。

3. 冷沉淀的常用剂量为 0.15 ~ 0.3 U/kg。

（五）血小板输注指征

1. 用于预防和治疗由血小板数量减少或血小板功能异常而引起的出血或出血倾向。正常成人输注 1 个治疗量单采血小板或 12 U 浓缩血小板可提升血小板计数（20 ~ 40）× 10^9/L。需要用 170 μm 滤器输用，通常需要快速输入，输注时间不得超过 4 h。

2. 下列情况可以考虑输用：血小板计数 < 50 × 10^9/L 输用，> 100 × 10^9/L 则不输用，（50 ~ 100）× 10^9/L 者根据出血情况而定；血小板计数正常，但血小板功能不全和微血管出血者；二次心脏手术或体外循环时间较长，出血和渗血较多，TEG 检查血小板计数下降或功能异常。术中发生难以控制的渗血，确定或高度怀疑存在血小板功能障碍（术前使用氯吡格雷、阿司匹林等），同时 TEG 检查血小板计数和功能障碍。

3. 下列情况术前要准备血小板：①血小板计数 < 50 × 10^9/L；②预计体外循环时间较长（> 6 h）的心脏手术；③再次心脏手术、主动脉夹层（瘤）等大血管手术预计出血较多；④预计需要大量输血的患者，即使术前血小板计数和功能正常。

4．相比血小板计数减少，血小板功能低下更易导致出血。对可疑血小板功能低下导致出血时，应当及时评价血小板功能。如果发生不可控渗血或血小板功能低下时，输注血小板不受上述计数的限制。

5．由于血小板破坏增加（肝素诱发的血小板减少症、特发性血小板减少性紫癜、血栓形成性血小板减少性紫癜等）引起的血小板减少症，通常输注血小板效果不佳。

三、输血并发症

（一）感染性并发症

1．病毒感染　可能导致的感染性危险有乙型肝炎病毒、丙型肝炎病毒、获得性免疫缺陷综合征（HIV）、人嗜T淋巴细胞病毒类型I、巨细胞病毒等。其中乙型肝炎病毒最常见。

2．细菌或其他感染　细菌污染血液；小肠结肠炎耶尔森菌感染、梅毒螺旋体、疟疾疟原虫、变异性克雅病等。随着献血者核酸检测的普及，经血液传播性疾病呈显著下降。

（二）非感染性并发症

1．急性溶血反应　输血最严重的并发症。一般输入10～15 mL即可产生症状，出现焦虑躁动、腰痛、头痛、呼吸困难和寒战发热，严重者可引起休克、急性肾衰竭，甚至死亡。常见原因为误输ABO血型不匹配的红细胞所致，少数可能由于血液在输入前处理不当，如血液保存时间过长、温度过高、因某些原因致大量红细胞被破坏。全麻时可表现为发热、低血压、血红蛋白尿和出血倾向。立即停止输血，将剩余血液和患者血液重新交叉配血，并将血、尿样本快速送检。治疗的关键在于预防肾衰竭和DIC，利尿和碱化尿液，维持和稳定血压，使用糖皮质激素，保护肾功能，处理凝血功能障碍。强化配血核对流程，预防和杜绝发生。

2．迟发性溶血反应　患者输血时无不良反应，输血后一段时间出现溶血。主要发生在有输血史或妊娠时被红细胞抗原致敏的患者，是第二次的回忆应答反应导致，见于Rh血型系统或Kidd血型系统不合。主要表现为Hct下降，可出现黄疸和血红蛋白尿，极少导致死亡。

3．非溶血性反应　包括过敏和发热反应。全麻患者表现为输血后不久出现寒战、发热、荨麻疹、心动过速和轻度低血压，需排除溶血反应和细菌污染的可能性。轻度变态反应最常见的为荨麻疹，无须停止输血，给予抗组胺药物和糖皮质激素处理。有输血变态反应的患者可以输入洗涤红细胞。

4．输血相关性急性肺损伤　目前输血相关性死亡的首要病因。表现为输血后1～6 h严重低氧血症，可伴有发热、呼吸困难、分泌物增多等，通常6 h达高峰。无特异性治疗措施，停止输血和对症支持治疗。

5．输血相关性抑制物抗宿主病（TA-GVHD）　由于供体淋巴细胞进入受血者体内，发生针对受体组织的免疫反应。见于严重免疫抑制患者和输注近亲属血液。临床表现为全身皮疹、白细胞减少和血小板减少，通常导致脓毒症和死亡，死亡率可高达90%以上。

6．输血相关的免疫调节（TRIM）　同种输血的受血者会产生非特异性的免疫抑制，输血后免疫功能下调。主要表现在混合淋巴细胞培养反应减弱，细胞因子生成减少，可溶性抗原反应减弱，抑制性 T 细胞数或功能增加，自然杀伤细胞（NK 细胞）活性减弱，单核细胞功能减弱，针对某些靶细胞介导的细胞毒性减弱，可溶性递质和抗个体遗传型抑制性抗体大量生成或混合淋巴细胞反应增强。该抑制对肾移植受体可能有益，但输血增加感染机会和可能使恶性肿瘤扩大发展。机制不明，但可能与前列腺素 E 合成增加、IL-2 生成减少和 FFP 中纤维蛋白降解产物有关。对 TRIM 高危人群可输入少白悬浮红细胞。

　　7. *大量输血后凝血病*　即使凝血功能正常的患者，输血超过 1 倍血容量，就可能造成大量输血后凝血病，表现为凝血功能异常和出血增多，是因为输注的血液成分比例不当导致血小板减少和凝血因子数量稀释性降低所致。另外，新的研究表明大量输血后凝血病可能与组织低灌注导致血管内皮损伤有关。大量出血进行输血的基本原则是再造全血的功能，大量输血时血液成分的选择建议采用浓缩红细胞：FFP：血小板的比例为 1：1：1 的输血策略，同时注意输血后低体温、高钾血症和枸橼酸引起的代谢性碱中毒等大量输血并发症。

（纪宏文　李静雅）

参考文献

［1］中国心胸血管麻醉学会血液管理分会 . 心血管手术患者血液管理专家共识 [J]. 中国输血杂志 , 2018, 31(4): 321-323.

［2］BOER C, MEESTERS M I, MILOJEVIC M, et al. 2017 EACTS/ EACTA guidelines on patient blood management for adult cardiac surgery: Task Force on Patient Blood Management for Adult Cardiac Surgery of the European Association for Cardio-Thoracic Surgery and the European Association of Cardiothoracic Anaesthesiology[J]. J Cardiothorac Vasc Anesth, 2018, 32: 88-120.

［3］MAZER C D, WHITLOCK R P, FERGUSSON D A, et al. TRICS Investigators and Perioperative Anesthesia Clinical Trials Group. Six-Month outcomes after restrictive or liberal transfusion for cardiac surgery[J]. N Engl J Med, 2018, 379: 1224-1233.

［4］MUELLER M M, VAN-REMOORTEL H, MEYBOHM P, et al. Patient blood management: recommendations from the 2018 Frankfurt consensus conference[J]. JAMA, 2019, 321: 983-997.

［5］纪宏文 , 李志远 , 孙寒松 , 等 . 多学科血液管理对心脏瓣膜手术患者输血和转归的影响 [J]. 中华医学杂志 , 2014, 94(7): 488-490.

［6］SHI J, JI H W, REN F C, et al. Protective effects of tranexamic acid on clopidogrel before coronary artery bypass grafting: A multicenter randomized trial[J]. JAMA Surg, 2013, 148(6): 538-547.

［7］KAUFMAN R M, DJULBEGOVIC B, GERNSHEIMER T, et al. Platelet transfusion: A clinical practice guideline from the AABB[J]. Ann Intern Med, 2015, 162: 205-213.

［8］CARSON J L, GUYATT G, HEDDLE N M, et al. Clinical practice guidelines from the AABB: red blood cell transfusion thresholds and storage[J]. JAMA, 2016, 316: 2025-2035.

［9］American Society of Anesthesiologists. Practice guidelines for perioperative blood management: an updated report by the American Society of Anesthesiologists Task Force on Perioperative Blood Management[J]. Anesthesiology, 2015, 122: 241-275.

［10］MUEHLSCHLEGEL J D, BURRAGE P S, NGAI J Y, et al. Society of Cardiovascular Anesthesiologists/ European Association of Cardiothoracic Anaesthetists practice advisory for the management of perioperative atrial fibrillation in patients undergoing cardiac surgery[J]. Anesth Analg, 2019, 128: 33-42.

［11］DAI L, MICK S L, MCCRAE K R, et al. Preoperative anemia in cardiac operation: Does hemoglobin tell the whole story?[J]. Ann Thorac Surg, 2018, 105: 100-107.

［12］BOLLIGER D, TANAKA K A. Point-of-care coagulation testing in cardiac surgery[J]. Semin Thromb Hemost, 2017, 43: 386-396.

［13］TIBI P, MCCLURE R S, HUANG J, et al. STS/SCA/AmSECT/SABM Update to the clinical practice guidelines on patient blood management[J]. J Cardiothorac Vasc Anesth, 2021, 35(9): 2569-2591.

第 27 章

围手术期心律失常

第 1 节　心律失常的病因和发生机制

一、病因及诱发因素

（一）术前已存在心律失常

1. 原发心脏疾病　风湿性心脏病（如二尖瓣病变最易合并房颤），容易发生快速型室上性心律失常；主动脉瓣病变者常因左室肥厚、扩大而合并室性心律失常。冠心病患者因心肌缺血和继发性病理改变，以室性期前收缩最常见，易发生危险性室性心律失常，右冠状动脉的严重病变易合并心动过缓和传导阻滞，室间隔或左心室已发生心肌梗死者，常合并室内传导阻滞。先心病，如埃勃斯坦畸形（Ebstein anomaly）常合并预激综合征（Wolff-Parkinson-White syndrome），并易发生室上性心动过速；房、室间隔缺损可以合并房室或束支传导阻滞。合并严重肺动脉高压者，心肌兴奋性增加，常发生室性期前收缩并易激惹而诱发致命性室性心律失常。梗阻性肥厚型心肌病患者房颤的发生率可高达 20% ~ 30%，并且易发生室上性或室性心动过速，导致猝死。心衰患者由于心肌的缺血、纤维化和瘢痕形成，均是发生折返性室性心律失常的病理基础，衰竭心肌存在的复极重构（remodelling of cardiac repolarization）、心肌细胞离子通道功能和结构的变化、心肌细胞动作电位持续时间延长、钙离子摄入增加等异常心电触发活动，均是致心律失常的电生理基础。

2. 全身性疾病　高血压患者因左室肥厚、心肌纤维化，容易心肌缺血，导致高血压性心脏病，常引起室性心律失常；DM 患者常合并冠心病、DM 性心肌病、自主神经功能紊乱；甲状腺功能亢进常合并各种心律失常，最常见的是房颤、窦性心动过速或室上性心动过速等。这些全身性疾病可以引起心肌不同程度的病理改变，容易导致各种不同类型的心律失常。

（二）神经体液因素

1. 儿茶酚胺效应　术前紧张、围手术期疼痛、麻醉操作和体外循环等因素，都可以引起体内儿茶酚胺释放增加，增加心肌的兴奋性、应激性和传导性，从而诱发各种快速型心律失常或加重原有的心律失常。

2. 组胺作用　当心肌缺血或使用肝素、鱼精蛋白以及其他药物等因素，使组胺释放增加，可以引起相关性心律失常。心脏富含组胺，组胺 H_2 受体的介导可引起心动过速及异位心律，而 H_1 受体的介导可诱发房室传导阻滞。

3. 自主神经反射　心脏受交感神经与迷走神经的双重支配，安静状态下迷走神经支配占优势。浅麻醉、低血糖、气管插管和锯胸骨等刺激因素，可以反射性引起交感神经兴奋增加，极易诱发各种类型的心动过速。颈动脉窦按压、切开心包或牵拉胸腔内脏器可引起迷走神经兴奋，容易发生心动过缓或出现异位心律。

（三）血气、电解质与酸碱平衡异常

1. 围手术期电解质紊乱

（1）低钾血症：心肌自律性增强，易发生异位心律或折返性快速型心律失常，如室性期前收缩、室性心动过速等。术前禁食、使用排钾利尿药，低温和体外循环的应激反应，可促使细胞外钾转移到细胞内，使血钾暂时性降低；体外循环时的血液稀释、呼吸性或代谢性碱中毒等，都是导致术中低血钾的常见原因。低钾血症是临床最常见的引发心律失常的病因，住院患者尤其是服用噻嗪类利尿药的患者有 10% ~ 40% 存在低钾血症。

（2）高钾血症：导致各种形式的传导异常，如窦性心动过缓或房室传导阻滞，甚至心室停搏。常见原因有术中大量使用和回收高钾心脏停搏液、术前长期使用保钾利尿药或血管紧张素转换酶抑制剂、合并肾衰竭、补钾治疗速度过快或超量等。

（3）低镁血症：Mg^{2+} 可增加细胞膜上 Na^+/K^+-ATP 酶活性以及细胞线粒体的氧化磷酸化，减少细胞内钾的丢失与 Ca^{2+} 的积聚，从而提高细胞膜的稳定性及室颤阈。Mg^{2+} 还抑制儿茶酚胺的释放，低镁血症可导致冠状动脉痉挛，并使 QRS 波增宽，易诱发各种快速型心律失常，如房颤、室性期前收缩和其他室性心律失常。在低血钾合并低血镁时，恶性心律失常的发生率增高，如尖端扭转型室速、室颤等。常见低血镁的原因：镁摄入不足或吸收减少；利尿药或使用胰岛素；术中心肌缺血、缺氧导致 Mg^{2+} 耗竭增多等。

2. 缺氧和（或）二氧化碳蓄积　刺激颈动脉体化学感受器，兴奋交感神经中枢和血管运动中枢，促使内源性儿茶酚胺释放增加。早期可引起血压升高，出现快速型心律失常，进一步发展可以出现低血压、心动过缓，直至发生心搏骤停或室颤。

3. 酸中毒　代谢性酸中毒使细胞外液 H^+ 浓度升高，H^+ 进入细胞内换出 K^+，使血钾浓度升高，出现高钾血症，从而引起心律失常，表现为心脏传导阻滞和易发室颤。呼吸性酸中毒早期因内源性儿茶酚胺升高可出现快速型心律失常，常伴有缺氧，进一步发展可出现严重心动过缓。

（四）温度的影响

1. 低温　体温 < 30℃时，窦房结自律性受到抑制，低位起搏点活跃，易出现各种室性心律失常，也可以出现交界性心律、窦性心动过缓、房颤或房扑等。当体温 < 20℃时，可以导致室颤和心搏骤停。

2. 高热　体温升高易发生心动过速，恶性高热可以诱发各种快速型室性心律失常。

（五）心肌缺血与再灌注损伤

1. 心肌缺血　低血压或低血容量导致灌注压不足，冠状动脉手术发生冠状动脉痉挛、CABG 吻合失败致血管急性闭塞、冠状动脉进气等，均可导致术中急性心肌缺血，使心肌电活动不一致，引起心脏自律性、传导性和兴奋性异常，出现心脏自主神经功能异常和心肌细胞代谢紊乱等。心肌缺血可引发各种心律失常或使原心律失常恶化，出现室性期前收缩、传导阻滞、心动过缓或过速，甚至发生致命性室性心律失常。

2. 再灌注损伤　表现为各种室性心律失常，又称再灌性心律失常。可能的机制：缺血范围大或再灌注速度过快；缺血区酸性代谢产物的大量逸出；缺血后 ATP 减少，Na^+-K^+ 泵功能失调，引起水、Na^+、Ca^{2+} 大量涌入细胞内，使细胞水肿与 Ca^{2+} 蓄积；自由基和超氧自由基的生成增加，损伤细胞膜，引发电生理异常；再灌注心肌的室颤阈降低；局部心肌传导延迟或阻滞，形成折返激动；缺血心肌内 α 肾上腺素能受体敏感性增加，导致心肌自律性增强。

（六）药物引起

1. 麻醉药物　吸入麻醉药通过影响心脏的传导系统可以引起交界区心律，氟烷与儿茶酚胺相互作用可以引发室性心律失常，异氟烷和七氟烷对心律的影响轻微。肌松药，如顺式阿曲库铵对心律几乎无影响，泮库溴铵不仅可消除迷走神经的作用，而且阻滞毒蕈碱样 M 受体、刺激肾上腺素能的自主活性，使心率增快，琥珀胆碱可以引起窦性心动过缓、交界区心律、室性心律失常和心搏骤停。阿片类药物抑制交感神经，可以产生心动过缓。右美托咪定的中枢神经 $α_2$ 受体激动效应、丙泊酚减弱压力反射，两者均可以导致心动过缓。

2. 治疗性用药　术前常用的抗心律失常药、抗高血压药、洋地黄类药物等，均可诱发不同类型的心律失常。抗心律失常药大都具有负性变力或变时性作用，如 β 受体阻滞药、胺碘酮、钙通道阻滞药等，加上同包括阿片类药物在内的麻醉药物的相互作用，容易产生各种缓慢型心律失常。

（七）麻醉或外科操作刺激

1. 机械刺激　在心脏跳动时对任何心脏部位的外科操作，均可以引起各种心律失常。腔静脉插管最常引起房性期前收缩、室上性心动过速；心内探查直接刺激心肌，可诱发室性异位搏动和快速型室性心律失常；搬动心脏最常引起室性期前收缩、心动过缓、甚至室颤；心包腔引流管的刺激，也可引起心律的改变。需要特别注意的是在非体外循环 CABG 吻合中间支或对角支时，经常因血管夹或纱布刺激左房，引起房性或室性期前收缩，但要警惕与缺血引起的心律改变鉴别，以避免发生心脏紧急事件。麻醉的相关操作，如气管插管、吸痰、气管拔管刺激等，可以引起血压升高和心动过速，置入中心静脉导管或 Swan-Ganz 导管可导致一过性心律失常，操作不当甚至诱发恶性心律失常。

2. 术中电凝或电动器械漏电　用电动胸骨锯劈开胸骨时发生不明原因的室颤，要检查胸骨锯是否漏电。术中心脏表面电凝或再次手术分离粘连，电刀输出功率过大或电凝持续时间过长，可以诱发室颤。值得注意的是在闭合胸骨以后，外科医师或护士经常通过引流管负压持续吸引，以吸走心包内残存血液或气体，有时可以造成低血压和出现频发性室性期前收缩，在双侧引流管呈密闭状态下负压吸引尤其严重。

二、心律失常的发生机制

（一）冲动形成异常

1. 自律性改变

（1）自律性降低：选择性抑制高位起搏点的自律性，被动性地激活低位起搏点。迷走神经兴奋可以通过此机制诱发心律失常，如洋地黄类、M 胆碱受体兴奋药和氟烷等药物。正常窦房结的节律受到抑制而由其他起搏点引起心脏起搏，如房室交界性或室性心律。

（2）自律性增强：窦房结以外的异位起搏点过度兴奋，如交感神经兴奋、高碳酸血症、低氧血症和洋地黄中毒等诱因。心肌缺血性损伤引起心肌细胞的异常电位和除极，出现室性期前收缩。

2. 后除极与触发活动　在动作电位中继 0 相除极后所发生的除极，称为后除极，其频率较快而振幅较小，且呈振荡性波动，膜电位不稳定，容易引起异常冲动，称为触发活动（triggered activity）。后除极分早后除极与迟后除极两种，前者发生在完全复极之前的 2 相或 3 相，主要由 Ca^{2+} 内流增多所引起；后者发生在完全复极之后的 4 相，主要是细胞内 Ca^{2+} 过多（钙超载）诱发的 Na^+ 短暂内流所引起。因心肌缺血再灌注损伤而导致的再灌性心律失常多与此机制有关。

（二）冲动传导异常

1. 单纯性传导障碍　包括传导减慢、传导阻滞、单向传导阻滞等，后者的发生可能与邻近细胞不应期长短不一或病变引起的传导递减有关，同时冲动传导的单向阻滞也是发生折返的必要条件。

2. 折返激动　冲动经传导通路折回原处而反复运行的现象（reentry）。以浦肯野纤维为例，假设在心肌内 A、B 和 C 三点呈三角形分布，传导正常时 AB 与 AC 两支同时传导冲动到达心室肌 BC，激发除极与收缩，而后冲动在 BC 段内各自消失在对方的不应期中。但在病理条件下，如 AC 支发生单向传导阻滞，冲动不能下传，只能沿 AB 支经 BC 段而逆行至 AC 支，在此得以通过单向阻滞区而折返至 AB 支，然后冲动继续沿上述通路运行，形成折返环，一个冲动就会反复多次激活心肌细胞。折返激动可发生在心脏的任一部位，引起各种快速型心律失常。

（三）并行心律

1. 在正常的窦房结起搏点之外，存在一个异常兴奋的异位起搏点，此起搏点的周围有不同程度的传入或传出阻滞，从而保护了此异位起搏点，使其能间断发出冲动兴奋心脏。心脏激动实际上受两个并存的兴奋灶不同程度地支配，故称之为并行心律。

2. 并行心律分房性、结性和室性，常伴差异传导。并行心律型期前收缩的特点是配对间期不恒定，但期前收缩之间有固定规律，最长的期前收缩间距与最短期前收缩间距之间成整倍数关系，且常出现房性或室性融合波。室性并行心律性心动过速较房性和结性并行心律性心动过速多见，连续出现宽大畸形的 QRS 波群，具有无固定的联律间期、可形成室性融合波、室性异位搏动之间存在最大公约数等特点。此类心律失常是心室内存在异位性心动过速节律点，而且异位节律点具有传入性阻滞，不受外来冲动的侵入和干扰，按固有频率发放冲动而激动心室，从而引起室性并行心律型心动过速，有时也存在传出阻滞，与窦性心律交替出现。

第 2 节　常见的心律失常及其处理

一、窦性心律失常

（一）窦性心动过速

1. 病因　低氧血症、高碳酸血症、疼痛（麻醉过浅）、低血容量、发热或脓毒血症、基础代谢率增加、焦虑紧张等。围手术期出现的窦性心动过速多见于上述病因引起的生理性应激反应增强，使体内儿茶酚胺增高所致，而静息或持续出现的窦性心动过速通常是因窦房结自律性增强和（或）自主调节功能异常。

2. ECG 表现　心率 > 100 次 /min，P 波、QRS 波正常，T 波正常但经常有非特异性改变。

3. 处理措施

（1）寻找和消除病因：紧张、焦虑者适当镇静；补足血容量；麻醉过浅用阿片类药加深麻醉；通过按压眼球或颈动脉窦刺激迷走神经、术中用冰盐水浇灌右心耳和腔静脉连接区域，有时可以反射性减慢心率。根据对血流动力学的影响以及基础心脏疾病，某些患者心率 < 120 次 /min，可不急于药物处理，如二尖瓣狭窄瓣膜置换术后，以及左心功能不全的代偿性改变。

（2）β 受体阻滞药：艾司洛尔 0.1 ~ 0.3 mg/kg 静注，适合血压升高者；阿替洛尔 0.5 ~ 1 mg 或美托洛尔 1 ~ 2 mg 静注，必要时可重复；β 受体阻滞药也可治疗累及房室结的折返性心动过速或用于减慢房颤时的心室率；合并低血压者，可先用甲氧明 3 ~ 5 mg 或去氧肾上腺素 1 ~ 3 mg 静注升高血压，反射性减慢心率，再适当给予 β 受体阻滞药；合并心衰者可加用洋地黄制剂。

（3）其他：其他药物无效时可试用新斯的明 0.25 ~ 0.50 mg 静注，可减慢心室率，注意其抗胆碱酯酶作用可逆转肌松药的效应；维拉帕米也可减慢窦性心律，但由于对心肌的抑制，仅适于 β 受体阻滞药效果不佳或伴有呼吸道反应性疾病的患者。

（二）窦性心动过缓

1. 病因　正常变异（特别在老年人）；副交感神经的影响；麻醉、药物（洋地黄类、新斯的明、β 受体阻滞药）和低温等影响；当心室率突然减慢至 30 ~ 40 次 /min，往往存在缺氧、心肌缺血等事件。

2. ECG 表现　心率 < 60 次 /min，P 波、QRS 波和 T 波正常。

3. 处理措施

（1）通常心率持续＜ 50 次 /min，尤其是合并低血压者，可以选择麻黄碱 1 ~ 5 mg、阿托品 0.5 ~ 1 mg 或山莨菪碱 2 ~ 10 mg 单次静注；冠心病、肥厚型心肌病患者在麻醉状态，血压正常或心率＞ 40 次 /min，密切监测，通常并不需要处理。当心室率＜ 50 次 /min 但伴有血流动力学变化时，需立即进行处理。

（2）异丙肾上腺素 1 ~ 4 μg 单次静注或异丙肾上腺素 0.5 ~ 2 μg/min 速度输注，因其变力及变时性作用，明显增加心肌耗氧量，不适合缺血性心脏病患者，注意静注异丙肾上腺素可以引起外周血管扩张，导致血压下降。泮库溴铵有拮抗迷走神经的作用，可以增快心率。

（3）严重心动过缓药物治疗无效，需安置临时或永久起搏器。

（三）窦性心律不齐

1. 病因　常见于正常小儿或年轻人，可能的机制是由于迷走神经张力的变化。通常不需要处理。

2. ECG 表现　R-R 间期随呼吸变化；P 波、QRS 波和 T 波均正常；心率随吸气而减慢，随呼气而增快。

二、异位搏动

（一）房性、交界性期前收缩

1. 病因　无心脏疾患的正常人；心肌或伴有心房劳损的肺部疾病；迷走神经张力亢进；见于各种心脏疾病，尤其是瓣膜性心脏病；麻醉操作和药物的影响，或自律性功能失调。

2. ECG 表现　①房性期前收缩：P 波提前出现且形态异常，通常伴有不完全性代偿间歇，P-R 间期正常，QRS 波和 T 波一般正常，但房性期前收缩伴有房室传导阻滞时，P-R 间期可延长，伴有室内差异传导时，QRS 波可增宽，形成类似左或右束支传导阻滞的图形。②心房游走心律：心率＜ 100 次 /min，P 波形态多变，QRS 波正常。③交界性期前收缩（结性期前收缩）：起源于交界区的电激动，在下一个周期的窦性搏动前发生逆行性心房除极，因此在 II、III 和 aVF 导联 P 波倒置（逆行 P 波），P 波与 QRS 关系不定，可伴有或无代偿间歇，QRS 波基本正常，当有室内差异传导时可增宽。

3. 处理措施

（1）非频发者暂不处理。

（2）频发并出现低血压，可静注甲氧明或去氧肾上腺素；心率慢者静注山莨菪碱或阿托品，必要时安装临时起搏器；血压正常或升高时可试用维拉帕米 1 ~ 2 mg 静注。

（二）室性期前收缩

1. 病因　自律性功能失调、心肌兴奋性高、电解质异常（如低钾血症）、麻醉过浅、心内导管刺激（如 PAC）、肺动脉高压、药物（如洋地黄中毒）、低氧血症、心肌缺血等。

2. ECG 表现   起源于心室的自发性激动或折返激动；P 波消失（隐匿在 QRS 波中）或在 QRS 波之后，QRS 波宽大、畸形和提前出现；室性期前收缩（PVCs）通常伴有完全性的代偿间歇；若 QRS 波形态各异，称为多形性室性期前收缩；PVCs 每隔一个正常搏动出现一个为室性二联律，每隔一个出现二个为室性三联律；如 PVCs 发生时间正好落在前一个搏动的 T 波上，即称为 R-on-T 现象，可诱发室速或室颤；若 PVCs 数量占总心搏数的 15% 以上，即可诊断为频发性 PVCs，频发性 PVCs 影响左室收缩功能，可引起血流动力学改变，麻醉手术期间反复出现频发性 PVCs 或者呈多形性 PVCs，预示有发生致命性室性心律失常的风险。

3. 处理措施

（1）偶发或术前已经存在的稳定型 PVCs，术中对血流动力学无影响，一般不需处理，但也要严密观察并判断其性质。对于术前提示左室收缩功能不全、合并肺动脉高压或急性冠状动脉综合征的患者，即使稳定型 PVCs 亦需要高度重视，需要排除术前电解质紊乱、心肌缺血、药物等影响因素。若为术中新发 PVCs，往往存在病理因素，如缺氧、低血压、心肌缺血、电解质紊乱（低钾血症、低镁血症）和麻醉过浅等，首先查找病因，积极对因处理。

（2）频发或多形性 PVCs，必须查找和消除病因，立即处理。药物首选利多卡因 1 ~ 2 mg/kg 单次静注（两次给药需间隔 20 ~ 30 min），持续输注 1 ~ 4 mg/min[10 ~ 50 μg/(kg·min)] 维持；伴有窦性心动过缓时可加用山莨菪碱或阿托品适当提升心率；当利多卡因无效时，可选用胺碘酮、普鲁卡因胺、β 受体阻滞药（心率过快者）、维拉帕米等治疗。

三、异位心动过速

（一）室上性心动过速

1. 病因   可见于无器质性心脏病的正常人，常见于二尖瓣疾病、冠心病、高血压、预激综合征、先心病等器质性心脏病变，也见于慢性阻塞性肺病、感染等急性疾病。诱发因素包括紧张焦虑、吸烟、喝酒或咖啡因、低氧血症或高碳酸血症、麻醉药物和外科刺激心房等。在主动脉瓣狭窄、肥厚型心肌病或埃勃斯坦畸形伴有预激综合征的患者，发作时常伴有严重血流动力学改变，具有致命性风险，需要及时处理。

2. ECG 表现   ①多源房性心动过速：自律性异常和触发活动增高，心率＞ 100 次 /min，P 波至少有 3 种不同类型，P-P 间期不等，P-R 间期多变，QRS 波正常。②室上性心动过速：多由折返引起（占 90%），分为房室结折返性心动过速和房室折返性心动过速；心率为 100 ~ 250 次 /min，P 波异常，可埋没在 QRS 或前面的 T 波里，使其辨别不清；QRS 波宽度可正常，伴差异性传导表现为右束支传导阻滞图形，QRS 波变宽，与室性心动过速难以区别，选择 P 波明显的导联有助于鉴别；可伴有 ST 段和 T 波改变。

3. 处理措施

（1）寻找和消除诱发因素，注意纠正低钾血症。使用刺激迷走神经的方法有时可以终止，如按压眼球、按摩颈动脉窦、冰盐水刺激右心耳窦房结区域。

（2）若为窄 QRS 波室上性心动过速，可以给予 β 受体阻滞药（阿替洛尔、美托洛尔）、胺碘酮、维拉帕米或腺苷（6 ~ 12 mg 快速静注）处理，注意对血压的影响；低血压时也可以先静注甲氧明 3 ~ 5 mg 或去氧肾上腺素 0.5 ~ 3 mg 治疗，无效再加用 β 受体阻滞药；伴心衰时可用洋地黄制剂。若为宽 QRS 波型伴明显血流动力学变化，不能分辨是否为室速，可按室速处理。对于经旁路前传（如预激综合征）的室上性心动过速，如果血流动力学稳定，可静脉给予普罗帕酮（1.5 ~ 2 mg/kg）、伊布利特或胺碘酮等，由于阻断正常通路、加快旁路传导和进一步加快心室率，可以引起血流动力学恶化，禁忌使用腺苷、钙通道阻滞药和去乙酰毛花苷等。

（3）如果患者血流动力学不稳定，出现严重低血压，药物处理无效，即刻体外同步电复律，已打开心包者行直接体内同步直流电复律，安装起搏器者可以试用超速起搏抑制转复。

（二）室性心动过速

1. 病因　往往提示存在严重器质性心脏疾病，如冠心病的心肌缺血、心肌梗死、室壁瘤形成，其他如术中心肌严重损伤、扩张型心肌病、高血压性心脏病、左心室功能不全、电解质紊乱（低钾血症、低镁血症）和使用药物不当（如抗心律失常药胺碘酮、伊布利特）等。麻醉操作或外科刺激心室引起，如 Swan-Ganz 导管刺激右室、外科搬动心脏时间过长或手法不当等。

2. ECG 表现　连续出现三个以上的 PVCs，心率 > 100 次 /min；P 波可前传或逆传，难以辨认；QRS 波宽大畸形。室性心动过速（ventricular tachycardia，VT）的分类方法有很多种，根据心脏发病和电生理特点分类有特发性（idiopathic）、儿茶酚胺敏感性（catecholamine-sensitive）、束支折返性（bundle branch reentrant）、右心室发育不良性（arrhythmogenic right ventricular dysplasia）、并行心律性（parasystolic）、尖端扭转型（torsades de pointes）、双向性（bidirectional）、自主性室性心动过速（idioventricular）、非特异性 QRS 波群增宽型（non-specific intraventricular conduction delay）室速等；按照发病持续时间分为持续性（sustained ventricular tachycardia，SVT）和非持续性（nonsustained ventricular tachycardia，NVT）室速；按发病时 QRS 波形态分为单形性（monomorphic）和多形性（polymorphic）室速。

3. 处理措施

（1）稳定性室速（血流动力学允许）可使用药物处理，选用利多卡因、胺碘酮或普鲁卡因胺。利多卡因的负荷量 1 ~ 2 mg/kg 静注，维持量 50 ~ 200 mg/h 持续输注。疑有洋地黄中毒者，给予苯妥英钠 100 ~ 250 mg 静注。部分复发性室速或缺血性心脏病患者，可联合使用 β 受体阻滞药物。

（2）药物治疗无效或不稳定性室速（影响血流动力学），尤其是合并左室功能不良者，预示病情恶化，立即使用同步直流电复律，不能立即电击者可先用拳叩击胸部。

（3）尖端扭转型室速（图 4-27-1）呈多形性，QRS 波的尖端围绕 ECG 的基线扭转，伴有 Q-T 间期延长，极易发展为室颤，被认为是室颤的前奏。首先停用可以引起 Q-T 间期延长的药物，如胺碘酮、伊布利特；立即行电复律或除颤；静脉给予硫酸镁 1 ~ 2 g，纠正低镁血症，终止旁路传导，减少室性异位节律；纠正心肌缺血；伴有长 Q-T 间期者静脉输注异丙肾上腺素以缩短 Q-T 间期，出现完全性传导阻滞者需安置临时起搏器。

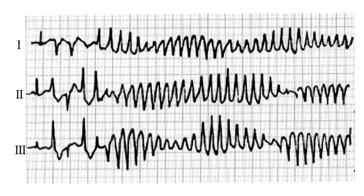

图 4-27-1　尖端扭转型室性心动过速的 ECG

（4）术中出现阵发性 VT（30 s 以下自行终止），即使不伴有血流动力学改变也要警惕和严密监测，积极治疗原发病，及时纠正电解质紊乱。冠心病或肥厚型心肌病患者可以考虑使用 β 受体阻滞药来减慢心室率，也可以使用胺碘酮或利多卡因。在治疗原发病的基础上，积极治疗心功能不全。在 CABG 患者出现 PVCs 和阵发性 VT，往往提示存在心肌缺血，需提高灌注压、使用 β 受体阻滞药减慢心率、使用硝酸甘油缓解症状等。血流动力学稳定的单形性室速可静脉持续输注胺碘酮。

（5）病因治疗是及时终止和预防室速电风暴再发的基础，转复后预防再复发亦很重要。积极纠正诱发因素，如缺氧、低血压、酸中毒和消除机械刺激因素等，有时室性心动过速即自行转复为窦律。胺碘酮可终止或预防室性心动过速的发作，首次量胺碘酮 150 mg 缓慢（10 min）静注，维持量胺碘酮 0.5 ~ 1 mg/min 持续输注，同时联合使用 β 受体阻滞药（阿替洛尔、美托洛尔）可预防复发。ACS 患者 β 受体阻滞药可以作为首选。

（三）心房扑动

1. 病因　二尖瓣疾病、术中外科刺激、甲状腺危象、心肌疾病、低氧血症和二氧化碳蓄积等。

2. ECG 表现　起源于心房折返激动。心房率 250 ~ 350 次 /min，P 波呈规律的锯齿状（F 波），常见 2：1 房室传导，也可出现较高的阻滞（即 4：1）和可变性阻滞。QRS 波一般正常，如出现差异性传导，则 QRS 波形发生变化。

3. 治疗措施　同房颤相似，血流动力学不稳定者可以行同步直流电复律；植入起搏器的情况下可尝试电生理超速调搏；新发房扑伴室率增快者，可试用伊布利特、胺碘酮、阿替洛尔、去乙酰毛花苷等。由于经常转为房颤，需要考虑抗凝治疗。

（四）心房颤动

1. 病因　二尖瓣疾病、充血性心衰、肺梗死、甲状腺危象和心包炎等，心脏术后房颤的发生率为 10% ~ 30%，危险因素有高龄、房颤病史、结构性心脏病、冠心病 CABG、肥厚型心肌病改良扩大 Morrow 手术、停用药物（β 受体阻滞药）和长时间机械通气等。

2. ECG 表现　起源于心房内多处折返或存在多源性异位激动。无 P 波，代之以大小形态不一、节律不规则的 f 波。心室率为 60 ~ 170 次 /min。QRS 波一般正常，房颤伴差异性传导称

Ashman 现象，即长的 R-R 间期后紧跟一个短 R-R 间歇，在正常 QRS 波后出现有右束支传导阻滞特征（RSR'）的 QRS 波（差异性传导）。心室律绝对不规则。如心室律规则，可考虑地高辛中毒（非阵发性房室结心律）。

3. 处理措施

（1）药物控制节律和心室率：瓣膜病合并室率增快者用洋地黄类或 β 受体阻滞药；缺血性心脏病用 β 受体阻滞药、地尔硫䓬和维拉帕米，控制心室率在 55～75 次 /min；新发房颤的药物复律可以选择伊布利特或胺碘酮，伊布利特 0.5～1 mg 缓慢（10 min）静注，无效时可以 0.5～1 mg 重复注射，或胺碘酮负荷量 75～150 mg 静注（> 10 min），维持量最初 6 h 内 60 mg/h 持续输注，逐渐减量至 30 mg/h 持续输注，可以根据心率（律）的变化适当调整剂量，给药前注意纠正低血钾和低血镁问题。

（2）同步直流电复律：胸内双相波功率为 5～7 J，通常 ≤ 10 J。体外同步电复律功率为 50～70 J，尽量使用最小能量（< 150 J）以减少心肌损伤。

（3）其他：口服华法林抗凝，预防血栓形成；内科介入射频消融或左心耳封堵；外科射频消融改良迷宫手术。

（五）心室颤动

1. 病因　高危患者（肥厚型心肌病或二次心脏手术）、过敏性休克、心肌缺血、心肌梗死、低氧血症、电解质紊乱、低温、严重低血压、术中起搏器或电凝（如再次心脏手术）使用不当、药物使用不当、机械性刺激（心内导管、胸腔引流管或搬动心脏）等原因。围手术期常见于麻醉诱导期（诱导、劈胸骨）、分离心脏粘连期间、关胸期（闭合胸骨）、搬动运送期、调整和苏醒期（气管拔管、拔管后早期）等高危期。

2. ECG 表现　心室电活动呈完全无序状态，无 QRS 波，按振幅的高低分为粗颤与细颤。

3. 处理　立即行电击除颤，胸外除颤双相波功率为 150～200 J（单相波功率为 200～300 J），小儿 1～2 J/kg；胸内电击除颤从低电能 10 J（双相波）开始，不宜超过 30 J（单相波 50 J），小儿 2～10 J（< 10 J）。难复性室颤立即启动后续心脏复苏程序（胸外心脏按压、用药后除颤、开胸心脏按压和快速建立体外循环）等措施（详见本章第 3 节）。

四、传导阻滞

（一）束支传导阻滞

1. 病因　左束支传导阻滞通常见于器质性心脏疾病，如缺血性心脏病、高血压性心脏病、主动脉瓣钙化性疾病、年龄相关性传导系统病变、肥厚型心肌病行扩大心肌切除术等；右束支传导阻滞可见于正常人、右室肥厚、急性肺栓塞或缺血性心脏病等，注意放置 Swan-Ganz 导管可以引起右束支传导阻滞或快速心率伴右束支传导阻滞，若患者合并左束支传导阻滞，有极高度发生完全性房室传导阻滞的危险。

2. ECG 表现

（1）左束支传导阻滞：P 波正常，QRS 波延长 ≥ 0.12 s；在 I、V_5 和 V_6 导联的典型表现为 R 波单向或有切迹，呈 QS 型或在 V_1 导联呈小 r 和大 S 型。

（2）右束支传导阻滞：P 波正常；QRS 波延长 ≥ 0.12 s；典型的表现为在 V_1 导联呈 RSR' 和在 I、V_5 和 V_6 导联宽 S 波。

3. 处理　陈旧性束支传导阻滞通常不需要特殊治疗。新出现的左束支传导阻滞要警惕发生急性心肌缺血、心肌梗死等，需排除药物使用过量等因素。双侧束支完全传导阻滞警惕发生心搏停止，需要即刻安置临时起搏器。

（二）房室传导阻滞

1. 病因　迷走神经兴奋、传导系统变性疾病、心肌病或心肌炎、手术损伤传导束、洋地黄中毒、急性前壁或下壁心肌梗死、高钾血症等。药物对传导的影响，大部分抗心律失常药有抑制和延缓传导的作用，麻醉药物，如芬太尼、丙泊酚和右美托咪定也减慢心率和传导，术中使用 β 受体阻滞药要充分考虑对心率和传导的影响。

2. ECG 表现

（1）一度：P 波正常；P-R 间期 > 0.20 s；QRS 波正常。

（2）二度：两型。①莫氏 I 型：P 波正常，P-R 间期逐渐延长，同时 R-R 间期逐渐缩短，直至 P 波不能下传，随后再循环或出现交界区或室性逸搏；如无束支传导阻滞，则 QRS 波正常。②莫氏 II 型：正常 P 波连续传导，P-R 间期不变，P 波脱落；进行性阻滞时，QRS 波之间可有多个 P 波；QRS 波正常或延长。

（3）三度：完全性房室传导阻滞。心率 30 ~ 40 次 /min，P 波形态正常但与 QRS 波无关；QRS 波宽大、规则、与 P 波无关。

3. 处理措施

（1）一度与二度房室传导阻滞可不予处理，值得注意的是二度莫氏 II 型房室传导阻滞发展为三度阻滞的风险较高。

（2）二度房室传导阻滞伴有血流动力学障碍或三度房室传导阻滞者，阿托品及山莨菪碱可能无效，需给予异丙肾上腺素处理，静注 2 ~ 5 μg/ 次，可重复使用或用微量泵持续输注。异丙肾上腺素治疗无效或高度房室传导阻滞伴 QRS 波增宽者，尽早安装临时或永久心脏起搏器。

五、预激综合征和其他

（一）预激综合征

1. 病因　预激综合征是房室传导的异常现象，冲动经房室旁路下传，引起部分心室肌提前激动，称为预激综合征（Wolf-Parkinson-White syndrome），常合并室上性心动过速。患者可无器质性心脏病（只是房室旁路引起的先天性异常），埃勃斯坦畸形常合并预激综合征，偶尔也见于肥厚型心肌病。

2. ECG 表现　P 波正常；P-R 间期缩短（＜ 0.12 s）；由于 QRS 波起始顿挫（Δ 波）、时限可以延长（QRS 波宽 ≥ 0.12 s），即为预激波。隐性预激可无明显 Δ 波，预激综合征患者房室间存在正常和异常旁路两条传导通路，容易发生折返和折返性心动过速，发作时心房冲动沿正常通道下传而经旁路逆传，QRS 波群形态正常，偶见冲动经旁路下传而沿正常通道逆传，QRS 波群呈预激波。

3. 处理措施

（1）对窄的 QRS 波预激综合征急性发作（室上性心动过速），血流动力学稳定，可以尝试刺激迷走神经，或用普罗帕酮、阿替洛尔、胺碘酮或普鲁卡因胺治疗。对 QRS 波增宽的心动过速首选普罗帕酮、伊布利特。预激综合征急性发作伴有低血压药物无效时可紧急同步电复律或直接首选同步电复律。预激综合征合并房颤和房扑者，容易发生室颤，首选快速同步电复律，血流动力学稳定者也可使用普罗帕酮和伊布利特转复，后者明显延长和抑制预激旁路的不应期和传导。

（2）预激综合征患者禁忌使用钙通道阻滞药（如维拉帕米、地尔硫䓬）、洋地黄类和腺苷等，因为可以减慢正常通路的传导，增快旁路折返和心室率，从而诱发室颤。

（3）药物不能控制或反复发作者，可以实施电生理定位射频或冷冻消融术。如果实施外科手术，如埃勃斯坦畸形矫治术，可以在手术中切断旁路。

（二）Q-T 间期延长综合征

1. 病因　Q-T 间期延长综合征（QT prolongation syndrome，LQTS）分先天性 LQTS 和获得性 LQTS，前者是一种常染色体遗传性心脏病，以反复发作晕厥、抽搐、甚至猝死为临床特征；后者更常见，多为医源性获得性。获得性 LQTS 的危险因素有围手术期心肌缺血、电解质紊乱（低钾血症、低镁血症）、肥厚型心肌病、抗心律失常药（奎尼丁、伊布利特或胺碘酮等）、大环内酯类抗生素、三环类抗抑郁药和止吐药等。在抗心律失常药物治疗引起的 LQTS，女性比男性更易发生尖端扭转型室速，发生率为男性的 2 ~ 3 倍。低钾血症的致心律失常作用对先天性和获得性 LQTS 患者，都是诱发尖端扭转型室速的最常见诱因。

2. ECG 表现　Q-T 间期延长（女性＞ 480 ms、男性＞ 470 ms），Q-T 间期＞ 500 ms 者为高危、＞ 600 ms 者为极高危，Q-T 间期随年龄增加而有短缩趋势；T 波异常（宽大），可有切迹、双相或倒置；u 波常较大。LQTS 使复极延长，导致心肌细胞不应期不同步，引起后除极及其触发活动，触发的 PVCs 可以引起折返性心律失常，表现为多形性室性心动过速，多为尖端扭转型室速，极易恶化为室颤。

3. 处理　先天性 LQTS 患者，请心内科电生理专业医生评估植入 AICD 的必要性。手术前已存在 Q-T 间期延长的患者，积极寻找病因，纠正低钾血症、低钙血症、低镁血症，停止使用引起 LQTS 的药物。术前镇静，避免肾上腺素能依赖型交感神经兴奋导致的 Q-T 间期延长，持续使用 β 受体阻滞药，减低交感神经张力；术前贴好体外除颤电极；Q-T 间期延长伴心动过缓者，治疗以提高心率为主，用异丙肾上腺素、阿托品等，同时补充硫酸镁制剂；LQTS 患者使用伊布利特、胺碘酮要特别慎重或禁忌，以避免发生尖端扭转型室速。

第 3 节　心脏外科的心脏复苏

一、围手术期心搏骤停的常见原因

（一）发生率和特性

1. 发生率　据统计美国和欧洲心脏外科的年手术量分别超过 40 万和 25 万例，围手术期心搏骤停的发生率为 0.7% ~ 2.9%，其中 25% ~ 50% 的患者发生在手术室或 ICU，复苏成功率可达一半以上（17% ~ 79%）。据国家心脏中心初步估计中国心脏大血管外科年手术量已经超过 22 万例（2017 年），并且还处在上升趋势。阜外医院从 2011 年开始心血管外科年手术量超过 1 万例，总死亡率小于 1%。著者统计阜外医院外科单一病房 2013 年手术量 938 例，围手术期心搏骤停发生率为 1.3%，复苏成功率为 85%，住院死亡率为 0.6%。

2. 心脏外科心脏复苏的特性

（1）按照欧洲心胸外科协会（EACTS）和美国胸外科医师学会（STS）专家共识，将心搏骤停分类：①室颤和无脉性室速；②心脏停搏或严重心动过缓；③无脉性电活动（心电机械分离）。该分类非常适合心脏外科的临床特点。

（2）由于心脏外科患者心搏骤停的高风险，围手术期的任何时间（术前、术中和术后）、任何地点（病房、手术室或 ICU）、任何手术方式（胸骨劈开、胸骨部分劈开、机器人或腔镜辅助切口、侧开胸等）心搏骤停均可以发生。

（3）不论是病房、手术室或 ICU，患者都处于训练有素的医护人员的严密监护，大部分具有 ECG、动脉压和 SpO_2 等持续监测，急救复苏条件齐全，故发现和诊断非常迅速，抢救成功率高。

（二）常见原因及危险因素

1. 根据美国心脏协会 2015 年心肺复苏指南，将常见可逆性病因（5 H 和 5 T）略加修改，使其更适合心脏外科（表 4-27-1）。

2. 在原发性心脏疾病的基础上，因心肌缺血、电解质紊乱、心脏传导异常或药物等因素，诱发不同类型的心律失常，也是引起心搏骤停的常见原因。成人心搏骤停多表现为室颤或室速，而大部分小儿（半数以上）则表现为严重心动过缓或心脏停搏，缺氧和肺动脉高压危象是诱发小儿心搏骤停的主要原因。

3. 因心脏压塞、大出血、气胸或血气胸等引起的心搏骤停，往往胸外心脏按压（ECM）无效，需要立即开胸进行紧急复苏处理。张力性气胸导致肺的压缩和通气不足，引起严重低氧血症，需要立即行胸腔闭式引流，同时进行心脏复苏。

表 4-27-1　心脏外科心搏骤停常见的可逆性原因

5 H	5 T
Hypoxia：缺氧（呼吸机、管路、气源和气道阻塞等）	Tamponade：心脏压塞、出血
Hypovolemia：低血容量、低血压	Tension pneumothorax：张力性气胸
Hydrogen ion：酸中毒	Thrombosis/ischemia：血栓（冠状动脉或肺栓塞）、心肌缺血（冠状动脉血管桥扭曲、打折或吻合口狭窄、气栓）等
Hypo-/hyperkalemia：低钾、低镁或高钾血症	Toxin：药物过量或使用不当
Hypothermia：低温	Temporary epicardial pacing，etc：起搏器、电或机械性刺激、机械瓣故障等

二、围手术期心搏骤停的急救程序

（一）急救程序和关键要素

1. 指南和共识　欧洲心胸外科协会和美国胸外科医师学会 2017 年专家共识就急救程序发表指南（图 4-27-2）。主要针对心脏外科术后患者，但根据不同心脏外科疾病情况，结合 AHA 院内心肺复苏指南，同样适用于术前或术中患者。

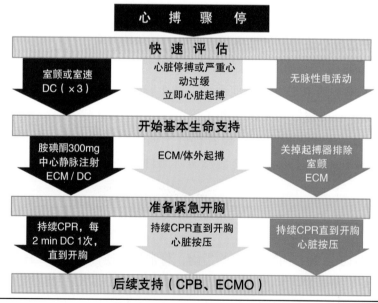

心　搏　骤　停

快　速　评　估

| 室颤或室速 DC（×3） | 心脏停搏或严重心动过缓立即心脏起搏 | 无脉性电活动 |

开始基本生命支持

| 胺碘酮300mg中心静脉注射 ECM / DC | ECM/体外起搏 | 关掉起搏器排除室颤 ECM |

准备紧急开胸

| 持续CPR，每2 min DC 1次，直到开胸 | 持续CPR直到开胸心脏按压 | 持续CPR直到开胸心脏按压 |

后续支持（CPB、ECMO）

· 呼吸和通气：吸入 100% O₂，机械通气关闭 PEEP；使用简易呼吸器，检查气道如气管插管等，肺部听诊排除血气胸；张力性气胸，立即在锁骨中线第 2 肋间插管行胸腔闭式引流
· 肾上腺素：不常规使用或在上级医师指导下用药
· ECM：在 1 min 之内除颤或起搏不能建立，立即启动基本生命支持；心脏压塞或出血，ECM 无效，立即开胸；使用 IABP 者改压力触发

图 4-27-2　心脏外科心脏复苏的急救程序

DC：直流电击除颤；ECM：胸外心脏按压；CPR：心肺复苏；CPB：体外循环；ECMO：体外膜肺氧合支持；IABP：主动脉内球囊反搏（修改自 Dunning J, Levine A, Ley J, et al. The Society of Thoracic Surgeons exper consensus for the resuscitation of patients who arrest ofter cardiac surgery. Ann Thorac Surg, 2017,103: 1005-1020.）。

2. 心脏复苏的关键角色　EACTS 和 STS 心脏复苏指南明确了 6 个关键角色，自然确立心脏复苏的 6 个关键角色（图 4-27-3），其中指挥者最为关键，要有预案、有分工，各司其职，保证现场井然有序，避免人员过多而造成混乱。任何建议都不能适应所有状况，抢救的指挥者要具有责任担当、丰富经验、协作精神、训练（培训）有素等基本素质，合理利用所有可以得到的资源，适用当时特定的环境，快速采取最合理的措施。

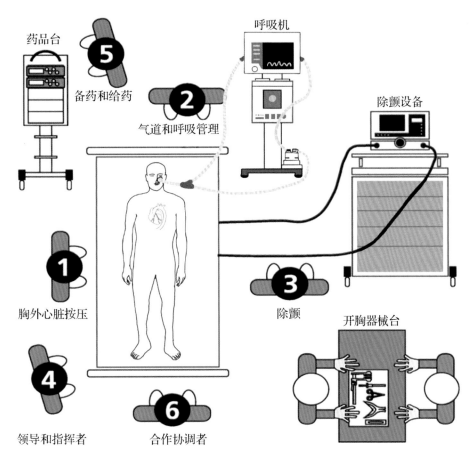

图 4-27-3　心脏复苏过程的 6 个关键角色

修改自 Dunning J, Levine A, Ley J, et al. The Society of Thoracic Surgeons exper consensus for the resuscitation of patients who arrest ofter cardiac surgery. Ann Thorac Surg, 2017, 103: 1005-1020.。

（二）心脏复苏的基本要点

1. 迅速判断　由于术中或 ICU 监护严密，通过直接查看心脏跳动、检查 ECG 改变、所有压力波形（动脉压、静脉压和肺动脉压）和 SpO_2 波形同时消失，通常瞬时或数秒即可判定。因心脏外科具有完善的监护设备，即使在病房的患者，通过监测中心报警等明确信号，或立即触摸大动脉（股动脉、颈动脉）搏动，也可以及时发现，因此诊断并不困难，通常可以短时间内进行快速诊断（＜ 10 s）。同时紧急呼叫，快速寻求帮助，启动急救程序或应急预案。

2. 快速除颤或起搏

（1）室颤或无脉性室速：具备 1 min 内除颤条件，立即连续 3 次电击除颤，难复性室颤或室速（3 次电击除颤无效）则立即启动包括胸外心脏按压（external cardiac massage，ECM）

在内的基本生命支持程序，同时静注胺碘酮 300 mg，必要时可以追加胺碘酮 150 mg，不常规使用肾上腺素或在上级医师指导下谨慎地从小剂量开始使用，继续除颤，不间断 ECM，每间隔 2 min 除颤 1 次，直至心脏复跳，复苏 5 min 无效则启动开胸胸内心脏按压和除颤。在小儿建议连续 3 次体外除颤（4 J/kg）不成功则立即开始 ECM，同时静注肾上腺素 0.01 mg/kg 或胺碘酮 5 mg/kg 再除颤，继续不间断 ECM 和电击除颤 2 次，再不成功则再次静注肾上腺素 0.01 mg/kg 或胺碘酮 5 mg/kg 1 次，除颤和 ECM 交替，直至启动开胸心脏按压和除颤。

（2）心脏停搏或严重心动过缓：具备 1 min 内可以起搏条件（已安装临时起搏器），立即使用最大输出量起搏，无效或没有起搏条件，立即开始启动基本生命支持（ECM 和建立气道）。同时经中心静脉给予肾上腺素 50 ~ 100 μg 或阿托品 3 mg；小儿则给予肾上腺素 0.01 mg/kg 或阿托品 0.02 mg/kg；由于可以引起严重外周血管扩张性低血压，不使用异丙肾上腺素。持续行 ECM，准备放置起搏器或紧急开胸心脏复苏，病情适合和条件许可也可以行 ECM 的同时紧急建立 ECMO。

（3）无脉性电活动：即心电机械分离，显示心电活动信号但无心脏收缩。首先关掉起搏器，查看是否有室颤和启动室颤急救程序，否则立即启动基本生命支持，行 ECM 的同时立即给予肾上腺素，直至开胸实施胸内心脏按压和除颤。

3. ECM 基于心脏外科患者的特性（ECM 潜在致命性并发症）和循证医学证据，现有指南在处理上不同于普通患者的心脏复苏程序，优先选择除颤再进行 ECM。但共同点是以生理目标为导向，保持 ECM 的有效性：深度 5 ~ 6 cm；按压频率 100 ~ 120 次 /min；收缩压＞ 60 mmHg、舒张压＞ 30 mmHg（婴幼儿＞ 25 mmHg）或冠状动脉灌注压＞ 20 mmHg；$P_{ET}CO_2$ ＞ 20 mmHg、$rScO_2$ ＞ 50% 等。

（三）气道管理和通气

1. 机械通气 术中或 ICU 通常气管插管、机械通气。立即将 FiO_2 调到 100%，关掉 PEEP；使用纯氧手控通气（有助于排除呼吸机或气道问题），检查气管插管位置、导管气囊；听诊双侧肺呼吸音，排除气胸或血气胸，若张力性气胸成立，立即在前锁骨中线第 2 肋间行胸腔闭式引流。

2. 快速建立气道 因呼吸问题（缺氧）引起的心搏骤停，需优先解决缺氧问题，否则预后不佳。因此，病房或 ICU 自主通气患者，在进行心脏复苏的同时立即纯氧通气和快速建立气道，包括面罩、喉罩或快速气管插管。

（四）急救药物的使用

1. 肾上腺素 收缩外周血管，提高灌注压，使除颤变为可能（α_2 效应），但也增加心肌氧耗，使内膜下心肌灌注减少（α_1 效应）和心律失常恶化（β 效应）。AHA 复苏指南建议除颤失败尽早给予标准剂量的肾上腺素（1 mg/ 次），并且每 3 ~ 5 min 重复直至心脏复苏，可以提高恢复自主循环的成功率，但越来越多的证据表明高剂量肾上腺素可能使神经系统恶化，出现恶性心律失常，并不能提高患者的生存率。基于心脏外科快速除颤的高成功率，尤其是术后患者盲目给予大剂量肾上腺素的有害性（有时是灾难），在自主循环恢复后可以引起严重高血压、出血和反复发作快速型心律失常，甚至血管、心脏破裂。因此，不建议常规使用，要在有经验的上级医师指导下酌情小剂量（50 ～ 300 μg）开始，建议总量不超过 3 mg 为宜，但在严重过敏性休克、严重心动过缓或高钾血症的患者需要首选。

2. 胺碘酮　难复性室颤或室速（三次电击除颤无效）可以作为首选，利多卡因可以作为替代药。首次剂量胺碘酮 300 mg 静注，追加剂量 150 mg，ECM 的同时继续除颤。自主循环恢复以后，必要时可以持续输注胺碘酮来维持心律。

3. 阿托品　因缺乏获益的循证医学证据，不作常规使用。但由于不良反应很少，可在心脏停搏或严重心动过缓而起搏不能快速建立时使用。成人阿托品 1 ～ 3 mg、小儿 0.02 mg/kg 单次静注。

4. β 受体阻滞药　具有心肌细胞膜稳定作用；抑制自律性、传导性、触发性和折返性；抗心肌缺血，提高缺血心肌的耐受性和致颤域值；抗交感效应和中枢性抗心律失常作用是抗室颤的关键；在缺血性心脏病患者抗室颤作用其他药物不能替代；同胺碘酮合用可以减少恶性心律失常的再发生和提高生存率。

（1）体外循环中难复性室颤或室速：胺碘酮无效时使用，特别适合缺血性心脏病、压力负荷引起的左心室肥厚（如主动脉瓣狭窄）和梗阻性肥厚型心肌病等，此类患者也可以首选。

（2）顽固性多形性室速、尖端扭转型室速或顽固性室颤：使用静脉 β 受体阻滞药（美托洛尔、阿替洛尔）和镁剂治疗。遇到交感风暴（在 24 h 内自发两次以上的室速或室颤，临床特征为反复发作的快速型室速或室颤，往往表现为多形性、多源性或尖端扭转型室速）时 β 受体阻滞药是单独使用的最有效药物。急性冠状动脉综合征患者的快速型心律失常也可作为首选。

（3）复苏成功后预防再发：通常使用胺碘酮加 β 受体阻滞药，是预防和治疗室速和心源性猝死的一线用药。

（五）快速开胸

1. 据大多数统计表明，电击除颤的成功率首次可达 70% ～ 80%，第二次有 20% ～ 30%，第三次只有 10% ～ 20%，第四次则不到 5%，即三次以后的电击除颤成功率很低，心脏外科术后心搏骤停患者有 20% ～ 50% 需要开胸。因此，连续三次电击除颤不成功，在 ECM 的同时，第三者应该做好开胸准备。

2. 胸内心脏按压和除颤的效果优于胸外，在急救复苏超过 5 min 不成功，尽快打开胸骨（胸骨切开闭合者）进行胸内心脏按压。对于外科而言准备开胸需要 2 ～ 3 人，不需要外科洗手，直接戴无菌手套，从非消毒 ECM 转到消毒 ECM 不超过 10 s。

（六）体外循环和 ECMO

1. 紧急体外循环或体外膜肺氧合支持（ECMO）　开胸心脏按压和体内除颤等急救复苏措施 15 min 仍不能建立自主循环者，则要考虑迅速建立体外循环或使用 ECMO。使用越早（重要脏器功能未明显受损前）患者的并发症越少，存活率越高。需要考虑心搏骤停期间肝素不能全效地进入循环，决定建立体外循环要尽早紧急肝素化，通常成人中心静脉注射肝素 25 000 U（2 支）、体外循环预充液加入肝素 12 500 U（1 支），可以不检查 ACT。阜外医院通常是首先建立体外循环，以保障脏器供血和减轻心脏负荷，在心脏功能好转后再转换为 ECMO。对于某些预计心脏复苏困难或缺乏除颤、起搏条件的情况下，ECM 的同时也可以考虑通过股动脉和股静脉（VA-ECMO）紧急建立 ECMO。ECMO 对难复性心搏骤停，无论对医生或者患者，从某种意义上来说都是恢复之桥（bridge-to-recovery）、决策之桥（bridge-to-decision）和终点之桥（bridge-to-destination）。

2. IABP　在无脉性电活动或带有起搏器的心搏骤停患者，即使无 CO，ECG 仍能触发 IABP。因此，需要根据压力波形（如动脉压、PAP、SpO_2 等）同时消失来判断，IABP 调至压力触发模式，ECM 可有效触发，若无压力信号则调至 100 次 /min 的内部触发模式。

3. 脑复苏　自主循环建立后，如果存在引起脑损伤的低灌注期，头部要放置冰帽，维持目标温度在 32 ～ 36℃ 24 h 以上，同时采取脱水、糖皮质激素等其他脑复苏治疗措施。

（晏馥霞　于钦军）

参考文献

［1］PRIORI S G, Blomström-Lundqvist C, Mazzanti A, et al. 2015 ESC Guidelines for the management of patients with ventricular arrhythmias and the prevention of sudden cardiac death: The Task Force for the Management of Patients with Ventricular Arrhythmias and the Prevention of Sudden Cardiac Death of the European Society of Cardiology.Endorsed by: Association for European Paediatric and Congenital Cardiology[J]. Eur Heart J, 2015, 36(41): 2793-2867.

［2］DUNNING J, LEVINE A, LEY J, et al. The Society of Thoracic Surgeons expert consensus for the resuscitation of patients who arrest after cardiac surgery[J]. Ann Thorac Surg, 2017, 103: 1005-1020.

［3］MONSIEURSA K G, NOLAN J P, BOSSAERT L L, et al. European Resuscitation Council guidelines for resuscitation 2015[J]. Resuscitation, 2015, 95: 1-80.

［4］BASSIAKOU E, XANTHOS T, PAPADIMITRIOU L, et al. The potential beneficial effects of beta-adrenergic blockade in the treatment of ventricular fibrillation[J]. Eur J Pharmacol, 2009, 616: 1-6.

［5］LEY S J. Standards for resuscitation after cardiac surgery[J]. Crit Care Nur, 2015, 35: 30-40.

［6］DUNNING J, FABBRI A, KOLH P H, et al. Guideline for resuscitation in cardiac arrest after cardiac surgery[J]. Eur J Cardio-thoracic Surg, 2009, 36: 3-28.

［7］AL-KHATIB S M, STEVENSON W G, ACKERMAN M J, et al. 2017 AHA/ACC /HRS Guideline for management of patients with ventricular arrhythmias and the prevention of sudden cardiac death: Executive summary[J]. Circulation, 2018, 138(13): 210-271.

［8］KUSUMOTO F M, SCHOENFELD M H, BARRETT C, et al. 2018 ACC/AHA /HRS Guideline on the evaluation and management of patients with bradycardia and cardiac conduction delay: Executive summary[J]. Circulation, 2019, 140(8): 333-381.

［9］MARQUEZ A M, MORGAN R W, ROSS C E, et al. Physiology-directed cardiopulmonary resuscitation: Advances in precision monitoring during cardiac arrest[J]. Curr Opin Crit Care, 2018, 24(3): 143-150.

［10］BRUGADA J, KATRITSIS D G, ARBELO E, et al. 2019 ESC Guidelines for the management of patients with supraventricular tachycardia: The task force for the management of patients with supraventricular tachycardia of the European Society of Cardiology[J]. Eur Heart J, 2020, 41(5): 655-720.

［11］JANUARY C T, WANN L S, CALKINS H, et al. 2019 AHA/ACC/HRS Focused update of the 2014 AHA/ACC/HRS guideline for the management of patients with atrial fibrillation: A report of the American College of Cardiology/American Heart Association Task Force on Clinical Practice Guidelines and the Heart Rhythm Society[J]. Circulation, 2019, 140: 125-151.

［12］RAO P, KHALPEY Z, SMITH R, et al. Venoarterial extracorporeal membrane oxygenation for cardiogenic shock and cardiac arrest[J]. Circ Heart Fail, 2018, 11: 4905.

［13］NAPP L C, KÜHN C, BAUERSACHS J. ECMO in cardiac arrest and cardiogenic shock[J]. Herz, 2017, 42(1): 27-44.

第 28 章

心脏起搏和电复律

第 1 节　心脏起搏器的基本特性

一、起搏器的基本结构

1. 起搏器的结构　现代起搏器设计精良，功能日趋完善，已被打造成精密的微型心脏生物电信号分析和处理系统。基本结构由电源（电池）、集成电路芯片（脉冲发生器）、导联线和电极组成。在不远的将来向微型、无导联线（无导联线起搏器已用于临床）和无电池（利用心肌收缩产生能量来驱动）方向发展，也许未来甚至出现以基因和细胞为基础的生物学起搏器（biological pacemaker）。

（1）脉冲发生器：使用微电子处理、程控、遥测及精密传感等技术合成的集成电路。

（2）附属装置：永久起搏器的电源（电池）通常使用锂电池，使用寿命可达 10 年以上；导联线多采用可弯曲但不易折断的不锈钢细丝，外包聚四氟乙烯（teflon）绝缘材料；电极用白金丝或埃尔基洛伊（elgiloy）耐蚀游丝合金制成，分导线电极和导管电极。

2. 起搏器的类型

（1）临时起搏器：侵入性（直接）电极起搏是经深静脉在心内膜或者经开胸在心外膜放置起搏电极，在心脏外科中最常用；非侵入性（间接）电极起搏则是置于体表或食管，主要用于临时快速起搏急救。

（2）永久起搏器：通常经锁骨下静脉植入电极至心内膜下起搏，不能经静脉植入者（如小儿或三尖瓣机械瓣置换）可以开胸安置心外膜电极起搏。起搏器主体连同电池埋于皮下组织。

二、起搏器的识别代码和起搏模式

（一）起搏器的识别代码

1. 起搏器代码　最初在 1974 年由美国的 Parsonnet V、Furman S 和 Smyth NP 三位心脏起搏专家提出，开始用三位英文字母标记，1979 年为适应发展需要增加到 5 位，即 ICHD（Inter-

Society Commission for Heart Disease Resources，ICHD）代码。1987 年北美心脏起搏电生理学会（North American Society of Pacing and Electrophysiology，NASPE）和英国心脏起搏与电生理学组（British Pacing and Electrophysiology Group，BPEG）在 ICHD 代码的基础上制定了 NBG 通用代码（NASPE/BPEG generic code，NBG），并在 2002 年重新做了修订。

（1）第 1 位：代表起搏的心腔，即触发电极的位置。由 A、V 和 D 分别代表心房（atrium）、心室（ventricle）和双心腔（dual），S（single）代表起搏心房或心室的单腔起搏器。

（2）第 2 位：代表感知的心腔，即感知电极的位置。由 A、V 和 D 分别代表心房、心室和双心腔，O 代表无感知功能（none），S（single）代表感知心房或心室的单腔起搏器。

（3）第 3 位：代表感知到心脏自身电活动后反应的方式，即反应模式。I 代表抑制（inhibited），即在感知到自身电活动后抑制起搏器向该心腔发放电脉冲；T 代表触发（triggered），即当感知到心脏自身电活动后在特定的时间触发起搏器释放电脉冲，当感知和起搏在同一心腔时，电脉冲通常在感知后 20 ms 内发放，当感知和起搏不在同一心腔时，感知信号后经一定时间间隔（即房室延迟）再发放起搏脉冲；D 表示兼有 T 和 I 两种反应方式；O 表示无（none）感知后反应功能。

（4）第 4 位：代表起搏器的程控功能和频率调节功能。R 代表频率适应功能；O 表示无程控（none）功能。早期的 ICHD 代码，用 P 代表简单的程控功能，即频率或输出可调（programmable），M 代表多功能程控（multiprogrammable），C 代表联络（遥测）功能（communication），但现在的起搏器几乎均具有 P、M 和 C 功能，故第 4 位字母常单独标明是否具有频率适应功能（R），即 NBG 通用代码只保留了 O 和 R 代码。

（5）第 5 位：代表抗快速型心律失常的起搏治疗功能或多腔起搏（multisite pacing）的部位。前者 P 表示抗快速型心律失常的起搏治疗（antitachycardia pacing）、S 代表电复律功能（shock）、O 表示无此（none）功能、D 表示兼有 P 和 S 两种方式（dual）；后者由 A、V 和 D 分别代表心房（atrium）、心室（ventricle）和双心腔（dual：A+V）。通常很少见到第 4、5 位编码，但经常见到 VVI-R 或 DDD-R，R 即上述频率适应机制，指窦房结功能失调或房室传导阻滞的患者，起搏器可以自动调节起搏频率以适应生理需要，可利用患者自身心房率来决定适当的心室起搏频率。

2. 体内除颤器代码　NASPE 和 BPEG 同时对体内除颤器代码也做了相应的规定。①第 1 位代表电复律心腔，即 O、A、V、D；②第 2 位代表抗心动过速起搏的心腔，同样为 O、A、V、D；③第 3 位代表检测快速型心律失常的方式，E 代表感知心电图（electrocardiogram），H 代表感知血流动力学变化（hemodynamic）；④第 4 位代表抗缓慢型心律失常起搏心腔，即 O、A、V、D。例如，BNG 通用代码 VVE-DDDRV 代码，前半部分为除颤器代码，后半部分为起搏器代码。

（二）常用的起搏模式

1. 非同步起搏模式　无论心脏本身的心搏频率如何，起搏器只按照自身所设定的频率发放起搏脉冲，不对自主心率和节律进行感知和应答，强制性起搏目标心腔，缺点在于起搏心律可与自身心律产生竞争，发生冲突时有诱发室颤的危险。非同步起搏常作为临时起搏用于紧急情况，如完全房室传导阻滞或停搏，或临时用于术中起搏防止电刀、电凝等电磁干扰。

（1）VOO：按固定频率心室起搏，不感知 R 波。术中抗高频电刀、电凝等电磁干扰，但注意自主心律和起搏心律冲突时可因"R-on-T"现象而发生室颤的危险。主要用于心脏外科术中维持起搏器依赖患者的心率，如体外循环心脏复跳后心动过缓或房室传导阻滞。

（2）AOO：按固定频率心房起搏，不感知 P 波。用于房室传导正常的患者心脏复跳以后维持心率，保留了房室收缩的正常生理关系，但如果起搏脉冲落在心房自身电位活动的复极期，也有引起房颤的风险，因此不能用于房性心动过速、房颤或房扑患者，仅限临时用于稳定性窦性心动过缓患者。

（3）DOO：按固定频率心房和心室起搏，需要双腔起搏器，既不感知 P 波，也不感知 R 波。

2. 同步起搏模式　起搏器能感知心脏的除极，按需发放脉冲，同心脏自身频率相协调，以避免发生冲突。

（1）AAI 和 AAI-R：P 波（心房）抑制型按需起搏，R 指可根据心率自动调节。心房单腔起搏和感知，即心房按需起搏。主要用于单纯窦房结功能不全而房室结功能良好的窦性心动过缓。

（2）VVI 和 VVI-R：R 波（心室）抑制型按需起搏，R 指可根据心率自动调节。心室单腔起搏和感知，即心室按需起搏。常用于房颤伴慢心室率者，也可用于预防任何原因导致的室性缓慢型心律失常或心搏停止。

（3）VAT、VDD 和 DVI：VAT 代表心房同步（P 波同步）心室起搏；VDD 代表心房同步心室抑制型起搏；DVI 代表房室顺序型起搏。

（4）DDD（R）：房室全自动型起搏，是最常用的双腔起搏模式（表 4-28-1）。在心房和心室进行感知和起搏，具有触发和抑制双重应答。根据患者的基础节律情况，DDD 模式可转化为不同的工作方式，以提供生理性起搏。根据心房自主节律和房室结功能情况，通常 DDD 有 4 种工作模式：① A 感知 –V 感知（正常心率）；② A 感知 –V 起搏（心房感知、心室起搏）；③ A 起搏 –V 感知（心房起搏传导至心室伴自身 QRS 波）；④ A 起搏 –V 起搏（房室顺序性起搏）。DDD 模式可用于窦房结功能不全、完全性房室传导阻滞，确保房室顺序除极，从而优化心室充盈、房室瓣功能和促进 CO。

表 4-28-1　临床常用的起搏方式

起搏代码	起搏方式
单腔起搏	
AOO	非同步性心房起搏（固定频率）
VOO	非同步性心室起搏（固定频率）
AAI-R	同步频率适应性心房起搏
VVI-R	同步频率适应性心室起搏
双腔起搏	
VAT	房室同步型心房触发心室起搏
VDD	心房同步心室抑制型起搏
DVI	房室顺序起搏
DDD-R	房室全自动型起搏（频率适应性双腔感知和起搏）
DDI	心房和心室抑制型房室顺序起搏
DOO	非同步性房室起搏

（三）起搏方式

1. 单腔起搏 单腔起搏仅用一根电极导管（起搏和感知电极）植于心房或心室起搏。心脏外科临时心外膜起搏常用两根导线电极（起搏和感知电极）植于心房或心室起搏。单腔起搏器只有 AOO、VOO、AAI、VVI 和 VVT 五种起搏方式。

（1）单腔起搏按照固定的频率发放冲动，不考虑心脏的固有频率，即为非同步单腔起搏方式（AOO、VOO 或 SOO），因为竞争性心律的因素，该起搏模式具有致心房或心室快速型心律失常的可能性，非同步单腔起搏方式主要用于心动过缓的临时起搏。现在的程控起搏器通过感应心房或心室本身的动作电位变化并做出频率适用性反应，即同步（按需）起搏，可以是心房按需起搏或心室按需起搏（AAI、VVI 或 SSI），当感知心房或心室本身的动作电位变化后，起搏器的输出被抑制。通过抑制性起搏方式形成频率适应性起搏（AAI-R、VVI-R），用于窦房结功能不全但房室传导正常或慢性房颤伴房室传导阻滞者。

（2）心脏外科的临时起搏常用单腔起搏器，根据起搏电极导线放置的位置，用于单一心房起搏（感知）或心室起搏（感知）。德国制造的 BIOTRONIK 单腔起搏器，标记的单腔起搏代码 SSI（具有起搏、感知功能，感知后抑制脉冲发放）、SOO（只有起搏功能，按设定频率发放脉冲）和 SST（具有起搏、感知功能，感知后再触发脉冲发放）起搏模式。

2. 双腔起搏 双腔起搏是心房和心室内各有一根电极导管，使心房和心室按顺序起搏，得以保持更正常的房室传导关系，获得更好的血流动力学效果。现在的双腔起搏器通过程控调节刺激的种类、时程和感知功能，大部分具有抗快速型心律失常的功能。

（1）心房同步起搏：感知心房动作电位，在设定的房室间期后触发心室起搏。心房同步心室抑制性起搏（VDD），即感知来自双腔的电位，抑制竞争性心室起搏，若在预设的房室间期内感知到自身心室的动作电位，将抑制心室触发。因此，VDD 起搏可根据对心房或心室动作电位的感知而触发或抑制心室刺激。适用于完全性房室传导阻滞、慢性窦房结功能不全但无快速房性心律失常者。

（2）房室顺序起搏：对于窦房结功能不全的房室传导阻滞患者，房室顺序起搏（DVI）可代替心房同步起搏。房室顺序起搏可分为两种起搏方式：①不论在预定的房室间期内有无 QRS 波形，起搏器均先刺激心房，然后在一定的房室间期后刺激心室；②起搏器发放脉冲刺激心房后需等待一段预先设定的时间，若在此时间内心房跳动自发地引起心室的动作电位，则起搏器的心室刺激就会被抑制，不出现心室刺激。房室传导阻滞同时又有心房搏动过缓或心动过速的患者，可采用 AAI 和 VVI 起搏模式，同时设定房室间期。DDI 模式同时刺激心房和心室，不会感知和触发房性心动过速。

（3）房室全自动型起搏：房室全自动型起搏（DDD）兼有心房非竞争性同步起搏和房室顺序起搏方式。无论有无窦性心动过缓、房性心动过速、房室传导阻滞，房室全自动起搏可加入生理感受器且具有频率适应性（DDD-R）。

3. 多腔起搏 三腔（双心房＋单心室或单心房＋双心室）或四腔起搏（双心房＋双心室），起搏电极导线除常规植入右心房和右心室外，尚需要另外的电极导线分别起搏左心房和（或）左心室。如双心室起搏（biventricular pacing），除了右房、右室的电极，另有一根放置在冠状静脉窦分支的起搏电极用以起搏左心室侧壁，纠正左室侧壁收缩延迟，实现双心室的同步收缩，故称心脏再同步化治疗（cardiac resynchronization therapy，CRT）。对严重左心室功能障碍（EF ≤ 35%）和（或）合并左束支传导阻滞（QRS 波宽 ≥ 150 ms）的心脏手术患者，可以考虑用右房、右室和左室（侧壁心外膜）临时起搏导线行 CRT，需要 CRT 起搏器（CRT-pacemaker）或 CRT 埋藏式心脏转复除颤器（CRT-implantable cardioverter-defibrillator，CRT-ICD）。CRT 对晚期心衰患者，协调双室同步收缩来改善心肌收缩性和左心室功能，还可通过房室顺序起搏提高 CO 来优化和改善血流动力学。

（四）程控功能的选择

1. 起搏器的不应期　所谓不应期是指在一次起搏心跳后不接受任何输入信号的间期，包括起搏不应期和感知不应期。有些起搏器的起搏不应期和感知不应期相等，有些起搏器起搏心跳后的不应期比自主心跳后的不应期长，因此起搏心跳后的 QRS-T 间期较长。程控不应期可用于纠正 T 波造成的过感知和期前收缩引起的感知低下，前者若将不应期设在 T 波之间，可不恰当地抑制起搏器的输出，后者若设定较短的不应期可保证期前收缩落在感知不应期之外。因此，期前收缩可被感知，即可减少起搏进入期前收缩易损期的危险。

2. 设定感知不应期　双腔起搏器要求设定心房和心室的感知不应期。心房感知不应期可阻止感知心房期前收缩、房性心动过速或有功能性室－房逆传导的患者由期前收缩引起的逆传 P 波。心房触发心室起搏时追踪心房心动过速是造成起搏器所致心动过速的机制。感知逆传 P 波可启动房室间循环折返性心动过速，即所谓无限循环环路心动过速。此时，起搏器成为折返通路的一支，感知逆传性 P 波然后触发心室搏动，如果此过程自身反复发生，则出现无限循环性心动过速。通过设定一个心房感知不应期可阻止此类心动过速的发生，心房感知不应期长于房室传导时间。对于有功能性室－房传导的患者最好不用心房跟踪模式。心室感知不应期的设定是为了避免感知 T 波。如果此期太短，起搏器感知 T 波并且有可能不适当地抑制输出。如果此期过长，则可妨碍自身室性动作电位的感知，心室起搏刺激则可落在易损期内。

3. 空白期　超短的心室感知不应期。开始于心房起搏刺激的同时，阻止心室感知心房起搏伪象，即交叉感知现象。对于具有心室感知而心房和心室均起搏的起搏模式，交叉感知可产生心室起搏刺激抑制。如果心房起搏信号被心室感知，将引起心室输出被抑制，称为交叉感知导致的心室输出抑制可造成心搏骤停，设定空白期就是为防止交叉感知。但如果空白期设定过长，紧接在心房起搏刺激之后发生的自主心室搏动也不能被感知，这样可产生竞争性心室起搏。当然空白期太短，则不能排除交叉感知。

三、心脏起搏的适应证

（一）永久性起搏器

1. 窦房结功能障碍

（1）病态窦房结综合征：持续、严重且难以解释的心动过缓；窦性静止伴脱落或结性心律；

慢性房颤伴有症状性心动过缓（非药物治疗引起的慢心室率反应）；房颤或房扑转律后不能恢复窦律者。

（2）快 – 慢综合征（bradycardia-tachycardia syndrome）：由于窦房结功能失常而引起心动过缓和心动过速交替出现。

（3）其他：严重心动过缓药物治疗无效或需要长期药物治疗且症状明显者。

2. 房室传导阻滞

（1）症状和轻重程度是决定因素，具有临床症状的完全性房室传导阻滞是绝对指征。常见于冠心病、瓣膜病和特发性传导系统钙化，较少见于先心病。

（2）一度或二度 I 型房室传导阻滞导致明显临床症状，药物治疗无效，植入永久起搏器是合理的；二度 I 型或 II 型房室传导阻滞虽无明显症状或明确指征，但安置永久起搏器可以明显改善远期预后。完全性或二度 II 型房室传导阻滞，因心动过缓或节律脱落而造成血流动力学不平稳，需要安置永久起搏器。

（3）急性心肌梗死合并房室传导阻滞，二度 II 型或严重二度房室传导阻滞即使无症状也应视为绝对适应证。

（4）由外科造成的非可逆性二度 II 型、高度或三度房室传导阻滞患者，无论有无症状均需植入永久性心脏起搏器。由于三尖瓣修复或生物瓣置换后心室内植入电极会引起瓣膜反流，而人工机械瓣则完全不能植入，因此，三尖瓣修复或瓣膜置换（尤其机械瓣）手术出现高度房室传导阻滞或具有高度传导阻滞风险患者，建议在术中植入永久性心外膜起搏导线和（或）起搏器。

3. 慢性双束支或三束支室内传导阻滞

（1）双束支传导阻滞时 ECG 表现出室内传导系统三条束支中（右束支、左前分支和左后分支）有两条损伤的证据（左前分支或左后分支阻滞加右束支传导阻滞；完全性左束支阻滞）。

（2）慢性双束支传导阻滞合并进行性二度房室传导阻滞以及三束支传导阻滞的患者死亡率（猝死）高。三束支或完全性房室传导阻滞可发生晕厥而造成猝死，因此被视为安装起搏器的一级指征。

（二）临时起搏器

1. 保护性起搏　根据 2018 年美国 AHA/ACC/HRS 指南，建议所有成人心脏外科术中常规安置心外膜临时起搏电极。没有研究表明选择性地放置临时起搏导线可以使患者获益，拔除心外膜临时起搏电极出血而导致的死亡风险很低，且被频繁和不可预测的临时起搏需求所抵消。术前患有严重心动过缓、心律失常和（或）重度心衰等危重患者，可以在术前预先安置临时起搏器，以便更有效地管理有害的窦性心动过缓、增快心率和改善血流动力学状态，防止发生心搏骤停等严重心脏不良事件。即使暂时无心律失常发生，但存在发生恶性心律失常的高危因素，同样需要预防性安置临时起搏器，心脏外科常规安置临时起搏器，可以明显改善心脏手术患者的预后和转归。

2. 治疗性起搏　据阜外医院统计，在心脏外科术中发生的心律失常有临床意义且需要处理者约占 25.7%，其中缓慢型心律失常，例如任何原因引起的心动过缓、三度房室传导阻滞、影响循环功能的频发室性心律失常，都需要安置临时起搏器来治疗。围手术期出现严重心动过缓并进行性影响血流动力学，需要放置临时起搏器，而不应该长时间依靠变时性药物。紧急心血管事件的麻醉管理，麻醉医生应掌握通过非侵入性途径（经食管或经皮）或常用的侵入性途径（经静脉）安置和使用起搏器技术。例如，大量快速输库血或含钾液体造成高钾血症引起严重心动过缓，快速使用经食管心房起搏显示出优势，当然需要患者房室传导系统正常，同时要处理急性血钾升高。另外，超速起搏抑制治疗可以用于控制严重快速型心律失常。洋地黄中毒或严重电解质紊乱（如高钾血症）引起的暂时性三度房室传导阻滞，起搏可以作为药物治疗的并行措施。

第2节　起搏器患者的围手术期管理

一、起搏器患者的术前评估

（一）患者的评估

1. 已经安装起搏器的患者，往往患有明显的心脏疾病。因此，需要有针对性地了解病史，进行心脏检查并对心脏疾病进行相关评估。确定植入起搏设备的适应证（目的）和植入时间，尤其是 ECG 检查和心律失常。同时评估合并的全身系统性疾病，了解各个脏器的功能。须有完备的诊断和实验室检查结果，重点是血清电解质水平，纠正因强心、利尿等治疗措施引起的电解质紊乱。

2. 明确外科手术治疗计划，了解手术类型、部位和体位，确定围手术期使用的技术和设备可能对起搏器造成的影响，尤其是电凝、电刀、射频消融、体外电复律和除颤设备、磁共振、激光等的严重干扰。确定患者是否需要麻醉诱导前将起搏器调整为非同步（AOO、VOO 或 DOO）起搏模式并暂时关闭自动除颤或电复律（AICD）功能，同时制定围手术期管理策略。

3. 评估麻醉药物和技术可能对起搏器的影响，尤其是治疗用药或麻醉引起的生理改变对心律的影响，确定起搏器对此改变是否有相互作用。确定患者是否有起搏器依赖，是否有自主心率和节律，是否可以临时关闭起搏器。须考虑围手术期血流动力学的改变，心脏手术前、后起搏器是否需要调整参数（如起搏频率的增加或减少），以利于心脏功能的恢复。

4. 评估和查看术前治疗用药。常用的 β 受体阻滞药、血管活性药物、钙通道阻滞药和抗心律失常药等，通常按照当前的用药方案继续使用。麻醉前用药根据患者的具体情况而定，必须确保备有临时起搏和除颤设备。

（二）起搏器功能的评估

1. 首先获取患者的制造商起搏器设备识别卡，或从安装设备的医院和人员处获取相关设备的信息。了解患者当前的起搏器设置参数和条件。当前或过去数月起搏器工作状态，特别注意是否出现过不良事件。必要时立即进行全面的设备检查。如果缺少上述资料，至少做 X 线摄片和 ECG 检查，确定起搏器的类型和制造商（许多起搏器带有 X 线代码）。

2. 明确植入的常规起搏器者不需要特殊检查，但安装双心室起搏器和（或）除颤器，需胸片确认冠状静脉窦电极导线的位置，胸片也有助于识别起搏器的类型，还能提示导线断裂等设备完整性的信息。如果对起搏器的功能和设置不清楚，或需要更改参数，有必要术前咨询或请心脏电生理专家会诊。

3. 程控起搏器功能的评估相对复杂，通过设备检查需要获得的信息有：①确认起搏器的类型和功能；②确认起搏器植入的位置、电极导线的数量、类型和走行线路；③确定设备工作状态，是否需要更换电池；④查明目前程控设置，如模式、频率和有无频率适应功能；⑤确保起搏器工作正常，有足够的起搏和感知安全界限；⑥确认起搏器参数是否需要程控重置，需要时（起搏器依赖者）用磁体或程控调节设备将起搏方式转变为非同步模式，手术结束后或回 ICU 再恢复原来的设置。围手术期永久性起搏器的使用和程控参数的特别处理需要记录在案。

4. 非程控起搏器的评估相对简单。自主心率较起搏频率快者，ECG 无起搏信号，如果起搏信号落在 R 波后或落在 T 波上，则对起搏器要进行相应调整。评估起搏器功能时可以让患者作屏气使其自主心率降低，或增快起搏器设定频率以便可以在 ECG 上观察到起搏信号和起搏心律，说明起搏器 VOO 或 AOO 工作模式正常。自主心率低于起搏频率，则较容易判断。

二、围手术期临时起搏

（一）临时起搏的方法

1. 侵入性（直接）起搏

（1）经心外膜：直接将两根起搏导线直视下分别缝在右室流出道或邻近心尖部的心外膜下，心房起搏缝在右心房，两电极相距 ≥ 2 cm，以免互相接触而短路，或一根（正极）缝在膈肌或皮下肌肉组织（单腔、不可靠），另一根缝在右室心外膜下；房室顺序型起搏需将起搏导线两根缝在右心房，两根缝在右心室；双室起搏行 CRT 可以考虑用右房、右室和左室侧壁心外膜临时起搏导线。起搏导线经心包在剑突下穿透胸壁，固定于皮肤上，通过中继线与起搏器相连。侵入性（直接）起搏方式在开心手术患者最常用。

（2）经静脉：经静脉起搏导线通常是双极导线或多极导线，需要 ECG 或结合影像学（X 线或超声）指导下进行。麻醉医师需要掌握经静脉起搏电极安置技术。常规消毒、铺无菌巾，经右侧颈内静脉通路置入外套管并固定，将带有保护套的无菌带套囊（漂浮）起搏电极导线连接起搏器，设置并打开起搏器（输出强度 5 mA、灵敏度 1 mV，输出频率通常大于自主心率 10 次 /min），将带有起搏和感知电极的起搏导管，经外套管缓慢插入，进入上腔静脉后套囊注气，进入右室（30 ~ 40 cm）见稳定起搏 ECG 信号，后退、调整参数并固定。术前有窦房结功能障碍或严重房室传导阻滞者的高危患者，围手术期（尤其在体外循环前期）有发生严重不良心血管事件风险，建议经静脉途径预防性放置起搏电极。

（3）经皮穿刺起搏（transcutaneous pacing）：已被抛弃，仅在紧急情况下临时处理危及生命的严重心动过缓或心搏停止而无其他办法时使用。将起搏电极通过 18 号穿刺针经胸骨左缘第 4 肋间垂直刺入右心室，另一电极则刺入皮下。明显缺陷：肺气肿或过度肥胖患者不能有效起搏；

由于患者体位、手术切口等原因，起搏电极无法安置；不能确保房室同步收缩；心脏损伤和血气胸。

2. 非侵入性（间接）起搏

（1）经皮（胸壁）体外起搏：紧急情况下的临时起搏。现代的除颤器都带有起搏功能，通过胸壁粘贴式体外起搏除颤电极，使用较宽和较强的电脉冲波刺激心脏，从而达到临时急救起搏。将正极电极片粘贴在脊柱和右肩胛骨之间的心脏体表部位，负极电极片粘贴在胸骨左缘3 ~ 4肋间的心前区，需要同时连接心电监护导联以感知和分析心电信号（同步）。体外起搏器通常只有按需或固定频率两种起搏方式，使用简单，可以短时间内获得复苏成功的机会，但因起搏输出电流（40 ~ 80 mA）较大会引起患者局部皮肤疼痛和强烈肌收缩，清醒患者很难耐受，起搏效果也不稳定，只作为全麻患者经静脉心内膜起搏的急救性临时过渡。

（2）经食管起搏（transesophageal pacing）：将双极导管电极经鼻或口送入食管至左心房水平，根据食管ECG显示双峰P波定位，送到胃底部则用于心室起搏。随着起搏电极的改进，敏感性的提高，经食管临时起搏在全麻术中使用可能比经皮起搏更有优势。

（二）临时起搏器的使用常规

1. 设置参数　①输出强度：3 ~ 5 mA；②感知灵敏度：按需型起搏器将灵敏度调至最大或1.5 ~ 2.5 mV，根据病情需要也可置于非同步；③频率：输出频率通常在60 ~ 150次/min，根据病情需要进行调整，如心衰或瓣膜置换设为90 ~ 100次/min为佳；④房室间期：双腔起搏器需要设定，设置间期同心率快慢有关，通常在100 ~ 200 ms。

2. 连接导线　术中需要无菌的中继导线过渡，确保导线正确连接起搏器，开启起搏器，检查ECG起搏信号，证明起搏器工作正常且起搏有效。否则，需对起搏器进行相应的检查和调整。

3. 调整　起搏器安置完毕后需测试起搏阈值和感知灵敏度，据此调整起搏器的最适输出强度和感知灵敏度。起搏阈值指能使心肌产生动作电位的最小刺激强度，即起搏器能起搏心脏的最小输出强度，以mA为单位。感知灵敏度则指感知自主心律R波的最大振幅，并据此来抑制按需型起搏器发放电脉冲，单位为mV。测定感知灵敏度时，设定的起搏频率比患者自主心率低10次/min，感知数由0.1 mV逐渐增加，直到感知指示灯停止闪烁，而起搏指示灯开始闪烁，此时的起搏器为非同步方式，持续时间不可太长，有引发房颤或室颤危险（R-on-T），再将感知数值调低（提高敏感度），直到感知指示灯与自主心率同步闪烁，此数值为感知灵敏度阈值，通常将感知灵敏度设定在阈值一半的水平。如果患者无自主心率，感知灵敏度设定在2 mV。测定起搏阈值时设定起搏频率大于自主心率至少10次/min，此时ECG显示1∶1心脏起搏，逐渐减低输出电流，直到ECG显示有起搏信号而无QRS波出现，此时的输出电流为起搏阈值。通常将起搏电流输出设定在起搏阈值的2 ~ 3倍以确保安全。

4. 监测　安装临时起搏器的患者，需连续24 h进行ECG和SpO_2监测，以防起搏器发生意外，尤其是在术中。撤离起搏器前，在ECG监测下试停1 ~ 2日后再撤离。

5. 起搏器撤离　患者恢复正常自主心律即可考虑撤离临时起搏器，在连续ECG监测下按顺序进行。首先逐渐调低按需起搏频率，观察自主心律的恢复，如果自主心律已恢复，持续观察24 h，将起搏器关闭或脱离起搏导线，注意导线外露金属部分的绝缘保护，再持续观察24 h。确实证明自主心律稳定而不再需要起搏时拔除起搏电极。

三、麻醉期间管理

1. 围手术期监测 ECG 是起搏器管理的最基本监测，但需同时结合动脉波形（如 SpO_2 波形或动脉压波形）监测，以避免发生起搏器相关紧急事件，术中使用电刀等对 ECG 信号也有过多干扰。术前需要更改或设置起搏器参数，必须在必要的监护环境下（ECG 和 SpO_2）进行，最好在麻醉前持续监护下进行，尤其是需要暂停自动除颤或电复律（抗快速型心律失常）功能。

2. 麻醉 麻醉药物或方法都对起搏器的功能无特殊影响。咪达唑仑、丙泊酚等药物未见对起搏器有明显影响的报道；非除极肌松药和吸入性麻醉药也不会影响起搏器功能；依托咪酯引起的肌颤对某些频率反应型起搏器可能有轻微影响；除极肌松药引起的肌颤对起搏器尤其是 VVI 和 DDD 产生抑制，不宜使用；注意避免患者术中和术后的颤抖；氯胺酮、大剂量阿片类药等药物对心率有影响，但不会干扰起搏器工作。

3. 起搏器设置 预防电刀、电凝等引发室颤等恶性心律失常。起搏器对术中血流动力学无明显影响者，可以临时关闭起搏器，术后再重新开启。起搏器依赖者则不能关闭起搏器，通过程控术前将同步起搏方式临时改为非同步固定频率起搏方式（AOO、VOO 或 DOO），体外循环期间不需要关闭起搏器，心肌停搏液灌注期间心电机械分离，手术结束后再重新调回原有设置。带有植入式自动心脏除颤起搏器（automatic implantable cardioverter defibrillator，AICD）的患者，需要加强围手术期的监测，如果术中使用电刀、电凝等干扰设备，需要临时关闭起搏器的自动除颤或电复律功能，术后再立即开启。

4. 术后管理 确定已经完全脱离干扰起搏器或 AICD 的环境，检查和确定起搏器功能良好，尽快恢复或调整起搏器或 AICD 的术前设置。在恢复或调整起搏器术前设置之前，需要持续监护（ECG、SpO_2 等）环境，并确保备有临时起搏和（或）除颤/电复律的设备。

四、植入起搏器的麻醉管理

1. 通常通过右或左锁骨下静脉穿刺置入起搏导管至右心室，接触心内膜固定电极；双腔起搏器则置入另一起搏电极于右心房。将带有无干电极的脉冲发生器埋藏在右或左锁骨下区域的胸大肌前胸壁皮下组织里。

2. 除婴幼儿或小儿不合作（通常需胸廓切开术放置心外膜导线起搏）外，植入或修整起搏器不用全麻，局部浸润麻醉或局麻辅助小剂量镇痛、镇静药物即可。根据现有证据，吸入或静脉麻醉药物均无明显改变起搏阈值的作用。现在的心血管麻醉和监护技术提供了控制良好的全麻或局麻技术，并且可以为内科医师提供良好的手术环境。

3. 植入或修整起搏器时，不管采用全麻或局麻加镇静，对大多数症状性心动过缓的患者，须提供有效的临时起搏系统。双导联 ECG 持续监测，一个用于检测心肌缺血，另一个用于检测 P 波。

4. 植入起搏器前须建立有效的静脉通路，并需备有必要的变时变力性急救药物。建立 ECG、SpO_2 和无创动脉压监测，必要时进行直接动脉压监测。

五、围手术期起搏器故障

（一）起搏器方面

1. **起搏失败** 通过观察直接动脉压波形很容易对起搏器不能触发心搏作出诊断。起搏器没有发放下传的刺激，或者下传的刺激不能兴奋心肌。最常见的原因是脉冲发生器组件失灵、电源损坏、导线损坏、起搏阈值增大等。

2. **感知失败** 原因有电极移位、导线或连接损坏、或者脉冲发生器组件失灵；因心肌电位R波或P波幅度太小或形状失真，使感知电路不能感知而成固定频率起搏，表现为竞争心律，需调整感知灵敏度；感知参数设定不当。如果自主心肌电位与起搏电位同步或融合，或者手术时起搏器设定在非同步模式，会误诊为感知失败。

3. **感知过度** 起搏器感知到设定信号以外的信号。例如，心室感知电极可以感知到异常大的T波（高钾血症）或延迟的T波（低钾或低钙）；如果心室感知的电位幅度设定得过于敏感，甚至可以感知到正常的T波；不应期太短也会引起感知过度；另外，如果心室电极移位至右室流出道，可以感知到心房的心肌电位而不是原来设定的感知信号；其他感知过度的例子包括感知到胸部或其他骨骼肌电位而抑制了起搏器电脉冲信号的输出，或感知到其他电磁信号或机械干扰。感知过度可以通过适当调整起搏程序或临时转为非同步模式得以矫正。

4. **起搏频率改变** 不以程序设定的心率起搏。原因：感知过度可以对起搏器刺激产生不适当的抑制或激发；由于组件老化或电源损坏可以引起起搏频率漂移或减少；组件功能失灵可以导致起搏频率或脉冲输出加快。

（1）起搏器奔放：由于起搏器老化或组织液渗漏进入密封不良的脉冲发生器内引起起搏频率加速，起搏频率突然升高至100次/min以上，甚至高达200次/min，起搏器电路故障，立即更换。目前的起搏器都有最高频率限制电路，此种故障已极少发生。如果发生采取以下措施：①由于抗心律失常药或直流电转复可能无效，利用磁体程控脉冲发生器，转换为非同步方式以减慢起搏速率；②如果干预无效或患者血流动力学不稳定，需将起搏导线连接临时体外起搏器，安全切断故障起搏器；③建立其他临时起搏通路，再分离导线和更换故障起搏器；④如果患者血流动力学情况稳定，可有时间、更安全地置换故障起搏器。

（2）无休止环心动过速（endless-loop tachycardia，ELT）和起搏器介导心动过速（pacemaker-mediated tachycardia，PMT）：可能引起严重血流动力学障碍。ELT可以通过重新调控起搏器或者使用磁体将起搏器转变为非同步以消除心房感知而终止，其他终止ELT的方法有重新设定心房感知不应期、转换为DVI模式、刺激胸壁和锤击胸部；PMT多发生在心房触发心室起搏方式（VAT、VDD和DDD），且易于发生房性心动过速的患者，将起搏器转换为非同步方式、避免使用心房程序起搏或消除心房感知。

（3）起搏频率改变的误诊：如果起搏器设定为心率滞后模式，很容易发生起搏频率改变的误诊。脱漏间期指在心动过缓或无心搏时等待起搏的时间，自主心律间期决定了起搏开始后的起搏频率，通常心率滞后的设定是为了让有窦房结功能障碍的患者最大限度地受益于窦性节律。

有心率滞后时，程序起搏的脱漏间期比自主心律的间期要长，被误认为起搏频率的改变。另外，误诊也可发生在将非起搏器干扰信号误解为起搏器脉冲刺激。

5. 频率应答式起搏器　通过结合使用生理感受器来监测代谢需要的变化，进而调节起搏频率来满足需要，如运动时起搏频率增加，可以更好地满足机体代谢的需要，但是起搏器结合了生理感应器后发生围手术期起搏器功能障碍的机会增加，有可能发生起搏器诱导心动过速的情况，手术中的电烙、电凝等额外刺激也可以被误诊为室性心动过速。根据围手术期情况，对于带有频率应答式起搏器患者，为预防起搏器功能障碍，术中采取非同步起搏节律或在麻醉手术前去除频率应答功能。

（二）患者方面

1. 阈值改变　患者阈值改变的最主要原因是电解质紊乱，尤其是钾离子浓度的改变。根据公式 EMF =log（Ki/Ko），EMF 为电荷移动力（electromotive force），Ki 为细胞内钾离子浓度，Ko 为细胞外钾离子浓度，直接决定了心肌细胞的静息跨膜电位（resting membrane potential，RMP）为 -90 mV，当细胞内 K^+ 浓度降低和（或）细胞外 K^+ 浓度升高，使 RMP 降低并接近或达到阈电位（threshold potential），心肌极易除极，表现为起搏器阈值降低。相反，当细胞内 K^+ 浓度升高和（或）细胞外 K^+ 浓度降低，使 RMP 升高，心肌不易除极，则表现为起搏器阈值升高，电脉冲不易甚至不能引起心肌的兴奋。使起搏器阈值发生改变的其他原因有电极被纤维素包裹、应激状态、抗心律失常药、糖皮质激素、急性心肌缺血或梗死、心脏兴奋药物、血糖升高等。

2. 转运和体位　在搬运患者或摆体位时，注意避免临时起搏导线移位，使起搏器电极的接触发生改变而影响到起搏器的功能，严重者可能导致心肌损伤（牵拉）出血，甚至危及生命。在患者转运过程中要格外小心并严密监测。需备有变时性药物（山莨菪碱、阿托品或肾上腺素）以便在起搏器失效时提高自主节律。

（三）外界的干扰

1. 电磁波干扰（electromagnetic interference，EMI）　X 线和 CT 扫描不会干扰起搏器功能，但磁共振和术中使用电刀、电凝和射频消融等可以干扰起搏器。现在许多按需起搏器设计成在有持续电磁干扰时可以转换为非同步模式，但在间断或调节后遇 EMI 时可能无效，出现暂时抑制起搏器功能，导致心动过缓、心搏停止或室颤，阜外医院遇到过类似情况。术中电凝是常规止血方式，带有起搏器的患者需格外警惕。

（1）严密监测 ECG、直接动脉压波形、SpO_2 波形和起搏声音等，以便发现起搏器抑制。如果发生起搏器抑制，情况允许可临时关闭起搏器，尽量缩短电凝的时间。为避免意外，开胸过程或使用起搏器以前充分止血，以减少使用起搏器后电凝的机会，或将起搏器转为非同步模式，手术结束再转为同步模式。

（2）尽量使用双极电刀或超声刀，尽可能减小电刀的输出功率，采取间短、间歇性使用。确实安装好电刀的地线，接地板离起搏器越远越好，并尽量使起搏器远离电刀（至少 15 cm）。使用电凝过程中出现短阵室速、起搏器停止和室颤，立即停用电凝、电刀。体外除颤或电复律的电极宜前、后粘贴，尽量远离起搏器，体内电击除颤时注意避开起搏电极，从低能量除颤开始，临时起搏器可暂时拔掉起搏导线。术后持续检查起搏器的功能状态，特别是暴露在比较强的 EMI 或电复律以后。

2. 机械或其他干扰　机械通气、电极松动、导线连接错误、骨骼肌肌颤或挛缩等，对某些起搏方式，如 DDD-R 或 VVI-R 等可有明显影响，需要密切监测以排除此类机械干扰因素，如果干扰导致出现循环问题，立即将起搏模式转变为非同步模式。

3. 竞争性节律　由于起搏器的电流相对较小，因竞争性节律导致的严重快速型心律失常的危险很小。但有下述危险因素时风险增加：①心肌缺血、急性心肌梗死；②低氧血症、严重酸碱或电解质平衡紊乱（特别是血钾异常）；③儿茶酚胺增多，心肌应激性增高；④洋地黄类药物中毒、低温或高代谢状态；⑤获得性或先天性 Q-T 间期延长。

六、快速型心律失常的起搏

1. 起搏模式　临时起搏器对围手术期防止和处理快速型心律失常有益。随着非侵入性临时起搏方式，如经食管起搏的使用，临时起搏可以更方便地使患者获益。已有数种起搏模式但基本局限于终止折返型室上性心动过速，而这些用于终止心动过速的起搏模式并不是适合于任何病例，使用不当可能引发更为严重的心律失常。因此，抗心动过速的起搏治疗需要有直流电复律的保驾护航，麻醉医师要熟知围手术期使用起搏器的危险性，必要时及时征询内科电生理医师的建议。

2. 快速型心律失常的起搏处理

（1）阵发性（折返型）室上性心动过速：突然发生的室上性心动过速（paroxysmal/reentrant supraventricular tachycardia，PSVT）多由房性、房室结或室性来源的期前收缩诱发而致。PSVT 病例的 80% 是由于房室结或房室结加上折返性旁路而引起，其余由窦房结和房性折返引起。有时 PSVT 可以被心房起搏而终止，起搏频率小于 PSVT 的频率。通常使用超速起搏抑制模式，起搏频率大于 PSVT 频率的 10% ~ 15% 直至 1∶1 夺获，以此频率持续起搏 20 ~ 30 s，然后迅速或逐渐减慢到一定的频率而终止。对于有窦房结功能障碍者应逐渐减小起搏频率，以减少终止超速起搏后长时间停搏的风险。如果起搏无法终止 PSVT 或引起严重的血流动力学变化，必须立即行直流电复律。

（2）房扑：起搏治疗可以终止 I 型房扑（频率 < 350 次 /min），但对 II 型房扑（频率 > 350 次 /min）无效，如果合并严重血流动力学紊乱应该行电复律。I 型房扑以大于房扑频率 15 ~ 20 次的心房超速起搏，如果不成功则起搏频率递增 10 ~ 20 次，通常需要较高的电流（起搏阈值的 2 倍），出现心房夺获的证据是在面向下的导联上出现正立的 P 波，而在相同导联上的房扑波为双向或倒立。一旦出现心房夺获，持续起搏 20 s 后，频率逐渐下调，继而恢复窦性心律。有些患者起搏后可能出现短暂或持久的房颤，可以行电复律或服用地高辛来减慢心室率。

（3）房室交界性心动过速（atrioventricular junctional tachycardia，AVJT）：在心室功能受损的患者，AVJT（交界性节律 ≥ 80 次 /min）会导致严重的循环障碍。体外循环后 AVJT 并不多见，出现 AVJT 可能与再灌注损伤、心肌保护不良或心肌缺血有关。使用 β 受体阻滞药可以减慢 AVJT 的节律（≤ 120 次 /min），但 AVJT 对药物的反应往往不太明显。持续起搏可以使血流动力学指标有所改善，进而 AVJT 的频率也逐渐减慢，使起搏频率可以逐渐减慢。经过持续数分钟或数小时的起搏后，逐渐恢复窦性心律后可以停止起搏。

（4）加速性室性自主节律（idioventricular tachycardia）：在病因、继发血流动力学变化方面与 AVJT 相似。在 CAD 患者有时可以见到室性自主节律，只要血流动力学稳定，心律规律，通常并不需要特殊处理，过慢可以给予山莨菪碱，有时可以转为窦性心律，但成人发生加速性室性自主节律的频率通常在 120 ～ 130 次 /min，在新生儿或婴儿心率会更快。药物治疗可以使用 β 受体阻滞药，起搏器的处理与 AVJT 相似。

（5）房颤、异位性房性心动过速：任何起搏方式都不能终止房颤，但可以使用同步直流电复律。异位型房性心动过速（ectopic atrial tachycardia，EAT）的心率通常 > 150 次 /min，呈 2 ∶ 1 或不定的房室传导阻滞，对血流动力学的影响不大而不需要治疗，地高辛可用于减慢心室率。由于心房超速起搏不能终止 EAT，通常只用于控制心室率，故心房起搏频率设定在足以产生 2 ∶ 1 房室传导阻滞即可。

第 3 节　心脏除颤或电复律

一、作用机制

1. 使用电复律和（或）除颤设备瞬间发放高能脉冲电流使之通过心脏，从而达到消除快速型异位心律失常并恢复窦性心律的方法，称心脏电复律（cardioversion），用于消除心房纤颤或心室纤颤称心脏电除颤（defibrillation）。

2. 快速型心律失常的发病机制主要是折返激动、异位起搏点自律性增高和触发电活动，其中折返机制占大多数。而电复律或除颤设备就是通过对心脏瞬间释放的高能脉冲电流，使整个心肌包括自律细胞同时除极，从而消除折返激动而终止异位心律，并使之恢复窦性心律。

（1）任何类型的快速型心律失常导致血流动力学障碍且药物治疗不佳时，原则上均应考虑电复律和（或）除颤，但以折返通路形成者疗效为最佳。

（2）所有心肌纤维必须同时除极，恢复窦性心律则要求窦房结和房室传导功能良好。除颤后还存在异位起搏点，且兴奋性超过窦房结，则心律仍可被异位起搏点所控制。

二、设备要求和方法

1. 电复律和（或）除颤设备　由主机（交流 / 直流转换器、显示、集成电路、充电和放电开关）、除颤电极和心电导联等部分组成。除颤电极有成人、小儿和婴幼儿之分；体内和体外之分；粘贴式软电极和手持性硬电极之分。过去的除颤器输出电流波形为单相脉冲，现在的除颤器都是低能量双相脉冲，除颤电极同时也是拾取 ECG 的电极，具有损伤轻、高转复率的优越性。除颤设备要求分布合理到位，设备必须完整、功能良好，相关人员操作熟练（经过操作培训），不间断充电，随时处于备用状态。

2. 电功率（能量）的选择　输出的电功率根据不同的心律失常、电复律或除颤途径的不同而不同，同时还要考虑病种、心肌条件（缺氧、酸中毒、体温过低、电解质失衡等）、心脏大小（心脏越大能量需要越大）、心功能和重复电击次数等因素。释放的能量是能够终止心律失常的最低能量，过低不能起效，过高则导致心肌损害。

3. 电极板的安置

（1）体外：使用前手持性硬电极最好涂上导电糊或垫湿盐水纱布。前侧位即一个电极板放在心尖部胸壁，另一个放在胸骨右缘第 2 ~ 3 肋间；前后位即一个电极板放在患者背部右肩胛下区靠内侧，另一个放在胸骨左缘第 3 ~ 4 肋间；心脏外科手术时使用软性粘贴式电极后侧位，即一个电极放在患者背部右肩胛下区靠内侧，另一个软式电极粘贴在左腋前线、左锁骨中线外侧第 4 ~ 5 肋间。

（2）体内：经心脏表面除颤时两个电极板分别放在右心房和左心室部位，心脏和电极表面淋满生理盐水，用于心脏直视术中或心肺复苏开胸心脏除颤。

4. 同步（电复律）与非同步（除颤）　同步电复律需要安置 ECG 导联，且选择 R 或 S 波明显、T 波小的导联。现在的除颤电极（不论是体内电极或体外的粘贴式电极）均可以作为拾取 ECG 的导联电极，故不需要再额外粘贴 ECG 导联电极就可以进行同步电复律的操作。

（1）同步（电复律）：使瞬间电流与 QRS 波群相同步，即用患者自身的心电信号（R 波）触发电脉冲发放，使其落在 R 波的下降支而非心肌易损期（T 波），以避免引发室颤。用于转复血流动力学不稳定的具有自主节律的心律失常，如室上性心动过速、室性心动过速（可辨识 R 波）、房颤和房扑。

（2）非同步（除颤）：室颤或心室扑动时整个心肌已无时相上的实质性区别，并且此时已无明确的 R 波可被利用来触发放电，故可以在任何时相发放高能电脉冲进行电击转复。体外循环中的任何电复律都可以使用非同步。

5. 植入了心脏起搏器　电极板距离心脏起搏器太近，可能导致起搏器功能障碍。因此，需使用最低有效的电功率，电极板的位置要距离起搏器在 10 cm 以上，电击后立即检查和重新程控起搏器。

三、电复律的分类

1. 择期复律　用于房颤、房扑电复律，复律前有充分准备的时间。

（1）患者知情：向患者及其家属解释利弊及可能出现的并发症，签订知情同意书。

（2）超声心动图检查：复律前检查心腔内有无血栓迹象。

（3）使用抗凝药物：房颤转复为窦性心律引发的栓塞事件为 1% ~ 5%，栓塞常发生于复律后的头 10 日内。房颤病程不清楚或超过 48 h 者，转复前口服华法林 3 周，复律后继续服用 4 周。病程＜ 48 h，超声检查无血栓迹象者可以直接复律，复律前可不抗凝或给予静脉肝素抗凝。血流动力学不稳定需要立即复律并给肝素抗凝，转复后需继续进行抗凝 4 周。

（4）使用抗心律失常药物：可以提高复律成功率，减少所需电能，防止早期复发。用于持续性房颤电复律前的药物有胺碘酮、普罗帕酮、伊布利特和奎尼丁等。

（5）纠正电解质及酸碱失衡：酸碱失衡、电解质紊乱影响电复律效果，甚至引起更严重的心律失常。低血钾时心肌兴奋性增高，Q-T 间期延长，电击后易发生异位心律。维持患者血清钾、镁在正常范围内的偏高水平是电复律的重要安全保障。

（6）麻醉：建立 ECG、SpO_2 监测。给患者适当镇静，以减少电复律带来的不适。术前禁食 6～8 h，常规面罩或鼻导管吸氧，缓慢静注入睡剂量的丙泊酚或咪达唑仑使患者入睡即可，待睫毛反射消失即可电击。

（7）急救和药物准备：急救复苏设备如气管插管、人工呼吸设备、吸引器等；生理盐水稀释的急救药物麻黄碱（30 mg/20 mL）、山莨菪碱（10 mg/5 mL）或阿托品、肾上腺素（1 mg/100 mL）。

2. 急诊或即刻复律　急诊复律需要快速做必要的准备，室上速伴心绞痛或轻度血流动力学异常、药物治疗不佳的室速且不伴有明显血流动力学障碍、体外循环期间室颤或室速等；任何引起意识丧失或重度低血压的快速型心律失常，必须立即电复律和（或）除颤，称即刻复律。

四、适应证

1. 室颤和心室扑动　绝对适应证，立即非同步电击除颤。

（1）体外：严重紧急事件，快速除颤是保证抢救成功的关键。使用双相波功率 150～200 J 电击除颤，小儿 30～100 J（2 J/kg）。室颤至第一次电击时间直接影响除颤的成功率和患者预后，强调争分夺秒。早期（1 min 内）通常为粗颤，首次除颤成功率可达 90%～100%；若超过 2 min，因心肌缺氧和酸中毒粗颤转为细颤，成功率仅为 1/3。如果连续三次电击除颤不成功，立即启动包括心脏按压在内的基本生命支持复苏程序。

（2）体内：低功率开始（双相波 10～15 J），但不宜超过 30 J；小儿 5～10 J（<1 J/kg）。难复性室颤（除颤超过三次），需根据心脏大小、颤动情况、心肌应激状态，选择用药后除颤。可供选择的药物有胺碘酮 300 mg、肾上腺素 1～20 μg/kg、利多卡因 1～2 mg/kg、阿替洛尔 5 mg 等，再电击除颤，以增加心脏恢复自主心跳的复苏成功率。

2. 室性心动过速　根据室速的波形特征和心率的快慢选择体外电复律输出功率。阵发性室速首次体外同步电复律用 50～75 J，不成功递增至 100～150 J，成功率可达 98%～100%；单形性室速首次可用 75～100 J，多形性室速类似室颤，首次选择 100～150 J，不成功再增加功率。

（1）不伴有明显血流动力学障碍首选药物治疗，无效或血流动力学明显改变，立即同步电复律。

（2）病情危急，伴意识障碍、严重低血压、急性肺水肿等，立即同步电复律。

（3）室速频率很快，QRS 波宽大畸形，难以区分 QRS 波与 T 波，不能同步放电，立即使用从低功率（100 J）开始的非同步电复律。

3. 房扑　持续性房扑药物治疗效果不佳者，房扑以 1∶1 比例下传、心室率很快而导致血流动力学迅速恶化者，需要同步电复律，初始功率为 50～75 J，电复律的成功率为 80%～90%。电复律后房扑复发，窦性心律难以维持，房扑仍以 1∶1 比例下传伴心室率加快，可用低功率 5～

10 J 电击将房扑诱发为房颤，再用药物减慢心室率。

4. **房颤** 体外同步电复律双相波初始用 50 ~ 75 J，不成功可增加至 100 ~ 150 J，电复律的成功率为 65% ~ 80%。通常用于心脏外科，如 CABG 或肥厚型心肌病外科术后新发房颤，药物复律不佳；有血流动力学障碍或症状严重但药物治疗不佳需尽快复律；虽无明显血流动力学障碍但复律后可望维持窦性心律，可以改善心功能和缓解症状。

（1）房颤伴心室率较快（> 120 次 /min），使用洋地黄类药物难以控制；房颤反复诱发心衰或心绞痛，药物治疗无效，预期转复为窦律后症状改善；因房颤存在，使心衰或心绞痛难以用药物控制，或因心室率过快而感到明显心慌、焦虑者。

（2）预激综合征并发房颤者，可以使心室率接近或等于室颤频率，导致血流动力学恶化，禁忌使用洋地黄类药物和钙通道阻滞药，可以直接同步电复律。

（3）慢性房颤但病程在 1 年以内，心功能 NYHA 分级 I ~ II 级，心 / 胸比 < 55%，左心房内径 < 45 mm 者；祛除基本病因（如甲状腺功能亢进、心肌梗死、肺栓塞等）房颤仍持续者。

（4）风湿性二尖瓣病变伴房颤时间在 1 年以内、二尖瓣扩张术或人工瓣膜置换术 4 ~ 6 周仍有房颤，或延迟到术后 3 个月进行。

5. **阵发性室上性心动过速** 首选兴奋迷走神经、药物和电生理等治疗。药物治疗无效、发作持续时间长且影响血流动力学者，可以选用同步电复律，成功率约为 90%，初始所需能量从 30 ~ 50 J 开始。预激综合征伴发的室上速，药物治疗无效，可以电复律。

五、禁忌证

1. 房颤电复律可能引发不良后果或复律后难以维持窦性心律者。

（1）洋地黄中毒所致房颤或房颤伴低钾血症，心肌应激性高，电复律易致室颤；伴有病态窦房结综合征或高度房室传导阻滞者；动脉栓塞病史或怀疑心房内有血栓者，同步电复律的相对禁忌证，抗凝至少 3 周再电复律；慢性房颤病程超过 5 年，心室率不需药物控制者，或心胸比 > 55%、左心房内径 > 50 mm 者。

（2）年龄 ≤ 60 岁且未发现明确心肺疾患的孤立性房颤，复律后药物难以维持窦性心律；风湿性心脏瓣膜病伴风湿活动或亚急性细菌性心内膜炎者；中毒性心肌炎急性期伴房颤者；甲亢引起的心律失常；原发病尚未控制或伴有急性感染、风湿活动和明显心衰者。

2. 洋地黄中毒的室速或室上速；房扑时心室率缓慢或伴高度房室传导阻滞、病态窦房结综合征；室速或室上速发作频繁，药物治疗效果不佳，不宜反复电复律，宜选择介入导管射频消融。

六、并发症及处理

1. **心律失常** 最常见的并发症，常为一过性，但也可见致命性心律失常。

（1）期前收缩：发生率最高，房性、房室交界性和室性均可见到。多数短时间内自行消失。若出现多发、多源性室性期前收缩，尤其存在 R-on-T 现象，需用利多卡因、胺碘酮等药物予以控制。

（2）致命性室性心律失常：往往与药物毒性（如洋地黄类、奎尼丁过量）、低钾血症、酸中毒、心肌缺血、心肌本身病变等因素有关。电击后如果发生室速或室颤，立即再行除颤或电复律，并积极使用利多卡因、胺碘酮等药物治疗，预防复发。

（3）缓慢型心律失常：以窦性心动过缓、窦性停搏和房室传导阻滞最常见，原因可能与直流电刺激迷走神经、复律前使用抗心律失常药物、窦房结功能不良和原有传导阻滞等有关。大都在短时间内消失，持续时间长或出现低血压等严重症状者，立即选择静注阿托品、山莨菪碱、麻黄碱或小剂量肾上腺素治疗，必要时快速临时心脏起搏。

2. 急性肺水肿　偶见于使用150 ~ 200 J较高能量复律者，在窦性心律恢复后数小时内发生，可能与心肌损伤或电复律后心室功能不全有关。患者电转复为窦律后，右心房的收缩比左心房有力（左心房明显扩大、恢复较慢），以致右心室到肺循环的血流量超过左心室的搏出量，从而发生急性肺水肿。

3. 低血压　可持续数小时，多在使用高能量转复时出现。不能自行恢复者，需要静脉持续输注多巴胺等正性肌力药物来提高血压，以保证重要脏器的血液灌注。

4. 心肌损伤　使用过大电击能量或反复多次电击可以引起心肌损伤，发生率约为3%，ECG出现异常改变，cTn T或cTn I和血清酶（CK-MB、LDH等）轻度升高，可历时数小时甚至数天。

七、自动除颤及其他

1. 自动体外除颤（AED）

（1）工作原理：具有自动识别、鉴别和分析心电节律，自动充电、放电和自检功能。使用一次性粘贴式除颤电极垫，可以自动拾取和显示单导联ECG。可以自动连续发放电击，每次放电能量与延迟时间均可程序设定，电复律或除颤能量在5 ~ 200 J（双相波脉冲电流）之间选择，电击间隔时间可程控在10 ~ 600 s，提供连续监测，快速识别和迅速反应功能。无论是专业或非专业人员均可以有效地使用AED设备对心搏骤停者进行复律。AED主要用于反复发作的室颤或高危患者。

（2）操作：使用AED装置操作简单，将两个粘贴式电极分别贴于患者右锁骨下区域和左侧胸壁心尖部区域，打开开关后按声音或屏幕文字提示完成操作，设备自动分析ECG和确认恶性室性心律失常，按下shock键或AED自动放电，此后系统立即再分析心电节律以决定是否再次除颤。常规采用双相波150 J，小儿可选50 ~ 100 J（1 ~ 2 J/kg）。

2. 经静脉心内电复律或除颤

（1）适应证：经静脉插入导管电极至心内，由直流电复律或除颤器释放电脉冲，对快速型心律失常进行低能量电复律或除颤。电极的放置可在颈内、锁骨下及股静脉进行，有右心房 – 左肺动脉或右心房 – 冠状窦两种形式，双螺旋电极除颤效果显著高于单螺旋电极。

（2）优点：需能量极低，同步电复律和非同步电除颤的有效能量分别降至0.025 ~ 2 J和15 J，最大不超过40 J；心肌损伤轻微或无损伤；可反复多次应用；导管电极尚能用于心内电生理研究和急诊临时起搏。因此，特别适用于反复发作性、致死性或伴有病态窦房结综合征和房室传导阻滞的快速型心律失常患者围手术期使用。

3. 经食管起搏、电复律或除颤

（1）适应证：使用经食管电极导管不仅可用于心脏电生理检查，而且可用于终止室上性心动过速和房扑等，简便易行。特制的食管电极导管置于食管内，另一电极置于心前区，同步电复律所需电能为 20 ~ 60 J。经改进将两个电极均置于贴近左心房的食管内，分别以远端和近端电极作为阴极和阳极，电击能量得以大幅度下降，特别适合围手术期临时使用。

（2）特点：电击所需能量低；电击成功率高，对房扑、室上速、室速的转复成功率可达 100%；对经胸高能电除颤失败的顽固性室颤有效；可以导致房室传导阻滞和阵发性室速。

4. 植入式自动心脏除颤起搏器（AICD）

（1）工作原理：通过对心电活动进行识别而触发除颤器。当发生室颤或室速时系统自动感知、识别并自动放电，从而终止室速、室颤或室扑而转复心律。该装置有接受两个钳制电极的电容，且每一极均为双极经静脉或心外膜起搏电极。可以感知室性电活动并在感知室性节律失常后 35 s 内发放电脉冲。标准装置发放 25 J 的电脉冲，如果未终止室颤，将再次发放 30 J 的电脉冲，可连续放电 4 ~ 5 次。再次放电之前将感知窦性节律，通常需要 5 ~ 10 s 来感知室性心动过速或室颤，然后 5 ~ 15 s 充和放电。主要用于反复发作、药物治疗无效的致命性快速型心律失常。

（2）操作：通常使用非开胸技术经静脉植入一个或多个心内膜电极，同时植入皮下电极，经皮下穿行至锁骨下区域到达脉冲发生器。部分患者需要正中胸骨切开或左侧开胸放置心外膜电极，正中胸骨切开有较好的视野，通常在行心脏外科手术时植入。

（3）测试：检测感知功能和除颤功能。双极感知电极和除颤电极非滤过性信号中的 QRS 波群波幅应是 5 mV，持续时间 < 120 ms，AICD 有约 150 ms 的短暂不应期。用体外除颤器发放 1 ~ 40 J 的测试电流，用标准临时电极引发室速和室颤。理想状态下的除颤阈应在 20 J 或以下。如果除颤阈在 25 J 以上，移动电极以改变极性来降低阈值。体外电震测试完成以后，AICD 发生器接到四个电极上，再次诱发室颤以检验系统功能的完整性。

（4）心律失常的检测和处理：除颤后最大的问题是窦房结功能的恢复。在 AICD 电复律后或阈值测试期间偶尔需要临时起搏，因此必须具有临时起搏的准备。当新植入的 AICD 处于失活状态时，可能发生室性心动过速或室颤，因而必须备有体外除颤设备，同时在 AICD 激活之前也必须处于监护的环境。

（于钦军 肖文静）

参考文献

［1］SAMII S M, LUCK J C. Arrhythmia, rhythm management devices, and catheter and surgical ablation[M]// GRAVLEE G P, SHAW A D, BARTELS K. Hensley's Practical Approach to Cardiothoracic Anesthesia. 6th ed. Philadelphia: Wolters Kluwer, 2019: 546-574.

［2］READE M C. Temporary epicardial pacing after cardiac surgery: A practical review. Part 1: General considerations in the management of epicardial pacing[J]. Anaesthesia, 2007, 62: 264-271.

［3］READE M C. Temporary epicardial pacing after cardiac surgery: A practical review. Part 2: Selection of epicardial pacing modes and troubleshooting[J]. Anaesthesia, 2007, 62: 364-373.

［4］KNAGGS A L, DELIS K T, SPEARPOINT K G, et al. Automated external defibrillation in cardiac surgery[J]. Resuscitation, 2002, 55: 341-345.

［5］JANUARY C T, WANN L S, CALKINS H, et al. 2019 AHA/ACC/HRS Focused update of the 2014 AHA/ ACC/HRS guideline for the management of patients with atrial fibrillation[J]. JACC, 2019, 74(1): 104-132.

［6］MULPURU S K, MADHAVAN M, MCLEOD C J, et al. Cardiac pacemakers: Function, troubleshooting, and management[J]. J Am Coll Cardiol, 2017, 69(2): 189-210.

［7］MADHAVAN M, MULPURU S K, MCLEOD C J, et al. Advances and future directions in cardiac pacemakers[J]. J Am Coll Cardiol, 2017, 69(2): 211-235.

［8］PARSONNET V, FURMAN S, SMYTH N P. A revised code for pacemaker identification[J]. Pacing Clin Electrophysiol, 1981, 4(4): 400-403.

［9］BERNSTEIN A D, DAUBERT J C, FLETCHER R D, et al. The revised NASPE/BPEG generic code for antibradycardia, adaptive-rate, and multisite pacing. North American Society of Pacing and Electrophysiology/British Pacing and Electrophysiology Group[J]. Pacing Clin Electrophysiol, 2002, 25(2): 260-264.

［10］SULLIVAN B L, BARTELS K, HAMILTON N. Insertion and management of temporary pacemakers[J]. Semin Cardiothorac Vasc Anesth, 2016, 20: 52-62.

［11］JANUARY C T, WANN L S, ALPERT J S, et al. 2014 ACC/AHA/HRS Guidelines for the management of patients with atrial fibrillation[J]. JACC, 2014, 64(21): 1-76.

［12］KUSUMOTO F M, SCHOENFELD M H, BARRETT C, et al. 2018 ACC/AHA /HRS Guideline on the evaluation and management of patients with bradycardia and cardiac conduction delay: executive summary[J]. Circulation, 2019, 140: 333-381.

［13］American Society of Anesthesiologists. Practice advisory for the perioperative management of patients with cardiac implantable electronic devices: Pacemakers and implantable cardioverter-defibrillators 2020: An updated report by the American Society of Anesthesiologists task force on perioperative management of patients with cardiac implantable electronic devices[J]. Anesthesiology, 2020, 132: 225-252.

辅助循环装置和体外膜肺氧合

第 1 节 辅助循环装置

一、主动脉内球囊反搏（IABP）

（一）IABP 的原理

1. IABP 原理 将气囊导管置于降主动脉上段，当心脏舒张主动脉瓣关闭时，气囊充盈，使主动脉的血液挤入冠状动脉、脑血管、腹腔脏器。而心脏收缩时，主动脉瓣开放，气囊被吸瘪，主动脉腔空虚，产生相对负压，利于心腔内血液射出（图 4-29-1）。

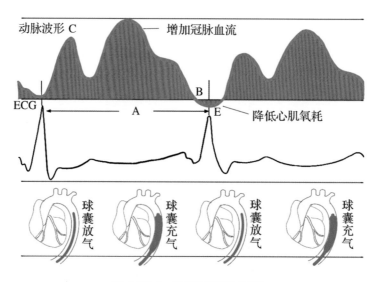

图 4-29-1 IABP 的工作原理

A：完整的心动周期；B：辅助舒张压；C：辅助收缩压；D：舒张期助波压；E：辅助舒张末期压。

2. IABP 实现

（1）气囊导管：一次性使用，分双囊和单囊。双囊主要增加冠状动脉和脑部血流，单囊同时增加上半身和下半身重要脏器的血流。

（2）球囊反搏机器：包括气体驱动、监测和调控 3 部分。

（3）IABP 与心脏搏动同步反向搏动：利用 R 波触发，经过一段时间延迟，在 ECG 的 T 波之后充盈气囊，在 P 波前或第一动脉波开始时，吸瘪气囊。

3. IABP 的作用

（1）增加心肌供血：舒张期是心肌血供的主要时期，此时气囊扩张，将主动脉内的血液挤出，增加舒张期的灌注压力，可使冠状血流增加 100%。

（2）减少心脏做功：收缩时由于动脉空虚，心肌在同等收缩易将血液从心腔内血液射出，使心肌收缩的后负荷降低，并降低心室充盈压。

（3）由于心脏功能改善，减少血管活性药和正性肌力药的应用，使心肌得到充分休息，并有较多的能量储备。

（二）适应证和使用指征

1. 高危 CAD 患者在 CABG 或 PCI 治疗前预防性使用（NYHA III ~ IV 级、EF < 30%），以期改善预后。

2. 缺血性心脏病或瓣膜病患者心脏外科手术发生左室心功能不全、脱离体外循环机困难者。

3. 冠心病患者 PCI 或药物治疗无效，心肌缺血持续存在，或急性心肌梗死合并心源性休克、室间隔穿孔或恶性心律失常等并发症。

4. 使用指征：心脏指数 < 2 L/（min·m^2）；MAP < 50 mmHg；LAP > 20 mmHg；CVP > 20 cmH$_2$O；尿量 < 25 mL/h 或 1 mL/（kg·h）；混合静脉血氧分压 < 30 mmHg，混合静脉血氧饱和度 < 50%；末梢循环差，四肢冰凉；使用两种以上中、大剂量正性肌力药物和升压药物，如肾上腺素和多巴胺，血流动力学仍不改善。

（三）IABP 的禁忌证

1. 绝对禁忌证　中、重度主动脉瓣关闭不全；感染性脓毒血症；大血管病变性疾病，如主动脉夹层、腹主动脉瘤；脑出血；严重出血倾向或出血性疾病；股动脉、髂动脉阻塞性病变。

2. 相对禁忌证　不可逆的脑损伤；心脏畸形纠正不满意；转移性肿瘤。

（四）IABP 的常见并发症

1. 下肢缺血　最常见，髂动脉狭窄的患者也容易发生，时间越长，发生率越高。

2. 插管部位出血　插管部位血管损伤，插管不当，使用抗凝剂不当，拔管时压迫的力度和时间不够。

3. 气囊漏气　因过度充气所致，或主动脉壁钙化斑块或操作时金属锐器划伤。

4. 血栓栓塞　抗凝不足导致血栓形成。

5. 感染　皮肤消毒不彻底、敷料更换不勤或空气污染所致。

6. 血小板减少　常在应用 IABP 5 日后发生，消耗和破坏过多所致。

7. 主动脉夹层　主动脉壁损伤撕裂所致，当患者主诉背部或肩胛骨之间有剧痛时，应疑及此种并发症而进行检查。术中使用 IABP 时常规 TEE 检查主动脉壁。

8. 下肢水肿　导管刺激血管壁，引起渗透性增加，产生组织水肿，或导管压迫下肢静脉，血液回流受阻。

（五）IABP 的管理

1. 抗凝　脱离体外循环初期，术后心包纵隔引流管未拔，可暂时不用抗凝。当引流量 < 150 mL/h 时，可每 4 ~ 6 h 给肝素 0.5 ~ 1 mg/kg。

2. 导管的选择　标准是气囊充气后可以阻塞主动脉管腔的 90% ~ 95%。气囊容积应大于每搏量的 50%，成年男性选择 40 mL 气囊导管，女性多为 36 mL 气囊导管。

3. 导管的置入　经股动脉穿刺置入鞘管，通过鞘管置入导管，置入导管时动作要轻柔，不可过深，以患者胸骨角（或左锁骨下 2 cm）到切口距离作为插入气囊的预计深度，使气囊顶端正好位于左锁骨下动脉开口处远端。使用 TEE 和胸部 X 线透视（杂交手术室内）有助于定位顶端的位置。

4. IABP 的调节

（1）根据 ECG 调节：IABP 与心脏节律的同步通过 ECG 调节，选择 R 波高尖、T 波低平的 ECG 导联触发反搏。新型 IABP 机器可以根据 QRS 波群或起搏器信号自动调节合适的气囊充、放气时间。问题是由于术中存在电刀、电凝的干扰，常选择动脉压力触发模式。

（2）根据压力波形调整反搏时相：使气囊在心脏舒张期（相当于动脉重搏切迹处）充气，在心脏收缩前排气。调整反搏时相很重要，是达到最佳辅助效果之关键。充气过早，主动脉瓣尚未关闭，阻碍心室排空，增加心脏负担；充气过晚或排气过早，缩短舒张压升高时间；排气过迟，增加心脏的射血阻力。

（3）根据心率和血流动力学参数调节反搏频率：最佳反搏效果表现为心室张力指数降低，LAP 降低，心室舒张压力、时间指数降低，心率降低。

5. 提高 IABP 效果的其他措施

（1）保持合适的前负荷。

（2）纠正电解质和酸碱平衡紊乱。

（3）尽量维持正常的心率和心律，心率过快或心律失常影响反搏效果。

（4）在保持适当的血流动力学前提下，逐渐稳妥地减少正性肌力药。

（5）一旦有适应证和指征应尽早应用。长时间低血压易造成多脏器功能衰竭，影响 IABP 的疗效。

6. 停机指征

（1）当多巴胺 < 5 μg/（kg·min）时，血流动力学仍处于稳定状态。

（2）心脏指数 > 2.0 L/（min·m），MAP > 70 mmHg。

（3）尿量 > 1 mL/（kg·h），末梢循环良好。

（4）自主呼吸时，血气、电解质结果正常。

7. IABP 的撤除　逐渐将心搏/反搏比例减至 2 : 1 乃至 3 : 1，待生命指征平稳后，即可拔管，创口局部压迫 30 min，加压包扎 24 h。

二、心室辅助

（一）心室辅助装置

1. 心室辅助装置（ventricular assist device，VAD）　使用 VAD 辅助循环是传统内科治疗无效的终末期心脏病患者安全有效的治疗策略。心室辅助装置包括左心室辅助（left ventricular assist device，LVAD）、右心室辅助和双心室辅助（biventricular assist device，BIVAD），通常意义上的心室辅助装置指 LVAD。

2. 临床应用　心室辅助装置最初被作为等待心脏移植供体的过渡性治疗（bridge-to-transplant，BTT），然而等待移植受体与可供移植供体间的数量差距越来越显著，VAD 的应用意义也逐渐扩展为目的性治疗（destination therapy，DT）。随着终末期心脏病患者数量以及接受 VAD 治疗的患者数量不断增加，VAD 有望成为替代心脏移植的持久和终身的治疗策略。

3. 辅助原理和常用类型

（1）第一代心室辅助装置由气动驱动泵产生搏动血流，于 1994 年获得美国 FDA 批准，包括 HeartMate 泵、ABIOMED 泵、Berlin 泵、Thoratec 泵和 CardioWest 泵等。第二代心室辅助装置由电动驱动泵产生持续血流，于 2006 年获得美国 FDA 批准，因此第二代 VAD 又称为持续血流式心室辅助装置（continuous-flow left ventricular assist devices，CF-LVAD）。目前临床使用的心室辅助装置都是第二代装置。

（2）持续血流式心室辅助装置包括轴流泵和离心泵两种类型，轴流泵通过管道中的螺旋叶片转动直接产生推动力，离心泵则通过在空腔中旋转叶片的离心力产生推动力（图 4-29-2）。辅助原理都是直接卸载左心室容量负荷，将血流直接泵入升主动脉从而增加 CO（图 4-29-3）。

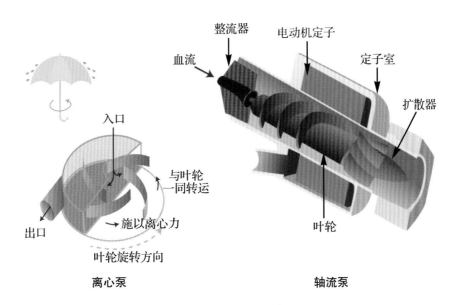

图 4-29-2　离心泵和轴流泵

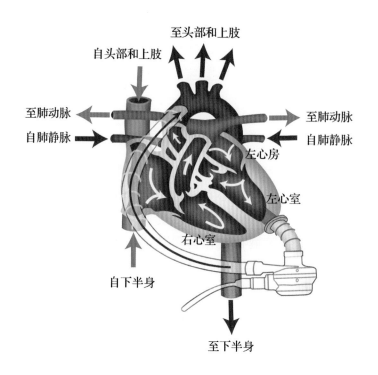

图 4-29-3　心室辅助循环原理

（3）目前临床常用的 LVAD 分别是美国雅培公司的 HeartMate II、美敦力公司的 HeartWare HVAD 和最近研发的 HeartMate III（图 4-29-4）。HeartMate II 是轴流泵，其泵叶在红宝石轴承上旋转；HeartWare 是离心泵，拥有无摩擦的磁悬浮轴承；新一代离心式辅助装置 HeartMate III，除了具有完全磁悬浮轴承以外，还可以人工编程按照指定节律增加和减少转数，从而模拟和恢复自然搏动、减少血栓和出血并发症。特别值得一提的是，近年来我国国内心室辅助装置的研发也取得重要进展，目前多个机型已经通过临床验证并逐步投入临床使用。

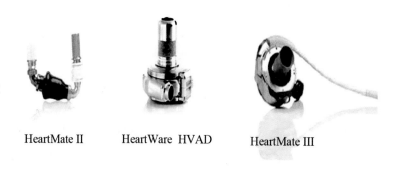

HeartMate II　　　HeartWare HVAD　　　HeartMate III

图 4-29-4　不同类型的心室辅助装置

（二）适应证和禁忌证

1. 心衰程度评估　临床主要根据 NYHA 心功能分级和美国 ACC/AHA 心衰 A、B、C、D 阶段分级，对患者的心衰程度进行评估。根据 ACC/AHA 心衰（2013 年）指南，对于 EF 降低的 D 期心衰患者需要进行 VAD 植入。INTERMACS（Interagency Registry for Mechanically

Assisted Circulatory Support）量表是最为重要的机械辅助装置风险评估方法。该量表将晚期心衰（NYHA 分级 III ~ IV 级）的患者分为 7 个不同的风险水平（表 4-29-1）。VAD 患者术前 INTERMACS 分级与其远期预后有显著的相关性。

表 4-29-1　INTERMACS 分级和预后

INTERMACS 分级	临床状态	置入辅助装置（%）	1 年生存率（%）	6 个月再入院率（%）
NYHA IV 级				
1	濒死性心源性休克	14.3	74	57
2	心功能持续性耗竭	36.4	82	42
3	稳定但需要正性肌力药支持	29.9	82	42
4	休息时即有心衰症状	18.4	84	61 ~ 80
5	无法耐受活动	18.4	84	61 ~ 80
6	活动受限	18.4	84	61 ~ 80
NYHA III 级				
7	进展性 III 级心功能	1.0	84	61 ~ 80

2. 心室辅助装置的适应证

（1）NYHA 心功能 IV 级、全程、正规的内科治疗无效。

（2）左室 EF < 25%。

（3）心肺运动试验最大耗氧量 < 14 mL/（kg·min）。

3. 心室辅助装置的禁忌证

（1）有限的预期寿命：年龄 > 80 岁、恶性肿瘤。

（2）严重合并症：终末期肾衰、严重肝功能障碍、严重肺功能障碍、严重血管疾病、关节炎、未治疗的脑卒中或严重神经肌肉疾病。

（3）血液系统：严重活动性出血、血小板减少症、肝素诱导性血小板减少症。

（4）心血管系统：未纠正的先天性心脏病、梗阻性肥厚型心肌病、大型室间隔缺损、严重右心衰、严重肺动脉高压、无法纠正的严重主动脉瓣反流。

（5）精神方面：依从性差、无法接受后续治疗、无法妥善护理辅助装置、活动性精神疾患。

（三）麻醉和围手术期管理

1. 麻醉前评估

（1）需要植入 LVAD 的患者，术前都心功能极差，水钠潴留，组织间质水肿，肺水多，肺动脉高压。患者可有不同程度的呼吸困难、乏力疲倦、肺部湿啰音等左心衰的症状和体征。注意评估患者是否有肝大、腹胀、纳差等右心衰竭的症状和体征。部分患者术前已经接受 IABP 甚至 ECMO 等机械辅助治疗，此时更应谨慎评估患者的原发病因和左、右心功能。

（2）谨慎使用麻醉前用药，既要求充分镇静、镇痛、消除患者的紧张情绪，又要维持血流动力学平稳，避免药物对心功能和血管张力产生不利的影响。

2. 麻醉技术　麻醉诱导需要遵循谨慎的小剂量、慢诱导原则，既要求达到一定的麻醉深度，又要求不显著干扰患者的血流动力学状态。通常可以选用依托咪酯（0.15 ~ 0.2 mg/kg）、舒芬太尼（0.5 ~ 1 μg/kg）、哌库溴铵（0.06 ~ 0.1 mg/kg）或罗库溴铵缓慢静脉诱导，气管插管机械通气。此类患者术中容易发生出血和凝血功能障碍，需放置大口径深静脉导管。安置 Swan-Ganz 导管并连接监测 CCO，对评估右室功能和 PVR 的变化非常有用。麻醉维持多采用中、大剂量阿片类药物麻醉，对血流动力学影响小，同时复合低剂量丙泊酚持续输注、小剂量咪达唑仑镇静，持续或间断静注肌松药物，如果患者合并肝肾功能不全，顺式阿曲库铵为最佳选择，血流动力学允许，可以间断吸入低剂量七氟烷辅助。

3. 右心衰的防治

（1）LVAD 手术患者发生右心衰的概率为 25% ~ 50%。因此，LVAD 成功的关键在于预防右心功能衰竭。心室间相互依赖关系在 LVAD 植入后右心衰的发生发展中起着关键作用。由于左、右心室的解剖关系，任何心室的容量改变，都会使另外心室的压力与容积随之迅速做出相应改变。

（2）LVAD 置入后，开启机械通气。启动 LVAD 直至建立合适的前、后负荷。LVAD 工作正常时可以降低右室后负荷，增加右室的顺应性。但左室完全减压时由于室间隔左移，右室整体收缩力减弱，然而通过降低右室后负荷以及增加右室前负荷，可以维持右心功能和 CO。但对于术前已有右心功能损害，再加上左、右心室解剖结构上互相影响，右室收缩力可能会进一步降低，最终导致右心功能衰竭。所以需要正性肌力药物支持，如多巴酚丁胺、肾上腺素等以维持右心功能。早期 NO（20 ~ 40 ppm）吸入可以降低 PVR 而对 SVR 无明显影响。另外，可以选择的药物包括米力农、左西孟旦等，但因为对体血管有扩张作用，经常需要和去甲肾上腺素合用，以保证足够的灌注压。

（3）为保持室间隔处于中线位置和心室间相互依赖正常，需要综合调整 LVAD 的流量、容量负荷、右心功能、三尖瓣反流程度以及其他血流动力学参数（CVP、肺动脉压、LAP 和血压）。必要时适当减少 LVAD 流量，防止静脉回流过多，超过右心室所能承受的容量负荷。

4. TEE 监测

（1）帮助外科医生判断流入道和流出道插管的位置是否合适；检查左室心尖部插入引流管的位置是否有血栓形成；检查流出道升主动脉植入部位粥样硬化程度。

（2）检查有无房间隔缺损或卵圆孔未闭，术中必须闭合，因为植入 LVAD 后会加重右向左分流，出现严重低氧血症；评估主动脉瓣反流情况，中到重度的反流需要进行瓣膜置换或者成形，必要时缝闭主动脉瓣；以及评估室间隔移位的程度，全面评估右心功能等。

（四）近期和远期并发症

1. 尽管近年来在机械设计和临床管理方面有了显著进步，但 VAD 植入术后的近期和远期并发症仍然居高不下。根据第 8 次 INTERMACS 年报，术后 30 日再次住院率为 31%，在术后 6 个月内有 60% 的患者至少再住院一次。住院的主要原因是脑卒中和多系统器官衰竭，此两者也是 VAD 早期死亡的主要原因。

2. VAD 患者并存疾病、器官功能障碍、围手术期抗凝等因素均与不良事件的发生相关，常见的近期和远期并发症包括出血、感染、败血症、右心衰竭、泵血栓、脑卒中和主动脉瓣关闭不全等。

3．VAD 的近期和远期并发症主要包括右心功能衰竭、血栓栓塞、胃肠道出血、驱动线缆感染、脑卒中和主动脉瓣关闭不全等。

（五）心室辅助装置植入的预后

1．心室辅助装置植入术后 1 年和 2 年的生存率分别为 81% 和 70%。

2．目前过渡性治疗的预后比目的性治疗的效果好，前者中有 30% 在 1 年时接受心脏移植，两年存活率为 77%。然而在目的性治疗患者中，虽然很大一部分因为更加严重的并存疾病而无法接受心脏移植，但长期预后仍然良好，两年总生存率为 68%。

3．另一项常用来评价辅助装置预后的指标是主要复合终点免除率，即不发生致残性脑卒中或再次手术率。HeartMate II、HeartWare 和 HeartMate III 的两年主要复合终点免除率分别为 59.0%、46.0% 和 79.5%。

三、全人工心脏

1．概述　全人工心脏（total artificial heart，TAH）植入相对较少，仅占所有植入设备的 2.3%。全植入式 LVAD 需要配备可以充电的内置电池，具有降低感染风险的潜在优势。使用双心室辅助装置（BIVAD）可以代替 TAH，但 TAH 可以提供更好的流率，因而比 BIVAD 更具优势。

2．临床指征　TAH 优于 BIVAD 的常见指征：严重心肌病导致的双心室肥大而心室腔小；Fontan 手术失败；心脏移植失败；心肌梗死导致的相关缺血性心肌病出现难治性双心室衰竭，且伴有心肌梗死后室间隔穿孔、左室心尖部巨大室壁瘤或左心室血栓；以及重度主动脉瓣病变，如主动脉瓣严重反流或机械瓣血栓形成。

3．麻醉管理

（1）TAH 植入过程，首先需要移除自体双心室和双房室瓣，在原位植入由两个独立的人工心室组成的气动双心室搏动装置。每个心室都安装有两个单向倾斜的机械瓣。麻醉管理与心室辅助装置植入的麻醉管理类似，尽管脱离体外循环通常比较容易，也不需要使用正性肌力药物，但由于一些患者外周血管麻痹，因此可能需要更多的收缩外周血管的药物，如血管升压素。评估是否充分排气相对困难，需要反复确认心耳、肺静脉、升主动脉和主肺动脉是否存留气体，以保证充分排气。

（2）围手术期放置中心静脉导管时，切记不要让导管的尖端进入右心房，如果中心静脉导管卡在 TAH 机械流入瓣中，则可能会损坏 TAH 而发生致命性危险。同理，植入 TAH 也不能放置肺动脉导管。

4．近期并发症　由于 TAH 是刚性结构，因此植入后不会发生典型的心脏压塞，即不会出现压迫右心室症状。然而，由于腔静脉可能受压或扭转（下腔静脉比上腔静脉更常见），并发肺静脉受压（左肺静脉比右肺静脉更常见），可能出现类似心脏压塞的临床表现，需要通过 TEE 比对自体心脏时腔静脉和肺静脉的初始位置，评估 TAH 植入后血管是否发生了扭转等。

第 2 节 体外膜肺氧合

一、体外膜肺氧合的原理

（一）ECMO 的基本原理

1. 体外膜肺氧合（extracorporeal membrane oxygenation，ECMO）是将血液从体内引到体外，经膜肺氧合再用泵将血注入体内，以进行长时间心肺支持。在 ECMO 治疗期间，心脏和肺得到充分休息，全身氧供和血流动力学处在相对稳定状态。膜式氧合器可进行有效的血液氧合和二氧化碳排除，驱动泵使血液在体内循环流动，使组织器官得到充分灌注。由此为危重患者心、肺功能的恢复赢得宝贵时间，安全度过危险期。

2. ECMO 在新生儿呼吸衰竭的急救中发展迅速，目前已成为对机械通气和药物治疗无效的新生儿呼吸衰竭的标准治疗方法，平均存活率由早期的 20% 提高到目前的 82%。ECMO 治疗儿童呼吸衰竭的效果也显著提高，平均存活率由早期的 10% 提高到目前的 39%～66%，比常规机械通气明显提高。ECMO 对成人呼吸衰竭治疗的效果尚不甚理想（表 4-29-2）。

表 4-29-2　2011 年国际体外生命支持组织统计数据

项目	人数（n）	脱机率［n（%）］	出院率［n（%）］
新生儿			
呼吸支持	25 746	21 765（85）	19 232（75）
循环支持	4797	2928（61）	1912（40）
急诊复苏	784	496（63）	304（39）
婴幼儿			
呼吸支持	5457	3556（65）	3061（56）
循环支持	5976	3855（65）	2913（49）
急诊复苏	1562	843（54）	630（40）
成人			
呼吸支持	3280	2094（64）	1808（55）
循环支持	2312	1243（54）	891（39）
急诊复苏	753	276（37）	207（27）
总数	50 667	37 056（73）	30 958（61）

3. ECMO 价格昂贵，美国加州洛杉矶医学院 1 例小儿 ECMO 进行 100 日成功出院，费用达 100 万美元。据目前文献统计，我国在 H1N1 病毒感染的重症呼衰 ECMO 最长支持时间约半年（171 日左右），世界之最。

4. 国内在 20 世纪末期由广东中山市人民医院成功在临床上开展 ECMO，用于抢救很多濒临死亡的极重症急性呼吸衰竭和心衰患者，但当时开展 ECMO 数量尚未形成规模。在 21 世纪初期台湾大学柯文哲教授多次来大陆传授 ECMO 经验，随后阜外医院、安贞医院、上海胸科医院等相继开展 ECMO 工作并逐渐向全国推广，ECMO 数量逐渐增多（图 4-29-5），近年来，ECMO 在抢救极重症急性呼吸衰竭和心衰患者方面发挥了非常重要的作用。

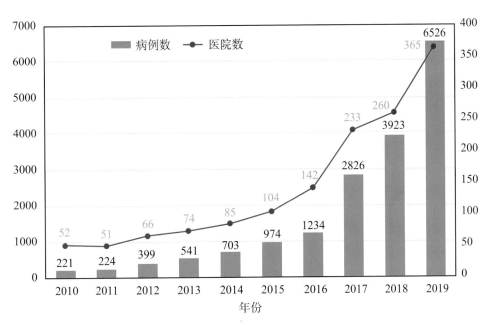

图 4-29-5　中国近十年来开展 ECMO 的数目和医院

（二）ECMO 的优越性

1. 膜式氧合器能将静脉血氧合为动脉血，有效地改善低氧血症。在呼吸衰竭急性期，出现气体弥散障碍和肺小动静脉分流时，ECMO 可满足机体组织器官的氧需，并排出二氧化碳，为肺功能恢复赢得时间。

2. ECMO 可提供有效的循环支持，部分代替心脏的泵血功能，ECMO 流量可达 CO 的 80%。ECMO 通过调节静脉回流，降低心脏前负荷。ECMO 期间并不需要维持很高的血压，在保证血流供应的前提下使用扩血管药物较为安全，此时适当应用扩血管药可改善微循环灌注并降低心脏后负荷。前、后负荷的改善可使心肌得到充分休息，增加了心脏的能量储备。通过对血流动力学和内环境的调整，使心脏功能逐渐恢复。

3. 使用 ECMO 可避免长期吸入高浓度氧所致的氧中毒。膜式氧合器可根据血气分析结果分别调节氧浓度和通气量，以达到最佳的气体交换。同时进行的机械通气只是为了避免肺泡萎陷，呼吸机参数不需要设置得很高，既可保证充足氧供，又可避免机械通气所致的气道损伤。

4. 随着材料生物相容性和技术设备的改进，ECMO 已对血液的损伤很轻，使 ECMO 可以进行相当长时间的辅助。ECMO 治疗期间还可以使用超滤（人工肾），对水、电解质进行控制性调节，调整机体的内环境，安全度高，效果显著。

二、ECMO 的类型和循环途径

（一）ECMO 的类型

1. 静脉 – 动脉 ECMO（veno-arterial extracorporeal membrane oxygenation，V-A ECMO）V-A ECMO 同时支持患者的循环和呼吸功能，可维持较高的 PaO_2，为患者提供足够的氧供和有效的循环支持（图 4-29-6）。

2. 静脉 – 静脉 ECMO（veno-venous extracorporeal membrane oxygenation，V-V ECMO）V-V ECMO 用于支持患者的呼吸功能（图 4-29-6）。

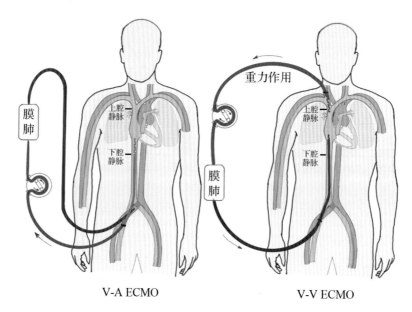

图 4-29-6 ECMO 的类型

3. 不同类型 ECMO 的优缺点

不同类型 ECMO 的优缺点见表 4-29-3。

表 4-29-3 V-A ECMO 和 V-V ECMO 的比较

项目	V-A ECMO	V-V ECMO
心脏支持	直接	无
肺的支持	气体交换能力佳	氧合血肺灌注
中心静脉压	不准确	准确
肺动脉压	不准确	准确
肺血流	减少	正常
高氧血症	有可能	全身氧分压较低
SvO_2	准确	不准确
SaO_2	≥ 95%	80% ~ 95%

项 目	V-A ECMO	V-V ECMO
氧合血液再循环	无	15% ~ 50%
颈动脉损伤	颈总动脉结扎（儿童）	避免
全身栓塞	可能	较少
机械呼吸	少量	中度

（二）ECMO 的循环途径

1. V-A ECMO　根据插管位置不同分为股静脉 - 股动脉或右颈内静脉 – 右颈动脉。

（1）股动脉 – 股静脉转流：临床较为常用。将静脉插管从股静脉置入，插管向上延伸至右房，引出的静脉血在氧合器中氧合，经泵驱动从股动脉注入体内。可将 80% 回心血引流至氧合器，降低肺动脉压和心脏前负荷。但也存在上半身冠状动脉和脑组织灌注不充分的缺点，另外肺循环血流骤然减少，使肺的血液淤滞，增加了肺部炎症和血栓形成的危险性。目前认为在 ECMO 治疗中维持一定的肺血流和肺动脉压力，有利于肺功能和结构的恢复。

（2）颈动脉 – 颈内静脉转流：目前婴幼儿 ECMO 最常用。由于右颈部血管对插管有很强的耐受力，一般通过颈内静脉插管，经右房将血液引流至氧合器，氧合血通过颈动脉插管至主动脉弓输入体内。优点是可降低肺动脉压力，依赖人工呼吸的成分少，适用于严重呼吸衰竭者。不足之处为非搏动灌注成分较多，血流动力学不易保持稳定，插管和拔管操作复杂。

2. V-V ECMO　插管位置一般采用左股静脉 – 右股静脉或右颈内静脉 – 右股静脉。适用于存在肺部病变，仅需要呼吸功能支持的患者。V-V ECMO 支持的目的在于代替肺功能为低氧的血液提供氧合，同时把呼吸机参数设置为可接受的最低范围，以最大限度地减少机械通气所致肺损伤。

三、ECMO 的适应证和禁忌证

（一）ECMO 的适应证

1. 心脏术后因心肌顿抑导致的心脏功能衰竭，停机困难。
2. 心脏术后出现肺水肿或合并可逆性的肺动脉高压。
3. 心肌炎、冠状动脉痉挛等所致急性心衰。
4. 心脏移植前 ECMO 循环支持，为等待供体进行过渡。
5. 心、肺移植术后心肺功能不全或肺高压危象。
6. 各种原因引起的严重急性肺损伤。
7. 药物或呼吸机治疗无效的新生儿顽固性肺动脉高压。
8. 应用于气管手术和神经外科等手术。

（二）ECMO 的禁忌证

1. 体重 < 2 kg，胎龄不足 32 周的新生儿。
2. 机械呼吸治疗已达 10 ~ 14 日；不可逆的肺疾患，如广泛性肺纤维化。
3. 有明显出血倾向，特别是有颅内出血的患者。
4. 多器官功能衰竭；严重中枢神经系统损害；脓毒血症；晚期恶性肿瘤患者。

（三）ECMO 的循环和呼吸指征

1. ECMO 的循环指征　心脏指数 < 2 L/（min·m 2）持续 3 h 以上；代谢性酸中毒，BE > −5 mmol/L 持续 3 h 以上；严重低血压，新生儿 < 40 mmHg，婴幼儿 < 50 mmHg，儿童和成人 < 60 mmHg；尿量 < 0.5 mL/（kg·h）。

2. ECMO 的呼吸指征　肺氧合功能障碍，PaO_2 < 50 mmHg 或 $A\text{-}aDO_2$ > 620 mmHg；急性肺损伤患者，PaO_2 < 40 mmHg，pH < 7.3 持续 2 h 以上；机械通气 3 h 以上，PaO_2 < 55 mmHg，pH < 7.3。

四、ECMO 的建立

（一）ECMO 的设备和器材

1. 膜式氧合器　氧合器的选择要符合气体交换性能好、能进行长时间支持、预充量少、血液破坏轻和操作简单等条件。膜式氧合器可达到以上要求，根据膜的结构膜式氧合器可分为两种：无孔卷筒式氧合器和中空纤维氧合器。两种膜式氧合器在氧合过程中血液不和气体直接接触，氧和二氧化碳通过膜的弥散进行交换。中空纤维型在长时间的灌注中由于气相侧水凝集界面消失，液体可能漏出，纤维管壁形成的蛋白膜可逐渐增厚，直接影响气体的弥散，需要根据血气测定值决定是否需要更换膜式氧合器。无孔卷筒式氧合器属硅胶膜式氧合器，气体交换性能较为稳定，更适合长时间使用，但氧合性能较中空纤维型稍差，预充排气略嫌困难。在救治以呼吸衰竭为主的患者时，采用硅膜卷筒式膜式氧合器可进行长时间的 ECMO 支持而不需经常更换膜式氧合器。此外，选用经特殊生物涂层处理过的膜式氧合器可减少 ECMO 支持期间肝素的用量，防止血栓形成。

2. 驱动泵　有滚压泵和离心泵。滚压泵是通过泵头不断挤压泵管将血液泵入体内，在长时间体外循环中血液破坏严重，容易产生微栓，但其可精确地向体内泵血，且流量不受患者血压的影响，因而适合儿童及新生儿输入流量较低的患者选用。离心泵是通过高速旋转产生离心力，将血液泵入体内，在 ECMO 密闭循环中离心泵可根据静脉回流量及动脉阻力自动调节灌注量，保证循环的稳定，避免产生气栓，减少血液破坏，适合成人长时间 ECMO 选用。

3. 变温水箱　变温水箱是膜式氧合器中的变温器的配套设备，在 ECMO 中使血温恒定，维持患者正常的体温，变温水箱应有自动恒温功能。国内使用较多的进口水箱有 ST CKERT、SARNS 和 JOSTRA 冷热水循环水箱等，体积都较大，移动不方便。美国 Medtronic 公司生产的小型水箱体型小巧，操作简便，非常适合 ECMO 使用。

4. 插管　有两大类：心脏大血管（右房、主动脉、上下腔静脉）插管；深动脉、深静脉（股动脉、股静脉和颈内静脉）插管。心脏术后的 ECMO 可继续采用主动脉、右房或上下腔静脉插管；呼吸功能不全多采用股动、静脉或颈内静脉插管，前者需开胸在直视下切开插管，后者用经皮穿刺技术专用的股动、静脉插管。

5. 管道系统　根据插管的规格和膜式氧合器的型号选择合适的转流管道和接头，常用的管道内径为 3/8 英寸和 1/4 英寸，应仔细保留合适的管道长度，管道过短虽可以减少预充量，但会对患者转运和操作造成不利。肝素表面涂抹的管道可减少血液和异物接触时产生的炎性反应，生物相容性更好，适合于长时间的 ECMO。

6. 监测系统　具备必要的监测，以确保 ECMO 的安全性。包括：MAP 监测；CVP 监测；ECG 监测；ACT 监测；血气、电解质监测；尿量监测；动脉和静脉饱和度监测；氧合器跨膜压差；静脉管路负压等。

（二）ECMO 前的准备

1. 全面掌握患者的资料

（1）仔细了解患者发生心肺功能衰竭的原因和过程。

（2）全面评估心、肺、肝、脑、肾等重要器官的功能状况，注意体温、血压、脉搏、呼吸等常规检查。

（3）进行影像学、ECG、超声心动图、血常规、肝功能、肾功能、凝血机制、生化及电解质等检查。

2. 制订 ECMO 方案　需要进行 ECMO 支持的患者病情都非常危重。要注意掌握 ECMO 的适应证，选择不当往往造成巨大的人力、物力浪费。因此，组织相关科室进行病情讨论，确认患者存在 ECMO 支持适应证，再制订 ECMO 方案，明确 ECMO 支持的方式及途径，具体的插管部位和方法，拟选择的膜式氧合器、插管和管道的类型和型号，预充液的种类及用量。

3. 仪器设备及消耗品准备

（1）驱动泵、变温水箱、ACT 测定仪、氧饱和度监测仪、温度测定仪、空氧混合器、便携式氧气瓶、转运车、不间断电源等仪器设备。

（2）肝素涂抹的膜式氧合器、离心泵头、循环管道、动静脉插管以及超滤装置、ACT 试管、氧饱和度传感接头等一次性消耗品。

（3）血液制品、白蛋白、乳酸林格液、代血浆、甲泼尼龙、甘露醇、抗生素、5%NaHCO$_3$、5%CaCl$_2$、10%KCl、25%MgSO$_4$、血管活性药物、利尿剂等。

（三）ECMO 的建立

1. 建立 ECMO 前要做好充分的准备，无菌连接 ECMO 的管道系统并排气、预充。ECMO 预充包括晶体预充、蛋白附着和血液预充。预充血液时应在肝素化的同时补充钙剂，避免 ECMO 开始后因低血钙而影响心功能。ECMO 时血小板应维持在 > 5×10^9/L 水平，低于该水平及时补充血小板。

2. 首次肝素剂量 100 U/kg 体内注射，抗凝后进行动静脉插管。可据实际情况选用经皮穿刺或切开直视动静脉插管。插管不可太粗，能提供 2 ~ 3 L/min 流量即可。时间允许的情况下，尽可能切开直视插管。ECMO 期间，灌注流量直接受静脉回流量的影响，需选择合适的静脉插管。

五、ECMO 的管理

（一）ECMO 的基本过程

1. ECMO 的管理包括从心肺支持启动到撤除的整个过程，大致可分为开始、支持和终止三个阶段。ECMO 前期通过较高流量的支持，以使心脏或肺得到充分休息，辅助数日后视心肺功能恢复的情况，逐渐降低灌注流量直至脱离 ECMO。ECMO 期间应使用必要的镇静、镇痛及肌松药，保证患者安静地接受治疗，避免患者躁动将管道意外拔出，减少对患者的精神刺激。

2. ECMO 的整个辅助循环通路建立完成，设备运行状态检查无误后，即可开始支持。ECMO 开始后应逐渐提升流量，并注意观察整个系统运行情况。ECMO 开始阶段，在允许的情况下尽可能维持高流量辅助，使机体尽快改善缺氧状况。此后根据心率、血压、CVP 等调整到适当的流量，并根据血气结果调整酸碱电解质平衡。V-A 模式 ECMO 流量可达 CO 的 80%，V-V 模式 ECMO 支持呼吸功能，流量可比 V-A 模式高 20% ~ 50%。当血流动力学和内环境相对稳定后即进入 ECMO 支持阶段。

3. 经过 ECMO 开始阶段的高流量辅助，机体缺氧状况常会得到显著改善。此后在维持血流动力学平稳和内环境稳定的情况下，逐步减少正性肌力药物和血管活性药物的用量。根据心率、血压、CVP 等调整到适当的流量，并根据血气结果调整酸碱电解质平衡。当血流动力学和内环境相对稳定后即进入 ECMO 支持阶段。ECMO 的目的是通过长时间的循环呼吸支持，使心肺得到充分地休息，进而为心肺功能的恢复赢得时间。因此，在 ECMO 支持阶段应充分发挥 ECMO 的心肺辅助作用，尽量不用正性肌力药物等血管活性药物，减少心脏做功。ECMO 提供的是部分心肺功能支持，因此仍然需要使用呼吸机，通过提高肺泡氧分压，降低 PVR，维持低压、低频呼吸治疗使肺得到休息。ECMO 期间氧供和氧耗的平衡是维持这一阶段内环境稳定的关键环节。

4. 随着 ECMO 支持时间的延长，经过 ECMO 期间的有效支持，患者心肺功能逐渐恢复。通过对患者影像学、血流动力学、血气、水电解质和肝肾功能的综合评估，判断心肺功能脱离 ECMO 支持的可能性。如患者血流动力学稳定，影像学改善明显，血管活性药用量不大，血气和水电解质正常，即可制订 ECMO 撤机计划。按照撤机计划，缓慢稳妥地逐步减低支持流量，直至安全撤除 ECMO。

（二）灌注参数的调控

1. 平均动脉压　初期血压可能偏低，原因是多方面的，如血液稀释、平流灌注、炎症介质释放等。由于严重的内环境紊乱尚未纠正，血流动力学波动较大，血压很难维持在理想状态。初期 ECMO 期间 MAP 不宜太高，维持在 50 ~ 60 mmHg 即可。不应过快地减少正性肌力药物等血管活性药物的用量，在血流动力学参数趋于正常后，逐步减低药物用量，进入以 ECMO 辅助为主的支持阶段。此时，患者的代谢性酸中毒常已纠正，正性肌力药物等已减量，血流动力学容易维持，ECMO 辅助的主要作用使心肺充分休息，为 ECMO 撤除做准备。ECMO 支持阶段MAP 维持在 60 ~ 80 mmHg 即可，组织灌注的情况主要根据静脉血气、末梢 SpO_2 来估计。

2. 静脉管路负压　静脉管路的负压监测反映引流是否通畅。ECMO 期间，静脉管路的负压应小于 –30 mmHg，如超过 –30 mmHg 则提示静脉引流差，需查找原因，并结合 CVP 和静脉管路是否存在摆动或摆动幅度来综合判断静脉管路的引流状况。

3. 灌注流量　ECMO 开始阶段，可以维持较高流量辅助，使机体缺氧状况尽快得到改善。此后根据血流动力学指标适当调整。V-A 模式 ECMO 流量可达 CO 的 80%，V-V 模式 ECMO 支持呼吸功能，流量可比 V-A 模式高 20% ~ 50%。

4. ECMO 系统监测　需监测氧合器前、后压力，当跨膜压差显著增高时，警惕血栓形成的可能。离心泵长时间使用底座会发热易出现血栓，当转数与流量不相符、出现血红蛋白尿等情况时，提示可能有血栓产生，此时听诊器可以听到泵的异常声音。氧合器发生血浆渗漏可导致氧合功能下降，血浆渗漏量大时，可造成低蛋白血症而增加肺水肿的可能。股动脉插管常不同程度地影响下肢血流，应定期检查下肢的脉搏，测量下肢的周长。当ECMO期间出现特殊情况（如需更换氧合器和管道等），需停止循环紧急处理。此时，首先应钳夹动、静脉管路，开放管路桥；接着将呼吸机设置增加到全支持；排除或更换故障部位；快速评估是否需要重新开始 ECMO 支持。更换膜式氧合器和管道的操作流程应事先设计好方案，循环管道上预留有排气的循环通路，以便在最短的时间内安全完成氧合器的更换。

（三）呼吸机控制

1. 通过 ECMO 呼吸支持可使肺得到休息，避免机械通气损伤或气压伤，减少氧中毒的危险，但 ECMO 提供的是部分心肺功能支持，因此仍然需要使用呼吸机，通过提高肺泡氧分压，降低PVR，维持低压、低频呼吸治疗使肺得到休息。

2. 在 ECMO 的不同阶段，患者机械通气的程度不同。ECMO 建立前为高机械通气状态，机械通气最初可设 FiO_2 为 100%，气道峰压为 30 cmH_2O，PEEP 为 10 mmHg，呼吸频率为20 ~ 30 次 /min。ECMO 开始后，机械通气设置参数可降低。V-V 和 V-A ECMO 中，小气道和肺泡趋于闭合使气道压力下降，患者几乎完全依赖 ECMO 进行氧合和 CO_2 排出。ECMO 开始后通常用呼吸频率 5 ~ 10 次 /min，通气量 7 ~ 10 mL/kg，FiO_2 < 50%，气道峰值压 20 ~ 25 cmH_2O。如采用低频正压通气，PEEP 20 cmH_2O，气道峰压 20 ~ 30 cmH_2O，平均气道压（24±4）cmH_2O，呼吸频率 4 ~ 6 次 /min，潮气量 100 ~ 200 mL（或 > 500 mL），定期膨肺，以防止发生肺不张或肺炎。

3. ECMO 期间不同类型 ECMO 呼吸参数设置不同。① V-A ECMO：FiO_2 21%，气道压 < 20 cmH_2O，呼吸频率 5 ~ 10 次 /min；② V-V ECMO：FiO_2 40%，气道压 < 30 mmH_2O，PEEP > 8 cmH_2O。根据患者的情况进行适当调整。

（四）血气和电解质

1. 维持内环境的稳定 维持正常的酸碱平衡指标，保持水、电解质平衡，有利于保持机体内环境的相对稳定，提供良好的组织氧供。ECMO 期间要注意监测水、电解质，尽量保持其在正常范围。ECMO 支持的患者开始辅助时往往血气结果很差，表现为严重代谢性酸中毒和水、电解质失衡。此时尽量避免大量使用碳酸氢钠纠正酸中毒，以免使机体产生高钠血症。通过 ECMO 的辅助，内环境紊乱需要时间才能逐步改善。通常血流动力学的改善先于内环境的改善。

2. 血气管理 通过调节气体流量和氧气浓度，保持氧合后 $PaO_2 \leqslant 200$ mmHg，$SaO_2 \geqslant 99\%$，$PaCO_2$ 维持在 35 ~ 50 mmHg，SvO_2 维持在 70% 左右，通常 $FiO_2 > 50\%$。需要与 ICU 医生协商调整呼吸机参数，对于 V-V ECMO，由于再循环的原因，SaO_2 维持在 85% ~ 95%，PaO_2 维持在 60 ~ 80 mmHg 即可。ECMO 开始的 8 h 内每小时进行一次动脉血气监测，病情稳定后间隔时间适当延长。

3. 监测、调整水与电解质 维持在正常范围。新生儿及儿童血液稀释维持 Hct 在 35% ~ 40%，成人维持在 30% ~ 35%，及时输血补充和调整。注意监测胶体渗透压，维持胶体渗透压在 15 mmHg 以上。ECMO 期间过多的水分，用呋塞米、利尿酸、丁脲胺等促进肾的排水，也可用超滤技术。尿量作为全身灌注的参考指标，辅助时尿量应在 1 mL/（kg·h）以上。同时注意 ECMO 治疗中水的丢失，37℃时通过硅胶膜膜肺损失的水量为 5 ~ 10 mL/（m²·h），需根据 CVP、皮肤弹性等综合评估。

（五）抗凝

1. ECMO 期间抗凝不足有血栓形成的风险，而抗凝过度可引起致命的出血并发症。ECMO 期间需全身肝素化，通过持续输注肝素维持其血药浓度。ECMO 期间维持 ACT 在 120 ~ 160 s，需要仔细观察，定时监测 ACT，及时追加肝素。

2. ECMO 支持期间适当使用前列环素类药物，减轻血液的异物反应，保护血小板，减少术后出血及输血量，防止血栓形成。ECMO 期间血小板消耗较为严重，辅助时间过长时，注意补充新鲜血浆、凝血因子及血小板。血小板数量维持在 50×10^9/L 以上，纤维蛋白原水平维持在 1 g/L 以上。

（六）肝、肾功能及血糖

1. ECMO 支持期间，由于严重的代谢性酸中毒以及大量血管活性药物的应用，肝、肾等脏器也存在一定程度的缺血和功能不全。注意监测肝、肾功能的变化，避免出现多器官功能衰竭。

2. 注意对血糖的监测，ECMO 支持的患者有强烈的应激反应，机体存在严重的胰岛素抵抗，糖异生增强，糖利用减少，血糖常显著升高。过高的血糖可使血渗透压增加，引起细胞脱水，增加神经系统等脏器并发症的发生，可使用胰岛素来控制血糖。

（七）营养

1. 概述 ECMO 期间，由于患者处于高分解代谢状态，热量消耗极度增加，因此需要营养支持。同大多数 ICU 患者一样，早期阶段通过肠外营养进行营养支持，随着患者的逐渐恢复，依据患者的具体情况同时给予肠内营养。

2. 肠外营养　①白蛋白：提供大量的氨基酸储备，同时还可增加循环血容量和维持胶体渗透压，防止肺水肿与组织水肿。②葡萄糖与胰岛素：葡萄糖是肠外营养时主要的非蛋白质能源之一，成人每天需要量为 4～5 g/kg。葡萄糖的代谢依赖于胰岛素，必要时补充外源性胰岛素。③维生素：维生素包括脂溶性与水溶性维生素，脂溶性维生素在体内有一定的储备，短期不致缺乏，而水溶性维生素在体内无储备，在应激状态下的人体对部分水溶性维生素的需要量增加。④微量元素：可使用安达美等，含有多种微量元素。⑤葡萄糖酸钙、$MgSO_4$ 与生理盐水：补充各种离子，防止水、电解质失衡。

3. 肠内营养　①可给予肠内营养乳剂、肠内营养混悬液等肠内营养制剂鼻饲。肠内营养乳剂为含膳食纤维的大分子聚合物肠内营养制剂，肠内营养混悬液不含膳食纤维的大分子营养素，含有部分消化的预消化肠内营养剂，其中氮以氨基酸和短肽型形式存在，糖类为部分水解的淀粉，更利于患者吸收。②患者拔除气管插管后，清醒的患者可给予肠内营养粉剂与蛋白粉等混合冲服。肠内营养粉剂属于大分子聚合物，以全蛋白质、脂肪和糖等大分子为主要成分的营养制剂，含有完整的蛋白、多聚糖、长链和（或）中链脂肪酸。

（八）护理和心理支持

1. 护理　需要清洁的环境，空气流通，定时空气消毒，常规使用抗生素预防感染。良好的护理配合对 ECMO 的治疗非常重要。长期肝素化、气管插管易使口腔、鼻腔出血，要经常对上述部位进行清洗。注意伤口无菌操作，及时更换敷料，防止感染并发症。另外，患者长期仰卧，需经常适度翻身，避免发生压疮。

2. 心理支持　由于各种抢救操作的刺激或镇静、镇痛不足，往往造成患者焦虑和抑郁。患者对突然发生的疾病和采取的治疗措施缺乏心理准备，会对自身疾病的恢复产生怀疑，部分患者要由 ECMO 过渡至心脏移植，更增加了患者紧张、恐惧和焦虑的心理。要积极采取各种干预措施，减轻患者的心理压力。气管插管时要充分镇静、镇痛，血管插管部位避免渗血，以免对患者造成不良刺激。适当向患者交待病情，增强患者的信心。治疗环境可播放背景音乐缓解患者的心理压力，重度焦虑和抑郁的患者可考虑给予安定类药物。病情稳定后家属可探视患者或交流。

（九）温度和其他

1. ECMO 期间温度过高，机体氧耗增加，不利于内环境紊乱的纠正；温度太低，又容易发生凝血机制紊乱。根据患者的具体病情维持合适的温度，保持体温在 35～37℃为宜。ECMO支持早期温度可稍低，以利于偿还氧债，缩短纠正内环境紊乱的时间。防止 ECMO 期间体温下降，放置变温毯或利用膜式氧合器中的血液变温装置保持体温。

2. 条件具备时常规进行超声心动图、X 线、游离血红蛋白和胶渗压等监测，为了解病情改善情况和并发症的防治提供依据。①超声心动图：每日定时进行床旁超声心动图监测，以了解心脏畸形矫正情况和心脏功能恢复情况。② X 线：对心、肺病变的恢复情况作出判断。③游离血红蛋白：随着 ECMO 支持时间的延长，血液破坏的危险性明显增加，注意每日监测游离血红蛋白，出现血红蛋白尿时要碱化尿液，促进游离血红蛋白的排除，保护肾功能。必要时可考虑使用血浆置换。④胶体渗透压：注意监测胶体渗透压，维持胶体渗透压在 18 mmHg 以上。

（十）ECMO 撤除

1. 停机指征　经过一段时间的 ECMO 支持，患者达到：① ECG 恢复正常；②动脉和混合静脉氧饱和度恢复正常；③血流动力学参数恢复正常；④气道峰压下降，肺顺应性改善；⑤胸部 X 线片改善；⑥血气和水电解质正常；⑦机械通气达到 $FiO_2 < 50\%$、$PIP < 30\,cmH_2O$、$PEEP < 8\,cmH_2O$，并稳定一段时间后逐渐将膜式氧合器的吸入氧浓度降至 21%，转流量逐渐降低，当循环流量降至患者正常血流量的 10%，仍能维持血流动力学稳定或正常代谢，停止 ECMO；⑧ 在 ECMO 期间出现不可逆的脑或肺损伤、其他重要器官功能衰竭或顽固性出血，终止 ECMO。

2. 撤除的步骤　当患者达到停机指标时：① ECMO 流量逐渐降低至患者正常血流量的 10% ~ 25%；②调整机械通气参数和血管活性药用量，使血流动力学和血气保持稳定；③稳定肺和心脏功能，此时大部分气体交换由患者的肺完成；④体内适量追加肝素，维持一定的抗凝状态；⑤如果情况稳定，可停止 ECMO；⑥终止 ECMO 1 h 后需继续观察患者恢复情况，如病情稳定才可拔除插管，撤离机器；⑦对插管部位认真清创、缝合，仔细修复。婴幼儿颈部、脑部血管对闭合一侧颈血管有代偿力，所以对血管进行修复时有时可能将右颈总动脉和颈内静脉结扎。

六、ECMO 的并发症

（一）出血

1. 原因　全身肝素化是出血最主要的原因，用碳酸氢钠、乳酸钠等纠酸药物，有促进肝素的抗凝作用，增加出血的风险。ECMO 期间，血小板激活并黏附于管道，在肺、肝和脾脏内滞留或灭活，血液稀释，组织缺氧抑制造血器官的活性使血小板生成减少，从而使血小板数量减少。新生儿呼吸衰竭行 ECMO 支持，血小板减少症可发生在撤除 ECMO 数天后，新生儿 ECMO 期间出血的常见原因是凝血因子缺乏。另外，还有 2% ~ 6% 的患者可能发生肝素诱导性血小板减少症，导致患者持续出血，成人往往比新生儿更为常见。其他导致出血的原因还有插管及手术部位止血不彻底、大血管损伤等。另外，对 ECMO 支持患者行胸腔引流、耻骨上膀胱引流等各种有创操作引起。

2. 临床表现　插管部位及手术切口明显渗血。当患者出现血红蛋白持续下降、心动过速、低血压等症状或体征，提示患者存在急性出血的可能。ECMO 期间，出血并发症可发生在颅内、胃肠道、腹腔内和腹膜后。因此，患者出现癫痫发作、瞳孔散大、脉压减小、腹部膨隆、血便、鼻饲管吸出血液等，立即进行超声和（或）CT 检查，以确定出血部位。

3. 预防处理

（1）使用肝素涂层管道和插管可减少肝素用量，减少血小板、补体和激肽系统的激活，从而降低出血的发生率。手术部位仔细止血、分离出血管后再肝素化、插管后再止血等措施可减少插管部位的出血。动、静脉插管用双股丝线结扎以防止滑脱。ECMO 前或期间进行外科手术时：术前维持血小板数量 $> 125 \times 10^9/L$；ACT 180 ~ 220 s；新生儿手术开始时，输入 1 U 血小板和 FFP 10 mL/kg；根据需要输入浓缩红细胞；缝合筋膜和皮肤前术野必须彻底止血，并结扎可见的血管；局部用止血剂（如纤维蛋白胶、明胶海绵）。

（2）正确判断出血部位和出血量。少量渗血多来源于插管及手术切口部位，采取压迫、调整肝素用量和局部应用止血剂（如明胶海绵）等措施可有效止血。出现大量出血，高度警惕存在大血管损伤、插管滑脱等致命性并发症，如颈内静脉或上腔静脉撕裂，插管脱出血管外等，正确判断，立即手术。颅内、腹腔内、腹膜后出血，必须进行有效的引流或手术探查。根据血流动力学变化，积极输血、输液以补充血容量的不足，保守治疗无效，则必须手术探查止血。消化道出血可能是由于应激性溃疡所致，用冷生理盐水洗胃、抗酸剂和 H^+ 泵阻滞剂可能有效。

（3）ECMO 期间应用氨基己酸（amicar）或氨甲环酸（transexamic acid）等纤溶酶抑制剂，可减少颅内和其他部位的出血并发症，但临床效果尚不确定。血小板减少症的患者，血小板计数 $> 50 \times 10^9/L$，如无出血可不进行治疗。如果患者血液中检测到肝素诱导的抗血小板抗体，则必须停用肝素，改用其他抗凝剂，此时给患者输血小板非但出血难以控制，而且可导致血栓形成。

（二）感染

1. 原因 感染是发生率较高的并发症，包括细菌感染、真菌感染和病毒感染。感染部位有血液感染、泌尿系统感染、创口感染和肺部感染等。ECMO 期间感染发生率较高主要与手术创伤过大及插管时间过长有关。ECMO 治疗过程中的很多插管，如股动、静脉插管，中心静脉置管，护理不慎，留置时间过长或插管部位血肿形成，很容易成为病原菌侵入血液的途径。ECMO 使肠黏膜屏障功能受损或衰竭，肠黏膜通透性增加，致使肠内致病菌和内毒素经肠道易位而导致肠源性感染。ECMO 期间由于血液与人工材料表面接触，导致全身炎性反应，补体激活，单核 - 吞噬细胞系统、中性粒细胞的吞噬及杀菌能力明显降低，同时 IL-2 产生减少，使 B 细胞转化为浆细胞的能力下降，免疫球蛋白产生减少，最终导致患者免疫功能抑制。

2. 临床表现及诊断 ECMO 期间，患者需持续药物镇静、呼吸机辅助呼吸等，因此感染的症状和体征有时不明显。当实验室检查白细胞计数为 $12 \times 10^9/L$ 或 $4 \times 10^9/L$；痰液、伤口分泌物、血液、深静脉导管尖端培养出致病菌，可明确感染存在。

3. 预防处理 进行插管及各种有创操作，严格遵守无菌原则；插管及中心静脉置管部位每日消毒、更换敷料；深静脉置管有感染迹象应拔出或更换；严密止血，防止插管部位血肿形成。加强肺部护理，定时吸痰，防止肺不张，必要时行纤维支气管镜清除气道；预防性应用抗生素；呼吸功能尚可、清醒合作的患者，考虑无气管插管 ECMO，减少气道污染；进食、维持肠道菌群平衡；保护感染部位不受挤压损伤，以免感染范围扩展；感染的伤口创面及时换药处理；查明感染病菌，根据病原菌种类及细菌药物敏感试验结果，按照药物的抗菌作用特点及其体内过程特点选用抗生素；抗菌药物治疗的同时积极改善全身状态，维持体液平衡和营养代谢。

（三）神经系统异常

1. 原因 统计显示，ECMO 有超过 10% 的患者出现神经功能不全，尤以婴幼儿发生率较高，颅内出血仍然是小儿 ECMO 的致命并发症。造成神经系统并发症的原因有：缺血缺氧、高碳酸血症、酸中毒、脓毒症、癫痫、出生时创伤、晶体液或高渗液输注速度过快等。胎龄 < 37 周的婴儿是导致 ECMO 期间颅内出血的高危因素。ECMO 期间血液与大量的人工材料表面接触，导致血小板减少和血小板功能改变、补体和白细胞激活，是造成颅内出血或出血程度加重的潜在危险因素。小儿采用颈部插管，右颈内动脉结扎破坏了正常的灌注方式，右颈内静脉插管过粗，影响了脑静脉血液的回流，致使脑静脉压力升高。新生儿 V-A ECMO 结扎颈动脉可能影响脑的正常发育。

2. 临床表现及诊断 患者停用镇静药后出现意识障碍；瞳孔散大、固定、对光反射消失或双侧瞳孔不等大；呼吸、循环改变，心律失常，生命体征异常；颅内压升高，视神经乳头水肿；脑部 CT、脑诱发电位和脑部超声检查，对确定受损部位、判断病情和预后有帮助。

3. 预防处理 积极防止组织缺氧和高碳酸血症，纠正酸中毒；调整肝素输注速度，防止过度抗凝；维持循环的稳定，避免血压过高；ECMO 前对患者进行脑部超声检查，以鉴别术前是否存在颅内出血；胎龄 < 34 周的未成熟婴儿禁用 ECMO。处理：调整肝素用量，维持 ACT 在较低的水平（180 ～ 220 s）、血小板计数 > 125×10^9/L；出现新的出血或原有出血范围扩大，则终止 ECMO。

（四）肾功能不全

1. 原因 ECMO 期间肾功能不全的发生率也较高，原因尚不明。病变主要是急性肾小管坏死，病理变化为肾小管上皮细胞肿胀、变形或坏死，基底膜断裂，管型形成，阻塞管腔。可能与 ECMO 期间溶血、非搏动性灌注、儿茶酚胺分泌增加、栓塞、全身炎性反应等因素有关。此外，也可能与治疗用药的肾毒性损伤，血液破坏、溶血，游离血红蛋白增多堵塞肾小管等有关。

2. 临床表现及诊断 常见的临床表现有少尿、氮质血症、水电解质紊乱和酸碱平衡失常，需排除肾解剖异常造成的肾功能不全。

3. 预防处理 ECMO 初期一过性低血压较为常见，积极防止灌注不足尤显重要。注意避免药物的肾毒性作用。注意血液保护，应用离心泵和肝素涂抹管道。处理原则：维持循环稳定，防止肾灌注不足；保持尿量，必要时碱化尿液；尿少和无尿时积极进行超滤或透析。ECMO 期间发生肾衰竭，死亡率很高，ECMO 联合 CRRT 是有效的支持方式，可等待脏器功能恢复或过渡到器官移植。但使用血滤需要考虑抗凝和血流路径的问题，而且还有发生出血和栓塞并发症的危险。进行腹膜透析应选择虽然尿少但血流动力学平稳的患者。

（五）栓塞

1. ECMO 期间血小板数量和聚集功能显著下降，血小板释放的三磷酸腺苷也明显减少，输入血小板不能完全改善血小板功能，ECMO 结束 8 h 后血小板的聚集功能和数目才逐步恢复。ECMO 中持续使用肝素、血液和异物表面接触血小板活性物质释放、凝血因子消耗等因素使凝血功能发生很大变化，虽然人工材料的组织相容性得到很好的改进，但长时间 ECMO 导致大量血液成分破坏难以避免，再加上抗凝不充分的因素，均可导致血栓形成，造成栓塞。尽管 ECMO 期间维持安全的 ACT，但循环管道中光镜检查仍可发现微栓，肾、肺、脑、冠状动脉内均可能出现血栓，栓塞和 ECMO 的其他并发症密切相关。

2. ECMO 期间发生肝素诱导性血小板减少症（heparin-induced thrombocytopenia，HIT），通常发生在使用肝素后 5 日左右。HIT 会造成血栓形成，导致栓塞并发症。阿加曲班和来匹卢定是两种肝素替代品，可预防肝素引起的血小板减少症患者的血栓形成。在 ECMO 期间，输入大量血液制品和流量减低时，需调整抗凝参数，避免发生凝血。V-A ECMO 模式的患者易出现 LAP 增高，而左室过胀和血流减缓，也易形成血栓和栓塞。

（六）溶血

1. 溶血的发生率在 5% 左右。造成溶血的原因：滚压泵泵头调节过紧；离心泵内血栓形成；静脉引流负压过大；ECMO 支持长时间高流量；循环管路扭折、血栓形成；心脏术后畸形矫正不彻底，如瓣周漏、房间隔和室间隔修补术后存在残余分流等。

2. 患者发生溶血时，血红蛋白浓度进行性下降；肉眼可见血红蛋白尿；实验室检查游离血红蛋白 > 1 g/L。预防措施：定期检查循环管路有无血栓、扭折，变温水箱或膜前压力等有无异常；更换管路和离心泵头；碱化尿液或维持尿量 > 3 mL/h，防止肾小管堵塞（使用呋塞米、甘露醇等）；严重溶血可行血浆置换。

（龙　村　石　佳）

参考文献

［1］HOFFMAN J R H, PAL J D, CLEVELAND J C. Devices for cardiac support and replacement[M]// Gravlee G P, Shaw A D, Bartels K. Hensley's Practical Approach to Cardiothoracic Anesthesia. 6th edition. Philadelphia: Wolters Kluwer, 2019: 656-675.

［2］MEHRA M R, NAKA Y, URIEL N, et al. A fully magnetically levitated circulatory pump for advanced heart failure[J]. N Engl J Med, 2017, 376: 440-450.

［3］赵举, 黑飞龙, 李斌飞, 等. 中国体外生命支持临床汇总报告 [J]. 中国体外循环杂志, 2011,9(1): 1-5.

［4］BENJAMIN E J, BLAHA M J, CHIUVE S E, et al. Heart disease and stroke statistics 2017 update: A report from the American Heart Association[J]. Circulation, 2017, 135(10): 146-603.

［5］KIRKLIN J K, PAGANI F D, KORMOS R L, et al. Eighth annual intermacs report: Special focus on framing the impact of adverse events[J]. J Heart Lung Transplant, 2017, 36: 1080-1086.

［6］ROGERS J G, PAGANI F D, TATOOLES A J, et al. Intrapericardial left ventricular assist device for advanced heart failure[J]. N Engl J Med, 2017, 376: 451-460.

［7］MEHRA M R, GOLDSTEIN D J, URIEL N, et al. Two-year outcomes with a magnetically levitated cardiac pump in heart failure[J]. N Engl J Med, 2018, 378: 1386-1395.

第 5 篇

术后处理

第 30 章

循环系统的管理

第 1 节　到达 ICU 的即刻处理

一、初步评估

1. ICU 准备　患者到达前确保相关人员、药物、监测和呼吸支持设备等处于待命状态（standby）。在对患者生命体征的密切监护下，麻醉医师、外科医师和护理人员共同使用 ICU 病床转运患者入 ICU 既定床位，立即连接已调整好的呼吸机，观察患者的胸廓活动和呼吸机工作状态。

2. 完成监测转换　快速有序地完成转运监测到 ICU 标准监测的转换，依次建立 SpO_2、压力（血压、CVP 和 PAP 等）和 ECG 监测。麻醉医师应站立床旁仔细观察患者的生命体征及其监测的转换过程，必要时进行相应处理，无特殊情况严禁干扰护士工作。

3. 最快速评估　确保呼吸道通畅（A，airway）、保证有效和足够的通气（B，breathing）和循环系统稳定（C，circulation），即"ABC"的初步确定。再逐步确定所有监测通路、静脉通路、胸腔引流管和尿管等连接和功能良好。

4. 呼吸系统　初步评估后的进一步检查。首先确保管理机械通气的护士在场，其技术相当于国外的呼吸治疗师（respiratory therapist）。开始建立机械通气时，最初的 FiO_2 通常应 > 70%，直到第一次动脉血气分析报告结果出来再作调整，以确保足够的氧合。检查气管插管及其固定，听诊双侧呼吸音，以确保其在气管内和深度适当。气管插管的患者应有呼气末二氧化碳分压监测，观察其波形或数值，以辅助判断气管导管位置和堵塞情况。SpO_2 的监测是评估最初氧合最快速的方法。最后检查胸腔引流管是否通畅。

5. 循环系统　通过监测设备观察血压、心律和心率的变化，比较袖带血压和直接动脉测压数值，初评血压的准确性。触摸外周脉搏，检查皮肤颜色、体温和尿量，估计全身灌注情况。有监测条件时，测量肺动脉压、PCWP、CO、外周血管阻力和 PVR。如果装有起搏器，应告知和检查起搏器的设置参数，确证起搏方式在同步起搏。检查创口渗血和引流管出血情况。

6. 中枢神经系统　记录意识情况，检查双侧瞳孔大小及对光反射。由于此时大部分患者尚处在麻醉状态，不能作进一步的其他估计。

7. 肾功能　根据术中的尿量、进入 ICU 后的排尿速度、尿浓度和有无血红蛋白尿等，对肾功能作初步判断。

8. 胃肠道　检查腹部，查看有无胃肠胀气、腹水和胃内出血。

9. 四肢和皮肤　观察皮肤颜色、皮疹和有无烫伤等。注意四肢皮肤有无成片的出血点，初步判断是否因手术固定带压迫引起。

10. 温度　测量中心和外周温度，如果直肠温度 < 35℃，应该升温和保暖。

二、口头交班和完成核查

1. 口头交班　初步完成上述内容后，向负责医生和护士口头交班。

2. 核对患者　患者姓名、年龄、诊断、手术名称等资料。通常由手术室护士和 ICU 护士进行，完成标准的核查单并签字。

3. 麻醉方面　术前重要资料、术中麻醉用药和过程。任何发生的特殊情况，如严重变态反应、困难气管插管、血管活性药物、脱机不顺利、血流动力学不稳定等。目前的用药、监测、术终时血气等检查结果等。输血种类、数量、补钾情况。术中是否使用胰岛素及其用量。动、静脉通路及输液等情况进行交班。口腔、牙齿和食管有无损伤，尤其是牙齿缺失、松动情况。

4. 外科方面　手术过程、外科技术问题和出血等外科情况，一般由外科医师交班。必要时麻醉医师可以补充某些重要信息。

5. 特殊情况交待　起搏器、Swan-Ganz 导管和 IABP 等。

三、进一步评估

1. 呼吸、循环　动脉血气可以提供通气、氧合和酸碱平衡等信息。胸部 X 线检查可以确定气管导管的位置、Swan-Ganz 导管的位置、心脏大小及纵隔宽度、有无肺水肿、肺不张、胸腔积液和积血等。多导联 ECG 检查可以发现新的心肌缺血、心肌梗死、传导紊乱和心律失常等。

2. 代谢功能　生化和动脉血气检查。血气提供酸碱平衡、电解质（尤其注意血钾）情况。尿素氮和血肌酐水平反应肾功能和血管内液体的状态，并可以和术前及术后 24 h 比较。血糖水平可以反映应激状态，DM 患者的血糖监测，利于指导控制血糖的管理。血红蛋白浓度或 Hct 测定有助于确定氧转运，指导输血治疗，发现外科出血等。

3. 凝血功能检查　如果患者引流渗血较多，可以检查 ACT、PT、aPTT、血小板计数和血栓弹力图等项目，以确定出血的原因。

第2节　循环系统并发症及其管理

一、低 CO

1. 病因　低 CO 综合征是以 CO 下降、外周脏器灌注不足为特征的临床综合征。心脏外科术后多见于心室功能不全。临床表现为低血压、心动过速、少尿、代谢性酸中毒和四肢末端湿冷等。导致心脏外科术后低 CO 的原因很多。

（1）心肌缺血或梗死：围手术期心肌梗死的发生率最高可达 10%，以 CABG 多见。由于影响心肌再血管化程度的因素很多，如移植血管本身的病变、冠状动脉痉挛、移植血管桥堵塞、血管内气血栓等，都可以引起心肌缺血，术后低血压和缺氧可以加重心肌缺血。ECG、床旁超声心动图和血生化标志物高敏肌钙蛋白 I 或 T 检查，都有助于发现和诊断。

（2）容量超负荷：输液过量导致 PCWP 升高，室壁张力和心肌做功增加，引起左心功能不全，严重时可发生急性肺水肿。

（3）前负荷下降：输血、补液不足；回 ICU 后体温回暖，引起血管床扩张，相对性容量不足；活动性出血，尤其是隐形胸腔内出血；利尿药过量或 DM 高渗性利尿；扩张血管药物过量，引起外周血管扩张，静脉回流下降；术后输入胶体，如白蛋白治疗低血压，可以引起容量不足。

（4）后负荷增加：低体温、过量血管收缩药物、低血容量的应激性反应、疼痛或烦躁等。导致 SVR 或 PVR 急性升高，在术前或术中已经存在心肌功能不良者，更容易引起心功能不全。

（5）心律失常：心动过缓即使能维持每搏量，也可以明显降低 CO；室上性心动过速使心室舒张充盈时间不足；室性心动过速、室颤电复律后引起的心肌扩张性损伤，均可以引起血流动力学的改变、心肌供血不足或氧需增加，导致 CO 严重下降。

（6）机械因素：心脏压塞可以降低 CO，表现为心动过速和低血压。气胸引起纵隔偏移，减少静脉回流，造成低氧血症、严重血压下降。其他机械因素有移植血管闭塞、机械瓣功能不良、修复的心内缺损破裂等。

2. 处理　积极纠正导致低 CO 的病因，以维护心肌氧供需平衡和减少心脏做功为基础，以稳定血流动力学为目标导向，通过调整心脏负荷、优化容量、改善心肌功能等管理策略，增加 CO 和组织器官灌注，从而改善整个循环状态。

（1）术后心功能不全：根据患者病情的不同，合理使用正性肌力药物。通常用肾上腺素联合米力农作为首选，合适剂量的多巴胺、多巴酚丁胺也可酌情选择。对合并肺动脉高压、右心衰竭者，推荐加用米力农。左西孟旦的正性肌力作用不增加心肌氧耗量，可以改善严重心功能不全患者的预后，但注意其扩张血管的作用，可合并使用去甲肾上腺素等缩血管药物，维持必需的灌注压。其他综合处理，如利尿、使用扩血管药等因病情而定，必要时尽早使用 IABP、ECMO 等心室机械辅助手段。

（2）心肌缺血或梗死：改善缺血心肌的血供，提高灌注压，扩张冠状动脉，降低心肌的耗氧量，控制心率。酌情使用硝酸甘油、β受体阻滞药、钙通道阻滞药等。必要时使用 IABP 等辅助。

（3）其他：患者有活动性出血和心脏压塞等外科原因，需要重新手术；前负荷下降，积极输血补液，优化容量而勿容量超负荷；后负荷增加者，可使用血管扩张药，重组人脑利钠肽降低体循环和肺循环阻力，降低心脏后负荷，增加尿量，可以增加 CO。

二、低血压

（一）原因

1. 血容量不足　绝对低血容量见于活动性出血、渗血过多、体外循环后补液量不足、利尿过多等；相对低血容量见于机械原因，如正压通气（使用 PEEP）、血块压迫心脏致静脉回流减少等。

2. 外周血管阻力下降　体外循环后部分患者（< 10%）出现血管麻痹综合征（vasoplegic syndrome after cardiopulmonary bypass），表现为外周血管阻力下降、持续性低血压，而心脏功能正常或增强。原因：体外循环系统性炎性反应综合征，引起细胞超极化、炎性介质过度释放和体内缺乏血管升压素等；使用扩血管药物过量；低体温时复温后血管扩张；具有血管扩张作用的药物相互作用，如术前使用血管紧张素转换酶抑制剂；输血输液反应、严重变态反应、酸中毒、高热等。

3. 心肌收缩力减弱　发生心肌缺血、心肌梗死、心律失常、负性肌力药过量、输液过量等，均可以引起心肌收缩力减弱，导致低血压，继而发生心功能不全。

（二）处理

1. 血压骤降　明确诊断前的应急措施有立即停用镇静和扩张血管药物；迅速头低脚高位（Trendelenburg position）；静注氯化钙或葡萄糖酸钙 1 g；快速输入 100 ~ 200 mL 液体；必要时单次静注麻黄碱 3 ~ 5 mg 或肾上腺素 2 ~ 5 μg。暂时稳定血压后再做病因处理。

2. 增加 SVR　排除各种血管扩张因素，如过敏、酸中毒或高 CO_2 血症等；增加 SVR，血管麻痹综合征可以静脉输注去甲肾上腺素、去氧肾上腺素或血管升压素等血管收缩药物；低血容量时加剧血管扩张性低血压，往往单独补充液体血压恢复不佳，需要加用 α 受体兴奋药如去甲肾上腺素和钙制剂。

3. 补充血容量　积极补充血容量，同时消除引起低血容量的原因。结合血压、CVP、PCWP 等血流动力学指标，调整容量状态。输液过程中仔细观察容量循环系统反应，避免液体超负荷。容量负荷过度增加室壁张力，增加心肌氧耗，可以加重心肌缺血，损害心肌收缩功能；同时增加肺间质水肿，引起低氧血症。维持高胶体渗透压对减轻组织间质水肿具有重要作用，给予白蛋白制剂是维持血浆胶体渗透压和良好扩容效果的重要措施。

4. 改善心脏功能　低血压不推荐常规使用正性肌力药物，但当患者出现心肌收缩力减弱、器官灌注不良时，可使用正性肌力药物来增加心肌收缩力、提高灌注压和增加 CO，从而改善重要脏器的灌注。在使用正性肌力药物的同时，需要降低心脏前、后负荷，减少心脏做功，从而改善心脏功能。

三、心律失常

1. 原因 术后可以发生各种心律失常，以房颤最为常见，据统计 CABG 患者术后房颤的发生率 > 30%。围手术期正确使用 β 受体阻滞药（阿替洛尔、美托洛尔），可以降低心律失常的发生率，维持围手术期血钾、血镁的正常水平也非常重要。

（1）心肌缺血：冠状动脉移植血管血栓形成、低血压和冠状动脉痉挛等。

（2）电解质和酸碱平衡紊乱：利尿后排钾过多而未及时补钾、过度通气引起细胞内钾的转移等，可以引起低钾血症。呼吸性和代谢性酸中毒时引起细胞外钾的转移、补钾过多过快、尿少等，可以引起高钾血症。低钙血症见于大量输血后。室性心律失常往往与低镁血症有关。

（3）体温过低：增加心肌的应激性。当中心温度 < 33℃时可发生室上性心律失常，< 28℃可以发生室性心律失常。

（4）组织氧合或灌注不足：低 CO、栓塞、PVR 增高、乳酸性酸中毒等。

（5）机械原因和药物因素：心脏压塞、气胸、引流管刺激；洋地黄中毒、使用胺碘酮不当等。

2. 处理 稳定心率及心律，维持窦性心律；起搏器依赖者推荐房室同步起搏；心室颤动者立即电击除颤，启动心肺复苏程序。大部分短暂的心律失常，无明显血流动力学变化，可不急于处理，但应尽快明确病因。当心律失常导致快速血流动力学失代偿时，如多源性室性期前收缩、室性心动过速等，需要立即治疗。在未明确原因前谨慎使用负性肌力和负性频率药物，如 β 受体阻滞药或钙通道阻滞药。关键是需要纠正病因和诱发因素，注意机械通气和电解质的影响，消除不良的神经反射。

（1）稳定心率或心律：窦性心动过速，血压低时用去氧肾上腺素 1 ~ 3 mg 静注；血压正常可用 β 受体阻滞药，如阿替洛尔或美托洛尔 1 ~ 5 mg 分次静注；心衰时可用洋地黄制剂。窦性心动过缓，血压低或心率持续 < 40 次 /min 时，静注山莨菪碱 2 ~ 10 mg 或阿托品 0.5 ~ 1 mg 或异丙肾上腺素 1 ~ 2 μg；安装起搏器。房性、交界性期前收缩，非频发者暂不处理；频发且出现低血压、心率增快者，使用去氧肾上腺素、甲氧明等；心率慢者用阿托品或起搏器；血压正常可用维拉帕米或地尔硫䓬。

（2）阵发性室上性心动过速：低血压时静注去氧肾上腺素 0.5 ~ 3 mg；血压正常可用腺苷、阿替洛尔、美托洛尔、胺碘酮、维拉帕米等；心衰时可用洋地黄制剂；必要时同步电复律；预激综合征 QRS 波不增宽者可以用腺苷、阿替洛尔、普鲁卡因胺或胺碘酮，QRS 波增宽者使用普罗帕酮，避免使用维拉帕米和洋地黄制剂，因为其增快旁路传导、有诱发室颤的危险。

（3）房扑、房颤：原有或长期的房扑、房颤，主要是控制心室率；新发的房扑、房颤或射频消融术后，可以使用伊布利特、胺碘酮药物转复，或使用胺碘酮、阿替洛尔、地尔硫䓬、洋地黄类等控制心室率，必要时可以同步电复律。

（4）室性期前收缩：偶发可不处理，加强观察；频发或多源性首选利多卡因，伴有窦性心动过缓可加用阿托品；利多卡因无效时，可用普鲁卡因胺、胺碘酮、维拉帕米或索他洛尔等。

（5）室性心动过速：利多卡因、普鲁卡因胺、胺碘酮等；急性冠状动脉综合征、心肌梗死，

可以使用 β 受体阻滞药；疑有洋地黄中毒，用苯妥英钠 100 ~ 250 mg 静注；药物治疗无效或无脉室速立即直流电复律，不能立即电击者，握拳叩击胸部有时可中止发作。

（6）房室传导阻滞：二度房室传导阻滞伴有血流动力学变化或三度房室传导阻滞，给予异丙肾上腺素无效时应尽早安装心脏起搏器。维护正常的窦性心律和房室传导对右心功能不全患者非常重要，使用药物（异丙肾上腺素、阿托品等）无效、血流动力学不稳定的缓慢型心律失常，立即建立心内膜或心外膜起搏。房室传导正常的患者建议选择心房起搏或房室顺序起搏。

四、肺动脉高压

1. 原因　肺动脉高压很常见。慢性肺动脉高压属进行性右心室后负荷增加，导致右心室肥厚和扩张，逐渐出现右室功能不全，多见于术前肺动脉高压，如左向右分流的先天性心脏病、二尖瓣病变、肺栓塞和慢性阻塞性肺病等；急性肺动脉高压是右室后负荷突然增加，使右室 EF 下降，CO 明显降低，可见于麻醉过浅、高碳酸血症、低氧血症、肺不张、人工瓣膜瓣周漏等。无论是慢性或急性肺动脉高压，最终都可以导致右心衰。

2. 处理　TEE 或 TTE（经胸超声心动图）对判断右室的容量、压力和功能状态非常有益。肺循环对 $PaCO_2$ 敏感，肺动脉高压术后早期，需要过度通气（维持 $PaCO_2$ 在 25 ~ 30 mmHg），以降低 PVR。避免一切增加 PVR 的因素，纠正酸中毒、低氧血症、肺不张，减少机械通气的有害（高气道压、大潮气量和呼吸机相关肺损伤）影响。使用降低肺动脉压的药物，如静脉输注硝酸甘油、PGE_1，大部分肺部吸入 NO、前列环素。通常需要正性肌力药物（多巴酚丁胺、肾上腺素、米力农、左西孟旦）支持和维护右室功能，使用增加外周血管阻力的药物（去甲肾上腺素、血管升压素）提高灌注压。

五、高血压

1. 原因　术前高血压未经过系统治疗或药物控制不佳；术后疼痛和气管插管的刺激；麻醉苏醒期残余肌松作用引起的应激反应；低温寒战；容量超负荷；膀胱胀满；缺氧或二氧化碳蓄积；血管收缩药物过量；术前过早停用抗高血压药物引起的血压反跳等。高血压患者外周血管阻力升高，使心肌做功和氧耗增加，增加心肌缺血、心衰和出血的风险。

2. 处理　针对引起高血压的原因，合理选择控制血压的药物和措施，精准控制在目标血压水平。

（1）镇痛、镇静和保温：多模式术后镇痛方式相互补充，最常用患者自控镇痛。镇痛、镇静药物有吗啡、舒芬太尼、右美托咪定、咪达唑仑、丙泊酚等。患者回 ICU 后注意体温监测，使用暖风、光照、变温毯和输入液体加温等措施保温。

（2）药物控制血压：选择性使用扩张血管药、钙通道阻滞药、β 受体阻滞药等控制血压，以快速、短效和静脉给药为主。常用的药物有硝酸甘油、尼卡地平、硝普钠、地尔硫草等，心率增快者合并使用 β 受体阻滞药。

六、外科并发症

（一）术后出血

1. 原因　发现胸腔引流管出血异常（出血量、颜色），及时通知外科医生。术后渗血常见于止血不彻底、肝素中和不足或肝素反跳；活动性出血以外科缝合切口、穿钢丝处和胸腺处多见；体温低更容易发生渗血；难以控制的体外循环后凝血功能紊乱很少见。

2. 临床表现　引流管不间断出血，进行性低血压；动脉压、静脉压偏低，需要输血、输液才能维持血压。注意不明原因的出血相关性低血压，尤其是腹痛、腹胀或腹膜刺激征，要注意检查腹部，排除腹腔出血（放置引流管时引起肝损伤、或股动脉穿刺引起腹膜后出血）或积血（膈肌创口）。注意排除胸腔内隐形出血（胸腔引流管无明显出血，血液流入胸腔内），床旁超声或 X 线胸片有助于发现。

3. 处理

（1）出凝血功能检查：密切观察 Hct 的动态变化，进行凝血功能、ACT 和血栓弹力图检查，排除凝血功能障碍、肝素中和不足等情况。

（2）观察引流量：成人胸腔引流量在第一小时 > 500 mL、第二小时 > 400 mL、第三小时 > 300 mL 或前四小时 > 1000 mL 时，说明有活动性外科出血，应考虑开胸止血。血流动力学暂时可以维持，宜转入手术室开胸止血；突然的大量出血和血压快速下降等紧急情况可在 ICU 床旁开胸，往往是主动脉插管闭合处、心房切口或心室表面血管破裂等原因。

（3）控制血压，减少出血：通常控制收缩压在 90 ～ 100 mmHg；注意保暖，改善凝血功能；小剂量鱼精蛋白（30 ～ 50 mg）治疗；选择性使用止血药物（氨甲环酸、维生素 K）；广泛渗血，可以给重组凝血因子 VII 治疗。

（4）血液制品：输注浓缩红细胞，维持 Hct > 24%；输注 FFP、人凝血酶原复合物和人纤维蛋白原，提高凝血因子水平；如果血小板计数或功能障碍，可以输注血小板治疗。

（二）心脏压塞和紧急开胸

1. 原因　多由于术后有活动性出血，以外科缝合切口（如桥血管吻合口、人工血管吻合口等）、穿钢丝孔和胸腺创口处多见。在体温偏低和肝素中和不足的情况下，更容易发生。拔除胸腔引流管和起搏器导线时也并不少见。当出血或渗出排出不畅或突然增多，即可引起心脏压塞，判断或处理不及时具有致命性；尽管出血不多，但局部血凝块对心脏的压迫，尤其是对缝合心包者，同样可以引起心脏压塞，表现为低血压和血乳酸增高。

2. 临床表现　胸腔引流液突然中断；CVP 升高（> 15 mmHg）、血压下降和心动过速；低 CO 表现，外周灌注不足（肢体湿凉、尿量减少）。通过胸部 X 线片、超声心动图，结合临床表现即可诊断。

3. 处理　出现心脏压塞而心包引流不能缓解，需要立即手术；高度怀疑局部血凝块压迫，即使无明确证据，但影响血流动力学的稳定，并出现低 CO 的表现，应该选择再次外科开胸探查，尤其是血乳酸水平不断增高，且不可一味观察而贻误时机。

（三）机械瓣故障或其他

1. 人工瓣膜（机械瓣）置换术后，突然出现的血流动力学异常变化，尤其是动脉压力波形的波幅出现高低不同的变化，提示可能出现人工瓣膜的功能异常，可以通过 TEE 或经胸超声心动图检查来评估。此情况常需要立即手术。

2. 拔出胸腔引流管或机械通气时肺泡破裂，可以发生张力性气胸。突然的低氧血症、呼吸困难和血压下降，要高度怀疑发生气胸的可能性，及时进行胸部 X 线和超声检查，并及时进行胸腔闭式引流。

（方仲蓉　于钦军）

参考文献

［1］SULLIVAN B L, WALL M H. Postoperative care of the cardiac surgical patients[M]//GRAVLEE G P, SHAW A D, BARTELS K. Hensley's Practical Approach to Cardiothoracic Anesthesia. 6th ed. Philadelphia: Wolters Kluwer, 2019: 704-732.

［2］SZELKOWSKI L A, PURI N K, SINGH R, et al. Current trends in preoperative, intraoperative,and postoperative care of the adult cardiac surgery patient[J]. Curr Prob Surg, 2015,52(1): 531-569.

［3］EPTING C L, MCBRIDE M E, WALD E L, et al. Pathophysiology of post-operative low cardiac output syndrome[J]. Curr Vasc Pharmacol, 2016, 14(1): 14-23.

［4］张海涛，杜雨，曹芳芳，等 . 低心排血量综合征中国专家共识 [J]. 解放军医学杂志 , 2017, 42(11): 7-18.

［5］SHAEFI S, MITTEL A, KLICK J, et al. Vasoplegia after cardiovascular procedures-pathophysiology and targeted therapy[J]. J Cardiothorac Vasc Anesth, 2018, 32(2): 1013-1022.

［6］SESSLER D I, KHANNA A K. Perioperative myocardial injury and the contribution of hypotension[J]. Intens Care Med, 2018, 44(6): 811-822.

［7］LAMPERT B C. Perioperative management of the right and left ventricles[J]. Cardiol Clin, 2018, 36(4): 495-506.

［8］KOPONEN T, KARTTUNEN J, MUSIALOWICZ T, et al. Vasoactive-inotropic score and the prediction of morbidity and mortality after cardiac surgery[J]. Br J Anaesth, 2019, 122(4): 428-436.

［9］KUSUMOTO G, SHIGEMATSU K, IWASHITAK, et al. Association between preoperative cardiac left ventricular dysfunction and perioperative intraaortic balloon pump in patients undergoing off-pump coronary artery bypass surgery[J]. Heart Surg Forum, 2017, 20(4): 147-152.

［10］ENRIQUEZ A, SANTANGELI P, ZADO E S, et al. Postoperative atrial tachycardias after mitral valve surgery: Mechanisms and outcomes of catheter ablation[J]. Heart Rhythm, 2017, 14(4): 520-526.

［11］STEPHENS R S, WHITMAN G J R. Postoperative critical care of the adult cardiac surgical patient. Part I: Routine postoperative care[J]. Crit Care Med, 2015, 43(7): 1477-1497.

第 31 章

呼吸系统的管理

第 1 节　呼吸的支持

一、术后患者肺部的变化

1. 引言　刚刚结束手术的患者，病情尚不稳定，暂时的机械通气为此类患者的平稳过渡提供了保障。机械通气的管理，涉及疾病本身的病理生理、麻醉、体外循环和手术创伤的影响等诸多因素，主要涉及肺循环和肺泡通气两个方面。

2. 肺的机械影响

（1）肺功能的损伤通常可以持续到术后 24 h，随后在 1 周内逐渐恢复。肺总容量、吸气量和功能残气量都明显下降，肺活量在术后 3 日可能只有术前的 50%，通常在术后 2 周逐渐恢复到术前水平。

（2）不论是胸骨正中劈开、侧开胸或微创入口，均可暂时性影响肺功能。几乎所有的患者都有不同程度的肺不张，最常见的是左肺下叶的肺不张，在 CABG 患者甚至高达 50% 以上。

（3）肺的气体交换、呼吸做功和肺顺应性都会改变，肺总顺应性可能只有基础值的 75%，这与炎性介质、再灌注对肺的损伤等都有关系，使功能无效腔量增加。因潮气量、肺顺应性下降，自主呼吸时呼吸做功增加大约 20%，以补偿潮气量的下降。

（4）由于 FRC 和肺顺应性下降，肺分流增加，体外循环后肺泡 – 动脉氧分压差（A-aDO$_2$）增加，肺内分流从术前的 5% 以下增加到 10% 以上。肺内血管外水的增加、肺不张和肺顺应性下降，术后 3 日内超过 50% 的患者 A-aDO$_2$ 增加，此时吸入空气，可以导致低氧血症，PaO$_2$ 常在 70 mmHg 以下。

3. 药物的影响

（1）围手术期阿片类和镇静药物均抑制通气，降低肺对缺氧和二氧化碳蓄积的反应。抗胆碱药物，如阿托品，尽管仅仅作为术前用药，因扩张呼吸道，可以使无效腔量增加约 25%，即使某些心血管用药，如多巴胺等也有中枢性通气的抑制作用。

（2）体外循环后 PVR 增高可以持续 1 ~ 2 h。缺氧和二氧化碳蓄积、使用有 α 受体兴奋活性的儿茶酚胺类血管活性药物，均可引起 PVR 升高。

（3）β受体激动剂如异丙肾上腺素、血管扩张药如硝酸甘油，均可以抑制 HPV，导致 A-aDO$_2$ 增加，使肺内分流增加，但仅对存在肺部疾病的患者可能具有临床意义。

4. 体外循环　体外循环相关炎性反应，尤其是炎性介质诸如白细胞介素因子（IL-18、IL-6）、肿瘤坏死因子、补体因子（C3a、C5a）、氧自由基的肺损伤效应，引起肺间质水肿等肺的渗出性损害，严重者甚至发生 ARDS。

二、机械通气

（一）呼吸参数设定

1. 患者入 ICU 时最初设定　FiO$_2$ 为 70% ~ 100%；潮气量 8 ~ 10 mL/kg；呼吸频率 8 ~ 12 次 /min；呼气末正压通气（PEEP）2 ~ 5 cmH$_2$O；吸 / 呼比（I ∶ E）为 1 ∶ 2；呼吸机吸入气流率成人为 30 L/min，婴幼儿至少为每分通气量的 2 倍，设为 4 ~ 10 L/min。

2. FiO$_2$　存在任何心肺不稳定性的问题，以 100% 氧开始。如果氧合良好，用 70% ~ 80% 开始。为避免吸入高浓度氧的肺或其他损害，通常要保持在 50% 以下，即以较低的吸入氧浓度维持 PaO$_2$ 在正常水平。

3. 潮气量　尽管 8 ~ 12 mL/kg 有助于预防肺不张，但在乳内动脉作为移植血管的 CABG 患者，潮气量过大可能牵拉 IMA，高潮气量也与炎性介质释放性肺损伤相关。用高频率、低潮气量（6 ~ 8 mL/kg），维持足够的通气量［100 mL/（kg·min）］，可以减少机械通气性肺损伤。

4. 呼吸频率　设定 8 ~ 12 次 /min，维持 PaCO$_2$ 在 35 ~ 45 mmHg。代谢率高时产生的 CO$_2$ 高，呼吸频率可以稍快，维持 PaCO$_2$ 在正常偏低水平，可以预防进一步发展为呼吸性酸中毒。严重肺动脉高压者要适当过度通气，维持 PaCO$_2$ 在 25 ~ 30 mmHg，有助于肺血管扩张，降低肺动脉压力。

5. PEEP　常规 2 ~ 5 cmH$_2$O，低氧状态 5 ~ 8 cmH$_2$O，以预防和治疗围手术期肺不张。在低血压或低 CO 的患者，因 PEEP 影响静脉回流，使 CO 进一步下降，同时较高的 PEEP 升高 PVR，可以减低或不用 PEEP，直到患者情况稳定。当纵隔渗血过多，若无血流动力学禁忌，PEEP 可以增加到 10 cmH$_2$O 或更高水平。

6. I ∶ E　通常为 1 ∶ 1.5 ~ 2。吸气时间缩短，可以导致充气峰压升高，增加通气 / 血流比例失调。通常成人峰压 < 20 cmH$_2$O，不应 > 30 cmH$_2$O。通过延长吸气相，使潮气量可以在较长的间歇期通过气道，通气时可以允许低峰吸气压。

7. 吸气平台（pause）　吸气末期的平台或称停顿，可以促使肺泡膨胀，改善氧合，有助于预防肺不张。主要用于肺泡萎陷或肺顺应性差的患者。

8. 吸入气流率　有些呼吸机需要设定吸入气流率，在呼吸环的每一相，维持满意的通气分布和恒定的气流量，须考虑每位患者的潮气量、呼吸频率和吸 / 呼比。不同呼吸机之间对气流量的限制不同，通常吸入气流率为 30 L/min。

（二）机械通气模式

1. 通气模式　大部分成人需要定容通气，开始可以用控制机械通气（controlled mechanical ventilation，CMV），患者从麻醉苏醒后，可以改用同步间歇指令通气（synchronous intermittent mandatory ventilation，SIMV）或分钟指令通气（minute mandatory ventilation，MMV），以加快脱机。脱机时可以用压力支持通气（PSV）和压力辅助通气（PAV）。

2. CMV　又称IPPV（intermittent positive pressure ventilation），即间歇正压通气。控制通气可以是容量控制，也可以设压力限制。预调潮气量、呼吸频率、峰压可以作为自主通气的转换。CMV用于无自主呼吸或微弱自主呼吸的患者，使用方便，但有自主呼吸时可以产生人机对抗。

3. CPAP　即持续气道正压通气（continuous positive airway pressure，CPAP）。保持自主呼吸，吸气和呼气期均保持气道正压。因此，吸气省力，呼气期的气道正压起PEEP作用。增加肺泡内压和功能残气量，改善氧合。CPAP可以和SIMV、MMV、PSV交替使用。

4. SIMV　按照指令间歇提供正压通气，间歇期自主吸气触发通气，自主呼吸时机械通气不动。无自主触发时为IMV（间歇指令通气）。自主呼吸和IPPV有机结合可以保证有效的通气，且可锻炼自主呼吸，已成为撤离呼吸机前的必要条件。

5. PSV　预设最大压力值，吸气期提供恒定的气道正压至预值，吸气流速下降达预调触发值时，呼气开始。患者可以控制呼吸频率和潮气量，压力支持水平需根据呼吸阻力和顺应性调整。脱机时患者清醒、舒适，易于使呼吸协调。

6. MMV　预设理想的分钟通气量，如果患者达到此水平，呼吸机不再给予，反之则呼吸机给予补偿。MMV可以保证麻醉恢复期从机械通气平稳过渡到自主呼吸。

7. PEEP　呼气终末正压通气。呼气末肺泡开放，功能残气量增加，利于氧合。

8. 高频通气（HFV）　超过正常呼吸频率的4倍以上（成人 > 60次/min）和小潮气量（< 5 mL/kg）通气。减少了气压伤的风险，对循环干扰少，反射性抑制自主呼吸，但容易造成CO_2蓄积。

（三）机械通气的并发症

1. 肺损伤

（1）气压伤：正压通气时肺泡破裂，气体可以进入纵隔、胸膜腔和皮下组织（颈部），严重时可以发生张力性气胸。

（2）肺泡萎陷损伤：不论是肺泡的过度膨胀还是肺泡萎陷，均可以引起肺泡 – 毛细血管膜的损伤，导致通透性、渗出和炎症增加。使用PEEP可以预防和避免此类损伤。

（3）氧毒性：长期吸入高浓度氧可以引起肺损伤、肺不张等，在保证动脉氧合的前提下，尽量使用较低的FiO_2。

2. 呼吸机相关性肺炎

（1）呼吸机相关性肺炎（ventilator associated pneumonia）：通常出现在机械通气超过48 h以后，属医院获得性肺炎，是机械通气常见的严重并发症，往往造成脱机困难，严重者危及生命。通常与口腔、胃食管反流的分泌物进入气道有关，尤其气管导管周围漏气。抬高头部（半卧位）、及时清理口咽部和呼吸道分泌物，可以降低发生呼吸机相关性肺炎的风险。

（2）吸痰：正确掌握吸痰时机，及时清理呼吸道，有助于改善肺部通气，减少呼吸机相关性肺炎的发生和发展。听诊发现痰鸣音可以及时发现气道内痰液蓄积，是最佳的吸痰指征。吸痰前充分给予纯氧 2 ～ 3 min，保证足够的氧储备。吸痰时间要严格控制在 15 s 以内，可以多次间断吸痰，中间纯氧吸入。已经发生呼吸机相关性肺炎的患者，常规拍背湿化吸痰不能排出支气管末端的痰液，从而导致肺不张，使用膨肺吸痰法或纤维支气管镜冲洗，可以有效清除支气管分泌物，减少肺部并发症。

3. 对血流动力学的影响

（1）降低 CO：升高胸内压和右房压，会减少静脉回流和右室舒张末期容量，降低右室的每搏量。室间隔的左向移动，降低左室舒张顺应性，减低左室舒张末期容量和每搏量。但正压通气模式对于左室功能不全的患者，降低前、后负荷，减少左室做功，可以改善左心功能。

（2）升高 PVR：由于吸气末肺泡膨胀和对血管的压迫，造成右心室后负荷增加，右心室 EF 下降。潮气量 5 ～ 10 mL/kg 升高 PVR 10% 以上。

（3）影响 PCWP 的测量：大潮气量肺的过度膨胀或 PEEP > 12 cmH_2O，影响测量 PCWP 的准确度。

（4）减少对氧需要的转运：正常呼吸占总耗氧量的 5%，呼吸衰竭时，呼吸肌的氧耗至少增加总氧耗量的 50%，机械通气降低了呼吸对氧的需要。

（5）负性肌力作用：过大的潮气量直接导致肺的过度膨胀，反射性地引起血管扩张、心动过缓和负性肌力效应。

4. 对胃肠道的影响　胃肠道胀气是常见症状，主要原因是气管插管套囊充气不足，气体漏出至咽部进入胃内。术后常规放置胃管，定时抽吸胃内容物，气管插管套囊定时充气，长期用呼吸机可适量鼻饲，以维护胃肠道功能。

（四）呼吸方式的改变

1. 降低潮气量和增加呼吸频率　为预防 IMA 移植血管的张力增加和潜在气压伤，经常降低潮气量而增加呼吸频率，潮气量降到 6 ～ 8 mL/kg，呼吸频率增加到 18 ～ 20 次 /min，但术后很少用高频喷射或振荡通气。

2. 高 PEEP　通常用 5 ～ 10 cmH_2O 的 PEEP，来减少纵隔出血，有时需要更高的 PEEP。对体外循环后严重呼吸功能障碍，例如"灌注肺"、肺水肿或肺毛细血管渗出综合征等，为维持足够的 PaO_2，有时需要 PEEP 达 20 ～ 30 cmH_2O。

3. 调整 I∶E 比例　通过延长吸气相，使潮气量可以在较长的间歇期通过气道，通气时可以允许低峰吸气压。对体外循环后呼吸功能严重紊乱的患者，使用较高的肺膨胀压有导致气压伤的危险，可以采取延长吸气时间的方法，降低吸气峰压，以减少对 CO 的干扰，同样有助于改善 PaO_2。相反，对慢性阻塞性肺病患者，需要通过延长呼气时间，以保证足够的呼出气量。

4. 吸气平台　在吸气末期的平台或称停顿可以使肺泡膨胀，改善氧合，有助于预防肺不张。

（五）呼吸机

1. 概述 现代呼吸机都由微机控制，具有正压或负压通气设置。正压呼吸机更常用，需要气管插管，通过呼吸道正压使肺膨胀，既有容量限制也有压力限制，心脏术后患者常用容控通气。不同的呼吸机在临床上有不同的特点。

2. 常用呼吸机的特性

（1）Siemens 系列：通过微压控制转换，有高气流、高有效呼吸频率（可达 120 次 /min）的能力，可以低容量转换。常用呼吸方式有 SIMV、A/C（辅助 / 控制）、CPAP、PSV、PAV 等，呼吸频率 0 ~ 120 次 /min，PEEP 0 ~ 50 cmH$_2$O。可以用于成人、小儿、新生儿等。呼吸频率可慢可快，可以使用高频正压通气。

（2）Engstrom Erica 系列：该机容易操作，呼吸参数直陈可见。最大优点有 EMMV，即扩大分钟指令性通气，实际上就是 MMV，扩大是指由于患者存在自主呼吸，不但使实际的通气量至少等于预调的通气量，而且常常大于预调的通气量。主要缺点是在自主呼吸的情况下，通过呼吸瓣，增加呼吸功。

（3）Bennett MA 系列和 Bear 系列：被广泛使用，可以提供较高气流而无明显气道阻力，对困难脱机和需要较高分钟通气量的患者有较多的优点。Bear 小儿系列，有压力控制性通气，适宜新生儿。

（4）New Port 系列：电控、气动、单回路呼吸机。具有 A/C、SIMV、PEEP、CPAP、PSV 等呼吸方式，在断电的情况下可以进行手控通气。最小的潮气量可以达到 10 mL，可用于早产儿和新生儿。具有双呼吸机匹配进行双肺不同方式的通气功能。

（六）机械通气的监测

1. 动脉血气 患者进入 ICU，建立监测，稳定血流动力学，然后抽取第一次动脉血气，估计转运的过程，调整呼吸参数的设定和酸碱平衡。动脉血气是评估通气和氧合的重要手段，在一定间隔内常规测量，间隔时间应个体化，呼吸参数变化后 15 ~ 30 min 应作血气检查。即使当时没有变化，但随着体温升高的过程 CO$_2$ 产物升高，也可引起呼吸性酸中毒。

2. P$_{ET}$CO$_2$ 气管插管患者应常规监测，数值和波形的变化不仅仅提供通气的信息，同时也提供肺血流变化等其他方面的重要信息，有助于早期发现呼吸机障碍或意外。指导肺动脉高压患者术后早期的呼吸治疗。

3. SpO$_2$ 机械通气患者的常规监测，可以立即和持续监测氧合情况，尤其对脱机和拔管过程。在心肺功能良好的患者，SpO$_2$ 和 P$_{ET}$CO$_2$ 联合监测，可以大大减少血气的检查次数。

4. SvO$_2$ 通过肺动脉导管的混合静脉氧饱和度监测，持续监测 SvO$_2$，可以反映动脉氧容量、氧的利用等。通过趋势图的分析有助于决定脱机时机。

（七）脱离呼吸机

1. 制订拔管脱机计划 微创或超快通道麻醉，可以在手术室内气管拔管。大部分患者在心脏术后 4 ~ 8 h 拔管。在肺功能良好、循环稳定的快通道麻醉患者，可以在 2 ~ 6 h 气管拔管。

当患者从手术室回 ICU 后，就应该对患者麻醉、外科手术及其相关问题进行评估，制订拔管脱机计划。对左心功能不良、严重肺动脉高压、呼吸功能不全患者，适当延长机械通气时间。

2. 脱机和气管拔管的条件

（1）血流动力学稳定：血压、心律、心率和 CO 等参数稳定，血管活性药物已减到低量范围。IABP 的支持条件较低。

（2）无外科并发症：胸腔引流量少，胸腔引流量 ≤ 2 mL/（kg·h）或 ≤ 100 mL/h；胸部 X 线片无急性变化，无心脏压塞等外科并发症。

（3）恢复足够的神经功能：患者清醒，合作，吞咽反射恢复，肌张力恢复满意（握手有力）。

（4）体温正常：术中可能存在保温不足，末梢和中心温差较大，需要肢体末梢温暖，体温恢复正常。

（5）呼吸指标满意：不需要进一步镇静和镇痛来支持通气，自主呼吸恢复，呼吸不费力。脱机：$FiO_2=50\%$，$PaO_2 \geq 80$ mmHg，$PEEP \leq 5$ cmH$_2$O；$PaCO_2 \leq 50$ mmHg，pH 正常。气管拔管：自主呼吸舒适，吸气负压至少可达 -20 cmH$_2$O，潮气量达到 10 mL/kg，CPAP < 5 cmH$_2$O，呼吸频率 < 30 次 /min。

3. 撤机过程　密切观察和评估血流动力学，保证安全撤机。

（1）直接撤机：患者自主呼吸良好，但不能耐受气管插管，血气监测指标正常，握手有力，咳嗽和吞咽反射良好，神志清晰，可以考虑直接撤机和气管拔管。

（2）SIMV 过渡撤机：根据机体的需要量，确定辅助的潮气量和呼吸频率，随着自主呼吸的逐渐改善，逐渐减少 SIMV 频率和潮气量，当呼吸频率减少到 3 ~ 4 次 /min 和潮气量 400 ~ 500 mL 时，动脉血气正常，即可停用呼吸机。

（3）CPAP 过渡撤机：隔一定时间呼吸频率减少 2 ~ 4 次 /min，检测动脉血气观察变化，直到呼吸频率减到 4 次 /min。通过血气检查决定继续进行 CPAP 或气管拔管。某些状态良好的患者，可以不改变呼吸频率直接转为 CPAP。通过临床和血气等估计，确定不会出现低氧血症，给 CPAP 5 cmH$_2$O，维持 45 ~ 60 min。再进一步进行临床和血气等估计，满足条件者准备拔管。

（4）SIMV+PSV 过渡撤机：早期以 PSV 为主，SIMV 为辅，随着自主呼吸的逐渐改善，逐渐减少 PSV 直至取消，后期以 SIMV 为主，PSV 为辅。可以防止呼吸机疲劳，利于成功撤机。

4. 气管拔管　拔管时准备好所有的急救插管设备，具备重新插管预案。

（1）准备好拔管后吸氧设备、通气面罩和自张呼吸气囊，确保呼吸气囊可以与通气面罩和气管导管连接。

（2）如果无禁忌证，患者半卧位 30° ~ 45°。

（3）气管、口腔和鼻咽部吸痰，拔管前 2 ~ 3 min 结束吸痰刺激，纠正低氧血症。

（4）放掉气管导管套囊内气体，涨肺，拔除气管导管后再次清除口腔分泌物，鼓励患者咳嗽。头可偏向一侧，防止呕吐和误吸。

（5）面罩吸氧，观察 SpO_2 变化。拔管后必须严密观察 10 ~ 15 min，确保有足够的自主通气。根据 SpO_2 的变化，20 min 后检查血气。

（6）拔管后维持禁食至少 4 h，以防再次气管插管。

5. 气管拔管后处理

（1）吸氧：所有全麻的患者在气管拔管以后，都应该给予面罩或鼻导管吸氧。早期需要面罩吸入高湿度的氧气，然后用鼻导管吸氧，最后过渡到呼吸空气。

（2）无创通气：常用无创通气模式有 CPAP 和 BiPAP 两种，经鼻罩或面罩使用呼吸机辅助通气，BiPAP（bilevel positive airway pressure）是双水平气道正压通气，吸入期使用 PSV，呼气期使用 PEEP。少数患者因肺部渗出发生低氧血症，应尽早使用无创通气，即使无低氧血症发生，但出现呼吸疲劳症状（呼吸费力、心动过速、频率增快、烦躁等）时，也要及时选择无创通气辅助，以避免再次气管插管。

第 2 节　呼吸并发症的管理

一、低氧血症和（或）高二氧化碳血症

（一）常见病因

1. 原有肺部或全身因素　原有肺部病变（慢性阻塞性肺病）、神经肌肉疾病、肺部感染、肺不张、气管插管位置改变、气胸等；术后短时间内很少发生肺栓塞，深部静脉血栓形成而出现原因不明的低氧血症，要排除肺栓塞的可能；因心衰或术后低 CO，肺毛细血管通透性增加，肺间质水肿。

2. 通气不足

（1）呼吸再抑制：术中阿片类药和术后 ICU 镇静药物过量，在某些患者半衰期可以延长，在此基础上，因呼吸道不畅、疼痛或烦躁使用镇痛药物或镇静药物不当，引起气管拔管后呼吸再抑制。可以给予小剂量的纳洛酮（naloxone）拮抗，使用时注意药物会明显升高血压，甚至导致急性肺水肿。

（2）上呼吸道梗阻：某些高龄（> 65 岁）或肥胖患者，因麻醉药物的后遗效应、谵妄、嗜睡、认知功能不全、舌后坠等原因，引起上呼吸道梗阻。可以提起下颌、辅助通气、安置口咽通气道等处理。

（3）喉痉挛、气道水肿和支气管痉挛：小儿因呼吸道内径细，声门容易受分泌物的激惹，苏醒期不易合作，更为常见。

（4）高 CO_2 血症：撤机时某些患者虽然有足够的氧合，但通气不足；高代谢状态、低温颤抖和输入碳酸氢钠液体，致使氧耗增高，而二氧化碳产生过多。

3. 膈神经麻痹　术中冰屑、取 IMA 等损伤膈神经。单侧可以无临床表现，大部分患者可以安全撤机。少数脱机或气管拔管后出现症状，拔管后数小时可以发展为呼吸衰竭，需要重新插管。通过 X 线透视或超声评估膈肌运动，有助于诊断。大部分在机械通气辅助一段时间后，可以恢复膈肌功能。

4. ARDS　由于定义、样本构成和统计方法的不同，发生率为 0.4% ~ 20%。按照 ARDS 柏林定义：1 周之内发生低氧血症，已知临床损害和新的呼吸症状恶化；胸部影像学呈双侧不透明浸润影像，不能被胸腔积液、肺或肺叶萎陷、肺结节、心衰、液体超负荷完全解释。使用 PEEP 或 CPAP ≥ 5 cmH$_2$O 通气，根据氧合指数（PaO$_2$/FiO$_2$）将 ARDS 的严重程度分为轻度、中度和重度。①轻度，200 mmHg < PaO$_2$/FiO$_2$ ≤ 300 mmHg；②中度，100 mmHg < PaO$_2$/FiO$_2$ ≤ 200 mmHg；③重度，PaO$_2$/FiO$_2$ ≤ 100 mmHg。危险因素：左室 EF < 40%、NYHA 分级 III ~ IV 级、大量输血、严重低 CO 综合征、三尖瓣置换、高危主动脉外科、急诊 CABG、二次或复杂心脏手术。

5. 混合静脉血掺杂　硝酸甘油和硝普钠可以减弱 HPV，闭合的动静脉短路开放，引起右向左的分流，降低 PaO$_2$。这种情况主要取决于患者自身肺部状况。

6. 吸入性肺部炎症　呕吐或胃内容物反流，可以造成误吸，引起吸入性肺部炎症，严重者导致低氧血症。

（二）处理措施

1. 氧疗

（1）吸氧：鼻导管吸氧时氧流量 1 ~ 6 L/min，氧浓度可达 25% ~ 45%；面罩吸氧时氧流量 15 L/min，氧浓度可以达 30% ~ 45%；部分重复吸入面罩吸氧 6 ~ 15 L/min，氧浓度 35% ~ 65%；无重复吸入面罩氧流量 6 ~ 15 L/min，氧浓度达 85% ~ 95%。

（2）无创通气：常用无创通气模式有 CPAP 和 BiPAP 两种。

（3）气管插管机械通气：严重低氧血症保守治疗无效时，重新气管插管机械通气是最有效的措施。

2. 清理气道或肺部分泌物

（1）体疗：体位引流、拍背、咳嗽和吸痰，以清除呼吸道分泌物。鼓励早期活动、深呼吸，促进肺部膨胀和改善通气。

（2）湿化：吸入气体湿化，湿化后分泌物较易排除。吸入气体通过气管插管而不经过鼻腔和上呼吸道的湿化，或使用抗胆碱药物会导致吸入气体湿度下降。吸入气体的湿度至少达 80% 并保持正常温度有益于气道功能的维护。条件允许的情况下，应监测吸入气体的温度。对气道过度干燥或支气管痉挛需要雾化治疗。

（3）纤维支气管镜：通过直接吸痰和盐水冲洗，清除下气道的分泌物和治疗肺不张。

（4）液体管理：控制输液量，注意患者出入量，有利于减少肺间质和肺泡水肿，促进肺毛细血管内皮细胞和肺上皮细胞的恢复，利于肺部氧合。

（5）药物辅助治疗：①乙酰半胱氨酸（acetylcysteine）。使痰中糖蛋白多肽链中的二硫键断裂而溶解黏痰。通过湿化器吸入 5% ~ 20% 的溶液 2 ~ 5 mL，或 10% ~ 20% 的溶液 1 ~ 2 mL，通过气管导管滴入，可以间隔 4 ~ 8 h 重复使用。起效迅速，10 min 达高峰。对支气管黏膜有刺激作用，能引起恶心、呕吐和支气管痉挛。②肾上腺素。扩张支气管、降低气道水肿、有助于清除呼吸道分泌物。2.25% 溶液 0.5 mL 喷雾。由于有 β$_1$ 受体作用，可引起心率增快。③β 受体兴奋药。沙丁胺醇、特布他林（间羟舒喘宁）和奥西那林（羟喘）等气雾剂。喷雾可以促进排出呼吸道分泌物，支气管扩张作用比氨茶碱要好，可能引起心动过速。

（6）改善胸廓的扩张：鼓励深呼吸、叹息（sigh）通气、IPPV 和 CPAP 可以促使肺膨胀，预防肺不张。以 CPAP 最常用，可以用口鼻面罩、特殊鼻罩，经鼻 CPAP，缺点是容易胃胀气。

3. 支气管痉挛　β 受体激动剂气雾剂和茶碱衍生物。①茶碱衍生物：氨茶碱最常用，效应和不良反应直接与血浆浓度有关。具有扩张支气管、中枢性刺激呼吸、增加膈肌收缩力、增加 CO 等作用，可能导致心动过速。用量根据患者的生理状态、肝灌注和复合的药物来决定。负荷剂量为 3 ~ 5 mg/kg，维持 0.4 ~ 1.0 mg/（kg·h），注射过快可以引起血压下降。二羟丙茶碱也常用，成人 0.25 ~ 0.5 g 用 5% 葡萄糖溶液稀释后静脉注射。②抗胆碱药：有支气管扩张作用，吸入给药扩张支气管作用较好，对气道的干燥作用较少。如异丙托溴铵、格隆溴铵雾化剂等。③糖皮质激素：减少气道炎症、气道反应性和气道水肿，扩张支气管作用需要的时间较长（4 ~ 6 h），术后使用增加，潜在感染和刀口延迟愈合风险。

4. 肺部感染　根据痰培养和药敏试验，选择合适的抗生素。呼吸支持治疗。

5. 肺水肿或 ARDS　气管插管患者采用小潮气量 6 ~ 8 mL/kg、适当 PEEP（5 ~ 15 cmH$_2$O）和快呼吸频率（14 ~ 18 次 /min）机械通气支持，提高吸入氧浓度，利尿，补充白蛋白以提高血浆胶体渗透压；气管拔管后面罩 CPAP，支气管扩张药物；试用高频振荡通气（3 ~ 15 Hz、900 次 /min）；危及生命或难治性、潜在可逆、无严重合并症和抗凝禁忌的严重低氧血症，可以使用 ECMO 支持治疗。

二、再次气管插管

1. 评估　气管拔管后呼吸衰竭，某些患者可能需要重新气管插管，插管前要充分评估患者病情。心搏或呼吸骤停且不能恢复需立即进行紧急气管插管。出现进行性呼吸衰竭、左心衰、中枢神经并发症影响呼吸等，也常常需要重新气管插管。

2. 插管指征　PaO$_2$ < 50 mmHg；PaCO$_2$ > 55 mmHg；无效量超过潮气量的 60%，增加呼吸做功，影响气体交换；肺活量 < 10 mL/kg。

3. 麻醉处理　再次气管插管需要格外重视，应根据患者当时的病情、外科要求和医师的经验，来决定气管插管的用药和方式。气管插管过程中可能发生缺氧、高血压、低血压和各种心律失常，甚至引起心搏骤停，这些心血管反应需要麻醉医生根据经验和技术，通过采用合理的药物和处理予以预防和减弱。要充分认识到插管过程的风险，作好急救的准备。

（1）麻醉方法：意识消失的紧急插管通常需要减少麻醉药物的剂量。给予麻醉药物时，要考虑患者的病情及其对药物的耐受性。在血流动力学不稳定的状态下，任何麻醉药的不良反应都会被放大。

（2）麻醉诱导药物：①依托咪酯。剂量 0.1 ~ 0.3 mg/kg，血流动力学稳定的患者如果已经存在严重心血管损害，也会有明显抑制作用。②氯胺酮。剂量 1 ~ 2 mg/kg，继发于心脏压塞的急性失代偿，氯胺酮可以作为诱导药，氯胺酮对心肌有间接的拟交感、直接的抑制作用，其拟交感效应有引起心肌缺血的风险，在交感张力较高的患者可以引起心血管抑制。③咪达唑仑。剂量 0.05 ~ 0.1 mg/kg，从小剂量开始，睡眠即可，注意 SVR 下降导致的低血压。④阿片类药。血流动力学稳定，但对心肺功能失代偿的患者，小剂量也可以导致恶化。常用芬太尼 1 ~ 2 μg/kg 或舒芬太尼 0.1 ~ 0.2 μg/kg，有助于减弱气管插管反应。⑤肌松药。要考虑快速起效和血流动力学效应，以罗库溴铵或顺式阿曲库铵为首选。

（3）气管插管：推荐采用可视咽喉镜插管技术，严密监测，要求技术熟练，尽量缩短插管时间。经鼻气管插管不推荐为再次气管插管的常规方式，除非存在经口气管插管禁忌。要准确评估病情和再次气管插管的风险，以免插管困难危及生命。

三、机械通气脱离困难

（一）脱机和拔出气管导管困难的原因

1. 神经系统并发症

（1）意识障碍：常见于脑栓塞、脑水肿、缺血缺氧性脑病和脑出血。患者意识障碍，甚至昏迷，自主呼吸弱或无自主呼吸，有时因肢体躁动需要镇静。

（2）谵妄、焦虑：以老年患者多见，呼吸不规则或与呼吸机对抗，需镇静和对症治疗，通常在 1 周内恢复。

（3）神经肌肉疾病：膈肌麻痹（膈神经损伤）、重症肌无力、废用性肌萎缩等。

2. 急、慢性心功能不全

（1）急性心功能不全最常见，手术后脱离体外循环困难，需要机械辅助支持（IABP、ECMO）。

（2）严重肺动脉高压，以慢性右心功能不全多见，需大剂量血管活性药物支持，低氧血症需要长时间机械通气支持。

（3）持续严重的低 CO 综合征，导致多器官系统功能衰竭。

3. 肾功能不全或衰竭　术前合并肾功能不全，手术后加重；急性肾功能不全的发生率为 1% ~ 5%，严重时需要肾替代治疗；继发于严重低 CO 引起的肾衰竭。

4. 胸骨裂开、胸骨后感染　通常发生率 < 1%，处理不当可引起死亡。由于不能正常呼吸，产生呼吸机依赖。

5. 肺部感染、呼吸机相关性肺炎　反复肺部感染，低氧血症，产生呼吸机依赖。

（二）气管切开

1. 气管切开的原因　长时间气管插管可引起呼吸道黏膜水肿、坏死、感染，声带损伤、气道狭窄等。呼吸道上皮和纤毛的损伤使分泌物增加，排出困难。长时间昏迷、衰弱的患者，不能咳嗽排痰，需要反复吸痰，尤其是黏稠的痰液，容易潴留在肺部，导致肺部反复感染。经口气管插管通常可以保留 3 ~ 7 日，经鼻气管插管可适当延长至 7 ~ 14 日，两者的安全保留时间均不能确定。气管导管保留超过 1 周仍然不能脱离呼吸机者，建议尽早气管切开。

2. 气管切开技术　通常采用经皮穿刺气管切开术。

（1）患者平卧位，仰面朝上，头后仰，颈肩部放枕垫使头尽量后仰呈伸位。

（2）确认解剖标志和穿刺点，当气管内有气管插管时，将导管外拔使气囊位置达声门，待气管切开成功再拔出。

（3）常规洗手、消毒，铺无菌巾。通常选择第3、4软骨环之间正中为穿刺点，用1%利多卡因局麻，皮肤切1 cm横切口。

（4）空针抽2 mL生理盐水接穿刺套管针，斜向胸骨上窝穿刺，穿入气管内有气泡抽出，置入外套管，经外套管送入导丝拔出外套管。

（5）沿导丝将扩张钳送入，扩开皮下组织和气管前壁，打开扩张钳扩张气管，沿导丝放入气管切开套管。拔出导丝，套囊充气，吸痰，连接呼吸机。

（6）缝合、包扎并固定。

（三）困难撤机的准备和处理

1. 营养支持　虚弱或营养不良者应尽早进行营养支持。根据患者病情合理选择肠内或肠外营养加速患者恢复。

2. 控制病因　控制感染；纠正低CO、代谢紊乱；对症治疗意识障碍、谵妄和神经损伤。

3. 促进肺的通气功能　氧合足够（$FiO_2 = 35\%$、$PEEP \leqslant 5\ cmH_2O$，$PaO_2 > 60\ mmHg$）。机械通气和自主通气交替，逐渐延长自主呼吸时间，以患者舒适和不产生呼吸疲劳为原则，锻炼呼吸肌，使患者有足够的呼吸储备。

4. 预测或试撤机　预测是否可以成功撤机没有可靠的参数，可以参考最大呼气量、最大吸气压力（$> 30\ cmH_2O$）、呼吸频率/潮气量比值［f（次/min）/VT（L）< 50］。呼吸频率是判断呼吸疲劳的敏感参数，呼吸浅快是呼吸疲劳的首要表现。简单的呼吸浅快指数（f/VT）对指导和预测撤机具有很好的敏感性和临床价值。

5. 精准治疗，个体化方案　保证患者夜间可以得到足够的睡眠，撤机和气管拔管尽量安排在白天进行，以确保患者的安全。机械通气时间过长者，易出现呼吸机依赖。提供足够的CPAP（$5 \sim 8\ cmHO_2$），可以维持肺泡的开放，随着患者肌力的改善，压力支持水平可以逐渐降低，最后实现安全撤机和拔管。

（于钦军　袁　素）

参考文献

［1］ SULLIVAN B L, WALL M H. Postoperation care of the cardiac surgical patient[M]//GRAVLEE G P, SHAW A D, BARTELS K. Hensley's Practical Approach to Cardiothoracic Anesthesia. 6th ed. Philadelphia: Wolters Kluwer, 2019: 704-732.

［2］ NG C S H, WAN S, YIM A P C, et al. Pulmonary dysfunction after cardiac surgery[J]. Chest, 2002, 121 (4): 1269-1277.

［3］ BADENES R, LOZANO A, BELDA F J. Postoperative pulmonary dysfunction and mechanical ventilation in cardiac surgery[J]. Crit Care Res Pract, 2015, 2015: 420-513.

［4］ NELIGAN P J. Postoperative noninvasive ventilation[J]. Anesthesiol Clin, 2012, 30(3): 495-511.

［5］ GATTINONI L, PROTTI A, CAIRONI P, et al. Ventilator-induced lung injury: The anatomical and physiological framework[J]. Crit Care Med, 2010, 38(10): 539-548.

［6］ YOUNG R W. Prevention of lung injury in cardiac surgery: A review[J]. J Extra Corpor Technol, 2014, 46(2): 130-141.

［7］ SERPA N A, CARDOSO S O, MANETTA J A, et al. Association between use of lung-protective ventilation with lower tidal volumes and clinical outcomes among patients without acute respiratory distress syndrome: A meta-analysis[J]. JAMA, 2012, 308: 1651-1659.

［8］ HEMMES S N, SERPA N A, SCHULTZ M J, et al. Intraoperative ventilatory strategies to prevent postoperative pulmonary complications: A meta-analysis[J]. Curr Opin Anaesthesiol, 2013, 26: 126-133.

［9］ BALL L, COSTANTINO F, OREFICE G, et al. Intraoperative mechanical ventilation: State of the art[J]. Minerva Anestesiol, 2017, 83(10): 1075-1088.

［10］ RONG L Q, FRANCO A D, GAUDINO M. Acute respiratory distress syndrome after cardiac surgery[J]. J Thorac Dis, 2016, 8(10): 1177-1186.

第 32 章

神经系统的管理

第 1 节 神经系统的并发症

一、神经系统并发症的类型

（一）发病率和危险因素

1. **发病率** 神经系统并发症是心脏外科常见的并发症，通常可以分为中枢神经损伤和周围神经损伤两大类。脑卒中等严重神经并发症的发生率为 1.2% ~ 6%，高龄和（或）合并脑损伤高危因素者可高达 9% ~ 16%。神经系统并发症明显增高心脏外科围手术期致残率和死亡率，如果出现脑卒中或不同程度的意识障碍，则死亡率可增高 10 倍以上。

2. **围手术期危险因素**

（1）高龄：高龄（≥ 65 岁）患者脑血管意外的发生率明显高于年轻患者，再次心脏手术、同期 CABG 和瓣膜置换术的脑卒中发生率明显上升。

（2）动脉粥样硬化：动脉粥样硬化 4 ~ 5 级患者术后脑卒中的发生率是无或轻度动脉粥样硬化患者的 10 ~ 20 倍。

（3）神经系统病史：既往脑血管病史是预测术后发生脑卒中的独立危险因素；感觉损伤（听力或视力丧失）、帕金森病、抑郁症、药物滥用、过度疼痛等都明显增高术后神经认知功能障碍或谵妄的发生率。

（4）颈动脉病变：颈总动脉狭窄 < 50% 的患者，脑卒中发生率 < 1%，而当狭窄 > 90% 时，脑卒中发生率甚至超过 6%。

（5）体外循环：随着体外循环时间的延长，脑卒中发生率相应增高。早期 off-pump CABG 比 on-pump CABG 术后脑卒中的发病率低，但由于体外循环技术的进步，现在两者差异已不明显。体外循环期间温度管理不当，如复温过快等，可以使术后发生谵妄和认知功能障碍的风险增加。

（6）麻醉和手术因素：术前禁饮食时间过长或脱水、低钠或高钠血症，增高术后神经认知功能障碍或谵妄的发生率。不同的心脏手术之间，脑损伤的发生率也不同，主动脉手术的神经损伤明显高于其他类型手术。高龄或慢性高血压患者容易发生围手术期低血压或相对性低血压，导致脑低灌注，增高围手术期神经认知功能障碍的发病率。

（7）其他：合并 DM、外周血管疾病、肾功能不全、胸腹主动脉瘤、嗜酒及乙醇相关疾病、急诊手术、NYHA 分级 III ~ IV 级和虚弱（营养不良、低蛋白血症、高醛固酮血症和进行性肌萎缩症）患者，术后神经系统并发症明显增高。围手术期使用苯二氮䓬类药、抗胆碱药物、哌替啶和抗精神病药等容易引起谵妄症状。

（二）神经损伤的类型

1. 脑损伤　大部分心脏外科患者回 ICU 时通常处于麻醉未醒状态。在麻醉苏醒期间，需密切观察患者意识恢复、瞳孔大小及对光反射、肢体活动等情况，高危患者更需加强中枢神经系统的监测。如果患者出现抽搐、呕吐、昏迷等症状，伴有瞳孔不等大、光反射减弱或消失等神经系统阳性体征，说明有不同程度的脑损伤，需要明确诊断和及时做相应处理。轻度脑损害术后仅表现为神经精神症状，如迟钝、定向力差、谵妄、激惹、抽搐等，但不伴有局灶体征，预后良好；中度脑损伤术后轻度昏迷或神志不清，合并脑血管病、脑病并伴有神经系统局灶体征，局部肢体感觉或运动障碍甚至瘫痪，尽管缓慢但临床症状和体征可持续改善；重度脑损伤表现为深度昏迷，瞳孔固定散大，四肢瘫痪或出现强直，病情多不可逆，最终导致呼吸、循环或多脏器功能衰竭而死亡，少数虽经大力抢救幸存，但往往残留严重后遗症。

（1）I 型：表现为脑局部病变（偏瘫、失语）、意识障碍（昏迷）和视觉障碍等。由致命性或非致命性脑卒中、缺血缺氧性脑病、短暂性脑缺血（TIA）等引起。I 型并发症可使围手术期死亡率增高 10 倍。

（2）II 型：表现为智力障碍、心理异常、记忆减退、神经认知功能障碍、谵妄、抽搐、客观检查无病灶的癫痫等。主要为谵妄和神经认知功能障碍。II 型并发症可使围手术期死亡率增高 5 倍。①术后神经认知功能障碍（postoperative neurocognitive dysfunction，PNCD）：认知功能的评价包括注意力、认知速度、记忆力、执行功能和动作协调性等。深低温停循环可导致术后认知功能障碍发生率明显增高。大部分患者病情轻微且短暂，然而明显的认知功能障碍也可持续较长时间，个别病例甚至可持续至术后 5 ~ 10 年，但大部分患者均可获得满意的预后。若手术后 1 周患者的记忆力、协调能力和注意力下降超过 50%，且在其后的 6 周改善不佳，常预示患者在此方面的功能障碍可能要持续长达 6 个月至数年。通常出院时患者 PNCD 的发生率为 50% ~ 60%，6 周后降至 20% ~ 50%，半年后降至 10% ~ 20%。在所有认知功能中，以语言功能的恢复最佳。体外循环心脏手术后高达 70% ~ 90% 的患者可以发生不同程度的认知功能障碍，而非体外循环明显减少。②谵妄（delirium）：术后常见的急性神经系统并发症，是一组急性神经行为学异常的临床综合征，不同于术后认知功能障碍，但与认知功能减退关系密切。表现为急性发病、反复发作、注意力不集中、思维混乱或认知改变、明显的意识障碍（兴奋或抑制）、没有目的的行为异常，可伴有睡眠 – 觉醒周期紊乱等。由于诊断或掌握标准的差异，发病率为 10% ~ 50%。确切病因和病理生理尚不明确，可能与脑缺血、神经递质改变、既往神经系统病变和药物等因素有关。

2. 外周神经损伤　缺血性外周神经损伤、手术损伤、体位和牵拉压迫等。

二、神经系统损伤的机制

1. 栓塞　神经损害发生的主要原因。根据栓子直径不同可分为大栓子（≥ 200 μm）和微栓子（< 200 μm），两者均可导致神经系统并发症。

（1）大栓子来源：通常与外科的操作有关，可以来源于血管粥样硬化斑块、瓣膜钙化、心内赘生物、心房内血栓和心房黏液瘤脱落等。

（2）微栓子来源：微小的气泡，如开放心室、氧合器内和反复心腔内注生理盐水压力试验等，均可形成微小气栓；心内吸引是脂肪微栓进入体外循环的主要途径；体外循环激活的血小板聚集形成血小板微栓；体外循环管道的硅胶材料所含微粒脱落形成微栓。微栓可使神经系统微循环血管堵塞，引起缺血性损伤。栓塞部位在大脑边缘系统动脉、脊髓和基底节常见，从而引起认知功能障碍，而非明显的神经病理性损害。

2. 脑低灌注

（1）体外循环过程中减少微栓和提高脑灌注在一定程度上相矛盾。因为微栓的分布与脑血流量呈正相关，所以减少脑血流量能减轻微栓子损伤，但增加低灌注的风险。慢性高血压或脑血管病史的患者，脑的自动调节功能范围发生改变，理论上需要更高的灌注压才可获得足够的脑血流量，通常认为体外循环期间平均动脉压 < 50 mmHg，脑血流量的自动调节作用受限，但需要认识到不同个体之间脑的自动调节功能低限具有很大不同（45 ~ 80 mmHg）。

（2）脑血流的自动调节机制受 $PaCO_2$ 的影响，高碳酸血症增加脑血流，低碳酸血症则使脑血流下降。低温体外循环期间用 α 稳态管理酸碱平衡，即维持 $PaCO_2$ 和 pH 分别在 40 mmHg 和 7.4 左右，而不进行低温校正，亦即实际 $PaCO_2$ 降低，从而可使大脑中动脉灌流量降低至常温时的 80% ~ 90%，同时使用去甲肾上腺素收缩脑血管而减少微栓，从而减轻成人脑损伤；而 pH 稳态酸碱管理是根据患者血温对 pH 和 $PaCO_2$ 进行校正，复温时呈高碳酸血症，脑血流增加，脑血管微栓可能增多。复温阶段用 α 稳态可使大脑氧供需更易平衡，然而在深低温停循环的小儿患者，α 稳态与 pH 稳态比较，并不能提供更佳的神经保护作用。

3. 神经代谢改变

（1）神经代谢障碍继发于低氧血症、血管源性水肿和细胞源性水肿。体外循环期间使用低温来降低心脏、大脑和全身器官的代谢率和耗氧量，从而起到器官保护作用。大多数心脏手术通过浅低温即可完成，而大血管手术或复杂的小儿手术常需要深低温、深低温低流量甚至深低温停循环。但矛盾的是低温时血红蛋白氧离曲线左移，相同血流量下组织摄氧减少，容易引起组织摄氧不足，加之血液稀释和降温、复温过程的损伤，容易发生血管源性水肿。

（2）微栓与细胞源性及血管源性水肿均有关系。微栓通过阻塞脑部微血管的血流，引起神经细胞损伤、水肿；微栓不仅可阻碍微循环血流，同时可引起内皮细胞损伤，导致血管源性水肿；脂肪微栓可以引起细胞毒性自由基、炎性介质和兴奋性氨基酸的释放，从而引起神经细胞损伤。

（3）通过病理解剖及大脑无创检查技术，如扩散加权的磁共振检查或磁共振光谱分析，检查发现成人体外循环后大脑水含量增加 5%。

4. 炎性反应激活和血 – 脑脊液屏障破坏　心脏外科创伤、脑缺血缺氧性损伤和体外循环可激活全身性炎性反应，导致炎性介质 TNF-α、IL-1、IL-6 和 IL-10 的释放，这些炎性因子可促使血小板激活、聚集和继之而来的神经炎性反应，构成对血 – 脑脊液屏障的破坏，引起或加重神经细胞损伤，并可伴随诸多蛋白或酶的释放，如 S100 钙结合蛋白 β（S100 calcium binding protein β，S100β），而这些蛋白或酶是评估神经损害的重要生化标志物。

第 2 节　神经系统的术后管理

一、神经损伤的诊断和评估

（一）精神、意识、行为和运动等脑功能评估

1. 认知、智能精神状态和意识障碍的评估

（1）简易智能精神状态量表（mini-mental state examination，MMSE）：应用最为广泛的认知功能评估量表。最初由 Folstein MF 在 1975 年编制，项目设置较为简单，操作简捷便利，具有较好的敏感性和特异性。我国采用的是 MMSE 的中文修订版，该量表包括定向力（10 分）、即刻记忆（3 分）、注意力及计算力（5 分）、延迟记忆（3 分）、语言功能（命名、复述、阅读、书写和理解，共 8 分）和视空间知觉（1 分）的评估。共 30 项题目，量表总分 30 分，得分越高表示认知功能越好。测验成绩与文化水平有密切相关性。通常 MMSE ≥ 27 分为正常，MMSE 分值 21 ~ 26 分为轻度、10 ~ 20 分为中度、< 10 分为重度认知功能障碍。

（2）格拉斯哥昏迷评分（Glasgow coma score，GCS）（表 5-32-1）：根据 GCS 评分，结合患者的瞳孔大小、对光反射和四肢运动功能及其对称性，可以迅速作出初步评估。得分越低表示意识障碍程度越严重。①轻度：GCS 为 14 ~ 15 分，意识障碍很轻，即使出现意识丧失，也很短暂，需要密切观察；②中度：GCS 为 9 ~ 13 分，脑损伤程度差异较大，预后取决于脑损伤的进展；③重度：GCS ≤ 8 分，重度损伤，预后不佳。

（3）反向眼球扫视运动检查（antisaccadic eye movement test，ASEM）：评价神经精神疾病中枢神经功能异常时常做的眼动检查，特殊价值在于有意的眼动过程包括复杂的视觉认知及记忆过程，即高级认知过程。ASEM 准确利用刺激物的视觉信息，同时抑制将视线移向刺激物的本能反射，有目的地注视突然出现的刺激物对侧，要完成上述有目的地过程需要许多部位的参与：额叶皮质的不同部位、皮质顶盖束、基底节、上丘脑、脑干、颅神经及视网膜等。额叶处于更高的水平来控制上丘脑产生的本能注视刺激物的反射。上述任何一部位受损都将影响 ASEM 的完成。因此，ASEM 检查不仅能反映累及其通路的神经功能障碍，也能反映累及额叶皮质的高级认知功能障碍。检查方法：进行 ASEM 检查前，先进行眼球扫视运动检查（saccadic eye movement test，SEM），检查者面对患者，距离 1 m 左右，将两手对称地置于患者视野的两侧，以中指和食指的指动给患者刺激，每次指动 2 ~ 5 次，两侧随机交替进行。让患者注视检查者的鼻子，当手指活动时让患者尽可能快地注视活动的手指，当手指活动停止时，再注视检查者

的鼻子，无论患者反应正确还是不正确，都等到患者将视线再移回检查者的鼻子时，再进行下一次检查，每侧检查 5 次，此项检查是为进行 ASEM 检查做准备。ASEM 检查与 SEM 检查的不同之处是让患者注视指动侧的对侧手指。正确的反应是眼球一开始就移向指动侧的对侧不移动的手指。如果眼球一开始就移向指动侧，即使再移向正确的一侧，仍为不正确，被检查的患者不能用手势及语言表达。每完成 1 次，记 1 分，满分为 10 分。ASEM 检查完成分数与 MMSE 分数密切相关，分数越低神经认知功能障碍越严重。

表 5-32-1　格拉斯哥昏迷（GCS）评分

项目	评分	项目	评分
睁 眼		运动反应	
自主睁眼	4	遵指令活动	6
呼唤睁眼	3	疼痛刺激定位	5
疼痛睁眼	2	疼痛刺激回缩	4
不能睁眼	1	疼痛刺激反常屈曲	3
语言反应		疼痛刺激伸展	2
正常定向	5	无反应	1
语言错误	4		
语言混乱	3		
无法理解	2		
无反应	1		

　　2. 谵妄的评估　　根据美国精神病学会《精神疾病诊断与统计手册（五）》（Diagnostic and Statistical Manual of Mental Disorders，5th edition，DSM-5）和 WHO《国际疾病与相关健康问题统计分类（10）》（International Statistical Classification of Diseases and Related Health Problems，10th revision，ICD-10）通用谵妄诊断标准（表 5-32-2）。DSM-5 和 ICD-10 制定的谵妄标准适合神经精神专业人员使用，对心脏外科来说复杂、耗时，更不适合在繁忙的 ICU 使用。临床上常用另外的简便易行的谵妄诊断工具。

　　（1）意识错乱评估量表（confusion assessment method，CAM）：基于 DSM 诊断标准而设计，表格包括急性起病、注意力、思维紊乱、意识水平改变、定向力障碍、记忆力损害、感知障碍、精神躁动和睡眠觉醒周期紊乱等诊断项目。CAM 是目前应用最多的谵妄诊断量表，评估仅需要 5 min 就可完成，敏感性和特异性都高，但不适合 ICU 气管插管患者。

　　（2）意识错乱 ICU 评估量表（confusion assessment method for intensive care unit，CAM-ICU）：CAM-ICU 可以用于机械通气患者的谵妄评估。首先进行镇静深度评估，深度镇静或不能唤醒的患者不能进行。CAM-ICU 评估谵妄有 4 个特征：①急性发生的精神状态改变；②注意力不集中；③思维无序；④意识水平改变。患者同时出现①、②和③或④就可以诊断谵妄，评估所需平均时间为 5 min，灵敏度稍低（80% 以上），但特异度高（95% 以上）。

　　（3）谵妄等级评定量表 – 修正版（delirium rating scale-revised，DRS-R）：DRS-R 根据分

数高低将患者分为不同严重程度的谵妄。有 16 项标准，包括 13 项严重程度标准和 3 项诊断标准，每项标准的分值为 0 分、1 分、2 分或 3 分，如果其中某项标准无法进行评估，则默认为 1.5 分。因此，该量表最高严重程度为 39 分，最高总评分为 46 分。通常认为严重程度评分 > 15 分或总分 > 18 分即可诊断谵妄。如果以总分 ≥ 20 为诊断标准，其灵敏度和特异度均为 90% 以上。建议由接受过神经精神专业训练的医生来做。

表 5-32-2　谵妄 DSM-5 和 ICD-10 的诊断标准

DSM-5	ICD-10
A. 注意力（指向、集中、保持和转移）障碍和感知度（对环境的定向能力）损害。	A. 意识损害：对周围环境的感知度下降，注意力不能正常集中、保持和转移。
B. 短时间内发生（通常几小时至几天），表现为注意力和认知功能的急性改变，严重程度呈反复性。	B. 认知功能障碍，表现为：①即刻回忆和近期记忆损害，远期记忆相对完整；②对时间、地点或人物的定向障碍。
C. 可伴有认知功能损害（记忆力、定向力、语言、视觉、空间感觉和理解力损害）。	C. 至少具有下列精神运动障碍之一：①快速、不可预知性从抑制到兴奋状态转变；②反应时间延长；③语言能力下降或增加；④易激惹。
D. 症状 A 和 C 的发生不能被已有、确诊或进展中的神经精神疾病所解释，意识严重障碍（如昏迷）的患者除外。	D. 睡眠或睡眠 – 觉醒周期紊乱，至少具有下列表现之一：①失眠，严重时表现为睡眠完全丧失，伴有或不伴有白天嗜睡和睡眠 – 觉醒周期颠倒；②夜间症状加重；③多梦或噩梦，可伴有幻视、幻听。
E. 根据病史、体检和实验室检查可以明确致病因素（如药物中毒、戒断或其他因素）。	E. 急性起病，病情反复波动。
	F. 病史、体检、神经检查和实验室检查等客观证据显示存在脑或系统性疾病（除外精神药品相关性）而导致上述临床表现。

3. 脑卒中评估量表　美国国立卫生研究院的卒中量表（National Institute of Health stroke scale，NIHSS）是目前最简单实用的脑卒中神经功能检查量表，量表包括精神状态、意识水平、视觉、语言、感觉、面部和四肢运动等 10 多项神经功能评估，每项检查都有相应的检查和评分标准并计算总分。按表格和检查标准来评估和记录评分结果，评分基本反映患者的实际情况，评分为 0 ~ 42 分，分数越高表示神经损伤的程度越严重。通常认为 NIHSS 评分 ≤ 5 分为轻中度卒中，NIHSS 评分 ≥ 20 分为重度卒中。量表对后循环，如小脑等部位的梗死评分不敏感，特异度和灵敏度都还有待提高。评估全部检查完成所需时间在 5 min 内，神经科医生和经简短培训的非神经科医生都可以评定。

（二）神经损伤的生化标志物

1. 概述　血液或脑脊液内的生物标志物与神经细胞损伤或血 – 脑脊液屏障破坏有关，相关生化标志物可反映神经损伤，但与脑功能障碍的发生并无明确关联，对损伤定位也无帮助，同时特异性也不强。

2. 神经损伤生化标志物

（1）腺苷激酶：当发生神经损伤、低温和低灌注时，超过 50% 的患者脑脊液中该酶会升高，但其特异性不强。

（2）神经元烯醇化酶（neuron-specific enolase，NSE）：该酶存在于神经细胞、血小板和红细胞中。当神经损伤或溶血时，NSE 在血中和脑脊液的水平增高。NSE 的释放及损伤的程度与微血栓的数量有关，通常术后 20 ~ 30 h 下降至正常水平。体外循环引起的红细胞和血小板破坏会干扰检测结果而影响判断。

（3）S100β 蛋白：S100 钙结合蛋白 β 是中枢神经特异性蛋白，该蛋白存在于神经星状细胞和施万细胞（Schwann cell）、纵隔脂肪和胸腺等组织，在细胞增生、分化、基因表达和细胞凋亡等方面起重要作用。神经损伤使 S100β 蛋白经损伤的血 - 脑脊液屏障进入血液而导致血液 S100β 蛋白浓度升高。S100β 增高和脑损伤密切相关，是反映脑损伤的特异性生化标志物。急性脑缺血、脑出血和脑外伤等导致脑白质受损，从而引起脑脊液和血液中 S100β 增高。S100β 的血浆半衰期约为 2 h，如果脑卒中患者在术后 48 h 内 S100β 蛋白水平 > 0.5 μg/L 则死亡率高达 78%，而 < 0.5 μg/L 的死亡率为 18%。

（4）N- 乙酰天门冬氨酸（N-acetylaspartate，NAA）：反映神经元损伤严重程度的生化指标。缺血脑组织内 NAA 下降，表明神经元代谢功能紊乱。通过 MRI 光谱法可以估测 NAA 含量。

（三）神经系统影像学检查

1. CT　颅脑 CT 是神经影像学的基本检查，是发现和诊断急性脑出血、蛛网膜下腔出血和脑栓塞的重要手段，也是诊断和定位的金标准。

2. MRI　神经影像学的重要检查，在某些方面比 CT 优越，尤其是新的成像方法，如扩散加权 MRI 成像、MRI 光谱法以及 MRI 血管造影等新技术的使用，使其在脑灰质和白质之间可提供良好的对比，故在诊断脑卒中的性质、范围、严重程度和脑功能等方面具有更高的价值。

（四）颅内压（ICP）、脑电图和诱发电位

1. ICP　正常 ICP 5 ~ 15 mmHg（7 ~ 20 cmH$_2$O），ICP 持续 > 15 mmHg 称为颅内压增高。颅内高压分为轻度（15 ~ 20 mmHg）、中度（20 ~ 40 mmHg）和重度（> 40 mmHg），> 50 mmHg 则可导致患者昏迷或死亡；当 ICP > 20 mmHg 时，就需要开始降低颅内压的治疗。检查方法分创伤性和无创性两种。

（1）创伤性：主要用于神经外科，有腰椎穿刺测压、脑室内测压和硬脑膜外测压等。通过腰椎穿刺蛛网膜下腔测压代表 ICP 简便易行。在胸、腹主动脉瘤外科，通过腰椎穿刺蛛网膜下腔置入导管，监测脑脊液压力和进行脑脊液引流，从而保护脊髓，降低截瘫的发生率。但当病情严重有形成脑疝危险时视为禁忌。

（2）无创性：依靠临床表现和辅助检查。①临床表现和影像学检查：通过临床表现来判断患者有无 ICP 增高，但仅仅定性而无法定量诊断。ICP 增高时颅脑影像学（CT 或 MRI）表现为脑水肿、脑沟变浅消失、脑室移位受压、中线移位或脑积水等。影像学检查具有客观、准确、定位和定性等优点，但不能进行床旁监测。②经颅多普勒超声（TCD）：通过检查双侧大脑中动脉的血流速度，判断有无血管堵塞、狭窄和血管痉挛等。③其他：无创脑电阻抗监测、视网膜静脉压或动脉压、闪光视觉诱发电位等，都对监测脑水肿有帮助。

2. 脑电图　EEG 可以有效地记录大脑皮质的自发脑电活动，但对皮质下活动无法测量。EEG 显示的是脑细胞群自发而有节律的生物电活动，是皮质锥体细胞群及其树突突触后电位的总和。

（1）正常 EEG：EEG 波形很不规则，根据其频率、振幅和生理特征分为四种基本波形。① α 波：频率为 8 ~ 13 Hz，波幅平均为 25 ~ 75 μV，以顶枕部最为明显，是成人安静闭眼皮质处在安静状态时的主要脑电波，睁开眼睛或接受其他刺激时立即消失而呈现快波，称为 α 波阻断；② β 波：频率为 18 ~ 30 Hz，波幅平均为 25 μV，以额区和中区为最明显，情绪紧张、激动和服用小剂量镇静催眠药物时，β 波增加，β 波是大脑皮质兴奋的表现，被称为快波；③ θ 波：频率为 4 ~ 7 Hz，波幅 20 ~ 50 μV，见于浅睡眠时；④ δ 波：频率为 < 4 Hz，波幅 < 75 μV，见于深麻醉和深睡眠状态。将 θ 波和 δ 波称为慢波，为脑神经组织功能受抑制及其代谢过程降低的表现。

（2）异常 EEG：弥漫性慢波是最常见的异常表现，无明显特异性，见于缺血缺氧性脑病、中枢神经系统变性病等；局灶性慢波是局部脑实质功能障碍的表现，见于局灶性脑损伤、局灶性硬膜下或硬膜外血肿；癫痫样放电波有棘波、尖波、棘慢综合波、多棘波和尖慢综合波等，见于局灶性缺血、癫痫和缺氧性肌阵挛等。

3. 诱发电位　当神经系统受到外在刺激时，冲动经特殊的神经通路，逐级上传到大脑皮质，中枢神经系统感受到刺激过程所产生的生物电活动变化称为诱发电位（EPs）。EPs 有确切的解剖学意义，其特性反映大脑对刺激反应的客观表现，通过观察及分析 EPs 的变化，可以了解各种感觉通路及皮质代表区域甚至整个皮质的功能状态。

（1）体感诱发电位（SEP）：在躯体感觉系统的任一点给予适当的刺激，较短时间内在该特定系统上的任何部位均可检出 EPs。如短潜伏期 SEP 中 N11（波峰向上为 N，向下为 P，数值为潜伏期）代表脊髓背柱产生的电位，表示神经冲动到达 $C_{6~7}$ 颈髓节段的潜伏期；N20 代表记录皮质中央内后回或冲动经丘脑皮质投射纤维激活相应区域的皮质神经元而产生的突触活动。常用刺激部位包括腕部的正中神经、膝部的腓肠神经和踝部的胫骨后神经等。刺激频率一般为 2 ~ 3 Hz。SEP 监测对外周神经、脊柱外科、胸腹主动脉瘤、脑干或皮质手术尽可能避免和防止发生永久性神经损伤具有临床意义。

（2）听觉诱发电位（AEP）：指听觉系统在接受声音刺激后，从耳蜗至脑干逐级传入大脑皮质听觉中枢所产生的相应电活动。由于主要反映脑干听神经路径的电位活动，故又称为脑干诱发电位（BAEP）。中潜伏期听觉诱发电位（MMLAEP）是患者受到声音刺激 10 ~ 100 ms 所出现的脑电反应波，体现原始听觉皮质的脑电活动，MMLAEP 变化产生的数字化指标为听觉诱发电位指数（AEI），可作为听力正常患者围手术期麻醉深度的监测指标。

（3）视觉诱发电位（VEP）：用强闪光刺激闭合的眼睑，经枕部头皮记录到电位的变化，作为视觉传导功能的指标。VEP 位于内侧丘系，相对不受代谢损害和药物的影响，与 ICP、EEG 和 TCD 一起成为神经功能监护的四大常规。由于 ICP 增高可使 CBF 下降，造成脑缺血，严重者可导致脑疝、脑干缺血，故 SEP、BAEP 可以很灵敏地反映脑部缺血情况，客观显示脑干功能，被广泛用于脑血管疾病、脑外伤和昏迷患者脑功能监测以及判断预后。

（五）脑氧合和脑代谢监测

1. 脑组织氧合程度　使用电极－光纤组合系统的脑多参数传感仪器，可用于测量脑组织的 PO_2、PCO_2、pH 及温度。最初为连续监测动脉血气而设计的一次性无菌装置，包括用于测量 PCO_2 和 pH 的可调节光纤维、测量 PO_2 的小型 Clark 电极和测量体温的热偶电极。结合透析导管可用于测量其他代谢标志物，如乳酸、血糖和兴奋性氨基酸等。传感器属创伤性，需要直视下插入脑皮质内，得到的测量结果也只限于电极所处的脑部位。

2. 颈静脉球血氧饱和度　通过测量颈静脉球静脉血氧饱和度（$SjvO_2$）来连续或间断评估大脑半球的氧供需平衡。需要经颈内静脉逆行置入内嵌光导纤维的血管内导管，测定来自脑的颈内静脉血，$SjvO_2$ 正常值 60% ~ 70%。在无贫血和 SaO_2 未发生变化的情况下，$SjvO_2 > 75\%$ 表示绝对或相对的充血，预示脑氧供超过代谢需要，可发生在代谢率下降（如昏睡或脑死亡患者）或脑血流过多（如严重高碳酸血症）的情况。$SjvO_2 < 50\%$ 表示氧摄取增加，存在缺血性脑损伤的潜在危险，因脑代谢率增加（如发热或癫痫发作）而脑血流无相应增加、或脑血流量绝对减少而造成。全身血液氧合程度的改变也会影响 $SjvO_2$。该监测技术可在术中和术后用来诊断由灌注不足或过度通气造成的脑缺血，主要缺陷是不能监测局灶性脑缺血。

3. 经颅脑氧饱和度测定　利用近红外线光谱技术（NIRS）监测局部脑组织氧饱和度（$rScO_2$）。通过无创性 NIRS 测量出脑组织内氧合或还原血红蛋白的浓度、总血红蛋白、血红蛋白氧饱和度等。NIRS 监测传感器下面的脑混合性组织（含毛细血管血、动脉血和静脉血）$rScO_2$。在颈动脉内膜剥脱、大血管外科局部脑灌注和深低温停循环等手术的研究表明，通过监测双侧脑 $rScO_2$ 的变化并采取主动的干预措施，可明显降低脑缺血的发生率和改善预后。$rScO_2$ 持续降低的患者术后 PNCD 发生率高，$rScO_2$ 基础水平低的患者心脏手术后发生谵妄的风险更高。当患者血压高于用 NIRS 确定的自身调节阈值，发生谵妄的风险就会更高，提示脑部过度灌注也可能促发谵妄。

二、神经系统并发症的防治

（一）降低颅内压药物

1. 渗透性脱水药　代表药物为 20% 甘露醇溶液，通常用小剂量，如 0.25 ~ 0.5 g/kg 于 15 ~ 45 min 内静脉输注，必要时可 6 ~ 8 h 重复。甘露醇输注后 10 ~ 15 min 颅内压开始下降，30 ~ 45 min 作用达到高峰，持续 1 h 逐渐回升，4 ~ 6 h 颅内压可回升到用药前水平。甘露醇输注引起一过性血容量增加，短时间内增加前负荷，对于严重心功能不全的患者需谨慎。甘油果糖不增加肾负担，适用于不能耐受快速输注甘露醇和伴有肾功能损害的患者。

2. 襻利尿药　抑制髓襻升支粗段对原尿水分的重吸收，使到达远端肾小管和集合管的尿液增多而产生利尿作用。襻利尿药可以与渗透性脱水药产生协同作用，脱水药使细胞内多余的水分进入血管，而襻利尿药使其排出体外。常用的襻利尿药有呋塞米 10 ~ 20 mg 静注，必要时可重复，直至尿量明显增多为止。静注后 30 min 开始发挥降低颅内压的作用，可持续 5 ~ 7 h。缺点是容易引起电解质紊乱，需注意监测和补钾。

3. 糖皮质激素　增强和调整血-脑脊液屏障功能，降低毛细血管通透性，减少脑脊液的产生。临床上治疗脑水肿首选地塞米松 10 ~ 20 mg 静注或静滴，也可以选择氢化可的松 100 ~ 200 mg 静滴或甲泼尼龙 40 ~ 80 mg 静注或静滴。糖皮质激素对脑水肿的预防作用强于逆转作用，但由于其临床有效性缺乏明确的循证医学证据和具有增加外科感染的潜在风险，不应常规预防性使用。

（二）生理性降颅压措施

1. 过度通气　$PaCO_2$ 对 CBF 有调节作用。$PaCO_2$ 每降低 1 mmHg 大约可使脑血流量减少 2% ~ 4%。临床上机械通气时维持轻度呼吸性碱血症（将 $PaCO_2$ 维持于 30 ~ 35 mmHg），可以有效控制颅内压和减轻脑水肿。但长时间的持续过度通气或 $PaCO_2$ 过低可使脑血管过度收缩造成脑缺血，且由于脑内细胞外液对碳酸氢根浓度有缓慢的适应性改变，经过 6 h 后，$PaCO_2$ 对 CBF 的作用减小。因此，不应将 $PaCO_2$ 降至 25 mmHg 以下，可采用间断过度通气措施，过度通气时间每次不超过 1 h 为宜。意识状态降低的急性缺血性脑卒中患者大多需要通气支持，保持 SaO_2 在 95% 以上。昏迷者应及早行气管切开，以保障有效通气。

2. 低温疗法　低温可降低脑代谢率，体温每降低 1℃，脑耗氧量降低约 5%，同时脑血流量减少，脑容积缩小和颅内压下降。低温还降低脑细胞通透性，从而减轻脑水肿。局部脑低温疗法适用于缺血缺氧性脑病患者，可增加未被损伤的脑细胞对缺氧的耐受性，尤其是脑损伤早期（3 h 内），就开始以头部为重点的降温措施，头部局部降温或以头部为重点的全身浅低温（34 ~ 35℃），以降低脑耗氧量和维护脑功能。临床上用于治疗颅压增高时的温度不宜低于 32℃）。降温前先给予吩噻嗪类药物（或哌替啶）以抑制机体寒战反应，避免代谢增加。降温措施常用降温毯、头戴冰帽和四肢大动脉处配以冰袋置放。积极识别引起体温升高的因素，对发热患者及时采取物理和药物降温措施。

3. 脑积液引流　用于预防可能引起脊髓损伤导致截瘫的大血管手术，尤其是全胸腹主动脉瘤。通常在高危患者的术前或术后腰部蛛网膜下腔置入引流管自动引流，保持脑脊液压力 < 15 mmHg。

4. 体位　采用头高足低位，可降低脑组织的静水压和脑灌注压，从而降低脑血流量，对颅内压升高有辅助治疗作用。

5. 维持循环稳定　纠正低血压和低血容量。血压波动对 ICP 增高患者的影响比较大，只有保持循环稳定才能维持脑灌注压的稳定。当血-脑脊液屏障被破坏时，血压过高可使脑水肿加重。

（三）脑缺血性损伤的防治

1. 保证脑灌注压　保持循环稳定和脑灌注，平均动脉压不低于 50 mmHg；避免增加脑内静脉压的因素，如上腔静脉压过高可以引起灌注压不足和脑内静脉压增加；避免血液过度稀释，Hct 保持在 24% 以上，尤其对于高龄患者，过度血液稀释不利于神经系统的氧供需平衡，从而诱发意识或认知功能障碍。

2. 代谢控制　避免高血糖或低血糖症。DM 或应激性高血糖在心脏外科很常见，尽管理想的血糖水平尚需进一步研究确定，但高血糖症可增加脑损伤已经十分明确，同时要避免低血糖和血糖波动过大。脑缺血时高血糖可以引起严重的神经损伤，术后需要控制血糖水平在 6 ~

8 mmol/L，通常输注常规胰岛素 0.1 U/（kg·h）作为调节基础，严密监测血糖浓度来调整输注量和速率。镇静止痉，维持水电解质和酸碱平衡。脑损伤患者早期可间断吸入高浓度氧治疗，因空气栓塞引起的缺血缺氧性脑病需及早进行高压氧治疗。

3. 改善脑细胞营养和脑血供的药物　常用的有胞二磷胆碱、丁苯肽、细胞色素 C 和金钠多（ginaton）等。胞二磷胆碱可降低脑组织的谷氨酸浓度，减少兴奋性神经递质的细胞损伤，改善脑血供和微循环，从而改善脑缺血、脑梗死引起的意识和认知功能障碍。丁苯肽通过降低花生四烯酸含量，提高脑血管内皮 NO 和 PGI_2 水平，降低细胞内钙浓度，抑制氧自由基、谷氨酸的释放和神经细胞凋亡，提高抗氧化酶活性等多种机制，改善脑缺血区域的微循环和血流量，减轻脑水肿和脑梗死面积，改善脑能量代谢，并具有抗血小板聚集作用，对急性缺血性脑卒中患者的中枢神经功能有明显改善作用，从而促进患者大脑功能的恢复。

4. 药物预防神经系统损伤　N- 甲基 -D- 天门冬氨酸受体阻滞剂，如瑞玛西胺（remacemide）、右美沙芬（dextromethorphan）等药物对体外循环术后认知功能下降的预防效果目前尚无定论。一氧化氮合成酶抑制剂只是在动物模型上发现可减轻深低温时由于 NO 释放而引起的神经毒性作用。尽管神经保护性药物是预防神经损伤的研究方向，但到目前为止尚无任何药物具有明确的临床证据。

5. 预防栓塞　对无禁忌证的卧床患者常规药物抗凝和下肢间歇气动加压，避免下肢深静脉血栓形成。脑栓塞 65% 发生在心脏术后远期，主要与房颤导致血栓形成有关，过去 10 年内此类迟发型栓塞的发生率从未降低。20% ~ 40% 患者的房颤发生于心脏术后 4 年内。因此，对术前已有慢性心律失常的患者，术后适当的抗凝治疗显得非常必要。

（四）颤抖和躁动

1. 颤抖和躁动（emergence alert or agitation）　麻醉苏醒期常见的现象，前者多与体温下降有关，后者是意识障碍的表现。颤抖和躁动可以使心率增快、血压升高和引起心律失常，使氧耗量增加 3 ~ 6 倍，增加 CAD 患者心肌缺血的风险，同时二氧化碳产物增多也可以导致呼吸性酸中毒。患者到达 ICU 时可能存在体温下降，体表温度和中心温度差过大，外周末梢血管收缩，随着保温和扩血管药物的使用，体温逐渐升高，肢体变暖；因输血、药物引起的过敏也可以出现颤抖、体温升高现象。引起躁动的因素很多，麻醉苏醒不全或过快，患者意识部分恢复，但因麻醉药物的残余作用致使大脑皮质和觉醒激活系统的中枢功能恢复不完全，从而使患者对感觉的反应和处理过敏化；使用药物不当，如使用瑞芬太尼停药过快而引起痛觉过敏，后续镇痛没有及时跟上；肌松药消失过快（如顺式阿曲库铵）而意识没有完全恢复；或者术前过于紧张和焦虑；恢复室的各种不良刺激，包括环境、引流管（尿管、胸腔引流管）等；躁动有时和术后谵妄不好区分，多因脑功能轻微障碍有关，部分患者有轻度的定向力障碍和脑功能反应模糊、迟钝，任何不良刺激（疼痛、憋气或其他不适等）均可引起躁动。

2. 预防和治疗　术前访视患者非常重要，要耐心、和蔼地向患者介绍术中、术后的恢复过程，给予安慰和解释，术前告知恢复室的环境和留置引流管的不适感，如导尿管的刺激等，使患者做好充分的心理准备；尽量避免引起颤抖和躁动的因素，尤其是注意正确选择和使用药物；麻醉恢复期复温、保温，躁动患者给予适当镇静，如加大右美托咪定或丙泊酚的镇静剂量；或使用小剂量肌松药,如维库溴铵 0.05 mg/kg;镇痛多选用阿片类药物,尽管芬太尼的消除缓慢,但小剂量使用可以有效减少术后躁动的发生,使用得当也不会明显延长气管拔管时间;选择合适的拔管时机,对部分不能耐受气管导管但呼吸和循环稳定、保护性反射恢复的患者,可以不必等完全清醒拔管,可行"哑性拔管"(silence extubation),只要生命体征平稳可先拔管待其自然清醒,以减少气管插管刺激引起的躁动。这些预防和治疗措施都会降低颤抖和躁动的发生率,使麻醉的舒适化治疗贯穿整个围手术期。

(五)谵妄

1. *一般治疗*　针对病因和诱发因素进行必要的干预。围手术期引起谵妄的因素很多,由于致病因素往往难以明确或不容易解决,病因治疗就变得异常困难。但多数与术中脑缺血、缺氧有关,因此一旦出现症状,在积极消除诱发因素的同时需要进行吸氧、甘露醇脱水减轻脑水肿和改善脑代谢等对症治疗,针对原发脑部器质性疾病或心脏疾病的处理更是治疗的重要环节。支持治疗同样需要,包括维持水、电解质酸碱平衡,防止过度脱水,适当补充营养。在患者精神状态改变期间,改善环境质量,最大限度地增加自然光线,保持安静,减轻噪声污染,努力恢复患者正常的睡眠状态,少数患者可能需要合理的身体约束和语言安抚才能恢复平静状态。这些一般治疗的措施,都对缩短病期和改善症状非常有益。

2. *药物治疗*　谵妄的病因比较复杂,单纯用药理学手段难以达到满意的治疗效果。使用吗啡镇静和镇痛可以减少或减轻症状,但有尿潴留、体位性低血压、恶心或呕吐等不良反应。苯二氮䓬类药物,如罗拉西泮可以消除焦虑症状,但此类药物使用不当,本身也可以引起和加重谵妄。使用小剂量氟哌啶醇(0.5 ~ 1 mg 静注)一直是治疗谵妄的首选,但预防性使用氟哌啶醇并不能有效降低谵妄的发病率。昂丹司琼(ondansetron)拮抗外周和中枢 5- 羟色胺受体,具有抗焦虑、镇静和减轻恶心、呕吐作用。α_2 肾上腺素受体激动药右美托咪定预防和治疗谵妄效果肯定,而抗精神病药物利培酮(risperidone)常作为备选。右美托咪定具有维持 ICU 患者优质睡眠的独特性能,其缓解谵妄的作用是由于药理学效应还是继发于改善患者的睡眠质量不得而知。现有的研究并不支持使用抗精神病药物,但在控制行为和情绪症状方面确实有效,有时使用小剂量奥氮平可以达到意想不到的效果。

(敖虎山　王明亚)

参考文献

[1] KAPOOR M C. Neurological dysfunction after cardiac surgery and cardiac intensive care admission: A narrative review. Part 1: The problem; nomenclature; delirium and postoperative neurocognitive disorder; and the role of cardiac surgery and anesthesia[J]. Ann Card Anaesth, 2020, 23: 383-390.

[2] KAPOOR M C. Neurological dysfunction after cardiac surgery and cardiac intensive care admission: A

narrative review. Part 2: Cognitive dysfunction after critical illness; potential contributors in surgery and intensive care; pathogenesis; and therapies to prevent/treat perioperative neurological dysfunction[J]. Ann Card Anaesth, 2020, 23: 391-400.

［3］ CROPSEY C, KENNEDY J, HAN J, et al. Cognitive dysfunction, delirium, and stroke in cardiac surgery patients[J]. Semin Cardiothorac Vasc Anesth, 2015, 19(4): 309-317.

［4］ LIU Y, CHEN K, MEI W. Neurological complications after cardiac surgery: anesthetic considerations based on outcome evidence[J]. Curr Opin Anaesthesiol, 2019, 32(5): 563-567.

［5］ MOMENI M, GAUDIN A. Intraoperative cerebral hypoperfusion and electroencephalogram suppression resulting in neurological complications after cardiac surgery: the need for an in depth investigation[J]. Acta Anaesthesiol Belg, 2016, 67(2): 73-79.

［6］ GOSSELT A N, SLOOTER A J, BOERE P R, et al. Risk factors for delirium after on-pump cardiac surgery: A systematic review[J]. Crit Care, 2015, 19: 346-351.

［7］ EVERED L, SILBERT B, KNOPMAN D S, et al. Recommendations for the nomenclature of cognitive change associated with anaesthesia and surgery[J]. Br J Anaesth, 2018, 121: 1005-1012.

［8］ JIANG L, CHEN S, JIAN Z, et al. Risk factors for permanent neurological dysfunction and early mortality in patients with type A aortic dissection requiring total arch replacement[J]. Heart Surg Forum, 2018, 21(3): 221-228.

［9］ SHETH K N, NOUROLLAHZADEH E. Neurologic complications of cardiac and vascular surgery[J]. Handb Clin Neurol, 2017, 141: 573-592.

［10］ ROVAI D, GIANNESSI D, ANDREASSI M G, et al. Mind injuries after cardiac surgery[J]. J Cardiovasc Med, 2015,16(12): 844-851.

［11］ 徐岩，郭起浩. 认知筛查量表 [M]// 郭起浩，洪震. 神经心理评估. 2 版. 上海：上海科技出版社，2016: 55-94.

［12］ 于钦军，曹莉，Edmonds H L. 反向眼球扫视运动检查在心脏外科术后中枢神经功能评估中的应用 [J]. 中华麻醉学杂志，2002, 22(7): 393-395.

［13］ CHANQUES G, ELY W, GARNIER O, et al. The 2014 updated version of the Confusion Assessment Method for the Intensive Care Unit compared to the 5th version of the Diagnostic and Statistical Manual of Mental Disorders and other current methods used by intensivists[J]. Ann Intensive Care, 2018, 8: 33-43.

［14］ GUSMAO-FLORES D, SALLUH J I F, CHALHUB A A, et al. The confusion assessment method for the intensive care unit(CAM-ICU)and intensive care delirium screening checklist(ICDSC)for the diagnosis of delirium: A systematic review and meta-analysis of clinical studies[J]. Crit Care, 2012, 16: 115-125.

［15］ ALDECOA C, BETTELLI G, BILOTTA F, et al. European Society of Anaesthesiology evidence-based and consensus-based guideline on postoperative delirium[J]. Eur J Anaesthesiol, 2017, 34: 192-214.

［16］ BERGER M, TERRANDO N, SMITH S K, et al. Neurocognitive function after cardiac surgery from phenotypes to mechanisms[J]. Anesthesiology, 2018, 129: 829-851.

［17］ LEIGH V, STERN C, ELLIOTT R, et al. Effectiveness and harms of pharmacological interventions for the treatment of delirium in adults in intensive care units after cardiac surgery: A systematic review[J]. JBI Database System Rev Implement Rep, 2019, 17(10): 2020-2074.

［18］ SCOTT P A, SHETH K N, SOUTHERLAND A M, et al. Guidelines for the early management of patients with acute ischemic stroke: 2019 Update to the 2018 guidelines for the early management of acute ischemic stroke: A guideline for healthcare professionals from the American Heart Association/American Stroke Association[J]. Stroke, 2019, 50(12): 344-418.

第 33 章

泌尿系统的管理

第 1 节　尿量的维持与管理

一、术前评估

（一）病史

1. 慢性肾功能不全病史　术前肾功能不全是围手术期急性肾损伤（acute kidney injury，AKI）的易感因素之一。如果术前肾功能欠佳，血浆肌酐水平（SCr）处于正常上限（120 μmol/L），由于麻醉、体外循环和手术的影响，可造成肾小球滤过率（glomerular filtration rate，GFR）下降50% 以上，血浆肌酐升高可达 1 倍以上。

2. 急、慢性心功能不全　围手术期 AKI 的易感因素之一。心衰使肾血流减少，使用大量利尿药引起的氮质血症，肺水肿导致的低氧血症，这些因素对发生 AKI 都起重要作用。

3. 其他术前高危因素　高龄（＞ 65 岁）；NYHA III ~ IV 级；DM（血糖＞ 16 mmol/L）；再次手术；外周血管疾病；COPD；高血压（收缩压＞ 160 mmHg）等。

（二）体格检查

1. 注意皮疹、紫癜、坏疽、指端发绀等体征，有助于提供急性间质性肾炎、肾动脉血栓或动脉粥样硬化的线索。上腹部压痛或肾区叩痛，可能有输尿管梗阻、肾梗死。下肢水肿、肌压痛，提示有横纹肌溶解的可能。

2. 注意意识变化，如有意识模糊、昏迷、癫痫，提示肾性脑病的可能。注意对心血管功能和容量状态的评估，也是诊断和治疗肾功能不全的重要方面。

（三）实验室检查

1. BUN、SCr 浓度　评价肾功能的标准。根据术前尿常规检查、血清 BUN 和 SCr 测定结果，可对肾功能的损害程度作出判断。内生肌酐清除率(CCr)是判断肾小球滤过功能损害的敏感指标。

（1）轻度损害：24 h 内生 CCr 51 ~ 78 mL/min；BUN 7.5 ~ 14.2 mmol/L。

（2）中度损害：24 h 内生 CCr 21 ～ 50 mL/min；BUN 14.3 ～ 24.9 mmol/L。

（3）重度损害：24 h 内生 CCr < 20 mL/min；BUN 25.0 ～ 35.7 mmol/L。

2. 血清胱抑素 C 水平　值得注意的是血浆肌酐对 GFR 的变化并不敏感，即使当 GFR 急剧下降 50% ～ 70% 时，可能血浆肌酐水平并未发现明显升高。作为反映 GFR 变化的理想内源性标志物，近年临床上已经把测定血清胱抑素 C（cystatin C）即半胱氨酸蛋白酶抑制剂 C 水平，作为衡量 GFR 的敏感和特异性指标。

二、尿液的观察和评估

（一）尿量的评估

1. 尿量是肾滤过率的直接反映　正常人经肾排泄的溶质约为每日 500 mmol，所需的水分不得少于每日 400 mL，否则将产生排泄物蓄积中毒。疾病本身和手术刺激，使分解代谢增强，需经肾排泄的溶质也增加。体外循环中血液稀释，可使术后短时间内尿量增多。当术后尿量 < 0.5 mL/（kg·h）时可以定义为少尿。虽然少尿时心功能可能良好，但少尿常是术中或术后早期 AKI 的表现。

2. 术后少尿和 AKI 是常见的并发症　有时是单纯的少尿，有时少尿可能已是 AKI 的早期症状。导致肾损伤的原因很多，如肾血管收缩、肾血流减少、肾实质缺血缺氧和肾小管上皮细胞变性坏死等。AKI 常伴随于多器官功能衰竭，此类患者感染发生率增高、ICU 时间和住院时间延长，死亡率可高达 60%，同时容易发展为慢性肾功能不全。

（二）尿比重的监测

1. 尿比重的检查有助于鉴别少尿的原因。肾前性灌注不足和肾实质性损害两者的处理截然不同，前者尿比重升高需要快速输液以恢复循环血容量，后者尿比重下降则要严格控制液体入量。

2. 循环容量不足导致的肾灌注减少，排出的尿浓缩，尿比重 > 1.02，尿 / 血浆渗透摩尔比值升高（> 600 mmol/L），尿钠浓度减少（< 20 mmol/L）。反之，如尿比重 < 1.01，钠含量增高（> 20 mmol/L），通常见于肾内性损伤造成的少尿。

三、术后少尿的原因和处理

1. 机械性原因　首先确定导尿管的位置是否正确、尿路是否通畅，必要时用生理盐水冲洗管道或更换导尿管。

2. 补充血容量

（1）根据患者的病理生理动态观察血流动力学的变化，进行容量补充：手术失血和血管扩张是容量不足的主要原因，补液的原则视肾功能和手术失血而定，补液的种类也要根据患者的情况个体化。

（2）维持血浆胶体渗透压，减轻间质水肿：胶体渗透压对维持血管内外的水平衡很重要，心脏术后患者的毛细血管通透性增加，提高胶体渗透压对减轻组织水肿十分必要，术后应维持血浆白蛋白浓度正常值低限以上，Hct 维持在 24% 以上。可供选择的胶体液有人工胶体、白蛋白和血液制品。

（3）正确把握液体治疗时程。术后早期因心肌顿抑、心肌水肿和心功能不全而限制性补液，当水肿减轻和心功能恢复后逐渐适当增加入量，以保证重要脏器的功能。不同病种患者对容量适应程度不同，增加液体入量的时间节点也不尽相同，需要因病种、病情而异，把握补液之度。

3. 改善心脏功能

（1）调整前负荷、调整心率和节律，维持血流动力学的稳定，尤其是保持有效的灌注压，以改善心功能和增加 CO，必要时尽早选用正性肌力药物。

（2）使用扩血管药物降低后负荷，尽量减少缩血管药物的使用，避免使用血管紧张素转换酶抑制剂。

（3）使用正性肌力药后心功能仍未得到有效改善，有适应证者尽早安置 IABP，尿量可以迅速增多。

4. 维持肾的有效灌注　降低血压不宜过度，术前有高血压或慢性肾功能不全的患者，应维持相对较高的血压，以保证肾灌注和增加尿量。注意在使用米力农、左西孟旦增加心肌收缩力时，常伴有外周血管阻力的下降，有时需要用去甲肾上腺素来维持血压，大剂量去甲肾上腺素对肾血管的收缩可以引起肾血流下降，复合使用小剂量多巴胺可能减少其高剂量对肾血流的影响。

5. 多巴胺的使用　所谓"肾剂量"多巴胺存在争议。小剂量多巴胺［1 ~ 3 μg/（kg·min）］可以兴奋 DA_1 和 DA_2 受体，抑制近端小管上皮细胞 Na^+/K^+-ATP 酶活性，扩张肾血管，增加肾血流，使 GFR 增加，抑制肾小管的重吸收，增加尿钠和水的排出，但多巴胺的个体差异很大，接受相同输注速率的效果却不尽相同。目前的证据表明多巴胺本身无明显的肾保护作用，不能预防 AKI，也不能降低肾替代治疗的需求。

（1）当心功能满意时，可用小剂量多巴胺改善肾血流；如果心功能欠佳，增加多巴胺的剂量至 5 ~ 8 μg/（kg·min）发挥正性肌力作用；为防止单纯高剂量多巴胺的不良反应，可考虑用小剂量多巴胺联合其他正性肌力药物来改善心功能，从而保证肾血流。

（2）在重症患者小剂量多巴胺可能增加尿量，但并不能改善肌酐的清除，必要时考虑加用多巴酚丁胺 3 ~ 5 μg/（kg·min），以改善肌酐清除率。一旦患者已进展到 AKI，则多巴胺不能增加尿量。

6. 利尿药　少尿持续存在，应选用利尿药。利尿药对肾功能恢复和急性肾小管坏死的病程直接影响很小，但在肾衰发生的早期使用利尿药，可以将少尿型肾衰竭转为非少尿型肾衰竭，从而减轻液体潴留对肺功能的不利影响。

（1）首选襻利尿药：呋塞米剂量可从 10 mg 开始，逐渐增加，一旦出现急性肾衰竭，首次剂量可加大至 80 mg 甚至更高，也可使用持续输注的方法，以 10 mg/h 开始，最高可达 60 mg/h，最大剂量不超过每日 1 g。如果单用呋塞米效果不佳，可加用其他种类利尿药物。

（2）呋塞米和多巴胺联合：有协同作用。肾剂量多巴胺扩张肾血管，增加肾血流，使更多的呋塞米到达远端肾小管而发挥作用。

（3）甘露醇：渗透性利尿药，常在术中应用，可提高肾小管血流量，减轻肾小管细胞水肿。

但通常术后不使用甘露醇来利尿，因为其可将血管外水分转移到血管内，同时存在容量负荷过多而尿少时可导致肺水肿。

第 2 节　术后急性肾损伤

一、急性肾损伤的定义、分型和诊断

1. 定义　根据国际急性透析质量倡议组织（Acute Dialysis Quality Initiative，ADQI）提出的急性肾衰竭（acute renal failure，ARF）的 RIFLE 分级标准（表 5-33-1），可以作为心脏外科相关急性肾损伤的参考标准。国际急性肾损伤网络组织（Acute Kidney Injury Network，AKIN）把 AKI 定义为血浆肌酐水平突然升高 > 26 μmol/L 或升高 50%、尿量 < 0.5 mL/（kg·h）。

表 5-33-1　肾功能不全 RIFLE 分级标准

分级	GFR 标准	尿量标准
高危（risk，R）	SCr 升高 1.5 倍；GFR 降低 > 25%	尿量 < 0.5 mL/（kg·h）持续 6 h
损伤（injury，I）	SCr 升高 2 倍；GFR 降低 > 50%	尿量 < 0.5 mL/（kg·h）持续 12 h
衰竭（failure，F）	SCr 升高 3 倍或 > 350 μmol/L 且急性升高 > 44 μmol/L；GFR 降低 > 75%	尿量 < 0.3 mL/（kg·h）持续 24 h 或无尿 12 h
丧失（loss，L）	持续 ARF，完全丧失肾功能 > 4 周	
终末（end-stage，E）	完全丧失肾功能超过 3 个月	

GFR：肾小球滤过率；SCr：血浆肌酐水平；ARF：急性肾衰竭。

2. AKI 的分型

（1）短暂型 AKI：术中各种原因引起的短暂性肾缺血，血肌酐在术后 4 日达到峰值，之后逐渐恢复至正常水平。

（2）典型 AKI：急性肾损伤合并较长时间的心功能不全，血肌酐升高到较高水平，当循环得到改善，血肌酐需几周时间才能恢复到正常水平。

（3）延迟型 AKI：急性肾损伤合并一段时间的心功能不全，在肌酐开始下降时，出现另一种并发症，如感染或低血压（室性心律失常、快速房颤、胃肠道出血等），导致肾功能进一步恶化，引起难以纠正的肌酐升高。如果伴有少尿需血液透析，则肺功能也受到影响。

3. AKI 的诊断

（1）诊断标准：早期诊断和早期处理对于挽救肾功能、降低死亡率非常重要。因此，诊断标准可以适当放宽：①尿量 < 0.5 mL/（kg·h）或 < 400 mL/d；②尿比重 < 1.016 或固定于 1.010 左右；③尿镜检发现蛋白、细胞以及各种类型的管型；④ BUN > 18 mmol/L 或持续 > 9 mmol/L，血肌酐 > 442 μmol/L 或持续 > 177 μmol/L；⑤电解质和酸碱平衡紊乱，出现高钾血症、低钠血症、低钙血症和代谢性酸中毒。

（2）其他方面评估：①循环状态的评价（前负荷、CO 等），药物对肾功能不良影响的评估；②血肌酐、BUN：如肌酐与 BUN 同步升高常提示急性肾小管坏死，如果 BUN 升高而肌酐升高幅度小，则提示肾前性因素或蛋白摄取增加，或有肠外营养、胃肠道出血、使用类固醇激素等；③检查尿沉淀：上皮或颗粒管型提示急性肾小管坏死，透明或小颗粒管型常见于肾前性肾衰；④测定尿钠、尿肌酐、尿渗透压，反映肾小管的重吸收功能状况；⑤检查是否有尿路梗阻。

二、急性肾损伤的病理生理

1. 发生率

（1）心脏外科相关急性肾损伤的发生率为 1% ～ 40%，其中 10% ～ 20% 的患者需行连续性肾替代治疗，病死率可以高达 40% 以上。ARF 是各种原因引起肾泌尿功能急剧降低，以致机体内环境出现严重紊乱的临床综合征。临床表现为氮质血症、高钾血症和代谢性酸中毒，常伴有少尿或无尿症状。

（2）术后肾功能不全的发生率为 2.5% ～ 31%，一旦患者进入肾衰竭并需要血液透析治疗时，病死率会成倍增高，所以术后早期发现肾功能损伤显得尤为重要。轻度肾功能不全（肌酐较术前增加 50%）为 7% ～ 10%。术前已有肾功能不全，即使手术很顺利，术中也无少尿，术后仍可出现肌酐升高，相关死亡率可高达 10%。大多数患者可通过调控输液，使用利尿药物改善尿量，肾功能自然恢复。

（3）少尿型肾衰竭术后需透析者约占 2%，但死亡率高达 50%。AKI 同时合并低 CO、呼吸衰竭、感染或脑卒中，如果其中出现 3 项，死亡率可高达 90%，未合并任何一项，则死亡率只有大约 15%。少尿型肾衰竭的预后很差，总死亡率高达 67%。尽管透析技术不断进步，但术后新发 AKI 的死亡率仍居高不下。

2. 病理生理和危险因素

（1）病理生理：ARF 可由肾前性、肾性和肾后性的各种原因所导致。在心血管外科大部分是肾性因素，最常见的原因是肾缺血和肾毒性损伤，最终造成急性肾小管坏死（acute tubular necrosis，ATN）。由于心脏外科手术造成肾缺血或肾毒性的许多因素的相互作用，引起局部血管活性介质的释放、肾管球反馈的激活、内皮结构的损伤、白细胞激活，导致肾血管收缩，引起肾微血管和肾小管的联合损伤。肾缺血再灌注损伤是导致 ATN 的另一因素，缺血再灌注损伤引起肾小管上皮细胞凋亡、坏死，肾小管堵塞，造成肾小球滤过液的跨管漏。此外，体外循环造成的炎性反应在 ATN 的发展中起明显作用，导致由细胞介导的细胞毒性损伤，引起系统性炎性反应综合征，对肾造成损害。

（2）围手术期低 CO：导致 AKI 的主要原因。肾的自身调节能力很强，通过降低入球小动脉阻力及增加出球小动脉阻力，在一定程度的肾灌注压下降时，仍可维持肾血流量、肾小球滤过率以及肾小管重吸收功能。如果低 CO 或低血压持续存在，或大量使用血管收缩药物（如去氧肾上腺素、去甲肾上腺素），使肾储备功能耗竭，导致肾血管严重收缩，肾小球滤过率下降。当肾前性代偿功能受损，随后出现 ATN，从而发生严重 ARF。

（3）体外循环：体外循环的机械性作用可引起红细胞损伤，甚至出现溶血，产生游离血红蛋白，溶血的严重程度与体外循环时间呈正相关，时间越长溶血程度越重，产生的游离血红蛋白越多，通常游离血红蛋白与结合球蛋白以 1 ∶ 1 的比例结合，结合体被肝细胞清除，当血浆游离血红蛋白超过结合球蛋白所能结合的量时，过多的游离血红蛋白从肾小球滤过，在近端肾小管中可被重吸收，当血浆游离血红蛋白浓度＞ 1300 mg/L，超过重吸收阈值，临床上出现血红蛋白尿。游离血红蛋白可以阻塞肾小管，导致阻塞部位以上的肾小管内压升高，肾小球囊内压随之升高，使肾小球滤过率降低，引起 AKI。体外循环的机械性损伤和管道的接触性激活，引起体内系列瀑布样炎性反应，导致炎性介质的释放，可以加重肾损伤，甚至引起 ATN。体外循环时间与发生 ARF 有显著相关性，体外循环时间超过 3 h 发生 ARF 的危险性是少于 2 h 的 4 倍，随着体外循环时间的延长，肾小球滤过率逐渐减少，特别是低流量时减少更明显，易出现酸中毒及肾缺血。

（4）灌注压与 AKI：体外循环期间的灌注压与肾衰竭之间的关系仍有争议。低灌注压、低流量同 ARF 的相关性尚缺乏循证医学证据，高灌注压（70 ～ 80 mmHg）对肾也无保护作用，但肾移植患者实施心脏手术时维持灌注压在 70 mmHg 以上对肾功能有益。当体外循环期间肾低灌注超出肾自动调节功能的范围，则是引起 ATN 的主要决定因素之一。

（5）药物和栓塞：围手术期使用具有肾毒性的药物，如非类固醇类抗炎药、血管紧张素转化酶抑制剂、放射影像造影剂、醛固酮受体拮抗药、氨基糖苷类抗生素、β- 内酰胺类（头孢菌素类与青霉素类）、二性霉素 B 和环孢素等，可以损害肾功能。急诊手术术前检查使用的造影剂由于来不及排泄，在手术过程中容易造成肾毒性损伤。气栓、血小板聚集物、脱落的动脉粥样斑块、脂肪或组织微栓等，造成肾栓塞性损伤，导致肾缺血，使 ATN 进一步被加速。

三、AKI 的一般处理

1. 术后 AKI 的治疗原则　积极采取措施来减少所有可能对肾的损害，保证肾血供和氧供；积极防治感染，增强机体免疫力；促进胃肠功能恢复；加强营养供给，同时还要减少肾负担，在两者之间寻找平衡。

2. 预防 AKI 的关键　明确术前是否存在慢性肾疾病；有无明显的肾功能不全（血肌酐＞ 132.6 μmol/L）；评估术前可能导致肾缺血的潜在危险因素，如血容量不足、低血压、感染、使用肾毒性药物、梗阻性黄疸、慢性肾疾患等，纠正这些危险因素有利于减少手术风险、改善预后，择期手术应推迟到纠正或改善这些疾患后；术后出现 ARF，力争早期诊断和处理，预防进一步损害。

3. 调整循环状态　如果患者术前合并高血压，血压应维持在较高水平（收缩压 130 ～ 150 mmHg，可参考尿量调整）。严格限制液体入量，避免低钠血症，同时又要避免血容量不足或失水过多，引起高钠血症。

4. 严密监测电解质及血糖　慎用含钾或对钾有影响的药物，及时纠正高钾血症。如果血浆碳酸氢根离子浓度＜ 15 mmol/L，必须纠正代谢性酸中毒，纠正钙、镁和氯离子代谢紊乱。积极控制高血糖，同时避免低血糖。

5. 药物　使用抗酸药物，防止消化道出血。禁用或慎用对肾功能有影响的药物（如非甾体类激素、ACEI 等），尤其是抗生素的选用。研究表明，内源性一氧化氮对多种有害刺激具有肾保护作用，磷酸二酯酶 5 型抑制剂枸橼酸西地那非，可增加内源性 NO 活性，但目前尚无有效的临床证据支持。

6. 重组人脑利钠肽（rBNP）　具有扩血管、利尿效果，同时兼有抗炎、抗纤维化和抗增生作用。近年研究表明，rBNP 可降低组织炎性细胞浸润、减少自由基，具有多重血管保护作用。目前 rBNP 主要用于高危心脏病患者，在肾保护作用（增加尿量）有其价值，降低了使用连续性肾替代治疗的概率，从而使心脏外科术后因肾灌注不足造成的肾功能不全患者获益。

7. 控制感染　败血症可引起低血压、肾血管痉挛和细胞毒素释放，从而导致术后 ARF。因此，必须预防院内获得性感染，一旦出现感染症状，及时选用有效的非肾毒性药物治疗。

8. 营养治疗

（1）营养支持不可忽视，营养不良的 AKI 患者死亡率增高。如果患者能进食，营养应以氨基酸为主；如果患者正进行腹膜透析或血液透析，不必严格限制蛋白的摄入，因为透析时会有大量的氮原丢失。血液透析时蛋白的丢失为 3 ~ 5 g/h，腹膜透析时蛋白的丢失为每日 40 ~ 60 g。因此，透析时蛋白的摄取量应为 1.5 g/（kg·d）。

（2）AKI 患者通过肠内或肠外营养，要满足 20 ~ 30 kcal/（kg·d）的热量。如果患者不能进食，透析时可经胃管行高氮饮食。对于大部分 AKI 的患者，蛋白摄入量可以不变。对于慢性肾功能不全但不需透析的患者，则应提供低蛋白饮食，每日蛋白摄入量为 0.5 ~ 0.8 g/kg。

四、肾替代治疗

（一）肾替代治疗的种类

1. 肾替代治疗　心脏外科术后强调早期使用连续性肾替代治疗，最佳选择是在严重并发症出现之前进行，有助于改善患者的肾功能、降低病死率，已被广泛用于治疗液体潴留、电解质失衡，尤其是高钾血症、酸碱平衡紊乱。早期积极的肾替代治疗可以明显降低死亡率，通过连续缓慢的对流和弥散，高效地清除血液内中、小分子物质和水分，清除炎性介质，从而改善预后。

2. 种类　连续性肾替代治疗（continuous renal replacement therapy，CRRT）的种类有腹膜透析、血液透析和（或）滤过血液灌流、血浆置换、血浆滤过吸附、免疫吸附和人工肝等。

（二）肾替代治疗指征

1. 时机选择　充分评估患者的内环境状态，综合分析血清电解质（高钾血症和严重高钠血症）、酸碱平衡、渗透压、液体容量、心功能和代谢产物水平等，做到个体化治疗。不必满足所有条件才启动 CRRT，而是分析患者迫切需要解决的问题，选择开始的恰当时机。

2. 治疗指征　容量超负荷，尿量＜ 0.5 mL/（kg·h）连续 6 h，伴或不伴利尿药抵抗；无尿（尿量＜ 50 mL/12 h），或尿量＜ 0.5 mL/（kg·h）持续 12 h；严重代谢性酸中毒，pH 持续＜ 7.2，剩余碱＜ –8 mmol/L；血清肌酐值升高 2 ~ 3 倍，血尿素氮＞ 30 mmol/L；高钾血症（血钾＞ 6.0 mmol/L）；且对胰岛素和利尿治疗不敏感；横纹肌溶解造成的高肌红蛋白血症合并筋膜间隙综合征；低 CO 综合征导致肾功能不全，高钠血症（血钠＞ 155 mmol/L）或低钠血症（血钠＜ 120 mmol/L）；尿毒症性脑病和心包炎。

3. 穿刺置管　建立 CRRT 通路推荐在超声引导下对目标静脉进行穿刺置管。首选股静脉通路，次选右侧颈内静脉通路。

4. CRRT 并发症　常见的有出血、感染、血小板减少、低体温和滤器血栓形成等。进行 CRRT 前充分评估患者出血风险，伴有出血风险时首选局部抗凝，局部枸橼酸抗凝在减少出血和利于监测方面优于局部肝素 – 鱼精蛋白抗凝，无禁忌证者可采用全身肝素抗凝，仅少数出血风险极高和活动性出血患者采用无抗凝剂技术。

5. CRRT 撤离　患者循环稳定、血管活性药量不大、电解质酸碱平衡稳定、无严重感染的证据；筋膜间隙综合征得到控制，肌红蛋白下降至正常范围；尿量＞每日 500 mL。

（三）肾替代治疗的方法

1. 腹膜透析

（1）利用人体自身腹膜作为透析膜，通过灌入腹腔的透析液与腹膜毛细血管内的血浆成分进行溶质和水分的交换，清除体内潴留的代谢产物和过多的水分，同时通过透析液补充机体所必需的物质。通过不断更新腹膜透析液，达到肾替代或支持治疗的目的。

（2）腹膜透析对血流动力学的影响较小，围手术期腹膜透析主要用于婴幼儿，适用于急、慢性肾衰竭，容量超负荷，电解质或酸碱平衡紊乱，药物和毒物中毒等。

2. 血液滤过和（或）透析

（1）CRRT：连续 24 h 或接近 24 h 的持续性血液净化，缓慢清除水分和肌酐等溶质，以替代受损的肾功能。体外血液净化治疗技术，主要模式有缓慢连续超滤（slow continuous ultrafiltration，SCUF）、连续性高通量透析（CHFD）、连续性动脉 – 静脉血液滤过（CAVH）、连续性静脉 – 静脉血液滤过（CVVH）、连续性静脉 – 静脉血液透析（CVVHD）和连续性静脉 – 静脉血液透析滤过（CVVHDF）等模式。

（2）CRRT 的特点：有利于保持血流动力学稳定，连续缓慢等渗地清除水分和溶质，根据需要不断调节液体平衡，使之符合生理状态；溶质清除率高，清除量大；清除炎性介质，特别是高通量血液滤过，通过对流、吸附机制清除多种炎性介质，改善患者的免疫调节功能；提供营养支持，保持体液平衡，为全静脉营养提供有利条件。

（3）SCUF：连续、缓慢地超滤体内多余的水分，适合肾功能受损但体内溶质（BUN、肌酐等）不过度升高者，通过对流转运原理，经过透析器或血滤器的半透膜等渗地从全血中除去水分，从而减轻水钠负荷。适合慢性心衰合并肾功能不全者。

（4）CVVH：采用静脉、静脉血管通路，使用血泵压力驱动血液循环，使用对流和超滤，以弥散形式清除水分、小分子溶质（BUN、肌酐、钾、钠等）为主，但对炎性介质清除不足。主要用于高容量性心功能不全、急性肺水肿、严重酸碱平衡和电解质紊乱、感染性休克、ARDS、多器官功能衰竭等合并肾功能不全。

（5）CVVHD：采用静脉、静脉血管通路，通过弥散原理，清除体内水分和小分子溶质。主要用于无尿或少尿超过 3 日、血清肌酐升高、高钾血症和血清尿素氮每日上升＞ 10.7 μmol/L 者。

（6）CVVHDF：在 CVVH 的基础上加做透析，以弥补 CVVH 对氮质清除不足的缺点，目前最主流的肾替代治疗，安全有效、可控性强，经常作为心脏外科患者的首选。对围手术期循环影响较小，通过弥散、对流和超滤，清除过多液体和小分子溶质，对大分子溶质也可有效清除。对血流动力学不稳定的患者更有治疗价值，通常使用 25 ～ 35 mL/（kg·h）的治疗剂量。

3. 血液灌流　将患者血液从体内引出，通过灌流器进行体外循环，使用活性炭或合成树脂吸附，清除外源性或内源性毒物、药物、代谢产物等，达到肾替代治疗的目的。

4. 血浆置换　将患者全血引出体外，经过血浆分离器，分离出全部或部分致病血浆，连同致病因子一并舍弃，然后将细胞成分、部分净化后的血浆或新鲜血浆，连同需要补充的其他液体回输体内，以达到减轻病理损害、清除致病物质的目的，同时有助于血浆因子功能的恢复。

（黄海波　于钦军）

参 考 文 献

[1] GRIFFINI B R, LIU K D, TEIXEIRA J P, et al. Critical care nephrology: Core curriculum 2019[J]. Am J Kidney Dis, 2020, 75(3): 435-452.

[2] BARBASH I M, BEN-DOR I, DVIR D, et al. Incidence and predictors of acute kidney injury after transcatheter aortic valve replacement[J]. Am Heart J, 2012, 163: 1031-1036.

[3] SIRVINSKAS E, BENETIS R, RALIENE L, et al. The influence of mean arterial blood pressure during cardiopulmonary bypass on postoperative renal dysfunction in elderly patients[J]. Perfusion, 2012, 27: 193-198.

[4] MAO H J, KATZ N, ARIYANON W, et al. Cardiac surgery-associated acute kidney injury[J]. Cardiorenal Med, 2013, 3(3): 178-199.

[5] SANTANA-SANTOS E, EDUARA M, MARCUSSO F. Strategies for prevention of acute kidney injury in cardiac surgery: an integrative review[J]. Rev Bras Ter Intensiva, 2014, 26(2): 183-192.

[6] NADIM M K, FORNI L G, BIHORAC A, et al. Cardiac and vascular surgery associated acute kidney injury: the 20th international consensus conference of the ADQI(Acute Disease Quality Initiative) group[J]. J Am Heart Assoc, 2018, 7(11): 8834.

[7] CHAWLA L S, AMDUR R L, SHAW A D, et al. Association between AKI and long-term renal and cardiovascular outcomes in United States veterans[J]. Clin J Am Soc Nephrol, 2014, 9: 448-456.

[8] PAROLARI A, PESCE L L, PACINI D, et al. Risk factors for perioperative acute kidney injury after adult cardiac surgery: role of perioperative management[J]. Ann Thorac Surg, 2012, 93: 584-591.

[9] AFSAR B, ORTIZ A, COVIC A, et al. Focus on renal congestion in heart failure[J]. Clin Kidney J, 2016, 9: 39-47.

[10] O'NEAL J B, SHAW A D, BILLINGS F T. Acute kidney injury following cardiac surgery: Current understanding and future directions[J]. Crit Care, 2016, 20: 187-196.

[11] SHAH K S, TAUB P, PATEL M, et al. Proenkephalin predicts acute kidney injury in cardiac surgery

patients[J]. Clin Nephrol, 2015, 83: 29-35.

［12］KWON O, HONG S M, RAMESH G. Diminished NO generation by injured endothelium and loss of macula densa nNOS may contribute to sustained acute kidney injury after ischemia-reperfusion[J]. Am J Physiol Ren Physiol, 2009, 296: 25-33.

［13］KUMAR T, AUJLA H, WONIAK M, et al. Intravenous sildenafil citrate and post-cardiac surgery acute kidney injury: A double-blind, randomised, placebo-controlled trial[J]. Br J Anaesth, 2020, 124(6): 693-701.

［14］JOANNIDIS M, DRUML W, FORNI L G, et al. Prevention of acute kidney injury and protection of renal function in the intensive care unit: Update 2017: Expert opinion of the working group on prevention, AKI section, European Society of Intensive Care Medicine[J]. Intens Care Med, 2017, 43: 730-749.

［15］AITTOKALLIO J, UUSALO P, KALLIOINEN M, et al. Markers of poor prognosis in patients requiring continuous renal replacement therapy after cardiac surgery[J]. J Cardiothorac Vasc Anesth, 2020, 34(12): 3329-3335.

［16］TRIPATHI S, PANDE S, MALHOTRA P, et al. Optimal timing of renal replacement therapy for favourable outcome in patients of acute renal failure following cardiac surgery[J]. Indian J Thorac Cardiovasc Surg, 2020, 36(2): 127-133.

第 34 章

营养与代谢

第 1 节 电解质和酸碱平衡

一、正常电解质和酸碱平衡

（一）体液和电解质

1. 体液占比 正常成年人的体液总量占体重的 60%，其中细胞内液占大约 2/3，细胞外液大约占 1/3，而细胞外液由细胞间液和血浆（占体重的 5%）组成。

2. 血容量 正常成年人的血容量约为 70 mL/kg，血浆约占 60%。因脂肪组织含水量较少，故体内脂肪含量越高，血容量所占比例越小。因离心后有 3% ~ 8% 的血浆存留于红细胞，真正的 Hct 约是测量值的 96%。

3. 体液成分 血浆、组织间液和细胞内液的成分相同，但含量不同。最明显的区别是组织间液的蛋白质含量低于血浆和细胞内液，细胞外液钠、氯离子含量高，而细胞内液钾离子含量高，离子分布的差异是维持跨细胞膜电位差的基础。

4. 渗透压

（1）体内半透膜的存在是形成渗透压的基础。阻止水通过半透膜的渗透作用并保持平衡，就需要维持体液的渗透压，而渗透压由溶液的微粒数来决定。血浆渗透压由晶体渗透压和胶体渗透压组成，以晶体渗透压为主，晶体渗透压 80% 来自 Na^+ 和 Cl^- 数量，而胶体渗透压主要由血浆蛋白（白蛋白）来决定。

（2）临床上血浆渗透压可直接测定或根据血糖、血浆电解质水平进行估算。血浆渗透压的估计公式：血浆渗透压（mmol/L）= 2（$[Na^+]+[K^+]$）+ 血糖 +BUN。血浆渗透压的正常值为 290 ~ 310 mmol/L。

5. 溶液的张力 通常描述的溶液张力是相对于血浆渗透压而言。等张生理盐水溶液表示与血浆具有相同的渗透压。当输入高张溶液时，细胞内水分移至细胞外使细胞皱缩，输入低张溶液时则相反。尽管 5% 的葡萄糖溶液为等张溶液，但输入体内葡萄糖迅速被代谢而变为低张，这是此类溶液不用于液体复苏的原因。

（二）酸碱平衡

1. 血液 pH　提供氢离子的物质为酸，接受氢离子的物质为碱。通常用 pH 表示溶液中的酸碱度，即氢离子浓度的负对数。正常血液 pH 7.40 时氢离子浓度为 40 μg/L，以维持机体酶的正常功能、血红蛋白的携氧能力和正常电解质的分布。

2. 体内酸碱平衡的调节

（1）血液的缓冲：血液中主要的缓冲对是 $NaHCO_3$ 与 H_2CO_3。$NaHCO_3$ 的正常值 27 mmol/L，而 H_2CO_3 为 1.35 mmol/L，两者比值是 20∶1。当血液中酸性物质过多时，$NaHCO_3$ 发挥中和作用，生成 H_2CO_3 和钠盐，H_2CO_3 则分解成 CO_2 而经肺排出。当血液中碱性物质过多时，H_2CO_3 与之中和生成碳酸氢盐。血液中还有其他缓冲系统，如血红蛋白缓冲系统和磷酸盐缓冲系统。

（2）呼吸调节：通过排出 CO_2 来调节血中 H_2CO_3 的浓度，维持 $NaHCO_3$ 与 H_2CO_3 的比值。血浆氢离子升高，肺泡通气量增加。体内 CO_2 产量一定时，肺泡通气量与 CO_2 的血浆溶解量成反比。呼吸调节属不全代偿，即当 pH 向 7.40 恢复时，每分通气量对刺激的反应性下降。

（3）肾脏调节：通过酸化或碱化尿液来调节血浆氢离子浓度。肾小管重吸收碳酸氢钠；H^+ 在肾小管与缓冲对结合，使肾小管上皮细胞持续分泌氢离子；肾小管氨的分泌等。肾脏可完全代偿酸碱失衡，但代偿延时。

（三）血气分析

1. pH　反映体液中氢离子（H^+）浓度，是血液中 H^+ 浓度的负对数。正常 pH 为 7.35 ~ 7.45。正常成人动脉血液的 pH 比静脉血液 pH 高 0.02 ~ 0.1。新生儿血液 pH 为 7.30 ~ 7.35，小儿血液 pH 低于成人。血液 pH 主要取决于血浆 HCO_3^- 与 H_2CO_3 的比值。pH 低于正常表明有酸中毒，高于正常表明有碱中毒。但 pH 在正常范围内，仍可能存在酸碱平衡失调，因为在酸、碱中毒时，通过机体调节可维持 HCO_3^- 与 H_2CO_3 的比值不变，称为代偿性酸中毒或碱中毒，某些类型的混合型酸碱平衡失调，pH 也可以正常。

2. 氧分压（PO_2）　血浆中物理溶解的 O_2 分子所产生的张力。动脉血氧分压（PaO_2）正常值 80 ~ 100 mmHg，新生儿 40 ~ 70 mmHg。在体外循环和吸入纯氧的情况下，可以高达 300 mmHg 以上，应控制在 100 ~ 200 mmHg。混合静脉血氧分压（PvO_2）通常抽取肺动脉血液测得，正常值 35 ~ 40 mmHg，间接反映全身组织的氧供需平衡情况。

3. 二氧化碳分压（PCO_2）　血浆中物理溶解的 CO_2 分子所产生的张力。动脉血二氧化碳分压（$PaCO_2$）的正常范围 35 ~ 45 mmHg，混合静脉血二氧化碳分压（$PvCO_2$）40 ~ 50 mmHg。PCO_2 是反映呼吸性酸碱平衡的指标。通气过度，CO_2 排出过多，其值低于正常，称呼吸性碱中毒；通气不足，CO_2 体内潴留，其值高于正常，称呼吸性酸中毒。

4. 动脉血氧饱和度（SaO_2）　动脉血氧与血红蛋白结合的程度，正常值 95% ~ 100%。SaO_2 与 PaO_2 呈曲线而不是直线关系，称为氧合血红蛋白解离曲线。当 $PaO_2 > 60$ mmHg 时，曲线坡度较小，说明当 PaO_2 在 60 mmHg 以上时，尽管 PaO_2 有较大变化，但与其相对的 SaO_2 变化很小。临床上各种原因引起的 PaO_2 下降，只要 $PaO_2 > 60$ mmHg，其 SaO_2 就不会显著下降。但 $PaO_2 < 60$ mmHg 时，PaO_2 略有改变，则与之相对应的 SaO_2 就有急剧的变化。当 PaO_2 为

60 mmHg 时，SaO_2 为 90%，当 PaO_2 为 40 mmHg 时，SaO_2 只有 75%，氧供明显不足。因此，临床上保证 $PaO_2 > 60$ mmHg，$SaO_2 > 90\%$ 非常重要。影响氧饱和度的因素还有 pH、PCO_2、温度等。当 pH 升高、PCO_2 下降和温度降低时，氧与血红蛋白的亲和力增强，尽管 PaO_2 相同，但 SaO_2 较正常要高，使氧与血红蛋白的解离困难，故组织对氧的摄取困难。相反，则氧与血红蛋白的亲和力下降，氧易于解离，故组织对氧的摄取比较容易。

5.　CO_2 结合力　指静脉血浆 HCO_3^- 中的 CO_2 含量，即呈化学结合状态的 CO_2 量。正常平均值为 27 mmol/L，用容积百分比来表示为 50% ~ 70%。该指标反映血浆中 $NaHCO_3$ 的含量。增高可能是代谢性碱中毒，也可能是有代偿反应的呼吸性酸中毒。降低可能是代谢性酸中毒，也可能是有代偿反应的呼吸性碱中毒。因测定 pH、PCO_2 等方便可靠，现已日渐少用。

6.　标准碳酸氢盐（SB）　指动脉血液标本在 37℃ 和血红蛋白完全氧合，用 PCO_2 为 40 mmHg 的气体平衡后所测得的血浆 HCO_3^-。因排除了呼吸因素，故为判断代谢性酸、碱中毒的指标。正常值 22 ~ 27 mmol/L。代谢性酸中毒 SB 降低，而代谢性碱中毒则 SB 升高。

7.　实际碳酸氢盐（AB）　指隔绝空气的血液标本，在保持原有 PCO_2 和血氧饱和度不变的条件下，测得的血浆碳酸氢盐浓度。因此，AB 受代谢和呼吸两方面因素的影响。和 CO_2 结合力的差别是 AB 反映动脉血液的值，而 CO_2 结合力由静脉血来测定。正常值 AB=SB，其差值反映呼吸因素对酸碱平衡的影响。有 CO_2 蓄积时，AB > SB，提示呼吸性酸中毒；过度通气时，AB < SB，提示呼吸性碱中毒。

8.　缓冲碱（BB）　指动脉血液中具有缓冲作用的碱性物质总和。包括 HCO_3^-、Hb^-、蛋白质氢根等，都能结合 H^+。通常用氧饱和的全血测定，结果不受 PCO_2 和 PO_2 的影响，反映代谢性指标。正常值为 45 ~ 55 mmol/L。BB 降低提示代谢性酸中毒，BB 升高提示代谢性碱中毒。

9.　碱剩余或碱缺失（BE）　碱剩余是指在标准条件下，即在 37℃、$PaCO_2$ 40 mmHg、Hb 150 g/L、SaO_2 100% 的情况下，用酸或碱将人体 1 L 全血滴定至正常 pH 7.4 时所用的酸或碱的毫摩尔数。需用酸滴定提示血中碱量多于正常，即称为碱剩余，用正值即 +BE 表示，见于代谢性酸中毒。相反，需用碱滴定则表示碱缺失，提示血中缓冲碱减少，用负值即 -BE 表示，见于代谢性酸中毒。正常 BE 范围为（0 ± 3）mmol/L。

10.　负离子间隙（AG）　指从血浆中的未测定负离子减去未测定的正离子，两者之量的差值，即通常测定的 $Na^+ - (Cl^- + HCO_3^-)$。正常值为（12 ± 2）mmol/L。用于区别代谢性酸中毒的原因。

二、临床常见的水电解质和酸碱平衡紊乱

（一）低钾血症

1.　原因　血清钾浓度 < 3.5 mmol/L 称为低钾血症。多数情况下体内含钾总量减少，但在细胞外钾向细胞内转移时，机体的含钾总量不一定减少。

（1）钾排出过多：长期使用利尿药（呋塞米、噻嗪类等）或利尿药用量过大；体外循环预充高渗溶液，如甘露醇，使钾的排出增多；过多使用普通吸引器致使术野血液丢失；碱中毒时肾小管上皮细胞排 H^+ 减少，H^+-Na^+ 交换增加，则尿中排钾增多。

（2）钾补充不足：术前利尿、长时间禁食，未及时补钾或补钾不足。

（3）细胞外钾向细胞内转移：机体的含钾总量不减。碱中毒时细胞内 H^+ 移至细胞外以代偿，同时细胞外 K^+ 进入细胞内。在过量胰岛素糖原合成时，使 K^+ 随葡萄糖进入细胞内。过度通气碱血症时，同样由于 H^+- K^+ 交换，钾移入细胞内。低温使钾向细胞内转移，以红细胞最为明显，其次是肝、胰和肾等脏器。

（4）镁缺失：钾的重吸收依赖肾小管上皮细胞中的 Na^+/K^+-ATP 酶，而酶的激活需要 Mg^{2+}，细胞内 Mg^{2+} 缺失使钾的重吸收发生障碍。

2. 对心脏的影响

（1）兴奋性：心肌的兴奋性增高。心肌的有效不应期缩短，3 期的复极时间延长。ECG 可见 ST 段压低，T 波压低和增宽，出现明显 U 波，Q-T 间期延长。

（2）自律性和传导性：由于钾电导降低，故在到达最大复极电位后，细胞内钾的外流比正常减慢而钠内流相对加速，导致心肌快反应自律细胞的自动除极加速，自律性增高。心肌传导性降低。ECG 表现为 P-R 间期延长，QRS 综合波增宽。

（3）心律失常：低钾血症时由于心肌兴奋性增高、超常期延长和异位起搏点自律性增高等原因，容易发生心律失常。传导性降低所致的传导缓慢和单向传导阻滞，加上有效不应期的缩短有助于兴奋折返，因而可引起室性期前收缩、室颤等心律失常。

（4）收缩性：细胞外液钾浓度降低对钙内流的抑制作用减小，复极时钙内流加速，心肌细胞内 Ca^{2+} 浓度增高，兴奋 – 收缩耦联过程加强，心肌收缩性增强。但因缺钾的程度和持续时间而异，早期或轻度低钾血症，心肌收缩性增强，而严重或慢性缺钾，心肌收缩性减弱。

3. 处理

（1）补钾：低钾血症较重（血清钾 < 3.0 mmol/L）或者有明显临床表现，如室性期前收缩，则应及时补钾。补钾量 = 0.3 × 体重（kg）× （预计纠正钾浓度 – 实际钾浓度）。经外周静脉补钾的浓度不超过 40 mmol/L（0.3% 氯化钾溶液），速度不超过 20 mmol/h；经中心静脉补钾的浓度不超过 400 mmol/L（3% 氯化钾溶液），速度不超过 40 mmol/h。静脉内补钾时要定时测定血钾浓度，并加强心电监护。每日补钾总量不超过 100 ~ 150 mmol。

（2）同时纠正其他电解质紊乱：及时补充钠、镁等电解质。由缺镁引起的低钾血症，单纯补钾无效。

（二）高钾血症

1. 原因　血清钾浓度 > 5.5 mmol/L 称为高钾血症。

（1）钾的排出减少：各种原因引起的肾小球滤过率下降。见于肾功能不全、体外循环中严重低血压、少尿等，使肾小球滤过率明显减少，不能排出额外的钾负荷。

（2）钾的摄入过多：静脉内过多过快地补钾。体外循环灌注或回收过多的高钾停跳液。

（3）细胞内钾的释放过多：酸中毒时细胞外液 H^+ 进入细胞内，细胞内 K^+ 转移至细胞外。缺氧时细胞内 ATP 生成不足，使细胞膜上 Na^+-K^+ 泵功能障碍，引起细胞内 Na^+ 潴留，细胞外 K^+ 不易进入细胞内。细胞和组织损伤，如误输异型血造成血管内溶血、体外循环对血液的破坏等。

（4）大量使用保钾利尿药：使用螺内酯、氨苯蝶啶，可导致钾在体内潴留。

（5）内分泌异常：DM 患者胰岛素分泌障碍，钾向细胞内转移障碍。

2. 对心脏的影响

（1）兴奋性：轻度高钾血症，心肌兴奋性增高。当血清钾明显升高时，心肌兴奋性降低甚至消失，继而心搏停止。ECG 表现为心室复极化的 T 波狭窄而高尖，相当于心室动作电位时间的 Q-T 间期缩短。

（2）自律性：高钾血症时，心脏传导组织因细胞内钾外流比正常时加快而钠内流相对减慢，故自动除极减慢，自律性降低。

（3）传导性：高钾血症时因心肌的兴奋扩散减慢，传导性降低，故心房内、房室间或心室内均可发生传导减慢或阻滞。心肌传导性降低可引起传导缓慢和单向阻滞，同时有效不应期缩短，因而易形成兴奋折返进而引起各种室性心律失常，甚至心室颤动。ECG 表现为 P 波压低、增宽或消失，P-R 间期延长，QRS 波增宽，R 波降低等。

（4）收缩性：因细胞外液 K^+ 浓度增高抑制心肌复极时 Ca^{2+} 的内流，使兴奋 – 收缩耦联减弱，收缩性降低。

（5）体外循环：高钾血症为急性高钾。当心脏复跳时的轻度高钾（5.5 ~ 7 mmol/L），可以造成动作电位的有效不应期缩短，ECG 显示 T 波高耸，Q-T 间期缩短；严重高钾（7 ~ 9 mmol/L）使心肌兴奋性降低，ECG 表现 P 波消失，QRS 波增宽，心肌收缩性降低，甚至不能起搏。

3. 处理

（1）病因处理：针对引起高钾血症的原因处理。

（2）当血清 K^+ 浓度 > 6.5 mmol/L，立即采取措施降低血钾。①体外循环时暂时不要脱机，以防高钾导致的心律失常和心脏停搏。使用利尿药、人工肾过滤等以快速降低血钾水平。剩余的机器血不宜回输，可以先经洗血球机洗涤处理，再回输浓缩红细胞。②静脉输注胰岛素和葡萄糖，使钾向细胞内转移，成年人 5% 葡萄糖 100 mL 加 4 ~ 10 U 胰岛素。③使用葡萄糖酸钙或氯化钙、碳酸氢钠溶液。通过 Ca^{2+}、Na^+ 对 K^+ 的直接作用和提高血浆 pH，促使 K^+ 进入细胞内。④肾衰致严重高钾血症，可用腹膜或血液透析来移除体内过多的钾。

（三）低钙血症

1. 原因　正常血清钙浓度 2.25 ~ 2.75 mmol/L，离子钙水平 1.15 ~ 1.35 mmol/L。

（1）血液稀释：体外循环中的血液稀释一般不会引起离子钙水平的明显变化，而钙浓度的降低和血浆蛋白浓度的减低有关。

（2）碱中毒：pH 上升使血液中的 Ca^{2+} 减少，蛋白结合钙比例增多。

（3）枸橼酸过多：大量使用库血，库血中的枸橼酸和钙结合导致钙离子下降。体外循环中输用库血易发生低钙血症，与肝脏降解枸橼酸的能力下降有关。

（4）其他：使用肝素或鱼精蛋白均可以引起血钙下降。

2. 对心脏的影响　低钙主要表现为对心血管系统的抑制，使 SVR 降低，心肌收缩力减弱。ECG 表现为 Q-T 间期和 ST 段延长等。

3. 处理　低钙血症使用葡萄糖酸钙或氯化钙静注来补充。成人体外循环时的低钙多为低蛋白所致，此时血浆总钙下降，但离子钙可以正常或偏高，此时不宜过分强调补钙，血液稀释过度时注意补充白蛋白。预充大量库血的婴幼儿，或术中输用大量库血，血浆离子钙明显减少，积极补钙。

（四）低镁血症

1. 原因　正常血清镁浓度成人 0.7 ~ 1.15 mmol/L，小儿 0.6 ~ 0.8 mmol/L。

（1）镁摄入不足：营养不良、长期禁食和治疗过程中不注意补镁等。

（2）镁排出过多：长期使用利尿药，特别是髓襻利尿药如呋塞米、利尿酸等，抑制髓襻对镁的重吸收而致镁缺失。甘露醇或高渗葡萄糖因渗透性利尿，可以引起镁随尿排出过多。高钙血症因钙与镁在肾小管中被重吸收时相互竞争，使肾小管对镁的重吸收减少。DM 酮症酸中毒时，明显妨碍肾小管对镁的重吸收，高血糖又通过渗透性利尿而使镁排出增多。使用强心苷类同样有促进肾排镁的作用。

（3）细胞外镁转移至细胞内：用胰岛素治疗 DM 酮症酸中毒时，因糖原合成需要镁，使细胞外液中的镁过多地转向细胞内液。

2. 对心脏的影响

（1）镁对心肌组织及其生物电活动有稳定作用，缺镁可使心肌的兴奋性增高。镁对浦肯野细胞等快反应自律细胞缓慢而恒定的钠内流有阻断作用，低镁血症时阻断作用减弱，钠离子内流相对加速，因而心肌快反应自律细胞的自动除极加速，自律性增高。由于缺镁时心肌的兴奋性和自律性均升高，故易发生心律失常，严重时可以发生室颤。

（2）低镁血症常伴有低钾或低钙血症，尤其是低钾血症，临床上低镁血症是难治性低钾血症的原因之一。因此，可以表现为低钾血症对心脏的影响，使心肌兴奋性和自律性均增高，使有效不应期缩短，超常期延长。

（3）缺镁可以引起心肌形态结构的变化。因为镁是许多酶所必需的辅因子，严重缺镁可引起心肌细胞的代谢障碍，诱发冠状动脉痉挛，破坏心肌细胞的完整性，甚至导致心肌坏死。

3. 处理

（1）病因处理：防治原发疾病，排除引起低镁血症的原因。

（2）补镁：低镁血症尤其是合并或存在诱发各种类型心律失常风险时，必须及时补镁。因缺镁引起的严重心律失常，其他疗法往往无效。一般用 10% 硫酸镁静脉内缓慢注射或滴注，使用时要谨慎，要监测血清镁浓度。因为镁使外周小动脉等血管扩张，特别注意防止低血压，可以在劈开胸骨时使用，即可以补镁又可以达到防治应激反应的目的。补镁的剂量依据缺镁的程度和症状。

（3）纠正水和其他电解质紊乱：尤其是注意补钾和补钙。

（五）体外循环水肿

1. 原因　体外循环引起的水肿主要是组织间隙和细胞内水钠的潴留。

（1）毛细血管静水压过高：术前有不同程度的心功能不全；体外循环静脉回流不畅；体外循环中炎性介质的释放。

（2）肾脏排尿减少：低血压、炎性介质、血管活性药物和低 CO 等。

（3）血浆胶体渗透压降低：血液稀释过度、血浆蛋白降低。

（4）毛细血管通透性增高：鱼精蛋白、输血、抗生素等引起的严重变态反应。

（5）缺氧、低钠血症：导致细胞水肿。

2. 处理　制订合理的预充计划；根据患者的体重和病情使用不同的氧合器；保证有效的组织灌注，加用微栓滤器，减轻血液和组织的破坏；保证肾脏充分排尿，必要时使用利尿药物或体外循环用人工肾超滤。

（六）代谢性酸中毒

1. 原因　代谢性酸中毒（metabolic acidosis）的特征是血浆 HCO_3^- 的原发性减少。

（1）酸性物质产生过多：乳酸酸中毒（lactic acidosis）见于各种原因引起的组织缺血、缺氧（低血压、休克、低 CO、严重贫血等），缺氧时的糖酵解过程使乳酸（正常血浆乳酸浓度约为 1 mmol/L）生成增加。DM 酮症酸中毒时，因酮体的生成增加而超过肝外的利用量，从而导致代谢性酸中毒。

（2）肾脏排酸保碱功能障碍：任何原因导致的肾小管功能障碍，使肾小管上皮细胞排 H^+ 和碳酸氢盐的生成减少，引起代谢性酸中毒。肾脏缺血使肾小球滤过率严重下降、急性或慢性肾功能衰竭，均能引起肾性代谢性酸中毒，因肾脏是机体酸碱平衡调节的最终保障，故肾衰性酸中毒最为严重。长期使用碳酸酐酶抑制剂乙酰唑胺利尿时，抑制了肾小管上皮细胞的碳酸酐酶活性，使 H^+ 的排泌和 HCO_3^- 重吸收减少，可导致高血氯性酸中毒。肾小管性酸中毒是肾脏酸化尿液功能障碍而引起的高血氯性代谢性酸中毒。

（3）胃肠道碱性液体的丢失：肠液、胰液和胆汁中的 HCO_3^- 均高于血浆的 HCO_3^- 水平，当腹泻、胃肠道减压时，因大量丢失碱性液体可以引起代谢性酸中毒。

（4）酸性药物摄入或输入过多：水杨酸制剂，如阿司匹林在体内可迅速分解成水杨酸，因消耗血浆 HCO_3^- 的水平，可以引起代谢性酸中毒。输注氨基酸或水解蛋白溶液过多时，也可引起代谢性酸中毒。

（5）稀释性酸中毒：大量输入生理盐水，可以稀释体内 HCO_3^- 并使 Cl^- 增加，因而引起高血氯性代谢性酸中毒。

2. 对重要脏器功能的影响

（1）机体的代偿调节：代谢性酸中毒时，机体可以通过代偿调节作用，保持 pH 在正常范围，称为代偿性代谢性酸中毒，而 pH 低于正常下限，则为失代偿性代谢性酸中毒。酸中毒影响体内许多酶系统的代谢和活性，引起机体代谢功能障碍。

（2）心血管系统：①毛细血管前括约肌在 H^+ 浓度升高时，对儿茶酚胺类的反应性降低，因而松弛扩张；但微静脉、小静脉敏感性低，因而仍能在一定 H^+ 浓度限度内保持张力。此时的微循环血管状态，导致毛细血管容量不断扩大，回心血量减少，血压下降。②心脏收缩力减弱，每搏量减少。正常时 Ca^{2+} 与肌钙蛋白的钙受体结合是心肌收缩的重要步骤，但在酸中毒时，H^+ 与 Ca^{2+} 竞争而抑制了 Ca^{2+} 的结合，故心肌收缩性减弱，既加重微循环障碍，也因供氧不足进一步加重酸中毒。③当细胞外液 H^+ 浓度升高，H^+ 进入细胞内换出 K^+，使血钾浓度升高而出现高钾血症，从而引起心律失常，表现为心脏传导阻滞甚至室颤。此外，酸中毒时肾小管上皮细胞排 H^+ 增多，竞争性地抑制排 K^+，也是高钾血症的机制之一。肾功能衰竭引起的酸中毒，高钾血症更为严重。

（3）神经系统：酸中毒时脑组织谷氨酸脱羧酶活性增强，使 γ- 氨基丁酸生成增多，同时使氧化酶类活性减弱，因而影响氧化磷酸化过程，使 ATP 生成减少，脑组织能量供应不足。表现为中枢神经功能抑制，严重时可发生昏迷。

（4）呼吸系统等：代偿性呼吸兴奋，使通气量增加，引起 $PaCO_2$ 下降。

3. 处理

（1）病因治疗：防治原发病，纠正水、电解质代谢紊乱，恢复有效循环血量，改善组织血液灌注状况，改善肾功能等。

（2）给碱纠酸：常用 $NaHCO_3$ 以补充 HCO_3^-，其次可以选用乳酸钠和三羟甲基氨基甲烷（tris-hydroxymethyl aminomethane，THAM）等。补碱量 5%$NaHCO_3$（mL）=（24− 测得 SB 值）× 体重（kg）× 0.5，先输用半量，再根据血气补充。

（3）处理合并症：酸中毒常伴有高钾血症，在给碱纠正酸中毒时，H^+ 从细胞内移至细胞外而不断被缓冲，K^+ 则从细胞外移向细胞内使血钾回降。但注意某些代谢性酸中毒因失钾而伴有血钾降低，纠正酸中毒时血清钾会进一步下降，可以引起严重低血钾，如体外循环后低 CO，因大量使用利尿药而使血钾下降，需要依据血清钾下降的程度积极补钾，以避免纠酸过程中发生严重低钾血症。肾功能衰竭引起的酸中毒，则需要进行腹膜或血液透析。

（七）呼吸性酸中毒

1. 原因　呼吸性酸中毒（respiratory acidosis）的特征是血浆 H_2CO_3 的原发性增高。

（1）呼吸中枢抑制：脑水肿、脑栓塞等，导致呼吸中枢抑制，使通气量减少而引起 CO_2 蓄积；麻醉或镇静药物使用过量或不当，引起气管拔管后的呼吸再抑制。

（2）呼吸运动障碍：神经或肌肉病变如重症肌无力、低钾血症、肌松药残余作用等，引起呼吸肌麻痹；胸廓运动异常影响呼吸，如开胸、气胸、肥胖（Picwick 综合征）等；呼吸道阻塞，如异物、喉头水肿和误吸等。

（3）肺部疾病：呼吸性酸中毒的最常见原因，如慢性阻塞性肺病、支气管哮喘、肺不张、肺部炎症和肺水肿等。

（4）呼吸机使用不当：通气量不足、CO_2 吸入过多或排出受阻、管道漏气、呼吸机故障等，使体内 CO_2 浓度过高。

2. 对重要脏器功能的影响

（1）机体的代偿调节：因呼吸障碍而引起，故难以发挥呼吸代偿。细胞内外离子交换和细胞内缓冲是急性呼吸性酸中毒的主要代偿调节，肾脏代偿是慢性呼吸性酸中毒的主要代偿措施。

（2）神经系统：呼吸性酸中毒可有 CO_2 麻醉现象，初期头痛、视觉模糊、疲乏无力，进一步发展则出现精神错乱、震颤、谵妄、嗜睡直至昏迷。高浓度 CO_2 麻醉时，由于 CO_2 扩张脑血管，致使颅内压升高，视神经乳头水肿。

（3）心血管系统：早期因内源性儿茶酚胺升高可出现心率增快、血压升高等。进一步加重出现循环抑制，外周血管扩张、血压下降，心肌收缩力减弱、CO 下降和心律失常。呼吸性酸中毒常伴有缺氧，使病情进一步加重。

3. 处理

（1）病因治疗：查明原因，防治原发病。

（2）改善肺泡通气：根据情况可行气管插管、气管切开行机械通气，解除支气管痉挛，及时清理呼吸道和给氧。

（3）严重酸中毒：引起患者昏迷、心律失常。可给 THAM 以中和过高的 H^+，使用 $NaHCO_3$ 溶液必须以保证肺泡充分通气为前提。

（八）代谢性碱中毒

1. 原因　代谢性碱中毒（metabolic alkalosis）的特征是血浆 HCO_3^- 原发性增多。

（1）氢离子丢失过多：剧烈呕吐导致大量胃液丢失，引起肠液中 HCO_3^- 升高，使其重吸收增加，可伴有 Cl^-、K^+ 的丢失和细胞外液容量减少，又促进代谢性碱中毒。原发性醛固酮增多症、库欣综合征（Cushing syndrome）等，醛固酮分泌增加，引起肾脏排 H^+ 过多。细胞外液容量减少也可引起醛固酮分泌增多，常见于使用呋塞米、利尿酸等髓襻利尿药，细胞外液每减少 1 L，血浆 HCO_3^- 约增加 1.4 mmol/L。创伤和手术时的应激反应，肾上腺皮质激素分泌增多，肾脏排 H^+ 过多，可伴以代谢性碱中毒。

（2）碱性物质摄入过多：碳酸氢盐摄入过多，如胃溃疡服用过量的碳酸氢钠，而患者有肾功能障碍，肾脏调节 HCO_3^- 的能力下降。纠正酸中毒时，输入碳酸氢钠或乳酸钠溶液过量。因为 1 分子枸橼酸代谢可产生 3 分子 HCO_3^-，乳酸代谢也会产生大量 HCO_3^-，故大量输用枸橼酸抗凝库血（快速输入 3000 ~ 4000 mL）时，代谢性碱中毒并非罕见。

（3）低钾：引起血浆 HCO_3^- 增多而发生代谢性碱中毒。由于血清 K^+ 的下降，肾小管上皮细胞排 K^+ 减少而排 H^+ 增加，换回 Na^+、HCO_3^- 增加，此时排出的是酸性尿，称为反常性酸性尿。

（4）低氯血症：由于 Cl^- 是肾小管中唯一容易与 Na^+ 相继重吸收的阴离子，原尿中 Cl^- 降低时，肾小管便加强 H^+、K^+ 的排出以换回 Na^+、HCO_3^-，从而生成 $NaHCO_3$。因此，低氯血症时由于失 H^+、K^+ 而 $NaHCO_3$ 重吸收增加，故可导致代谢性碱中毒。

2. 对重要脏器功能的影响

（1）机体的代偿调节：细胞外液缓冲代谢性碱中毒时体液 H^+ 降低，但缓冲效果不明显，主要靠肾脏的代偿调节。离子交换时细胞内 H^+ 向细胞外移动，K^+ 则移向细胞内，故代谢性碱中毒能引起低血钾。由于细胞外液 HCO_3^- 升高而 H^+ 下降，导致延髓中枢化学感受器和外周主动脉体、颈动脉体化学感受器的兴奋性降低，出现呼吸抑制，肺泡通气减少，从而使血液 H_2CO_3 上升，但因通气不足常同时引起缺氧，故呼吸代偿受限。肾脏代偿是代偿调节的最终保证。

（2）神经肌肉功能障碍：急性代谢性碱中毒常伴有神经肌肉应激性增高和手足搐搦症，是因血浆 Ca^{2+} 下降所致，机制是血浆 pH 升高使血浆结合钙增多而游离钙减少。代谢性碱中毒导致明显低血钾时，可发生肌无力或麻痹，引起腹胀甚至肠麻痹。

（3）中枢神经系统功能障碍：可能与中枢神经系统 γ- 氨基丁酸减少有关。γ- 氨基丁酸是中枢神经系统内的抑制物质，参与维持中枢兴奋 – 抑制之间的平衡。当 H^+ 下降时，谷氨酸脱羧酶活性降低，γ- 氨基丁酸的生成便减少，同时 γ- 氨基丁酸转氨酶活性增加，使 γ- 氨基丁酸的分解增加。因抑制减弱而表现为中枢神经系统的兴奋症状。严重代谢性碱中毒时组织供氧不足，也参与中枢神经功能障碍的发生，因 pH 升高时氧离曲线左移，氧合血红蛋白在组织的解离释氧减少，故患者表现为缺氧症状，表现为烦躁不安、精神错乱及谵妄等。

（4）低钾血症：代谢性碱中毒经常伴有低钾血症，机制是离子转移造成的。碱中毒时细胞内 H^+ 移向细胞外以平衡细胞外减少的 H^+，同时 K^+ 移向细胞内以维持电中性。肾小管上皮细胞内 K^+ 增加时，肾排 K^+ 也增加。低钾血症可以引起代谢性碱中毒，而代谢性碱中毒又能导致低钾血症，两者可以互为因果。

3. 处理

（1）积极防治引起代谢性碱中毒的原发病。

（2）纠正低钾血症或低氯血症。可以补充氯化钾、氯化钠和氯化铵，其中 NH_4Cl 仅用于使用氯化钠、氯化钾不能纠正者之严重代谢性碱中毒，可以纠正碱中毒同时补充 Cl^-，因 NH_4Cl 需经肝代谢，肝功能障碍者不宜使用。

（3）纠正碱中毒：可使用碳酸酐酶抑制药如乙酰唑胺，抑制肾小管上皮细胞中 H_2CO_3 的合成，从而减少 H^+ 的排出和 HCO_3^- 的重吸收。醛固酮拮抗药也可减少 H^+、K^+ 从肾脏排出。

（九）呼吸性碱中毒

1. 原因　呼吸性碱中毒（respiratory alkalosis）的特征是血浆 H_2CO_3 的原发性减少。

（1）机械通气过度：使用呼吸机时通气量过大，多因呼吸频率过快或潮气量过大所致。

（2）缺氧性通气过度：通气过度是对缺氧的代偿，造成 CO_2 排出过多而发生呼吸性碱中毒。先天性心脏病由于右至左分流增加而导致低氧血症，可以出现过度通气。肺炎、肺栓塞、肺淤血等肺部病变，因过度刺激肺血管或肺组织的传入神经，可以反射性地增加通气。

（3）中枢神经系统疾患：脑肿瘤、脑血管意外和颅脑损伤等，因呼吸中枢受到刺激而兴奋，出现通气过度。

（4）纠正代谢性酸中毒：使用 $NaHCO_3$ 纠正代谢性酸中毒，细胞外液 HCO_3^- 浓度迅速升高，但通过血 – 脑脊液屏障慢，脑内仍为代谢性酸中毒，故过度通气仍持续存在，造成 H_2CO_3 过低的呼吸性碱中毒。

（5）其他：精神性通气过度，如癔病发作；代谢性过程异常，如甲状腺功能亢进和发热。因通气量明显增加，CO_2 排出过量，导致呼吸性碱中毒。

2. 对重要脏器的影响

（1）机体的代偿调节：急性呼吸性碱中毒时，H^+ 自细胞内液向细胞外液转移，以补充 H^+ 的减少，而 K^+ 和 Na^+ 则自细胞外液转移至细胞内液。血浆 PCO_2 降低，H_2CO_3 下降，$H_2CO_3^-$ 相对增多，进入细胞内进行缓冲，血浆 $NaHCO_3$ 减少以维持 pH 不致明显升高。肾脏代偿是慢性呼吸性碱中毒的主要代偿措施，血液 PCO_2 下降，HCO_3^- 减少，肾小管上皮细胞碳酸酐酶活性降低，H^+ 的生成和排出下降，同时 HCO_3^- 重吸收减少而排出增多。

（2）中枢神经系统：$PaCO_2$ 下降导致脑血管收缩，临床表现为窒息感、气促、眩晕、四肢感觉异常等，严重者意识障碍。

（3）心血管系统：轻度呼吸性碱中毒可以抑制呼吸中枢，使患者安静，心肌耗氧量减少，利于循环的稳定。

（4）其他：容易出现低钙血症和低钾血症。

3. 处理

（1）病因治疗，防治原发病。

（2）降低通气量，对精神性通气过度可用镇静药。

（3）吸入含 5% CO_2 的混合气体，以提高血浆 H_2CO_3 浓度。

（4）适量补钙和补钾，纠正低钙血症和低钾血症。

第 2 节　血糖及血乳酸

一、高血糖

1. 糖代谢状态　按 WHO（1999）分为 4 类（表 5-34-1）。正常血糖（空腹静脉血浆葡萄糖）水平为 3.9 ~ 6.1 mmol/L，高血糖通常定义为血糖水平 > 7.8 mmol/L。心血管外科围手术期应激可引起 DM 患者和非 DM 患者的血糖水平增高，围手术期血糖水平通常控制在 10 mmol/L 以下，若超过 16.6 mmol/L 可发生渗透性利尿，超过 11.1 mmol/L 可引起脑水肿。

2. 发病机制

（1）应激性高血糖（stress hyperglycemia）：患者焦虑、禁食、麻醉、体外循环、创伤、疼痛等很多因素，使机体处于应激状态，再加上麻醉深度不够、大剂量血管活性药物的使用等，引起胰岛素拮抗激素（儿茶酚胺、胰高血糖素、糖皮质激素和生长激素等）升高。胰高血糖素影响胰岛素对糖代谢的作用，刺激糖原分解和促进糖异生；儿茶酚胺进一步刺激胰高血糖素的分泌，抑制胰腺 β 细胞对胰岛素的释放和外周组织对葡萄糖的摄取和利用；糖皮质激素同样抑制胰岛素的释放，增加糖异生和脂质分解；生长激素增加肝脏葡萄糖的产生。许多因素的综合作用，最终导致血糖升高。

表 5-34-1　糖代谢状态分类

糖代谢分类	静脉血浆葡萄糖水平（mmol/L）	
	空腹血糖	糖负荷后 2 h 血糖
正常血糖	< 6.1	< 7.8
空腹血糖受损（IFG）	6.1 ~ 7.0	< 7.8
糖耐量异常（IGT）	< 7.0	7.8 ~ 11.0
糖尿病	≥ 7.0	≥ 11.1

IFG 和 IGT 统称为糖调节受损（糖尿病前期）。

（2）胰岛素抵抗（insulin resistance）：急性应激反应释放的上述应激激素和体内其他炎性介质的释放，包括白细胞介素（IL-1、IL-6）、肿瘤坏死因子（TNF-α）等的释放，改变了胰岛素信号通路，使胰腺 β 细胞对高血糖的反应不敏感，胰岛素分泌变弱、迟钝，肌肉等外周组织对胰岛素同样不敏感，称为胰岛素抵抗。胰岛素抵抗是为了保存脑、心等重要脏器的有效能量供应，不至于因糖原减少而功能受限，是机体的保护性反应。

（3）糖尿病：糖代谢异常，以高血糖为特征的代谢性疾病。

3. 对转归的影响

（1）高血糖引起高渗性利尿，可以引起容量不足，肾小球滤过率下降，导致氮质血症。由于代谢紊乱，可以发生代谢性酸中毒。

（2）免疫受损，抵抗力下降，增高住院感染率；组织修复能力减弱，影响刀口愈合。

（3）延长住院时间，增加并发症和死亡率。

4. 围手术期血糖的控制

（1）胰岛素是围手术期控制高血糖最有效的方法。择期术前空腹血糖水平 < 10 mmol/L；术中血糖 > 10 mmol/L 启动胰岛素治疗，靶控目标 7.8 ~ 10 mmol/L；需要时（低血糖和酮症酸中毒倾向）补充葡萄糖，以 5 ~ 10 g/h 的速度输注，同时按比例给短效胰岛素（葡萄糖与胰岛素比例 2 ~ 4 g：1 U）；术后控糖目标 8 ~ 10 mmol/L。

（2）胰岛素治疗方案以小剂量初始即胰岛素 0.1 U/（kg·h）为主，具体根据随机血糖的水平加减，强调精准和个体化，加强监测和补钾。使用胰岛素要防止发生低血糖，低血糖的危害比高血糖更大，随时根据结果调节胰岛素的输注速率。

二、低血糖

1. 低血糖及其危害

（1）通常将血糖水平 ≤ 3.8 mmol/L 定义为低血糖。当血糖 ≤ 2.8 mmol/L 时出现认知功能障碍，长时间 ≤ 2.2 mmol/L 的严重低血糖可造成脑死亡。脑损伤患者难以耐受 5.6 mmol/L 以下的血糖水平。

（2）围手术期高血糖常见，但低血糖也不少见，低血糖的危害更大。长期未得到有效控制的 DM 患者可能在正常的血糖水平即发生低血糖反应。全麻镇静患者低血糖症状可被掩盖，发生一次低血糖即可增高围手术期死亡率。

（3）控制高血糖的同时，必须积极防治低血糖。尤其是合并 DM 患者，在禁食、纳差和食欲不振时使用胰岛素更要注意。

2. 发病机制

（1）围手术期禁食、术前未及时停用口服降血糖药物。麻醉导致对低血糖的反应性降低，创伤使分解代谢增加，酮症酸中毒危险增加。

（2）不重视精准治疗（个体化），控制血糖过于严格，多见于婴幼儿、老年和危重患者。

（3）监测血糖不及时，胰岛素剂量调整不当，使用胰岛素过量而不及时补充葡萄糖。

（4）临床表现为交感神经过度兴奋和（或）中枢神经系统的低糖症状（意识障碍），但注意麻醉或镇静状态可以掩盖低血糖症状，且往往易被忽视，进而导致严重后果。

3. 预防和治疗

（1）可进食的清醒患者立即口服 10 ~ 25 g 快速吸收的碳水化合物（如含糖饮料）。不能口服者立即静脉推注 50% 葡萄糖 20 ~ 50 mL，或持续静脉输注 10% 葡萄糖溶液直至血糖 ≥ 5.6 mmol/L。

（2）静脉输注胰岛素的患者，当血糖 ≤ 5.6 mmol/L 时，重新评估用量和调整给药方案。当血糖 ≤ 3.9 mmol/L 时，立即停用胰岛素，并开始提升血糖水平。

三、高乳酸血症

1. 高乳酸血症及其危害

（1）高乳酸血症：乳酸是糖无氧酵解的中间产物，主要通过糖原异生从肝肾代谢或直接氧化分解。许多因素影响心脏术后的乳酸代谢，当患者组织缺血缺氧使乳酸产生过多、氧化磷酸化和糖原异生受到抑制或乳酸消除障碍等，都可使血乳酸增高。正常全血乳酸浓度为 0.5 ~ 1.7 mmol/L；当血乳酸浓度持续 > 2.25 mmol/L 时称为高乳酸血症；血乳酸浓度 > 5 mmol/L，pH < 7.3 或 HCO_3^- < 20 mmol/L，可被认为血乳酸酸中毒。

（2）对预后的影响：乳酸是组织灌注和氧供不足的敏感生化指标。已经证明心脏术后患者高乳酸血症与患者的死亡率呈明显相关。动脉血乳酸水平越高，持续时间越长，表明病情越危重，死亡率越高，预后越差。当血乳酸水平 > 5 mmol/L 即可增加死亡风险，血乳酸水平 > 20 mmol/L，死亡率几乎达 100%。

2. 发病机制

（1）缺氧：体外循环期间，由于血液稀释、非搏动性灌注、重要脏器间血流重新分布等，导致部分脏器和组织缺血、缺氧和低灌注，从而影响代谢功能，使无氧代谢和糖酵解增强，导致乳酸生成增加。手术期间的血流动力学的管理也非常重要，尤其是大量收缩血管药物的使用，使微循环功能紊乱，都可导致术后高乳酸血症。

（2）高血糖：DM、应激性高血糖和胰岛素抵抗，使血糖升高，无氧代谢生成乳酸，导致乳酸堆积和高乳酸血症。手术应激和血管活性药物的使用，使血中儿茶酚胺增高，儿茶酚胺与肌细胞膜受体结合而使细胞膜环磷腺苷激活，使糖酵解加速。

（3）炎性反应：手术及体外循环可导致全身炎性反应综合征，诱导机体循环血液重新分布，还抑制丙酮酸脱氢酶的活动，使乳酸产生增多。

（4）清除减少：清除乳酸主要在肝脏和肾脏。各种原因导致的肝肾功能不全、内脏缺血和低温等，均可导致乳酸清除不足。

（5）术后循环功能障碍：低 CO 使重要器官的氧供下降，乳酸产生迅速增加，组织低氧引起的高乳酸血症较非低氧引起者更为严重。

3. 预防和治疗

（1）病因治疗：治疗的关键是在正确判断的基础上，针对潜在的、真正的病因进行治疗。

（2）对症支持治疗：血液、腹膜透析和纠正酸中毒；围手术期控制血糖水平，改善微循环，有效减少乳酸的生成，从而改善预后。

第 3 节　肠道和静脉营养

一、营养支持及其途径

1. 心脏外科营养支持的特点

（1）由于危重患者循环状态不稳定，对循环负荷的改变非常敏感，要求严格而精确地控制出入量平衡。

（2）体外循环手术后全身器官都有不同程度的水肿和功能损伤，对营养要素的利用率明显低于普外患者。胃肠道处于淤血状态，消化功能整体减退，早期开发胃肠道功能尤为重要。

（3）心脏术后的危重患者，常规概念的"外科营养治疗"对心脏外科来说，可能增加心脏做功，因此能量的供给要避免出现"过度营养"。应尽早稳定机体内环境，恢复心脏功能，减少血管活性药物的使用。

2. 营养支持的途径

（1）经胃肠道营养：消化道功能正常者，以经胃肠道营养为主，必要时经胃肠外补充部分热量、水和电解质；昏迷或不愿进食者，可用经鼻管饲代替口服；口服或经鼻管饲困难者或仍难提高营养者，采用胃肠道外营养。

（2）胃肠道外营养：主要是经静脉途径。适用胃肠道功能障碍、消化道出血、明显腹胀、腹泻和腹部感染等。完全胃肠道外营养改善患者的营养状况比较困难，条件允许尽快过渡到胃肠道营养。

3. 营养支持的时机和选择

（1）手术前 2 ~ 7 日评估患者的营养状态，营养支持在术前就可以开始。

（2）无胃肠道功能、神经功能异常，循环和呼吸功能稳定，可以在气管拔管后 2 h 开始少量进水和流食，然后尽量以胃肠道饮食为主。

（3）通常选择在术后 24 h 以内早期即开始营养支持治疗。经口进食困难者，如吞咽功能障碍、神志不清、气管插管、气管切开等患者，可以通过胃管鼻饲，进行肠内营养支持。

（4）早期经胃肠道营养可以促进肠道内膜修复、改善胃肠道动力和免疫活性，可以减少使用广谱抗生素带来的肠道菌群失调。早期胃肠道外营养，迅速实现胃肠道外营养结合经胃肠道营养，尽早转为经胃肠道营养。

二、能量的提供和营养配比

1. 完全胃肠道营养支持

（1）早期进食：胃肠道功能允许，尽早开始进食，早期完全流质饮食，可供选择的很多，如米汤、酸奶、果汁、蔬菜汁和家属做的流质食物，根据患者平时口味、习惯和目前的电解质状态适当选择。

（2）非蛋白质热量：通常按照静息能量消耗 25～30 kcal/（kg·d）进行营养配制，避免营养过剩。非感染患者选择适当低限，感染患者选择适当高限。通常市售的各种胃肠道营养合剂大约为 1 kcal/mL，成年患者每日 1500 kcal 即可，其余热量可以静脉补充。

（3）纤维素：重要的胃肠饮食成分，可溶性纤维是胃肠道细菌的分解底物，维护肠道菌群的正常生长；不可溶纤维是代谢产物的载体，促进胃肠道蠕动，加速胃肠道废物的排出。注意补充富含纤维素的各种蔬菜粉碎制品和纤维素药物制品。

（4）维持正常肠道菌群：肠道正常菌群对保持胃肠道的酸碱和生化环境起重要作用，尤其广谱抗生素的使用，使正常菌群失调，胃肠蠕动减慢，肠道致病菌得不到制约，进一步加重感染。胃肠道饮食要增加正常菌群的摄入，如含双歧杆菌、乳酸杆菌、地衣芽胞杆菌和枯草杆菌等活菌制剂。

（5）谷氨酰胺：胃肠道黏膜上皮细胞更新的主要底物，机体不能合成，需要外界补充，有口服制剂。

（6）胃肠道营养合剂：没有固定标准，现市售的各产品按标准配制后所提供的能量均为 1 kcal/mL，其中脂肪含量相仿，但蛋白质形式从氨基酸到水解胨各不相同。对于心脏外科术后的患者来说，消化道的问题不多见，理想的合剂应包含食物纤维，并且以水解粗蛋白或整蛋白作为蛋白供应（含有酪蛋白等），以促进胃肠道功能的恢复，配制后的渗透压要接近正常肠道渗透压，以减少高渗性腹泻的发生。另外，胃肠道营养合剂剂型的选择也非常重要，瓶装液态合剂可以避免粉剂冲配时可能造成的人为污染，并且使用更方便。

2. 部分经胃肠道营养

（1）部分危重患者早期需要胃肠道外营养，逐渐向肠内营养过渡，胃肠道营养和胃肠道外营养要合理计算，保证患者有足够的营养和热量。

（2）通常在术后 0～24 h 开始给予部分静脉营养支持，同时开始分次间断经胃管灌注 5% 葡萄糖液每日 250 mL，逐渐加至每日 500 mL，术后 3～5 日胃肠道营养逐渐达到标准热量 25～30 kcal/（kg·d），在 4～5 日肠鸣音恢复后开始给予 1/4 浓度胃肠道营养合剂每日 500 mL 分次间断胃灌，逐渐过渡到原浓度胃肠道营养合剂每日 500 mL，在术后 6 日左右完成胃肠道营养过渡。在此期间，根据情况给予胃肠道动力药或解痉收敛药物，必要时应用中药汤剂（大成气汤加减等）进行调整。

3. 完全胃肠道外营养

（1）不能进食：胃肠道功能不全不能进食者、消化道出血、腹胀、腹泻，需要胃肠道外营养，待条件允许时过渡到胃肠道营养。底物为脂肪乳＋葡萄糖＋氨基酸，同时保证各种维生素和微量元素的摄入。

（2）非蛋白质热量：按照静息能量消耗 25～35 kcal/（kg·d）调配，对感染等危重患者按照静息能量消耗的高限，其他患者采取低限进行营养配给，避免营养过剩。

（3）脂肪、糖和蛋白质：降低葡萄糖在能量配比中的比例（40%～60%），脂肪和糖的比例 1:（1～2）。脂肪乳应尽量选用中长链脂乳，并且乳化微粒越小越好。提高蛋白质供给，降低氮热比在 1 :（100 ~ 150），氨基酸制剂应覆盖所有必需氨基酸，必要时需补充支链氨基酸。由于心脏外科术后对入量的控制，为避免循环血容量的波动，量出为入，输入量最好由微量泵经中心静脉恒速泵入为佳，成人营养液总量控制在每日 1000 ~ 1500 mL。

（4）电解质的补充：心脏外科术后患者容易在电解质紊乱时出现心律失常，因此对 K^+、Na^+ 等电解质要求较高。每天至少需要监测两次血清 K^+、Na^+ 等水平。为了便于精确控制电解质的出入，K^+、Na^+ 等由中心静脉单独补充，原则是量出为入，虽然由于体外循环的影响，心脏术后患者常常超常量补钾（最多达每日 20 g），但见尿补钾的原则仍然适用。Ca^{2+} 在血中以游离 Ca^{2+} 和结合钙两种形式存在，但对血流动力学和凝血功能产生明显影响的是血浆游离 Ca^{2+} 水平，而不是总 Ca^{2+} 水平的高低，在术后早期补充 Ca^{2+} 要根据不同目的来决定 Ca^{2+} 的剂型（氯化钙或葡萄糖酸钙）、剂量和给药方式。Mg^{2+} 作为细胞膜稳定剂，在心脏外科手术后发挥重要作用，术后早期不应该把补镁作为营养要素常规补充，盲目补镁造成的镁过量对心血管系统的负性作用非常难以纠正，尤其在肾功能受损时，但 Mg^{2+} 不仅是细胞膜上依赖 Mg^{2+} 的 ATP 转运酶必要的组成部分，而且对 K^+ 入胞有促进作用，尤其在低钾血症时。因此，在心脏外科后 K^+ 的缺失，在补钾的同时注意补充 Mg^{2+}。通常认为镁 / 钾比例在 1 : 5 左右的时候能够产生最佳的效用（10 mL 15%KCl + 2 mL 25%$MgSO_4$），肾功能不全时慎重补镁。

三、并发症及处理

1. 胃肠道营养　呕吐、腹泻或胃肠胀气、胃管脱落等并发症很常见。放置 IABP 或心室辅助等不宜搬动的患者，经胃肠道营养引起的腹泻增加压疮等并发症。需要注意的是在此期间（尤其是初期），消化道动力恢复不良、消化腺的分泌和重吸收失衡，导致胃肠道液体大量潴留，总体出入量与有效循环容量并不平行，出现有效血容量的不可控性。

2. 静脉营养支持　主要是中心静脉置管操作和导管留置期间相关并发症，如空气栓塞、出血、感染等。其他包括补充不足、糖代谢异常和肠外营养本身（如胆汁淤滞、肠屏障功能减退、肠黏膜萎缩等）相关并发症。因此，在营养支持过程中注意各种营养物质的均衡补充、注意胰岛素用量和监测血糖、适当补充谷氨酰类肠黏膜保护剂和尽早改用肠内营养。

3. 其他感染性并发症　胃肠道营养液返流和误吸，导致吸入性肺炎，营养液污染引起急性胃肠炎；静脉导管引起的置管和穿刺部位的局部感染，无菌操作不严引起的全身性感染。

（黄海波　于钦军）

参考文献

［1］GALINDO R J, FAYFMAN M, UMPIERREZ G E. Perioperative management of hyperglycemia and diabetes in cardiac surgery[J]. Endocrinol Metab Clin N Am, 2018, 47: 203-222.

［2］中华医学会糖尿病学分会. 中国 2 型糖尿病防治指南 (2017 年版)[J]. 中华糖尿病杂志 , 2018, 10: 4-67.

［3］HAANSCHOTEN M C, KREEFTENBERG H G, BOUWMAN R A, et al. Use of postoperative peak arterial lactate level to predict outcome after cardiac surgery[J]. J Cardiacthorac Vascular Anesth, 2017, 31: 45-53.

［4］GRADE M, QUINTEL M, GHADIMI B M. Standard perioperative management in gastrointestinal surgery[J]. Langenbecks Arch Surg, 2011, 396(5): 591-606.

［5］SOPPA G, WOODFORD C, YATES M, et al. Functional status and survival after prolonged intensive care unit stay following cardiac surgery[J]. Interact Cardiovasc Thorac Sur, 2013, 16(6): 750-754.

［6］STOPPE C, GOETZENICH A, WHITMAN G, et al. Role of nutrition support in adult cardiac surgery: A consensus statement from an international multidisciplinary expert group on nutrition in cardiac surgery[J]. Crit Care, 2017, 21: 131-147.

［7］STOPPE C, MEYBOHM P, COBURN M, et al. Cardioprotection in cardiac surgical patients: Everything good comes from the heart[J]. Anaesthesist, 2016, 65: 169-182.

［8］JAKOB S M, STANGA Z. Perioperative metabolic changes in patients undergoing cardiac surgery[J]. Nutrition, 2010, 26: 349-353.

［9］CHERMESH I, HAJOS J, MASHIACH T, et al. Malnutrition in cardiac surgery: Food for thought[J]. Eur J Prev Cardiol, 2014, 21: 475-483.

［10］SANCHEZ J A, SANCHEZ L L, DUDRICK S J. Nutritional considerations in adult cardiothoracic surgical patients[J]. Surg Clin North Am, 2011, 91: 857-875.

第 35 章

镇静与镇痛

第 1 节　术后镇静

一、术后镇静特性

1. 临床意义　ICU 患者适度镇静可以有效地减轻机体的应激反应，消除紧张和焦虑，减少因被动体位而导致的不适感，增强患者对气管导管、机械通气和各种监测的耐受性。预防和降低由此导致的心动过速、高血压和心肌缺血等严重事件的发生率，从而改善预后，同时也便于护理。

2. 镇静深度　通常使用不同的镇静评分系统（表 5-35-1）来评估镇静的深度。根据病情和治疗需求的不同，临床采取轻度或清醒镇静（Ramsay 评分 2 分或 3 分：患者对指令有反应）至熟睡或深度镇静（Ramsay 评分 5 分：患者对刺激反应迟钝）不等。使用 BIS 监测也可以反映镇静程度，BIS 是麻醉镇静深度的监测指标，可以较好地监测大脑皮质功能状态的变化，对预测体动、意识消失和恢复具有肯定的灵敏度。BIS 值反映镇静深度比较客观和直观，但容易受肌肉活动的影响和干扰。BIS 数值范围 0（EEG 等电位）~ 100（清醒），数值越大反映越清醒，BIS 值 60 ~ 80 提示轻、中度镇静，< 60 为深度镇静，< 40 处于深度催眠。BIS 值与丙泊酚、右美托咪定的镇静深度相关性良好，但阿片类麻醉性镇痛药对 BIS 值无明显影响。

3. 镇静选择　镇静药物的选择要以充分掌握药物的药效学和药代动力学特点为基础，同时准确判断患者的具体病情，做到精准化、个体化用药。美国重症监护医学学会（SCCM）建议：对于短时间（≤ 24 h）的镇静使用丙泊酚、咪达唑仑和右美托咪定等；长时间（≥ 24 h）的镇静使用阿片类药、劳拉西泮；谵妄的患者使用氟哌利多等。另外，医护人员要取得患者的信任，建立良好的医患关系，了解患者的心理状况，针对不同情况给予心理支持，对消除患者的紧张和焦虑状态具有非常积极的作用。

4. 联合用药　咪达唑仑可以提供快速、有效的轻度镇静，在血容量不足时影响血流动力学的稳定；丙泊酚可提供不同程度的镇静，起效和苏醒都快。咪达唑仑和丙泊酚、舒芬太尼和丙泊酚、丙泊酚和右美托咪定等相互联合使用，可以取长补短，减少单独使用的剂量，互相增强镇静效果而减少不良反应，适合机械通气时镇静。若患者病情允许，不需要快速起效而需要长时间镇静时，可考虑使用劳拉西泮。对于延长机械通气的镇静，通常在充分镇静的基础上加用镇痛药物，根据病情选择合适的镇静、镇痛方法，必要时加用合适的肌松药物，以消除无意识躁动和人机对抗，通常选择丙泊酚、右美托咪定、阿片类药（芬太尼或舒芬太尼）和咪达唑仑等，一种或几种药物联合使用。

表 5-35-1　常用的镇静评分系统

	分值	状态	临床表现
Ramsay 镇静评分（Ramsay Scale）	1	清醒	焦虑不安、易激惹，或两者都有
	2	清醒	平静、合作、定位感好
	3	清醒	只对指令应答
	4	睡眠	轻叩眉间或大声听觉刺激反应轻快
	5	睡眠	轻叩眉间或大声听觉刺激反应迟钝
	6	睡眠	轻叩眉间或大声听觉刺激无反应
躁动 – 镇静评分（Sedation-Agitation Scale，SAS）	1	不能唤醒	伤害性刺激无反应或有轻微反应，不能交流或指令应答
	2	非常镇静	身体刺激能唤醒，但无法交流或指令应答，可以自发移动
	3	镇静	呼喊或轻摇可唤醒但随后入睡，简单指令应答
	4	安静合作	安静、易醒、能对指令应答
	5	激惹	紧张、中度激惹，试图坐起，口头提醒可以使其平静
	6	非常激惹	经常口头提醒仍不能平静，咬气管导管，需要固定患者肢体
	7	危险激惹	试图拔出气管导管或输液管道，翻越床栏，攻击医护人员，不停翻动，对伤害性刺激无反应
体动评分（Motor Activity Assessment Scale，MASS）	0	无反应	伤害性刺激无反应
	1	只对伤害性刺激有反应	伤害性刺激时睁眼、皱眉，头转向刺激方向或移动肢体
	2	呼唤名字或触摸有反应	睁眼、皱眉或头转向刺激方向，大声呼唤名字或被触摸时移动肢体
	3	安静合作	不需外界刺激，能自发活动和有目的地调整被单和衣服，能对指令应答
	4	静息合作	不需外界刺激，能自发活动和寻找被单、导管或不盖被服，能对指令应答
	5	激惹	不需外界刺激，能自发活动和试图坐起或将肢体移出床外，不能正确地应答指令
	6	非常激惹	不需外界刺激，能自发活动试图拔出气管导管或输液管，不停翻动或攻击医护人员、试图翻越床栏和不能按指令平静

二、镇静药物

1. 咪达唑仑和劳拉西泮

（1）咪达唑仑：水溶性，起效快。催眠、抗焦虑、顺行性遗忘和抗痉挛等作用呈剂量相关性。注射过快或剂量过大时可以出现呼吸抑制、血压下降。使用咪达唑仑的镇静方案：负荷剂量 0.01 ~ 0.05 mg/kg 缓慢静注，需要时 10 ~ 15 min 可以重复给药，调整幅度为 25% ~ 50%；维持剂量 0.02 ~ 0.1 mg/（kg·h），调整幅度为 10% ~ 25%。经常联合使用芬太尼：芬太尼的负荷剂量为 1 ~ 3 μg/kg，维持剂量为 1.5 μg/（kg·h）。

（2）劳拉西泮：水溶性低，透过血 – 脑脊液屏障的时间长，单次注射起效时间明显慢于咪达唑仑，但效能是咪达唑仑的4～7倍，作用时间可长达8h以上，消除半衰期10～20h。初始剂量为1～2mg静注，4～8h可以重复给药。个体用量差异很大，注意制剂中含有丙烯和聚乙烯乙二醇稀释剂，对肾有损伤作用。

2. 丙泊酚

（1）药理作用：心脏外科气管插管患者ICU镇静的首选用药。丙泊酚的药效学和药代动力学特点突出，可以轻易获得较满意的镇静深度，患者清醒快，利于早期气管拔管。同咪达唑仑镇静相比，镇静期间患者的舒适程度、对常规护理工作的耐受程度（如吸痰、体位护理）相似，但丙泊酚镇静患者对镇痛药的需要量更少，苏醒速度快，自主呼吸恢复快，容易撤机拔管。丙泊酚还可降低抗心律失常药物的需要量。

（2）用量：使用丙泊酚1～2mg/（kg·h）持续输注，可以提供理想的镇静、稳定的血流动力学和轻度镇痛的需求。使用小剂量丙泊酚［< 0.75mg/（kg·h）］的患者比用较大剂量丙泊酚［> 1mg/（kg·h）］需要较多的阿片类镇痛药。因此，丙泊酚输注不能用固定速率，根据病情随时调整。通常停用丙泊酚10～15min患者即可恢复意识。

3. 右美托咪定

（1）药理作用：中枢性α_2肾上腺素能受体激动药，具有抗交感、镇静和镇痛作用，且半衰期短，特别适合ICU监护治疗期间的镇静。右美托咪定通过激动中枢神经系统的突触前膜α_2受体，抑制去甲肾上腺素的释放，抑制疼痛信号的传导；通过激动突触后膜α_2受体，抑制交感神经活性，可以引起血压和心率下降；与脊髓内的α_2受体结合产生镇痛作用，导致镇静和缓解焦虑。稳定的镇静和呼唤觉醒作用对重症患者的生理及心理需求，有独特的协同作用。同时可以减少阿片类镇痛药物用量，保持血流动力学稳定，有效减轻气管插管应激反应和降低心肌缺血的发生率。另外，右美托咪定镇静可以预防和治疗术后谵妄，降低谵妄的发生率，从而改善患者转归。

（2）优点：镇静、镇痛和抗焦虑；无明显呼吸抑制；可以唤醒；明显减少谵妄的发生；对重要器官也有保护作用。缺点：可以发生低血压、心动过缓，偶见引起心脏停搏的报道。

（3）推荐剂量：负荷量0.4～1μg/kg，静脉推注时间> 10min；维持量0.2～0.7μg/（kg·h）。通过调整静脉输注剂量维持Ramsay评分在3～4分，持续给药时间不宜超过72h。清醒患者给予右美托咪定镇静，也可以不给负荷剂量，仅根据患者反应逐渐增加输注剂量直至达到需要的镇静深度。

4. 阿片类镇痛药 当患者因疼痛出现躁动、血压升高和心率增快等表现时，或需要长时间机械通气时，往往需要加用镇痛药物。阿片类药物的镇静作用不会使患者意识消失，该类药物是术后镇静、镇痛的一线药物，尤其对缺血性心脏病预防术后发生心肌缺血具有重要意义。吗啡在低血容量时易发生低血压，用于血流动力学稳定的患者，成人用5～10mg肌注，作用可持续4～5h；芬太尼的镇痛作用是吗啡的100倍，作用时间30～60min，常用镇静剂量1～2μg/kg静注，或持续输注2～10μg/（kg·h）；舒芬太尼的作用强度是芬太尼的10倍，作用时间0.5～1h，消除比芬太尼快，常用镇静剂量0.05～0.2μg/kg静注，或持续输注0.1～1μg/（kg·h）维持；瑞芬太尼的镇痛效价为芬太尼的一半，起效快、消除也快，作用时间仅5～10min，需要持续输注给药，输注剂量为0.025～0.2μg/（kg·h）。

第 2 节　术后镇痛

一、术后疼痛的危害

1. 疼痛发生的机制　术后疼痛是由于外科对组织器官的损伤所致，是与手术创伤类型密切相关的高强度急性疼痛。术后 24 h 内疼痛最剧烈，随着组织愈合，疼痛逐渐减轻，通常持续数日或数十日，甚至可能持续数月。组织器官损伤导致创伤部位发生神经源性炎症（neurogenic inflammation），引起钾离子、缓激肽、前列腺素和许多炎性介质（如 P 物质、5-HT、组胺、细胞因子和白三烯等）的释放，使初级传入神经末梢的敏感性发生改变，致使损伤部位及其周围组织痛觉过敏，表现为中枢神经系统对疼痛刺激的过度反应，是组织损伤和诱导致敏双重机制的结果。疼痛刺激痛觉感受器，经外周神经末梢 Aδ 和 C 纤维传导，传入中枢神经系统，包括脊髓、丘脑、桥脑、下丘脑、中脑导水管周围灰质、网状结构和边缘系统，通过影响内源性阿片和 γ-氨基丁酸受体机制，最后感觉发生在大脑皮质，产生临床疼痛。临床疼痛的特点是传导较慢、持续时间长，具有弥漫性、难以定位和促进体动等特性。术后镇痛处理不当，可能导致慢性疼痛（20%）、免疫抑制、感染和伤口愈合不佳等并发症，甚至直接影响患者的预后。

2. 术后疼痛对各系统的影响

（1）心血管系统：疼痛可引起交感神经兴奋，血内儿茶酚胺浓度升高，导致心率加快，心肌收缩力增加，动脉血压升高，心肌耗氧量增加，从而易诱发心肌缺血、心律失常和心肌梗死。由于疼痛导致肢体活动受限，外周血流量减少和长时间卧床，易导致深静脉血栓形成。

（2）呼吸系统：术后疼痛引起反射性肌紧张，抑制呼吸幅度，使肺活量、潮气量和用力第一秒肺活量均下降。胸廓的疼痛使呼吸浅而快，不能有效地咳嗽排痰，可导致小气道痰栓和肺不张，从而诱发肺部感染。在以腹式呼吸为主的患者（小儿或肥胖），纵隔和胸腔引流管的刺激抑制膈肌的运动幅度，使腹式呼吸减弱，导致通气不足。以上因素均可导致肺顺应性下降，引起缺氧、高碳酸血症、肺不张及肺部感染。阜外医院在 CABG 患者的调查表明，术后疼痛所致快而浅的呼吸，可导致过度通气。

（3）神经内分泌和代谢：疼痛导致交感神经兴奋，引起内分泌功能异常，使血皮质醇、儿茶酚胺、抗利尿激素、促肾上腺皮质激素、肾素、血管紧张素和醛固酮释放增加，胰岛素水平下降，分解代谢加快，易导致机体负氮平衡。同时引起机体水钠潴留、高血糖、乳酸增加。如果伤害性刺激持续时间较长，可导致免疫系统抑制，增加感染风险和影响伤口愈合。

（4）精神心理改变和其他：由于交感肾上腺–下丘脑–垂体系统的激活和组织损伤部位炎性介质的释放，持续疼痛可导致患者睡眠障碍、焦虑、易怒和恐惧，甚至导致抑郁等精神情绪的改变；增强血小板聚集等凝血功能异常，容易血栓形成。

（5）消化和泌尿系统：恶心、呕吐、尿潴留等。

二、心脏外科术后疼痛的特点

1. **疼痛的部位和性质** 手术类型、切口大小和手术时间是影响疼痛强度的重要因素；术后疼痛多位于切口处，大多数患者胸骨正中切口，因胸骨劈开，疼痛特别是咳嗽和运动时的疼痛程度较为严重和持续时间更长；剧烈的胸膜疼痛来自胸膜损伤，或术后引流管对肋间神经和膈神经支配的胸膜壁层的损伤和刺激；部分患者伴有双侧肩背部疼痛。疼痛性质为刀割样的锐痛或胀裂样疼痛。

2. **疼痛的发生率、程度和时间** 根据阜外医院麻醉科的调查，几乎所有患者都不能避免在运动和咳嗽时的疼痛，但安静时无痛者约占10%，拔除气管导管时有81%患者有疼痛，其中9.5%疼痛严重。疼痛一般在拔除气管导管后4 h开始加重，安静时疼痛于12 ~ 36 h达到高峰，36 h后开始减轻。咳嗽和运动本身对疼痛的感觉有显著的影响，几乎所有病例在调查的第6日仍居高不下。为使术后疼痛最小化，外科医生也在积极采用微创、腔镜和非体外循环等减少痛苦的手术方式。但随着ERACS的实施和麻醉方法的改进，上述规律都可以发生改变，意味着疼痛可以发生更早，更需早期干预和治疗。

3. **疼痛原因及处理** 疼痛是主观感觉，疼痛感不仅受手术创伤和麻醉方法的影响，还受生物学、心理学和社会学因素的影响。尽管手术方式相同，但每个患者可能会有不同的感受。患者的性格特征、高度焦虑、情绪不稳定和悲观态度，都会增加痛觉；年轻人比老年人和肥胖患者对疼痛更敏感；体外循环手术的特殊性导致心理调节的显著负荷，增加术后疼痛的程度；术前程序谈话夸大风险的威胁感觉和害怕疼痛的焦虑反应，都是增加术后疼痛的重要因素。对疼痛敏感的人群，加上气管插管、机械通气、术后环境、焦虑等，均引起生理和心理上的创伤，故需要术后镇静、镇痛和心理疏导等多种处理方式。

三、疼痛程度的评估

1. **术后镇痛的意义** 术后镇痛应根据患者的疼痛程度及时调整镇痛药用量，既要达到满意的镇痛效果，又要尽量减少其不良反应。作为ERACS的不可缺少的一部分，术后镇痛的效果直接影响患者的快速恢复和预后。

2. **疼痛程度评估** 由于疼痛是患者的主观感觉，所以目前临床上对疼痛的评价指标，主要是视觉模拟评分法（visual analogue scale，VAS）和面部表情评估法。①视觉模拟评分法：使用长约10 cm的游标尺，正面安置滑动游标，背面标有数字（0 ~ 10）刻度，从"0"分表示无痛开始到"10"分代表难以忍受的剧烈疼痛结束。使用时将刻度面背向患者，凭患者自身感受在标尺上滑动游标找出代表自己疼痛程度的相应位置，医师根据患者标出的位置评出分数。临床镇痛效果的评定以0 ~ 2分为"优"；3 ~ 5分为"良"；6 ~ 8分为"可"；＞8分为"差"。②面部表情评估法（图5-35-1）：用高兴、皱眉到痛苦等不同的面部表情来表示无痛、轻微到剧烈疼痛的程度，不需要语言描述，对小儿也可以评估。

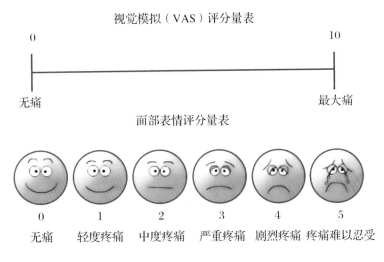

图 5-35-1　疼痛程度评估量表

四、常用的镇痛药物

1. 麻醉性镇痛药　阿片类药物的镇痛效果与阿片类受体的作用有关，药物对脑内和脊髓内不同的阿片类受体（μ_1、μ_2、κ、σ、δ）的作用决定了不同的效应，如激动、拮抗、或部分激动和拮抗。主要通过激动 μ_1 受体、κ 受体和 δ 受体产生中枢性镇痛效应，而激动 μ_2 受体和 σ 受体主要与该类药物的呼吸抑制、恶心呕吐和肌力亢进等不良反应有关。

（1）吗啡：可抑制伤害性感受器系统的多突触反射，其中包括心理上的影响。吗啡可提高痛觉阈值，抑制代谢和改变精神状态，对体神经和内脏神经所致的疼痛均有效，对钝痛效果优于锐痛，在疼痛出现前使用较疼痛出现后效果要好。

（2）芬太尼：镇痛强度为吗啡的 75 ~ 125 倍，作用时间约 30 min，硬膜外镇痛的剂量较吗啡小 11 倍，作用时间远较静注为长。

（3）舒芬太尼：镇痛强度是芬太尼的 10 倍，是目前临床最常使用的镇痛药，镇痛时间是芬太尼的 2 ~ 6 倍，但呼吸抑制更短更弱，恶心、呕吐、瘙痒等不良反应更少，术后镇痛效果更理想。

（4）曲马多（tramadol）：部分阿片受体激动药，与阿片受体亲和力弱，通过抑制神经元突触对去甲肾上腺素的再摄取，增加神经元外 5-HT 浓度，影响痛觉传递而产生镇痛作用，强度仅为吗啡的 1/10 ~ 1/8。但不抑制呼吸、无依赖性和无组胺释放，被普遍用于术后镇痛。可以口服或注射，作用维持 4 ~ 8 h，肝内代谢，80% 以原形和代谢物从尿中排出。

（5）地佐辛：镇痛作用主要是部分激动 κ 受体，对 μ 受体有拮抗作用。镇痛效果、起效时间和作用持续时间与吗啡相仿。由于激动 σ 受体，可以提高血浆肾上腺素水平，对心血管产生兴奋作用，增加心脏指数、肺动脉压和每搏量。

2. 非麻醉性镇痛药

（1）非甾体类抗炎药（nonsteroidal anti-inflammatory drugs，NSAIDs）：此类药物通过抑制中枢和外周的环氧化酶（cyclooxygenase，COX），抑制花生四烯酸合成前列腺素、前列环素和血栓素，减少前列腺素对神经末梢的刺激而起止痛作用，但对其他伤害性、传导疼痛的神经介质，如缓激肽和组胺等无作用。该类药物多为解热镇痛药，包括水杨酸类、吡唑酮类、吲哚类等，其中大多数还有消炎、抗风湿作用。这些药物对锐痛尤其是术后早期疼痛的缓解效果并不理想，但对于伤口的炎性疼痛和强迫体位导致的肌肉疼痛效果较好。

（2）常用药物：阿司匹林、布洛芬、氟比洛芬酯、安替比林、对乙酰氨基酚、吲哚美辛等。用于缓解术后晚期中度以下疼痛，或术后早期与麻醉性镇痛药联合使用。选择性 COX-2 抑制药，如氟比洛芬酯，具有镇痛作用明确、胃肠道不良反应小等特点，被广泛用于术后镇痛，但此类药物有促凝作用，存在发生血栓事件的风险，不推荐用于缺血性心脏病患者。

（3）不良反应：所有 NSAIDs 均有不同程度的胃肠道刺激、抑制血小板和致变态反应等不良反应。临床对有胃肠道出血倾向和血小板减少和功能不良的患者避免使用，临床应用过程中一旦出现并发症的早期征象即应停药并对症处理。

3. 局部麻醉药 通过阻断外周神经元电压门控性钠通道，改变了钠离子通道的通透性，减缓或阻滞动作电位的除极及其扩散，从而阻断神经传导、阻断疼痛和其他神经冲动信号的传递。常用的镇痛方式有局部浸润麻醉、区域神经阻滞和椎管内阻滞等，优点在于可以提供理想的镇痛而没有其他镇痛药物的不良反应。硬膜外阻滞用于外周血管手术和心脏外科都有成功的报道，但主要风险在于硬膜外出血，形成血肿压迫脊髓引起截瘫，所以进行硬膜外阻滞需慎重，术前使用抗凝药物者必须提前停止使用，如氯吡格雷至少 7 日、华法林至少 5 日，肝素 12 h、低分子肝素 24 h 以上，并且凝血功能完全恢复才可选用或再拔除硬膜外导管。常用的局麻药有利多卡因、罗哌卡因等。

五、术后镇痛方法

1. 多模式（或平衡）镇痛 最常推荐的镇痛方式，包括同时使用几种具有不同作用机制的镇痛药（联合药物治疗）、局部镇痛技术（如选择局部神经阻滞技术）和患者自控镇痛（PCA）等。手术对组织的损伤能使外周痛觉感受器敏感化甚至超敏感化，轻微刺激即可引起明显疼痛反应。因此，在手术开始和结束前即开始做术后镇痛的准备，同时预先给药可以阻断生理性疼痛转为病理性疼痛，对伤害性刺激传入的控制有一定意义。联合用药或多模式镇痛的目的在于减少每种药物的用量，增加镇痛效果，以减少不良反应。使用药物包括阿片类药、NSAIDs、解痉药或神经安定药等。

2. 区域麻醉技术 区域麻醉技术的使用取决于患者情况、手术位置和范围，基于周围神经阻滞的区域麻醉技术已经有很大发展，尤其是超声引导的区域神经阻滞技术已经成熟，使神经传导阻滞技术更加安全有效。区域麻醉技术明显降低急性和慢性疼痛的发生率，减少阿片类药物的用量及其阿片类药引起的痛觉过敏，微创心脏外科技术和理性使用阿片类药物的趋势使区域神经阻滞技术在 ERACS 中更显价值。微创手术由于切口小，切口周围注射少量的长效局麻药浸润麻醉，可使切口疼痛减轻或消失数小时；胸腔和纵隔引流管周围的局部阻滞可有效改善术后早期的膈肌运动和呼吸功能；临床常用的超声引导区域神经阻滞技术有肋间神经阻滞、脊椎旁神经阻滞和胸骨旁神经阻滞等技术，其中胸骨旁神经阻滞技术可在肋间肌浅层或深层（筋膜间隙阻滞：胸横肌平面或胸大肌 / 肋间肌平面）注药，目标为肋间神经前皮支，为胸骨及覆盖皮肤切口提供镇痛，操作容易和安全性高，镇痛效果确切，确保在咳嗽和休息时更有效地控制疼痛，降低对阿片类药物的需求，改善通气，降低术后恶心和呕吐的发生率，掌握得当则是胸骨正中切口的最佳选择。常用长效局麻药有罗哌卡因和布比卡因，前者的配制浓度为 0.5% ~ 1%，总量 200 mg/ 次，可以维持 5 ~ 7 h；后者的配制浓度为 0.25% ~ 0.5%，总量 200 mg/ 次，可以维持 6 ~ 10 h。

3. 硬膜外镇痛　全麻联合硬膜外镇痛技术是快通道麻醉技术之一，优点在于减少全麻药用量、快速苏醒和有利于术后镇痛等。对增加冠状动脉血流、稳定心血管系统、减少术后呼吸功能障碍和降低凝血系统激活等方面都有很好的作用。目前最关心的问题是肝素化发生硬膜外血肿，罕见但需慎重。

（1）最好在体外循环手术前 12 ~ 24 h 放置硬膜外导管。如果选择在术日放置，术中需要用肝素抗凝，不论全量或半量肝素化，硬膜外导管放置时间至少要在注射肝素前 1 h。如果放置硬膜外导管出现出血情况，手术要推迟 24 h。

（2）硬膜外镇痛的药物选择目前多采用麻醉性镇痛药为主，其次为局部麻醉药。

4. 患者自控镇痛（patient-controlled analgesia，PCA）　患者感到疼痛时通过 PCA 装置按需自行按压，将适当剂量的镇痛药注入体内，从而达到止镇痛效果。该方法血药浓度较为平稳，镇痛效果迅速，不良反应小。

（1）术前指导：术前探视时向患者介绍有关疼痛的知识和术后镇痛的方法，消除顾虑和焦虑，进行必要的术前指导和心理疏导。征求患者及其家属是否同意接受 PCA 治疗。

（2）监测：使用 PCA 时要密切监测血压、SpO_2、呼吸、疼痛和镇静程度，认真记录并及时处理药物不良反应。

（3）查房制度：负责医师每日至少进行两次查房，根据疗效、不良反应判断并改进镇痛剂量，及时发现和处理并发症，保证治疗质量。

（4）PCA 常用配方（成人静脉给药途径）：①舒芬太尼 250 μg、托烷司琼 5 mg 混合，用生理盐水稀释至 120 mL，负荷剂量为 0.8 ~ 1.0 mL，单次剂量 0.8 ~ 1 mL，锁定时间 10 min（限量 6 次 /h），背景剂量（维持管道通畅）0.2 mL/h；②芬太尼 25 mg/mL 的药物配方 100 mL（含托烷司琼 5 mg），负荷剂量为 1 ~ 1.2 mL，单次剂量 0.8 ~ 1 mL，锁定时间 10 min（即小时限量 6 次 /h），背景剂量（维持管道通畅）0.2 mL/h；③舒芬太尼 100 μg、地佐辛 20 mg、托烷司琼 5 mg 混合，用生理盐水稀释至 100 mL，持续输注 2 mL/h。

5. 新型 PCA 技术　通过对静脉麻醉药物的药代动力学的深入研究，同计算机技术相结合，产生了靶控输注技术（TCI），使麻醉医师也如对吸入麻醉药一样能预知患者体内静脉麻醉药物浓度及其相应的效应，最大限度地实现个体化给药。将 TCI 技术用于 PCA（PCA-TCI），结果显示用药量和各指标与 PCA 比较无显著差异，但 VAS 评分低于传统 PCA。TCI 理论上能部分解决 PCA 期间设置不合理（如背景输注）的潜在风险。

6. 药物治疗　使用非阿片类和阿片类镇痛药。阿片类镇痛药有呼吸抑制、恶心呕吐、延迟拔管等缺点。非阿片类药物 NSAIDs 与阿片类药物联合使用，可使阿片类药物剂量减少 40% ~ 50%，从而减少其不良反应，但 NSAIDs 也因心脏手术患者肾功能障碍、血栓事件和出血风险的增加而受到限制。胃肠功能恢复的患者可口服给药，胃肠功能未恢复或疼痛较强时可肌内或静脉注射。

（1）阿片类镇痛药：吗啡成人口服片剂 10 ~ 20 mg，作用可以维持 2 ~ 4 h；曲马多成人口服缓释片 50 mg 或 100 mg，每日 2 ~ 3 次，1 ~ 2 片 / 次；双氢可待因成人缓释片分别有 60 mg、90 mg 和 120 mg 3 种剂型，根据患者的体重、疼痛程度选择不同的剂型，每日 2 ~ 3 次，1 片 / 次。吗啡每次肌内注射 10 mg 或静注 5 mg，或芬太尼 0.05 mg 肌内注射，均可达到满意的止痛效果。

（2）非阿片类镇痛药：阿司匹林成人 300 ~ 600 mg/ 次，作用可以持续 4 ~ 6 h；乙氨酚成人 650 mg/ 次，4 ~ 6 h 可以补充一次；非那西丁成人 600 mg/ 次，1 次 /3 ~ 4 h；布洛芬成人缓释片 800 mg，每日 2 ~ 3 次，1 片 / 次；成人片剂 250 ~ 500 mg，每日 4 ~ 6 次，1 ~ 2 片 / 次；鲁诺昔康成人片剂 8 mg，每日 1 ~ 2 次，1 ~ 2 片 / 次等。

7. 其他非药物治疗　经皮电神经刺激无创、舒适，用于术后镇痛可以有效减少镇痛药物的需求，促进早期活动和康复。其他非药物治疗方法包括按摩、推拿、热疗、冷冻治疗、针灸、催眠、心理教育和行为治疗等。术前准备时给患者提供有益的止痛信息和方法，可明显减少术后阿片类药物的需求。

六、常见的镇痛不良反应

1. NSAIDs　尽管肾毒性在停药后可以逆转，但在肾功能受损的患者，尽量避免使用；胃肠道反应也是常见的不良反应，甚至可以引起胃黏膜的糜烂和出血，预防措施包括给予抗组胺（H_2）药物、质子泵抑制药（奥美拉唑、兰索拉唑）和胃黏膜保护药物（硫糖铝、铝碳酸镁）；凝血功能抑制主要是对血小板的拮抗作用，如阿司匹林的抗凝作用。

2. 呼吸抑制　阿片类药物的潜在并发症，发生率为 1% ~ 5%，是最为严重的不良反应，以吗啡最强。临床表现呼吸频率减慢、呼吸变浅、患者困倦嗜睡，$SpO_2 < 90\%$。及时吸氧，呼吸困难未改善可用纳洛酮 0.2 ~ 0.4 mg 用生理盐水 20 mL 稀释后缓慢静注或用 3 ~ 5 mg/（kg·h）滴注维持。

3. 恶心呕吐　最常见于阿片类镇痛药，刺激中枢化学感受器，增高前庭系统的敏感性。可用氟哌利多、甲氧氯普胺、托烷司琼等药物。

4. 皮肤瘙痒　吗啡诱发组胺释放造成，停药或减量即可消失，严重者可给苯海拉明。

5. 尿潴留　使输尿管平滑肌张力增加，膀胱括约肌收缩，较长时间膀胱过分充盈使膀胱逼尿肌无力。另外，卧床小便也是造成尿潴留的原因。鼓励患者术后早排小便，必要时留置尿管。

6. 神经损伤　神经阻滞可以因反复穿刺引起机械性损伤，一般数天就可以恢复。灾难性并发症，如硬膜外血肿引起的神经功能障碍，早期发现和处理（减压）是重中之重，症状出现后 12 h 内必须进行手术减压，超过 24 h 后只有 40% 的患者可以改善症状，一旦出现神经损伤，要即时请神经科会诊，确保不耽误治疗，考虑到患者的获益和风险，而改善预后的作用尚不确定。因此，在心脏外科需肝素化的患者使用硬膜外阻滞要格外慎重。

（孟冬梅　于钦军）

参考文献

［1］BOTTIGER B A, KLINGER R Y, MCLOUGHLIN T M J, et al. Pain management for cardiothoracic procedure[M]//GRAVLEE G P, SHAW A D, BARTELS K. Hensley's Practical Approach to Cardiothoracic Anesthesia. 6th ed. Philadelphia: Wolters Kluwer, 2019: 763-781.

［2］KEATING G M, HOY S M, LYSENG-WILLIAMSON K A, et al. Dexmedetomidine: A guide to its use for sedation in the US[J]. Clin Drug Investig, 2012, 32(8): 561-567.

［3］OTO J, YAMAMOTO K, KOIKE S, et al. Sleep quality of mechanically ventilated patients sedated with dexmedetomidine[J]. Intensive Care Med, 2012, 38: 1982-1989.

［4］中华医学会麻醉分会 . 右美托咪定临床应用指导意见 [J]. 中华医学杂志 , 2013, 93: 2775-2777.

［5］CHANG A K, BIJUR P E, ATA A, et al. Randomized clinical trial of intravenous acetaminophen as an analgesic adjunct for older adults with acute severe pain[J]. Acad Emerg Med, 2019, 26(4): 402-409.

［6］LIU X, XIE G, ZHANG K, et al. Dexmedetomidine vs propofol sedation reduces delirium in patients after cardiac surgery: A meta-analysis with trial sequential analysis of randomized controled trials[J]. J Crit Care, 2017, 38: 190-196.

［7］ZUBRZYCKI M, LIEBOLD A, SKRABAL C, et al. Assessment and patho-physiology of pain in cardiac surgery[J]. J Pain Research, 2018, 11: 1599-1611.

［8］BLOC S, PEROT B P, GIBERT H, et al. Efficacy of parasternal block to decrease intraoperative opioid use in coronary artery bypass surgery via sternotomy: A randomized controlled trial[J]. Reg Anesth Pain Med, 2021, 46(8): 671-678.

［9］KELAVA M, ALFIREVIC A, BUSTAMANTE S, et al. Regional anesthesia in cardiac surgery: An overview of fascial plane chest wall blocks[J]. Anesth Analg, 2020, 131(1): 127-135.

常用实验室检查正常值

一、血液一般检查

项目	参考区间
血红蛋白（g/L）	
新生儿	180 ~ 190
成人	
男	120 ~ 160
女	110 ~ 150
红细胞数（×10^{12}/L）	
男	4.0 ~ 5.5
女	3.5 ~ 5.0
白细胞数（×10^{9}/L）	
新生儿	20
成人	4 ~ 10
中性粒细胞（%）	50 ~ 70
淋巴细胞（%）	25 ~ 40
嗜酸粒细胞（%）	0 ~ 7
单核细胞（%）	0 ~ 1
网织红细胞（%）	0.5 ~ 1
血小板（×10^{9}/L）	100 ~ 300
出血时间（BT）	
Duke 法（min）	1 ~ 3
凝血时间（CT）	
试管法（min）	4 ~ 12
红细胞沉降率（mm/h）	0 ~ 20
凝血酶原时间（s）	11 ~ 13
凝血酶原活动度（%）	80 ~ 100
血细胞比容（%）	35 ~ 50

二、血液生化检查

项目	参考区间
空腹血糖（mmol/L）	3.6 ~ 6.1
糖化血红蛋白（%）	4.5 ~ 6.2
尿素氮（mmol/L）	2.9 ~ 7.9
肌酐 (μmol/L)	44 ~ 133
血钠（mmol/L）	137 ~ 147
血钾（mmol/L）	3.5 ~ 5.5
血氯（mmol/L）	99 ~ 110
血钙总量（mmol/L）	2.2 ~ 2.7
血离子钙（mmol/L）	1.13 ~ 1.32
血镁（mmol/L）	0.8 ~ 1.2
总蛋白（g/L）	60 ~ 80
白蛋白（g/L）	35 ~ 55
球蛋白（g/L）	20 ~ 29
白蛋白 / 球蛋白（A/G）	（1.5 ~ 2.5）∶ 1
总胆固醇（mmol/L）	2.8 ~ 6.0
丙氨酸氨基转移酶（ALT）IU/L	
Reitman 法（U）男	9 ~ 50
Reitman 法（U）女	7 ~ 40
天冬氨酸氨基转移酶（AST）IU/L	
Reitman 法（U）男	15 ~ 40
Reitman 法（U）女	13 ~ 35
乳酸脱氢酶（U）	150 ~ 450
磷酸肌酸激酶（U）	80 ~ 100
总胆红素（μmol/L）	3.4 ~ 17.1
直接胆红素（μmol/L）	0 ~ 6.8
间接胆红素（μmol/L）	1.7 ~ 10.2
抗链球菌溶血素 "O"	阴性
C 反应蛋白	阴性
乙肝表面抗原	阴性
类风湿因子	阴性
氨基末端钠尿肽前体（ng/L）	< 150
B 型脑利钠肽（ng/L）	0 ~ 100
血乳酸（mmol/L）	0.5 ~ 1.7

三、血气分析

项目	参考区间
酸碱度（pH）	7.35 ~ 7.45
氢离子浓度（mmol/L）	35 ~ 45
动脉血氧分压 (mmHg)	75 ~ 100
动脉二氧化碳分压 (mmHg)	35 ~ 45
混合静脉血氧分压 (mmHg)	35 ~ 45
动脉血与混合静脉血氧分压差 (mmHg)	60
肺泡 - 动脉血氧分压差 (mmHg)	< 15
动脉血氧饱和度（%）	> 95
静脉血氧饱和度（%）	> 65
动脉血氧含量（mmol/L）	7.6 ~ 10.3
标准碳酸氢根（mmol/L）	22 ~ 27
实际碳酸氢根（mmol/L）	22 ~ 26
碱剩余（mmol/L）	±3
缓冲碱（mmol/L）	45 ~ 55
二氧化碳结合力（mmol/L）	23 ~ 31
二氧化碳总量（mmol/L）	24 ~ 32
氧合指数（mmHg）	400 ~ 500

四、心肌酶谱和心梗三项

项目	参考区间
丙氨酸氨基转移酶（U/L）	10 ~ 40
天门冬氨酸氨基转移酶（U/L）	10 ~ 40
肌酸激酶（IU/L）	0 ~ 200
乳酸脱氢酶（U/L）	104 ~ 250
肌酸激酶同工酶（IU/L）	0 ~ 24
高敏肌钙蛋白 I（μg/L）	
男	0 ~ 0.034
女	0 ~ 0.016
高敏肌钙蛋白 T（μg/L）	0 ~ 0.014
肌红蛋白（μg/L）	0 ~ 140

阜外医院检验中心参考标准

五、凝血全项

项目	参考区间
活化部分凝血活酶时间（s）	28.5 ~ 43.5
凝血酶时间（s）	14 ~ 21
凝血酶原时间（s）	11.5 ~ 14.5
纤维蛋白原测定（g/L）	2 ~ 4
凝血酶原时间活动度（%）	80 ~ 120
国际标准比值	0.8 ~ 1.2
D- 二聚体定量（μg/mL）	< 0.5
纤维蛋白（原）降解产物（μg/mL）	0 ~ 5
血浆抗凝血酶 III 活性（%）	80 ~ 120
血浆蛋白 C 活性（%）	70 ~ 130
血浆蛋白 S 活性（%）	
男	77 ~ 143
女	55 ~ 123

阜外医院检验中心参考标准

六、血脂全套

项目	参考区间
脂蛋白（a）（mg/L）	< 300
载脂蛋白 A1（g/L）	
男	1.42 ± 0.17
女	1.45 ± 0.14
载脂蛋白 B（g/L）	
男	1.01 ± 0.21
女	1.07 ± 0.23
甘油三酯（mmol/L）	0.38 ~ 1.76
总胆固醇（mmol/L）	3.64 ~ 5.98
高密度胆固醇脂蛋白（mmol/L）	0.7 ~ 1.59
低密度胆固醇脂蛋白（mmol/L）	1.8 ~ 3.4
极低密度脂蛋白（mmol/L）	0.23 ~ 1.39

常用心脏超声检查正常值

一、1 个月以内新生儿超声检查

指标	正常值（mm）
二尖瓣	
总运动幅度	6.5 ~ 14
舒张期幅度	6 ~ 12
斜率（mm/s）	36 ~ 130
三尖瓣	
总运动幅度	8 ~ 14.2
舒张期幅度	7 ~ 14
斜率（mm/s）	34 ~ 116
主动脉根径	7 ~ 13.6
主动脉瓣开放幅度	4 ~ 6.8
肺动脉根径	9.2 ~ 15.8
肺动脉瓣开放幅度	5.8 ~ 9.9
左心房径	4 ~ 13.5
室间隔厚度	1.8 ~ 4.5
左室后壁	
收缩期	2.5 ~ 6
舒张期	1.6 ~ 4.6
左心室径	
收缩期	8 ~ 18.6
舒张期	12 ~ 24.1
右室前壁	
收缩期	3.3 ~ 7.3
舒张期	1.1 ~ 4.7
右心室径	
收缩期	5.5 ~ 11.4
舒张期	6.1 ~ 17.7

二、成人超声检查正常值（长度单位：cm，面积单位：cm²）

检查部位和断面	范围
胸骨旁长轴断面	
主动脉（舒张末期）	
主动脉瓣环	1.4 ~ 2.6
主动脉窦	2.1 ~ 3.5
主动脉窦管交界处	1.7 ~ 3.4
升主动脉	2.1 ~ 3.4
左心房（收缩末期）	
最大前后径	2.3 ~ 3.8
中部前后径	2.3 ~ 3.8
最大上下径	3.1 ~ 6.8
中部上下径	3.1 ~ 6.8
面积	9.3 ~ 20.2
左心室	
舒张末期最大前后径	3.6 ~ 5.4
舒张末期中部前后径	3.4 ~ 5.2
收缩末期最大前后径	2.3 ~ 4.0
收缩末期中部前后径	2.3 ~ 3.8
收缩末期二尖瓣环径	1.9 ~ 3.4
胸骨旁心室短轴断面	
三尖瓣水平右心室	
舒张期最大径	2.5 ~ 3.8
收缩期最大径	2.8 ~ 3.4
左心室二尖瓣水平	
舒张期前后径	3.4 ~ 5.8
收缩期前后径	2.8 ~ 4.3
舒张期左右径	3.6 ~ 5.8
收缩期左右径	2.6 ~ 4.8
舒张期面积	16.3 ~ 38.4
收缩期面积	6 ~ 20.2
左心室乳头肌水平	
舒张期前后径	3.5 ~ 5.7
收缩期前后径	2.5 ~ 4.3
舒张期左右径	3.7 ~ 5.6
收缩期左右径	2.5 ~ 4.8
舒张期面积	15.2 ~ 33.8
收缩期面积	5.2 ~ 16.8

续表

检查部位和断面	范围
乳头肌水平	
舒张期顶部间距	1.1 ~ 3.0
收缩期顶部间距	0.5 ~ 1.6
舒张期基底部	1.8 ~ 3.7
收缩期基底部	1.3 ~ 3.3
胸骨旁大动脉短轴断面	
左心房（收缩末期）	
最大和中部前后径	2.2 ~ 4.1
最大内外径	3.1 ~ 6.0
中部内外径	3.0 ~ 6.0
面积	7 ~ 17.3
肺动脉（舒张末期）	
瓣下右室流出道	1.8 ~ 3.4
肺动脉瓣	1.0 ~ 2.2
肺动脉瓣上	0.9 ~ 2.9
右肺动脉	0.7 ~ 1.7
左肺动脉	0.6 ~ 1.4
心尖部四腔心断面	
左心房（收缩末期）	
最大上下径	2.9 ~ 5.3
中部上下径	2.9 ~ 5.3
最大左右径	2.9 ~ 4.9
中部左右径	2.5 ~ 4.5
面积	8.8 ~ 23.4
二尖瓣环	1.8 ~ 3.1
右心房（收缩末期）	
最大上下径	3.4 ~ 4.9
中部上下径	3.4 ~ 4.9
最大左右径	3.0 ~ 4.6
中部左右径	2.9 ~ 4.6
面积	8.3 ~ 19.5
三尖瓣环	1.3 ~ 2.8
左心室	
舒张期最长径	6.3 ~ 9.5
舒张期中部长径	6.2 ~ 9.5
收缩期最长径	4.6 ~ 8.5
收缩期中部长径	4.6 ~ 8.4
舒张期最大内外径	3.7 ~ 5.8

续表

检查部位和断面	范围
舒张期中部左右径	3.3 ~ 5.2
收缩期最大左右径	2.8 ~ 4.7
收缩期中部左右径	2.4 ~ 4.2
舒张期乳头肌至瓣环	2.2 ~ 3.6
收缩期乳头肌至瓣环	1.6 ~ 2.6
舒张期面积	17.7 ~ 47.3
收缩期面积	7.9 ~ 31.5
右心室	
舒张期最长径	5.5 ~ 9.1
舒张期中部径	5.5 ~ 9.1
收缩期最长径	4.2 ~ 8.1
收缩期中部径	4.2 ~ 8.1
舒张期最大左右径	2.6 ~ 4.3
舒张期中部左右径	2.1 ~ 4.2
收缩期最大左右径	2.2 ~ 3.6
收缩期中部左右径	1.9 ~ 3.1
收缩期面积	10.7 ~ 35.5
舒张期面积	4.5 ~ 20
心尖部二腔心断面	
左心室	
舒张期最长径	6.8 ~ 9.5
舒张期中部径	6.8 ~ 9.5
收缩期最长径	4.4 ~ 7.8
收缩期中部径	4.4 ~ 7.8
舒张期最大横径	3.8 ~ 5.8
舒张期中部横径	2.6 ~ 5.5
收缩期最大横径	2.6 ~ 4.8
收缩期中部横径	2.1 ~ 4.5
舒张期面积	19.3 ~ 48.8
收缩期面积	8.9 ~ 28.1
二尖瓣环	1.8 ~ 2.8
剑突下断面	
左心房（收缩末期）	
最大前后径	3.7 ~ 5.7
中部前后径	3.7 ~ 5.7
最大左右径	3.3 ~ 5.7
中部左右径	3.3 ~ 4.9

续表

检查部位和断面	范围
肺动脉（舒张末期）	
瓣下右室流出道	1.4 ~ 2.9
肺动脉瓣	1.1 ~ 1.7
肺动脉瓣瓣上	1.2 ~ 2.3
右肺动脉	0.9 ~ 1.3
左肺动脉	0.8 ~ 1.6
下腔静脉	
近端	1.2 ~ 2.3
远端	1.1 ~ 2.5
肝静脉	0.5 ~ 1.1
胸骨上窝断面	
舒张期主动脉弓	2.0 ~ 3.6
舒张期右肺动脉	1.4 ~ 2.7

三、多普勒测量正常值

（一）心脏瓣膜等部位最高血流流速（m/s）

部位	儿童	成人
二尖瓣	0.8 ~ 1.3	0.6 ~ 1.3
三尖瓣	0.5 ~ 0.8	0.3 ~ 0.7
肺动脉	0.7 ~ 1.1	0.6 ~ 0.9
左心室	0.7 ~ 1.2	0.7 ~ 1.1
主动脉	1.2 ~ 1.8	1.0 ~ 1.7

（二）小儿心脏各部位血流流速（m/s）

部位	范围
上腔静脉	28 ~ 80
右心房（峰值）	38 ~ 74
右室流出道	41 ~ 84
主肺动脉	50 ~ 105
左心房（峰值）	45 ~ 80
左室流出道	44 ~ 128
升主动脉	60 ~ 154

（李丽萍　于钦军）

英中文名词对照

A

A-aDO$_2$	肺泡 – 动脉氧差
abciximab	阿昔单抗
absolute refractory period，ARP	绝对不应期
acarbose	阿卡波糖
acebutolol	醋丁洛尔
acetazolamide	乙酰唑胺
acetylcholine，ACh	乙酰胆碱
acetylcysteine	乙酰半胱氨酸
actin	肌动蛋白
action potential duration，APD	动作电位时程
activated clotting time of whole blood，ACT	激活全血凝固时间
acute coronary syndrome，ACS	急性冠状动脉综合征
Acute Dialysis Quality Initiative，ADQI	国际急性透析质量倡议组织
Acute Kidney Injury Network，AKIN	国际急性肾损伤网络组织
acute kidney injury，AKI	急性肾损伤
acute myocardial infarction，AMI	急性心肌梗死
acute renal failure，ARF	急性肾衰竭
ACVm	主动脉血流加速度
Adamkiewicz artery	脊髓根大动脉
adenosine	腺苷
adenosine diphosphate，ADP	二磷酸腺苷
adenosine monophosphate，AMP	一磷酸腺苷
adenosine triphosphate，ATP	三磷酸腺苷
adriamycin	阿霉素
adult respiratory distress syndrome，ARDS	成人呼吸窘迫综合征
auditory evoked potentials，AEP	听觉诱发电位

airway	气道
akinesis	收缩消失
albuterol	沙丁胺醇
alfentanil	阿芬太尼
alinidine	烯丙尼定
Allen test	阿伦试验
alprenolol	阿普洛尔
American Society of Echocardiographys，ASE	美国超声心动图协会
aminocaproic acid，EACA	氨基己酸
amiodarone	胺碘酮
AMPA	α- 氨基羟甲基异唑丙酸受体
amyloid precursor protein	淀粉样前体蛋白
angina pectoris	心绞痛
angiotensin converting enzyme inhibitor，ACEI	血管紧张素转换酶抑制剂
anisodamine	山莨菪碱
ankle-brachial index，ABI	踝肱指数
anterior and posterior sinuses of Valsalva	前、后瓦氏窦
antithrombin III，AT III	抗凝血酶 III
antisaccadic eye movement test，ASEM	反向眼球扫视运动检查
aortic incompetence，AI	主动脉瓣关闭不全
aortic stenosis，AS	主动脉瓣狭窄
aorto-pulmonary septal defect	主 – 肺动脉间隔缺损
aprindine	阿普林定
APTT	激活部分凝血活酶时间
argatroban	阿加曲班
arousable sedation	唤醒镇静
arrhythmogenic right ventricular dysplasia	右心室发育不良性
arterial circle of Vieussens	维氏环
arterial oxygen content，CaO_2	动脉血氧含量
ASA	美国麻醉医师协会
aspirin	阿司匹林
atenolol	阿替洛尔
atracurium	阿曲库铵
atrial septal defect，ASD	房间隔缺损
atrioventricular canal	房室通道
atrioventricular septal defect	房室间隔缺损
atrioventricular junctional tachycardia，AVJT	房室交界性心动过速

atrium 心房

atropine 阿托品

automatic implantable cardioverter defibrillator，AICD 植入式自动心脏除颤起搏器

anesthesia awareness 术中知晓

B

basiliximab 巴利昔单抗

bepridil 苄普地尔

bidirectional 双向性

biological pacemaker 生物学起搏器

bisoprolol 比索洛尔

bispectral index，BIS 双谱指数

bivalirudin 比伐卢定

biventricular assist device，BIVAD 双心室辅助装置

Bi-level positive airway pressure，BiPAP 双水平气道正压通气

blood conservation 血液保护

blood pressure，BP 动脉血压

BNP B型脑利钠肽

body mass index，BMI 体重指数

body surface area，BSA 体表面积

bosentan 波生坦

bradycardia tachycardia syndrome 快－慢综合征

breathing 呼吸

bretylium 溴苄胺

bridge-to-transplant，BTT 心脏移植过渡性治疗

bridging therapy 桥接治疗

British Cardiac Pacing and Electrophysiology Group，BPEG 英国心脏起搏与电生理学组

bucindolol 布新洛尔

Budd-Chiari syndrome 布－加综合征

Buerger disease 血栓性闭塞性脉管炎

bumetanide 布美他尼

BUN 尿素氮

bundle branch reentrancy 束支折返性

burst suppression 暴发抑制

bursts 连发脉冲刺激

C

C/T	心胸比例
calcium	钙制剂
calcium chloride	氯化钙
calcium gluconate	葡萄糖酸钙
Canadian Cardiovascular Society，CCS	加拿大心血管病学会
cangrelor	坎格雷洛
capnography	二氧化碳波形图
cardiac glycoside	强心苷类
cardiac index，CI	心脏指数
cardiac output，CO	心排血量
cardiac remodeling	心脏重构
cardiac troponin	肌钙蛋白
cardiopulmonary bypass	体外循环
cardiac tube	原始心管
carotid endarterectomy	颈动脉内膜剥脱术
carvedilol	卡维地洛
catecholamine-sensitive	儿茶酚胺敏感性
catheter tip-flow meter	导管尖端血流测定
cedilanid	毛花苷丙
cell saver	洗血球机
central venous pressure，CVP	中心静脉压
cerebral blood flow，CBF	脑血流量
cerebral mean cortical transit time	大脑平均皮质输送时间
cerebral metabolic rate of oxygen consumption，$CMRO_2$	脑氧代谢率
cerebrospinal fluid，CSF	脑脊液
cGMP	环鸟苷酸
checklist	检查程序
chemokines	趋化因子
continuous high-flux dialysis，CHFD	连续性高通量透析
chlorothiazide	氯噻嗪
chlorpropamide	氯磺丙脲
chronic pulmonary thromboembolism	慢性肺动脉血栓栓塞症
chronic obstructive pulmonary disease，COPD	慢性阻塞性肺病
chronic thromboembolic pulmonary hypertension，CTPH	慢性血栓栓塞性肺动脉高压

circulation	循环
cisatracurium	顺式阿曲库铵
CK-MB	肌酸激酶同工酶
clevidipine	氯维地平
clonidine	可乐定
clopidogrel	氯吡格雷
CMRI	心脏磁共振
coarctation of aorta，COA	主动脉缩窄
cognitive dysfunction	认知功能障碍
color-flow mapping	彩色血流多普勒
communication	联络（遥测）功能
complex shunt lesions	复杂分流性缺损
compressed spectral array，CSA	压缩谱阵
COMT	儿茶酚氧位甲基转移酶
congenital heart disease，CHD	先天性心脏病
congestive heart failure，CHF	充血性心衰
confusion assessment method，CAM	意识错乱评估量表
context-sensitive half-time	时 – 量相关半衰期
continuous cardiac output，CCO	连续心排血量
continuous positive airway pressure，CPAP	连续气道正压通气
continuous renal replacement therapy，CRRT	连续肾脏替代治疗
continuous-wave Doppler.	连续波多普勒
continuous-flow left ventricular assist devices，CF-LVAD	持续血流式心室辅助装置
controlled mechanical ventilation，CMV.	机械控制通气
conventional ultrafiltration	常规超滤
cooperative sedation	合作镇静
core temperature	中心温度
coronary artery	冠状动脉
coronary artery bypass graft，CABG	冠状动脉旁路移植术
coronary atherosclerotic heart disease，CAD	冠状动脉粥样硬化性心脏病
coronary blood flow，CBF	冠状动脉血流量
coronary perfusion pressure，CPP	冠状动脉灌注压
coronary sinus	冠状静脉窦
Cushing syndrome	库欣综合征
cyclic adenosine monophosphate，cAMP	环磷酸腺苷
cyclic guanosine monophosphate，cGMP	环鸟苷酸
cyclooxygenase，COX	环氧酶

| cyclosporine | 环孢素 |
| cytomegalovirus | 巨细胞病毒 |

D

dalteparin sodium	达肝素
Dalton，Dal	道尔顿
damage associated molecular patterns	损伤相关分子模式
damping coefficient	阻尼系数
dabigatran	达比加群
DBS	双重爆发刺激
DDM	胰岛素依赖型糖尿病
deep body thermometer	深部温度计
deep hypothermic circulatory arrest，DHCA	深低温停循环
delirium	谵妄
demand pacing	按需起搏
density modulated spectral array，DSA.	密度谱阵
desflurane	地氟烷
deslanoside	去乙酰毛花苷
desmopressin，DDAVP	去氨加压素
destination therapy	目的疗法
dexamethasone	地塞米松
dexmedetomidine	右美托咪定
dextran	右旋糖酐溶液
dextrorphan	甲基门冬氨酸拮抗药
dextrose	葡萄糖溶液
dezocine	地佐辛
diabetes mellitus，DM	糖尿病
diagonal branches	对角支
diastolic blood pressure，DBP	舒张压
diastolic pressure half-time	舒张期压差减半时间
diazepam	地西泮
dicrotic notch	重搏切迹
dicynone	酚磺乙胺
digitalis glycosides	洋地黄糖苷类
digoxin	地高辛
dilated cardiomyopathy	扩张型心肌病

diltiazem 地尔硫䓬

dipalmitoyl lecithin 二棕榈酰卵磷脂

diphenhydramine 苯海拉明

dipyridamole 双嘧达莫

disopyramide 丙吡胺

disseminated intravascular coagulation，DIC 弥散性血管内凝血

diuretics 利尿药

dizocilpine 地佐环平

dobutamine 多巴酚丁胺

dopamine 多巴胺

Doppler frequency shift 多普勒频移

Doppler tissue imaging 多普勒组织成像

double outlet of right ventricle，DORV 右心室双出口

double switch procedure 双调转术

doxacurium 多库氯铵

dp/dt 左心室内压力升高速率

DPG 二磷酸甘油酸

DPTI 舒张压时间指数

droperidol 氟哌利多

Dt 舒张时间

dual anti-platelet therapy，DAPT 双抗治疗

dual-chamber pacing 双腔起搏

duke activity status index 杜克活动指数

dyskinesis 反向运动

E

ebrantil 乌拉地尔

Ebstein anomaly 埃勃斯坦畸形

echocardiography 超声心动图

ECMO 体外膜肺氧合

ectopic atrial tachycardias，EAT 异位型房性心动过速

end-diastolic volume，EDV 舒张末期容量

edrophonium chloride 依酚氯胺

EFA 面积射血分数

effective refractory period，ERP 有效不应期

Einthoven triangle rule 埃因索文三角理论

ejection fraction，EF	射血分数
electrocardiography，ECG	心电图
electroencephalogram，EEG	脑电图
electromagnetic interference，EMI	电磁波干扰
electromotive force	电荷移动力
emergence alert or agitation	躁动
encainide	英卡胺
end-diastolic volume index	舒张末期容量指数
end-diastolic volume，EDV	舒张末期容积
end-plate potential	终板电位
end-systolic volume，ESV	收缩末期容积
end-systolic wall stress，ESWS	收缩末期室壁张力
endless-loop tachycardia，ELT	无休止环心动过速
endocardiac viability ratio，EVR	心内膜存活率
endothelin	内皮素
enflurane	恩氟烷
enhanced recovery after cardiac surgery，ERACS	加速康复心脏外科
enoxaparin sodium	依诺肝素钠
enthmozin	莫雷西嗪（乙吗噻嗪）
ephedrine	麻黄碱
epinephrine	肾上腺素
eptifibatide	依替巴肽
esketamine	右旋氯胺酮
esmolol	艾司洛尔
estazolam	艾司唑仑
etomidate	依托咪酯
European System for Cardiac Operative Risk Evaluation，EuroSCORE	欧洲心脏手术危险评分
everolimus	依维莫司
evidence-based transfusion practice	循证输血
endocardial survival rate，EVR	心内膜存活率
excitatory amino acids，EAA	兴奋性氨基酸
external cardiac massage，ECM	胸外心脏按压
extra-corporeal circulation，ECC	体外循环

F

fentanyl	芬太尼
FFP	新鲜冷冻血浆
fibrillin-1	肌原纤维蛋白 1
fibrin degradation products，FDP	纤维蛋白降解产物
fibronectin	纤维连接蛋白
FiO$_2$	吸入氧浓度
flecainide	氟卡尼
flumazenil	氟马西尼
fondapirnux	磺达肝癸钠
Fontan procedure	Fontan 手术
forced expiratory volume，FEV	用力呼气量
FRC	功能残气量
FS	左室缩短分数
furosemide	呋塞米
FVC	用力肺活量

G

GABA$_A$ receptor	γ- 氨基丁酸 A 型受体
gelofusine	琥珀明胶
ginaton	金钠多
Glasgow coma score，GCS	格拉斯哥昏迷评分
glibenclamide	格列本脲
gliclazide	格列齐特
glimepiride	格列美脲
glipizide	格列吡嗪
gliquidone	格列喹酮
glomerular filtration rate,GFR	肾小球滤过率
gold standard	金标准
G protein-coupled receptor	G 蛋白耦联型受体
guanidinosuccinic acid	胍基琥珀酸

H

Harlequin syndrome	小丑或南北综合征
HBV	乙肝病毒
Hct	血细胞比容
HCV	丙肝病毒
heart rate	心率
hemocoagulase	血凝酶（蛇凝血素酶）
hemoglobin，Hb	血红蛋白
heparin-coated	肝素涂抹
heparin-induced thrombocytopenia	肝素诱导性血小板减少症
heparin-induced thrombocytopenia and thrombosis，HITT	肝素诱导性血小板减少并血栓症
heparin-like carbohydrates	类肝素碳水化合物
heparin rebound	肝素反跳
heparin resistance	肝素耐药
heparin	肝素
heparinase-bound filter	肝素酶过滤器
hexadimethrine	聚凝胺
HFPPV	高频正压通气
high sensitivity cardiac troponin，hs-cTn	高敏肌钙蛋白
high mobility group box-1，HMGB1	高迁移率族蛋白 B1
His bundle	希氏束
histidine	组氨酸
HIV	艾滋病病毒
HMWK	高分子激肽原
holding room	麻醉准备室
human leukocyte antigen，HLA	人类白细胞抗原
hybrid procedure	杂交手术
hydralazine	肼屈嗪
hydrochlorothiazide	氢氯噻嗪
hydroxyethyl starch	羟乙基淀粉
hyperaldosteronism	高醛固酮血症
hyperfusion syndrome	高灌注综合征
hyperpolarization	超极化
hypersensitive carotid sinus syndrome	高敏颈动脉窦综合征
hypertrophic cardiomyopathy，HCM	肥厚型心肌病

hypoglycemia	低糖血症
hypokalemia	低钾血症
hypokinesis	收缩减低
hyponatremia	低钠血症
hypoplastic left heart syndrome，HLHS	左心发育不良综合征
hypoxic pulmonary vasoconstriction，HPV	缺氧性肺血管收缩
5-hydroxytryptamine，5-HT	5- 羟色胺

I

I∶E	吸 / 呼比
ibuprofen	布洛芬
ibutilide	伊布利特
idiopathic	特发性
idioventricular	自主节律型室性心律
idioventricular tachycardia，IVT	自主节律型室性心动过速
IKr	快速激活延迟整流钾通道
IKs	缓慢激活延迟整流钾通道
implantable cardioverter-defibrillator，ICD	植入型转复除颤起搏器
indocyanine green	吲哚花青绿
indomethacin	吲哚美辛
informed consent	知情协议
inhibitory glycine receptors	抑制性甘氨酸受体
inodilator	正性肌力扩血管药
insulin resistance	胰岛素抵抗
intensive care unit，ICU	加强治疗单位
Interagency Registry for Mechanically Assisted Circulatory Support	INTERMACS 量表
intercalated disc	闰盘
intermittent positive pressure ventilation，IPPV	间歇正压通气
internal mammary artery，IMA	乳内动脉
Inter-Society Commission for Heart Disease Resources，ICHD	ICHD 代码
intra-aortic balloon pump，IABP	主动脉内球囊反搏
intrinsic sympathomimetic activity，ISA	内在拟交感活性
ischemic heart disease，IHD	缺血性心脏病
ischemic preconditioning	缺血预处理

isoflurane	异氟烷
isophane insulin	低精蛋白胰岛素
isoproterenol	异丙肾上腺素
isosorbide dinitrate	硝酸异山梨酯
IVOX	静脉内氧合器

K

Kainate，KA	红藻氨酸盐谷氨酸受体
KCl	氯化钾
ketamine	氯胺酮
ketoglutarate	酮戊二酸
Klobusitzky Unit	克氏单位
Koch triangle	柯氏三角
Korotkoff	柯氏音

L

labetalol	拉贝洛尔
lactated Ringer solution	乳酸林格液
lactic acidosis	乳酸酸中毒
laudanosine	劳丹诺辛
late gadolinium enhancement，LGE	钆对比剂延迟增强
LDH	乳酸脱氢酶
LEA	腰部硬膜外麻醉
leber optic atrophy	家族性遗传性视神经萎缩
Lee index	Lee 指数
left anterior descending artery，LAD	冠状动脉前降支
left atrial pressure，LAP	左房压
left circumflex artery，LCX	冠状动脉回旋支
left ventricular aneurysm	左室室壁瘤
left ventricular assist device，LVAD	左心室辅助装置
left ventricular end-diastolic pressure，LVEDP	左心室舒张末期压
left ventricular end-diastolic volume，LVEDV	左心室舒张末期容积
left ventricular outflow tract gradient，LVOTG	左室流出道峰值压差
left ventricular outflow tract obstruction，LVOTO	左室流出道梗阻
left ventricular stoke work index，LVSWI	左室每搏功指数

lepirudin	来匹卢定
leukotrience	白三烯
levosimendan	左西孟旦
lidocaine	利多卡因
limiting hemodilution	限制性血液稀释
liquid ventilation，LV	液体通气
local anesthesia with sedation，LAS	局麻加镇静
locus ceruleus	蓝斑核
LVEDA	左室舒张末期切面面积
LVESA	左室收缩末期切面面积
LVET	左室射血时间
LVIDd	左室舒张末期内径
LVIDs	左室收缩末期内径

M

magnesium sulfate	硫酸镁
major adverse cardiovascular events，MACE	主要心血管不良事件
mannitol	甘露醇
MAO	单胺氧化酶
Marfan syndrome	马方综合征
margination	靠边现象
maximum acceleration	血流最大加速度
mean arterial pressure，MAP	平均动脉压
mean pulmonary arterial pressure，mPAP	平均肺动脉压
MEP	运动诱发电位
metabolic acidosis	代谢性酸中毒
metabolic alkalosis	代谢性碱中毒
metabolic equivalent thresholds，METs	代谢当量阈值
metaraminol	间羟胺
metformin	二甲双胍
methemoglobinemia	高铁血红蛋白血症
methoxamine	甲氧明
methylene	亚甲蓝
metoprolol	美托洛尔
mexiletine	美西律
midazolam	咪达唑仑

milrinone　　　　　　　　　　　　　　　　　　　米力农

minimally invasive cardiac surgery，MICS　　　　微创心脏外科

minimally invasive direct coronary artery bypass，

　MIDCAB　　　　　　　　　　　　　　　　　　微创 CABG

mini-mental state examination，MMSE　　　　　　简易智能精神状态量表

minimum alveolar concentration，MAC　　　　　　最低肺泡有效浓度

minirin　　　　　　　　　　　　　　　　　　　弥凝

minute mandatory ventilation，MMV　　　　　　　分钟指令通气

mitral regurgitations，MR　　　　　　　　　　　二尖瓣关闭不全

mitral stenosis，MS　　　　　　　　　　　　　　二尖瓣狭窄

mivacurium　　　　　　　　　　　　　　　　　　米库氯铵

mixed venous oxygen saturation　　　　　　　　　混合静脉血氧饱和度

modified Mallampati score　　　　　　　　　　　改良马氏气道分级

modified ultrafiltration　　　　　　　　　　　　改良超滤

monitored anesthesia care　　　　　　　　　　　监护麻醉

monomorphic　　　　　　　　　　　　　　　　　单形性

morphine　　　　　　　　　　　　　　　　　　吗啡

MPAP　　　　　　　　　　　　　　　　　　　　平均肺动脉压

multiprogrammable　　　　　　　　　　　　　　多功能程控

mVCF　　　　　　　　　　　　　　　　　　　　平均左室周径缩短速率

MVV　　　　　　　　　　　　　　　　　　　　最大分钟通气量

myocardial contrast echocardiography　　　　　　心肌超声对比造影

myocardium hibernating　　　　　　　　　　　　心肌冬眠

myocardium stunning　　　　　　　　　　　　　心肌顿抑

myogenic control　　　　　　　　　　　　　　　肌源性调节

myokinase　　　　　　　　　　　　　　　　　　肌激酶

myosin-binding protein C　　　　　　　　　　　肌球结合蛋白 C

myosin　　　　　　　　　　　　　　　　　　　肌球蛋白

N

nadolol　　　　　　　　　　　　　　　　　　　纳多洛尔

nadroparin calcium　　　　　　　　　　　　　　那曲肝素

natural frequency　　　　　　　　　　　　　　　自然频率

near-infrared spectroscopy　　　　　　　　　　　近红外光谱脑血氧饱和度仪

neostigmine　　　　　　　　　　　　　　　　　新斯的明

neurogenic inflammation　　　　　　　　　　　　神经源性炎症

neuron-specific enolase，NSE	神经元特异性烯醇化酶
neuromuscular junction，NMJ	神经肌肉接头
neuronal nicotinic acetylcholine receptor	神经元烟碱乙酰胆碱受体
neutrophil gelatinase-associated lipocalin	中性粒细胞明胶酶相关脂蛋白
nicardipine	尼卡地平
nicotinic cholinergic receptors，NChRs	烟碱样胆碱受体
NIDDM	非胰岛素依赖型糖尿病
nitric oxide，NO	一氧化氮
nitroglycerin	硝酸甘油
nitrous oxide，N_2O	氧化亚氮
NMDA receptors	N- 甲基 -D- 天冬氨酸受体
N-methyl-D-aspartate	N- 甲基 -D- 天冬氨酸
noninvasive transcranial Dopple ultrasound	无创经颅多普勒超声
non-specific intraventricular conduction delay	非特异性 QRS 波群增宽
nonsustained ventricular tachycardia，NVT	非持续性室性心动过速
non-thrombogenic	非血栓源性
no-reflow phenomenon	无再流现象
norepinephrine	去甲肾上腺素
normal rate competition	正常频率竞争
normal saline	生理盐水
Norwood procedure	诺伍德手术
North American Society of Pacing and Electrophysiology，NASPE	北美心脏起搏电生理学会
NSAIDs	非甾体类抗炎药物
NSTEMI	急性非 ST 段抬高型心肌梗死
NT-proBNP	氨基末端脑钠肽前体
nuclear imaging	核医学显像
NYHA	美国纽约心脏协会

O

obesity	肥胖
obstructive hypertrophic cardiomyopathy，OHCM	梗阻性肥厚型心肌病
obstructive lesions	梗阻性缺陷
off-pump	非体外循环
ondansetron	昂丹司琼
one lung ventilation，OLV	单肺通气

on-pump	体外循环
opioid free anesthesia	无阿片类药麻醉
opioid sparing anesthesia	保守剂量阿片类药麻醉
osmolality	渗量
oxidative phosphorylation	氧化磷酸化
oxprenolol	氧烯洛尔
oxygen consumption，VO_2	氧耗
oxygen delivery，DO_2	氧供

P

pacemaker mediated tachycardia，PMT	起搏器介导心动过速
PAF	血小板激活因子
pancuronium	泮库溴铵
PaO_2	动脉血氧分压
PAO_2	肺泡氧分压
Para-aminomethyl benzoic acid，PAMBA	氨甲苯酸
parasystolic	并行心律性
paroxysmal/reentrant supraventricular tachycardia，PSVT	阵发性 / 折返性室上性心动过速
partial thromboplastin time，PTT	部分凝血活酶时间
patent ductus arteriosus，PDA	动脉导管未闭
patient-controlled analgesia，PCA	患者自控镇痛
pause	吸气平台
PAV	压力辅助通气
PECD	部分性心内膜垫缺损
percutaneous intramyocardial septal radiofrequency ablation	经皮心肌内室间隔射频消融
percutaneous septal radiofrequency ablation，PSRA	射频室间隔心肌消融
pericarditis	心包炎
persistent truncus arteriosus，PTA	共同动脉干
$P_{ET}CO_2$	呼气末二氧化碳分压
PF	血小板因子
phenformin	苯乙福明
phenoxybenzamine	酚苄明
phentolamine	酚妥拉明
phenylephrine	去氧肾上腺素

phenytoin sodium　　　　　　　　　　　　　苯妥英钠

physiological pacing　　　　　　　　　　　　生理性起搏

pindolol　　　　　　　　　　　　　　　　　吲哚洛尔

pipecuronium　　　　　　　　　　　　　　　哌库溴铵

plasminogen　　　　　　　　　　　　　　　纤溶酶原

point-of-care testing，POC　　　　　　　　　床旁检测

Poiseuille law　　　　　　　　　　　　　　泊肃叶定律

polybrene　　　　　　　　　　　　　　　　聚凝胺

polymorphic　　　　　　　　　　　　　　　多形性

positive end-expiratory pressure，PEEP　　　呼气末正压通气

positive inotropic drugs　　　　　　　　　　正性肌力药

post-cardiotomy vasodilatory state　　　　　心脏手术后血管扩张性状态

postoperative cognitive dysfunction，POCD　　术后认知功能障碍

postoperative neurocognitive dysfunction，PNCD　术后神经认知功能障碍

power spectrum analysis，PSA　　　　　　　功率谱

PPHN　　　　　　　　　　　　　　　　　新生儿持续性肺动脉高压

practolol　　　　　　　　　　　　　　　　普拉洛尔

prazosin　　　　　　　　　　　　　　　　哌唑嗪

procainamide　　　　　　　　　　　　　　普鲁卡因胺

programmable　　　　　　　　　　　　　　输出可调

propafenone　　　　　　　　　　　　　　普罗帕酮

propofol　　　　　　　　　　　　　　　　丙泊酚

propranolol　　　　　　　　　　　　　　　普萘洛尔

prostacyclin，PGI_2　　　　　　　　　　前列环素

prostaglandin E_1，PGE_1　　　　　　前列腺素 E_1

protamine sulfate　　　　　　　　　　　　硫酸鱼精蛋白

protein C　　　　　　　　　　　　　　　　蛋白 C

prothrombin complex concentrate，PCC　　　凝血酶原复合物

prothrombin time，PT　　　　　　　　　　凝血酶原时间

PSV　　　　　　　　　　　　　　　　　　压力支持通气

PTCA　　　　　　　　　　　　　　　　经皮冠状动脉腔内成形术

PTC　　　　　　　　　　　　　　　　　强直后计数

PTP　　　　　　　　　　　　　　　　　强直后增强

pulmonary artery banding　　　　　　　　　肺动脉环缩术

pulmonary atresia，PA　　　　　　　　　　肺动脉闭锁

pulmonary artery catheter，PAC　　　　　　肺动脉导管

pulmonary capillary wedge pressure，PCWP　　肺毛细血管楔压

pulmonary embolism，PE　　　　　　　　　　肺栓塞

pulmonary vascular compliance　　　　　　　　肺血管顺应性

pulmonary vascular resistance，PVR　　　　　　肺血管阻力

pulmonic stenosis，PS　　　　　　　　　　　　肺动脉瓣狭窄

pulsed-wave Doppler　　　　　　　　　　　　　脉冲多普勒

pulsus alternans　　　　　　　　　　　　　　　交替波

pulsus bisferiens　　　　　　　　　　　　　　　双峰波

pulsus parvus and tardus　　　　　　　　　　　细迟波

pulsus paradoxus　　　　　　　　　　　　　　　奇脉波

PVCs　　　　　　　　　　　　　　　　　　　　室性期前收缩

pyridostigmine　　　　　　　　　　　　　　　　吡斯的明

Q

QT prolongation syndrome，LQTS　　　　　　　Q-T 间期延长综合征

quantitative electroencephalogram，qEEG　　　　量化脑电图

quinidine　　　　　　　　　　　　　　　　　　奎尼丁

R

rapid ventricular pacing　　　　　　　　　　　快速心室起搏

rate-adaptive pacing　　　　　　　　　　　　　频率应答式起搏

RCSP　　　　　　　　　　　　　　　　　　　冠状静脉窦逆行灌注

recombinant activated factor VII，rFVIIa　　　　重组活化 VII 因子

recombinant human brain natriuretic peptide　　重组人脑利钠肽

regional cerebral oxygen saturation，$rScO_2$　　局部脑氧饱和度

regional wall motion abnormality，RWMA　　　　节段性室壁运动异常

regitine　　　　　　　　　　　　　　　　　　利其丁

regurgitant fraction　　　　　　　　　　　　　反流分数

relative refractory period，RRP　　　　　　　　相对不应期

remifentanil　　　　　　　　　　　　　　　　瑞芬太尼

remimazolam　　　　　　　　　　　　　　　　瑞马唑仑

remodelling of cardiac repolarization　　　　　心脏复极重构

residual volume　　　　　　　　　　　　　　　残气量

respiratory acidosis　　　　　　　　　　　　　呼吸性酸中毒

respiratory therapist　　　　　　　　　　　　　呼吸治疗师

resting membrane potential，RMP　　　　　　　静息跨膜电位

revised cardiac risk index，RCRI　　　　　　　修订心脏风险评估指数

right coronary artery，RCA　　　　　　　　　右冠状动脉

right ventricular ejection fraction，RVEF　　　右室射血分数

right ventricular free wall branches　　　　　右心室前支

right ventricular stoke work index，RVSWI　　右室每搏功指数

risperidone　　　　　　　　　　　　　　　　利培酮

rivaroxaban　　　　　　　　　　　　　　　　利伐沙班

Ringer solution　　　　　　　　　　　　　　林格液

robot-assisted cardiac surgery　　　　　　　　机器人辅助心脏外科

general anesthesia，GA　　　　　　　　　　　全麻

rocuronium bromide　　　　　　　　　　　　罗库溴铵

rotational thromboelastometry，ROTEM　　　　旋转血栓弹力描记图

RV/TLC　　　　　　　　　　　　　　　　　残气 / 肺总量比值

S

sarcomere　　　　　　　　　　　　　　　　　肌节

sarcomeric contractile protein genes　　　　　肌节收缩蛋白基因

SBP　　　　　　　　　　　　　　　　　　　收缩压

secobarbital sodium　　　　　　　　　　　　丙烯巴比妥钠

segmental wall motion abnormality，SWMA　　节段性心室壁运动异常

septal perforators　　　　　　　　　　　　　间隔支

sevoflurane　　　　　　　　　　　　　　　　七氟烷

SEP　　　　　　　　　　　　　　　　　　　体感诱发电位

shunt　　　　　　　　　　　　　　　　　　临时旁路

sick sinus syndrome　　　　　　　　　　　　病态窦房结综合征

sigh　　　　　　　　　　　　　　　　　　　叹息通气

sildenafil　　　　　　　　　　　　　　　　　西地那非

silence extubation　　　　　　　　　　　　　哑性拔管

simple shunt lesions　　　　　　　　　　　　简单分流性缺损

single ventricle　　　　　　　　　　　　　　单心室

Sino System for Coronary Operative Risk Evaluation，
　SinoSCORE　　　　　　　　　　　　　　　中国人群 CABG 风险评分

SjvO$_2$　　　　　　　　　　　　　　　　　颈内静脉血氧饱和度

slow continuous ultrafiltration，SCUF　　　　缓慢连续超滤

Society of Cardiovascular Anesthesiologists，SCA　美国心血管麻醉医师协会

SOD　　　　　　　　　　　　　　　　　　超氧化物歧化酶

sodium bicarbonate	碳酸氢钠
sodium citrate	枸橼酸钠
sodium nitrite	亚硝酸钠
sodium nitroprusside	硝普钠
sonoclot analysis	声凝分析
sotalol	索他洛尔
spectral edge frequency，SEF	边缘频率
spironolactone	螺内酯
spike and dome	尖峰 – 圆顶形波
SpO$_2$	脉搏血氧饱和度
square wave testing	方波测试
SSEP	体感诱发电位
St	收缩时间
static inflation	静态膨肺
STEMI	急性 ST 段抬高型心肌梗死
STI	左室收缩时间间期
stress hyperglycemia	应激性高血糖
stroke volume index，SVI	每搏量指数
stroke volume，SV	每搏量
stroke work	每搏功
strophanthin K	毒毛花苷 K
succinylcholine	琥珀胆碱
sudden cardiac death，SCD	心源性猝死
sufentanyl	舒芬太尼
Sun procedure	孙氏手术
supernormal phase	超常期
surgical safety checklist	手术安全检查程序
sustained ventricular tachycardia，SVT	持续性室性心动过速
SvO$_2$	混合静脉血氧饱和度
synaptic plasticity	突触可塑性
synchronous intermittent mandatory ventilation，SIMV	同步间歇指令通气
systemic inflammatory response syndrome，SIRS	系统性炎性反应综合征
systemic-to-pulmonary shunt	体 – 肺动脉分流术
systemic vascular resistance，SVR	体循环血管阻力
systolic anterior motion，SAM	SAM 征
systolic blood pressure，SBP	收缩压
systolic pressure variation，SPV	收缩压变异率

| systolic time interval，STI | 收缩时间间期 |

T

tachyphylaxis	快速耐受反应
tacrolimus	他克莫司
tansverse tubular system	横管系统
TCD	经颅多普勒
TEA	胸部硬膜外麻醉
teflon	聚四氟乙烯
tetralogy of Fallot，TOF	法洛四联症
The Synergy between PCI with TAXUS and Cardiac Surgery，SYNTAX	SYNTAX 评分系统
thermistors	热敏电阻温度计
thermocouples	热电偶温度计
thiopentone	硫喷妥钠
threshold potential，TP	阈电位
thrombin	凝血酶
thrombocytopenia	血小板减少症
thromboelastography，TEG	血栓弹力图
thrombomodulin	凝血酶调制素
thromboxane A_2，TXA_2	血栓素 A_2
thyroxine	甲状腺素
ticagrelor	替格瑞洛
ticlopidine	噻氯匹定
tirofiban	替罗非班
tissue type plasminogen activator，t-PA	组织型纤溶酶原激活物
TLV	全液体通气
tobacco amblyopia	烟草性弱视
tocainide	妥卡胺
tolbutamide	甲苯磺丁脲
Torsades de Pointes	尖端扭转型
total anomalous pulmonary venous connection	完全性肺静脉畸形引流
total artificial heart，TAH	全人工心脏
total intravenous anesthesia，TIVA	全凭静脉麻醉
tramadol	曲马多
tranexamic acid，TA	氨甲环酸

transcatheter alcohol septal ablation，TASA	酒精室间隔心肌消融
transcutaneous pacing，TCP	经皮起搏
transesophageal echocardiography，TEE	经食管超声心动图
transesophageal pacing，TEP	经食管起搏
transfusion-related acute lung injury，TRALI	输血相关性急性肺损伤
transient ischemic attack，TIA	短暂性脑缺血发作
transposition of the great arteries，TGA	大动脉转位
transthoracic echocardiography，TTE	经胸超声心动图
train-of-four stimulation	四个成串刺激
tricuspid atresia，TA	三尖瓣闭锁
triiodothyronine，T_3	三碘甲腺原氨酸
trimethaphan	咪噻芬
tris hydroxymethyl aminomethane，THAM	三羟甲基氨基甲烷
troglitazone	曲格列酮
trometamol	氨丁三醇
tropomyosin	原肌球蛋白
troponin	肌钙蛋白
tryptophane	色氨酸
TTD	经气管多普勒
tylenol	乙氨酚

U

UA	不稳定型心绞痛
UFCT	超高速 CT
ulinastatin	乌司他丁
unifocalization operation，UF	肺动脉融合术
urapidil	乌拉地尔

V

vacuum assisted venous drainage，VAVD	负压辅助静脉引流
vasoplegic syndrome after cardiopulmonary bypass	体外循环后血管麻痹综合征
vasopressin	血管升压素
vecuronium	维库溴铵
ventricle	心室
ventricular assist device，VAD	心室辅助装置

ventricular function curve	心功能曲线
ventricular septal defect，VSD	室间隔缺损
ventricular tachycardia，VT	室性心动过速
Venturi effect	文丘里效应
verapamil	维拉帕米
visual analogue scale，VAS	视觉模拟评分
vitamin K	维生素 K
Vmax	收缩期血流最大速度
Von Willebrand disease	血管性血友病
von Willebrand factor，vWF	血管性血友病因子
vulnerable phase	易损期

W

warfarin	华法林
Wheatstone bridge	惠斯登电桥
white clots	白血栓
Wolff-Parkinson-White syndrome	预激综合征
Woods units	伍氏单位
World Health Organization，WHO	世界卫生组织